Therapie-

Profile

Orientiert an den Leitlinien der Fachgesellschaften

Kirsten Lennecke

Silke Lengeling

Kirsten Hagel

Katja Grasmäder

Andrea Liekweg

Mit 105 Tabellen und
83 Schemata

für die Kitteltasche

WVOG Wissenschaftliche Verlagsgesellschaft mbH Stuttgart 2003

Anschriften der Autorinnen:

Dr. Kirsten Lennecke
Bochumer Str. 61 a
45549 Sprockhövel

Silke Lengeling
Gesundheitscout 24 Medical Service Center
Philosophenweg 51
47051 Duisburg

Kirsten Hagel
Im Setzling 1 d
63571 Gelnhausen

Katja Grasmäder
Klinik und Poliklinik für Psychiatrie und Psychotherapie
Neurochemisches Labor
Sigmund-Freud-Str. 25
53105 Bonn

Andrea Liekweg
Pharmazeutisches Institut
Universität Bonn
An der Immenburg 4
53121 Bonn

Bibliografische Informationen Der Deutschen Bibliothek
Die Deutsche Bibliothek verzeichnet diese Publikation in der Deutschen Nationalbibliografie;
detaillierte bibliografische Daten sind im Internet unter http://dnb.ddb.de abrufbar.

ISBN 3-8047-1953-8

© 2003 Wissenschaftliche Verlagsgesellschaft mbH Stuttgart
Birkenwaldstraße 44, 70191 Stuttgart
Printed in Germany
Satz: Dörr & Schiller GmbH, Stuttgart
Druck: Hofmann, Schorndorf
Bindung: Sigloch, Künzelsau
Umschlaggestaltung: Atelier Schäfer, Esslingen

Vorwort

Leitlinien sind systematisch entwickelte Darstellungen und Empfehlungen mit dem Zweck, Ärzte und Patienten bei der Entscheidung über angemessene Maßnahmen der Krankenversorgung (Prävention, Diagnostik, Therapie und Nachsorge) unter spezifischen medizinischen Umständen zu unterstützen. Sie geben den Stand des Wissens – idealerweise der Ergebnisse aus kontrollierten Studien, aber auch Wissen von Experten – über effektive und angemessene Krankenversorgung zum Zeitpunkt der Drucklegung wider. Es handelt sich hierbei nicht um starre Regeln, sondern um Handlungsempfehlungen, die je nach Wissenstand und medizinischem Fortschritt ständig überarbeitet, erweitert und korrigiert werden (zur Methodik der Erstellung von Leitlinien: www.akdae/Homepage/THERAPIE/methodik/index.html und www.uni-duesseldorf.de/AWMF/II/II_metho.htm). Die Entscheidung, ob einer Leitlinie gefolgt wird oder nicht, liegt beim behandelnden Arzt unter Berücksichtigung der beim individuellen Patienten vorliegenden Gegebenheiten und verfügbaren Ressourcen.

Anhand bereits bestehender Leitlinien sind für dieses Buch Übersichten über Therapieentscheidungen entstanden. Sie geben allen Berufsgruppen, die im Gesundheitssystem arbeiten, einen Einblick, wie Therapieentscheidungen getroffen werden.

Das Buch richtet sich vor allem an Apotheker. Es vermittelt Kenntnisse, die für eine umfassende Pharmazeutische Beratung und Betreuung notwendig sind, nämlich Hintergründe zu

- Krankheitsbild und dessen Pathophysiologie,
- Therapiezielen und möglichem Monitoring des Therapieerfolgs,
- möglichen Behandlungsverfahren und ihrer Eingliederung in einen Behandlungsplan,
- eingesetzten Arzneimitteln und deren Eigenschaften
- möglichen therapiebezogenen Problemen, die einen Behandlungserfolg hinauszögern oder sogar verhindern.

In Farbe geschriebene Begriffe verweisen vom Text auf die Schemata am Ende der Kapitel und umgekehrt. Das Buch versetzt Apotheker in die Lage, Patienten zu ihrer Arzneitherapie umfassend zu beraten, dadurch arzneimittel- und therapiebezogene Probleme zu vermeiden oder möglichst frühzeitig aufzudecken und gemeinsam zu lösen.

Die Kenntnis der leitlinienorientierten Therapie kann die Zusammenarbeit mit dem behandelnden Arzt durch fundierte Fachgespräche fördern und verbessern. Schließlich haben Ärzte, Apotheker und alle anderen Berufsgruppen, die in die Therapie mit eingebunden sind, ein gemeinsames Ziel, nämlich das Therapieergebnis zu optimieren.

Ärzten dient dieses Buch als Überblick über die Inhalte bestehender Leitlinien und Hinweise auf weiterführende Literatur. Vor einer Therapieentscheidung ist jeder Arzt angehalten, sich die Originalliteratur vorzunehmen, um vorliegende Studien bzw. Leitlinien nach den Regeln der Evidenzbasierten Medizin zu bewerten und sich schließlich für eine Therapie zu entscheiden. Über Internetadressen können möglichst aktuell Änderungen, Verbesserungen, Korrekturen der bestehenden Leitlinien abgerufen werden. Auf der Suche nach konkreten Leitlinien bietet die Arbeitsgemeinschaft Wissenschaftlicher Medizinischer Fachgesellschaften (AWMF) mit der Guideline-Search-Engine (www.guideline-search-engine.de) die Möglichkeit, nach Indikation und ICD-Code (International Classification of Disease) zu suchen.

Bei Fragen, die über die Zusammenstellung in den „Therapie-Profilen für die Kitteltasche" hinausgehen, ist Spezialliteratur, bei Fragen zu Arzneimitteln z. B. die Fachinformationen zu Arzneimitteln, heranzuziehen.

In der individuellen Arzneitherapie gibt es viele Fälle, in denen auch umstrittene Therapiekonzepte angewendet werden oder wenig fundierte Therapieentscheidungen zum Erfolg führen. Schließlich entscheidet jeder Arzt nach bestem Wissen und Gewissen bei jedem Patienten neu. Therapieleitlinien können nur einen Entscheidungskorridor vorgeben. Sie sind zudem in ständigem Fluss. Mit jedem neuen Arzneistoff, mit jeder neuen Studie, mit jeder neuen Beobachtung kann sich in kurzer Zeit der Stellenwert eines Arzneistoffs im Therapiekonzept wandeln. Wir hoffen, dass dieses Buch allen Lesern einen leichten Einstieg ins Thema „Leitlinienorientierte Therapie" bietet und Interesse weckt, sich über spezielle Therapiemöglichkeiten weiterzubilden. Für Anregungen, Hinweise und Korrekturvorschläge sind wir dankbar.

Für die Umsetzung des Projekts und die Fertigstellung dieses Buchs danken wir Frau Dr. med. Renate Meindl, Klinikum Bergmannsheil, Bochum, die das gesamte Manuskript gegengelesen und viele Anregungen und Verbesserungen beigesteuert hat. Für die kritische und engagierte Durchsicht und Korrektur einzelner Kapitel danken wird Frau Ira Seidel, Herrn Michael Höckel, Herrn Dr. Eric Martin, Frau Karin Ziemann-Aponte, Frau Dr. Iris Milek, Herrn Dr. Thorleif Edgen, Frau Prof. Dr. med. Petra Feyer, Herrn Günter Schmutz und Herrn Dr. Eckart Meyer.

Unser besonderer Dank gilt Frau Dr. Adriane Jorek, die nie müde wurde, auch die letzten Fehler aufzuspüren und auszumerzen, und vor allen unserer Lektorin Antje Piening, die sich Tag und Nacht im unermüdlichen Einsatz um Autoren und Bücher befindet.

Herbst 2002
Die Autoren

Inhalt

Abkürzungsverzeichnis

*	Verschreibungspflichtig
(*)	Verschreibungspflichtig abhängig von der Zubereitung
—⊕—	Ja
—⊖—	Nein

AD	Antidepressivum
AM	Arzneimittel
AV	Atrioventrikulär

BMI	Body-Mass-Index
BSG	Blutkörperchensenkungsgeschwindigkeit
BtM	Betäubungsmittel
BtmVV	Betäubungsmittel-Verschreibungsverordnung

Ca	Carcinom
CF	Cystic Fibrosis
COPD	Chronic Obstructive Pulmonary Disease
COX	Cyclooxygenase
CRP	C-Reaktives Protein
CYP	Cytochrom-P-450

d	Tag
DGE	Deutsche Gesellschaft für Ernährung
DHT	Dihydrotestosteron

ED	Erhaltungsdosis
EPS	Extrapyramidale motorische Störungen

GABA	γ-Aminobuttersäure
GI	Gastrointestinal
GIT	Gastrointestinaltrakt

H.p.	Helicobacter pylori
HWI	Harnwegsinfektion
HWS	Halswirbelsäule
HWZ	Halbwertszeit

ICD-10	International Classification of Diseases, 10. Revision
I.E.	Internationale Einheiten
i.m.	Intramuskulär
INR	International Normalized Ratio, sog. Quick-Wert
i.v.	Intravenös

J.	Jahre

KG	Körpergewicht
KgKG	Kilogramm Körpergewicht
KHK	Koronare Herzkrankheit
KI	Kontraindikationen

MALT	Mukosa-assoziiertes lymphatisches Gewebe
MAOI	Monoaminooxidaseinhibitoren
MHK	Minimale Hemmkonzentration
MS	Multiple Sklerose

NMDA	N-Methyl-D-Aspartat
NSAR	Nicht-steroidale Antirheumatika
NW	Nebenwirkungen
NYHA	New York Heart Association

P	Präparat (Fertigarzneimittel/Arzneistoff)
p.o.	Per os
pAVK	periphere arterielle Verschlusskrankheit
PSA	prostataspezifisches Antigen
PTT	Partielle Thrombinzeit

s.c.	subkutan
SD	Sättigungsdosis
SSRI	Selektive Serotoninwiederaufnahmehemmer

TD	Tagesdosis
TDM	Therapeutisches Drug Monitoring
TSH	Thyreoidea Stimulating Hormone
TZA	Trizyklische Antidepressiva

UAW	Unerwünschte Arzneimittelwirkungen

WHR	Waist-Hip-Ratio
WM	Wirkungsmechanismus
WW	Wechselwirkungen

Adipositas

Symptome

Unter Adipositas (Synonym: Fettleibigkeit) versteht man ein im Verhältnis
zur Körpergröße zu hohes Körpergewicht. Beurteilung des Gewichts nach
Body Mass Index: BMI = Körpergewicht in kg/(Körperlänge in m)^2.

Unterscheidung zwischen androider und gynoider Fettsucht durch Messung des Taillen- und Hüftumfangs (waist-hip-ratio, WHR). Androide Fettsucht bei WHR > 0,85 (Frauen) oder > 1,0 (Männer).

Folgen der unbehandelten Krankheit:

- Folgen mechanischer Überbelastung (Gelenkveränderungen, Beinvari-
  kosis, Ateminsuffizienz),
- Stoffwechselveränderungen (Diabetes mellitus Typ 2, Hyperlipidämien,
  Hyperurikämie, metabolisches Syndrom) und Folgeerkrankungen (Fettleber, Hypertonie, Gicht, Gallenwegserkrankungen, Arteriosklerose, koronare Herzkrankheit, Herzinfarkt, Schlaganfall, Herzleistungsschwä-
  che),
- psychische Probleme,
- erhöhtes Risiko für Karzinome (z.B. Kolorektal-, Endometrium-,
  Mamma-, Prostata-Ca),
- bei BMI > 40 kg/m^2 deutlich verringerte Lebenserwartung.

Ursachen

Primäre Adipositas: Ernährungs- und Lebensweise, mangelnde körperliche
Aktivität, übermäßige Nahrungszufuhr. Bei ca. 20% der Betroffenen herabgesetzter Energieumsatz.

Sekundäre Adipositas: Cushing-Syndrom, Hypothyreose, Hirnerkrankun-
gen, Einnahme von appetitsteigernden (z.B. einige Antidepressiva, Neuroleptika, Sulfonylharnstoff-Antidiabetika), grundumsatzsenkenden (Thyreostatika) oder wassereinlagernden Medikamenten (z.B. Sulfonylharnstoffen,
Antidepressiva, Östrogenen, Glucocorticoiden).

Behandlungsindikation und Behandlungsziele

Diagnosestellung: Einteilung des Körpergewichts in Gewichtsklassen, s.
Tab. 1.1.

Behandlungsindikation: Ab BMI > 30 kg/m^2. Dringliche Indikation ab BMI >
25 kg/m^2, wenn gleichzeitig Stoffwechselerkrankungen (Diabetes mellitus,

Tab. 1.1: Einteilung des Körpergewichts in Klassen mit Hilfe des BMI

Gewichtsklasse	$BMI = \dfrac{Körpergewicht\ (kg)}{Körperlänge^2\ (m^2)}$
Normalwert	20–25 kg/m^2
Übergewichtsklasse I	25–30 kg/m^2
Übergewichtsklasse II (Adipositas im eng. Sinne)	30–40 kg/m^2
Übergewichtsklasse III (Extreme Adipositas)	> 40 kg/m^2

Fettstoffwechselstörungen) oder andere Erkrankungen (Hypertonie, orthopädische Erkrankungen, koronare Herzkrankheit) vorliegen, die durch eine Adipositas begünstigt werden.

Therapieziel:

■ Langsame, stetige Gewichtsreduktion 1 bis max. 2 kg/Monat,
■ Normalwerte BMI 20–25 kg/m^2,
■ dauerhafte Umstellung der Lebensweise, um wiederholte Gewichtszunahme in Therapiepausen (Jo-Jo-Effekte) zu vermeiden.

Verlaufskontrolle: Regelmäßige Gewichtskontrolle.

Basistherapie

Ernährungsumstellung: Auf Lebenszeit, Diätberatung möglichst durch speziell ausgebildete Diätassistenten.

■ Kalorienreduzierte, fettarme Mischkost (800–1200 kcal/Tag bzw. 3350–5000 kJ/Tag): 55% zusammengesetzte Kohlenhydrate, 15–20% Proteine, < 30% Fett. Ungesättigte Fettsäuren bevorzugen, gesättigte Fette meiden.
■ Obst, Gemüse, Vollkornprodukte, Mineralwasser und Tee bevorzugen.
■ Auf kalorienhaltige Getränke möglichst verzichten.
■ Auf Alkohol möglichst vollständig verzichten.
■ Konsequent Ernährungstagebuch zum Aufdecken von Diätfehlern führen.

Regelmäßiges körperliches Training:

- Ausdauersportarten (Schwimmen, Rad fahren, Rudern, Wandern, leichtes Jogging oder Walking, Skilanglauf) haben positiven Einfluss auf den Stoffwechsel.
- Überbelastung der Gelenke und Sehnen meiden.
- Bei älteren Patienten sind tägliche Spaziergänge empfehlenswert.

Evtl. Therapieumstellung bei der Behandlung mit gewichtssteigernden Arzneimitteln.

Kontaktaufnahme zu Selbsthilfegruppen (z.B. Anonyme Esssüchtige – Overeaters Anonymus, Weight Watchers). Evtl. Psychotherapie.

Modifizierte, niedrigkalorische Fastenkuren

Bei nicht ausreichendem Erfolg niedrigkalorische Kost, proteinsparende modifizierte Fastenkuren: Männer 550 kcal/Tag bzw. 2300 kJ/Tag; Frauen 440 kcal/Tag bzw. 1800 kJ/Tag unter ärztlicher Kontrolle. Vor Therapiebeginn und mindestens 1 × pro Woche ärztliche Kontrollen, Bestimmung der Blutwerte. Evtl. Vitamin- und Kaliumsubstitution notwendig. KI beachten. Zu erwartende Gewichtsabnahme in vier Wochen 10–12 kg Körpergewicht. Im Anschluss langsamer Kostaufbau auf kalorienreduzierte, fettarme Mischkost (ca. 1000 kcal/Tag bzw. 4200 kJ/Tag) und Wiederaufnahme des körperlichen Trainings.

KI bei sehr niedrigkalorischer Kost: Diabetes mellitus Typ 1, Diabetes mellitus Typ 2 mit fortgeschrittenen Spätkomplikationen, Herzfehler, Herzinsuffizienz, schwere Hypertonie (Stadium III), fortgeschrittene Arteriosklerose, Herzrhythmusstörungen, Zustand nach Herzinfarkt, instabile Angina pectoris, Schwangerschaft, Stillzeit, schwere Lungen-, Leber- und Nierenerkrankungen.

P: Cambridge Kost, Dresdner Trunk, Modifast®, Optifast®.

Arzneitherapie

Lipasehemmer

Hemmung gastrointestinaler Lipasen, Verhinderung der Fettspaltung in resorbierbare Monoglyceride und Fettsäuren. Die nicht resorbierbaren Fette werden mit dem Stuhl ausgeschieden. Einnahme unmittelbar vor, zu oder bis zu einer Stunde nach den Hauptmahlzeiten. Fettarme Kost muss bevorzugt werden, um NW zu vermeiden. Dadurch Unterstützung der Ernährungsumstellung.

NW: Bei großem Fettanteil in der Nahrung übelriechende, fettig-ölige Stühle. Stuhldrang, Stuhlinkontinenz. Beeinträchtigung der Resorption fettlöslicher Vitamine.

KI: Malabsorptionssyndrom, Cholestase.

WW: Orale Antikoagulantien (INR-Wert überwachen).

P: * Orlistat (Xenical®): 3 × 120 mg.

Serotonin-Noradrenalin-Reuptake-Hemmer

Als Antidepressivum entwickelt, Beeinflussung des Hungergefühls durch Eingriffe in den Neurotransmitterstoffwechsel. Unterschiede und Vorteile im Vergleich zu Sympathomimetika können aufgrund fehlender aussagekräftiger Daten noch nicht beurteilt weden.

NW: Tachykardie, Blutdruckerhöhung, Hypertonie, Flush, Obstipation, Übelkeit, Mundtrockenheit, Schlaflosigkeit, Schwindel.

KI: Anorexia nervosa oder Bulimie, psychiatrische Erkrankungen, Drogen-, Alkohol- oder Arzneimittelabhängigkeit in der Anamnese, Anwendung anderer Psychopharmaka, koronare Herzkrankheit, dekompensierte Herzinsuffizienz, Tachykardie, arterielle Verschlusskrankheit, Herzrhythmusstörungen, Schlaganfall in der Anamnese, schlecht eingestellte Hypertonie, Hyperthyreose, schwere Leber- und Nierenfunktionsstörungen, Prostatahyperplasie, Engwinkelglaukom.

WW: Verringert die Wirkung von Ketoconazol, Erythromycin, Rifampicin, Makrolidantibiotika, u.a., Wirkungsverstärkung durch Einnahme anderer Neurotransmitter-Reuptake-Inhibitoren (KI!).

P: * Sibutramin (Reductil®): 1 × 10 mg.

Sympathomimetika

Beeinflussung des Hungergefühls durch zentrale Erregung über Beeinflussung des Neurotransmitterstoffwechsels. Problem: Ernährungsumstellung wird nicht gelernt, starke Gewichtszunahme nach Absetzen der Therapie (Jo-Jo-Effekt). Den meisten Arzneimitteln mit entsprechenden Wirkstoffen wurde aufgrund von NW die Zulassung widerrufen. Beschränkung der Anwendung auf 4–6 Wochen.

NW: Schwitzen, Kopfschmerzen, Schlafstörungen, Verwirrtheit, Halluzinationen, Schwindel, Herzklopfen, Herzjagen, Tachykardie, Hypertonie, pektanginöse Beschwerden, Mundtrockenheit. Gefahr der Abhängigkeit.

KI: Hypertonie, Hyperthyreose, Engwinkelglaukom, Prostatahypertrophie, Anorexia und Bulimia nervosa, Tachykardie, Arrhythmien, Angina pectoris, Depressionen, Psychosen, Einnahme von MAO-Hemmern, Drogen-, Alkohol- oder Arzneimittelabusus in der Anamnese.

WW: Bei gleichzeitiger Einnahme von MAO-Hemmern kann es zu einer adrenergen Krise kommen. Wirkungsverstärkung von Amantadin, Antikoagulantien, trizyklischen Antidepressiva (vor allem Imipramin und Desipramin) und Antikonvulsiva. Neuroleptika heben die Wirkung ganz oder teilweise auf.

P: ∗ Phenylpropanolamin (Recatol® mono): 1 × 50 mg.

Operative Methoden

Bei Vorliegen einer starken Adipositas (BMI > 40), bei Vorliegen von Erkrankungen, die durch eine Adipositas ungünstig beeinflusst werden, bereits bei BMI > 35. Voraussetzung: Bestehen der Adipositas seit > 5 Jahren, mehrere erfolglose Gewichtsreduktionskuren in der Anamnese. Verringerung der Magengröße durch Operation (vertikale Gastroplastik nach Mason) oder durch anpassbares Magenband aus Silikon. In der Folge schnelle Sättigung durch kleineres Magenvolumen. Strenge diätetische Führung notwendig. Möglicher Therapieerfolg 30–70 kg Gewichtsabnahme. Therapieversager durch Zufuhr hochkalorischer Getränke oder breiartiger Speisen.
Andere operative Verfahren wie z. B. Fettabsaugung sind zweifelhaft.

KI: Psychiatrische Grunderkrankung, Alkoholabhängigkeit, hohes Operationsrisiko.

Unterstützung in der Selbstmedikation

Ballast- und Quellstoffe

Zur Erleichterung der Einhaltung von diätetischen Maßnahmen. Als kalorienarme Magenfüllung, Aufnahme ½ Std. vor den Mahlzeiten mit mind. 250 mL Flüssigkeit. Wirkung gegen Hunger, aber nicht gegen Appetit. Effekt stark vom Willen des Patienten abhängig.

NW: Gelegentlich Völlegefühl, Übelkeit, Verstopfung, Durchfall. Bei Kunststoffschwämmen Darmverschluss möglich, deshalb wird Verschreibungspflicht diskutiert.

KI: Magen-Darm-Stenosen.

WW: Adsorption anderer Arzneistoffe, Einnahmeabstand von ca. 2 Std. einhalten.

P: Weizenkleie, Haferkleie; Bionorm® Sättigungskapseln, Grapefruit spezial®; Alginsäure (in Recatol® Algin Lemon); Kunststoffschwämme (CM-3®, Matricur®).

Häufige therapiebezogene Probleme

- Non-Compliance wegen fehlendem Leidensdruck,
- mangelnde Bereitschaft zur Ernährungsumstellung und Verstärkung der körperlichen Aktivität,
- Problem im Familienalltag Diät zu halten, während andere Familienmitglieder essen wollen wie bisher,
- Verlust der „Lust" am Essen als ein Stück Lebensfreude,
- Motivationsverlust bei nicht auffallender, kaum merklicher Gewichtsabnahme oder Gewichtsstagnation,
- Rückfall in alte Ernährungsweisen nach ersten Erfolgen oder nach Therapieende.

Literatur

Berthold, H. (Hrsg.): Klinikleitfaden Arzneimitteltherapie. Urban und Fischer, München 1999.
Gesenhues, St., Ziesché, R. (Hrsg.): Praxisleitfaden Allgemeinmedizin. 3. Aufl. Urban und Fischer, München 2001.
Mutschler, E.: Arzneimittelwirkungen. 8. Aufl. Wissenschaftliche Verlagsgesellschaft, Stuttgart 2001.
Pschyrembel – Klinisches Wörterbuch. 259. Aufl. De Gruyter, Berlin 2001.
Pschyrembel – Therapeutisches Wörterbuch. 2. Aufl. De Gruyter, Berlin 2001.
Rote Liste. Editio Cantor Verlag, Aulendorf 2002.

Internetadressen

www.uni-duesseldorf.de/WWW/AWMF/II/adip-001.htm: AWMF-Leitlinie zu Adipositas-Behandlung
www.westenhoefer.de/infos/adipositasleitlinie_expertenversion.pdf

Schema zur Beurteilung des Körpergewichts

Konstant hohes Gewicht oder langsame Gewichtszunahme über Monate und Jahre

Plötzliche Gewichtszunahme innerhalb weniger Wochen bzw. Monate

⊕

⊕

$$BMI = \frac{\text{Körpergewicht (kg)}}{\text{Körperlänge}^2 \text{ (m}^2)}$$

Ursachen abklären: z.B. Raucherentwöhnung; Hypothyreose; Schwangerschaft; Herzinsuffizienz (Ödeme); UAW: z.B. trizyklische Antidepressiva, Sulfonylharnstoffe, Astemizol, Glucocorticoide

Zusätzlich Beurteilung des Körpergewichts

Gezielte Beeinflussung der Ursache

BMI 25–30
Adipositasgrad I
(mäßig)

BMI >30
Adipositasgrad II
(deutlich)

BMI >40
Adipositasgrad III
(extrem)

Therapieschema Adipositas

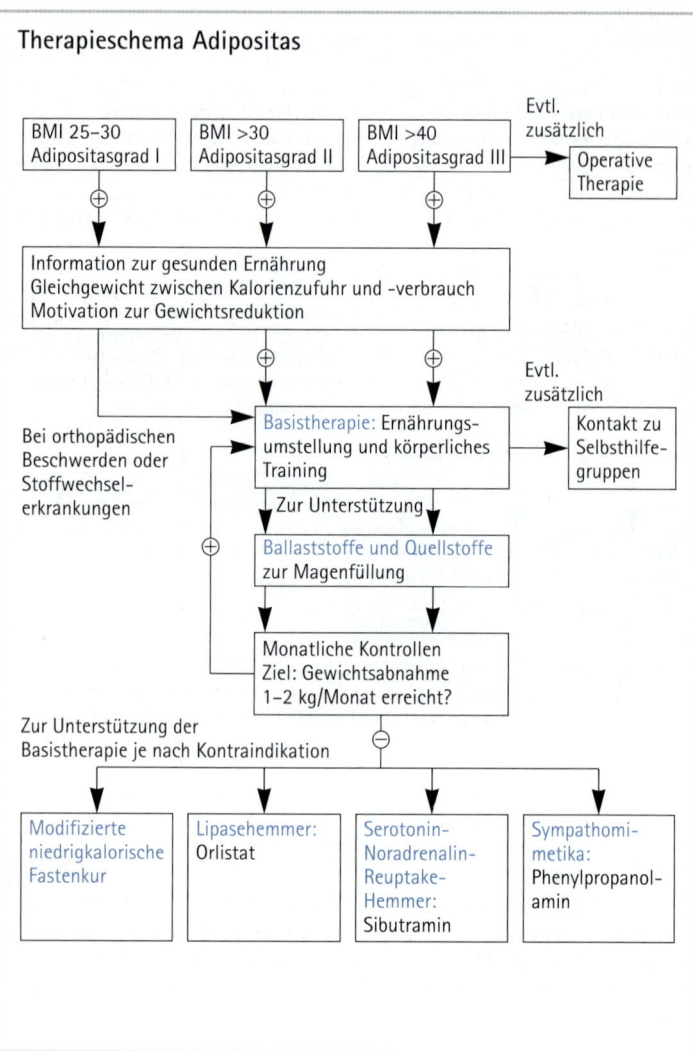

Akne

Symptome

Hauterkrankung von talgdrüsenreichen Hautbezirken (Gesicht, Nacken, Brust, Rücken) mit Talgdrüsenhyperplasie, Verhornungsstörung (follikuläre Hyperkeratose) im Bereich des Ausführungsganges des Haarfollikels mit nachfolgender Verstopfung und Rückhaltung des Follikelinhaltes. Ausbildung von Komedonen (Pickel, Mitesser): geschlossene und offene Formen (durch Austritt von Melanin und oxidierten Talgbestandteilen, erkennbar an einem schwarzen Punkt) sowie Pusteln (bakteriell entzündete Komedonen).

Beginn der Erkrankung meist in der Pubertät, 90 % Abheilung bis zum 30. Lebensjahr. Verbreitung bei 80–90 % der Jugendlichen, 30 % bedürfen einer Aknetherapie. Gleiche Häufigkeit bei beiden Geschlechtern, aber höherer Schweregrad bei Männern. Selten persistierende Akneverläufe (Acne tarda) bis über das 40. Lebensjahr hinaus. Zu den unterschiedlichen Akneformen s. Tab. 2.1.

Tab. 2.1: Unterschiedliche Akneformen

Form	Symptome	Betroffene Stellen
Acne comedonica	Offene und geschlossene Komedonen, nicht entzündlich	Stirn, Nasolabialfalten, Nase, perioral
Acne papulopustulosa	Entzündliche Papeln und Pusteln	S. Acne comedonica
Acne conglobata	1–2 cm große entzündliche Knoten, Abszesse, Fisteln, tiefe Narben und Keloide	Gesicht, Brust, Rücken, Nacken, Axillen, Leistenbereich, auch an Extremitäten und Gesäß, meist bei Männern
Acne fulminans	Acne conglobata mit entzündlichem Befall der Gelenke, hohes Fieber	S. Acne conglobata, Gelenk

Sonstige Akneformen sind A. tropicalis (A. conglobata nach mehrmonatigem Tropenaufenthalt), A. mechanica (ausgelöst durch mechanische Irritationen, z. B. Hemdkragen), A. venenata (ausgelöst durch Kosmetika, Halogene, Berufsstoffe), A. medicamentosa (ausgelöst durch Medikamente, s. Ursachen).

Folgen der unbehandelten Krankheit: Verschlimmerung einer leichteren Akneform bis hin zur A. conglobata oder fulminans. Psychische Belastung besonders während der Pubertät und bei der Partnersuche. Irreversible Narben- oder Keloidbildung möglich (Spätfolgen auf die Psyche).

Ursachen

Umstellung des Hormonstatus (Androgene, auch als Vorstufen der Östrogene, besonders in der Pubertät), genetische Faktoren, exogene Faktoren, Seborrhoe, bakterielle Besiedelung mit Propionibakterien und anschließender entzündlicher Reaktion, Linolsäuredefizit im Talg, Medikamente (z.B. Steroide, Antiepileptika, Halogenide, Lithium, PUVA (Psoralen-UV-Therapie), Tetracycline, Thyreostatika, B-Vitamine).

Eine Auslösung der Akne durch Nahrungsmittel ist nicht belegt. Allerdings sollten persönliche Erfahrungen des Patienten berücksichtigt werden. Ein Nahrungs- oder Genussmitteleinfluss macht sich meist innerhalb eines Tages nach der Aufnahme bemerkbar. Häufig werden als Auslöser genannt: Schokolade, Nüsse, Süßigkeiten, Limonade, Schalentiere, Schweinefleisch, Tomaten, Käse.

Behandlungsindikation und Behandlungsziele

Diagnosestellung: Anamnese, klinisches Bild, Alter, Kosmetika- und Medikamentenanamnese, evtl. Abstriche von Papeln und Pusteln, Resistenzbestimmung, Hormonbestimmung, bei Frauen Untersuchung auf SAHA-Symptome (Seborrhoe, Alopezie, Hirsutismus, Akne) als Hinweis auf Androgenisierung.

Behandlungsindikation: Leichte bis mittelschwere Formen je nach Beeinträchtigung und subjektivem Leidensdruck. Bei schweren Formen: Behandlung zur Vermeidung von Komplikationen und Narbenbildung.

Meist sind Kombinationstherapien am wirkungsvollsten.

Therapieziel: Vermeidung der Krankheitseskalation und der Narbenbildung. Vermeidung psychischen Leidensdruckes.

Basistherapie

Reinigung und Pflege
Regelmäßige, nicht zu häufige Waschungen mit pH-neutralen Seifen, gegebenenfalls auch antiseptische oder antibakterielle Reinigungsmittel.

Cremes oder Emulsionen vom O/W-Typ, getönte Aknetherapeutika, Verzicht auf Salben bzw. Kosmetika mit hohem Fettgehalt.

Ernährung
Bei persönlicher Erfahrung eines Nahrungsmitteleinflusses auf die Symptomatik können Auslassversuche bestimmter Nahrungsmittel/Genussmittel über 4 Wochen durchgeführt werden, mit anschließender Provokation.

Arzneitherapie

Desinfizientien
Alkoholische Reinigungsmittel, Tioxolon 0,2 %, Hexachlorophen (Aknefug simplex®).

Zink
Zinkhaltige Zubereitungen wirken reizlindernd und leicht antimikrobiell.

Abrasiva und Peeling-Substanzen
Verhornungen sollen mechanisch mit Hilfe kleiner Kügelchen weggerubbelt oder chemisch reduziert werden. Schälmittel erreichen die Komedonen in der Regel nicht.

NW: Hyperpigmentierung, Hautreizung und -rötung, Porenerweiterung, Narbenbildung.

WW: Tretinoin, Benzoylperoxid oder Azelainsäure können stärker reizend wirken oder resorbiert werden.

P: Aluminiumhydroxid (Brasivil®); Polydimethylsilikonharz (Jaikin®); Milchsäure, Glykolsäure (AHA-Säuren), Trichloressigsäure (TCA).

Salicylsäure

In den eingesetzten Konzentrationen (0,5–1 %) schwach keratolytisch, antimikrobiell und antientzündlich. Gegen Akne nur in Kombinationspräparaten.

NW: Bei höheren Dosierungen, großflächiger Behandlung oder vorgeschädigter Haut Reizungen und Gefahr der Salicylsäurevergiftung.

P: Salicylsäure und Milchsäure (Aknederm®Tinktur N); Salicylsäure und Na-Bituminosulfonat (Aknichthol®).

Retinoide

Extern: Tretinoin (Vitamin-A-Säure, VAS), Isotretinoin und Adapalen sind stark keratolytisch und allgemein antiproliferativ. Die schwache Hautreizung ist hier erwünscht (bei Adapalen gering ausgeprägt). Bei Ausbleiben der Reizung kann die Konzentration erhöht oder die Grundlage gewechselt werden. Gewöhnung (hardening) nach etwa 4 Wochen. Augen- und Mundwinkelregion sollte ausgespart werden. Zunehmende Freisetzung: Gel < Creme < Lösung. Beurteilung des Therapieerfolgs nach 3 Monaten (Rückgang der Effloreszenzen). Kombination mit Benzoylperoxid oder lokalen Antibiotika (morgens angewandt) ist möglich, gleichzeitige Applikation ist aber zu vermeiden. Kombinationen mit topischen Antibiotika sind sinnvoll.

Intern: Systemisches Isotretinoin wirkt sebosuppressiv, keratolytisch, antibiotisch und antientzündlich und ist somit das wirksamste Mittel bei Akne, besonders Acne conglobata. Höhere Bioverfügbarkeit bei Einnahme mit fettreichen Mahlzeiten. Acitretin wird wegen der starken Teratogenität und langen Halbwertszeit selten eingesetzt. Schrittweise Dosisreduktion nach 2–3 Monaten, Abheilung nach 3–6 Monaten. Kombinationen mit systemischen Aknetherapeutika mit antiandrogener Wirkung sind sinnvoll. Ansonsten sollten Kombinationen vermieden werden. Regelmäßige Kontrolle der Leberwerte!

NW extern: Starke Hautreizung, initiale Zunahme der Komedonen, erniedrigte Erythemschwelle und erhöhtes Karzinogenitätsrisiko bei Bestrahlung mit UV-Licht, Hypo- und Hyperpigmentierung, bei Adapalen in der Regel nur leichte Rötung, Brennen, Schuppung.

NW intern: S. NW extern, stark teratogen (Schädel- und Gesichtsdefekte, Missbildung des Thymus, Herz-, Skelett- und ZNS-Veränderungen, Spontanaborte), Lippenentzündung, Austrocknen der Haut und der Bindehaut (Sicca-Symptomatik), irreversible Haarverdünnung und -verlust, granulomatöse Veränderungen, Hautverdünnung, Exantheme, Staphylococcus-aureus-Infektionen, Kopfschmerzen, Verschlechterung des Dunkelsehens, Hörstörungen, depressive Verstimmungen bis zu Selbstmordgedanken, Diarrhoe, Hyperostosen und Erhöhung der Blutfette nach interner Langzeittherapie, Leberfunktionsstörungen, Blutbildveränderungen, Myositis, Störungen der Menstruation, Frösteln, Nasen- und Schleimhautblutungen, Impotenz, Arthralgie, Übelkeit.

Aufgrund der zahlreichen NW müssen bei Langzeitanwendung regelmäßige Kontrollen durchgeführt werden (Knochen, Leber, Blut, Psyche).

KI extern: 1. Trimenon der Schwangerschaft, akute Dermatitis, Ekzem oder Rosacea, Anwendung auf Schleimhäuten oder offenen Wunden.

KI intern: Schwangerschaft und Stillzeit, Leber- oder Nierenfunktionsstörungen (relativ), Fettstoffwechselstörungen (relativ), Diabetes mellitus, Kontaktlinsenträger, Adipositas, gleichzeitige Einnahme von Tetracyclinen oder Methotrexat. Die Therapie gebärfähiger Frauen darf nur unter strenger Kontrazeption erfolgen. Diese sollte einen Monat (Isotretinoin) bzw. 2 Jahre (Acitretin) nach der Behandlung fortgeführt werden. Während und einen Monat nach der Behandlung kein Blut spenden!

WW extern: Zu Beginn sollten wegen der starken Reizung keine anderen Externa kombiniert werden.

WW intern: Tetracycline (erhöhtes Risiko einer Erhöhung des Schädelinnendruckes), Erhöhung der Methotrexat- bzw. Ciclosporinspiegel.

P extern: ∗ Tretinoin 0,025–0,1 % (Cordes VAS®), ∗ Isotretinoin 0,05 % (Isotrex® Gel), ∗ Adapalen 0,1 % (Differin® Gel): je anfangs täglich abends dünn auftragen, dann alle 2–3 Tage.

P intern: ∗ Isotretinoin (Roaccutan®): einschleichend, beginnend bei 0,5 mg/kgKG/Tag bis auf 30–40 mg/Tag, Dosisreduktion nach 2–3 Monaten auf 0,05–0,1 mg/kgKG/Tag; ∗ Acitretin (Neotigason®): einschleichend, beginnend bei 3 × 10 mg über 2–4 Wochen, maximal bis zu 3 × 25 mg.

Azelainsäure

Schwächer antimikrobiell als Benzoylperoxid, keratolytisch. Topischer Einsatz bei milden Verlaufsformen, von Atopikern meist besser vertragen. Besserung nach ca. 4 Wochen.

NW: Reizung, Schuppung, Brennen, Juckreiz in den ersten 2–4 Wochen.

P: ∗ Azelainsäure 20 % (Skinoren®): 2 × täglich.

Benzoylperoxid

Keratolytisch und stark antimikrobiell gegen Propionibakterien. Resistenzentwicklung nicht zu befürchten. Topische Anwendung. Emulsionen meist besser verträglich als Gele. Verfärbung von Haaren, Kleidung und Bettwäsche. Im Gesicht max. 3 %ig über 4–10 Wochen anwenden.

NW: Hautreizungen abhängig von Konzentration und Grundlage: Austrocknung der Haut, Rötung, Schuppung in den ersten 2–4 Wochen, selten Kontaktsensibilisierung.

KI: atopische Haut (relative KI), strenge Indikationsstellung in Schwangerschaft und Stillzeit, nicht gleichzeitig mit externen Retinoiden anwenden.

P: Benzoylperoxid 1,5–10 % (Akneroxid®): 1–2 × täglich.

Antibiotika

Extern: Antibiotisch gegen Propionibakterien, schwächer als Benzoylperoxid. Meist in Kombination mit einem vorweg angewandten Keratolytikum. Zeitliche Begrenzung (ca. 4–6 Wochen) wegen Resistenzentwicklung. Kombination mit anderen antimikrobiellen Substanzen sinnvoll. Keine Kombination mit internen Retinoiden.

Intern: Antibiotische systemische Therapie bei schweren Verlaufsformen. Minocyclin ist meist am besten verträglich (keine Phototoxizität). Therapiedauer ca. 1–2 Monate, falls notwendig auch länger, ausschleichende Dosisreduktion.

NW extern: Rötung, Schuppung, Brennen, selten blutige Diarrhoe und Kolitis einschl. pseudomembranöser Kolitis (Clindamycin extern und intern).

NW intern: Einlagerung in Knochen und Zahnschmelz (Tetracycline), Phototoxizität (Tetracycline), gramnegative Follikulitis bei Resistenzentwicklung, gastrointestinale Beschwerden, selten Allergien.

KI: Schwangerschaft, Stillzeit und Kinder unter 8 Jahren (Tetracycline intern), Schwangerschaft (alle u. g. internen Antibiotika außer Erythromycin).

WW: Tetracycline und Isotretinoin intern: Gefahr der Hirndruckerhöhung.

P extern: * Tetracyclin 0,5–3 % (Imex®); * Erythromycin 0,5–4 % (Aknefug®, Aknemycin®); * Clindamycin 1 % (Sobelin®, Basocin®) je 2 × täglich.

P intern: * Tetracyclin (Tetracyclin Wolff®): 3 × 300–500 mg vor der Mahlzeit; * Minocyclin (Klinomycin®): 2 × 50 mg zur Mahlzeit, dann 1 × 50 mg; * Doxycyclin (Doxy-Wolff®): 2 × 25–100 mg; * Clindamycin (Sobelin®): 2 × 50 mg; * Erythromycin (Monomycin®): 2 × 250–500 mg; * Roxithromycin (Rulid®): 2 × 75–150 mg.

Östrogene und/oder Antiandrogene

Eine antiandrogene Hormontherapie wird nur bei Frauen ab 16 Jahren mit schwerer Akne durchgeführt. Therapiedauer: mindestens 1 Jahr. Kombination mit Isotretinoin sinnvoll. Gefahr eines Rebounds nach Absetzen.

Östrogene hemmen die Talgproduktion. Anwendung meist in Form von oralen Kontrazeptiva mit 50 µg Ethinylestradiol (s. Kontrazeption S. 318).

Antiandrogene wirken der androgenbedingt gesteigerten Mitoserate in den Sebozyten sowie der Anregung der Lipidsynthese entgegen. Cyproteronacetat besitzt neben der antiandrogenen auch gestagene Wirkung. Aufgrund von auftretenden Zyklusstörungen wird es mit Östrogenen kombiniert. Die Talgreduktion erfolgt nach mehreren Zyklen.

NW: Thromboembolien (besonders hohes Risiko bei Raucherinnen, Übergewicht oder Arteriosklerose). Vereinzelt Spannungsgefühle in den Brüsten, Magenbeschwerden, Übelkeit, Kopfschmerzen, Beeinflussung des KG und der Libido, depressive Verstimmungen, schlechtere Verträglichkeit von Kontaktlinsen, Zwischenblutungen.

WW: Antidiabetika (Veränderung der Glucosetoleranz), Enzyminduktoren (Phenytoin, Carbamazepin) können die Metabolisation beschleunigen, Antibiotika können den intrahepatischen Kreislauf stören und somit die Plasmaspiegel senken.

KI: Venöse Stauungen, Schwangerschaftswunsch, Leberfunktionsstörungen, Thromboseneigung, Mamma- oder Endometriumkarzinom (oder Verdacht), evtl. Migräne.

P: ∗ Cyproteronacetat (Androcur®): 1.–15. Zyklustag 5–10 mg; ∗ Cyproteronacetat und Ethinylestradiol (Diane 35®): 1.–21. Zyklustag 2 mg/35 µg (in schweren Fällen auch kombiniert).

Glucocorticoide

Antiinflammatorische Wirkung durch Hemmung der Bildung von Entzündungsmediatoren (Arachidonsäureprodukte und Cytokine) und der Sekretionshemmung lysosomaler Enzyme.

Bei Akne in der Regel nur lokale Therapie mit Cremes oder Salben bei entzündlicher Symptomatik, eventuell Intervalltherapie mit Corticoidpausen (besonders bei stark wirksamen Präparaten), an Hautstellen mit erhöhter Resorption und im Gesichtsbereich möglichst nur mild wirksame Präparate, ebenso bei Säuglingen und Kleinkindern (erhöhte Resorptionsraten), keine Dauertherapie mit fluorierten Glucocorticoiden. Das Risiko systemischer Nebenwirkungen wird durch die Verwendung von Arzneistoffen, die schon in der Haut zu unwirksamen Substanzen metabolisiert werden, reduziert (Mometason, Methylprednisolonaceponat). Großflächige Anwendung vermeiden.

NW: Hautatrophie, Teleangiektasien, Purpura druch erhöhte Gefäßfragilität, im Gesicht Akne- und Rosacea-ähnliche Entzündungen, periorale Dermatitis, selten Hypertrichose, Hyperpigmentierung, Kaschierung von Infektionen, sehr selten allergische Reaktionen.

KI: Infektionen mit Viren, Pilzen oder Bakterien, Anwendung an Augen, auf Schleimhäuten und Wunden, Hautatrophie.

P: Klasse I (milde Wirkung): * Hydrocortison 0,0125–2,5 % (Ficortril®), Hydrocortisonacetat 1 % (Ebenol®); * Prednisolon 0,4 % (Linola H®): je 1–3 × täglich.
Klasse II (mäßig starke Wirkung): * Desoximetason 0,05 % (Topisolon® mite), * Fluocinolonacetonid 0,01 % (Jellin®), * Betamethasonvalerat 0,05–0,1 % (Betnesol-V®, Celestan-V®), * Fluprednidenacetat 0,05–1 % (Decoderm®), * Fludroxycortid 0,025–0,05 % (Sermaka®), * Fluocinolonacetonid 0,025 % (Jellin®), * Fluocortolon/-hexanoat je 0,25 % (Ultralan®), * Hydrocortison-17-butyrat 0,1 % (Alfason®), * Triamcinolonacetonid 0,025–0,1 % (Delphicort®, Volon-A®), * Prednicarbat 0,25 % (Dermatop®): je 1–3 × täglich.
Klasse III (starke Wirkung): * Betamethasonvalerat 0,06–0,12 % (Betnesol-V®, Celestan-V®), * Diflucortolon-21-valerat 0,1 % (Nerisona®), * Desoximetason 0,25 % (Topisolon®), * Fluocinolonacetonid 0,2 % (Jellin® ultra), * Mometasonfuroat 0,1 % (Ecural®), * Methylprednisolonaceponat 0,1 % (Advantan®): je 1–2 × täglich.
Klasse IV (sehr starke Wirkung): * Clobetasol-17-propionat 0,05 % (Dermoxin®), * Diflucortolon-21-valerat 0,3 % (Nerisona®forte): je 1–2 × täglich.

Häufige therapiebezogene Probleme

■ Ausbleibende Therapie, da Akne als „natürlicher Prozess" und nicht als Krankheit angesehen wird.
■ Bei Rezepturen und Kombination von Wirkstoffen und Grundlagen sind Kompatibilitätskriterien zu beachten.

■ Das vielfach praktizierte Ausdrücken der geschlossenen Komedonen führt zu Narbenbildung, ebenso der exzessive Gebrauch von Peeling-Cremes.

■ Diätetische Maßnahmen werden häufig überschätzt und können den psychischen Druck noch verstärken.

■ Mangelnde Compliance, da topische Aknepräparate erst nach mehrwöchigem Gebrauch den Hautzustand verbessern.

Literatur

Altmeyer, P.: Therapielexikon Dermatologie und Allergologie. Springer, Berlin 1998.

Deutsche Dermatologische Gesellschaft (Hrsg.): Leitlinie –Akne und ihre Subtypen. 1998.

Pschyrembel – Therapeutisches Wörterbuch. 2. Aufl. De Gruyter, Berlin 2001.

Rassner, G.: Dermatologie, Lehrbuch und Atlas. 6. Aufl. Urban und Fischer, München 2000.

Rote Liste. Editio Cantor Verlag, Aulendorf 2002.

Sterry, W., Paus, R.: Checkliste Dermatologie. 3. Aufl. Thieme, Stuttgart 1999.

Schema: Verlauf und Einteilung der Akneformen

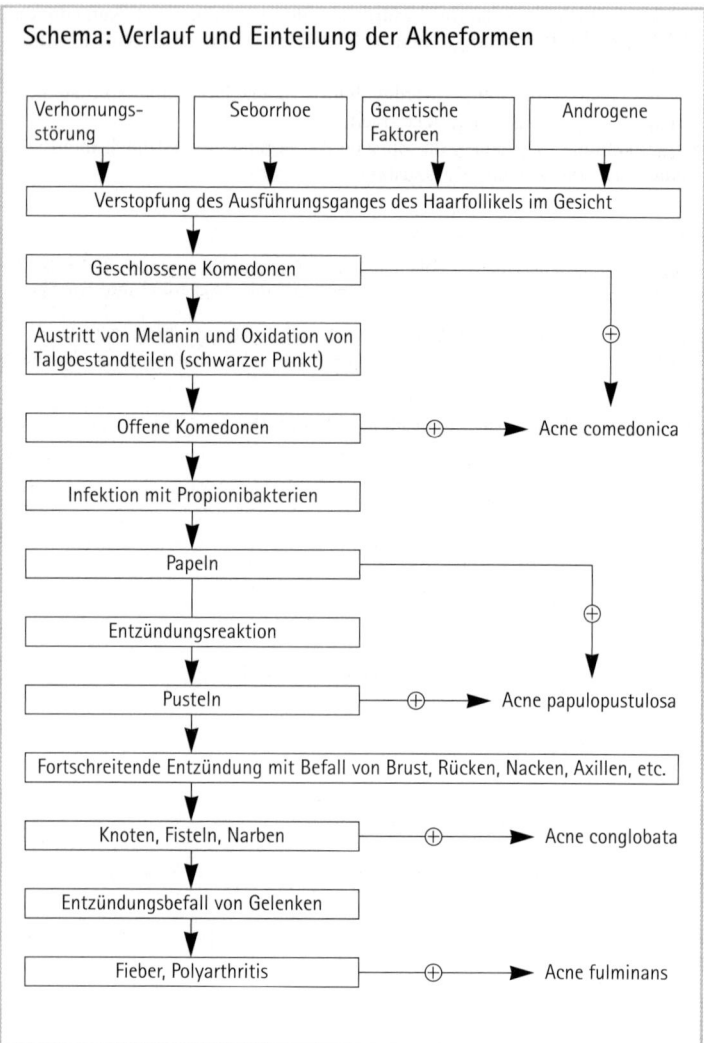

Therapieschema Akne

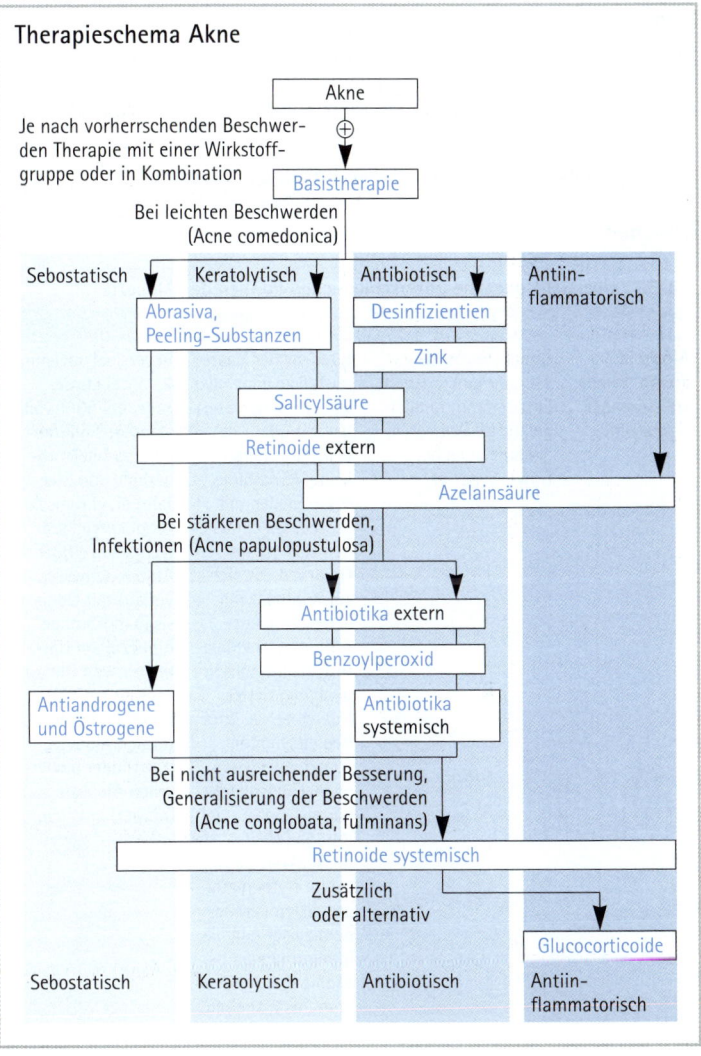

Akne

Je nach vorherrschenden Beschwerden Therapie mit einer Wirkstoffgruppe oder in Kombination

Basistherapie

Bei leichten Beschwerden (Acne comedonica)

Sebostatisch   Keratolytisch   Antibiotisch   Antiinflammatorisch

Abrasiva, Peeling-Substanzen

Desinfizientien

Zink

Salicylsäure

Retinoide extern

Azelainsäure

Bei stärkeren Beschwerden, Infektionen (Acne papulopustulosa)

Antibiotika extern

Benzoylperoxid

Antiandrogene und Östrogene

Antibiotika systemisch

Bei nicht ausreichender Besserung, Generalisierung der Beschwerden (Acne conglobata, fulminans)

Retinoide systemisch

Zusätzlich oder alternativ

Glucocorticoide

Sebostatisch   Keratolytisch   Antibiotisch   Antiinflammatorisch

Alopezie

Symptome

Diffuse, herdförmige oder totale Haarlosigkeit durch verstärkten Haarausfall (Effluvium). Zerstörung oder Funktionsstörung des Haarfollikels, oder Ersatz des kräftigen Erwachsenenhaares durch zartes Flaumhaar. Reversibel oder irreversibel.

Folgen der unbehandelten Erkrankung: Psychische Belastung.

Ursachen

Tab. 3.1: Übersicht über die unterschiedlichen Formen der Alopezie

Bezeichnung	Ursachen	Symptome	Verlauf
Alopecia areata, Pelade, kreisförmiger Haarausfall	Unbekannt, evtl. Autoimmunkrankheit, Entzündung; familiär gehäuftes Auftreten, gehäuft auch bei Down-Syndrom	Rund-ovaler Haarausfall an einer oder verschiedenen Stellen mit Erhalt der Follikelöffnung, keine Vernarbung, kahle Stellen mit kurzen, abgebrochenen Haaren am Herdrand, die sich zur Kopfhaut hin verengen („Ausrufungszeichenhaare"); Nachwachsen depigmentierter Haare; bei ca. 20% Begleitsymptom Tüpfelnägel (Gräbchen, Längsrillen), häufig assoziiert mit Vitiligo (Weißfleckenkrankheit), Lupus erythematodes, Sklerodermie, perniziöser Anämie, Immunthyreoiditis, Atopie u.a. Autoimmunkrankheiten.	Reversibel, meist in 2.–3. Lebensdekade, bei 50% vollständige Spontanheilung (meist innerhalb von 2–3 Jahren), chronisch-rezidivierend v.a. bei gleichzeitiger Atopie, schwerer Verlauf mit Ophiasis (bandförmige Alopezie am Hinterkopf von Ohr zu Ohr), selten Fortschreiten bis zur totalen Alopezie (Kopf) oder universellen Alopezie (Körper) möglich.

NW intern: Kurzfristig keine NW, bei längerer Therapie s. Neurodermitis S. 491.

KI: Infektionen mit Viren, Pilzen oder Bakterien, Anwendung an Augen, auf Schleimhäuten und Wunden, Hautatrophie.

WW intern: Kaliummangel führt zu einer Verstärkung der Wirkung von Herzglykosiden, einer verminderten Blutzuckersenkung von Antidiabetika, einer Wirkungsminderung von oralen Antikoagulantien. Laxantien und Saluretika verstärken den Kaliumverlust. Enzyminduktoren (z. B. Phenytoin, Carbamazepin) vermindern die Glucocorticoidwirkung. Erhöhtes Risiko von GI-Blutungen mit NSAR und Salicylaten. Erhöhtes Myopathie-Risiko mit Antimalariamitteln.

P extern: * Clobetasol-17-propionat 0,05% (Karison crinale Lsg.®): 1–2 Monate täglich dünn auftragen; * Betamethasonvalerat 0,064% (Diprosone Lsg.®): im Anschluss an Clobetasol-Therapie 2–3 Monate täglich; * Prednisolon 0,2% und Estradiolbenzoat 0,005% (Alpicort F neu®): 1 × tgl., dann 2–3 ×/Woche; * Dexamethason 0,001% und 17-α-Estradiol 0,015% (Ell-Cranell® dexa): 1 × tgl.

P intern: * Prednisolon (Decortin® H): 100 mg/Tag ausschleichend p.o. über 1 Woche.

Zink

Adjuvante orale Therapie bei Alopecia areata, Wirksamkeit nicht erwiesen. Beste Aufnahme in den Körper für Aminosäuresalze, speziell Histidin, nachgewiesen. Der tägliche Bedarf an Zink liegt laut Deutscher Gesellschaft für Ernährung (DGE) bei 15 mg.

P: Zinkaspartat (Unizink®), Zinkhistidin (Curazink®): mind. 2 × 50 mg Zink über 3–6 Monate.

Dithranol

Syn. Cignolin, Anthralin. Lokale antiproliferative Wirkung durch das durch Lichteinfluss entstehende Anthralin-Radikal.

Anwendung als Reiztherapie bei progredienter Alopecia areata zusätzlich zu einer systemischen Stoßtherapie mit Glucocorticoiden. Zunächst 2%, dann 5% auf die Läsionen auftragen, täglich von 5 Min. auf bis zu 2 Stunden steigern, einwirken lassen und dann abwaschen.

Dauer der Anwendung zunächst 3 Monate. Bei Nachwachsen der Haare (Flaumhaare nach ca. 4–8 Wochen) und Stoppen der Progression Fortführung für weitere 3 Monate.

NW: Dosisabhängige erythematöse Hautreizungen (Cignolin-Dermatitis), nicht durch NSAR, Antihistaminika oder Glucocorticoide zu beeinflussen (Milderung mit Zinkoxid). Dunkelbraune Färbung von Haut, Kleidung und Wäsche (Cignolin-Pigmentierung). Schmerzhafte Lymphknotenschwellung am Hinterkopf und im Nacken. Selten allergische Kontaktdermatitis.

KI: Akute Psoriasis pustulosa oder erythrodermatica, Entzündungen der Haarfollikel, andere schwere akute Hauterkrankungen, Anwendung hoher Konzentrationen auf Schleim-, Bindehäuten und Hautspalten.

WW: Herabsetzung der Wirkung durch Steinkohlenteer, Zinkoxid oder Stärke enthaltende Externa, Wirkungsverstärkung durch Salicylsäure und Harnstoff.

P: * Dithranol und Salicylsäure (Psoralon® MT 2%/5% Stift): 5–120 Min. tgl. einwirken lassen, dann abwaschen.

Diphenylcyclopropenon (DCP)

Erzeugung einer allergischen Kontaktallergie nach Happle bei schwerster Form der Alopecia areata: Zunächst Sensibilisierung mit 2% DCP aufgetragen auf ein Pflaster über 24 h. Danach Erzeugung eines milden Ekzems nach 14 Tagen durch einmal wöchentliche Anwendung von 0,0001–0,5% DCP auf der gesamten Kopfhaut (Dosierung je nach individueller Sensibilität).

Für diese Therapie besteht keine Arzneimittelzulassung. Wirksamkeit erwiesen. Durchführung nur durch erfahrene Ärzte unter strenger Indikationsstellung und Therapiekontrolle.

NW: Häufig starke, u.U. streuende Kontaktdermatitis mit Blasenbildung, selten Hyper- oder Hypopigmentierung (reversibel).

KI: Kinder < 10 Jahren.

Phototherapie

Therapieversuche bei starker therapieresistenter Alopecia areata und Mucinosis follicularis.

Bestrahlung mit künstlichen UV-B-Strahlen 305–315 nm (Schmalband-UV-B: 311 nm). Beginn mit 70–80% der minimalen Erythemdosis und Dosissteigerung um 10–30% je Sitzung. Durchführung von 4–5 Sitzungen pro Woche über insgesamt etwa 6 Wochen. Augenschutz!

PUVA = Photochemotherapie: lokale oder systemische Photosensibilisierung der Haut mit 8-Methoxypsoralen (Ammoidin, Creme oder Lösung) mit unmittelbar anschließender UV-A-Bestrahlung 320–400 nm.

Durchführung, NW, KI und WW siehe Psoriasis S. 563.

Minoxidil

Wirkmechanismus unbekannt. Bekannt als gefäßerweiterndes Mittel in der Therapie des Bluthochdruckes. Erfolge < 25%, Zufriedenheit < 10%.

Therapie mit 5%iger Lösung bei androgenetischer Alopezie im Tonsurbereich bei dunkelhaarigen Männern zwischen 18 und 49 Jahren. Mangelnde Erfahrungen bei Männern < 18 und > 49 Jahren. Therapieversuch bei Alopecia areata. Anwendung 2%iger Lösungen bei der Frau (z. B. Schweiz) in Deutschland nicht zugelassen.

Unterschiedliche Erfolgsquoten und -zeiten. Anwendung über mindestens 8 Wochen. Bei Therapieversagen Abbruch nach 6 Monaten. Regelmäßige Therapiekontrollen. Häufige Rezidive nach Absetzen.

Nachfolgepräparat angeblich ohne Einfluss auf den Blutdruck: Aminexil, bislang nur lokal eingesetzt aufgrund fehlender Studien.

NW: Evtl. Hypertrichose außerhalb des behaarten Kopfes bei Frauen, Juckreiz, trockene Haut, Hautabschuppung, Dermatitis, Rash, Kontaktdermatitis, Erythem; Kopfschmerzen, Schwindel, Parästhesien, Orthostase, Herzrhythmusstörungen, Ödeme, gastrointestinale Beschwerden.

KI: Glatzenbildung im Schläfenbereich, Jgdl. < 18 Jahren, Patienten > 49 Jahren, Frauen, gleichzeitige Anw. anderer topischer Präparate auf der Kopfhaut, plötzlich auftretender oder ungleichmäßiger Haarausfall, Infektionen auf der Kopfhaut.

P: * Minoxidil (Regaine® 5% Lsg.): 2 × max. 1 mL; Aminexil (Der-Cap®Technique Ampullenkur): 1 × täglich über 6 Wochen.

Östrogene oder Antiandrogene

Extern: Lokale Anwendung von Östrogenen bei Alopecia androgenetica bei Männern und Frauen. Anwendung 3–4 Monate o. länger, evtl. Auslassversuche. Oft unbefriedigende Erfolge, Wirksamkeit fraglich. Eventuell Hemmung der Umwandlung von Testosteron in DHT (siehe Finasterid).

Intern: Systemische Anwendung von Östrogenen und Antiandrogenen bei Alopecia androgenetica bei der Frau, meist in Form oraler Kontrazeptiva. Cyproteronacetat besitzt neben der antiandrogenen auch gestagene Wirkung. Aufgrund auftretender Zyklusstörungen wird es mit Östrogenen kombiniert.

NW intern: Thromboembolien (besonders hohes Risiko bei Raucherinnen, Übergewicht oder Arteriosklerose). Vereinzelt Spannungsgefühle in den Brüsten, Magenbeschwerden, Übelkeit, Kopfschmerzen, Beeinflussung des KG und der Libido, depressive Verstimmungen, schlechtere Verträglichkeit von Kontaktlinsen, Zwischenblutungen.

KI: Männer, venöse Stauungen, Schwangerschaftswunsch, Leberfunktionsstörungen, Thromboseneigung, Mamma- oder Endometriumkarzinom (oder Verdacht), evtl. Migräne.

WW intern: Antidiabetika (Veränderung der Glucosetoleranz), Enzyminduktoren (Phenytoin, Carbamazepin) können die Metabolisation beschleunigen, Antibiotika können den intrahepatischen Kreislauf stören und somit die Plasmaspiegel senken.

P extern: 17-Alpha-Estradiol (Ell-Cranell alpha®): 1 × 3 mL, nach Besserung jeden 2.–3. Tag; * Östradiolvalerat o. -benzoat 80 mg in 70 % Isopropanol ad 400,0: 1 × tgl. 10 Min. einmassieren.

P intern: * Ethinylestradiol und Cyproteronacetat (Diane 35®): 1.–21. Zyklustag 0,035/2 mg; * Ethinylestradiol und Chlormadinonacetat (Neo-Eunomin®): 1.–10. Zyklustag 0,05/1 mg, 11.–21. Zyklustag 0,05/2 mg.

Finasterid

5-α-Reduktasehemmer. Verhinderung der Umwandlung von Testosteron in Dihydrotestosteron (DHT). Langfristiger Einsatz noch nicht bewertet. Kein Wirksamkeitsnachweis beim Haarverlust im Endstadium und beim frontotemporalen Haarverlust (Geheimratsecken). Kombination mit topischen Glucocorticoiden und Salicylsäure bei seborrhoischem Ekzem möglich.

Einsatz bei frühen Stadien der Alopecia androgenetica bei Männern von 18–41 Jahren.

NW intern: Selten Verminderung der Libido, des Ejakulatvolumens sowie erektile Dysfunktion. Ejakulationsstörungen, Berührungsempfindlichkeit und Vergrößerung der Brust, Überempfindlichkeitsreaktionen, Hodenschmerzen. Abfall des PSA-Spiegels.

KI intern: Frauen und Kinder (kann bei schwangeren Frauen zur Fehlbildung der äußeren Geschlechtsorgane des Feten führen).

P: * Finasterid 1 mg (Propecia®): 1 × 1 über mind. 6 Monate.

Operative Methoden

Wenn die medikamentöse Therapie erfolglos oder unbefriedigend bleibt, so ist eine Haarverpflanzung oder Hautinsel-Verpflanzung möglich, deren Ergebnis aber oft auch nicht zufriedenstellend ist. Nur von erfahrenen, spezialisierten Chirurgen durchzuführen. Zufriedenstellende Erfolge nur bei Männern.

Hierbei werden die eigenen Kopfhaare vom Hinterkopf oder Kunsthaare in die kahlen Flächen transplantiert.

Eine Indikation besteht hauptsächlich bei Alopecia areata.

NW: Wundinfektion, Nachblutung, mangelnde Blutversorgung des Transplantats, Narbenbildung, unnatürliche Haarwuchsrichtung, abrupte Übergänge.

Bei Kunsthaaren: bakterielle Infektionen, Abstoßungsreaktionen.

Unterstützung in der Selbstmedikation

Ohne eindeutige Wirksamkeitsnachweise, eventuell bei durch Mangelernährung hervorgerufener Alopezie wirksam: Nahrungsergänzung mit z. B. Biotin (BIO-H-TIN®), Gelatine (Gelacet®), Vitaminen (v. a. B_6), Mineralstoffen (v. a. Zink [s. o.], Eisen [Lösferron®]), Aminosäuren (v. a. Cystin [in Priorin®] und Methionin). Kombinationspräparat: Pantovigar®.

Ausgewogene Ernährung mit ausreichend Eisen (Fleisch, Hülsenfrüchte), Zink (Milch, Käse, Eier), Kupfer (Gemüse, Getreidevollkorn, Nüsse, Trockenobst) und Eiweißen (cave: Vegetarier).

Tägliche Haarpflege ist erlaubt, teilweise sogar erwünscht: Behandlung des Begleitsymptoms Seborrhoe (bei androgenetischer Alopezie) zur Reduktion des Juckreizes.

P: Ketoconazol-haltige Shampoos (Terzolin®): 2 × wöchentlich über 2–4 Wochen; Selendisulfid-haltige Shampoos (Selsun®): 1–2 × pro Woche.

NW: Kopfhautreizung, fettiges Haar, Austrocknung der Kopfhaut, Gelbfärbung der Haare möglich (Selen).

KI: Akute Entzündung, Verletzung der Kopfhaut. Augenkontakt vermeiden.

Haare schneiden, tönen, färben und milde Dauerwellen beeinflussen das Haarwachstum nicht! Häufiges Fönen und Anwendung aggressiver Chemikalien kann lediglich die Haarschäfte, aber nicht das Haarwachstum schädigen. Nur allergisch oder irritativ wirkende Chemikalien (u. U. auch Haarsprays) können das Haarwachstum beeinträchtigen.

Als kosmetische Maßnahme bei psychosozialem Leidensdruck: künstlicher Haarersatz (Toupet, Perücke).

Häufige therapiebezogene Probleme

- Angst vor Identitäts- und Persönlichkeitsverlustes aufgrund des Haarverlustes oft unbegründet, z. T. psychotherapeutische Unterstützung notwendig,
- ungenügende Aufklärung über reversiblen Krankheitsverlauf,
- ungenügende Behandlung der Ursachen (Grunderkrankungen, Mangelsymptome) aufgrund falscher Diagnosen,
- ungenügende Behandlung von Begleitsymptomen (Seborrhoe, Ekzeme),
- ungenügende Behandlung des Leidensdruckes.

Literatur

Klose, G., Schubert-Zsilavecz, M., Steinhilber, F., Volz, H.-P., Wolff, M.: Lifestyle-Arzneimittel. 1. Aufl. Wissenschaftliche Verlagsgesellschaft, Stuttgart 2001.
Pschyrembel – Therapeutisches Wörterbuch. 2. Aufl. De Gruyter, Berlin 2001.
Rassner, G.: Dermatologie, Lehrbuch und Atlas. 6. Aufl. Urban und Fischer, München 2000.
Sterry, W., Paus, R.: Checkliste Dermatologie. 3. Aufl. Thieme, Stuttgart 1999.

Internetadresse

www. Haarerkrankungen.de

Schema zur Einteilung der Alopezie

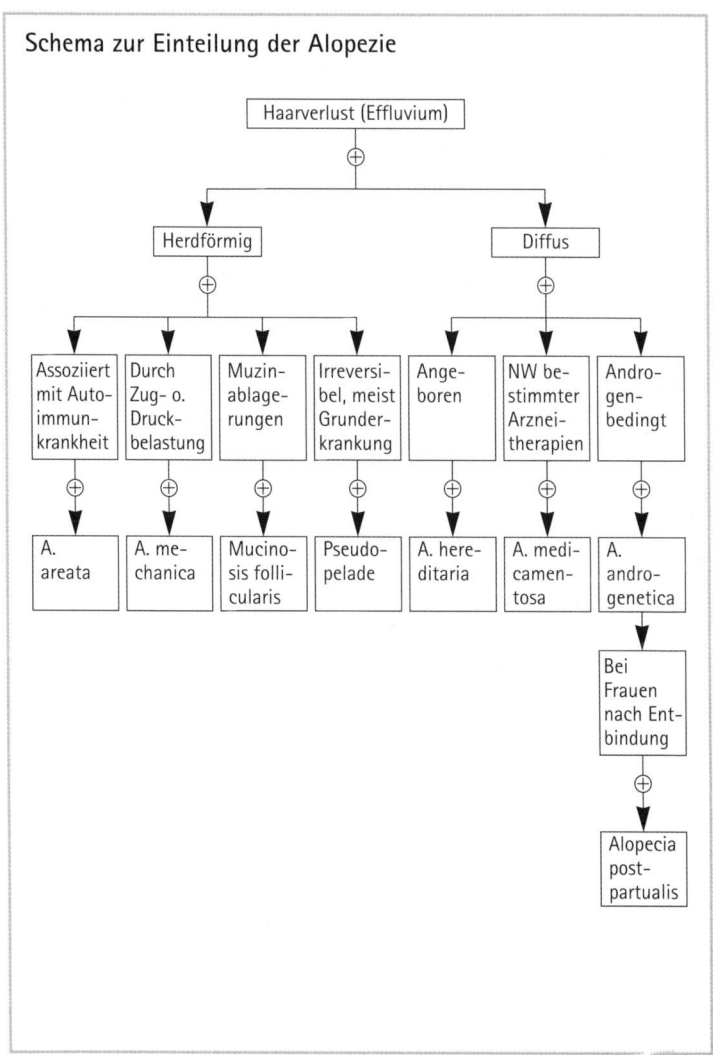

Therapieschema Alopecia areata

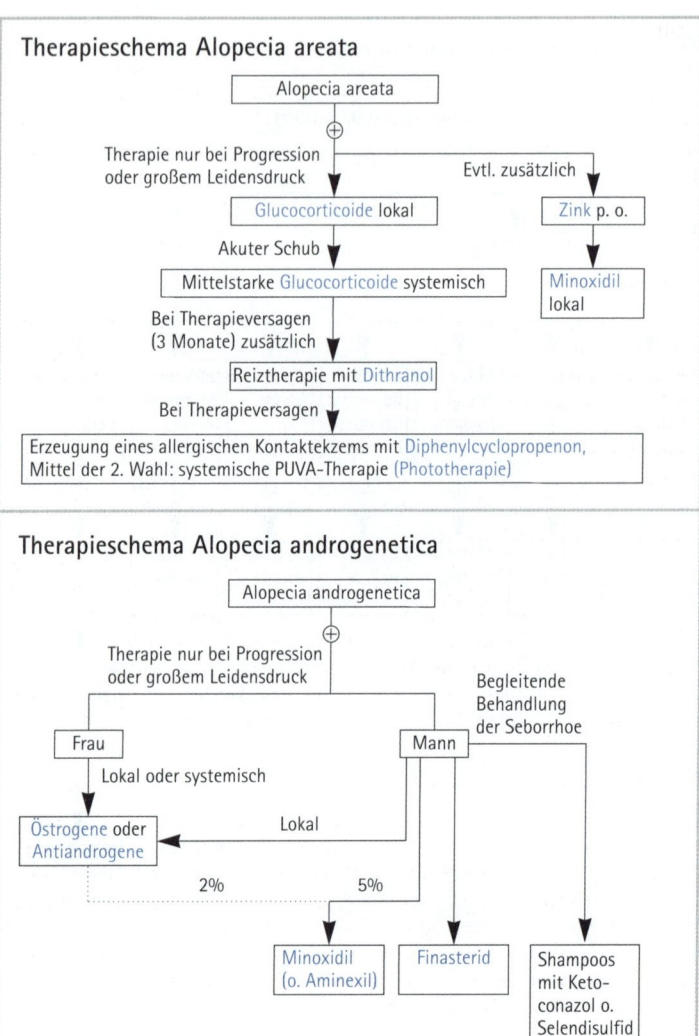

Alopecia areata
⊕

Therapie nur bei Progression
oder großem Leidensdruck

Evtl. zusätzlich

Glucocorticoide lokal

Zink p. o.

Akuter Schub

Mittelstarke Glucocorticoide systemisch

Minoxidil
lokal

Bei Therapieversagen
(3 Monate) zusätzlich

Reiztherapie mit Dithranol

Bei Therapieversagen

Erzeugung eines allergischen Kontaktekzems mit Diphenylcyclopropenon,
Mittel der 2. Wahl: systemische PUVA-Therapie (Phototherapie)

Therapieschema Alopecia androgenetica

Alopecia androgenetica
⊕

Therapie nur bei Progression
oder großem Leidensdruck

Begleitende
Behandlung
der Seborrhoe

Frau

Mann

Lokal oder systemisch

Östrogene oder
Antiandrogene

Lokal

2%

5%

Minoxidil
(o. Aminexil)

Finasterid

Shampoos
mit Keto-
conazol o.
Selendisulfid

Angsterkrankungen

Grasmäder

Symptome

Situationsunangepasste Furcht, die sich seelisch in einem Gefühl der Bedrohung und körperlich mit Symptomen wie Zittern, Schweißausbrüchen, Herzrasen, Luftnot, Schwindel oder Parästhesien zeigt. Bei Phobien besteht die Furcht vor bestimmten Situationen oder Objekten. Typischerweise werden angstauslösende Situationen gemieden, es entwickelt sich eine Angst vor der Angst, das soziale Leben ist stark eingeschränkt, der Patient oft depressiv.

Ursachen

Man nimmt an, dass sowohl organische, genetische, als auch psychologische Faktoren eine Rolle spielen. Neurobiologisch wurde eine Beteiligung des noradrenergen Systems im Locus coeruleus, sowie des Serotoninstoffwechsels und der γ-Aminobuttersäure (GABA) festgestellt.

Psychodynamisch begründet sich die Angst auf einer misslungenen neurotischen Konfliktlösung oder auf einem instabilen Ich, das nicht mit Angst umzugehen gelernt hat und so durch normale Konflikte (z.B. drohender Verlust) überfordert ist. Phobien werden als Verschiebung oder Projektion intrapsychischer Ängste auf äußere Objekte angesehen.

Lerntheoretisch geht man davon aus, dass Ängste durch klassisches Konditionieren entstehen, also durch die (wiederholte) Verknüpfung eines Stimulus mit dem Auftreten von Angst in der Vorgeschichte. Auch die Verstärkung der Angst während des Krankheitsverlaufs lässt sich dadurch erklären. Es entwickelt sich ein Angstkreis, bei dem die Angst vor bestimmten Situationen später zur Angst vor dem Auftreten der Angst selbst führt. Zur Einteilung der Angsterkrankungen siehe Tabelle 4.1.

Behandlungsindikation und Behandlungsziele

Diagnosestellung: Die Diagnose erfolgt aufgrund bestimmter Merkmale (s. Tab. 4.1) und muss abgegrenzt werden von anderen psychiatrischen Erkrankungen (Depression s.S. 123, Schizophrenie s.S. 601). Zuvor muss eine organische Ursache für die Angstsymptome ausgeschlossen worden sein: vorausgehende Untersuchung von Zuckerstoffwechsel, Schilddrüse (TSH, T3, T4), Herz-Kreislauf-Funktion, Lungenerkrankungen, Abhängigkeitserkrankungen, Tumoren, neurologischen Erkrankungen durch Blutbild, Elektrolyte, Blutzucker, Leberwerte, EKG, EEG und Medikamentenanamnese.

Tab. 4.1: Einteilung der Angsterkrankungen

Phobien	
Agoraphobie	Furcht vor Fremdem, Menschenmengen oder öffentlichen Plätzen; mit oder ohne Panikstörung
Soziale Phobie	Furcht vor prüfender Betrachtung durch andere in kleineren Gruppen
Spezifische Phobie	Furcht vor speziellen Situationen (z. B. große Höhe: Höhenangst, Enge: Klaustrophobie) oder Objekten (z. B. Spinnen: Arachnophobie)
Andere Angsterkrankungen	
Panikstörung	Unspezifisch wiederholt auftretende, schwere Angstattacken mit ausgeprägter körperlicher Symptomatik
Generalisierte Angst	Mindestens 6 Monate andauernde, unspezifische Angst mit Befürchtungen, motorischer Spannung und vegetativer Übererregbarkeit
Angst und Depression gemischt	Gleichzeitiges Bestehen leichterer Angst- und Depressionssymptomatik

Behandlungsindikation: Die Indikation zur Therapie ist gegeben, wenn die psychosoziale Funktionalität eines Patienten nicht mehr gegeben ist, d. h. wenn die Handlungs- und Bewegungsfreiheit stark eingeschränkt ist, also die Angsterkrankung zu sozialem Rückzug, Alkoholmissbrauch, familiären Problemen oder Depressionen führt.

Therapieziel: Das Ziel der Behandlung ist das Wiedererlangen der sozialen Funktionsfähigkeit.

Basistherapie

- Aufbau einer tragfähigen Arzt-Patienten-Beziehung durch stützende Gespräche, in denen dem Patienten Verständnis entgegengebracht wird.
- Miteinbeziehen und Aufklärung von Angehörigen.
- Auswahl der für den Patienten richtigen Psychotherapie und Pharmakotherapie, die sich beide in ihrer Wirkung ergänzen (s. Tab. 4.2).

Tab. 4.2: **Psychotherapie und Psychopharmakotherapie bei unterschiedlichen Angsterkrankungen.** MAOI Monoaminooxidaseinhibitoren, SSRI selektive Serotoninwiederaufnahmehemmer

Art der Angst-erkrankung	Psychotherapeutische Maßnahmen	Psychopharmakotherapie
Panikstörungen/ Agoraphobie	Konfrontative Verhaltenstherapie, psychodynamische Psychotherapie, Gesprächspsychotherapie	Akuttherapie: hochpotentes Benzodiazepin, Erhaltungstherapie: Imipramin, Clomipramin, SSRI
Generalisierte Angststörung	Kognitive Umstrukturierung, Entspannungsverfahren	Imipramin, Clomipramin, Buspiron, SSRI, bei Bedarf vorübergehend zusätzlich Benzodiazepin
Soziale Phobie	Konfrontative Verhaltenstherapie, kognitive Reattribuierung, Training sozialer Kompetenz	MAOI, SSRI, bei Bedarf vorübergehend zusätzlich Benzodiazepin
Spezifische Phobie	Reizkonfrontation, systematische Desensibilisierung	Untergeordnete Bedeutung, evtl. vorübergehend bei Bedarf β-Blocker oder Benzodiazepin
Angst und Depression gemischt	Kognitive Umstrukturierung Entspannungsverfahren	Imipramin, Clomipramin, SSRI, evtl. vorübergehend zusätzlich Benzodiazepin

Entspannungsverfahren

- Progressive Muskelrelaxation: gezielte Anspannung und Entspannung bestimmter Muskelgruppen.
- Autogenes Training: autosuggestive Umstimmung vegetativer Funktionen wie z. B. Herzschlag, Wärmeempfindung, Muskelentspannung.
- Bio-Feedback: dem autogenen Training ähnliche Methode, bei der die Veränderung der Körperfunktionen durch ein technisches Hilfsmittel (z. B. Elektrode zur Messung des Hautwiderstandes) hörbar gemacht wird.

Kognitive Therapie

- Aufklärung über Prozesse der Angstentstehung und Folgen,
- Korrektur von angstfördernden Denkmustern des Patienten.

Konfrontative Verhaltenstherapie

■ Systematische Desensibilisierung vor angstauslösenden Situationen/ Dingen durch schrittweise Konfrontation und Entspannung,
■ Reizüberflutung (intensive Konfrontation in der realen Situation).

Weitere nichtpharmakologische Therapieverfahren

■ Tiefenpsychologische Therapie: Aufdeckung des Konflikts, der zur Angsterkrankung geführt hat. Meist kontinuierliche Therapie über Jahre.
■ Soziotherapie: Verhinderung der sozialen Isolation des Patienten, z.B. durch Einbindung in Gruppentherapien oder stufenweise berufliche Integration.

Arzneitherapie

Trizyklische Antidepressiva (TZA)

Erhöhung der freien Konzentration von Noradrenalin und Serotonin im Gehirn durch Wiederaufnahmehemmung der Neurotransmitter aus dem synaptischen Spalt. Außerdem Blockade von H_1-, ACh- und α_1-Rezeptoren.

Eingesetzt werden vor allem Imipramin und Clomipramin bei Panik, Agoraphobie und generalisierter Angsterkrankung. Die Wirkung setzt nach ca. 3 Wochen ein, bei Panik kann es initial zu Verschlechterung der Symptomatik kommen, die vorübergehend symptomatisch mit einem Benzodiaezpin behandelt wird, z.B. Lorazepam (Tavor®) oder Alprazolam (Tafil®).

TZA haben eine geringe therapeutische Breite. Daher empfiehlt sich eine einschleichende Dosierung über ca. 1 Woche bis zur wirksamen Dosis unter Monitoring der Nebenwirkungen, optimaler Weise unter Kontrolle der Plasmaspiegel. Retardpräparate sind zu bevorzugen; Aufteilung der Tagesdosis auf 2–3 Einzeldosen. Während der Therapie Kontrolle von Blutbild, Leberwerten und EKG. Bei Response Weiterführen der Therapie über 12–24 Monate.

NW: Müdigkeit, v.a. zu Beginn anticholinerge Nebenwirkungen, wie Mundtrockenheit, Obstipation, Schwindel, Orthostase, Harnverhalt, Akkomodationsstörungen. Gewichtszunahme, EKG-Veränderungen, Beeinflussung des Glucosestoffwechsels und der Sexualfunktion möglich, Beeinflussung der Reaktionsfähigkeit, erhöhtes Risiko epileptischer Anfälle.

KI: Akute Intoxikationen mit Alkohol, Psychopharmaka, Analgetika oder Hypnotika, Engwinkelglaukom, Harnverhalt, Pylorusstenose, Überleitungsstörungen im EKG, Delirien.

Relative KI: Prostatahypertrophie, schwere Leber- und Nierenschäden, kardiale Vorschädigungen der Erregungsleitung, Kombination mit MAOI, Epilepsie.

WW: Gegenseitige Wirkverstärkung mit zentral dämpfenden, anticholinerg oder serotonerg wirksamen Pharmaka, Antikoagulantien, Antidiabetika, Antihypertensiva oder Antiarrhythmika; erhöhte Plasmaspiegel der TZA bei Gabe von Cimetidin, SSRI, Neuroleptika, Morphinanaloga oder Valproat möglich.

P: * Imipramin (Tofranil®): 150 mg (stationär bis 300 mg); * Clomipramin (Anafranil®): 150–225 mg (Hauptdosis morgens); * Amitriptylin (Saroten®): 150 mg (stat. bis 300 mg, Hauptdosis abends); * Desipramin (Pertofran®): 150 mg (Hauptdosis morgens); * Doxepin (Aponal®): 150 mg (stat. bis 300 mg, Hauptdosis abends); * Nortriptylin (Nortrilen®): 150 mg (stat. bis 300 mg, Hauptdosis morgens).

Selektive Serotoninwiederaufnahmehemmer (SSRI)

Selektive Erhöhung der freien Konzentration von Serotonin im Gehirn durch Wiederaufnahmehemmung aus dem synaptischen Spalt. Einsatz bei Panik, Agoraphobie und sozialer Phobie. Wahrscheinlich auch wirksam bei generalisierter Angsterkrankung. Die Wirkung setzt nach ca. 3 Wochen ein, in den ersten 2 Wochen kann es initial zur Verschlechterung der Symptomatik kommen, die vorübergehend symptomatisch mit einem Benzodiazpin, z. B. Lorazepam (Tavor®) oder Alprazolam (Tafil®), behandelt werden kann.

Kein langsames Aufdosieren erforderlich, durch einmal tägliche, morgentliche Gabe. Ggf. Steigerung der minimal wirksamen Dosis bei Nichtansprechen. Steady-state Plasmaspiegel sind nach einer Woche erreicht, bei Fluoxetin wegen langer Halbwertszeit erst nach ca. 5 Wochen. Im Vergleich zu TZA sind SSRI sicherer bei Überdosierung und mit günstigerem Nebenwirkungsprofil. Nachteil von Paroxetin, Fluoxetin und Fluvoxamin ist ihr Interaktionspotential durch Inhibition verschiedener Cytochrom-P-450-Isoenzyme.

NW: Übelkeit und Erbrechen v. a. zu Therapiebeginn. Tremor, (innere) Unruhe, Schwindel, Schlafstörungen, Kopfschmerzen, Durchfall, Schwitzen, Ejakulationsverzögerungen.

KI: Behandlung mit Tranylcypromin in den letzen 5 Wochen oder aktuell mit Moclobemid oder Tryptophan, akute Intoxikationen mit Alkohol, Psychopharmaka, Analgetika oder Hypnotika.

Relative KI: Suizidalität, schwere Leber- und Nierenschäden, erhöhte Krampfbereitschaft.

WW: Erhöhte Gefahr serotonerger NW bis hin zum Serotoninsyndrom bei Kombination mit MAOI, Tryptophan, Triptanen, Fenfluramin oder Lithium. Verstärkte Blutzuckersenkung von oralen Antidiabetika. Durch Hemmung von Cytochrom-P-450-Enzymen in der Leber Anstieg der Plasmaspiegel mit verstärkter Wirkung bestimmter Benzodiazepine und Valproat (Fluoxetin), trizyklischer Antidepressiva, Neuroleptika und Antiarrhythmika (Paroxetin, Fluoxetin), Clozapin, Theophyllin und Antikoagulantien (Fluvoxamin). Paroxetin erhöht bei Kombination mit Cimetidin, Metoprolol, Cisaprid.

P: * Paroxetin (Seroxat®): 1 × 20–60 mg; * Fluoxetin (Fluctin®): 1 × 20–80 mg; * Fluvoxamin (Fevarin®): 1 × 50–100 mg.

Monoaminooxidaseinhibitoren (MAOI)

Erhöhung der freien Konzentration von Monoaminen im Gehirn durch Hemmung deren Abbaus. Moclobemid: reversible MAO-A-Hemmung; Tranylcypromin: irreversible Hemmung der MAO-A (Abbau von Serotonin und Noradrenalin) und MAO-B (Abbau von Dopamin und Tyramin).

Behandlung sozialer Phobie v. a. mit Moclobemid. Tranylcypromin: Einsatz selten wegen der Gefahr schwerer Neben- und Wechselwirkungen (tyraminarme Diät mit Verzicht auf getrocknetes Obst, haltbar gemachtes Fleisch, Fischkonserven, Hefeextrakte, Sojaprodukte, gealterten Käse, da durch die irreversible Hemmung beider MAO-Isoenzyme die Gefahr einer hypertensiven Krise bei Zufuhr von Tyramin durch die Nahrung besteht). Einschleichende Dosierung.

NW: Bei Therapiebeginn häufig Orthostase mit Schwindel und Übelkeit, Schlafstörungen, innere Unruhe, Tremor. Selten Gewichtsveränderungen, Blutbildveränderungen, Ödeme.

KI: Akute Intoxikationen mit Alkohol, Psychopharmaka, Analgetika oder Hypnotika, Delirien, Phäochromozytom, Komedikation mit Selegilin. Tranylcypromin: Behandlung mit SSRI, Clomipramin, Venlafaxin.

Relative KI: Thyreotoxikose, schwere Leber- und Nierenschäden, erhöhte Krampfbereitschaft, maligne Hyperthermie oder Hypertonie, Porphyrie, Diabetes insipidus, vaskuläre Erkrankungen des Herzens oder Gehirns.

WW: Verstärkung des serotonergen Effektes bis hin zum Serotoninsyndrom (Tremor, Kreislaufdysregulation, Übelkeit, Hyperthermie, Agitation, Krampfanfälle) bei gleichzeitiger Gabe anderer Antidepressiva mit serotonerger Wirkkomponente (v. a. SSRI, Clomipramin, Venlafaxin) und Triptanen möglich. Erhöhte Plasmaspiegel von Moclobemid bei Kombination mit Cimetidin. Tranylcypromin: Gefahr einer hypertensiven Krise bei gleichzeitiger Einnahme von Tyramin (s. o.) oder Sympathomimetika; Wirkverstärkung von Dopamin, L-Dopa, Sulfonylharnstoffen, Insulin, Opiaten (Pethidin), Bupropion.

Wartezeit bei Umstellung von Antidepressiva mit serotonerger Wirkkomponente auf MAOI 2 Wochen, (Fluoxetin 5 Wochen), umgekehrt Wartezeit bei Moclobemid 1–2 Tage, Tranylcypromin 2 Wochen.

P: * Moclobemid (Aurorix®): 2 × 150–300 mg (> 450 mg bessere Wirkstärke); * Tranylcypromin (Jatrosom®): 1–3 × 10 mg (stat. bis 60 mg).

Benzodiazepine

Positive allosterische Modulation für γ-Aminobuttersäure (GABA) durch Angriff am Benzodiazepinrezeptor zentraler Chloridkanäle führt durch Hyperpolarisation zu einer verminderten Erregbarkeit des ZNS. Wirkungen sind je nach den eingesetzten Substanzen unterschiedlich stark ausgeprägt: anxiolytisch, sedierend, antikonvulsiv, muskelrelaxierend.

Weiterhin unterscheiden sich die einzelnen Benzodiazepine in ihrer Pharmakokinetik, nach der sich auch die Einsatzgebiete ergeben (s. Schlafstörungen S. 618).

Zur Kupierung von Panikattacken, ausgeprägten Unruhezuständen oder zur Überbrückung der Wirklatenz anderer Anxiolytika, da die angstlösende Wirkung im Gegensatz zu allen anderen Anxiolytika sofort eintritt. Gute Verträglichkeit und große therapeutische Breite. Das Abhängigkeitspotential begrenzt den Einsatz auf einen Zeitraum von 4–6 Wochen. Toleranzentwicklungen sind für alle Wirkqualitäten außer der anxiolytischen be... ...n. Paradoxe Benzodiazepinwirkungen treten vor allem bei älteren

Patienten auf mit Erregung, Euphorie und Schlaflosigkeit. Zu beachten ist die verlängerte Wirkdauer durch Bildung aktiver Metabolite und Kumulationsgefahr von Diazepam und Clobazam, eine Zwischenstellung nehmen Alprazolam und Bromazepam ein, ohne aktive Metabolite sind Lorazepam und Oxazepam. Wegen Absetzphänomenen (Rebound mit vermehrter Unruhe, Tremor, Schwitzen, Angst, Schlaflosigkeit, Derealisation, Delirium, Krampfanfällen) müssen Benzodiazepine sehr langsam über Wochen ausgeschlichen werden. Antidot bei Intoxikationen: Flumazenil (Anexate®).

NW: Müdigkeit, Beinträchtigung des Reaktionsvermögens, Ataxie mit Sturzgefahr, Gedächtnis- und Sprachstörungen, bei intravenöser Gabe Atemdepression und Blutdruckabfall.

KI: Akute Alkohol-, Schlafmittel-, Analgetika- und Psychopharmakaintoxikationen, Myasthenia gravis, Ataxie, Schwangerschaft, Stillzeit, akutes Engwinkelglaukom. Relativ bei ambulanter Verschreibung und vorbekannter Abhängigkeit, Leber- oder Niereninsuffizienz, chronischer Atemwegserkrankung, Schlaf-Apnoe-Syndrom.

WW: Erhöhte Benzodiazepinspiegel bei Kombination mit Antidepressiva (v. a. Fluoxetin, Fluvoxamin, Nefazodon), Valproat, Allopurinol, Cimetidin, Dexamethason, Disulfiram, Erythromycin, Isoniazid, Azole, Omeprazol, Östrogene, Verapamil, Diltiazem. Erniedrigte Spiegel durch Carbamazepin, Rifampicin, Antazida. Wirkverstärkung mit Neuroleptika, v. a. Clozapin.

P: * Lorazepam (Tavor®): 2–4 × 0,25–2,5 mg (stat. bis 10 mg/d); * Alprazolam (Tafil®): 2–4 × 0,25–1 mg (längere Verschreibung von >4 mg/d nur durch Psychiater); * Oxazepam (Adumbran®): 2–4 × 5–15 mg (stat. bis 150 mg/d); * Diazepam (Valium®): 2–4 × 1–5 mg (stat. bis 60 mg/d); * Bromazepam (Lexotanil®): 2–4 × 1,5 mg (stat. bis 24 mg/d); * Clobazam (Frisium®): 2–4 × 10 mg (stat. bis 60 mg/d); * Nordazepam (Tranxilium N®): 1 × 2,5–15 mg (abends); * Clonazepam (Rivotril®): 2–4 × 0,5–5 mg.

Buspiron

Partieller Agonist am 5-HT$_{1A}$-Rezeptor. Wirksam bei generalisierter Angsterkrankung, wobei der Effekt nach ca. 2–3 Wochen einsetzt. Keine Interaktion mit Alkohol, kein Abhängigkeitspotential, keine Absetzsymptomatik. Langsam von 10 mg/Tag bis zur wirksamen Dosis aufdosieren.

NW: Übelkeit, (innere) Unruhe, Schwindel, Schlafstörungen, Kopfschmerzen, Durchfall, Schwitzen.

KI: Myasthenia gravis, akutes Engwinkelglaukom, schwere Leber- und Nierenfunktionsstörungen, bekannte Epilepsie.

WW: Erhöhte Gefahr serotonerger NW bis hin zum Serotoninsyndrom bei Kombination mit MAOI. Erhöhte Plasmaspiegel bei Kombination mit Haloperidol, erniedrigte Plasmaspiegel bei Kombination mit Rifampicin.

P: * Buspiron (Bespar®): 3–4 × 5–15 mg.

Propranolol

Verminderung vegetativer Angstsymptomatik, wie Schwitzen, Herzrasen oder Tremor durch Angriff an noradrenergen β-Rezeptoren. Ggf. adjuvanter Einsatz bei spezifischen Phobien oder in bestimmten Stresssituationen (Lampenfieber, Prüfung) als Einmalgabe, Wirksamkeit umstritten.

NW: Müdigkeit, Schwindel, Benommenheit, Kopfschmerzen, Parästhesien, GI-Störungen, Juckreiz, Konjunktivitis, Schlafstörungen, Bradykardie, Hypotonie, depressive Verstimmung, Alpträume, Halluzinationen, Hypoglykämie, Mundtrockenheit, Muskelkrämpfe, Potenzstörungen.

KI: Obstruktive Atemwegserkrankungen, Überleitungsstörungen am Herz, Bradykardie, Diabetes Typ 1, Hypotonie, schwere periphere Durchblutungsstörungen, Herzinsuffizienz, Schock, Phäochromozytom, Schwangerschaft, Stillzeit.

WW: Bradykardie und Erregungsleitungsstörungen (z. T. schwerwiegend) bei Kombination mit α-Sympathomimetika, Calciumantagonisten vom Verapamil- oder Diltiazem-Typ, Disopyramid, Flecainid, Cimetidin, Chinidin, Herzglykosiden, Wirkverlust von Epinephrin, β_2-Sympathomimetika, Antidiabetika (bei Verstärkung einer Hypoglykämie), Theophyllin, Wirkverstärkung von Histamin (Allergenextrakte!), Insulin, Lidocain, Mutterkornalkaloiden, Neuroleptika, Dihydropyridinen, schnellerer Abbau durch Rifampicin.

P: * Propranolol (Dociton®): 2–4 × 40 mg.

Unterstützung in der Selbstmedikation

Kava-Kava

Schwere Leberschädigungen bei nicht eindeutig belegter Wirksamkeit führten im Rahmen eines Stufenplanverfahrens im Juni 2002 zum Widerruf der

Zulassung Kavain-haltiger Arzneimittel aufgrund eines nicht vertretbaren Nutzen-Risiko-Verhältnisses.

Häufige therapiebezogene Probleme

- Verzögerter Wirkungseintritt der Antidepressiva von 2–6 Wochen erfordert häufig den Einsatz eines Benzodiazepins, dass anschließend nicht ausgeschlichen wird. Dadurch Entwicklung einer Abhängigkeit.
- Eindrucksvolle Wirkung der Benzodiazepine führt zu deren großzügigem alleinigen Einsatz durch den Nichtfacharzt und/oder den Patienten und damit zur Abhängigkeit.
- Non-Compliance bezüglich der Erhaltungstherapie, die eine regelmäßige Einnahme der Anxiolytika oft über Jahre erfordert.
- Soziales Umfeld trägt nicht zur Stabilisierung des Patienten bei (z. B. durch vorausgegangene Isolation des Patienten durch seine Erkrankung, Unverständnis seitens der Angehörigen oder im beruflichen Alltag).

Literatur

Arzneimittelkommission der deutschen Ärzteschaft (Hrsg.): Arzneiverordnung in der Praxis. Therapieempfehlungen zur Behandlung von Angst- und Zwangsstörungen. 1. Aufl. 1999.

Benkert, O., Hippius, H.: Kompendium der Psychiatrischen Pharmakotherapie. 2. Aufl. Springer, Berlin, Heidelberg 2000.

BPI: FachInfo. Fachinformationsverzeichnis Deutschland (einschließlich EU-Zulassungen) CD-Version. Satz-Rechen-Zentrum, Berlin 2001/4.

Dengler, W., Selbmann, K. (Hrsg.): Praxisleitlinien in Psychiatrie und Psychotherapie, Band 2. Leitlinien zur Diagnostik und Therapie von Angsterkrankungen. Steinkopff-Verlag, Darmstadt 2000.

Dilling, H., Mombour, W., Schmidt, M. H. (Hrsg.): Internationale Klassifikation psychischer Störungen. 1. Aufl. Verlag Hans Huber, Bern, Göttingen, Toronto 1991.

Möller, H.-J., Laux, G., Deister, A.: Psychiatrie (Duale Reihe). Hippokrates-Verlag, Stuttgart 1996.

Internet-Adressen

www.akdae.de/Homepage/THERAPIE/Aktuell/Te_angst.pdf
www.bpe.berlinet.de
www.dgppn.de
www.psychiatrie.de/diagnose/angst.htm

Therapieschema Angsterkrankungen

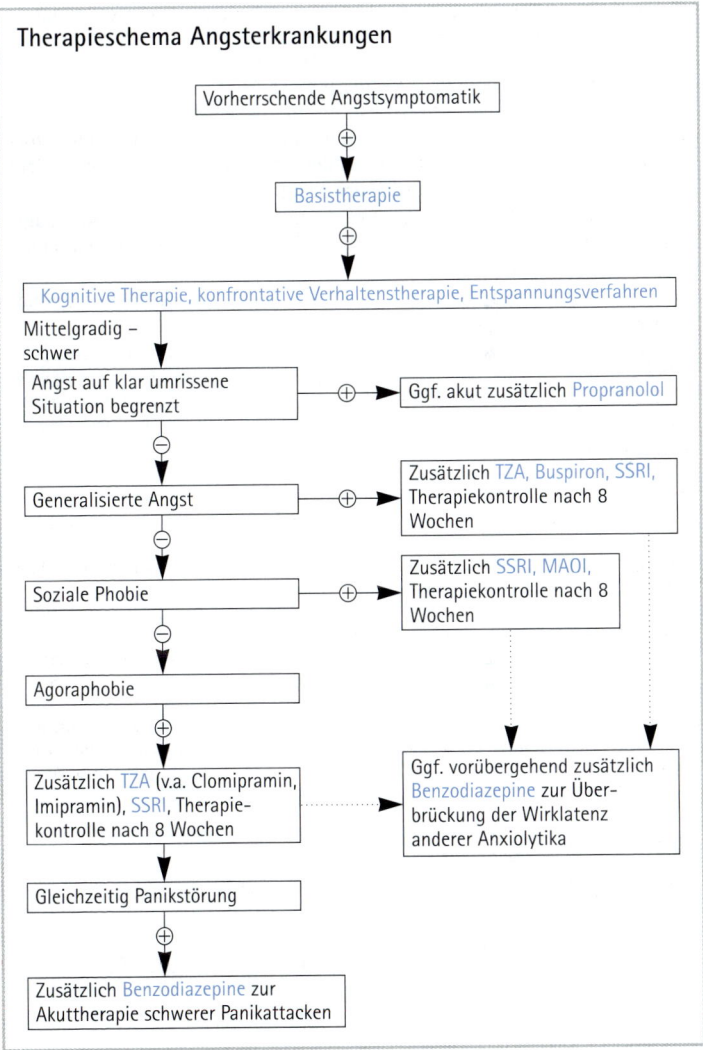

Vorherrschende Angstsymptomatik

⊕

Basistherapie

⊕

Kognitive Therapie, konfrontative Verhaltenstherapie, Entspannungsverfahren

Mittelgradig – schwer

Angst auf klar umrissene Situation begrenzt → ⊕ → Ggf. akut zusätzlich Propranolol

⊖

Generalisierte Angst → ⊕ → Zusätzlich TZA, Buspiron, SSRI, Therapiekontrolle nach 8 Wochen

⊖

Soziale Phobie → ⊕ → Zusätzlich SSRI, MAOI, Therapiekontrolle nach 8 Wochen

⊖

Agoraphobie

⊕

Zusätzlich TZA (v.a. Clomipramin, Imipramin), SSRI, Therapiekontrolle nach 8 Wochen → Ggf. vorübergehend zusätzlich Benzodiazepine zur Überbrückung der Wirklatenz anderer Anxiolytika

Gleichzeitig Panikstörung

⊕

Zusätzlich Benzodiazepine zur Akuttherapie schwerer Panikattacken

Arteriosklerose

Symptome

Bei der Arteriosklerose (Atherosklerose, sog. Arterienverkalkung) handelt es sich um eine entzündliche Veränderung der Arterien, sie führt zu einem Verlust an Elastizität der Arterienwände. Häufigste Form: Abscheidungsthrombosen mit nachfolgender Einengung des Lumens (arterielle Verschlusskrankheit), aber auch Dilatation der Gefäße (Gefäßaneurismen) oder röhrenförmige Verengung (Mönckeberg-Sklerose).

Symptome je nach betroffenen Arterien als koronare Herzkrankheit, periphere arterielle Verschlusskrankheit, viszerale oder zentrale Durchblutungsstörungen.

Ursachen

Endogene Faktoren: Positive Familienanamnese (vorzeitige kardiovaskuläre Ereignisse bei männlichen Familienangehörigen < 55 J., bei weiblichen < 65 J.), arterielle Hypertonie, Hyperlipidämien, Diabetes mellitus Typ 1 und 2, Gicht.

Exogene Faktoren: Nikotin.

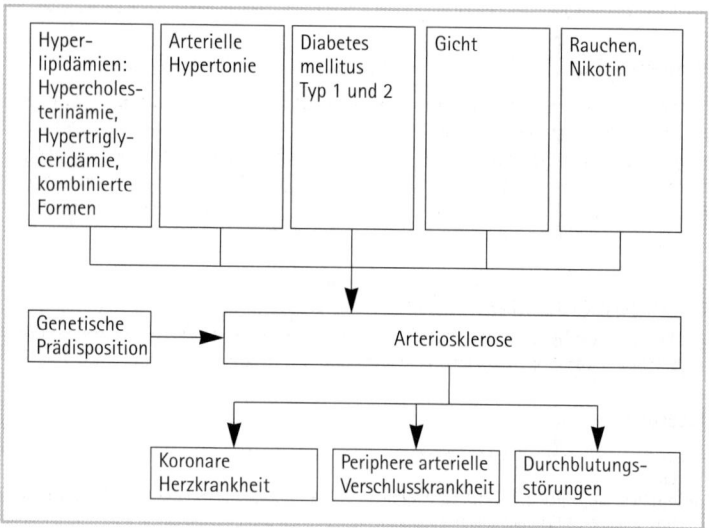

Behandlungsindikation und Behandlungsziele

Bei ersten Anzeichen einer Folgeerkrankung oder Diagnose einer Grunderkrankung konsequente Vermeidung von Risikofaktoren und Behandlung der Grunderkrankungen. Behandlung entsprechend den einzelnen Krankheitsbildern.

Basistherapie

Beeinflussung der Risikofaktoren für Arteriosklerose durch:

- Rauchverzicht,
- Gewichtsnormalisierung,
- körperliche Aktivität,
- lipid- und blutzuckersenkende Ernährung: fettreduzierte, kalorienreduzierte Kost, ballaststoffreiche Nahrung, mindestens 55 % Kohlenhydrate, Mono- und Disaccharide meiden, gesättigte Fette meiden, ungesättigte Fettsäuren bevorzugen,
- Verzicht auf Alkohol,
- Behandlung der Grunderkrankungen.

Die Basistherapie ist neben der Behandlung der einzelnen Krankheitsbilder (s. dort) in der Regel lebenslang durchzuführen.

Arzneimitteltherapie

Entsprechend den einzelnen Krankheitsbildern der Grunderkrankungen arterielle Hypertonie (s. S. 286), Diabetes mellitus Typ 1 und 2 (s. S. 139 und 149), Hypercholesterinämie (s. S. 270), Hypertriglyceridämie (s. S. 298), Gicht (s. S. 206) und der Folgeerkrankungen koronare Herzkrankheit (s. S. 360), periphere arterielle Verschlusskrankheit (s. S. 666), zerebrale Durchblutungsstörungen.

Häufige therapiebezogene Probleme

- Mangelnde Bereitschaft zur Ernährungsumstellung und Verstärkung der körperlichen Aktivität aufgrund des meist fehlenden Leidensdruckes.

Literatur

Berthold, H. (Hrsg.): Klinikleitfaden Arzneimitteltherapie. Urban und Fischer, München 1999.
Gesenhues, St., Ziesché, R. (Hrsg.): Praxisleitfaden Allgemeinmedizin. 3. Aufl. Urban und Fischer, München 2001.

Mutschler, E.: Arzneimittelwirkungen. 8. Aufl. Wissenschaftliche Verlagsgesellschaft, Stuttgart 2001.
Pschyrembel – Klinisches Wörterbuch. 259. Aufl. De Gruyter, Berlin 2001.
Pschyrembel – Therapeutisches Wörterbuch. 2. Aufl. De Gruyter, Berlin 2001.
Rote Liste. Editio Cantor Verlag, Aulendorf 2002.

Arthrose Lennecke

Symptome

Arthrosis deformans, Osteoarthrose. Chronisch progressive, nicht-entzündliche degenerative Gelenkerkrankung mit intermittierend entzündlichen Schüben. Irreversible mechanische oder strukturelle Schädigung des Knorpels. Anfangs Anlaufschmerz, Ermüdungsschmerz, Belastungsschmerz, später in Abhängigkeit von Witterung (Kälte, Nässe) und Belastung abwechselnd beschwerdefreie Phase (latente, subakute Arthrose) und Schübe (sog. aktivierte Arthrose). Bei aktivierter Arthrose schwillt das Gelenk an, ist überwärmt und es bildet sich ein Gelenkerguss. Schließlich Dauerschmerz, Nachtschmerz, Muskelschmerz. Bewegungseinschränkung bis zur Gelenksteife, Muskelkontraktur und -atrophie, Ruheschmerzen.

Häufige Lokalisation:

- Bandscheiben (Lumbago, Chondrose, Osteochondrose, Spondylose),
- Kleine Wirbelgelenke (Spondylarthrose),
- Hüfte (Coxarthrose),
- Knie (Femoropatellararthrose, Valgusgonarthrose, Varusgonarthrose, Pangonarthrose),
- Daumensattelgelenk (Rhizarthrose),
- Fingerendgelenke (Herberden-Arthrose),
- Fingerzwischengelenke (Bouchard-Arthrose),
- Großzehengrundgelenk (Hallux valgus),
- Schulter (Omarthrose),
- Fingergelenke (meist Polyarthrose).

Krankheit zeigt spontane Besserung oder Verschlechterung ohne erkennbare Ursachen.

Folgen der unbehandelten Krankheit: Knorpeldestruktion, Knorpelzerstörung mit Gelenkdeformierung und Gelenkzerstörung, muskuläre Veränderungen, Bewegungseinschränkung.

Ursachen

Missverhältnis zwischen Belastung und Belastbarkeit der Gelenke.

Primäre oder idiopathische Arthrose: Multifaktorielles Geschehen mit genetischer Veranlagung. Lokalisation v. a. Handgelenke, Achsenskelett und statisch belastete große Gelenke der unteren Extremitäten.

Sekundäre Arthrose: Nach Gelenkerkrankung, Trauma, Achsenfehler der Extremitäten, Beinlängendifferenz, Fehlbildung der Hüfte oder im Rahmen einer Grundkrankheit (Gicht, Syphilis, Hämophilie).

Behandlungsindikation und Behandlungsziele

Behandlungsindikation: Besteht bei Auftreten von Schmerzen.

Diagnosestellung: Durch Anamnese, Laborparameter und bildgebende Verfahren:

- Anamnese: Schmerzen (Frühtrias: Anlaufschmerz, Ermüdungsschmerz, Belastungsschmerz; Spättrias: Dauerschmerz, Nachtschmerz, Muskelschmerz), Bewegungseinschränkungen, Wetterfühligkeit, knirschende Bewegungsgeräusche (Krepitation). Verdickung der Gelenkkonturen, Deformierung, Instabilität, Muskelatrophie. Gelenküberwärmung, Verdickung bei aktivierter Arthrose.
- Radiologie: Gelenkspaltverschmälerung, andere Veränderung des Gelenkspalts, in späteren Stadien Deformierung des Gelenks.

Therapieziel:

- Schmerzvermeidung oder -linderung,
- Vermeidung der Schmerzchronifizierung,
- Vermeidung von Folgeschäden: Haltungsschäden, muskuläre Veränderungen,
- Erhalt oder Verbesserung der Beweglichkeit.

Basistherapie

Allgemeine Maßnahmen zur Behandlung und Sekundärprävention sind:

- Gewichtsabnahme bei Übergewicht,
- vernünftiger Wechsel von Belastung und Entlastung,
- Benutzung von Gehhilfen,
- Vermeidung unebener Wege (Stoßbelastung),
- Benutzung von Schuhen mit weichen Sohlen (Pufferabsätzen),
- Vermeiden von Kälte und Nässe,
- Warmhalten der Gelenke,
- lockernde sportliche Gymnastik,
- Schwimmen im warmen Wasser.

Bei aktivierter Arthrose steht das Ruhighalten des Gelenks im Vordergrund.

Physikalische Therapie

Zur Beeinflussung, Kompensation und Korrektur von Schäden, Funktionsschwächen und Funktionsverlusten. Erhaltung der Gelenk- und Muskelfunktion.

▪ Physiotherapie, Heilgymnastik, Krankengymnastik: planmäßiger abgestufter Einsatz von passiven Maßnahmen, wie z. B. Massage, Dehnübungen, und aktiven körperlichen Bewegungsübungen, z. B. Gymnastik unter Anleitung eines Physiotherapeuten.

▪ Ergotherapie: Beschäftigungs- und Arbeitstherapie, durch sinnvolle Beschäftigung (Malen, Basteln, Handwerken) Förderung der Feinmotorik, der Konzentrationsfähigkeit, der geistigen und körperlichen Beweglichkeit.

▪ Thermotherapie: Wärmeanwendung zum Lösen von Muskelspannungen, Verkrampfungen.

▪ Kryotherapie: Kälteanwendung oder Ganzkörperkältebehandlung zur Hemmung von entzündlichen Prozessen, Hämatombildung und zur Schmerzbehandlung.

▪ Hydrotherapie: medizinische Bäder oder Wasseranwendungen zum Lösen von Muskelverspannungen, Anregung der Durchblutung, Förderung der Beweglichkeit.

▪ Elektrotherapie: therapeutische Anwendung des elektrischen Stroms, Neurostimulation, Hemmung der Schmerzleitung durch Nervenstimulation mittels elektrischem Strom in Form von Elektroakupunktur, transkutane Nervenstimulation (TENS), bei schwersten Schmerzzuständen ggf. Rückenmarks- und Hirnstimulation.

Erfolg nur dann anhaltend, wenn Patienten die Therapie selbständig anwenden.

Orthopädische Techniken

▪ Anpassung des Schuhwerks durch gepufferte Absätze oder Fußbettungen z. B. bei Arthrosen im Bereich der unteren Extremitäten.

▪ Verwendung eines Gehstocks zur Entlastung eines schmerzhaften Gelenks.

▪ Bandagen zur Gelenkstabilisierung, Orthesen.

Arzneitherapie

Nicht-steroidale Antirheumatika (NSAR)

NSAID (Non-steroidal antiinflammatory drugs) Hemmung der Prostaglandin- und Thromboxansynthese durch Hemmung der Cyclooxygenase (meist unselektiv COX-1 und COX-2), antiphlogistische, antipyretische und analgetische Wirkung.

Anwendung nur bei aktivierter Arthrose, keine Dauermedikation. Einnahme üblicherweise nach dem Essen, um eine bessere Magenverträglichkeit zu erreichen. Magensaftresistente Darreichungsformen auf nüchternen Magen. Anwendung nach individuellem Schmerzrhythmus, keine Dosierung nach der Uhr, Dosierung so niedrig wie möglich, so hoch wie nötig.

Acetylsalicylsäure wird in Deutschland wegen der hohen NW-Rate bei den notwendigen hohen Dosen (3–6 g/Tag) nur in Ausnahmefällen eingesetzt.

NW: Häufig Magen-Darm-Beschwerden wie Übelkeit, Diarrhoe, okkulte Blutungen, gelegentlich GIT-Ulkus (durch Hemmung der COX-1), Kopfschmerzen, Schwindel, Erregbarkeit oder Müdigkeit, selten Überempfindlichkeitsreaktionen wie Exanthem, Asthma.

KI: Hämorrhagische Diathese, Analgetikaintoleranz, GI-Ulzera, schwere Niereninsuffizienz, Therapie mit oralen Antikoagulantien, letztes Trimenon der Schwangerschaft. Strenge Indikationsstellung in der gesamten Schwangerschaft (vorzeitiger Verschluss des Ductus botalli, verzögerte, verlängerte Geburt).

Relative KI: Anamnestisch gastrointestinale Ulzera, Asthma bronchiale, Neigung zu Allergien, Nieren- und Leberfunktionsstörungen.

WW: Wirkungsverstärkung von Digoxin, Lithium, Phenytoin, Steroiden, anderen NSAR, Probenecid, Methotrexat. Wirkungsabschwächung von Diuretika, Antihypertensiva. Mögliche WW mit Antikoagulantien (regelmäßige Quick-Kontrollen).

P: (∗) Ibuprofen (Imbun®, Anco®): 3 × 400–800 mg; ∗ Ketoprofen (Gabrilen®): 3 × 100–200 mg; (∗) Naproxen (Proxen®): 3 × 250 mg; ∗ Diclofenac (Voltaren®, Allvoran®): 3 × 25–50 mg; ∗ Acemetacin (Rantudil®): 2–3 × 30–60 mg; ∗ Indometacin (Amuno®): 3 × 50 mg; ∗ Meloxicam (Mobec®): 1 × 7,5–15 mg; ∗ Piroxicam (Felden®): 1–2 × 20 mg.

NSAR zur lokalen Anwendung
Bei exponierten Gelenken ist eine lokale Anwendung möglich.

P: Ibuprofen (Ibutop®); (*) Diclofenac (Voltaren® Emulgel).

COX-2-selektive nicht-steroidale Antirheumatika
Selektive COX-2-Hemmung. Für die Wirkungen der NSAR wird vor allem die Hemmung der Cyclooxygenase-2 (COX-2) verantwortlich gemacht, für die meisten NW die Hemmung der COX-1. Indikationen entsprechen denen der unselektiven NSAR. Endgültige Bewertung der Wirkstoffe noch nicht abgeschlossen.

NW: Infektionen der oberen Atemwege, Durchfall, Dyspepsie, Oberbauchbeschwerden, Kopfschmerzen, periphere Ödeme, Nierenschäden, Erhöhung des Risikos kardiovaskulärer Ereignisse. Gastrointestinale Probleme ca. halb so häufig wie bei unselektiven NSAR.

KI: Aktiver peptischer Ulkus, Leberfunktionsstörungen, Asthma, entzündliche Darmerkrankungen, schwere dekompensierte Herzinsuffizienz.

WW: Wirkungsverstärkung von Digoxin, Lithium, Phenytoin, Steroiden, anderen NSAR, Probenecid, Methotrexat. Wirkungsabschwächung von Diuretika, Antihypertensiva. Mögliche WW mit Antikoagulantien (regelmäßige Quick-Kontrollen).

P: * Celecoxib (Celebrex®): 2 × 100–200 mg; * Rofecoxib (VIOXX®): 1 × 12,5–25 mg.

Glucocorticoide
Unterdrückung des entzündlichen Prozesses, Abschwellung von entzündetem Gewebe. Bei Schmerzen durch Nervenkompression und chronischen Entzündungen. Intraartikuläre Injektion in Knie, Hüfte, Hand. Anwendung ausschließlich bei aktivierter Arthrose, nicht bei schmerzhaften, aber nicht-entzündlichen Arthrosen. Zeitlicher Abstand zwischen einzelnen Injektionen vier Wochen, maximale Anwendung von vier Applikationen in einer Serie.

NW: Gelenkinfektionen (strenge Asepsis erforderlich!), weitere Knorpeldestruktion bei häufiger Anwendung.

KI: Starke Gelenksdestruktion.

P: * Dexamethason (Lipotalon®): 2 × 1 Amp. 2,5 mg; * Triamcinolon (Volon® A): 1 × 10–80 mg.

Lokalanästhetika

Unterbrechung der Nervenleitfähigkeit durch Hemmung des Natriumeinstroms bei der Reizweiterleitung. Therapeutische Blockaden zur symptomatischen Schmerztherapie. Die dauerhafte Blockade unter Anwendung von Neurolytika (Phenol oder Alkohol) führt bei chronischen Schmerzen selten zum Erfolg, da das Schmerzgedächtnis unbeeinflusst bleibt.

Anwendung von therapeutischen Blockaden z.B. bei Lumbago als paravertebrale Injektion, Epiduralanästhesie oder Wirbelgelenkinfiltration mit Lokalanästhetika (oder Glucocorticoiden). Bei mittellang wirksamen Anästhetika (Mepivacain, Prilocain) Analgesie für 2–3 Std., bei lang wirksamen Anästhetika (Bupivacain) 6–8 Std.

Individuelle Dosierung je nach Anwendungsgebiet. Wirkung abhängig vom pH-Wert des Gewebes. Im sauren Milieu (z.B. im entzündeten Gewebe) erfolgt Protonierung der Wirkstoffe und mangelnde Membrangängigkeit, dadurch verringerte Wirkung.

NW: Bei zu starker Anflutung und Überdosierung Schwindel, Erbrechen, Benommenheit, Krämpfe; Bradykardie, Herzrhythmusstörungen, Schock. Allergische Hautreaktionen; anaphylaktischer Schock.

KI: Schwere Überleitungsstörungen, akut dekompensierte Herzinsuffizienz.

WW: Pharmaka, die eine Enzyminduktion auslösen, Vasokonstringentien, Plasmaersatzmittel, Sulfonamide (Wirkung der Sulfonamide vermindert).

P: Procain (Novocain®), Prilocain (Xylonest®), Mepivacain (Scandicain®), Lidocain (Lidoject®), * Bupivacain (Carbostesin® 0,5 %).

Chondroprotektiva

Ziel: Verlangsamung des Knorpelabbaus, Knorpelschutz oder sogar Knorpelwiederaufbau durch Zufuhr von Substanzen, die Knorpelausgangsstoffe darstellen oder in den Knorpelstoffwechsel eingreifen sollen. Es existieren subjektive Hinweise auf Besserung bei Anwendung von Chondroprotektiva, überzeugende klinische Studien liegen jedoch nicht vor.

Problem: Krankheit zeigt spontane Besserung oder Verschlechterung unabhängig von der Behandlung, so dass langfristige Effekte fast nie auf Substanzeinwirkungen zurückgeführt werden können. Anwendung peroral (Glucosamin) oder als intraartikuläre Injektion (Hyaluronsäure).

NW Hyaluronsäure: Während und nach der Injektion Schmerzen, Hitze, Rötung und Schwellung im Gelenkbereich, selten allgemeine Überempfindlichkeitsreaktionen (Fieber, Schüttelfrost, Hautreaktionen, Atemnot). Gefahr der Gelenkinfektion (Asepsis!).

NW D-Glucosamin: in Einzelfällen Haarausfall, Sehstörungen.

KI: Schwangerschaft und Stillzeit. Hyaluronsäure: Überempfindlichkeit gegenüber Hühnereiweiß. Allergieneigung beachten.

P: Glucosaminsulfat (Dona 200 S®): 3 × 1–2 Drg.; * Hyaluronsäure (Hyalart®): 1 × 20 mg pro Woche für 5 Wochen.

Operative Methoden

Entscheidung für eine Operation nach Art und Ausmaß der Gelenkerkrankung, Funktionszustand benachbarter Gelenke, zu erwartende Progression der Erkrankung, nach Alter, Leidensdruck und Motivation des Patienten, unter Berücksichtigung des allgemeinen Operationsrisikos. Gelenkerhaltende, gelenkersetzende und gelenkversteifende Operationen möglich (Bsp: Cox- und Gonarthrose). Minimalinvasive Chirurgie zur Knorpelglättung, Knochenanbohrung und Spülung des Gelenks.

Unterstützung in der Selbstmedikation

Perkutan applizierte Antiphlogistika

Lokale Wirkung in periartikulären Schichten. In großen Gelenken werden keine therapeutisch wirksamen Konzentrationen erreicht. Anwendung sinnvoll, um systemische Gabe einzusparen.

NW: Gelegentlich lokale Hautreaktionen, Juckreiz, Rötung. Bei großflächiger, lang andauernder Behandlung Überempfindlichkeitsreaktionen bis hin zum anaphylaktischen Schock und systemische NW möglich.

P: (*) Diclofenac (Voltaren® Emulgel), Ibuprofen (Ibutop® Creme), Indometacin (Elmetacin® Spray).

Perkutan applizierte Hyperämika

Lokale Wirkung in periartikulären Schichten. Möglicherweise reflektorische Wirkung auf Gefäße in der Tiefe der Gelenke, Verbesserung der Befindlichkeit durch lokale Massagewirkung und Wärmewirkung. Beleg einer analgetischen oder antiphlogistischen Wirksamkeit liegt nicht vor. Fertigarzneimittel sind meist Kombinationen mit antiphlogistischem Wirkstoff.

NW: Überempfindlichkeitsreaktionen.

KI: Ausgedehnte Entzündungen der Haut, offene Wunden.

P: Benzylnicotinat und Hydroxyethylsalicylat (Phlogont®-Thermal Rheuma Gel).

Teufelskralle

Anwendung bei degenerativen Erkrankungen des Bewegungsapparats. Für die antirheumatische Wirkung gibt es bislang keine ausreichende Erklärung.

P: Teufelskrallenwurzel (Rivoltan®): 4,5 g/Tag.

Häufige therapiebezogene Probleme

- Nicht alle Schmerzen lassen sich auf ein erträgliches Niveau senken, vor allem Schmerzen, die durch psychische Variablen, wie Gefühle von Hilflosigkeit, Angst oder Depression beeinflusst werden.
- Unterschätzung der Schmerzintensität: zu geringe Dosierung oder Wahl eines zu schwachen Analgetikums.
- Zu zögerliche oder ineffektive Verschreibung von Opioid-Analgetika (s. Schmerzerkrankungen S. 626) aus Vorurteilen, Angst vor Gewöhnung, Abhängigkeit, wegen Verunsicherung durch Betäubungsmittelverschreibungsverordnung (BtmVVO).
- Wert der begleitenden nicht-medikamentösen Therapie wird unterschätzt.
- Fehlende fachärztliche Behandlung: Unterlassung der angemessenen Begleittherapie mit nicht-analgetischen Arzneimitteln.
- Fehlende Basistherapie wegen mangelnder Bereitschaft zur Mitarbeit z. B. bei chronischen Rückenschmerzen fehlendes Muskelaufbautraining.
- Fehlende Begleittherapie zur Beeinflussung der Nebenwirkungen: z. B. Magen-Schleimhautschutz bei chronischer Therapie mit NSAR, Laxantien bei chronischer Opioid-Therapie.

Literatur

Berthold, H. (Hrsg.): Klinikleitfaden Arzneimitteltherapie. Urban und Fischer, München 1999.

Gesenhues, St., Ziesché, R. (Hrsg.): Praxisleitfaden Allgemeinmedizin. 3. Aufl. Urban und Fischer, München 2001.

Mutschler, E.: Arzneimittelwirkungen. 8. Aufl. Wissenschaftliche Verlagsgesellschaft, Stuttgart 2001.

Pschyrembel – Klinisches Wörterbuch. 259. Aufl. De Gruyter, Berlin 2001.

Pschyrembel – Therapeutisches Wörterbuch. 2. Aufl. De Gruyter, Berlin 2001.

Rote Liste. Editio Cantor Verlag, Aulendorf 2002.

Teuscher, E.: Biogene Arzneimittel. Wissenschaftliche Verlagsgesellschaft, Stuttgart 1997.

Zenz, M., Jurna, I.: Lehrbuch der Schmerztherapie. Wissenschaftliche Verlagsgesellschaft, Stuttgart 2001.

Internetadressen

www.akdae.de/Homepage/THERAPIE/Aktuell/Degenerative_Gelenk.pdf: Arzneimittelkommission der deutschen Ärzteschaft: Arzneiverordnung in der Praxis. Empfehlungen zur Therapie von degenerativen Gelenkerkrankungen.

www.arthrose.de

www.dsl-ev.de: Deutsche Schmerzliga e.V.

www.medi-info.de/SHGrp/Aktive-Schmerzhilfe/ash.htm: Aktive Schmerzhilfe e.V.

www.rheuma-liga.de: Deutsche Rheuma-Liga:

www.rheumanet.org/qs_dgrh/

www.schmerzselbsthilfe.de/schmerzhilfe/index.htm: Deutsche Schmerzhilfe e.V.

Therapieschema Arthrose

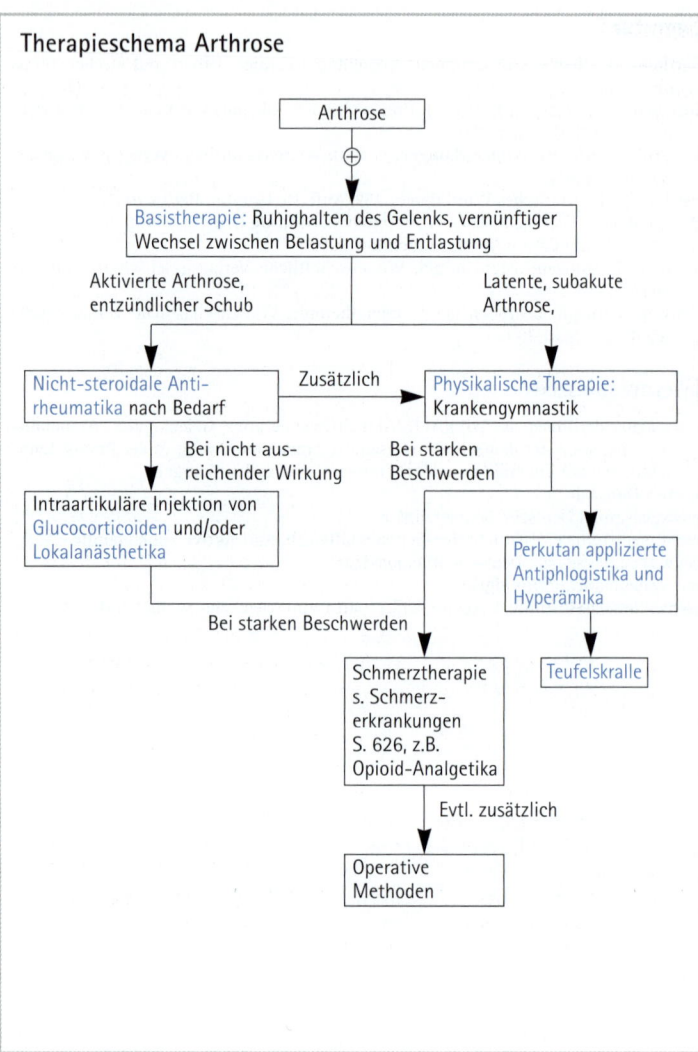

Asthma bronchiale

Symptome

Variable und reversible Atmungsobstruktion in Folge Entzündung und bronchialer Hyperaktivität. Übergänge zur chronischen Bronchitis, zum Lungenemphysem sind fließend. Leitsymptome sind:

- anfallsartige Atemnot: leichte Beschwerden bis hin zu ständiger, ausgeprägter Atemnot oder Erstickungsangst, erhöhter Bronchialwiderstand durch Verengung des Bronchiallumens,
- Giemen: lautes Atmen, vor allem erschwertes Ausatmen, Brummen und Pfeifen der Lunge,
- Husten: Reizhusten, vor allem nachts oder am frühen Morgen (zwischen 3 und 6 Uhr morgens),
- Auswurf: glasig-weißes, zähes Sputum,
- starke Überempfindlichkeit auf inhalative Reize (z. B. Kaltluft).

Zur Einteilung des Asthma bronchiale siehe Tab. 7.1.

Tab. 7.1: Einteilung des Asthma bronchiale in Schweregrade

Schwere-grad	Bezeichnung	Symptomatik
1	Mildes oder intermittierendes Asthma	Selten auftretend, gering eingeschränkte Lungenfunktion, voll reversibel Tag: bis 2 × pro Woche Nacht: bis 2 × pro Monat
2	Persistierendes Asthma, leichtes Asthma	Leichte Beschwerden, selten nächtliche Symptome, leichte aber dauernd eingeschränkte Lungenfunktion Tag: bis 1 × pro Tag Nacht: über 2 × im Monat
3	Persistierendes Asthma, mittel-gradiges Asthma	Tägliche, oft auch nächtliche Beschwerden, ständig eingeschränkte Lungenfunktion Tag: täglich Nacht: über 1 × pro Woche
4	Persistierendes Asthma, schweres Asthma	Dauernde Bedrohung von Atemnotsanfällen, auch nachts, starke Einschränkung der Lungenfunktion

Beim Status asthmaticus handelt es sich um einen lebensbedrohlichen Zustand, einen über Stunden anhaltenden und sich verstärkenden Asthmaanfall (Behandlung s. Therapieschema).

Folgen der unbehandelten Krankheit:

- Eingeschränkte Leistungsfähigkeit, eingeschränkte Lebensqualität,
- psychische Probleme bis hin zur sozialen Isolation,
- Chronifizierung der Entzündung, andauernde Verschlechterung des Krankheitsbilds.

Ursachen

- Entzündung der Bronchialschleimhaut mit Hyperreagibilität der Bronchien,
- Produktion eines zähen Schleims (Dyskrinie),
- Spasmus der Bronchialmuskulatur.

Unterscheidung in intrinsisches und extrinsisches Asthma:

- Intrinsisches Asthma (nicht allergisches Asthma): Ursachen sind unbekannt. Der Unterschied zwischen Asthma und chronischer Bronchitis ist hier schwer festzustellen.
- Extrinsisches Asthma: allergische Ursache. Der/die Auslöser sind hier meist feststellbar.

Auslöser des Asthma bronchiale:

- Infekte,
- körperliche oder psychische Belastung,
- inhalative Reize, Luftschadstoffe,
- Medikamente (z.B. Analgetika),
- Allergene (z.B. Hausstaub, Tierhaare, berufsbedingte Allergene),
- gastroösophagealer Reflux.

Behandlungsindikation und Behandlungsziele

Behandlungsindikation: Richtet sich nach den Schweregraden, siehe Stufenplan der deutschen Atemwegsliga (s. Therapieschema). Bei leichteren Asthmaformen symptomatische Therapie (mittels „Reliever"), bei schwereren Asthmaformen Therapie der zugrunde liegenden Entzündung (mittels „Controller") zur Reduktion der auftretenden Asthmaanfälle, bei Bedarf im Anfall symptomatische Therapie.

Diagnosestellung: Anamnese (Auslöser, Medikamenteneinnahme, Rauchen, etc.) und körperliche Untersuchung (z. B. Überblähung der Lunge), Auskultation, Thorax-Röntgenaufnahme, auch zum Ausschluss von Tumoren, Allergietests bei allergisch bedingtem Asthma. Exakte Diagnose anhand von Messungen der Lungenfunktion.

Verlaufskontrolle:

- Messung der maximalen Atemstromstärke (Peak expiratory flow, PEF) durch Peak-Flow-Meter, geeignet zur Selbstmessung und Eintragung in ein Asthmatagebuch; Selbstmessung der maximalen Atemstromstärke und Ermittlung des persönlichen Bestwertes unter optimaler Therapie. Persönlicher Bestwert entspricht im Ampelschema 100%. Prozentuale Abstufung in grünen Bereich (80–100%), gelben Bereich (50–80%), roten Bereich (unter 50%). Ampelschema als Hilfe für die Therapie.
- Weitere Lungenfunktionsmessungen: bronchialer Provokationstest.

Therapieziel:

- Kontrolle der Asthmasymptome,
- Verschlechterungen vermeiden,
- normale Lungenfunktion und körperliche Aktivität erhalten,
- Vermeidung unerwünschter Arzneimittelwirkungen,
- Verbesserung der Lebensqualität.

Basistherapie

- Ausschaltung der auslösenden Faktoren, wenn möglich (Karenz).
- Krankengymnastische Atemtherapie.
- Empfehlung der Teilnahme an Asthma-Sportgruppen, allgemein angepasstes körperliches Training.
- Erlernen von Entspannungstechniken wie autogenes Training zur Unterstützung.
- Feuchte Wärme kann im akuten Anfall Linderung schaffen.
- Patientenschulung.
- Bei allergischem Asthma Allergenkarenz durch (zeitweiliges) Ausschalten von auslösenden Faktoren, z. B. durch Aufenthalt im Hochgebirge oder De-/Hyposensibilisierung (Allergovit®, Novo-Helisen®, Venomil®).

Arzneitherapie

Pharmakologisch teilt man die Antiasthmatika in Bronchospasmolytika und entzündungshemmende Asthmatherapeutika ein.

Bronchospasmolytika: β_2-Sympathomimetika, kurz wirksame inhalative und lang wirksame inhalative und systemische; Parasympatholytika; Theophyllin.

Entzündungshemmende Asthmatherapeutika: Glucocorticoide, inhalativ und systemisch; Mastzellstabilisatoren; Leukotrienantagonisten.

Die Reihenfolge hier entspricht dem therapeutischen Einsatz gemäß dem Stufenplan.

Kurz wirksame β_2-Sympathomimetika

Reliever zur Bronchienerweiterung im Bedarfsfall, Mittel der 1. Wahl bei allen Asthmaschweregraden im Akutfall. Schneller Wirkeintritt innerhalb von Minuten, Wirkdauer einige Stunden.

Kompetitive, selektive Agonisten an β_2-Rezeptoren, die vermehrt an den Bronchien sitzen, dadurch Erschlaffung der Bronchialmuskulatur. In hohen Dosierungen NW an β_1-Rezeptoren möglich (Tachykardie).

Bronchospasmolytische Wirkung, Steigerung der mukoziliären Clearance, Hemmung der Mediatorfreisetzung.

Inhalative Gabe in der Schwangerschaft möglich. Achtung: Wehentätigkeit wird unterdrückt. Strenge Indikationsstellung im 1. Trimenon und kurz vor der Geburt.

NW: Bei Überdosierung Unruhe, Schlaflosigkeit, Tremor oft zu Beginn, Nachlassen nach 1–2 Wochen, Tachykardie.

KI: Koronare Herzkrankheit, Herzinfarkt.

WW: Wirkungsverminderung und Bronchospasmen durch β-Blocker; Antidiabetika: verminderte Blutzuckersenkung möglich.

P: * Salbutamol (Sultanol®): 1–2 Hübe/Pulverinhalate im Abstand von mind. 1 Minute, bzw. individuell; * Fenoterol (Berotec®N): 1 Hub bzw. individuell; * Terbutalin (Aerodur®): 1 Hub bzw. individuell.

Parasympatholytika/Anticholinergika

Kompetitive Antagonisten von Acetylcholin, bronchospasmolytische Wirkung. Einsatz vor allem bei chronischer Bronchitis oder in Kombination, kaum zur Monotherapie. Als Reliever bei Unverträglichkeit von β_2-Sympathomimetika.

NW: Mundtrockenheit, Husten.

KI: Glaukomneigung, Blasenentleerungsstörungen.

WW: Wirkungsverstärkung durch β-Sympathomimetika, Xanthine.

P: * Ipratropiumbromid (Atrovent®): 3 × 20 µg Dosieraerosol bzw. individuell; * Oxitropiumbromid (Ventilat®): 2 × 0,2 mg bzw. individuell.

Inhalative Glucocorticoide

Hemmung der Phospholipase A2, dadurch vielfältige Wirkungen: Hemmung der allergischen Reaktion, Verminderung der bronchialen Hyperreagibilität, Verminderung der Schleimbildung, Verbesserung der mukoziliären Clearance, Verstärkung der Wirkung von β_2-Sympathomimetika.

Mittel der Wahl zur Langzeittherapie als Controller. Systemische NW spielen bei korrekter Inhalationstechnik (Ausspülen des Mundes nach der Anwendung, evtl. Verwendung eines Spacers) keine klinische Rolle.

NW: Heiserkeit, Mundtrockenheit (reversibel); orale Candidose (vermeidbar).

KI: Strenge Indikation in Schwangerschaft. Nicht zur Akutbehandlung des Asthmaanfalls.

WW: Wirkungsverstärkung durch Ketoconazol.

P: * Fluticason (Flutide®): 2 × 2 Sprühstöße bzw. individuell; * Budesonid (Pulmicort®): 2 × 1 Sprühstoß bzw. individuell; * Beclomethason (Sanasthmax®): 2 × 2 Sprühstöße bzw. individuell.

Mastzellstabilisatoren

Verhinderung der Degranulation der Mastzellen, dadurch verminderte Freisetzung von Histamin. Als Prophylaxe zur Verhinderung allergisch bedingter Asthmaanfälle. Cromoglicinsäure und Nedocromil wirken als Controller vor allem in den Schweregraden 1 und 2. Schlechte Resorption der Wirkstoffe, deshalb nur lokale Wirkung.

NW: Reizungen von Lunge, Magen.

KI: Strenge Indikation in Schwangerschaft 1. Trimenon; Kinder unter 2 Jahren (Cromoglicinsäure), Kinder unter 6 Jahren (Nedocromil).

WW: Keine bekannt.

P: Cromoglicinsäure (Intal®N): 4 × 1 Sprühstoß/Pulverkapsel bzw. individuell; * Nedocromil (Halamid®): 2–4 × 2 Sprühstöße bzw. individuell.

Leukotrienantagonisten

Leukotriene als Produkte des Lipoxygenaseweges wirken sehr stark bronchokonstriktorisch, schleim- und ödembildend in den Bronchien. Als Controller in Kombination mit anderen Controllern (Glucocorticoide) vor allem bei den Schweregraden 2 und 3, da die bronchienerweiternde Wirkung nicht sehr stark ausgeprägt ist. Allergische Reaktionen werden durch die Gabe vermindert, ebenso die Schleim- und Ödembildung. Anwendung als „Add-on-Antiasthmatikum", orale Gabe. Nicht zur Behandlung des akuten Asthmaanfalls geeignet.

NW: Kopfschmerzen, gastrointestinale Beschwerden.

KI: Medikamente, die das Cytochrom-P-450-Isoenzym 3A4 induzieren, z. B. Phenytoin.

WW: Medikamente, die das Cytochrom-P-450-Isoenzym 3A4 induzieren. Wirkung von Montelukast wird reduziert.

P: * Montelukast (Singulair®): 1 × 10 mg abends.

Theophyllin

Bronchospasmolytikum. Bronchodilatierende und entzündungshemmende Wirkung. Als orale Lösung oder i.v. zur Therapie schwerer Asthmaanfälle oder des Status asthmaticus. Retardierte orale Formen zur Asthmaprophylaxe (Controller ab Schweregrad 3). Problem: geringe therapeutische Breite.
Regelmäßige Kontrollen der Blutspiegel (TDM) empfohlen; therapeutischer Bereich: 8–20 µg/mL.

NW: Zentral nervöse Störungen, Tachykardien.

KI: Akuter Herzinfarkt, Herzrhythmusstörungen.

WW: Wirkungsverstärkung durch β-Sympathomimetika, Xanthine (auch Coffein); Makrolide erhöhen Theophyllinplasmaspiegel.

P: * Theophyllin, retardiert (Bronchoretard®): 2 × 350 mg bzw. individuell; * Theophyllin, Lösung (Solosin® Injektionslsg): 1 Ampulle i.v. bzw. individuell; * Theophyllin, Lösung (Solosin® Tropfen): 2 mL bzw. individuell.

Lang wirksame β_2-Sympathomimetika

Controller zur bronchienerweiternden Dauertherapie. Wirkeintritt innerhalb von 15–30 Minuten, Wirkdauer einige Stunden.

Kompetitive, selektive Agonisten an β_2-Rezeptoren, die vermehrt an den Bronchien sitzen, dadurch Erschlaffung der Bronchialmuskulatur. In hohen Dosierungen vor allem bei oraler Gabe NW an β_1-Rezeptoren (Herz) möglich. Orale Gabe nur wenn inhalative Form nicht ausreichend wirksam ist, möglichst niedrige Dosierung wählen.

Bronchospasmolytische Wirkung, Steigerung der mukoziliären Clearance, Hemmung der Mediatorfreisetzung.

NW: Bei Überdosierung Unruhe, Schlaflosigkeit, Tremor oft zu Beginn, Nachlassen nach 1–2 Wochen, Tachykardie.

KI: Koronare Herzkrankheit, Herzinfarkt. Strenge Indikationsstellung im 1. Trimenon und kurz vor der Geburt; Wehentätigkeit wird unterdrückt.

WW: Wirkungsverminderung und Bronchospasmen durch β-Blocker; Antidiabetika, verminderte Blutzuckersenkung möglich.

P: Lang wirksame inhalative β_2-Sympathomimetika: * Salmeterol (aeromax®): 2×2 Sprühstöße; * Formoterol (Oxis®): 12 µg 1–2 × täglich. Systemische β_2-Sympathomimetika: * Salbutamol (Loftan® Retardtabletten): 2×8 mg bzw. individuell; * Bambuterol (Bambec®): 1×10 mg bzw. individuell.

Systemische Glucocorticoide

Hemmung der Phospholipase A2, dadurch vielfältige Wirkungen: Hemmung der allergischen Reaktion, Verminderung der bronchialen Hyperreagibilität, Verminderung der Schleimbildung, Verbesserung der mukoziliären Clearance, Verstärkung der Wirkung von β_2-Sympathomimetika.

Lang andauernde systemische Gabe nur dann, wenn die Beschwerden mit anderen Maßnahmen nicht zu beherrschen sind. Erhebliche NW. Kombination von inhalativer und systemischer Gabe, um die systemische Dosis gering zu halten. Der zirkadiane Cortisolrhythmus ist zu beachten, einmalige Dosis früh morgens. In hohen Dosen i.v. beim Status asthmaticus notwendig.

NW: Verminderte Glucosetoleranz, Osteoporose, Ödembildung, Gewichtszunahme, Immunsuppression.

KI: Schwerer Diabetes, Glaukom, schwere Osteoporose, Magen-Darm-Ulzera, schwere Infektionen.

WW: Mit NSAR Verstärkung der Blutungsgefahr von Magen-Darm-Ulzera, östrogenhaltige Kontrazeptiva verstärken Corticoidwirkung. Kaliummangel führt zu einer Verstärkung der Herzglykosidwirkung, verminderter Blutzuckersenkung von Antidiabetika und Wirkminderung von oralen Antikoagulantien.

P: * Prednisolon, oral (Decortin H®): Erhaltungsdosis 5–10 mg morgens; * Prednisolon, i.v. (Solu-Decortin H®): individuell.

H_1-Antihistaminika

Kompetitive Histamin-Antagonisten an H_1-Rezeptoren. Begrenzter therapeutischer Stellenwert, da viele Mediatoren an der Asthmaentstehung beteiligt sind. Als Controller bei allergischem Asthma nur in Kombination mit anderen Entzündungshemmern. H_1-Antihistaminika tauchen nicht im Stufenplan auf, werden aber gelegentlich eingesetzt.

NW: Anfangs Müdigkeit, Kopfschmerzen.

KI: Strenge Indikation in Schwangerschaft und Stillzeit.

WW: Wirkungsverstärkung von Alkohol, Schlafmitteln, anderen Antihistaminika.

P: * Ketotifen (Zaditen®): 2 × 1 mg bzw. individuell.

Arzneimittelkombinationen

Fixe Kombinationsarzneimittel können helfen, die Compliance zu verbessern, wenn mehrere Medikamente genommen werden müssen. Dies gilt für Patienten, die gut eingestellt sind und kein instabiles Asthma haben.

Empfohlen, vor allem für die Schweregrade 3 und 4, ist eine Kombination aus Glucocorticoid und lang wirksamem β_2-Sympathomimetikum inhalativ als Controller.

P: * Fluticason und Salmeterol (Viani®): 2 × 1 Inhalat bzw. individuell.

Ebenso sinnvoll sind Kombinationen von Parasympatholytikum mit β_2-Sympathomimetikum. Synergistische Wirkung.

P: * Ipratropium und Fenoterol (Berodual®N): 1–2 Hübe, 3–6 × täglich.

Cromoglicinsäure und ein inhalatives β_2-Sympathomimetikum in Kombination wirkt zur Prophylaxe des Anstrengungsasthmas, bei allergischen Asthmaformen neben einer antientzündlichen Therapie.

P: * Cromoglicinsäure und Reproterol (Aarane®): 4 × 2 Sprühstöße bzw. individuell.

Unterstützung in der Selbstmedikation

Pharmazeutische Beratung zu den Asthmamedikamenten, zur Anwendung der inhalativen Hilfsmittel, dem Einsatz des Peak-Flow-Meters, der Führung eines Asthmatagebuches.

Häufige therapiebezogene Probleme

▨ Non-Compliance aufgrund einer Angst vor den Medikamenten, vor allem vor Corticoiden,

▨ fehlerhafte Anwendung der Inhalationssysteme und technischen Hilfsmittel (z. B. Dosieraerosol, Autohaler, Diskhaler, Spacer u. a. m.),

▨ mangelnde Bereitschaft zur krankheitsangepassten Verstärkung der körperlichen Aktivität,

▨ Unterschätzung der Krankheit,

▨ inkonsequente Aufzeichnungen im Asthmatagebuch, falsche oder zu seltene Benutzung des Peak-Flow-Meters,

▨ zu hoher Verbrauch an Reliever (des inhalativen kurz wirksamen β_2-Sympathomimetikums) wegen des spürbaren Nutzens, daher Überdosierung und Auftreten von NW.

Literatur

Berthold, H. (Hrsg.): Klinikleitfaden Arzneimitteltherapie. Urban und Fischer, München 1999.

Framm, J.: Arzneimittelprofile für die Kitteltasche. 2. Aufl. Deutscher Apotheker Verlag, Stuttgart 2001.

Martin, E.: Der Asthma-Patient in der Apotheke. 1. Aufl. Deutscher Apotheker Verlag, Stuttgart 2003.

Mühlbauer, K., Schulz, M., Verheyen, F.: Manuale zur Pharmazeutischen Betreuung, Band 2: Asthma. 2. Aufl. Govi, Eschborn 2001.

Mutschler, E.: Arzneimittelwirkungen. 8. Aufl. Wissenschaftliche Verlagsgesellschaft, Stuttgart 2001.

Pschyrembel – Therapeutisches Wörterbuch. 2. Aufl. De Gruyter, Berlin 2001.

Rote Liste. Editio Cantor Verlag, Aulendorf 2002.

Thews, G., Mutschler, E., Vaupel, P.: Anatomie, Physiologie, Pathophysiologie des Menschen, 5. Aufl. Wissenschaftliche Verlagsgesellschaft, Stuttgart 1999.

Adressen

Selbsthilfe: Deutscher Allergie- und Asthmabund, Hindenburgstraße 110, 41061 Mönchengladbach, Tel.: 0 21 61–18 49 40.
Patientenliga Atemwegserkrankungen, Wormser Straße 81, 55276 Oppenheim, Tel.: 0 61 33–20 21.

Internetadressen

www.awmf-online.de/Homepage/THERAPIE/Aktuell/Asthma.pdf: Leitlinien Kinderheilkunde/Pneumologie: Asthma bronchiale.
www.akdae.de: Arzneiverordnung in der Praxis: Asthma bronchiale.
www.atemwegsliga.de: Asthma bronchiale.
www.daab.de
www.leitlinien.de/hessenasthma.pdf: Leitlinie zur Therapie des Asthma bronchiale und der chronisch obstruktiven Bronchitis der Leitliniengruppe Hessen
www.pneumologenverband.de: Übersicht über bestehende Leitlinien

Therapieschema Asthma bronchiale

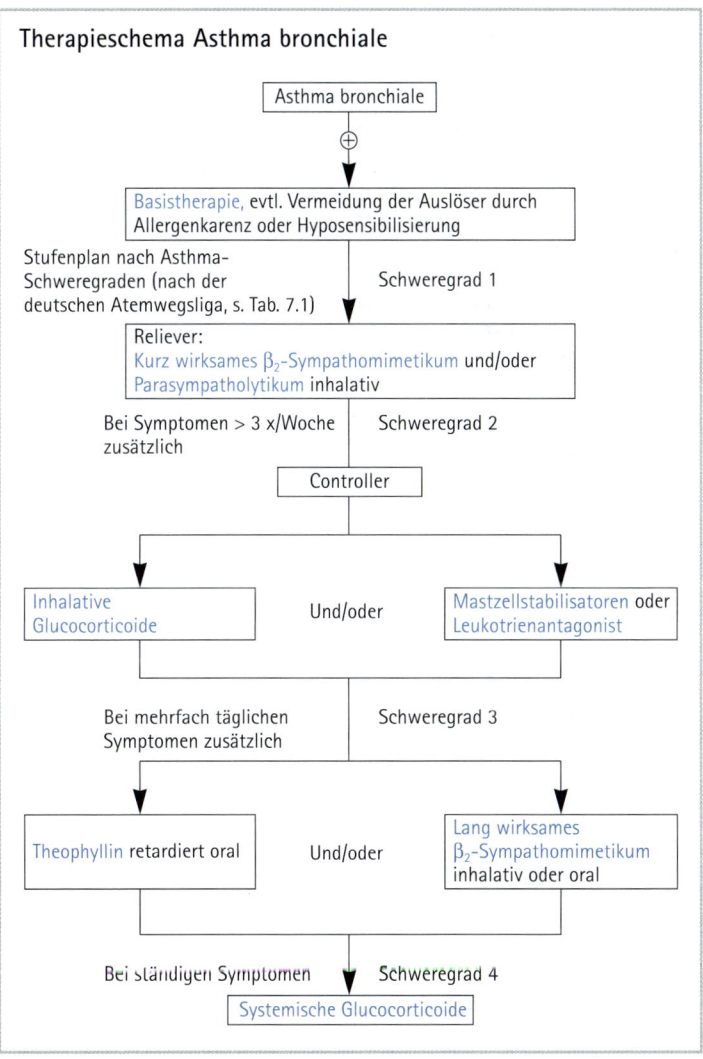

Asthma bronchiale

$\oplus$

Basistherapie, evtl. Vermeidung der Auslöser durch
Allergenkarenz oder Hyposensibilisierung

Stufenplan nach Asthma-
Schweregraden (nach der
deutschen Atemwegsliga, s. Tab. 7.1)

Schweregrad 1

Reliever:
Kurz wirksames β_2-Sympathomimetikum und/oder
Parasympatholytikum inhalativ

Bei Symptomen > 3 x/Woche
zusätzlich

Schweregrad 2

Controller

Inhalative
Glucocorticoide

Und/oder

Mastzellstabilisatoren oder
Leukotrienantagonist

Bei mehrfach täglichen
Symptomen zusätzlich

Schweregrad 3

Theophyllin retardiert oral

Und/oder

Lang wirksames
β_2-Sympathomimetikum
inhalativ oder oral

Bei ständigen Symptomen

Schweregrad 4

Systemische Glucocorticoide

Therapieschema Asthmaanfall

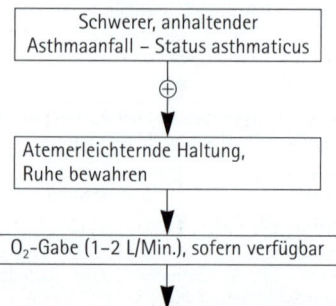

Schwerer, anhaltender
Asthmaanfall – Status asthmaticus

⊕

Atemerleichternde Haltung,
Ruhe bewahren

O_2-Gabe (1–2 L/Min.), sofern verfügbar

Kurz wirksame β_2-Sympathomimetika als Bedarfs-
medikation applizieren: z.B. 5 Hübe Salbutamol-Spray,
danach 2 Hübe alle 5 Min. (bis zu 20 Hübe, vorausgegangene Eigenbehandlung mitberechnen)

Bei nicht ausreichender
Wirksamkeit

Glucocorticoide i.v., z.B.:
100–250 mg Prednisolon (Solu-Decortin® H)
oder 20 mg Betamethason (Celestan® solubile 20 mg)

Im Anschluss

Theophyllin i.v., z.B.:
250 mg (4–5 mg/kgKG), Injektionsdauer 10 Min.

Aufmerksamkeits-Defizit-(Hyperaktivitäts-)Syndrom

Lennecke

Symptome

Aufmerksamkeits-Defizit-Syndrom (ADS), Aufmerksamkeits-Defizit-Hyperaktivitäts-Syndrom (ADHS), Hyperkinetisches Syndrom. Vorkommen bei 5–6% der Bevölkerung.

■ Hyperaktivität: motorische Unruhe, ständiges Bewegungsbedürfnis, ziellose Hyperaktivität,
■ Aufmerksamkeitsstörung: leichte Ablenkbarkeit, geringe Ausdauer und Konzentration,
■ Impulsivität: verminderte affektive Kontrolle, Neigung zu impulsivem Verhalten, geringe Teilleistungsschwäche, Stimmungsschwankungen.

Kinder spielen bis zum 8. Lebensjahr häufig die Rolle des (Familien- oder Klassen-) „Kaspers", danach dominiert depressives oder aggressives Verhalten.

Folgen der Krankheit: Sekundäre Verhaltensstörungen, soziale Anpassungsstörungen, Hyperaggressivität, Kontaktstörungen in Kindergarten und Schule, Depression, auffälliges Verhalten, psychosomatische Beschwerden (Kopf-, Bauchschmerzen usw.), Verwahrlosungstendenzen, Suchtverhalten. Problematische Reaktionen der Familienmitglieder (Depression, Leidensdruck der Mutter).

Ursachen

Unklare Ätiologie, genetische Komponente diskutiert (familiäre Häufung beschrieben).

Behandlungsindikation und Behandlungsziele

Diagnosestellung: Nach Familien- und Sozialanamnese (meist weitere betroffene Familienmitglieder), testpsychologische Gutachten, Ausschluss organischer Erkrankungen.

Behandlungsindikation: Besteht nach eindeutiger Diagnosestellung beim Auftreten von Lebenskrisen: soziale Isolation des Kindes oder der Familie, schwere Störung der Mutter Kind-Beziehung, Sonderschulverfahren, Strafverfahren.

Therapieziel: Soziale Integration, Akzeptanz der Erkrankung.

Dauer der Behandlung: Je nach Verlauf und Bedarf. Ca. 50% der Betroffenen benötigen keine besondere Behandlung, 50% behandlungsbedürftig. Im Prinzip lebenslange Therapie möglich, vor allem in der Schul- und Ausbildungszeit, räumliche Enge und hoher Erwartungsdruck an Schüler fördern aggressives Verhalten.

Basistherapie

Allgemeine Erziehungsmaßnahmen sind wichtig, z.B. konsequenter Erziehungsstil mit geregeltem Tagesablauf, geregelte, gemeinsame Mahlzeiten, feste Regeln und Vereinbarungen im Umgang miteinander, Ordnung im Kinderzimmer, kontrollierter Fernseh- bzw. Videokonsum, viel Auslauf, Sport treiben. Freier, ungeregelter Unterricht in der Schule ist für betroffene Kinder ungeeignet, auch hier sind feste Regeln notwendig!

Bewegungstherapie, Krankengymnastik, psychomotorische Übungen, sensorische Integration, Musiktherapie, Ergotherapie usw. haben in Studien keinen nachweisbaren positiven Effekt auf die Erkrankung, helfen jedoch, die Familien psychisch zu stabilisieren.

Psychotherapie (Einzel-, Spiel-, Gruppen-, Familientherapie) wird häufig durchgeführt, hilft bei der psychischen Stabilisierung der betroffenen Familien, wird aber je nach Autor in der Literatur in der Wirkung sehr unterschiedlich interpretiert.

Diätetische Maßnahmen sind nur selten erfolgsversprechend und belasten das Kind zusätzlich.

Entspannungstherapie ist wegen mangelnder Aufmerksamkeit meist nicht durchführbar und wenig effektiv.

Arzneitherapie

Psychostimulantien

Indirekt wirkende Sympathomimetika mit (bei Gesunden) zentral erregender Wirkung. Bei Patienten mit AD(H)S tritt paradoxe Wirkung ein: Erhöhung der Aufmerksamkeit, Beruhigung der Hyperkinese. Dauerhafte Anwendung führt in der Therapie nicht zu Abhängigkeit.

Missbräuchliche Anwendung in der Drogenszene oder beim Doping besitzt hohes Abhängigkeitspotential.

1 mg/kgKG, einschleichende Dosierung, morgens und eventuell abends zunächst 5 mg, dann 10 mg im Abstand von 12 Stunden. Wirkung 3–4 Stunden, zusätzliche Dosis evtl. gegen 11 Uhr notwendig. Wirkung deutlich

spürbar bzw. sichtbar, Aufmerksamkeit des Schülers lässt gegen Mittag stark nach. Alternative: Retardpräparat (zzt. nur in der Schweiz erhältlich): Dosierung morgens 1 × 10 mg kurz wirksames und 1 × 20 mg lang wirksames Methylphenidat, abends 1 × 10 mg kurz wirksames Methylphenidat. Regelmäßige Einnahme sinnvoll, nicht nur in der Schule.

Dosierung für Erwachsene 0,2–0,3 mg/kgKG.

NW: Appetitlosigkeit, Anorexie, Schlaflosigkeit. Empfehlung: letzte Tagesdosis vor 16 Uhr einnehmen. Abends, bei Nachlassen der Wirkung Hauptmahlzeit einnehmen. Regelmäßige Gewichtskontrollen sinnvoll. Hautausschläge, Gelenkschmerzen, Schwitzen. Langfristige NW: Evtl. Erhöhung des Risikios für Parkinsonerkrankung.

KI: Erkrankungen des schizophrenen Formenkreises, Magersucht, endogene Depressionen, mittelschwere bis schwere Hypertonie, Tachykardien, Arrhythmien, Hyperthyreose, Engwinkelglaukom, motorisch-verbale Tics (familiär). Bei Kindern unter 6 Jahren liegen keine ausreichenden klinischen Daten vor.

WW: Bei gleichzeitiger Anwendung von Methylphenidat mit Antikonvulsiva, Antikoagulantien vom Cumarintyp, Neuroleptika oder Antidepressiva ist u. U. eine Dosisreduktion der genannten Mittel erforderlich.

P: BtM Methylphenidat (Ritalin®): 2–3 × 10 mg/d; BtM retardierte Form (Ritalin SR®): 1 × 20 mg morgens.

Häufige therapiebezogene Probleme

- Unterlassung einer Ritalin-Therapie aus Angst vor Psychopharmaka, Angst vor Abhängigkeit,
- schlechtes Gewissen vor „Ruhigstellung" des Kindes,
- Unterdosierung,
- unzureichende Diagnosestellung, überschneller Einsatz von Methylphenidat.

Literatur

Berthold, H. (Hrsg.): Klinikleitfaden Arzneimitteltherapie. Urban und Fischer, München 1999.

Gesenhues, St., Ziesché, R. (Hrsg.): Praxisleitfaden Allgemeinmedizin. 3. Aufl. Urban und Fischer, München 2001.

Mutschler, E.: Arzneimittelwirkungen. 8. Aufl. Wissenschaftliche Verlagsgesellschaft, Stuttgart 2001.

Pschyrembel – Klinisches Wörterbuch. 259. Aufl. De Gruyter, Berlin 2001.
Pschyrembel – Therapeutisches Wörterbuch. 2. Aufl. De Gruyter, Berlin 2001.
Rote Liste. Editio Cantor Verlag, Aulendorf 2002.

Internetadressen

www.awmf-online.de: Leitlinie zur Behandlung von hyperkinetischen Störungen.
www.neuro24.de

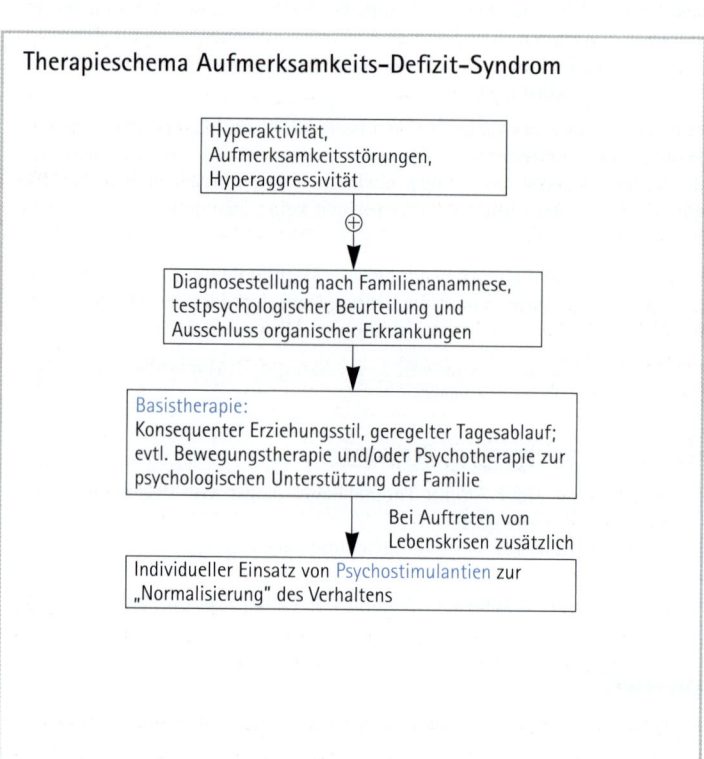

Therapieschema Aufmerksamkeits–Defizit–Syndrom

Hyperaktivität, Aufmerksamkeitsstörungen, Hyperaggressivität

⊕

Diagnosestellung nach Familienanamnese, testpsychologischer Beurteilung und Ausschluss organischer Erkrankungen

Basistherapie:
Konsequenter Erziehungsstil, geregelter Tagesablauf; evtl. Bewegungstherapie und/oder Psychotherapie zur psychologischen Unterstützung der Familie

Bei Auftreten von Lebenskrisen zusätzlich

Individueller Einsatz von Psychostimulantien zur „Normalisierung" des Verhaltens

Bronchitis, akute

Symptome

Allgemeines Krankheitsgefühl; Schnupfen, Kratzen im Hals, unproduktiver, oft quälender Husten, erhöhte Körpertemperatur.

Folgen der unbehandelten Krankheit: Bakterielle Superinfektionen, Chronifizierung.

Ursachen

Häufigste Ursache: Viren (Rhinoviren, RS-Viren, Influenzaviren und andere). Übertragung von Mensch zu Mensch durch Tröpfcheninfektion.

Seltener: Bakterien (z.B. Streptococcus pneumoniae, Haemophilus influenzae). Bakterien aus dem Mund-Rachen-Raum überwinden die natürliche Immunabwehr des Bronchialtraktes.

Bei sonst gesunden Menschen tritt in der Regel zuerst die virusbedingte Bronchitis auf, später evtl. bakterielle Superinfektion.

Bei vorgeschädigter Lunge/Bronchien: häufigeres Auftreten der bakteriellen Bronchitis.

Behandlungsindikation und Behandlungsziele

Diagnosestellung: Anamnese und körperliche Untersuchung. Bei Verdacht auf Pneumonie und bei > 3–6 Wochen anhaltenden Beschwerden (Verdacht auf Bronchial-Ca): Röntgenaufnahme des Thorax. Ausschluss von Differentialdiagnosen: Pneumonie, Bronchial-Ca, Asthma bronchiale, Linksherzinsuffizienz, (Asthma cardiale), Lungen-Tbc, bei Kindern speziell Pseudokrupp, Pertussis, Aspiration, Mukoviszidose.

Differentialblutbild, BSG und CRP. Seltener: Sputumuntersuchung zur Erregerdifferenzierung.

Behandlungsindikation: Bei unkomplizierten Infekten ist keine Indikation für eine antibiotische Therapie gegeben. Linderung durch Basistherapie. Bei starken Beschwerden oder Risikogruppen erfolgt neben der symptomatischen Therapie eine Behandlung mit einem Antibiotikum oder Virustatikum.

Therapieziel: Rückgang und Beseitigung der Symptome, Vermeidung von Komplikationen wie z.B. Superinfektionen, Pleuritis, Chronifizierung, Lungenemphysem, Asthma bronchiale.

Zur groben Unterscheidung zwischen viraler und bakterieller Infektion siehe Tabelle 9.1.

Tab. 9.1: Grobe Unterscheidung zwischen viraler und bakterieller Infektion

Charakteristika	Häufig bei viraler Infektion	Häufig bei bakterieller Infektion
Symptombeginn	Allmählich	Schnell
Allgemeinbefinden	Weniger beeinträchtigt	Stark beeinträchtigt
Auswurf	Selten	Häufig
Art des Hustens	Trocken	Mit eitrigem Auswurf
Leukozyten	Mäßige Erhöhung oder Leukopenie	Starke Erhöhung

Basistherapie

- Rauchen einstellen, Vermeidung von Passivrauchen (s. auch Raucherentwöhnung S. 578),
- Inhalation mit Kochsalz zur Befeuchtung der Schleimhäute und zur Hustenreizlinderung,
- Bettruhe bei Fieber.

Infektionsprophylaxe

Amantadin

Bei durch Influenza-A-Viren ausgelöster Bronchitis zur Prophylaxe und Therapie. Verhinderung des Entfernens der Eiweißhülle des Viruspartikels in der Wirtszelle (Uncoating).

NW: Schlafstörungen, Magen-Darm-Beschwerden.

KI: Kinder < 5 J., Engwinkelglaukom, Verwirrtheit, Psychosen.

WW: Neuroleptika: sofortiges Absetzen von Amantadin, Antiparkinsonmittel, Alkohol.

P: * Amantadin (Infex®, Aman® 100): 2 × 100 mg 10 Tage lang, bei wiederholter Exposition mit Erkrankten vorbeugend für 3 Monate.

Influenza-Spaltimpfstoff

Grippeschutzimpfung, Anwendung September bis November bei Risikogruppen (Personen > 65 Jahre, immunsupprimierte Patienten, chronisch Kranke, Menschen, die in Gemeinschaftseinrichtungen leben und arbeiten). Zur Prophylaxe von durch Influenzaviren ausgelöste Bronchitiden, kein Schutz vor anderen viral oder bakteriell ausgelösten Bronchitiden. Geimpft wird jedes Jahr neu mit Impfstoff aus Subunit-Antigenen (Hämagglutinin, Neuraminidase) aus den Influenzavirus-Stämmen nach aktueller Empfehlung durch die WHO.

NW: Unwohlsein, Schüttelfrost.

KI: Überempfindlichkeit gegen Hühnereiweiß, fieberhafte Erkrankungen.

WW: Abschwächung der immunologischen Wirkung, wenn der Patient mit Immunsuppressiva behandelt wird.

P: * Influenza-Impfstoff (Begrivac®, Influvac®): 1 × pro Jahr 0,5 mL i.m.

Pneumokokken-Impfstoff

Zur Prophylaxe von durch Pneumokokken ausgelösten Bronchitiden. Anwendung bei Risikogruppen (Personen > 65 Jahre, immunsupprimierte Patienten, chronisch Kranke, Menschen, die in Gemeinschaftseinrichtungen leben und arbeiten). Der Impfstoff für Kinder über 2 Jahren, Jugendliche und Erwachsene enthält Polysaccharide der 23 bekannten Kapseltypen von Streptococcus pneumoniae. Der Impfstoff für Säuglinge und Kleinkinder unter 2 Jahren ist ein Konjugatimpfstoff und enthält Fragmente aus 7 Kapselpolysacchariden von Streptococcus pneumoniae, die an ein Trägerprotein gekoppelt sind.

NW: Allgemeinreaktionen wie Unwohlsein, Kopfschmerzen usw.

KI: Akut Erkrankte.

WW: Abschwächung der immunologischen Wirkung, wenn der Patient mit Immunsuppressiva behandelt wird.

P: * Pneumokokken-Impfstoff (Pneumovax® 23, Pneumopur®): 1 × 0,5 mL i.m.; * Pneumokokken-Konjugatimpfstoff (Prevenar® für Säuglinge und Kleinkinder): 3 × 1 Impfung bzw. 2 × 1 Impfung je nach Alter des Kindes

Unspezifische Immunstärkung

Bei rezidivierenden Bronchialinfektionen zur Immunmodulation.

NW: Magen-Darm-Störungen, Allergien.

KI: Akute Darminfektionen.

WW: Abstand von 4 Wochen zur Gabe von oralen Lebendimpfstoffen, Immunsuppressiva: Beeinflussung der Wirkung von Broncho-Vaxom®.

P: * Lyophilisierte Bakterienextrakte (Broncho-Vaxom®): 1 × 1 Kapsel morgens 1 Monat lang zur Akuttherapie.

Arzneitherapie

Antitussiva

Bei trockenem, quälendem Husten. Unterdrückung des Hustenreflexes durch Blockade des Hustenzentrums im Stammhirn und/oder durch Dämpfung der Hustenrezeptoren im Bronchialtrakt.

Anwendung nicht in Kombination mit Sekretolytika, da Gefahr des Schleimstaus.

Codein, Dihydrocodein

NW: Übelkeit, Obstipation, Sedierung.

KI: Kinder < 1 Jahr, Asthmatiker wegen der Dämpfung des Atemzentrums.

WW: Analgetika, Alkohol, zentral dämpfende Arzneimittel.

P: * Codein (Bronchicum® mono Codein, Codipront® mono): max. 210 mg/Tag; * Dihydrocodein (Paracodin®): 1–3 × tgl. 10–40 mg.

Clobutinol

NW: Schwindel, Schlafstörungen, Magen-Darm-Störungen.

KI: Eingeschränkte Nierenfunktion, Schwangerschaft, Stillzeit.

WW: Zentral dämpfende Arzneimittel: Wirkungsverstärkung.

P: Clobutinol (Silomat®): 3 × 40–80 mg.

Pentoxyverin

NW: Müdigkeit, Magen-Darm-Störungen.

KI: Schwangerschaft, Stillzeit.

WW: Zentral dämpfende Arzneimittel: Wirkungsverstärkung.

P: Pentoxyverin (Sedotussin®): 3–4 × 50 mg.

Antipyretika

Zur Fiebersenkung bei Bedarf. S. auch Schmerzerkrankungen S. 626.

Paracetamol

Hemmung der Prostaglandinfreisetzung in Gehirn und Rückenmark.

NW: Hepatotoxische Wirkung bei Überdosierung; Einnahmemengen genau beachten!! Antidot: Acetylcystein. Analgetikainduziertes Asthma.

KI: Leberfunktionsstörungen.

WW: Leberenzyminduzierende Pharmaka, hepatotoxische Arzneimittel, Alkohol.

P: Paracetamol (Ben-u-ron®): 3–4 × 500–1000 mg (Je nach Alter und Körpergewicht dosieren!).

Acetylsalicylsäure

Cyclooxygenasehemmung.

NW: Analgetikainduziertes Asthma. Gastrointestinale Beschwerden.

KI: Kinder < 6 Jahren (Reye-Syndrom), Magenulzera.

WW: Antikoagulantien, Antidiabetika, Alkohol.

P: Acetylsalicylsäure (Aspirin®): 1–6 × 500 mg.

Metamizol

NW: Rotfärbung des Urins ist möglich, Agranulozytose, analgetikainduziertes Asthma.

KI: Säuglinge < 3 Monaten.

P: * Metamizol (Novalgin®, Baralgin®): 4 × 500–1000 mg.

α-Sympathomimetika

Nasensprays zur Schleimhautabschwellung und zur Erleichterung des Sekretabflusses. Lokale α-Sympathomimetika wirken vasokonstriktorisch auf die Nasenschleimhäute und bewirken eine erleichterte Nasenatmung bei Erkältungsbeschwerden.

NW: Reaktive Hyperämie bei Langzeitanwendung.

KI: Glaukom, Kinder < 2 Jahren nur sehr verdünnte Lösungen.

WW: MAO-Hemmer, Blutdruckanstieg möglich bei Resorption.

P: Xylometazolin (Olynth®, Otriven®): 2–3 × 1–2 Sprühstöße/Tropfen pro Nasenloch; Oxymetazolin (Nasivin®): 2–3 × 1–2 Sprühstöße/Tropfen pro Nasenloch.

Isotonische Kochsalzlösung

Kochsalzhaltige Nasentropfen und -sprays befeuchten die Nasenschleimhaut und reinigen das Flimmerepithel der Nase. Inhalationen mit Natriumchloridlösung bewirken zusätzlich noch eine Linderung des Hustenreizes und Sekretolyse.

Häufige Anwendung erwünscht, da dadurch ein Austrocknen der Schleimhäute verhindert werden kann.

P: Kochsalzlösung, isotonisch (Olynth® salin); Natriumchloridlösung 0,9 %ig zur Kaltluftinhalation mit Inhalator (Pariboy®); Meerwasserlösung, isotonisch (Rhinomer®, Rhinospray® Atlantik).

Expektorantien

Schleimlösung, Schleimverflüssigung zur Erleichterung des Abhustens. Subjektive Erleichterung, Anwendung ohne medizinische Notwendigkeit, aber oft mit Nutzen für den Patienten. Regelmäßige Einnahme. Ausreichende Flüssigkeitszufuhr ist notwendig (3–4 L/Tag).

Acetylcystein

Schleimverflüssigung durch Spaltung der Disulfidbrücken im Proteinanteil des sezernierten Schleimes.

NW: Allergische Reaktionen möglich.

KI: Kinder < 1 Jahr.

WW: Gefahr des Sekretstaus in Kombination mit Antitussiva. Orale Antibiotika: Wirkungsabschwächung möglich bei Penicillinen (außer Amoxicillin), Tetracyclinen (außer Doxycyclin), Cephalosporinen (außer Cefixim, Cefuroxim), Aminoglykosiden und anderen.

P: (∗) Acetylcystein (Fluimucil®): 3 × 200 mg oder 1 × 600 mg.

Ambroxol
Wirkt als Sekretolytikum. Abnahme der Sputumviskosität durch vermehrte Produktion eines flüssigeren Sekretes. Zusatzwirkung: Stimulation der Bildung von oberflächenaktivem Surfactant, das die Adhäsion des Schleims an die Bronchialschleimhaut verhindert.

NW: Selten Magen-Darm-Beschwerden, allergische Reaktionen.

KI: Schwere Niereninsuffizienz.

WW: Gefahr des Sekretstaus in Kombination mit Antitussiva.

P: Ambroxol (Mucosolvan®): 3 × 30 mg oder 1 × 75 mg als Retardform.

Antibiotika
Einsatz bei bakteriellen Infektionen. Bei Besserung allgemein Gabe des Antibiotikums bis drei Tage nach Fieberfreiheit, Abweichungen möglich. Auslösender Erreger in der Regel unbekannt, deshalb ein Antibiotikum wählen, das die wahrscheinlichsten Erreger erfasst. Therapie nicht vorzeitig beenden, da sonst ein Wiederaufflammen der Krankheit möglich ist.

Folgende Antibiotika sind bei akuten Atemwegserkrankungen unter Berücksichtigung des einzelnen Krankheitsbildes angezeigt: β-Lactamantibiotika, Makrolide, Gyrasehemmer, Tetracycline.

Wirkmechanismus: Toxische Wirkung gegen Bakterien durch verschiedene Angriffspunkte an der Bakterienzelle.

Penicilline
β-Lactamantibiotika. Hemmung der Bakterienzellwandsynthese.

NW: Allergische Reaktionen, Magen-Darm-Beschwerden (bei schweren Durchfällen: Arzt).

KI: Penicillinallergie, Kreuzreaktion mit anderen β-Lactamantibiotika beachten.

WW: Orale Kontrazeptiva (zusätzliche Verhütungsmaßnahmen).

P: ∗ Phenoxymethylpenicillin (Isocillin®, Megacillin® oral): 3 × 500 000–1 500 000 I.E.; ∗ Amoxicillin (Amoxicillin-ratiopharm®, Amoxillat®): 3 × 750–1500 mg; ∗ Amoxicillin plus Clavulansäure (Augmentan®): 3 × 500–1000 mg.

Cephalosporine
β-Lactamantibiotika. Hemmung der Bakterienzellwandsynthese.

NW: Allergische Reaktionen, Magen-Darm-Beschwerden (bei schweren Durchfällen: Arzt).

KI: Penicillinallergie, Kreuzreaktion mit anderen β-Lactamantibiotika beachten.

WW: Aminoglykoside (Verstärkung der Nephrotoxizität), Probenecid (länger anhaltende Cefalosporinkonzentration im Blut).

P: * Cefaclor (Panoral®, CEC®): 3 × 500 mg; * Cefadroxil (Grüncef®): 2 × 1000 mg; * Cefuroxim (Elobact®, Zinnat®): 2 × 250–500 mg.

Makrolide
Blockade der Proteinsynthese.

NW: Überempfindlichkeitsreaktionen, Magen-Darm-Beschwerden (bei schweren Durchfällen: Arzt).

KI: Überempfindlichkeit gegen Makrolide, gleichzeitige Einnahme von Terfenadin, Astemizol (Erhöhung des Risikos für Herzrhythmusstörungen).

WW: Orale Antikoagulantien: Wirkungsverstärkungen möglich, Digoxin: Erhöhung des Digoxinplasmaspiegels. Es kann zu einer Verringerung des Schutzes oraler Kontrazeptiva kommen.

P: * Erythromycin (Eryhexal®, Erythrogenat®): 3–4 × 500 mg; * Roxithromycin (Rulid®, Roxigrün®): 1 × 300 mg; * Azithromycin (Zithromax®): 1 × 500 mg.

Tetracycline
Blockade der Proteinsynthese.

NW: Phototoxische Reaktionen, Magen-Darm-Beschwerden (bei schweren Durchfällen: Arzt).

KI: Kinder < 8 Jahren, Leberfunktionsstörungen.

WW: Milch, Milchprodukte, orale Kontrazeptiva, Antazida, Eisenpräparate.

P: * Doxycyclin (Azudoxat®, Supracyclin®): einmalig 200 mg, dann 1 × 100 mg.

Gyrasehemmer
Unterdrückung der Nukleinsäuresynthese der Bakterien.

NW: Magen-Darm-Beschwerden (bei schweren Durchfällen: Arzt), Sehnenschmerzen, zentral nervöse Störungen.

KI: Kinder im Wachstumsalter, Patienten > 70 J., Epilepsie, Schwangerschaft, Stillzeit.

WW: Milch, Milchprodukte, Antazida, Eisenpräparate.

P: * Ciprofloxacin (Ciprobay®): 2 × 125–500 mg; * Ofloxacin (Tarivid®): 2 × 200 mg; * Moxifloxacin (Avalox®): 1 × 400 mg.

Virustatika
Eine antivirale Therapie ist nur in Ausnahmefällen sinnvoll. Hemmung der Virusvermehrung.

Zanamivir
Hemmung der Virusvermehrung durch eine Verhinderung der Virenausbreitung durch Neuraminidasehemmung. Anwendung bei durch Influenzaviren ausgelöster Bronchitis. Behandlung möglichst in den ersten 48 Stunden nach Einsetzen der Symptome beginnen.

NW: Typische grippale Symptome wie Kopfschmerzen, Husten.

KI: Kinder.

P: * Zanamivir (Relenza®): 2 × 10 mg über 5 Tage.

Amantadin
Bei durch Influenza-A-Viren ausgelöster Bronchitis zur Prophylaxe und Therapie. Verhinderung des Entfernens der Eiweißhülle des Viruspartikels in der Wirtszelle (Uncoating).

NW: Schlafstörungen, Magen-Darm-Beschwerden.

KI: Kinder < 5 J., Engwinkelglaukom, Verwirrtheit, Psychosen.

WW: Neuroleptika: sofortiges Absetzen von Amantadin, Antiparkinsonmittel, Alkohol.

P: * Amantadin (Infex®, Aman® 100): 2 × 100 mg sofort nach Ausbruch der Erkrankung bis 1–2 Tage über das Abklingen der Symptome hinaus.

β_2-Sympathomimetika

Frühzeitiger Einsatz bei Atemwegsobstruktionen zur Bronchospasmolyse und zur Verhinderung einer Chronifizierung. Mehrmals tägliche Anwendung. Kompetitive selektive Agonisten an β_2-Rezeptoren, die vermehrt an den Bronchien sitzen, dadurch Erschlaffung der Bronchialmuskulatur. In hohen Dosierungen NW an β_1-Rezeptoren (Herz) möglich.

Kurz wirksame β_2-Sympathomimetika

Schneller Wirkungseintritt in Minuten, Wirkdauer einige Stunden. Mehrmals tägliche Anwendung, inhalativ.

NW: Unruhe, Tremor oft zu Beginn, Nachlassen nach 1–2 Wochen, Tachykardie.

KI: Koronare Herzkrankheit, Herzinfarkt.

WW: Wirkungsverminderung und Bronchospasmen durch β-Blocker; Antidiabetika: verminderte Blutzuckersenkung möglich.

P: * Fenoterol (Berotec®N): 1 Hub bzw. individuell; * Reproterol (Bronchospasmin®): Dauerbehandlung: 1–2 Sprühstöße 3–4 × täglich, Mindestabstand: 3 h. Akut: 2 Sprühstöße, falls keine Besserung, nach 5 Min. noch 1–2 Sprühstöße.

Glucocorticoide

Zur antientzündlichen Therapie bei akuter Bronchitis, wenn notwendig bei bronchialer Hyperirritabilität. Hemmung der Phospholipase A2, dadurch vielfältige Wirkungen: Verminderung der bronchialen Hyperreagibilität, Verminderung der Schleimbildung, Verbesserung der mukoziliären Clearance, Verstärkung der Wirkung von β_2-Sympathomimetika (s. auch Asthma S. 67).

Inhalative Glucocorticoide

NW: Heiserkeit, Mundtrockenheit (reversibel); orale Candidose (vermeidbar).

KI: Strenge Indikation in der Schwangerschaft.

WW: Wirkungsverstärkung durch Ketoconazol.

P: ∗ Fluticason (Flutide®): 2 × 2 Sprühstöße bzw. individuell; ∗ Budesonid (Pulmicort®): 2 × 1 Sprühstoß bzw. individuell; ∗ Beclomethason (Sanasthmax®): 2 × 2 Sprühstöße bzw. individuell.

Unterstützung in der Selbstmedikation

- Tees zur Verflüssigung des Schleims. Generell viel Flüssigkeit zu sich nehmen.
- Lutschtabletten zur Milderung des Hustenreizes, z.B. mit Salz (Emser® Pastillen), pflanzlichen Wirkstoffen (Isla-Moos®, Bronchicum® Pastillen) oder Lokalanästhetika (Dorithricin®).
- Wärmeanwendung: Hals- und Brustwickel, Rotlicht, Erkältungsbad.
- Inhalationen ohne Wirkstoffzusatz oder mit ätherischen Ölen (Bronchoforton®, Pinimenthol®, Transpulmin® Balsam). Vorsicht bei Säuglingen und Kleinkindern!
- Behandlung der zusätzlichen Symptome:
  Halsschmerzen, Kopf- und Gliederschmerzen, Fieber, Schnupfen.

Häufige therapiebezogene Probleme

- Zu häufige Gabe von Antibiotika bei viraler Bronchitis hat keinen positiven Effekt auf den Heilungsverlauf.
- Impfmüdigkeit bei Risikogruppen.
- Schlechte Compliance bei Einnahme von Antibiotika (zu kurze, inkonsequente Einnahmedauer).

Literatur

Berthold, H. (Hrsg.): Klinikleitfaden Arzneimitteltherapie. Urban und Fischer, München 1999.

Framm, J.: Arzneimittelprofile für die Kitteltasche. 2. Aufl. Deutscher Apotheker Verlag, Stuttgart 2001.

Mutschler, E.: Arzneimittelwirkungen. 8. Aufl. Wissenschaftliche Verlagsgesellschaft, Stuttgart 2001.

Pschyrembel – Therapeutisches Wörterbuch. 2. Aufl. De Gruyter, Berlin 2001.

Rote Liste. Editio Cantor Verlag, Aulendorf 2002.

Internetadressen

www.akdae.de/Homepage/THERAPIE/Aktuell/Te_atem.pdf: Empfehlungen zur Therapie von akuten Atemwegsinfektionen.

www.awmf-online.de: Husten.

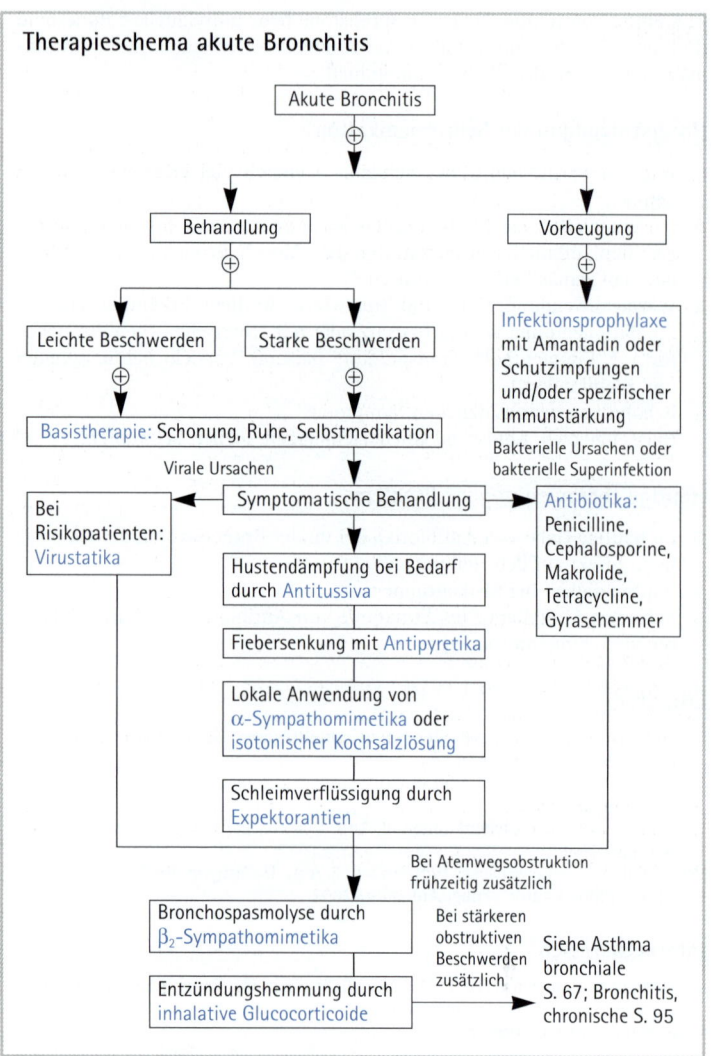

Therapieschema akute Bronchitis

Akute Bronchitis
⊕

Behandlung   Vorbeugung
⊕   ⊕

Leichte Beschwerden   Starke Beschwerden
⊕   ⊕

Basistherapie: Schonung, Ruhe, Selbstmedikation

Infektionsprophylaxe mit Amantadin oder Schutzimpfungen und/oder spezifischer Immunstärkung

Virale Ursachen

Bakterielle Ursachen oder bakterielle Superinfektion

Bei Risikopatienten: Virustatika   ←   Symptomatische Behandlung   →   Antibiotika: Penicilline, Cephalosporine, Makrolide, Tetracycline, Gyrasehemmer

Hustendämpfung bei Bedarf durch Antitussiva

Fiebersenkung mit Antipyretika

Lokale Anwendung von α-Sympathomimetika oder isotonischer Kochsalzlösung

Schleimverflüssigung durch Expektorantien

Bei Atemwegsobstruktion frühzeitig zusätzlich

Bronchospasmolyse durch β$_2$-Sympathomimetika

Bei stärkeren obstruktiven Beschwerden zusätzlich

Entzündungshemmung durch inhalative Glucocorticoide   →   Siehe Asthma bronchiale S. 67; Bronchitis, chronische S. 95

Bronchitis, chronische Hagel

Symptome

Chronische Entzündung der Bronchialschleimhaut mit Husten und eventuell Auswurf. Man unterscheidet die chronische nicht-obstruktive Bronchitis (einfache Bronchitis, eher selten) und die chronisch-obstruktive Lungenerkrankung, COPD (chronic obstructive pulmonary disease), als ständig fortschreitendes Krankheitsbild. Häufig Husten und schleimiger Auswurf, Atemnot unter Belastung. WHO-Definition: An mindestens drei aufeinander folgenden Monaten in mindestens zwei aufeinander folgenden Jahren besteht das Symptom Husten, mit oder ohne Auswurf.

Ursachen

Häufigste Ursache ist das Zigarettenrauchen. Weitere Ursachen sind wiederholte virale/bakterielle Infekte, in den Wintermonaten Verschlimmerungen möglich; berufliche Exposition mit Stäuben wie Mehl, Steinkohle, Asbest. Dadurch entsteht eine Hyperreagibilität der Bronchialmuskulatur mit Freisetzung bronchokonstriktorisch wirkender Mediatoren (Acetylcholin, Leukotriene) und sekretionsfördernder Mediatoren (Histamin). Die schon zerstörten Zilien können den Schleim durch die verengten Bronchien nicht mehr ausreichend transportieren. Bakterielle Superinfektionen sind möglich.

Behandlungsindikation und Behandlungsziele

Diagnosestellung: Anamnese und körperliche Untersuchung. Ausschluss anderer Krankheiten wie Asthma bronchiale, Bronchialkarzinom, Linksherzinsuffizienz, Lungenemphysem.

Bei der obstruktiven Form: Lungenfunktionstests zur Ermittlung des Schweregrades der COPD (s. Tab. 10.1).

Behandlungsindikation: Besteht bei starken, lang anhaltenden Beschwerden, die sich durch eine Basistherapie nicht kurzfristig bessern, vor allem bei Fieber und/oder obstruktiven Beschwerden.

Tab. 10.1: Schweregrade der COPD, als Grundlage dient das forcierte expiratorische Volumen der ersten Sekunde (FEV$_1$)

Schweregrad COPD	% vom Sollwert FEV$_1$
1, leicht	60–80
2, mittelschwer	40–59
3, schwer	Unter 40

Therapieziel: Verhinderung des Fortschreitens der Erkrankung durch Eindämmung des Hustens, Vermeidung von weiteren Schädigungen der Lunge, Vermeidung von Komplikationen wie z.B. Superinfektionen. Vermeidung der Noxe!

Basistherapie

■ Rauchen einstellen, Vermeidung von Passivrauchen (s. auch Raucherentwöhnung S. 578),
■ Inhalation mit Kochsalz zur Befeuchtung der Schleimhäute und zur Hustenreizlinderung,
■ Atemphysiotherapie, Erlernen bestimmter Atemtechniken, angepasste Sportprogramme,
■ nasale Sauerstoffzufuhr bei starker respiratorischer Insuffizienz.

Infektionsprophylaxe

Influenza-Spaltimpfstoff

Grippeschutzimpfung jährlich (September bis November), um die schon vorgeschädigten Bronchien nicht noch weiter zu schädigen. Zielgruppen: Personen > 65 Jahre, immunsupprimierte Patienten, chronisch Kranke, Menschen, die in Gemeinschaftseinrichtungen leben und arbeiten. Zur Prophylaxe von durch Influenzaviren ausgelösten Bronchitiden, kein Schutz vor anderen viral oder bakteriell ausgelösten Bronchitiden. Geimpft wird jedes Jahr neu mit Impfstoff aus Subunit-Antigenen (Hämagglutinin, Neuraminidase) aus den Influenzavirus-Stämmen nach aktueller Empfehlung durch die WHO.

NW: Unwohlsein, Schüttelfrost.

KI: Überempfindlichkeit gegen Hühnereiweiß, fieberhafte Erkrankungen.

WW: Während einer Therapie mit Immunsuppressiva kann der Impferfolg eingeschränkt sein.

P: * Influenza-Impfstoff (Begrivac®, Influvac®): 1 × pro Jahr 0,5 mL i.m.

Pneumokokken-Impfstoff

Zur Prophylaxe von durch Pneumokokken ausgelösten Bronchitiden. Anwendung bei Risikogruppen (Personen > 65 Jahre, immunsupprimierte Patienten, chronisch Kranke, Menschen, die in Gemeinschaftseinrichtungen leben und arbeiten). Der Impfstoff für Kinder über 2 Jahren, Jugendliche und Erwachsene enthält Polysaccharide der 23 bekannten Kapseltypen von Streptococcus pneumoniae. Der Impfstoff für Säuglinge und Kleinkinder unter 2 Jahren ist ein Konjugatimpfstoff und enthält Fragmente aus 7 Kapselpolysacchariden von Streptococcus pneumoniae, die an ein Trägerprotein gekoppelt sind.

NW: Allgemeinreaktionen wie Unwohlsein, Kopfschmerzen usw.

KI: Akut Erkrankte.

WW: Während einer Therapie mit Immunsuppressiva kann der Impferfolg eingeschränkt sein.

P: * Pneumokokken-Impfstoff (Pneumovax® 23, Pneumopur®): 1 × 0,5 mL i.m.; * Pneumokokken-Konjugatimpfstoff (Prevenar® für Säuglinge und Kleinkinder): 3 × 1 Impfung bzw. 2 × 1 Impfung je nach Alter des Kindes.

Arzneitherapie

Expektorantien

Schleimlösung, Schleimverflüssigung zur Erleichterung des Abhustens. Subjektive Erleichterung, Anwendung ohne medizinische Notwendigkeit, aber oft mit Nutzen für den Patienten. Regelmäßige Einnahme. Ausreichende Flüssigkeitszufuhr ist notwendig (3–4 L/Tag).

Acetylcystein

Schleimverflüssigung durch Spaltung der Disulfidbrücken im Proteinanteil des sezernierten Schleimes.

NW: Allergische Reaktionen möglich.

KI: Kinder < 1 Jahr.

WW: Gefahr des Sekretstaus in Kombination mit Antitussiva. Orale Antibiotika: Wirkungsabschwächung möglich bei Penicillinen (außer Amoxicillin), Tetracyclinen (außer Doxycyclin), Cephalosporinen (außer Cefixim, Cefuroxim), Aminoglykosiden und anderen.

P: (∗) Acetylcystein (Fluimucil®): 3 × 200 mg oder 1 × 600 mg.

Ambroxol

Wirkt als Sekretolytikum. Abnahme der Sputumviskosität durch vermehrte Produktion eines flüssigeren Sekretes. Zusatzwirkung: Stimulation der Bildung von oberflächenaktivem Surfactant, das die Adhäsion des Schleims an die Bronchialschleimhaut verhindert.

NW: Selten Magen-Darm-Beschwerden, allergische Reaktionen.

KI: Schwere Niereninsuffizienz.

WW: Gefahr des Sekretstaus in Kombination mit Antitussiva.

P: Ambroxol (Mucosolvan®): 3 × 30 mg oder 1 × 75 mg als Retardform.

Parasympatholytika/Anticholinergika

Kompetitive Antagonisten von Acetylcholin. Gute bronchospasmolytische Wirkung. Gut wirksam bei chronischer Bronchitis. Oft in Kombination mit β_2-Sympathomimetika als Basistherapie.

NW: Mundtrockenheit, Husten.

KI: Glaukomneigung, Blasenentleerungsstörungen.

WW: Wirkungsverstärkung durch β-Sympathomimetika, Xanthine.

P: ∗ Ipratropiumbromid (Atrovent®): 3 × 20 µg Dosieraerosol bzw. individuell; ∗ Oxitropiumbromid (Ventilat®): 2 × 0,2 mg bzw. individuell.

β_2-Sympathomimetika

Zur Bronchospasmolyse. Therapie der obstruktiven Form (s. auch Asthma S. 67). Mehrmals tägliche Anwendung. Kompetitive selektive Agonisten an β_2-Rezeptoren, die vermehrt an den Bronchien sitzen, dadurch Erschlaffung der Bronchialmuskulatur. In hohen Dosierungen NW an β_1-Rezeptoren möglich.

NW: Unruhe, Tremor oft zu Beginn, Nachlassen nach 1–2 Wochen, Tachykardie.

KI: Koronare Herzkrankheit, Herzinfarkt.

WW: Wirkungsverminderung und Bronchospasmen durch β-Blocker; Antidiabetika: verminderte Blutzuckersenkung möglich.

Kurz wirksame β_2-Sympathomimetika
Schneller Wirkungseintritt in Minuten, Wirkdauer einige Stunden. Mehrmals tägliche Anwendung, inhalativ.

P: * Fenoterol (Berotec®N): 1 Hub bzw. individuell; * Reproterol (Bronchospasmin®): Dauerbehandlung: 1–2 Sprühstöße 3–4 × täglich, Mindestabstand: 3 h. Akut: 2 Sprühstöße, falls keine Besserung, nach 5 Min. noch 1–2 Sprühstöße.

Lang wirksame β_2-Sympathomimetika
Zur bronchienerweiternden Dauertherapie. Inhalative Gabe sollte vor der systemischen Gabe bevorzugt werden.

P: *Inhalative Formen;* * Salmeterol (Aeromax®): 2 × 2 Sprühstöße; * Formoterol (Oxis®): 12 μg 1–2 × täglich; *Systemische Formen;* * Salbutamol (Loftan® Retardtabletten): 2 × 8 mg bzw. individuell; * Bambuterol (Bambec®): 1 × 10 mg bzw. individuell.

Theophyllin

Bronchospasmolytikum. Bronchodilatierende und entzündungshemmende Wirkung. Günstige Wirkung auf die Atemmuskulatur. Retardierte orale Form zur Langzeittherapie, wenn Parasympatholytika und β_2-Sympathomimetika nicht ausreichend wirken.

NW: Zentral nervöse Störungen, Tachykardien.

KI: Akuter Herzinfarkt, Herzrhythmusstörungen.

WW: Wirkungsverstärkungen durch β-Sympathomimetika, Xanthine (auch Coffein); Makrolide erhöhen Theophyllinplasmaspiegel.

P: * Theophyllin, retardiert (Bronchoretard®): 2 × 350 mg bzw. individuell.

Glucocorticoide

Hemmung der Phospholipase A2, dadurch vielfältige Wirkungen: Verminderung der bronchialen Hyperreagibilität, Verminderung der Schleimbildung, Verbesserung der mukoziliären Clearance, Verstärkung der Wirkung von β_2-Sympathomimetika.

Zur Therapie der COPD in der akuten Phase unumstritten. In der stabilen Phase bei schwerer oder mittelschwerer COPD versuchsweise Dauertherapie, möglichst inhalativ.

Systemische Glucocorticoide

NW: Verminderte Glucosetoleranz, Osteoporose, Ödembildung, Gewichtszunahme, Immunsuppression.

KI: Schwerer Diabetes, Glaukom, schwere Osteoporose, Magen-Darm-Ulzera.

WW: NSAR, Verstärkung von Magen-Darm-Ulzera, östrogenhaltige Kontrazeptiva verstärken Corticoidwirkung.

P: * Prednison (Decortin®): Akutphase: 20–40 mg/d morgens über 1–2 Wochen, Erhaltungsdosis 5–10 mg; * Prednisolon (Decortin H®): Akutphase: 20–40 mg/d morgens über 1–2 Wochen, Erhaltungsdosis 5–10 mg.

Inhalative Glucocorticoide

NW: Heiserkeit, Mundtrockenheit (reversibel); orale Candidose (vermeidbar).

KI: Strenge Indikationsstellung in der Schwangerschaft.

WW: Wirkungsverstärkung durch Ketoconazol.

P: * Fluticason (Flutide®): 2 × 2 Sprühstöße bzw. individuell; * Budesonid (Pulmicort®): 2 × 1 Sprühstoß bzw. individuell; * Beclomethason (Sanasthmax®): 2 × 2 Sprühstöße bzw. individuell.

Antibiotika

Einsatz nur sinnvoll bei akuten Verschlimmerungen durch bakterielle Superinfektionen. Bei Besserung allgemein Gabe des Antibiotikums bis drei Tage nach Fieberfreiheit bzw. nach Anweisung des Arztes. Auslösender Erreger in der Regel unbekannt, deshalb ein Antibiotikum wählen, das die wahrscheinlichsten Erreger erfasst. Therapie nicht vorzeitig beenden, da sonst ein Wiederaufflammen der Krankheit möglich ist und die Gefahr der Resistenzbildung besteht.

Folgende Antibiotika sind bei akuten Atemwegserkrankungen, auch bei Verschlimmerung einer chronischen Bronchitis, unter Berücksichtigung des einzelnen Krankheitsbildes angezeigt: β-Lactamantibiotika, Makrolide, Gyrasehemmer, Tetracycline.

Antibiotika besitzen eine toxische Wirkung gegen Bakterien durch verschiedene Angriffspunkte an der Bakterienzelle:

- Hemmung der Zellwandsynthese (Penicilline, Cephalosporine),
- Blockade der Proteinsynthese (Makrolide, Tetracycline),
- Unterdrückung der Nucleinsäuresynthese (Gyrasehemmer).

Penicilline

β-Lactamantibiotika, Hemmung der bakteriellen Zellwandsynthese. Therapiedauer bei chronischen Infektionen in der Regel 7 Tage.

NW: Allergische Reaktionen, Magen-Darm-Beschwerden (bei schweren Durchfällen: Arzt).

KI: Penicillinallergie, Kreuzreaktion mit anderen β-Lactamantibiotika beachten.

WW: Orale Kontrazeptiva (zusätzliche Verhütungsmaßnahmen).

P: * Phenoxymethylpenicillin (Isocillin®, Megacillin® oral): 3 × 500 000–1 500 000 I.E.; * Amoxicillin (Amoxicillin-ratiopharm®, Amoxillat®): 3 × 750–1500 mg; * Amoxicillin plus Clavulansäure (Augmentan®): 3 × 500–1000 mg.

Cephalosporine

β-Lactamantibiotika, Hemmung der bakteriellen Zellwandsynthese. Therapiedauer bei chronischen Infektionen in der Regel 7 Tage.

NW: Allergische Reaktionen, Magen-Darm-Beschwerden (bei schweren Durchfällen: Arzt).

KI: Penicillinallergie, Kreuzreaktion mit anderen β-Lactamantibiotika beachten.

WW: Aminoglykoside (Verstärkung der Nephrotoxizität), Probenecid (länger anhaltende Cefalosporinkonzentration im Blut).

P: * Cefaclor (Panoral®, CEC®): 3 × 500 mg; * Cefadroxil (Grüncef®): 2 × 1000 mg; * Cefuroxim (Elobact®, Zinnat®): 2 × 250–500 mg.

Makrolide

Blockade der bakteriellen Proteinsynthese.

NW: Überempfindlichkeitsreaktionen, Magen-Darm-Beschwerden (bei schweren Durchfällen: Arzt).

KI: Überempfindlichkeit gegen Makrolide, gleichzeitige Einnahme von Terfenadin, Astemizol (Erhöhung des Risikos für Herzrhythmusstörungen): Substanzabhängig können lebensbedrohliche Herzrhythmusstörungen ausgelöst werden.

WW: Hemmstoffe des Cytochrom-P-450-Isoenzyms 3A4, deshalb bei oralen Antikoagulantien Wirkungsverstärkungen möglich, bei Digoxin Erhöhung des Digoxinplasmaspiegels. Es kann zu einer Verringerung des Schutzes oraler Kontrazeptiva kommen.

P: * Erythromycin (Eryhexal®, Erythrogenat®): 3–4 × 500 mg für 7 Tage; * Roxithromycin (Rulid®, Roxigrün®): 1 × 300 mg für mind. 3 Tage; * Azithromycin (Zithromax®): 1 × 500 mg für mind. 3 Tage.

Tetracycline
Blockade der bakteriellen Proteinsynthese.

NW: Phototoxische Reaktionen, Magen-Darm-Beschwerden (bei schweren Durchfällen: Arzt).

KI: Kinder < 8 Jahren, Leberfunktionsstörungen.

WW: Milch, Milchprodukte, orale Kontrazeptiva, Antazida, eisenpräparate (Wirkungsabschwächung durch Komplexbildung).

P: * Doxycyclin (Azudoxat®, Supracyclin®): einmalig 200 mg, dann 1 × 100 mg für mind. 7 Tage.

Gyrasehemmer
Unterdrückung der bakteriellen Proteinsynthese.

NW: Magen-Darm-Beschwerden (bei schweren Durchfällen: Arzt), Sehnenschmerzen, zentral nervöse Störungen.

KI: Kinder im Wachstumsalter, Schwangerschaft, Stillzeit, zerebrale Anfallsleiden.

WW: Milch, Milchprodukte, Antazida, Eisenpräparate, orale Antikoagulantien: Wirkungsverstärkung.

P: * Ciprofloxacin (Ciprobay®): 2 × 125–500 mg für mind. 3 Tage; * Ofloxacin (Tarivid®): 2 × 200 mg für mind. 3 Tage.

Unterstützung in der Selbstmedikation

▦ Tees zur Verflüssigung des Schleims. Generell viel Flüssigkeit zu sich nehmen.

▦ Lutschen von Pastillen zur Linderung des Hustenreizes, z.B. mit Salzen: Emser® Pastillen, mit pflanzlichen Wirkstoffen: Ipalat® Pastillen, Isla Moos®.

▦ Inhalationen mit Salzlösungen (Pari-Boy®).

▦ Brustwickel zur Linderung des Hustens.

▦ Einreibungen mit ätherischen Ölen.

Häufige therapiebezogene Probleme

▦ Keine Vermeidung der Hauptauslöser: Rauchen!!

▦ Impfmüdigkeit bei Risikogruppen,

▦ schlechte Compliance bei Einnahme von Anitbiotika (zu kurze, inkonsequente Einnahmedauer).

Literatur

Berthold, H. (Hrsg.): Klinikleitfaden Arzneimitteltherapie, Urban und Fischer, Stuttgart, 1999.

Framm, J.: Arzneimittelprofile für die Kitteltasche. 2. Aufl. Deutscher Apotheker Verlag, Stuttgart 2001.

Mutschler, E.: Arzneimittelwirkungen. 8. Aufl. Wissenschaftliche Verlagsgesellschaft, Stuttgart 2001.

N.N.: Bericht über Fortbildungsveranstaltung „Atemwegserkrankungen". Deutsche Apotheker Zeitung 141 (2001), H. 25, 67–75.

Pschyrembel – Therapeutisches Wörterbuch. 2. Aufl. De Gruyter, Berlin 2001.

Rote Liste. Editio Cantor Verlag, Aulendorf 2002.

Videopharm Asthma und chronische Bronchitis. Deutscher Apotheker Verlag, Stuttgart 2001.

Wettengel et al.: Atemwegsliga. Med. Klinik 90 (1995), H. 1, 3–7.

Internetadressen

www.awmf-online.de: Rezidivierende chronische Bronchitis; Obstruktive Bronchitis in den ersten 3 Lebensjahren.

www.daab.de: Bronchitis.

www.netdoctor.at: Krankheiten: Raucherlunge.

www.pneumologe.com: Chronische Bronchitis.

Therapieschema chronische Bronchitis

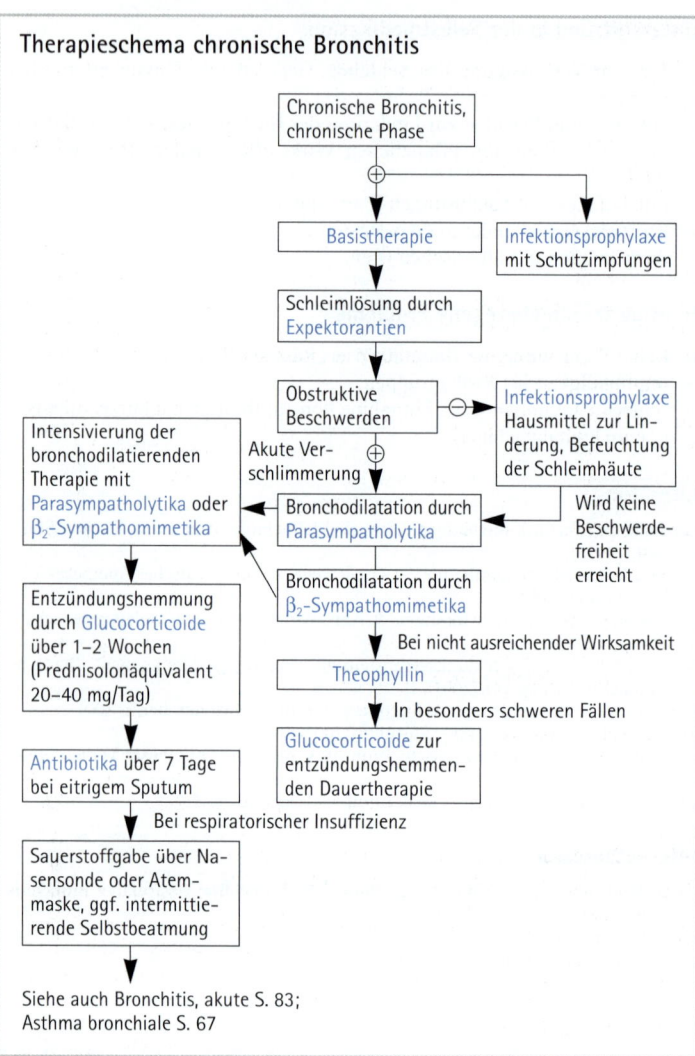

Siehe auch Bronchitis, akute S. 83;
Asthma bronchiale S. 67

Colitis ulcerosa

Symptome

Chronisch-entzündliche Darmerkrankung mit kontinuierlicher Ausbreitung und Ausbildung von Geschwüren (Ulzerationen) der oberflächennahen Schleimhaut.

In Schüben verlaufende, häufige (bis zu 20/Tag, auch nächtliche), schleimig-blutige Durchfälle mit schmerzhaften Darmentleerungen, Unterbauchschmerzen (häufig links), evtl. Fieber, Dehydratation, Gewichtsverlust, Anämie.

Extraintestinale Manifestation: Pyoderma gangraenosum (Hautgeschwüre an den unteren Extremitäten), Entzündungen am Auge (Uveitis, Episkleritis) und der Mundschleimhaut, Arthritis (Morbus Bechterew) u. a. entzündliche Symptome. Häufig bakterielle Superinfektionen (14 %). Beginn der Erkrankung meist im mittleren Lebensalter (20–40 Jahre). Frauen sind häufiger betroffen.

Folgen der unbehandelten Krankheit: Exzessive Blutungen, Eisen- und Folsäuremangel (teilweise auch therapiebedingt), toxisches Megakolon: abnorme Weitstellung des Dickdarms mit Fieber, Verdickung der Darmwand, Kreislaufschwäche und Perforationsgefahr, deutlich erhöhtes Kolonkarzinomrisiko nach > 10-jährigem Verlauf. Vorsorgemaßnahmen: Kontrollkoloskopien mit Biopsien.

Ursachen

Vermutlich autoimmun bedingte, aufsteigende Entzündung der Dickdarmschleimhaut ausgehend vom Rektum mit familiärer Häufung.

Behandlungsindikation und Behandlungsziele

Diagnosestellung: Mittels Anamnese, Palpation, Koloskopie, im akuten Schub evtl. auch nur Sigmoidoskopie mit Biopsie, Sonographie (verdickte Darmwand), Blutuntersuchung (CRP = C-reaktives Protein oder alternativ BSG = Blutsenkungsgeschwindigkeit), mikrobiologische Stuhluntersuchung (Ausschluss eines Infektes), evtl. Kolonkontrasteinlauf.

Behandlungsindikation: Primär konservative Therapie bei akuter Symptomatik, extraintestinaler Manifestation, Fieber. Remissionstherapie.

Operative Therapie bei Komplikationen, chronischem Verlauf, Tumorverdacht, toxischem Megakolon und Kontraindikation zur medikamentösen Behandlung: Kolektomie.

Therapieziel: Abschwächung der Schubintensität, Senkung der Schubhäufigkeit, Vermeidung von Spätschäden.

Ernährung

- Keine rigiden Diätvorschriften, bei Stenosen ballaststoffarme Kost, bei Lactoseintoleranz lactosearm, bei Steatorrhoe fettarm und MCT-Fette,
- Substitution von zweiwertigem Eisen p.o. bei Hämoglobinwerten < 10 g/dL; ggf. Substitution von Vitaminen (Vitamin B_{12}, D), Mineralstoffen (Zink, Calcium), Eiweißen,
- enterale bilanzierte Ernährung bei mittleren bis schweren Schüben, Kindern und untergewichtigen Patienten über naso-gastrale Sonde, Polymerdiäten (Fresubin®), Peptiddiäten (Survimed®) 2–6 Wochen 2000–3000 kcal/Tag, NW: Durchfall,
- parenterale Ernährung bei Ileus, toxischen Krankheitsbildern und schwerster Malabsorption, NW: bei Dauerbehandlung Sepsis, Thrombosen, Embolien.

Arzneitherapie

Mesalazin und Derivate

Mesalazin (5-Aminosalicylsäure): Lokale antiinflammatorische Wirkung, vermutlich aufgrund einer Hemmung der Lipoxygenase und eines Einflusses auf den Prostaglandingehalt des Darmes.

Sulfasalazin (Salazosulfapyridin): Doppelmolekül Sulfapyridin + Mesalazin, Wirkform ist das Mesalazin, das Sulfonamid verhindert lediglich die Resorption in oberen gastrointestinalen Abschnitten, da die bakterielle Spaltung der Azobrücke erst in distalen Darmabschnitten erfolgt. Folsäuresubstitution erforderlich.
  Anwendung sowohl im akuten Schub als auch zur Rezidivprophylaxe.

Arzneiform: Magensaftresistente und verzögert freisetzende Tabletten (Verhinderung der Resorption in oberen gastrointestinalen Abschnitten), Klysmen, Suppositorien.

Olsalazin: Doppelmolekül aus 2 Molekülen Mesalazin, deren bakterielle Spaltung erst in distalen Darmabschnitten erfolgt, nur zur Rezidivprophylaxe.

NW: Gastrointestinale Beschwerden und Mikroblutungen, lokale Irritationen bei Verwendung von Suppositorien und Klysmen, Müdigkeit, Medikamentenasthma. Selten Fieber, interstitielle Nephritis, Myokarditis, Pankreatitis. Einzelfälle mit Blutbildveränderungen. Bei Sulfasalazin zusätzliche Nebenwirkungen durch das Sulfonamid: Überempfindlichkeitsreaktionen bis hin zu schweren Hautreaktionen (Stevens-Johnson-, Lyell-Syndrom) und Lupus erythematodes, erhöhtes Risiko für Blutbildveränderungen, Folsäuremangel, psychische Veränderungen.

KI: Letzte Woche der Schwangerschaft, Stillzeit, Kinder, Ulkus, hämorrhagische Diathese, schwere Leber- und Nierenfunktionsstörungen, Blutbildveränderungen, Überempfindlichkeit gegen Salicylate und bei Sulfasalazin gegen Sulfonamide.

WW: Erhöhung des Risikos für Magen-Darm-Ulzera durch nicht-steroidale Antirheumatika, orale Antikoagulantien und Glucocorticoide. Wirkungsverminderung von Spironolacton und Schleifendiuretika. Wirkungsverstärkung von Sulfonylharnstoff-Antidiabetika und Methotrexat. Durch pH-Erhöhung können magensaftresistente Tabletten den Wirkstoff zu früh abgeben. Antibiotika können durch Schädigung der Darmflora die Freisetzung von Mesalazin aus Sulfasalazin verhindern.

P: * Mesalazin (Claversal®, Salofalk®): akut: 3 × 500 mg, p.o. bis zu 3 g/d, Rezidivprophylaxe: 3 × 250 mg, Klysmen: 1 × 4 g; * Sulfasalazin (Azulfidine®, Colo-Pleon®): 2 × 500 mg, p.o. akut 3–4 g/d, Rezidivprophylaxe: 1,5–2 g/d, Klysmen: 1 × 3 g; * Olsalazin (Dipentum®): 2 × 500 mg p.o.

Glucocorticoide

Unterdrückung der Autoimmunreaktion, antiinflammatorische Wirkung. Anwendung im akuten schweren Schub und bei extraintestinalen Manifestationen. Beurteilung des Therapieerfolgs nach 7 Tagen.

NW: Bei längerfristiger Anwendung Osteoporose, Natrium- und Wasserretention mit Ödemen, verminderte Glucosetoleranz und Diabetes, Magenbeschwerden, Gewichtszunahme, Fettverteilungsstörungen, Infektionsanfälligkeit, gestörte Wundheilung, Akne, Stimmungsschwankungen.

KI: Ulkus. Schwere Osteoporose, schwerer Diabetes, Infektionen, schwere Hypertonie und Glaukom sind relative Kontraindikationen. 8 Wochen vor bis 2 Wochen nach Schutzimpfungen, Depression, eingeschränkte Anwendbarkeit bei Kindern im Wachstum.

WW: Nicht-steroidale Antirheumatika erhöhen das Risiko gastrointestinaler Blutungen, Wirkungsminderung von Antidiabetika und Antikoagulantien, Wirkungsverstärkung von Herzglykosiden (Kaliummangel), ACE-Hemmer erhöhen das Risiko für Blutbildveränderungen, Diuretika erhöhen den Kaliumverlust, Wirkungsabschwächung durch Enzyminduktoren (Rifampicin, Barbiturate, Phenytoin).

P rektal: Anwendung als Klysmen oder Suppositorien bei leichten bis mittelschweren Schüben. * Betamethason (Betnesol® Rektal-Instillation): 1 × 5 mg; * Budesonid (Entocort® rectal): 1 × 2 mg; * Hydrocortisonacetat (Colifoam® Rektalschaum): 1 × 2 g; * Prednison (Rectodelt® Zäpfchen): 1 × 50–100 mg.

P intern: Orale Gabe bei Schüben hoher Aktivität und extraintestinalen Symptomen. * Prednisolon (Decortin® H): initial 1 × 60 mg morgens; * 6-Methylprednisolon (Urbason®): initial 1 × 48 mg morgens, stufenweise auf Erhaltungsdosis übergehen.

P i. v.: Intravenöse Gabe bei schweren Verläufen. * Prednisolon (Solu-Decortin® H): 1 × 100 mg; * 6-Methylprednisolon (Urbason® solubile): 1 × 40–80 mg.

6-Mercaptopurin und Azathioprin

Azathioprin ist das Prodrug von Mercaptopurin, einem Purinanalogon, welches durch Falscheinbau die DNA- und RNA-Synthese blockiert und zu Chromosomenbrüchen führt.

NW: Gastrointestinale Nebenwirkungen, Diarrhoe, Überempfindlichkeitsreaktionen, Exantheme, Fieber, Knochenmarksdepression, erhöhtes Infektionsrisiko, dosisabhängig auch cholestatische Hepatitis, sek. Hyperurikämie, Störungen der Spermatogenese, Pankreatitis, Haarausfall, Arrhythmien.

KI: Eingeschränkte Leber- und Nierenfunktion, schwere Infektionen, Blutbildungsstörungen. Während der Therapie ist eine Kontrazeption sowohl für die Frau als auch den Mann erforderlich.

WW: Hemmung der Metabolisierung durch Allopurinol (Hemmung der Xanthinoxidase), deshalb muss die Azathioprin-Dosis auf 25–33 % reduziert werden. Lebendimpfstoffe dürfen während der Therapie nicht verabreicht werden. ACE-Hemmer und Sulfonamide erhöhen das Risiko für Blutbildungsstörungen. Wirkungsminderung von oralen Antikoagulantien und nicht depolarisierenden Muskelrelaxantien (Tubocurarin), Wirkungsverstärkung von depolarisierenden Muskelrelaxantien (Suxamethonium), Furosemid hemmt den Abbau von Azathioprin.

P: ∗ Azathioprin (Imurek®): 100–150 mg/d p.o.; ∗ Mercaptopurin (Puri-Nethol®): 50–75 mg/d p.o.

Ciclosporin A

Ciclosporin A wirkt antiphlogistisch durch Hemmung des Transkriptionsfaktors NF-AT und somit der Interleukin-2-Synthese, außerdem Verringerung anderer Interleukine und Interferon-γ. Regelmäßige Kreatinin- und Blutdruckkontrollen. Anwendung bei Therapieversagen von Glucocorticoiden im fulminanten Schub, Therapiedauer 7 Tage.

NW: Gastrointestinale Nebenwirkungen, Tremor, Müdigkeit, Kopfschmerzen, Erhöhung der Serumspiegel von Kreatinin, Harnstoff und Leberenzymen, Fieber, Rigor, Knochenmarksdepression, erhöhtes Infektionsrisiko, dosisabhängig auch cholestatische Hepatitis, Nephrotoxizität, Hypertrichose, Gingivahyperplasie, Parästhesien, arterielle Hypertonie. Gelegentlich Überempfindlichkeitsreaktionen, Exantheme, Hyperurikämie, Gicht, Gewichtszunahme, Hyperkaliämie, Hypomagnesiämie, Ödeme, Ulzera, Hyperglykämie, erhöhte Krampfneigung, Dysmenorrhoe. Selten Myalgien, Arthralgien, Arrhythmien.

KI: Eingeschränkte Leber- und Nierenfunktion, schwere Infektionen, Hyperurikämie, Blutbildungsstörungen. Dosisreduktion bei erhöhtem Blutdruck und eingeschränkter Niere. Während der Therapie ist eine Kontrazeption sowohl für die Frau als auch den Mann erforderlich.

WW: Immunsuppressiva, additive Nierenschädigung durch andere nephrotoxische Substanzen (Aminoglykoside, Amphotericin B, Ciprofloxacin, Melphalan, Trimethoprim, Vancomycin, NSAR). Orlistat senkt durch Hemmung der Fettsäureresorption die Bioverfügbarkeit. Lebendimpfstoffe sollten während der Therapie nicht verabreicht werden. Eine Erhöhung der Kaliumspiegel (Ernährung, Diuretika) sollte vermieden werden. Wirkungsverstärkung durch Stoffe, die Cytochrom-P-450 3A4 hemmen (Makrolide, Ketoconazol, Calciumkanalblocker, orale Kontrazeptiva, Grapefruitsaft) und Wirkungsverminderung durch Arzneistoffe, die CYP 3A4 induzieren (Antiepileptika, Rifampicin, Metamizol). Wirkungsverstärkung von Digoxin, Prednisolon und Statinen.

P: ∗ Ciclosporin A (Sandimmun®): 2,5–5 mg/kg i.v.

Octreotid

Dieses Somatostatinanalogon wird unterstützend bei Colitis ulcerosa eingesetzt, ist aber eigentlich zugelassen zur Behandlung hormonaktiver gastrointestinaler Tumore.

NW: Gastrointestinale Unverträglichkeiten, Störung der Glucosetoleranz (Hyperglykämien), Einfluss auf die Gallenblasenmotilität mit Gallensteinen und Cholestase, Vitamin-B_{12}-Mangel.

KI: Cholestase, Ileus. Relative KI: Diabetes mellitus.

WW: TSH- Suppression. Eine Verkürzung der gastrointestinalen Passagezeit kann die Resorption von einigen Medikamenten verschlechtern (z. B. Ciclosporin).

P: * Sandostatin®: nach klinischem Bild.

Antidiarrhoika

Mittel gegen den Durchfall (Motilitätshemmer) werden im Rahmen der unterstützenden Therapie eingesetzt (s. Gastroenteritis, akute S. 201).

KI: Toxisches Megakolon.

P: (*) Loperamid (Imodium®, Lopedium®): max. 6 × 2 mg/d p.o.

Opioide

Bei starken Schmerzen und Durchfällen werden unterstützend Opioide eingesetzt. (s. Schmerzerkrankungen S. 626).

Weihrauchpräparate

Weihrauchpräparate aus Boswellia serrata (H15) scheinen bei chronisch entzündlichen Darmerkrankungen ähnliche Wirkung wie Mesalazin und Derivate zu haben (befindet sich noch in Studien). Diskutiert wird eine selektive Hemmung der 5-Lipoxigenase (Leukotriensynthese).

Kolektomie

Bei Therapieversagen von Ciclosporin im fulminanten Schub, bei Vorliegen von Dysplasien. Verfahren: restaurative Proktokolektomie mit temporären Kostoma. Die Rückverlagerung des Stomas kann 6–12 Wochen nach dem Primäreingriff erfolgen.

Unterstützung in der Selbstmedikation

Ernährung

Eventuelle Einnahme von Vitaminen und Spurenelementen (s. o.) zur Vorbeugung von Mangelzuständen.

Möglicherweise ist die Zufuhr von Omega-3-Fettsäuren (in Fischöl) bei der Remissionserhaltung sinnvoll (Fischölkapseln, Gelovital Lebertrankapseln® Pohl).

Samenschalen von Indischem Flohsamen (Plantago ovata, Mucofalk®) mit Schleimstoffen als Quellmittel sollen die Remissionserhaltung unterstützen.

Häufige therapiebezogene Probleme

- Starke Nebenwirkungen bei langfristiger systemischer Therapie möglich, deshalb regelmäßige Blutbildkontrollen und Therapiebeurteilungen mit Reduktionsversuchen.
- Wechselwirkungen können die Freisetzung von Mesalazin aus magensaftresistenten Tabletten oder Prodrugs verhindern (s. o.).
- Klysmen und Einläufe sind trotz guter Wirksamkeit bei weitgehend fehlenden systemischen Nebenwirkungen unbeliebt. Patientenaufklärung: Klysmen sollten in Linksseitenlage gut verteilt und möglichst lange gehalten werden.

Literatur

Berthold, H. (Hrsg.): Klinikleitfaden Arzneimitteltherapie. Urban und Fischer, München 1999.
Framm, J.: Arzneimittelprofile für die Kitteltasche. 2. Aufl. Deutscher Apotheker Verlag, Stuttgart 2001.
Frölich, J. C., Kirch, W.: Praktische Arzneitherapie. 2. Aufl. Springer, Berlin 2000.
Gesenhues, St., Ziesché, R. (Hrsg.): Praxisleitfaden Allgemeinmedizin. 3. Aufl. Urban und Fischer, München 2001.
Mutschler, E.: Arzneimittelwirkungen. 8. Aufl. Wissenschaftliche Verlagsgesellschaft, Stuttgart 2001.
Pschyrembel – Therapeutisches Wörterbuch. 2. Aufl. De Gruyter, Berlin 2001.
Rote Liste. Editio Cantor Verlag, Aulendorf 2002.

Internetadressen

www.dccv.de/home/index.htm: Deutsche Morbus Crohn/Colitis ulcerosa Vereinigung DCCV e.V.
www.kompetenznetz-ced.de: Kompetenznetz chronisch-entzündliche Darmerkrankungen.

Therapieschema Colitis ulcerosa

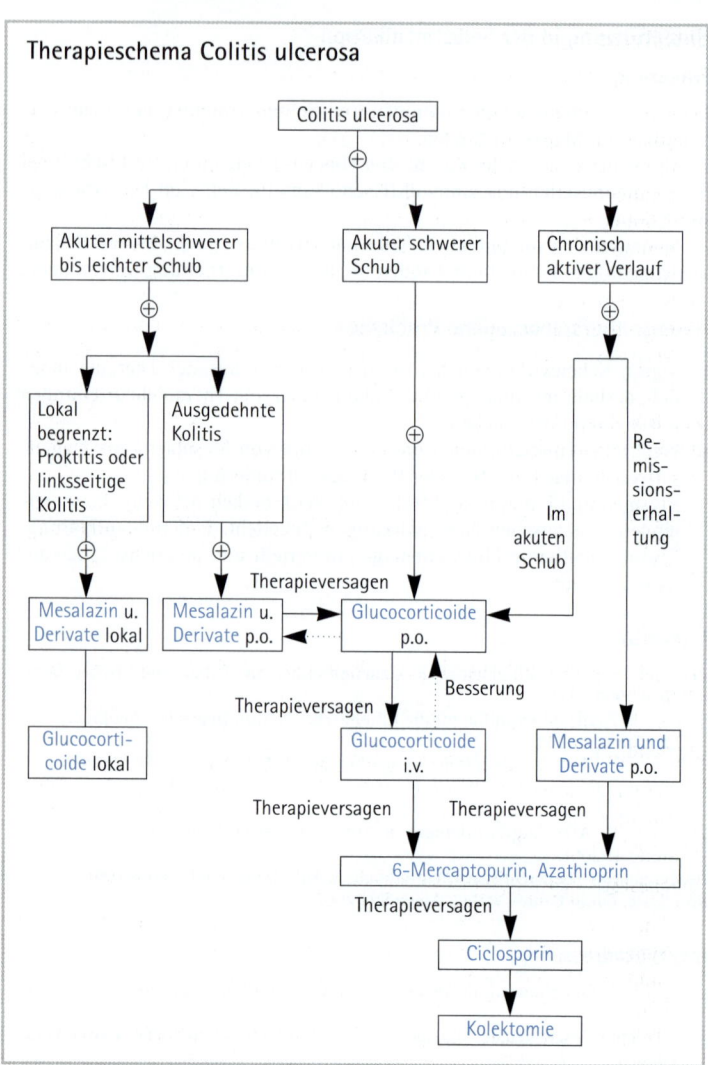

Demenz

Symptome

Das dementielle Syndrom wird deutlich durch:

- Abnahme der Funktionsfähigkeit des Gedächtnisses: Betroffen sind vor allem Aufnahme und Wiedergabe neuerer Informationen (Kurzzeitgedächtnis), erst in späteren Stadien Verlust von früher erlernten und vertrauten Inhalten (Langzeitgedächtnis).
- Störungen des Denkvermögens: Störungen der Urteilsfähigkeit, Verminderung des Ideenflusses, Beeinträchtigung der Informationsverarbeitung.
- Störungen der emotionalen Kontrolle: Störung des Sozialverhaltens mit erhöhter Reizbarkeit und Persönlichkeitsakzentuierung und körperliche Verlangsamung durch verminderten Antrieb und depressive Verstimmung.

Zur Diagnosestellung müssen die oben genannten Symptome bei klarem Bewusstsein mindestens seit 6 Monaten bestehen. Anfangs können kognitive Defizite von den Betroffenen noch verdeckt werden.

Folgen der unbehandelten Krankheit: Erhebliche Einschränkung der Aktivitäten des täglichen Lebens bis hin zum völligen Verlust der Alltagskompetenz.

Ursachen

Zu den Ursachen und Einteilung der unterschiedlichen Formen der Demenz siehe Tabelle 12.1.

Behandlungsindikation und Behandlungsziele

Behandlungsindikation: Besteht bei behandelbarer Ursache in jedem Fall, bei nicht behandelbarer Ursache nach exakter Diagnosestellung durch einen Facharzt.

Diagnosestellung: Erfolgt durch

- Anamneseerhebung durch Befragung von Patient und Angehörigen zu Symptomen, Krankheitsverlauf, Ernährung (Ausschluss von Dehydrierung oder Vitaminmangel), Lebensgewohnheiten,
- körperliche und neurologische Untersuchung zur Unterscheidung von sekundären Demenzen, Alzheimerdemenz oder vaskulärer Demenz,

Tab. 12.1: Übersicht über unterschiedliche Formen der Demenz

Primäre Demenz		
Bezeichnung	Weiterer klinischer Befund	Ursache
Demenz vom Alzheimer-Typ (55–75 %)	Schleichender Beginn, oft mit Wortfindungsstörungen oder gedrückter Stimmung, Diagnose durch Ausschluss anderer Ursachen, endgültig erst nach Obduktion Verlauf: stetig progredient Risikofaktoren: Alter, Down-Syndrom, genetische Faktoren (z. B. Mutation des Apolipoprotein-E4-Gens)	Neurodegeneration mit Nachweis fibrillärer Plaques aus extrazellulären Ablagerungen des β-A4-Proteins (β-Amyloid), Acetylcholinmangel in der Hirnrinde
Vaskuläre Demenz (15–25 %)	Neurologische Symptome und gleichzeitige Verschlechterung der dementiellen Symptomatik in zeitlichem Zusammenhang mit vaskulären Ereignissen (z. B. Schlaganfall) Verlauf: schrittweise progredient Risikofaktoren: Hypertonie, Hypercholesterinämie, Rauchen, Diabetes, Übergewicht.	Hirnläsionen durch vaskuläre Ereignisse
Vaskuläre und degenerative Demenz gemischt (10–20 %)		
Sekundäre Demenz		
Verlauf	Mögliche Ursachen	
Irreversibel	Z.B. Creutzfeldt-Jacob-Erkrankung, Frontallappendegenerationen, Lewy-Körperchen-Demenz, Hirntumor, Hirnschädigung nach Kopfverletzung, Neurolues, Neuroborreliose, HIV-Enzephalitis, Zytomegalie, Korsakow-Syndrom, Chorea Huntington, Morbus Parkinson	
Potentiell reversibel	Z.B. Normaldruckhydrozephalus (6–12 %), chronisch subdurales Hämatom, Dehydratation, chronische Hypoxie, Hypo- oder Hyperthyreose, Vitaminmangel (B_1, B_{12}, Nikotinsäure, Folsäure), Eiweißmangel, Hypoglykämie, Morbus Addison, metabolische Enzephalopathien, Hypo-/Hypernatriämie, chronische Intoxikationen mit Alkohol oder Schwermetallen, Kardiaka, Psychopharmaka, Antihypertensiva	

▪ testpsychologische Untersuchung mittels strukturierter Interviews, z.B. des strukturierten Interviews zur Diagnostik der Demenz vom Alzheimertyp (SIDAM),
▪ Laborparameter (Blutbild, Elektrolyte, Schilddrüsen-, Leber- und Nierenparameter, Glucose, Vitamin B_{12}, Folsäure. Fakultativ: Untersuchung auf Lues, Borrelien, HIV, toxische Substanzen, Drogen),
▪ EKG, EEG, CT.

Verlaufskontrolle: Anhand eines Monitorings der kognitiven Leistungen (z.B. durch Minimal Mental Status Test = MMST) und der Fähigkeit, den Alltag zu bewältigen.

Therapieziele:

▪ Verlangsamung des Krankheitsverlaufs, Stillstand der Symptomprogression und Wahrung von Lebensqualität und Selbstbestimmung (vor allem bei primärer Demenz), später Pflegemanagement,
▪ Verbesserung der Symptomatik (bei einigen Formen der sekundären Demenz).

Basistherapie

▪ Supportive Maßnahmen: Aufklärung und Unterstützung von Patienten und v.a. Angehörigen, Förderung der noch bestehenden kognitiven Leistungsfähigkeit durch Erinnerung und Selbsterhaltungstherapie, Strukturierung und Vereinfachung des Alltags,
▪ Behandlung internistischer, neurologischer oder psychiatrischer Erkrankungen (s.o.), mit denen Hirnleistungsstörungen einhergehen,
▪ Verhaltenstherapie zur Bearbeitung von emotionaler und motivationaler Persönlichkeitsaspekte,
▪ Überwachung des Krankheitsverlaufs in Absprache mit Patient, Angehörigen und ggf. Pflegepersonal.

Arzneitherapie

Acetylcholinesterasehemmer

Bei Morbus Alzheimer ist die Acetylcholinsynthese durch eine Störung der Cholin-Acetyl-Transferase vermindert. Esterasehemmstoffe normalisieren die cholinerge Transmission im ZNS durch Verhinderung des Acetylcholinabbaus. Ein Wirksamkeitsnachweis bei leichter bis mittelschwerer Demenz vom Alzheimertyp nach strengen Kriterien existiert für Donepezil, Riv-

Tab. 12.2: Übersicht über die Acetylcholinesterasehemmer

	Donepezil	Rivastigmin	Galantamin	Tacrin
Cholinerge NW	10–20% zu Beginn	V.a. zu Beginn	V.a. zu Beginn (> 5%)	30% zu Beginn (Cave: cholinerge Krise)
Halbwertszeit	70–80 h	0,6–2 h	7–8 h	4 h
Metabolismus	CYP3A4, CYP2D6	Über Acetylcholinesterase mit vorübergehender Carbamylierung des Enzyms	CYP3A4, CYP2D6	CYP1A2
Hemmung der Acetylcholinesterase	Reversibel	Pseudoirreversibel, spezifisch für Cortex und Hippocampus	Reversibel	Reversibel, unspezifisch
Lebertoxizität	–	–	–	+

astigmin, Galantamin und Tacrin (s. Tab. 12.2). Die Auswahl erfolgt nach Nebenwirkungsprofil.

Einschleichende Dosierung erforderlich.

Tacrin: Kontrolle der Leberwerte im ersten halben Jahr der Therapie im Abstand von 1–2 Wochen, später vierteljährlich. Absetzen bei Transaminasenanstieg auf das Fünffache.

Nach erstem Behandlungsversuch über 3–6 Monate Entscheidung über den Nutzen der Therapie (Therapieansprechen bei 50–70%).

Donepezil, Galantamin und Rivastigmin besitzen im Gegensatz zu Tacrin eine hohe Selektivität für die Acetylcholinesterase im ZNS und sind daher in Bezug auf cholinerge Effekte verträglicher. Vor Operationen muss bei Donepezil die lange Halbwertszeit von 70–80 Stunden berücksichtigt werden.

NW: V.a. zu Beginn periphere cholinerge Effekte (Bradykardie, Hypotonie, kardiale Erregungsleitungsstörungen, GI-Störungen, Blasenentleerungsstörungen, Schwitzen, Speichelfluss), Schlaflosigkeit, selten Erregung, Halluzinationen, Krampfanfälle. Tacrin: Lebertoxizität.

KI: Schwere Leberfunktionsstörungen, Vorsicht bei Asthma und Erregungsleitungsstörungen (erhöhter Vagustonus kann zu Sick-Syndrom führen), Bradykardie oder Ulzera; Tacrin: Schwere oder AIDS-bedingte Demenz, jede Einschränkung der Leberfunktion, Ikterus.

WW: Gegenseitige Wirkverstärkung von Cholinomimetika, Muskelrelaxantien und β-Adrenorezeptorantagonisten, Verstärkung neuroleptikainduzierter extrapyramidaler Nebenwirkungen; erhöhte Plasmaspiegel durch kinetische Interaktion an Cytochrom-P-450-Enzymen von Tacrin, Galantamin und Donepezil u. a. bei Gabe von Cimetidin, Fluvoxamin, Paroxetin, Theophyllin, Erythromycin, Ketoconazol nicht auszuschließen.

P: * Donepezil (Aricept®): 1 × 5–10 mg (zu Beginn 5 mg abends); * Rivastigmin (Exelon®): 2 × 3–6 mg (zu Beginn 2 × 1,5 mg, Steigerung alle 2 Wochen); * Tacrin (Cognex®): 4 × 30–40 mg (zu Beginn 4 × 10 mg, Steigerung alle 6 Wochen); * Galantamin (Reminyl®): 2 × 8–12 mg (zu Beginn 2 × 4 mg, Steigerung alle 4 Wochen).

Memantine

Nicht-kompetitiver NMDA-Rezeptorantagonist, dadurch Schutz vor exzitatorischer Wirkung pathologisch erhöhten Glutamats. Zugelassen zur Behandlung mittelgradiger bis schwerer Alzheimer-Demenz.

Memantine wird einschleichend bis zur individuell optimalen Dosis angepasst. Die Einnahme erfolgt zu den Mahlzeiten morgens oder mittags (Antriebssteigerung).

NW: In Einzelfällen bei Patienten mit erhöhter Anfallsbereitschaft Absenkung der Krampfschwelle. Dosisabhängig: Schwindel, innere und motorische Unruhe, Übererregung, Müdigkeit, Kopfdruck, Übelkeit.

KI: Schwere Verwirrtheitszustände, schwere Nierenfunktionsstörungen, Epilepsie.

WW: Wirkverstärkung mit Amantadin, Neuroleptika, Antiparkinsonmitteln, Anticholinergika. Wirkung von Dantrolen, Baclofen modifiziert.

P: * Memantine (Axura®): 10–30 mg/d (zu Beginn 5 mg, wöchentlich steigern).

Mutterkornalkaloide

Dihydroergotoxin ist ein Gemisch aus Dihydroergocornin, Dihydroergocristin, Dihydro-α-ergocryptin und Dihydro-β-ergocryptin im Verhältnis von 3:3:2:1. Die Durchblutung wird durch α-Sympatholyse und Hemmung der Adrenalin-induzierten Thrombozytenaggregation verbessert.

Nicergolin ist ein halbsynthetisches Ergoalkaloid, das seine Wirkung wahrscheinlich über eine Aktivierung des zerebralen Energiestoffwechsels und zentrale α-adrenolytische Effekte entfaltet. Der durchblutungsfördernde Effekt könnte v. a. bei vaskulärer Demenz einen positiven Einfluss haben.

Zugelassen bei Hirnleistungsstörungen mit Antriebs-, Konzentrations- und Gedächtnisverlust unterschiedlicher Genese.

Individuelle Dosierung, einschleichend wegen Orthostase. Einnahme vor den Mahlzeiten.

NW: Hypotonie, Schwindel, GI-Beschwerden, Schlafstörungen, Bradykardie, Verstärkung pektanginöser Beschwerden, Parästhesien, periphere Mangeldurchblutung.

KI: Überempfindlichkeit gegen Mutterkornalkaloide, frischer Herzinfarkt, akute Blutungen, schwere Bradykardie, Kollapsgefahr.

WW: Wirkverstärkung mit anderen Mutterkornalkaloiden (Ergotismus), Antihypertonika, Thrombozytenaggregationshemmern.

P: * Nicergolin (Sermion®): 20–30(–60) mg/d, verteilt auf 2–3 Einzeldosen; * Dihydroergotoxin (Hydergin®) 3–10 mg/d, in Einzeldosen von max. 5 mg Retardpräparate 1–2-mal täglich.

Ginkgo-biloba-Extrakt

Trockenextrakt (35–67:1) aus Ginkgo-biloba-Blättern, extrahiert mit Aceton-Wasser (Egb 761). Förderung der Durchblutung, vorzugsweise im Bereich der Mikrozirkulation, diskutiert wird auch eine Hemmung der altersbedingten Reduktion von muskarinergen Cholinozeptoren und α2-Adrenozeptoren sowie Förderung der Cholinaufnahme im Hippocampus.

Zugelassen bei Hirnleistungsstörungen mit Antriebs-, Konzentrations- und Gedächtnisverlust unterschiedlicher Genese.

NW: Magenbeschwerden, Kopfschmerzen, allergische Reaktionen, Förderung der Blutungsneigung.

KI: Überempfindlichkeit gegen Ginkgo-biloba-Extrakte.

WW: Wirkungsverstärkung von Thrombozytenaggregetionshemmern und Antikoagulantien möglich.

P: Ginkgo-Extrakt (Tebonin®): 2–3 × 60–80 mg.

Nimodipin

Stabilisierung der Calciumhomöostase durch Calcium-Kanal-Blockade bedingt antiexzitatorischen Effekt. Zugelassen bei Hirnleistungsstörungen mit Antriebs-, Konzentrations- und Gedächtnisverlust.

NW: Kopfschmerzen, Flush, Übelkeit, Wärmegefühl, Arrhythmien, Hypotonie, Schwindel, GI-Störungen, Ödeme, Schlaflosigkeit, Unruhe, Erregung, Schwitzen, Gingivahyperplasie. In Einzelfällen Ileus, Thrombozytopenie, Hyperkinesie, Depression.

KI: Schwere Einschränkung der Leber- oder Nierenfunktion (glomeruläre Filtrationsrate < 20 mL/Min.), ausgeprägte Hypotonie (Systole < 90 mmHg).

WW: Azole, Cimetidin, Valproat und andere Hemmstoffe des Cytochrom-P450-Isoenzyms 3A4 erhöhen die Blutspiegel von Nimodipin, enzymiduzierende Antiepileptika, wie Carbamazepin, Phenobarbital, Rifampicin, Grapefruitsaft oder Phenytoin erniedrigen sie.

P: * Nimodipin (Nimotop®): 3 × 30 mg (einschleichend).

Piracetam, Pyritinol

Als Wirkmechanismus werden die Beeinflussung des Energiestoffwechsels, der zentralen Neurotransmission oder der Membranfluidität diskutiert. Eine antidementive Wirkung konnte bisher nicht sicher bewiesen werden. Zugelassen bei Hirnleistungsstörungen mit Antriebs-, Konzentrations- und Gedächtnisverlust unterschiedlicher Genese.

Die Nebenwirkungen von Pyritinol sind bei Patienten mit chronischer Polyarthritis stärker ausgeprägt. Die Dosis von Piracetam muss bei Niereninsuffizienz angepasst werden.

NW Piracetam: Unruhe, Aggressivität, sexuelle Stimulation, GI-Störungen, Gewichtszunahme, Blutdruckveränderungen, allergische Reaktionen, erniedrigte Krampfschwelle.

NW Pyritinol: Hautveränderungen, Juckreiz, GI-Störungen, Temperaturanstieg; Schlafstörungen, Störungen des Geschmacksempfindens, Stomatitis, Leberfunktionsstörungen, Proteinurie. Selten Appetitverlust, erhöhte Erregbarkeit, Kopfschmerzen, Müdigkeit, Haarausfall, Störungen der Hämatopoese mit Eosinophilie, Thrombopenie, Leukopenie, Nagelablösung, Dyspnoe, myasthenische Symptome, Parästhesien, Polymyositis, Hämaturie.

KI: Überempfindlichkeit gegen Piracetam, Pyritinol, D-Penicillamin (Thiol-Gruppe analog zu Pyritinol). Relativ: schwere Nieren- oder Leberschäden. Pyritinol: Erkrankungen des hämatopoetischen Systems, Autoimmunerkrankungen.

WW: Wirkverstärkung mit anderen zentral wirksamen Substanzen und Schilddrüsenhormonen (Piracetam); Verstärkung der Nebenwirkungen von Basisantirheumatika (Pyritinol).

P: * Piracetam (Normabrain®): 3 × 800–1600 mg; Pyritinol (Encephabol®): 2–3 × 200–300 mg.

Unterstützung in der Selbstmedikation

Vitamin E

In frühem Stadium v. a. vaskulär bedingter Demenz: Die antioxidative Wirkung soll atherosklerotischen Gefäßveränderungen vorbeugen und neuroprotektiv wirken.

Die Wirksamkeit ist bisher nicht sicher belegt. Zur verbesserten Aufnahme Einnahme zusammen mit fettreicher Nahrung oder in Kombination mit 500 mg Vitamin C.

NW: Muskelschwäche, Müdigkeit, Kopfschmerzen, GI-Störungen. Bei hohen Dosen und langer Anwendung Thrombophlebitis, Urticaria, erhöhte Serumkreatininwerte, Sehstörungen, Hypertonie, Gynäkomastie, Störungen des Glukose- und Calciumstoffwechsels, Verminderung der Schilddrüsenhormone, vermehrte renale Steroidausscheidung.

P: Optovit®, Eusovit®: 300–800 mg.

Häufige therapiebezogene Probleme

- Zu hohe Erwartung an das Antidementivum: Erreicht wird maximal eine Verlangsamung des Fortschreitens der Erkrankung.
- Regelmäßige Einnahme muss sichergestellt sein (Pflege, Angehörige).
- Angehörige müssen im Umgang mit dem Patienten geschult werden: der Patient sollte so lang wie möglich die vorhandenen Fähigkeiten selbstständig ausführen.
- Frühzeitige Organisation der Pflege (Entlastung der Angehörigen).
- Verwirrtheitszustand alter Menschen oft bedingt durch Austrocknen oder Vitamin-B_{12}-Mangel.

Literatur

Arzneimittelkommission der deutschen Ärzteschaft (Hrsg.): Arzneiverordnung in der Praxis. Therapieempfehlungen zur Behandlung von Demenz. 2. Aufl. 2001.

Benkert, O., Hippius, H.: Kompendium der Psychiatrischen Pharmakotherapie. 2. Aufl. Springer, Berlin, Heidelberg 2000.

Deutsche Gesellschaft für Psychiatrie, Psychotherapie und Nervenheilkunde (DGPPN) (Hrsg.): Praxisleitlinien in Psychiatrie und Psychotherapie. Band 3: Behandlungsleitlinie Demenz. Steinkopff, Darmstadt 2000.

Fox, J.: Therapie mit Antidementiellen Arzneimitteln und Nootropika. Aus: Fox, J., Rüther E. (Hrsg.): Handbuch der Arzneimitteltherapie Band I. (Psychopharmaka). Thieme, Stuttgart 1998.

BPI (Hrsg.): FachInfo. Fachinformationsverzeichnis Deutschland (einschließlich EU-Zulassungen) CD-Version. Satz-Rechen-Zentrum Berlin, 2001/4.

Internetadressen

www.akdae.de/Homepage/THERAPIE/Aktuell/Demenz2001.pdf: Therapieempfehlungen zur Behandlung der Demenz der Arzneimittelkommission der deutschen Ärzteschaft

www.alzheimerforum.de

www.bpe.berlinet.de

www.dgppn.de

www.psychiatrie.de

Therapieschema Demenz

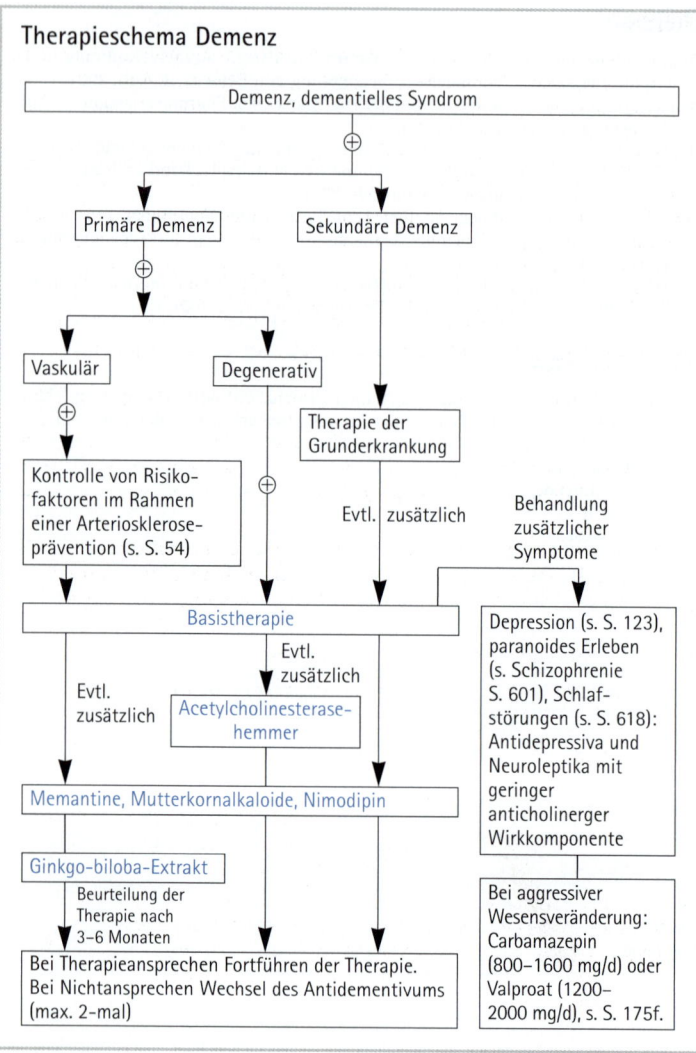

Depression

Symptome

Melancholie, Schwermut; spezielle Form der affektiven Störung. Etwa 10–20% aller Patienten einer Allgemeinarztpraxis werden einmal in ihrem Leben von einer behandlungsbedürftigen Depression betroffen. (Einteilung der Symptome s. Tab. 13.1).

Die Krankheit verläuft in 50 bis > 80% der Fälle in mehreren Phasen (Dauer einer depressiven Phase bis zu mehreren Monaten). Bei einer bipolaren Störung treten neben depressiven auch manische Phasen auf, wobei eine Manie gekennzeichnet ist durch situationsunpassend gehobene Stimmung, Heiterkeit und oft unkontrollierbare Erregung, vermehrten Antrieb, vermindertes Schlafbedürfnis, Rededrang, Überaktivität und Selbstüberschätzung. Nur selten kommt eine andauernde depressive Verstimmung (Dysthymie) vor. Zur Einteilung nach entsprechenden Symptomen siehe Tab. 13.2.

Spezielle Formen:

- Wahnhafte Depression: Zusätzliches Auftreten von Wahnideen, z. B. Ideen von Versündigung, bevorstehenden Katastrophen oder Verarmung, Halluzinationen, z. B. anklagenden Stimmen, oder depressivem Stupor.
- Saisonale Depression: Tritt vorwiegend in der lichtarmen Jahreszeit auf.
- Larvierte Depression: Depression drückt sich allein durch körperliche Beschwerden aus, denen keine somatische Ursache zugrunde liegt.

Tab. 13.1: Einteilung der Symptome der Depression

Hauptsymptome	Depressive Verstimmung und Freudlosigkeit, Interessenverlust, verminderter Antrieb
Zusatzsymptome	Gehemmtes Denken, verminderte Konzentration und Aufmerksamkeit, vermindertes Selbstwertgefühl und Selbstvertrauen, Gefühle von Schuld und Wertlosigkeit, negative Zukunftsperspektiven, Suizidgedanken oder -handlungen, Appetitlosigkeit, Schlafstörungen
Somatische Symptome (Somatisches Syndrom bei Vorliegen von mind. 4 Symptomen)	Interessenverlust, emotionale Indifferenz, frühmorgendliches Erwachen, Morgentief, psychomotorische Hemmung oder Agitiertheit, Appetitverlust, Gewichtsverlust, Libidoverlust

Tab. 13.2: Einteilung nach Vorliegen entsprechender Symptomkomplexe

Unipolar depressive Störung	Leicht	2 Hauptsymptome, 2 Zusatzsymptome, länger als 2 Wochen	Mit oder ohne somatischem Syndrom
	Mittelgradig	2 Hauptsymptome, 3–4 Zusatzsymptome, länger als 2 Wochen	Mit oder ohne somatischem Syndrom
	Schwer	3 Hauptsymptome, mind. 4 Zusatzsymptome, länger als 2 Wochen	Mit oder ohne psychotischen Symptomen
	Dysthymie	Dauerhafte milde Depression, länger als 2 Jahre	
Bipolar depressive Störung	Leicht – mittelgradig	Symptomatik analog unipolarer Depression, manische Phase in der Anamnese	Mit oder ohne somatischem Syndrom
	Schwer	Symptomatik analog unipolarer Depression, manische Phase in der Anamnese	Mit oder ohne psychotischen Symptomen
	Zyklothymie	Stimmungsschwankungen zwischen leicht gehobener und leicht gedrückter Stimmung, länger als 2 Jahre	

Folge der unbehandelten Krankheit: Ist eine starke psychosoziale und physische Beeinträchtigung und eine im Vergleich zu Gesunden 100-fach erhöhte Mortalität durch Suizid.

Ursachen

Nach heutigem Wissenstand geht man von einem Zusammenspiel mehrerer Faktoren aus, die im Sinne eines Vulnerabilitäts-Stress-Modells zur manifesten Depression führen. Auf diesen Einflussfaktoren begründete sich die traditionelle alte Einteilung der Depression:

■ Organisch: in Begleitung von z.B. Epilepsie, Morbus Parkinson, Hirntraumata, Enzephalitiden, Lues, Toxoplasmose, Borreliose, AIDS, Störungen des Schilddrüsen- oder Cortisolhaushaltes, kardiovaskulärer Erkrankungen, postoperativer Zustände, Tumoren, chronischer Hg-, CO- oder Alkoholintoxikationen.

- Pharmakogen: durch depressiogene Medikation, z. B. β-Rezeptorantagonisten, Clonidin, L-Dopa, Glucocorticoide, Gestagene, Opiate, Tuberkulostatika, Interferone, Neuroleptika, Barbiturate, CSE-Hemmer.
- Endogen: genetische Disposition, im einzelnen unbekannt. Auslöser sind meist belastende Lebensereignisse wie bei der reaktiven Depression.
- Reaktiv: psychogene oder biologische Stressfaktoren, belastende Lebensereignisse, wie Trennungs- und Verlusterlebnisse, insbesondere Todesfälle, angstbesetzte neue Lebensabschnitte, z. B. Umzug, Heirat, beruflicher Neubeginn, Ruhestand, oder Erschöpfung nach chronischer psychophysischer Anspannung, Folter, schwere körperliche Erkrankung, Wochenbett.
- Neurotisch: Entwicklung eines depressiven Reaktionsmusters aufgrund frühkindlicher Trennungs- und Verlusterfahrung, „erlernte Hilflosigkeit", Entwicklung bestimmter Persönlichkeitsstrukturen (z. B. zwanghaft, abhängig). Auslöser sind meist belastende Lebensereignisse wie bei der reaktiven Depression.

Das biochemische Korrelat des veränderten Erlebens findet sich in einer Störung des zentralen Neurotransmitterstoffwechsels mit veränderten Transmitterkonzentrationen und Rezeptorsensibilitäten. Betroffen sind Noradrenalin und Serotonin.

Behandlungsindikation und Behandlungsziele

Diagnosestellung: Es erfolgt eine Abgrenzung zu anderen psychiatrischen Erkrankungen (z. B. Angsterkrankungen s. S. 43, Schizophrenie s. S. 601) oder organisch bedingter Depression durch eine körperliche und neurologische Untersuchung, Blutbild, BSG, Leber- und Nierenwerte, TSH, T3, T4; fakultativ bildgebende Verfahren, Tests auf Infektionskrankheiten, Medikamentenanamnese, EEG, EKG.

Behandlungsindikation: Besteht grundsätzlich bei jedem zuverlässig diagnostizierten depressiven Syndrom wegen der Beeinträchtigung des beruflichen oder des sozialen Alltags und der Gefahr einer Chronifizierung.

Therapieziele:

- Akutphase: Sofortbehandlung von Angst, Unruhe, Schlafstörungen, mittelfristig Besserung von Stimmung und Antrieb durch pharmakologische und psychotherapeutische Verfahren; Suizidprävention; Einleitung soziotherapeutischer Maßnahmen,

- Erhaltungstherapie: Verhinderung eines Rückfalls nach erfolgter Remission durch Sicherung der Therapiecompliance,
- Sekundärprophylaxe weiterer Rezidive (evtl. lebenslang) durch Aufrechterhalten der Arzt-Patienten-Beziehung und Frühintervention bei Rezidiven.

Basistherapie

- Aufbau einer Arzt-Patienten-Beziehung, Begleitung des Patienten durch regelmäßige therapiebegleitende Beratungsgespräche mit empathisch stützender Gesprächshaltung zur Förderung der Patientencompliance.
- Erstellung eines individuellen Gesamtbehandlungsplanes, der Pharmakotherapie, Psychotherapie und andere Therapieverfahren kombiniert.
- Alltagsstrukturierung mit Regelung des Ruhe-/Aktivitätsrhythmus und Stressvermeidung.
- Psychoedukation, ggf. unter Einbeziehung des sozialen Umfelds.
- Körperliche Aktivierung, z.B. Joggen, Walking, Schwimmen, Rad Fahren.
- Ggf. Maßnahmen zur Prävention von Suizidversuchen.

Somatische Behandlungsverfahren

- **Lichttherapie** bei sog. saisonaler Depression: Lichtbad, Sonnenbad oder Anwendung einer künstlichen Lichtquelle von 2500 Lux in einem Abstand von ca. 1,5 m, 2 × täglich für je eine Stunde über 1–2 Wochen.
- **Schlafentzug**, ambulant oder stationär durchgeführter Schlafentzug; Patient wird eine ganze Nacht lang wach gehalten und darf erst wieder am nächsten Abend schlafen. 1–2-mal wöchentlich als unterstützende Maßnahme. Anwendung bei ausgeprägtem Morgentief, begrenzte Wirksamkeit über wenige Tage.
- **Elektrokrampftherapie** – Durch Anwendung von elektrischem Strom werden in Narkose und unter Muskelrelaxation generalisierte Krampfanfälle erzeugt. Serie von 6–12 Einzelbehandlungen in Abständen von 2–3 Tagen. Anwendung bei schwerer, lebensbedrohlicher Depression (depressiver Stupor, wahnhafte Depression, Nahrungsverweigerung, nicht anders zu beherrschende Suizidalität), Therapieresistenz oder Unverträglichkeit der Pharmakotherapie wegen schwerer internistischer Begleiterkrankungen.

▓ **Kognitive Verhaltenstherapie:** Korrektur negativer kognitiver Denk-
schemata durch Umlernen, strukturierte problem- und zielorientierte
Therapie in 25–40 Einzel- oder Gruppensitzungen. Förderung der
Selbstsicherheit und sozialer Kompetenz, v. a. in Bezug auf spezielle All-
tagsprobleme des Patienten. Therapiewirkung hält auch nach Abschluss
der Therapie noch einige Monate bis Jahre an.

▓ **Interpersonelle Therapie:** Lösungsorientierte Aufarbeitung interperso-
neller Probleme, die als Auslöser der Depression fungieren.

▓ **Entspannungsverfahren** z. B. progressive Muskelrelaxation, autogenes
Training.

Anwendung vor allem bei leichter Depression, biographisch fassbaren Aus-
lösern und unterstützend bei chronischem Verlauf, Erhaltungstherapie und
Rezidivprophylaxe.

Arzneitherapie

Beeinflussung des Neurotransmitterstoffwechsels, Erhöhung der Monoa-
min- bzw. spezifisch der Serotoninkonzentration an zentralen Synapsen
(Trizyklische Antidepressiva und Monoaminoxidasehemmer bzw. spezifische Serotoninwiederaufnahmehemmer).

Die Auswahl des Antidepressivums orientiert sich, neben Abwägung der
Nebenwirkungen und Kontraindikationen, zunächst am klinischem Bild (s.
Tab. 13.3).

Antriebssteigernder Effekt, Sedierung und Nebenwirkungen setzen im
Gegensatz zur antidepressiven Wirkung sofort ein und sind vor allem zu
Behandlungsbeginn stärker ausgeprägt.

Allgemeine Dosierungsrichtlinien:

▓ **Akuttherapie:** Dosierung evtl. einschleichend innerhalb einer Woche.
Verzögerter Wirkungseintritt: frühestens nach 21 Tagen Beurteilung des
Therapieerfolgs möglich. Volle Wirkung erst nach 6–8 Wochen.

▓ **Erhaltungstherapie:** Beibehalten der ursprünglich wirksamen antide-
pressiven/stimmungsstabilisierenden Therapie in gleicher Dosis für
mindestens 6 Monate, je nach Schweregrad und Verlauf, bei älteren Patienten mind. 12 Monate mit möglicher Dosisverringerung.

▓ **Rezidivprophylaxe:** Indiziert bei mehr als 2 depressiven Episoden in den
letzten 5 Jahren, insgesamt mehr als 5 depressiven Episoden oder bei
fortbestehenden Risikofaktoren für das Auftreten der Depression, Thera-

Tab. 13.3: Auswahl der Antidepressiva anhand des klinischen Bildes

	Ängstlich-agitiert	Gehemmt-depressiv
Substanzen	Amitriptylin Amitriptylinoxid Doxepin Maprotilin Mianserin Mirtazapin Nefazodon Trimipramin	Clomipramin Desipramin Dibenzepin Imipramin Moclobemid Nortriptylin Reboxetin SSRI Venlafaxin Viloxazin
Sedierung	Ausgeprägt	Gering oder fehlend
Erhöhte Suizidgefahr zu Therapiebeginn	Nein	Ja
Hauptdosis	Abends	Morgens

pie mit dem ursprünglich wirksamen Antidepressivum unter Beibehaltung der Dosis oder mit Lithium für mindestens 5 Jahre; Absetzversuch durch Ausschleichen über Monate.

Vorgehen bei Therapieresistenz:

- Dosiserhöhung, bei Trizyklika möglichst mit Kontrolle der Plasmaspiegel,
- Überprüfung der Diagnose,
- Suche nach weiteren sozialen Einflussfaktoren,
- Umstellung der Medikation auf ein Antidepressivum mit einem anderen Wirkprinzip,
- Kombination von Antidepressiva mit unterschiedlichen biochemischen Angriffspunkten,
- Wirkverstärkung durch Zugabe von Lithium oder L-Thyroxin,
- Elektrokrampftherapie.

Unter Therapie mit Antidepressiva sollte im Abstand von 3–6 Monaten Blutbild, Leber, Niere und EKG kontrolliert werden.

Allgemeine NW: Beeinflussung von Reaktionsfähigkeit, Blutdruck und Erregungsleitung des Herzens; erhöhtes Risiko epileptischer Anfälle, bei bipolarer affektiver Störung Gefahr des Umschlagens in eine Manie. Zu beobachten sind Blutbild, Leberwerte, EKG-Veränderungen, Blutdruck, Sexualfunktion.

Allgemeine KI: Intoxikationen, Delir, schwere Leber- und Nierenfunktionsstörungen, schwere kardiale Vorschädigung.

Allgemeine WW: Wirkverstärkung von Antidiabetika, Antikoagulantien und zentral dämpfenden Medikamenten, Beeinflussung der Wirkung von Antihypertensiva, je nach Rezeptorbindungsprofil additive Effekte mit serotonerger oder anticholinerger Medikation.

Tri- und tetrazyklische Antidepressiva (TZA)

Erhöhung der freien Konzentration von Noradrenalin und Serotonin im Gehirn durch Wiederaufnahmehemmung der Neurotransmitter aus dem synaptischen Spalt. Außerdem Blockade von H_1-, ACh- und α_1-Rezeptoren.

TZA haben eine geringe therapeutische Breite. Es empfiehlt sich eine einschleichende Dosierung über ca. 1 Woche bis zur wirksamen Dosis unter Beobachtung der Nebenwirkungen, besser unter Kontrolle der Plasmaspiegel durch Therapeutisches Drug Monitoring (TDM). Retardpräparate sind zu bevorzugen; Aufteilung der Tagesdosis auf 2–3 Einzeldosen.

NW: Müdigkeit, v.a. zu Beginn anticholinerge Nebenwirkungen, wie Mundtrockenheit, Obstipation, Schwindel, Orthostase, Harnverhalt, Akkomodationsstörungen. Gewichtszunahme, EKG-Veränderungen, Beeinflussung des Glucosestoffwechsels möglich. Mianserin: Granulozytopenie. Maprotilin: Blutbildveränderungen, erhöhtes Krampfrisiko.

KI: Akute Intoxikationen mit Alkohol, Psychopharmaka, Analgetika oder Hypnotika, Engwinkelglaukom, Harnverhalt, Pylorusstenose, Überleitungsstörungen im EKG, Delir.

Relative KI: Prostatahypertrophie, schwere Leber- und Nierenschäden, kardiale Vorschädigungen der Erregungsleitung, Kombination mit MAOI, Epilepsie (v.a. Maprotilin).

WW: Gegenseitige Wirkverstärkung mit zentral dämpfenden, anticholinerg wirksamen Pharmaka, Antikoagulantien, Antihypertensiva oder Antiarrhythmika; erhöhte Plasmaspiegel der TZA bei Gabe von Cimetidin, SSRI, Neuroleptika, Morphinanaloga oder Valproat möglich.

P: *Sedierende TZA*: ∗ Amitriptylin (Saroten®): 150 mg/d (stationär bis 300 mg); ∗ Amitriptylinoxid (Equilibrin®): 150 mg/d (stationär bis 300 mg); ∗ Doxepin (Aponal®): 150 mg/d (stationär bis 300 mg); ∗ Maprotilin (Ludiomil®): 75–150 mg/d; ∗ Mianserin (Tolvin®): 60–120 mg/d; ∗ Trimipramin (Stangyl®): 150 mg/d (bis 400 mg). *Gering sedierende TZA:* ∗ Clomipramin (Anafranil®): 150–225 mg/d; ∗ Desipramin (Pertofran®): 150 mg/d; ∗ Imipramin (Tofranil®): 150 mg/d (stationär bis 300 mg); ∗ Nortriptylin (Nortrilen®): 150 mg/d (stationär bis 300 mg).

Selektive Serotoninwiederaufnahmehemmer (SSRI)

Selektive Erhöhung der freien Konzentration von Serotonin im Gehirn durch Wiederaufnahmehemmung aus dem synaptischen Spalt. Wirkung initial antriebssteigernd, nach ca. 3–6 Wochen depressionslösend. Wirkstärke vergleichbar mit TZA.

Kein langsames Aufdosieren erforderlich, ggf. Steigerung der minimal wirksamen Dosis bei Nichtansprechen. Steady-state Plasmaspiegel nach 1 Woche erreicht, bei Fluoxetin wegen langer Halbwertszeit erst nach ca. 5 Wochen. Im Vergleich zu Trizyklika sicherer bei Überdosierung und mit günstigerem Nebenwirkungsprofil. Nachteil von Paroxetin, Fluoxetin und Fluvoxamin ist ihr Interaktionspotential durch Inhibition von Cytochrom-P450-Isoenzymen.

Wegen Antriebssteigerung einmal tägliche, morgentliche Gabe.

NW: Übelkeit und Erbrechen v. a. zu Therapiebeginn. Tremor, (innere) Unruhe, Schwindel, Schlafstörungen, Kopfschmerzen, Durchfall, Schwitzen, Ejakulationsverzögerungen.

KI: Behandlung mit Tranylcypromin in den letzten 2 Wochen oder aktuell mit Moclobemid oder Tryptophan, akute Intoxikationen mit Alkohol, Psychopharmaka, Analgetika oder Hypnotika.
Relative KI: Suizidalität, schwere Leber- und Nierenschäden, erhöhte Krampfbereitschaft.

WW: Erhöhte Gefahr serotonerger NW bis hin zum Serotoninsyndrom bei Kombination mit MAOI, Tryptophan, Triptanen, Fenfluramin oder Lithium. Verstärkte Blutzuckersenkung durch orale Antidiabetika. Durch Hemmung von Cytochrom-P-450-Isoenzymen in der Leber Anstieg der Plasmaspiegel mit verstärkter Wirkung bestimmter Benzodiazepine und Valproat (Fluoxetin), trizyklischer Antidepressiva, Neuroleptika und Antiarrhythmika (Paroxetin, Fluoxetin), Clozapin, Theophyllin und Antikoagulantien (Fluvoxamin). Paroxetinspiegel erhöht bei Kombination mit Cimetidin, Metoprolol, Cisaprid.

P: ∗ Citalopram (Cipramil®): 20–60 mg/d; ∗ Fluoxetin (Fluctin®): 20–80 mg/d; ∗ Fluvoxamin (Fevarin®): 50–100 mg/d; ∗ Paroxetin (Seroxat®): 20–50 mg/d; ∗ Sertralin (Zoloft®): 50–100 mg/d.

Monoaminooxidaseinhibitoren (MAOI)

Erhöhung der freien Konzentration von Monoaminen im Gehirn durch Hemmung deren Abbaus. Tranylcypromin: irreversible Hemmung der MAO-A (Abbau von Serotonin und Noradrenalin) und MAO-B (Abbau von Dopamin und Tyramin); Moclobemid: reversible MAO-A-Hemmung.

Behandlung v. a. therapieresistenter, atypischer Depressionen.

Tranylcypromin: Einschleichende Dosierung wegen Orthostase. Tyramin-arme Diät mit Verzicht auf getrocknetes Obst, haltbar gemachtes Fleisch, Fischkonserven, Hefeextrakte, Sojaprodukte, gealterten Käse, da durch die irreversible Hemmung beider MAO-Isoenzyme die Gefahr einer hypertensiven Krise bei Zufuhr von Tyramin durch die Nahrung besteht.

NW: Bei Therapiebeginn häufig Orthostase mit Schwindel und Übelkeit, Schlafstörungen, innere Unruhe, Tremor. Selten Gewichtsveränderungen, Blutbildveränderungen, Ödeme.

KI: Akute Intoxikationen mit Alkohol, Psychopharmaka, Analgetika oder Hypnotika, Delir, Phäochromozytom, Selegilin-Gabe.
Tranylcypromin: Behandlung mit SSRI, Clomipramin, Venlafaxin.
Relative KI: Thyreotoxikose, schwere Leber – und Nierenschäden, maligne Hyperthermie oder Hypertonie, Porphyrie, Diabetes insipidus, vaskuläre Erkrankungen des Herzens oder Gehirns.

WW: Verstärkung des serotonergen Effektes bis hin zum Serotoninsyndrom (Tremor, Kreislaufdysregulation, Übelkeit, Hyperthermie, Agitation, Krampfanfälle) bei gleichzeitiger Gabe anderer Antidepressiva mit serotonerger Wirkkomponente (v. a. SSRI, Clomipramin, Venlafaxin) und Triptanen möglich. Erhöhte Plasmaspiegel von Moclobemid bei Kombination mit Cimetidin. Tranylcypromin: Gefahr einer hypertensive Krise bei gleichzeitiger Einnahme von Tyramin (s. o.) oder Sympathomimetika; Wirkverstärkung von Dopamin, L-Dopa, Sulfonylharnstoffen, Insulin, Opiaten (Pethidin), Bupropion.

Wartezeit bei Umstellung von Antidepressiva mit ausgeprägter serotonerger Wirkkomponente auf Tranylcypromin 2 Wochen, (Fluoxetin 5 Wochen),
umgekehrt Wartezeit bei Moclobemid 1–2 Tage, Tranylcypromin 2 Wochen.

P: *Gering sedierende Antidepressiva*: * Moclobemid (Aurorix®): 2 × 150–
300 mg (> 450 mg/Tag bessere Wirkstärke); * Tranylcypromin (Jatrosom®):
1–3 × 10 mg (stationär bis 60 mg).

Neuere Antidepressiva

Im Vergleich zu TZA sind neuere Antidepressiva (s. Tab. 13.4) sicherer bei
Überdosierung und haben ein günstigeres Nebenwirkungsprofil (geringere
Kardiotoxizität, geringere anticholinerge NW). Die Aufdosierungsphase ist
kürzer (schrittweise in 3–5 Tagen). Ausschleichend absetzen. Aufteilung
der Tagesdosis auf 2–3 Einzeldosen.

P: * Mirtazapin (Remergil®): 30–45 mg/d (Hauptdosis abends); * Nefazodon
(Nefadar®): 400 mg/d (max. 600 mg); * Reboxetin (Edronax®): 2 × 2–4 mg/d
(max. 12 mg); * Venlafaxin (Trevilor®): 150– max. 375 mg/d; * Viloxazin
(Vivalan®): 2–3 × 100 mg (max. 500 mg/d).

Lithium

Zur Behandlung der Manie und zur Phasenprophylaxe manischer und depressiver Episoden. Additiver Einsatz in niedriger Dosierung zur sog. Augmentierung bei therapieresistenter Depression, Schizophrenie, Angst oder
Zwangsstörung.

Wirkmechanismus nicht eindeutig geklärt, u. a. Beeinflussung der Signaltransduktion (Inositolphosphatasen, Adenylatcyclasen, G-Proteine) und
Neurotransmission. Phasenprophylaxe und antimanischer Effekt gut belegt; verlangsamt zirkadiane Rhythmen, serotonerge Wirkkomponente.

Dosierung nach Blutspiegel wegen enger therapeutischer Breite. Akuttherapie: Therapeutische Plasmakonzentrationen (TPK) von 0,8–
1,2 mmol/L, zur Rezidivprophylaxe: 0,4–0,6 mmol/L, Intoxikationen ab ca.
1,6 mmol/L (Referenzbereiche beziehen sich auf den Blutspiegel im Fließgleichgewicht, 12 h nach der letzten Medikamentengabe). Die Hauptdosis
sollte abends gegeben werden (Verschlafen von NW), Retardpräparate sind
zu bevorzugen. Plötzliches Absetzen wegen eines erhöhten Risikos einer
Manie vermeiden. Nebenwirkungen treten vor allem zu Behandlungsbeginn auf.

Tab. 13.4: Neuere Antidepressiva

	Wirkmechanismus	Klinische Wirkung	Wichtigste NW	Spezielle KI	Spezielle WW
Mirtazapin	Präsynaptisch α$_2$-Blockade; Blockade von 5-HT$_{2/3}$ führt zu verstärkter Serotoninfreisetzung über 5-HT$_1$.	Sedierend über H$_1$-Blockade	Müdigkeit, Mundtrockenheit, Gewichtszunahme, Orthostase, Blutbildveränderung, Transaminasenanstieg	Leukopenie, Kombination mit MAOI	Verstärkung anticholinerger Wirkkomponente
Nefazodon	5-HT-Wiederaufnahmehemmung; Blockade von 5-HT$_{2/3}$ führt zu verstärkter Serotoninfreisetzung über 5-HT$_1$.	Sedierend	Müdigkeit, Orthostase, Schwindel, Obstipation, Sehstörungen, Übelkeit, Asthenie, Mundtrockenheit, Leberfunktionsstörungen	Kombination mit MAOI, Terfenadin, Astemizol, Cisaprid	Wirkverstärkung von CYP3A4-Substraten (z. B. Azole, Statine, Terfenadin, Astemizol, Makrolide) oder durch Verdrängung aus der Plasmaeiweißbindung z. B. von Alprazolam, Warfarin, Digoxin
Reboxetin	NA-Wiederaufnahmehemmung	Nicht-sedierende antidepressive Wirkung	Mundtrockenheit, Orthostase, innere Unruhe, Tachykardie, Miktionsbeschwerden, Schwitzen	S. allg. KI	Wirkverstärkung mit Antihypertensiva und Ergotaminen, nicht Kalium-sparenden Diuretika; veränderter Metabolismus in Kombination mit Inhibitoren und Induktoren von CYP3A4
Venlafaxin	Niedrige Dosis: 5-HT-Wiederaufnahmehemmung, bei Dosissteigerung auch NA- (und DA-) Wiederaufnahmehemmung	Nicht-sedierende antidepressive Wirkung	Übelkeit, innere Unruhe, Gähnen, Schwindel, Schwitzen, Blutdruckanstieg, sexuelle Funktionsstörungen, erhöhtes Cholesterin	Kombination mit MAOI oder Tryptophan	Erhöhte Blutspiegel von Haloperidol, Risperidon, Clozapin; Wirkverstärkung von Antikoagulantien
Viloxazin	NA-Wiederaufnahmehemmung	Nicht-sedierende antidepressive Wirkung	Kopfschmerzen, Schlafstörungen, Tachykardie, Agitation, Übelkeit, Obstipation, Miktionsstörungen	S. allg. KI	Wirkverstärkung von Carbamazepin, Phenytoin, Warfarin, Theophyllin, L-Dopa möglich; Wirkungsminderung von Clonidin möglich

Während der Behandlung nach Dosiseinstellung alle 3 Monate Kontrolle des Blutspiegels, Kreatinin, Halsumfang; jährlich Schilddrüsendiagnostik, EKG, EEG, Elektrolyte, Nierenfunktion. Auf ausreichende und konstante Flüssigkeits- und Elektrolytzufuhr achten.

NW: Häufige NW sind Tremor, kognitive Störungen, Polyurie, Durst, Gewichtszunahme, Übelkeit, Diarrhoe, Struma, TSH-Anstieg, Leukozytosen. Seltene NW sind Müdigkeit, Muskelschwäche, Nierenfunktionsstörungen, Ödeme, Hypothyreose, EKG-Veränderungen.

KI: Als absolute KI gilt schwere Nierenfunktionsstörungen, schwere Herz-Kreislauf-Erkrankungen, Störungen des Natriumhaushaltes.

Relative KI: Hypothyreose, Psoriasis, Morbus Parkinson, Myastenia gravis, Krampfleiden, Arrhythmie, myelotische Leukämie, Krankheiten, die zu Nierenfunktionsstörungen führen können.

WW: Zu erhöhten Lithiumblutspiegeln führt die Kombination mit ACE-Hemmern, Diuretika, NSAR (außer ASS), starkes Schwitzen, Salz- und Flüssigkeitsverlust, Fieber, nephrotoxische Substanzen. Erhöhte Neurotoxizität in Kombination mit Neuroleptika, Carbamazepin, Phenytoin, Calciumantagonisten vom Diltiazem- oder Verapamiltyp. Wirkverstärkung von Thyreostatika, Muskelrelaxantien, Herzglykosiden. Wirkverlust von Sympathomimetika und Clonidin. Erhöhtes Risiko für NW bei Kombination mit serotonergen Substanzen.

P: * Lithiumcarbonat (Quilonum retard®): 1–3 × 225–450 mg (Blutspiegelkontrolle).

Carbamazepin, Valproat

Carbamazepin ist zur Phasenprophylaxe bipolarer Störungen zugelassen, wenn Lithium nicht gegeben werden kann. Valproat hat derzeit noch keine Zulassung in dieser Indikation, wird aber wegen der besseren Verträglichkeit bei gleicher Wirksamkeit immer häufiger eingesetzt. Beide Substanzen werden auch zur Akutbehandlung bipolarer affektiver Störungen eingesetzt.

Verminderung der Reizweiterleitung im ZNS hauptsächlich durch Inaktivierung von Na-Kanälen mit Reduktion des Na-Einstroms (Carbamazepin) oder Verstärkung der GABA-ergen Transmission (Valproat).

Einschleichend aufdosieren unter Blutspiegelkontrolle, die therapeutische Plasmakonzentration (TPK) wurde analog zur antiepileptischen Therapie festgesetzt (zur Behandlung der Manie im oberen Bereich, zur Phasen-prophylaxe im unteren Bereich): Carbamazepin 4–12 µg/mL, Valproat 50–100 µg/mL. Wegen Enzyminduktion kommt es in den ersten Wochen zu einem Abfall der Carbamazepinplasmaspiegel. Retardpräparate bevorzugen. Vor allem zu Therapiebeginn engmaschig Blutbild und Leberwerte kontrollieren, bei Valproat auch Pankreasenzyme.

NW: Müdigkeit, Benommenheit, Übelkeit, Ataxie, Blutbildveränderungen, allergische Hautveränderungen, Hepatotoxizität. Halluzinationen und Bewusstseinsstörungen bei Überdosierung. Carbamazepin: Sehstörungen, allergische Reaktionen bis zum Lyell- oder Stevens-Johnson-Syndrom, Sinusarrhythmie. Valproat: Hyperammonämie, Gewichtsveränderungen, Haarausfall, Tremor, Parästhesien, Pankreatitis.

KI: Leberfunktionsstörungen, Porphyrie, Knochenmarksschädigungen, schwere Blutbildveränderungen, bekannte Substanzunverträglichkeit. Valproat: Pankreasfunktionsstörungen, Gerinnungsstörungen, Niereninsuffizienz, Lupus erythematodes. Carbamazepin: kardiale Überleitungsstörungen, Imipraminunverträglichkeit.

WW Carbamazepin: Verminderte Wirksamkeit durch Induktion des Abbaus von Alprazolam, Clobazam, Clonazepam, Ethosuximid, Neuroleptika, Methadon, Phenobarbital, trizyklische Antidepressiva, Valproat, Antikoagulantien, Ciclosporin, Doxycyclin, Corticoide, Kontrazeptiva, Mebendazol, Muskelrelaxantien, Theophyllin. Erhöhte Toxizität von Carbamazepin durch Enzyminhibition durch Fluoxetin, Fluvoxamin, Cimetidin, Dextropropoxyphen, Isoniazid, Ca-Antagonisten vom Verapamil- oder Diltiazem-Typ, Makrolidantibiotika, Terfenadin, Desipramin. Erhöhte Neurotoxizität bei Kombination mit Lithium (Carbamazepinspiegel sollte 8 µg/mL nicht überschreiten).

WW Valproat: Erhöhte Valproatplasmakonzentration bei Kombination mit Cimetidin, Makrolidantibiotika, ASS, Fluoxetin, Fluvoxamin, Phenothiazine. Erhöhte Wirksamkeit von Diazepam, Carbamazepin, Lamotrigin, Antikoagulantien, Lithium, Phenobarital, Felbamat. Verminderte Valproatplasmakonzentration bei Kombination mit Phenytoin, Carbamazepin, Mefloquin.

P: ∗ Carbamazepin (Tegretal ®): 2 × 400–800 mg (Dosierung nach Blutspiegel); ∗ Valproat (Ergenyl®): 2–3 × 600–700 mg (Dosierung nach Blutspiegel).

Unterstützung in der Selbstmedikation

Johanniskraut

Wirksam bei leichter bis mittelgradiger Depression. Wiederaufnahmehemmung von Noradrenalin, Serotonin, Dopamin, GABA und Glutamat. Als wirksames Prinzip wird Hyperforin diskutiert, der Extrakt enthält neben Hypericin weiterhin Flavonglykoside, die ebenfalls zur Wirkung beizutragen scheinen.

Die Einnahme erfolgt über einen längeren Zeitraum, die Wirkung tritt nach ca. 4 Wochen ein. Ausreichend hohe Dosierungen verwenden.

NW: Photosensibilität.

KI: Schwere Depression, hohe Lichtempfindlichkeit, Johanniskrautüberempfindlichkeit.

WW: Verminderte Plasmakonzentrationen von Ciclosporin, Indinavir, Kontrazeptiva, Cumarinen. Verdacht der Plasmaspiegelsenkung von Digoxin, Theophyllin, Amitriptylin durch Induktion von Cytochrom-P-450-Isoenzym 3A4 oder p-Glykoprotein.

P: Johanniskrautextrakt (Remotiv®): 2–4 × 250 mg.

Häufige therapiebezogene Probleme

- Die Wirklatenz von 3–6 Wochen kann als Wirklosigkeit fehlgedeutet werden, infolgedessen der Patient nicht mehr zur Pharmakotherapie zu motivieren ist.
- Unterdosierung durch Arzt oder Patient aus Angst vor Nebenwirkungen (anticholinerge Nebenwirkungen treten bei TZA bereits in subtherapeutischen Dosen, vor allem zu Behandlungsbeginn auf).
- Absetzen der Medikamente oder Dosisreduktion während der Erhaltungstherapie oder Rezidivprophylaxe führt zum Rückfall.
- Häufiger Einsatz von Psychopharmakakombinationen führt zu erhöhtem Risiko für Wechselwirkungen.
- Suizidversuch mit einer Überdosis Antidepressiva (Prävention durch Verordnung der kleinsten Packungsgröße trizyklischer Antidepressiva).

Literatur

Arzneimittelkommission der deutschen Ärzteschaft (Hrsg.): Arzneiverordnung in der Praxis. Therapieempfehlungen zur Behandlung von Depressionen. 2. Aufl. 2001.

Benkert, O., Hippius, H.: Kompendium der Psychiatrischen Pharmakotherapie. 2. Aufl. Springer, Berlin, Heidelberg 2000.

BPI: FachInfo. Fachinformationsverzeichnis Deutschland (einschließlich EU-Zulassungen) CD-Version. Satz-Rechen-Zentrum Berlin, 2001/4.

Deutsche Gesellschaft für Psychiatrie, Psychotherapie und Nervenheilkunde (DGPPN): Behandlungsleitlinie Affektive Erkrankungen. 1. Aufl. Steinkopff Verlag, Darmstadt 2000.

Dilling, H., Mombour, W., Schmidt, M.H. (Hrsg.): Internationale Klassifikation psychischer Störungen. 1. Aufl. Hans Huber, Bern, Göttingen, Toronto 1991.

Möller, H.-J., Laux, G., Deister, A.: Psychiatrie (Duale Reihe). Hippokrates-Verlag, Stuttgart 1996.

Nöldner, M.: Johanniskraut und Arzneimittelinteraktionen. Deutsche Apotheker Zeitung 141 (2001), H. 31, 43–46.

Internetadressen

www.akdae.de/Homepage/THERAPIE/Aktuell/Depress.pdf: Therapieempfehlungen zur Behandlung von Depressionen der Arzneimittelkommission der deutschen Ärzteschaft

www.bpe.berlinet.de

www.dgppn.de

www.kompetenznetz-depression.de

www.psychiatrie.de/diagnose/depress.htm

Therapieschema Depression

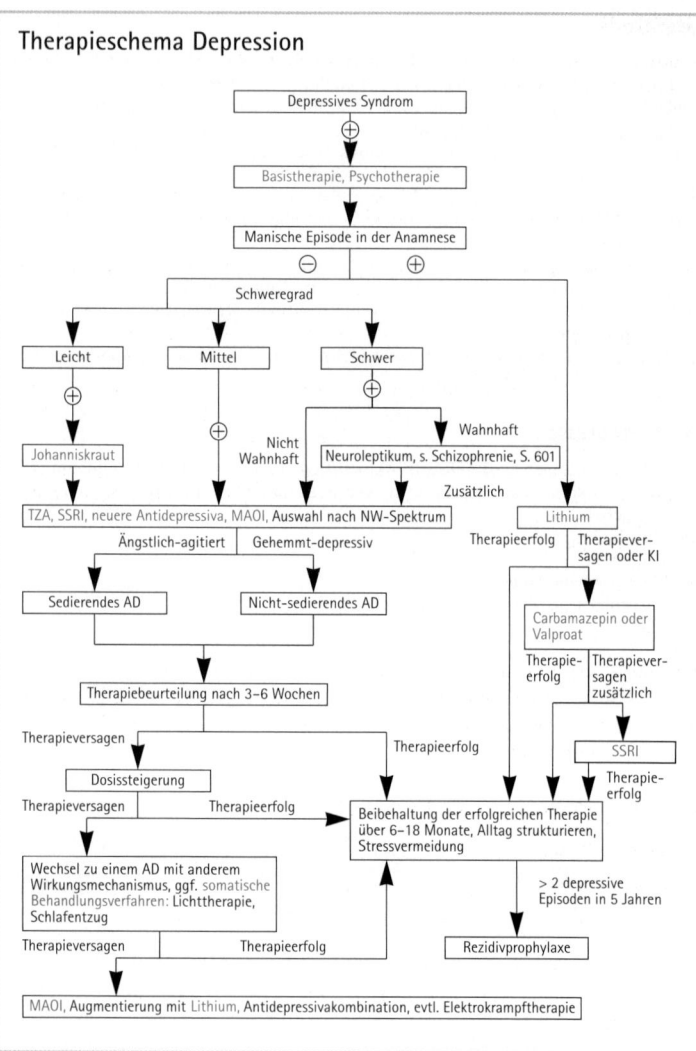

Diabetes mellitus Typ 1

Symptome

Synonym, frühere Bezeichnung: IDDM (Insulin-dependent diabetes mellitus, insulinabhängiger Diabetes mellitus, jugendlicher Diabetes).

Erhöhung des Blutzuckerspiegels, Zuckerausscheidung im Harn (Glykosurie ab Plasmazuckerspiegel > 160 mg/dL), vermehrter Durst (Polydipsie) und vermehrtes Wasserlassen (Polyurie), Gewichtsverlust, Leistungsminderung, Neigung zu Dermatosen (Pruritus, Ekzem), Wundheilungsstörungen. Bei Ketoazidose Ketongeruch der Ausatemluft, Verlangsamung der Bewegungen, akuter Bauchschmerz. Patienten meist < 40 Jahre, normal- bis leicht untergewichtig. Entwicklung der Krankheit innerhalb weniger Wochen.

Folgen der unbehandelten Krankheit: Erhöhung des Risikos für Fettstoffwechselstörungen und Hypertonie; Arteriosklerose und Folgeerkrankungen wie koronare Herzkrankheit, periphere Verschlusskrankheit, Zerebralsklerose. Mikro- und Makroangiopathien: Nierenversagen, Verlust der Sehfähigkeit, Erblindung, Potenzstörungen, Geschwüre und Gangrän am Fuß, Amputationen, Schwangerschaftskomplikationen. Diabetische Polyneuropathie: Missempfindungen, Taubheitsgefühl der Hände und Füße (s. Polyneuropathie S. 555). Erhöhtes Infektionsrisiko.

Extrem hohe Blutzuckerspiegel (meist > 500 mg/dL): diabetisches Koma, Bewusstlosigkeit, Tod.

Ursachen

Absoluter Insulinmangel aufgrund Zerstörung der β-Zellen des Pankreas durch Autoimmunerkrankung. Genetische und exogene Faktoren, als Auslöser werden Virusinfektionen diskutiert. Zum Vergleich von Diabetes mellitus Typ 1 und 2 siehe Tab. 14.1.

Behandlungsindikation und Behandlungsziele

Diagnosestellung:

- Klinische Symptome + Nüchternblutzucker > 110 mg/dL (> 6,1 mmol/L),
- klinische Symptome + Gelegenheitsblutzucker > 200 mg/dL (> 11,1 mmol/L),
- Nüchternblutzucker > 110 mg/dL bei mehr als 2 Messungen,
- Gelegenheitsblutzucker > 200 mg/dl (11,1 mmol/L) bei mehr als 2 Messungen.

Tab. 14.1: Diabetes mellitus Typ 1 und 2 im Vergleich

Typ	Häufig-keit	Ursache	Alter des Patienten	Gewicht	Symptome des Patienten
1	< 10 %	Zerstörung der β-Zellen, Autoimmun-erkrankung	Meist < 40 J.	Normal	Polyurie, Polydipsie, Gewichtsverlust, Müdigkeit, Übelkeit, Erbrechen, Bauch-schmerzen
2	> 90 %	Entgleisung des Stoffwechsels durch andauernde übermäßige Nah-rungsaufnahme	Meist > 40 J.	Ca. 80 % überge-wichtig, ca. 10 % unterge-wichtig	Polyurie, Polydipsie (mild), Infektan-fälligkeit, schlechte Wundheilung, Neigung zu Dermatosen

Bei Grenzwerten (Nüchternglucose zwischen 110 und 126 mg/dL bzw. 6,1 und 7,0 mmol/L) Durchführung eines oralen Glucosetoleranztests: Bestimmung des Blutzuckers nüchtern und 2 Std. nach Aufnahme von 75 g gelöster Glucose (Dextro-OGT®). Hinweise an den Patienten: 3 Tage vor dem Test kohlenhydratreiche Kost, keine exzessive körperliche Arbeit vor und während dem Test, möglichst Absetzen von diabetogenen Arzneimitteln (Thiazide, β-Blocker, Glucocorticoide, Ovulationshemmer, Nikotinsäurederivate). Eine pathologische Glucosetoleranz gibt mit Einschränkung einen Hinweis auf eine spätere Manifestation eines Diabetes mellitus.

Verlaufskontrolle: Zur Verlaufskontrolle eignen sich Blutzuckermessungen nüchtern, eine Stunde nach einer Mahlzeit und HbA_{1C}-Bestimmungen (Bestimmung des glykosilierten Hämoglobins, spiegelt den mittleren Blutzucker der letzten 1–3 Monate wieder).

Ziel: Nüchternblutzucker < 110 mg/dL (< 6,1 mmol/L),
1-h-postprandialer Blutzucker < 145 mg/dL (< 8 mmol/L),
HbA_{1C}: < 6,5 % (s. Tab. 14.2).

Regelmäßige Kontrollen des Gewichts, der Blutfettwerte, des Blutdrucks, der Harnsäurewerte, Ruhe- und Belastungs-EKG zum Ausschluss einer KHK, der Augen zum Ausschluss einer diabetischen Retinopathie, neurologische Untersuchungen zum Ausschluss einer Polyneuropathie.

Behandlungsindikation: Diagnosestellung.

Tab. 14.2: Blutwerte und BMI zur Kontrolle des Diabetes

Nüchternblutzucker (nach 12 h Fasten)		Bewertung
4,4–6,1 mmol/L	80–110 mg/dL	Gut
6,2–7,8 mmol/L	110–140 mg/dL	Mittel
> 7,8 mmol/L	> 140 mg/dL	Schlecht
1 h-Blutzucker (1 Std. nach einer normalen Mahlzeit, z.B. Frühstück)		
5,5–8,0 mmol/L	100–145 mg/dL	Gut
8,1–10,0 mmol/L	146–180 mg/dL	Mittel
> 10,0 mmol/L	> 180 mg/dL	Schlecht
HbA_{1C} (% Hb)		
	< 6,5	Gut
	6,5–7,5	Mittel
	> 7,5	Schlecht
Gesamtcholesterin		
< 5,2 mmol/L	< 185 mg/dL	Gut
5,2–6,5 mmol/L	185–230 mg/dL	Mittel
> 6,5 mmol/L	> 230 mg/dL	Schlecht
Nüchternserumtriglyceride		
< 1,7 mmol/L	< 150 mg/dL	Gut
1,7–2,2 mmol/L	150–200 mg/dL	Mittel
> 2,2 mmol/L	> 200 mg/dL	Schlecht
Blutdruck		
	< 140 : 90	gut
	> 140 : 90	schlecht
Body-Mass-Index (BMI; kg/m²) Männlich	Weiblich	
< 25,0	< 24,0	Gut
25,0–27,0	24,0–26,0	Mittel
> 27,0	> 26,0	Schlecht

Therapieziel:

- Symptomfreiheit bezüglich Polyurie, Polydipsie, Infektionen, Wundheilungstörungen.
- Folgeschäden vermeiden bzw. hinauszögern (Nephropathie, Retinopathie, Neuropathie s. S. 555, Fußschäden).
- Begleiterkrankungen frühzeitig erkennen und behandeln (s. metabolisches Syndrom S. 449).
- Bei jungen Patienten: Normoglykämie zur Vermeidung von Spätschäden; bei älteren Patienten (> 70 J.): Symptomfreiheit im Vordergrund, Vermeidung von Hypoglykämien.

Basistherapie

- Ernährungsumstellung: Auf mit Glucose, Saccharose oder Honig gesüßte Speisen und Getränke weitgehend verzichten. Nahrungszusammensetzung: 55% Kohlenhydrate, fettreduzierte Mischkost, gesättigte Fettsäuren meiden, ungesättigte Fettsäuren bevorzugen.
- 6–7 kleinere Mahlzeiten statt 2–3 große zur Glättung des Blutzuckerprofils.
- Gewichtsnormalisierung: Reduktion um 1–2 kg/Monat (s. Adipositas S. 11).
- Körperliche Aktivität: Ausdauersportarten, wie Wandern, Schwimmen, Gymnastik verbessern die Glucosetoleranz und vermindern die periphere Insulinresistenz.
- Möglichst Verzicht auf Alkohol, maximal 20 g Alkohol, ausschließlich zu den Mahlzeiten.
- Evtl. Therapieumstellung bei der Behandlung mit diabetogenen Medikamenten.

Regelmäßige Kontrollen der Blutlipidwerte, des Blutdrucks, der Harnsäure, des Auges und der Nierenfunktion.

Prophylaxe des diabetischen Fußes durch passendes Schuhwerk, Fußpflege, tägliche Fußgymnastik, Vermeiden von Barfußlaufen, Wärmflaschen, Heizkissen, Sonnenbrand, keratolytischen Salben und Pflastern und durchblutungsfördernden „Thermo"-Zubereitungen.

Patientenschulung

Korrekte und nützliche Informationen über die Entstehung und die Auswirkungen des Diabetes mellitus, Injektionstechnik, Blutzuckerselbstkontrollen (Glucometer elite®, Accutrend®), Führung eines Diabetikertagebuchs, Erkennen einer Hypoglykämie und Umgang damit, Kenntnis der Zusammensetzung, vor allem des Kohlenhydratanteils der Nahrung, Selbsthilfegruppen. Die erste Schulung erfolgt üblicherweise in einer speziellen Diabetesklinik.

Regelmäßige Kontrolle der angestrebten Ziele und der Fähigkeiten und Kenntnisse des Patienten.

Der Blutzucker unter Insulintherapie sollte mind. 3 × pro Tag vor den Mahlzeiten, $1^1/_2$ Std. nach den Mahlzeiten und vor dem Schlafengehen kontrolliert werden.

Häufigere Kontrollen bei Verschlechterung der Stoffwechsellage, Infekten, hypoglykämischen Symptomen.

Kontrolle der Ketonkörper im Harn (Combur® 8). Auftreten bei schlecht eingestelltem Blutzucker, Infektionen, Stress, Symptomen einer Ketoazidose (Erbrechen, Übelkeit, Abdominalschmerz), Hinweis auf Stoffwechselentgleisung und Mehrbedarf an Insulin.

Arzneitherapie

Insulin

Ersatz des vom Körper nicht ausreichend produzierten Insulins. Wirkung: Aufnahme von Glucose in die Zellen des Fettgewebes, der Muskulatur und Leber, Erhöhung der Glykogen- und Proteinsynthese, Erhöhung der Triglyceridsynthese, Verringerung der Glucosefreisetzung aus der Leber, Verringerung der Lipolyse und Proteolyse.

NW: Auch bei guter Einstellung sind gelegentliche leichte Hypoglykämien unvermeidlich (3 × pro Woche). Lipodystrophie, Lipohypertrophie: durch systematisches Wechseln der Injektionsstelle zu vermeiden (s. u.).

Anwendung durch s.c.-Injektion. Injektionsstellen täglich nach Plan wechseln. Unterschiedliche Resorptionsgeschwindigkeiten aus Gewebe beachten: langsamere Resorption aus dem Oberschenkel, schnellere aus der Bauchhaut. Normalinsulin in die Bauchhaut, Verzögerungsinsulin in den Oberschenkel; Mischinsulin morgens in den Bauch, abends in den Oberschenkel.

Insulin steht in Konzentrationen von 40 I.E./mL (Ampullen) und 100 I.E./mL (Pen) zur Verfügung. Vorräte im Kühlschrank aufbewahren, im Gebrauch befindliche Flaschen können bis zu 4 Wochen bei Raumtemperatur lagern. Zu den Insulinarten siehe Tab. 14.3.

Tab. 14.3: Unterschiedliche Insuline

Insulinart (Beispiel)	Wirkungseintritt	Wirkdauer
Normalinsulin (Insuman rapid®, Actrapid HM®)	Nach 15–30 Min.	4–6 Std.
Insulin lispro (Humalog®) und aspart (Novo Rapid®)	Sofort	2–3 Std.
Verzögerungsinsuline (Insuman Basal®, Protaphan HM®)	Nach 30–90 Min.	12–24 Std.
Insulin glargin (Lantus®)	Nach 2–4 Std.	> 24 Std.
Mischinsuline (Actraphane HM 30/70®, Humalog mix 25®)	Je nach Zusammensetzung	

Konventionelle Insulintherapie (CI)

Beim unselbständigen, alten Typ-I-Diabetiker. In der Regel täglich 2 Injektionen (vor dem Frühstück und vor dem Abendessen) eines Mischinsulins (meist Verhältnis Normalinsulin : Verzögerungsinsulin 30 : 70 %), Dosisverteilung meist 2/3 morgens, 1/3 abends. Gesamtbedarf häufig 0,5–1,0 I.E./kgKG/Tag, basaler Insulinbedarf 40–60 % des Gesamtbedarfs. Nachteil: starres Mahlzeitenregime notwendig.

P: * Mischinsuline (Actraphane HM, Berlinsulin H, Insuman comb) im Verhältnis Normalinsulin/NPH 50/50, 40/60, 30/70, 20/80, 10/90.

Intensivierte konventionelle Insulintherapie (ICI)

Übliche Therapie des Typ-I-Diabetikers. Basis-Bolus-Konzept; 1–2 Injektionen (morgens und abends) von Verzögerungsinsulin mit fester Dosierung für den basalen Insulinspiegel; 3–4 Injektionen von schnell wirksamem Insulin vor den Mahlzeiten. Anpassung der Dosierung nach Blutzuckermessung und geplanter Kohlenhydrataufnahme. Basisbedarf etwa 0,35 I.E./kg/Tag. Bolusbedarf: 1,5–2 I.E. pro Broteinheit, 1 I.E. Insulin senkt den Blutzuckerspiegel um ca. 40 mg/dL. Dosisänderungen, vor allem die von langwirksamen Insulinen, sollten zunächst über einige Tage beobachtet werden, bevor weitere Änderungen vorgenommen werden.

P: *Basalinsuline:* * NPH-Verzögerungsinsulin (Insulin Protaphan® HM, Huminsulin Basal®, Berlinsulin® H Basal), * Zink-Insulin (Insulin Monotard HM®, Insulin Ultratard HM®, Insulin Novo Lente MC®); * Insulin glargin (Lantus®).

Bolusinsuline: * Normalinsulin (Insuman Rapid®, Huminsulin Normal, Insulin Actrapid HM®), * Insulin lispro (Humalog®), * Insulin aspart (Novo-Rapid®).

Insulinpumpe (CSII, kontinuierliche subkutane Insulin-Injektion)

Für erfahrene, gut geschulte Typ-1-Diabetiker. Externe Insulinpumpen (ca. 100 g schwer) injizieren über einen Kunststoffkatheter Insulin in die vordere Bauchwand. Zur Bolusinjektion stellt der Patient abhängig vom aktuellen Blutzucker und geplanter Mahlzeit die entsprechende Dosis ein. Nachahmung der physiologischen Insulinsekretion, schnelle Korrekturmöglichkeiten bei abweichenden Blutzuckerwerten. Die Pumpen dürfen für max. 1–2 Std. pro Tag abgenommen werden.

Eingehende Schulung und Betreuung in speziellen Zentren, Blutzuckerselbstkontrolle vor jeder Boluseinstellung notwendig.

NW: S.c.-Abszesse durch Pumpenkatheter, erhöhte Gefahr der Ketoazidose nach Katheterverschluss.

P: * Humaninsulin für Insulinpumpen (Insuman Infusat®).

Häufige therapiebezogene Probleme

- Hypoglykämie bei Auslassen einer Mahlzeit, fehlerhafter Abschätzung der Kohlenhydratmenge, außergewöhnlicher körperlicher Belastung, durch Alkohol; Blutzucker < 50 mg/dL. Bei geringfügigen Anzeichen einer Unterzuckerung (Schweißausbrüche, Unruhe, Verwirrtheit, Aggressivität, Zittern, Schwindelgefühl, Schwäche) 4 Täfelchen Traubenzucker (Dextro-Energen®) zuführen. Bei schwerer Hypoglykämie (Bewusstlosigkeit) i.v. Glucose oder i.m. 0,5–1 mg Glucagon (GlucaGen® Hypokit) erforderlich.
- Dosierungsfehler bei Insulininjektion.
- Bei schweren Infektionen werden teilweise erheblich größere Mengen an Insulin benötigt, häufigere Blutzuckerkontrollen notwendig.
- β-Blocker verschleiern die Symptome einer Hypoglykämie.
- Vielfältige Wechselwirkungen mit Arzneimitteln zur Therapie anderer Krankheiten.
  Hypertonie: β-Blocker, ACE-Hemmer, Diuretika,
  Hyperlipoproteinämien: Fibrate,
  Rheuma, Arthrose, Schmerzen: ASS, NSAR, Glucocorticoide.

Literatur

Berthold, H. (Hrsg.): Klinikleitfaden Arzneimitteltherapie. Urban und Fischer, München 1999.

Bundesapothekerkammer, Zentrum für Arzneimittelinformation und Pharmazeutische Praxis der ABDA, Bundesvereinigung Deutscher Apothekerverbände (Hrsg.), Schaefer, M., Schulz, M.: Manuale zur pharmazeutischen Betreuung Band 3: Diabetes mellitus Typ 1 und 2. GOVI-Verlag, Eschborn 2001.

Gesenhues, St., Ziesché, R. (Hrsg.): Praxisleitfaden Allgemeinmedizin. 3. Aufl. Urban und Fischer, München 2001.

Mutschler, E.: Arzneimittelwirkungen. 8. Aufl. Wissenschaftliche Verlagsgesellschaft, Stuttgart 2001.

Pschyrembel – Klinisches Wörterbuch. 259. Aufl. De Gruyter, Berlin 2001.

Pschyrembel – Therapeutisches Wörterbuch. 2. Aufl. De Gruyter, Berlin 2001.

Rote Liste. Editio Cantor Verlag, Aulendorf 2002.

Internetadressen

www.deutsche-diabetes-gesellschaft.de
www.idf.gov.
www.leitlinien.de
www.med.uni-giessen.de/diabetes/: Diabetes-Richtlinien.

Diagnosestellung Diabetes mellitus Typ 1

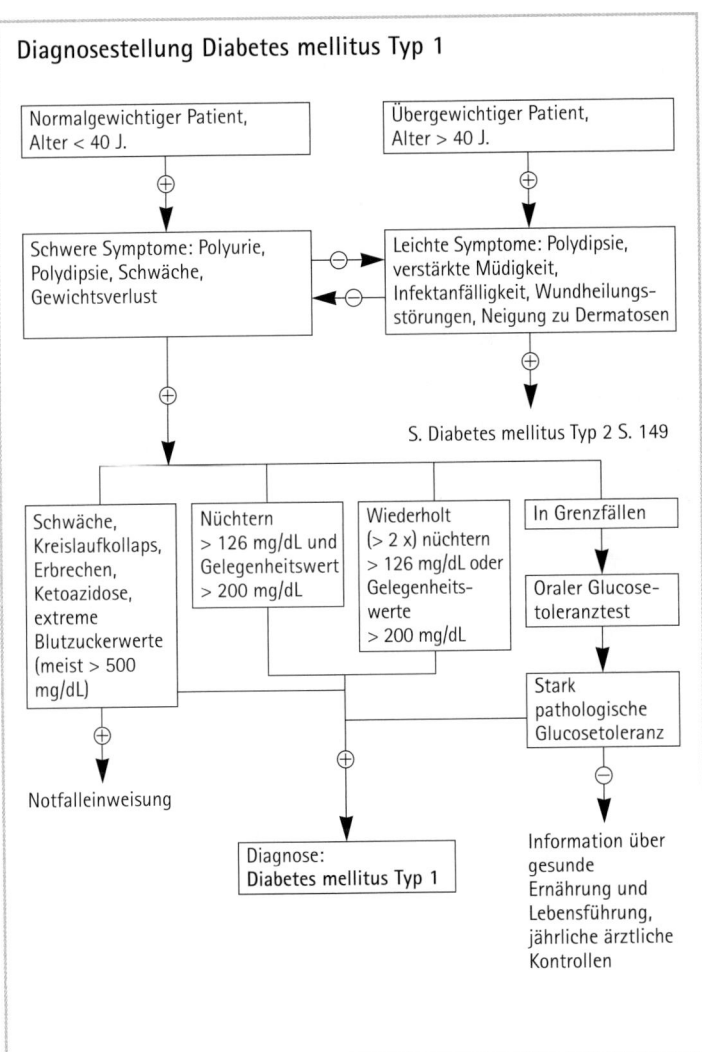

Therapieschema Diabetes mellitus Typ 1

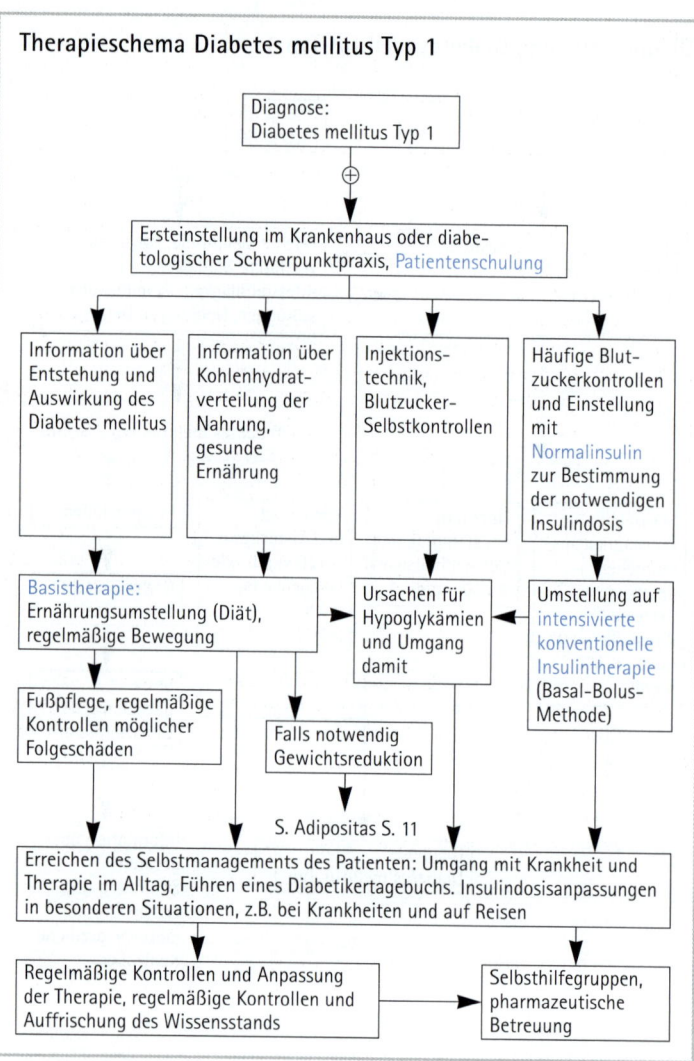

Diagnose:
Diabetes mellitus Typ 1

⊕

Ersteinstellung im Krankenhaus oder diabe-
tologischer Schwerpunktpraxis, Patientenschulung

Information über
Entstehung und
Auswirkung des
Diabetes mellitus

Information über
Kohlenhydrat-
verteilung der
Nahrung,
gesunde
Ernährung

Injektions-
technik,
Blutzucker-
Selbstkontrollen

Häufige Blut-
zuckerkontrollen
und Einstellung
mit
Normalinsulin
zur Bestimmung
der notwendigen
Insulindosis

Basistherapie:
Ernährungsumstellung (Diät),
regelmäßige Bewegung

Ursachen für
Hypoglykämien
und Umgang
damit

Umstellung auf
intensivierte
konventionelle
Insulintherapie
(Basal-Bolus-
Methode)

Fußpflege, regelmäßige
Kontrollen möglicher
Folgeschäden

Falls notwendig
Gewichtsreduktion

S. Adipositas S. 11

Erreichen des Selbstmanagements des Patienten: Umgang mit Krankheit und
Therapie im Alltag, Führen eines Diabetikertagebuchs. Insulindosisanpassungen
in besonderen Situationen, z.B. bei Krankheiten und auf Reisen

Regelmäßige Kontrollen und Anpassung
der Therapie, regelmäßige Kontrollen und
Auffrischung des Wissensstands

Selbsthilfegruppen,
pharmazeutische
Betreuung

Diabetes mellitus Typ 2 Lennecke

Symptome

Synonym, frühere Bezeichnung: NIDDM (Non-insulin-dependent diabetes mellitus, nicht-insulinabhängiger Diabetes mellitus, Altersdiabetes).

Erhöhung des Blutzuckerspiegels, Zuckerausscheidung im Harn (Glucosurie ab Plasmazuckerspiegeln > 160 mg/dL), vermehrter Durst (Polydipsie) und vermehrtes Wasserlassen (Polyurie), Neigung zu Dermatosen (Pruritus, Ekzem), Wundheilungsstörungen. Patienten meist > 40 Jahre, 80 % aller Typ-2-Diabetiker sind übergewichtig. Langsame Entwicklung der Krankheit über Jahre hinweg.

Folgen der unbehandelten Krankheit: Erhöhung des Risikos für Fettstoffwechselstörungen und Hypertonie; Arteriosklerose und Folgeerkrankungen wie koronare Herzkrankheit, periphere Verschlusskrankheit, Zerebralsklerose. Mikro- und Makroangiopathien: Nierenversagen, Verlust der Sehfähigkeit, Potenzstörungen, Geschwüre und Gangrän am Fuß, Amputationen. Diabetische Polyneuropathie: Missempfindungen, Taubheitsgefühl der Hände und Füße (s. Polyneuropathie S. 555). Erhöhtes Infektionsrisiko.

Extrem hohe Blutzuckerspiegel (meist > 500 mg/dL): diabetisches Koma, Bewusstlosigkeit, Tod.

Der Typ-2-Diabetes ist häufig keine isolierte Störung des Kohlenhydratstoffwechsels, sondern steht in Zusammenhang mit dem metabolischen Syndrom (s. metabolisches Syndrom S. 449).

Ursachen

Genetische Faktoren in Kombination mit Übergewicht, Fehlernährung und Bewegungsmangel (s. metabolisches Syndrom S. 449). Insulinresistenz durch Bewegungsmangel und Fehlernährung führt zu andauernder Hyperglykämie und Hyperinsulinämie. Dadurch Überforderung der β-Zellen; nachlassende Insulinproduktion führt zu relativem Insulinmangel.

Diabetogene Arzneimittel: Thiaziddiuretika, β-Rezeptorenblocker, Glucocorticoide, Ovulationshemmer, Nicotinsäurederivate.

Tab. 15.1: Diabetes mellitus Typ 1 und 2 im Vergleich

Typ	Häufig-keit	Ursache	Alter des Patienten	Gewicht	Symptome des Patienten
1	< 10 %	Zerstörung der β-Zellen, Autoimmun-erkrankung	Meist < 40 J.	Normal	Polyurie, Polydipsie, Gewichtsverlust, Müdigkeit, Übelkeit, Erbrechen, Bauch-schmerzen
2	> 90 %	Entgleisung des Stoffwechsels durch andauernde übermäßige Nah-rungsaufnahme	Meist > 40 J.	Ca. 80 % überge-wichtig, ca. 10 % unterge-wichtig	Polyurie, Polydipsie (mild), Infektan-fälligkeit, schlechte Wundheilung, Neigung zu Dermatosen

Behandlungsindikation und Behandlungsziele

Diagnosestellung:

- Klinische Symptome + Nüchternblutzucker > 126 mg/dL (7,0 mmol/L) gemessen im Vollblut,
- klinische Symptome + Gelegenheitsblutzucker > 200 mg/dL (11,1 mmol/L),
- Nüchternblutzucker > 126 mg/dL (7,0 mmol/L) bei mehr als 2 Messun-gen,
- Gelegenheitsblutzucker > 200 mg/dL (11,1 mmol/L) bei mehr als 2 Mes-sungen.

Bei Grenzwerten (Nüchternglucose 110–126 mg/dL bzw. 6,1–7,0 mmol/L) Durchführung eines oralen Glucosetoleranztests: Bestimmung des Blutzu-ckers nüchtern und 2 Std. nach Aufnahme von 75 g gelöster Glucose (Dex-tro-OGT®). Hinweise an den Patienten: 3 Tage vor dem Test kohlenhydrat-reiche Kost, keine exzessive körperliche Arbeit vor und während dem Test, möglichst Absetzen von diabetogenen Arzneimitteln (s. Ursachen). Eine pathologische Glucosetoleranz gibt mit Einschränkung einen Hinweis auf eine spätere Manifestation eines Diabetes mellitus (zu den Blutzuckerwer-ten s. Tab. 15.2).

Verlaufskontrolle: Zur Verlaufskontrolle eignen sich Blutzuckermessungen nüchtern, eine Stunde nach einer Mahlzeit und HbA_{1c}-Bestimmungen (Be-stimmung des glykosylierten Hämoglobins, spiegelt den mittleren Blutzu-cker der letzten 1–3 Monate wider).

Tab. 15.2: Blutzuckerwerte zur Diagnose eines Diabetes mellitus

Nüchternblutzucker (nach 8 h Fasten)		Bewertung
4,4–6,1 mmol/L	80–110 mg/dL	Normal
6,2–7,8 mmol/L	110–140 mg/dL	Grenzbereich
> 7,8 mmol/L	> 140 mg/dL	Diabetes mellitus
1 h-Blutzucker (1 Std. nach einer normalen Mahlzeit, z. B. Frühstück)		
< 6,7 mmol/L	< 120 mg/dL	Normal
6,7–11,1 mmol/L	120–200 mg/dL	Grenzbereich
> 11,1 mmol/L	> 200 mg/dL	Diabetes mellitus
Gelegenheitsblutzucker (ohne Beachtung des zeitlichen Abstands zur letzten Mahlzeit)		
< 11,1 mmol/L	< 200 mg/dL	Unauffällig
> 11,1 mmol/L	> 200 mg/dL	Diabetes mellitus
Oraler Glucosetoleranztest (2 h-Wert nach Aufnahme einer standardisierten Zuckermenge)		
< 7,8 mmol/L	< 140 mg/dL	Normal
7,8–11,1 mmol/L	140–200 mg/dL	Pathologische Glucosetoleranz
> 11,1 mmol/L	< 200 mg/dL	Diabetes mellitus

Ziel: Nüchternblutzucker < 120 mg/dL,
1-h-postprandialer Blutzucker < 160 mg/dL,
HbA_{1C}: < 7 %.

Regelmäßige Kontrollen des Körpergewichts (BMI < 25 kg/m^2), der Blutfett-werte, des Blutdrucks (< 40 : 90 mmHg), der Harnsäurewerte, des Ruhe- und Belastungs-EKGs zum Ausschluss einer KHK, der Augen zum Ausschluss einer diabetischen Retinopathie, neurologische Untersuchungen zum Ausschluss einer Polyneuropathie (s. auch Diabetes mellitus Typ 1 S. 139, Gicht S. 206).

Behandlungsindikation: Diagnosestellung.

Therapieziel:

▓ Symptomfreiheit bezüglich Polyurie, Polydipsie, Infektionen, Wundhei-lungstörungen.

- Folgeschäden vermeiden bzw. hinauszögern (Nephropathie, Retinopathie, Neuropathie (s. S. 555), Fußschäden).
- Begleiterkrankungen frühzeitig erkennen und behandeln (s. metabolisches Syndrom S. 449).
- Bei jungen Patienten: Normoglykämie zur Vermeidung von Spätschäden; bei älteren Patienten (> 70 J.): Symptomfreiheit im Vordergrund, Vermeidung von Hypoglykämien.

Basistherapie

- Ernährungsumstellung: Auf mit Glucose, Saccharose oder Honig gesüßte Speisen und Getränke weitgehend verzichten. Nahrungszusammensetzung: 55% Kohlenhydrate, fettreduzierte Mischkost, gesättigte Fettsäuren meiden, ungesättigte Fettsäuren bevorzugen.
- 6–7 kleinere Mahlzeiten statt 2–3 große zur Glättung des Blutzuckerprofils.
- Gewichtsnormalisierung: Reduktion um 1–2 kg pro Monat (s. Adipositas).
- Körperliche Aktivität: Ausdauersportarten wie Wandern, Schwimmen, Gymnastik verbessern die Glucosetoleranz und vermindern eine periphere Insulinresistenz.
- Möglichst Verzicht auf Alkohol, maximal 20 g Alkohol ausschließlich zu den Mahlzeiten.
- Evtl. Therapieumstellung bei der Behandlung mit diabetogenen Medikamenten.

Die Basistherapie ist unter Blutzuckerkontrolle über drei bis sechs Monate ohne weitere Arzneimitteltherapie durchzuführen. Einsatz der Arzneitherapie erst, wenn Gewichtsreduktion und korrekte Diät zu keiner Blutzuckernormalisierung führen.

Regelmäßige Kontrollen der Blutlipidwerte, des Blutdrucks, der Harnsäure.

Prophylaxe des diabetischen Fußes durch passendes Schuhwerk, Fußpflege, tägliche Fußgymnastik, Vermeiden von Barfußlaufen, Wärmflaschen, Heizkissen, Sonnenbrand, keratolytischen Salben und Pflastern und durchblutungsfördernden „Thermo"-Zubereitungen.

Tab. 15.3: Richtlinien zur Selbstkontrolle

Therapie	Harnzuckerkontrolle	Blutzuckerkontrolle
Nur Diät	3 × pro Woche	
Orale Antidiabetika		2–3 × pro Woche postprandial
Kombination orale Antidiabetika-Insulin		Ca. 10 × pro Woche zu wechselnden Zeiten

Patientenschulung

Stoffwechselselbstkontrollen durch Bestimmung von Harnzucker (S-Glucotest®, Combur® 2 Test NG) oder Blutzucker (Glucometer elite®, Accutrend®), siehe auch Tab. 15.3.

Kontrollergebnisse in Diabetikertagebüchern notieren, Steigerung der Motivation durch regelmäßige gemeinsame Betrachtung der Ergebnisse.

Häufigere Kontrollen bei Verschlechterung der Stoffwechsellage, Infekten, hypoglykämischen Symptomen.

Arzneitherapie

Biguanide

Hemmung der aeroben Glykolyse, Verminderung der enteralen Glucoseresorption und der Gluconeogenese, Erhöhung der Insulinsensitivität. Gewichtsreduktion durch Appetithemmung. Mittel der ersten Wahl bei jüngeren Diabetikern, bei Diabetikern mit Übergewicht und leichter Hypertriglyceridämie mit hohem Nüchternblutzucker, wenn keine KI vorliegen. Einschleichende Dosierung.

NW: Gastrointestinale NW, rasch reversibel. Gewichtsabnahme (meist erwünscht). Sehr selten: Lactatazidose, Blutbildveränderungen. Hinweis: Bei Muskelkrämpfen, schweren gastrointestinalen Störungen sofort absetzen. Keine Hypoglykämien bei Monotherapie.

KI: Niereninsuffizienz, schwere Herz-, Leber- oder Lungenerkrankungen, regelmäßiger Alkoholkonsum, katabole Zustände (nach Operationen, bei Neoplasien, Hyperthyreose).

WW: Verstärkung der blutzuckersenkenden Wirkung durch Acarbose, Sulfonylharnstoffe, Insulin, außerdem durch ACE-Hemmer, β-Blocker, Cimetidin, Fibrate, MAO-Hemmer, NSAR. Abschwächung der blutzuckersenkenden

Wirkung durch Corticosteroide, Nicotinsäure, Östrogene, Phenothiazine, Phenytoin, Saluretika, Schilddrüsenhormone, Sympathomimetika, Thiaziddiuretika. Alkohol und NSAR erhöhen das Risiko einer Lactatazidose.

P: ∗ Metformin (Glucophage®, Mediabet®): initial 1 × 500 mg, max. 3 × 800 mg/Tag.

α-Glucosidasehemmer

Hemmung der intestinalen α-Glucosidase, verzögerte Resorption von Mono- und Disacchariden im Dünndarm. Mittel der Wahl bei Typ-2-Diabetikern mit postprandial erhöhten Blutzuckerwerten, Senkung um 20–30 %. Senkung des Nüchternblutzuckers um ca. 10 %. Einnahme mit den ersten Bissen einer Mahlzeit. Langsame Dosissteigerung notwendig: von 1 × 50 mg am Morgen in Intervallen von 2–3 Wochen auf maximal 3 × 200 mg täglich. Ausreichende Dosierung häufig morgens und abends 50–100 mg. Bei Monotherapie keine Hypoglykämien. Bei drohender Hypoglykämie in Kombinationstherapien unbedingt Glucose einnehmen.

NW: In den ersten 4–6 Wochen Blähungen und Diarrhoe möglich, wenn Diät nicht eingehalten wird.

KI: Magen-Darm-Erkrankungen mit chronischen Durchfällen, schwere Nierenfunktionsstörungen.

WW: Wirkungsabschwächung durch Antazida und Anionenaustauscherharze.

P: ∗ Acarbose (Glucobay®): 2–3 × 100 mg, max. 3 × 200 mg; ∗ Miglitol (Diastabol®): 3 × 50 mg bis max. 3 × 100 mg.

Sulfonylharnstoffe

Senkung des Blutzuckers durch Stimulation der Freisetzung von Insulin aus den β-Zellen. Bessere Wirkung bei Normalgewicht und niedrigen Blutzuckerspiegeln. Senkung des Nüchternblutzuckers um 20–30 %. Einschleichende Dosierung, Dosissteigerung im Abstand von 3–7 Tagen. Einnahme ca. 30 Minuten vor den Mahlzeiten. Kombination mit Metformin (zurzeit häufig) wird nach neueren Studien nicht mehr empfohlen wegen negativer Auswirkungen auf die Gesamtmortilität und die Diabetes-bezogene Mortalität.

NW: Hypoglykämie, gastrointestinale Beschwerden, selten: Sehstörungen in der Einstellungsphase, Photosensibilisierung besonders bei hellhäutigen Personen.

KI: Typ-1-Diabetes, Ketoazidose, schwere Leber- und Nierenfunktionsstörungen.

WW: β-Blocker können die Frühwarnzeichen einer Hypoglykämie verschleiern. Verstärkung der blutzuckersenkenden Wirkung: Alkohol (akute Aufnahme), ASS (Tagesmengen > 1,5 g) und andere NSAR, ACE-Hemmer, Allopurinol, β-Blocker, Chloramphenicol, Fibrate, Dicumarol, Methotrexat, MAO-Hemmer, Phenylbutazon, Probenecid, Reserpin, Sulfonamide. Abschwächung der blutzuckersenkenden Wirkung: chronischer Alkoholmissbrauch, Furosemid, Thiaziddiuretika, Corticosteroide, Nicotinsäurederivate, Östrogene, orale Kontrazeptiva, Phenytoin, Propranolol, Schilddrüsenhormone.

P: * Glibenclamid (Euglucon®): 1 × 1,75 mg (morgens) – max. 3 × 3,5 mg, (7 mg morgens, 3,5 mg abends); * Glibornurid (Glutril®): 1–3 × 12,5–25 mg; * Gliquidon (Glurenorm®): 1–3 × 15–30 mg; * Glisoxepid (Pro-Diaban®): 1–3 × 2–4 mg; * Glimepirid (Amaryl®): 1–3 × 1–3 mg.

Glinide

Senkung des Blutzuckers durch Stimulation der Freisetzung von Insulin aus den β-Zellen, Wirkung wie Sulfonylharnstoffe. Vorteil: schnellerer Wirkungseintritt. Einnahme 1–30 Minuten vor den Mahlzeiten.

Stellenwert in der Therapie und NW-Profil wahrscheinlich ähnlich wie Sulfonylharnstoffe, wegen mangelnder Erfahrung noch unklar. Einsatz vorerst nicht in der Monotherapie, Kombination mit Metformin.

NW: Hypoglykämien evtl. seltener als bei Sulfonylharnstoffen.

P: * Repaglinide (Novonorm®): 3–4 × 0,5–4 mg; * Nateglinide (Starlix®): 3 × 60–120 mg.

Glitazone

Senkung der Insulinresistenz durch Beeinflussung der Genexpression (sog. Insulin-Sensitizer). Nur in Kombination mit Metformin oder Sulfonylharnstoffen zugelassen.

NW: Wegen mangelnder Erfahrung noch nicht endgültig zu bewerten. In Kombination mit Metformin oder Sulfonylharnstoffen: Flüssigkeitsretention, Ödeme, durch die eine Herzinsuffizienz ausgelöst oder verschlimmert werden kann. Anämie, Gewichtszunahme, leichter Anstieg des Gesamtcholesterins, Kopfschmerzen, Durchfall, Übelkeit, Müdigkeit.

KI: Herzinsuffizienz, schwerwiegende Leber- und Nierenfunktionsstörungen. Kombination mit Insulin.

WW: Bis jetzt keine bekannt.

P: * Rosiglitazon (Avandia®): 1 × 4–8 mg; * Pioglitazon (Actos®): 1 × 15–30 mg.

Insulin

Ersatz des vom Körper nicht ausreichend produzierten Insulins. Wirkung: Aufnahme von Glucose in die Zellen des Fettgewebes, der Muskulatur und Leber, Erhöhung der Glykogen- und Proteinsynthese, Erhöhung der Triglyceridsynthese, Verringerung der Glucosefreisetzung aus der Leber, Verringerung der Lipolyse und Proteolyse.

Einsatz bei Typ-2-Diabetes nach Sekundärversagen bei Therapie mit oralen Antidiabetika. Kombination Metformin + Insulin bei stark übergewichtigen Diabetikern, Sulfonylharnstoffe + Insulin bei eher normalgewichtigen Diabetikern. Einsatz des Insulins zunächst in sehr geringen Mengen unter Beibehalten der Maximaldosierung des oralen Antidiabetikums: bei erhöhtem postprandialem Blutzucker nach dem Frühstück: 4–6 I.E. ca. 30 Min. vor dem Frühstück spritzen, bei erhöhtem Nüchternblutzucker Einsatz eines Mischinsulins (Spritz-Ess-Abstand je nach Mischungsverhältnis). Wenn 2 Insulininjektionen oder Einzeldosen > 20–24 I.E. notwendig werden, sollten die oralen Antidiabetika abgesetzt werden. Insulintherapie s. auch Diabetes mellitus Typ 1 S. 139.

NW: Auch bei guter Einstellung sind gelegentliche leichte Hypoglykämien unvermeidlich (3 × pro Woche). Lipodystrophie, Lipohypertrophie: durch systematisches Wechseln der Injektionsstelle zu vermeiden (s.u.).

Anwendung durch s.c.-Injektion. Injektionsstellen täglich nach Plan wechseln. Unterschiedliche Resorptionsgeschwindigkeiten aus den Geweben beachten: langsamere Resorption aus Oberschenkeln, schnellere aus der Bauchhaut. Normalinsulin in die Bauchhaut, Verzögerungsinsulin in die Oberschenkel; Mischinsulin morgens in den Bauch, abends in die Oberschenkel.

Insulin steht in Konzentrationen von 40 I.E./mL (Ampullen) und 100 I.E./mL (Pen) zur Verfügung. Vorräte im Kühlschrank aufbewahren, im Gebrauch befindliche Flaschen können bis zu 4 Wochen bei Raumtemperatur lagern. Zu den Insulinarten siehe Tab. 15.4.

Tab. 15.4: Unterschiedliche Insuline

Insulinart (Beispiel)	Wirkungseintritt	Wirkdauer
Normalinsulin (Insuman rapid®, Actrapid HM®)	Nach 15–30 Min.	4–6 Std.
Insulin lispro (Humalog®) und aspart (Novo Rapid®)	Sofort	2–3 Std.
Verzögerungsinsuline (Insuman Basal®, Protaphan HM®)	Nach 30–90 Min.	12–24 Std.
Insulin glargin (Lantus®)	Nach 2–4 Std.	> 24 Std.
Mischinsuline (Actraphane HM 30/70®, Humalog mix 25®)	Je nach Zusammensetzung	

Konventionelle Insulintherapie (CI)

Üblich beim älteren Typ-2-Diabetiker. In der Regel täglich 2 Injektionen (vor dem Frühstück und vor dem Abendessen) eines Mischinsulins (meist Verhältnis Normalinsulin: Verzögerungsinsulin 30:70 %), Dosisverteilung meist 2/3 morgens, 1/3 abends. Nachteil: starres Mahlzeitenregime notwendig.

P: * Mischinsuline (Actraphane HM, Berlinsulin H, Insuman comb) im Verhältnis Normalinsulin/NPH 50/50, 40/60, 30/70, 20/80, 10/90.

Intensivierte konventionelle Insulintherapie (ICI)

Beim motivierten Typ-2-Diabetiker. Basis-Bolus-Konzept; 1–2 Injektionen (morgens und abends) Verzögerungsinsulin mit fester Dosierung für den basalen Insulinspiegel; 3–4 Injektionen schnell wirksames Insulin vor den Mahlzeiten. Anpassung der Dosierung nach Blutzuckermessung und geplanter Kohlenhydrataufnahme. Basisbedarf etwa 0,35 I.E./kg/Tag. Bolusbedarf: 1,5–2 I.E. pro Broteinheit, 1 I.E. Insulin senkt den Blutzuckerspiegel um ca. 40 mg/dL.

P: *Basalinsuline:* * NPH-Verzögerungsinsulin (Insulin Protaphan® HM, Huminsulin Basal®, Berlinsulin® H Basal); * Zink-Insulin (Insulin Monotard HM®, Insulin Ultratard HM®, Insulin Novo Lente MC®); * Insulin glargin (Lantus®).
Bolusinsuline: * Normalinsulin (Insuman Rapid®, Huminsulin Normal, Insulin Actrapid HM®); * Insulin lispro (Humalog®); * Insulin aspart (Novo-Rapid®).

Unterstützung in der Selbstmedikation

Adsorbentien

Nicht resorbierbare Quellmittel, die Wasser und Nährstoffe adsorbieren. Die absorbierten Nährstoffe werden verzögert wieder freigegeben. Dadurch können starke Blutzuckeranstiege nach den Mahlzeiten geringfügig (um 5–15 %) vermindert werden.

NW: Häufig Blähungen, Übelkeit, Völlegefühl.

WW: Verzögerte oder verhinderte Resorption anderer Arzneistoffe, Einnahmeabstand einhalten.

P: Copalchi-Rinde (Sucontral®).

Magnesium

Deckung des erhöhten Magnesiumbedarfs des Diabetikers: Ausgleich der verstärkten Freisetzung und Ausscheidung. Ausreichende Dosierung einhalten: 15 mmol/Tag, entspr. ca. 365 mg Mg^{2+}/Tag.

P: Magnesiumsalze (Magnesium Sandoz®).

Häufige therapiebezogene Probleme

- Non-Compliance wegen fehlendem Leidensdruck.
- Mangelnde Bereitschaft zur Ernährungsumstellung und Verstärkung der körperlichen Aktivität.
- Angst vor Umstellung auf Insulintherapie, Spritzen-Angst.
- Bei Therapie mit Sulfonylharnstoffen und Insulin: Hypoglykämie bei Auslassen einer Mahlzeit, fehlerhafter Abschätzung der Kohlenhydratmenge, außergewöhnlicher körperlicher Belastung, Alkohol; Blutzucker < 50 mg/dL. Bei geringfügigen Anzeichen einer Unterzuckerung (Schweißausbrüche, Unruhe, Verwirrtheit, Aggressivität, Zittern, Schwindelgefühl, Schwäche) 4 Täfelchen Traubenzucker (Dextro-Energen®) zuführen. Bei schwerer Hypoglykämie (Bewusstlosigkeit) i.v. Glucose oder i.m. 0,5–1 mg Glucagon (GlucaGen® Hypokit) erforderlich.
- Dosierungsfehler bei der Insulininjektion.
- Bei schweren Infektionen werden teilweise erheblich größere Mengen an Insulin benötigt, häufigere Blutzuckerkontrollen notwendig.
- β-Blocker verschleiern die Symptome einer Hypoglykämie.

▧ Vielfältige Wechselwirkungen mit Arzneimitteln zur Therapie anderer Krankheiten:

Hypertonie: β-Blocker, ACE-Hemmer, Diuretika,

Hyperlipoproteinämien: Fibrate,

Rheuma, Arthrose, Schmerzen: ASS, NSAR, Glucocorticoide.

Literatur

Berthold, H. (Hrsg.): Klinikleitfaden Arzneimitteltherapie. Urban und Fischer, München 1999.

Bundesapothekerkammer, Zentrum für Arzneimittelinformation und Pharmazeutische Praxis der ABDA, Bundesvereinigung Deutscher Apothekerverbände (Hrsg.), Schaefer, M., Schulz, M.: Manuale zur pharmazeutischen Betreuung Band 3: Diabetes mellitus Typ 1 und 2. GOVI-Verlag, Eschborn 2001.

Gesenhues, St., Ziesché, R. (Hrsg.): Praxisleitfaden Allgemeinmedizin. 3. Aufl. Urban und Fischer, München 2001.

Mutschler, E.: Arzneimittelwirkungen. 8. Aufl. Wissenschaftliche Verlagsgesellschaft, Stuttgart 2001.

Pschyrembel – Klinisches Wörterbuch. 259. Aufl. De Gruyter, Berlin 2001.

Pschyrembel – Therapeutisches Wörterbuch. 2. Aufl. De Gruyter, Berlin 2001.

Rote Liste. Editio Cantor Verlag, Aulendorf 2002.

Internetadressen

www.akdae.de

www.awmf-leitlinien.de: Leitlinien der Deutschen Diabetes Gesellschaft.

www.diabetes-world.net

www.imib.med.tu-dresden.de/diabetes/: Leitlinien zur Behandlung von Diabetes mellitus der Fachkommission Diabetes Sachsen.

www.leitlinien.de/versorgungsleitlinien/index/diabetes/pdf/nvldiabetes: Nationales Programm für Versorgungs-Leitlinien bei der Bundesärztekammer – Diabetes mellitus Typ 2.

www.med.uni-giessen.de/diabetes/: Diabetes-Richtlinien

Diagnosestellung Diabetes mellitus Typ 2

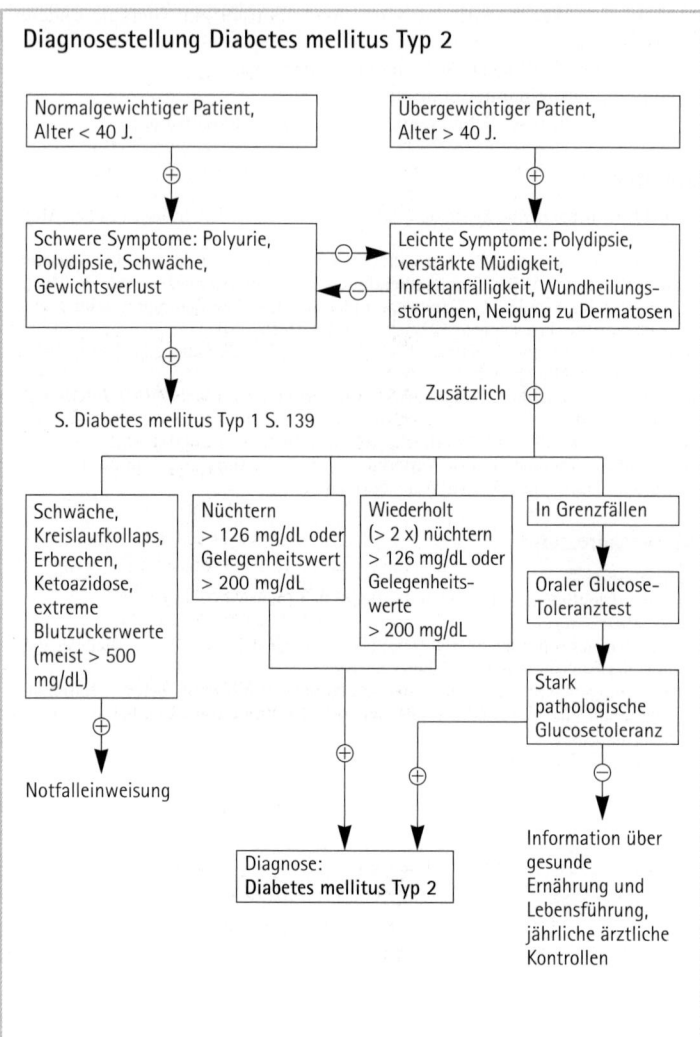

Normalgewichtiger Patient, Alter < 40 J.

Übergewichtiger Patient, Alter > 40 J.

⊕

⊕

Schwere Symptome: Polyurie, Polydipsie, Schwäche, Gewichtsverlust

⊖ →

← ⊖

Leichte Symptome: Polydipsie, verstärkte Müdigkeit, Infektanfälligkeit, Wundheilungsstörungen, Neigung zu Dermatosen

⊕

S. Diabetes mellitus Typ 1 S. 139

Zusätzlich ⊕

Schwäche, Kreislaufkollaps, Erbrechen, Ketoazidose, extreme Blutzuckerwerte (meist > 500 mg/dL)

Nüchtern > 126 mg/dL oder Gelegenheitswert > 200 mg/dL

Wiederholt (> 2 x) nüchtern > 126 mg/dL oder Gelegenheitswerte > 200 mg/dL

In Grenzfällen

Oraler Glucose-Toleranztest

⊕

Notfalleinweisung

Stark pathologische Glucosetoleranz

⊕

⊕

⊖

Diagnose: **Diabetes mellitus Typ 2**

Information über gesunde Ernährung und Lebensführung, jährliche ärztliche Kontrollen

Therapieschema Diabetes mellitus Typ 2

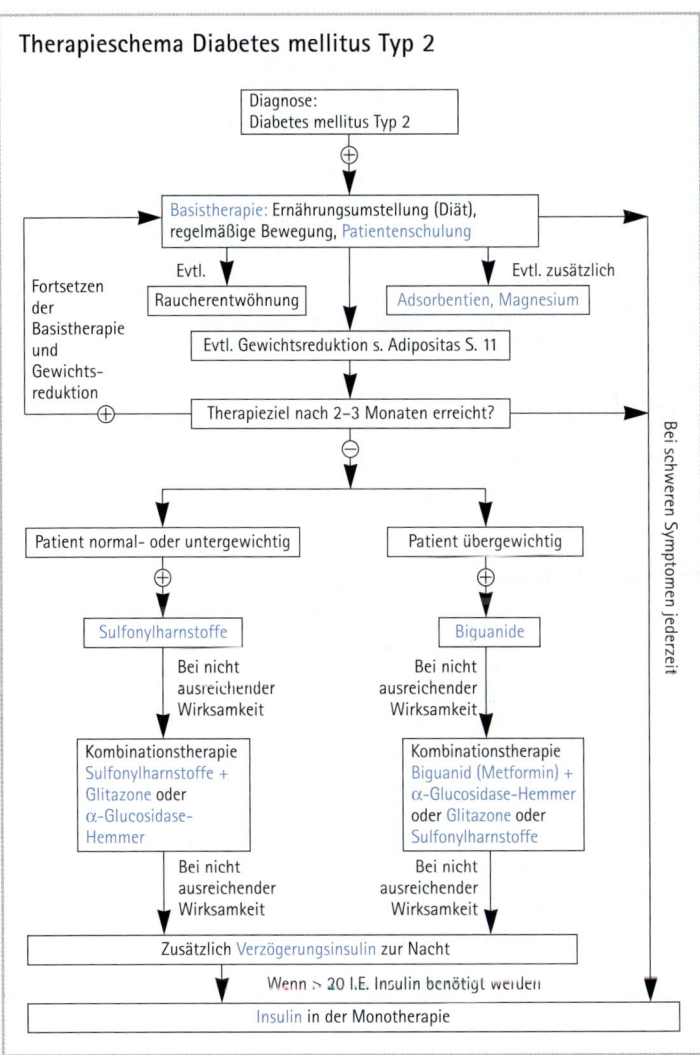

Diagnose:
Diabetes mellitus Typ 2

⊕

Basistherapie: Ernährungsumstellung (Diät), regelmäßige Bewegung, Patientenschulung

Evtl.
Raucherentwöhnung

Evtl. zusätzlich
Adsorbentien, Magnesium

Fortsetzen der Basistherapie und Gewichtsreduktion

Evtl. Gewichtsreduktion s. Adipositas S. 11

⊕ Therapieziel nach 2–3 Monaten erreicht?

⊖

Patient normal- oder untergewichtig

⊕

Sulfonylharnstoffe

Bei nicht ausreichender Wirksamkeit

Kombinationstherapie
Sulfonylharnstoffe + Glitazone oder α-Glucosidase-Hemmer

Bei nicht ausreichender Wirksamkeit

Patient übergewichtig

⊕

Biguanide

Bei nicht ausreichender Wirksamkeit

Kombinationstherapie
Biguanid (Metformin) + α-Glucosidase-Hemmer oder Glitazone oder Sulfonylharnstoffe

Bei nicht ausreichender Wirksamkeit

Zusätzlich Verzögerungsinsulin zur Nacht

Wenn > 20 I.E. Insulin benötigt werden

Insulin in der Monotherapie

Bei schweren Symptomen jederzeit

Dyspepsie, funktionelle

Symptome

Die funktionelle Dyspepsie (Reizmagen, nicht ulzeröse Dyspepsie, NUD) äußert sich durch dumpfe oder brennende, episodisch auftretende Oberbauchschmerzen, Druck und Völlegefühl, geringen Appetit, Brechreiz. Die Beschwerden können punktuell im gesamten Gastrointestinaltrakt (GIT) auftreten. Häufig saures oder nicht-saures Aufstoßen, Sodbrennen, Nahrungsmittelunverträglichkeiten, abnehmende Beschwerden am Abend, Zunahme der Schmerzen im Stehen und bei Stress. Oft kombiniert mit Migräne, Atembeklemmungen und Darmbeschwerden wie Flatulenz, Obstipation, Diarrhoe, etc. Häufiger Beschwerdewechsel.

Folgen der unbehandelten Krankheit: Refluxkrankheit, Entzündung der Speiseröhre (bei häufigem Sodbrennen), Chronifizierung.

Ursachen

Keine morphologischen, biochemischen oder infektiösen Ursachen, manchmal Infektionen mit Helicobacter pylori (s. auch Gastritis S. 187), psychische Auslöser, Stress, Depressionen, Arzneimittel (z. B. NSAR, Glucocorticoide).

Behandlungsindikation und Behandlungsziele

Diagnosestellung: Anamnese, Tastuntersuchung, Gastroskopie mit Gewebeprobe, evtl. Nachweis von Helicobacter pylori.

Ausschluss anderer Erkrankungen wie z. B. Gastritis, Refluxkrankheit, Gallensteinleiden, Ulcus gastroduodenales, Morbus Crohn, Erkrankungen des Pankreas oder der Leber, Angina pectoris, Myokardinfarkt, Magenkarzinom oder -lymphom.

Behandlungsindikation: Symptomatische Arzneitherapie bei starken Beschwerden, psychotherapeutische Behandlung.

Die Behandlungsindikation für eine Eradikationstherapie bei funktioneller Dyspepsie mit Helicobacter-pylori-Nachweis ist noch umstritten.

Therapieziele: Symptomlinderung, Verzögerung neuer Krankheitsschübe, Verhinderung der Krankheitsprogression.

Basistherapie

Reduktion der Risikofaktoren:

- Nikotin,
- Alkohol,
- Kaffee auf nüchternen Magen,
- Stress, lebensbelastende Ereignisse,
- Fette, scharfe, sehr kalte oder sehr heiße Speisen,
- hektische Mahlzeiten,
- opulente Mahlzeiten.

Arzneitherapie

Prokinetika

Motilitätsförderung durch cholinerge (nur Metoclopramid) und antidopaminerge Wirkung mit Steigerung der Peristaltik und Tonuserhöhung im Magen und Erschlaffung des Pylorussphinkters. Antiemese durch direkte zentrale Effekte am Brechzentrum (nur Metoclopramid). Anwendung bei Übelkeit und Völlegefühl.

Einnahme ca. 30 Min. vor den Mahlzeiten.

NW: Sedierung, Diarrhoe, extrapyramidale Effekte (Dyskinesien) bei hohen Dosierungen (bei Domperidon selten), Hyperprolaktinämie, Gynäkomastie, Galaktorrhoe, Zyklusstörungen nach langfristiger Einnahme.

KI: Ileus, Epilepsie, Parkinson, Kinder < 14 Jahren, Niereninsuffizienz, Stillzeit, strenge Indikationsstellung in der Schwangerschaft.

WW: Wirkungsabschwächung durch anticholinerg wirkende Substanzen, Sedierung bei Kombination mit zentral dämpfenden Pharmaka und Alkohol, Verstärkung der extrapyramidalen Nebenwirkungen durch Neuroleptika, trizyklische Antidepressiva und MAO-Hemmer. Evtl. Verminderung der Aufnahme von Digoxin aus dem Darm, Beschleunigung der Aufnahme von Paracetamol und versch. Antibiotika sowie von Alkohol.

P: * Metoclopramid (Gastrosil®): 3 × 10 mg; * Domperidon (Motilium®): 3 × 10–40 mg.

Antazida

Symptomatische Therapie von Sodbrennen und säurebedingten Magenschmerzen durch Abpuffern der Salzsäure und Schleimhautschutzeffekte,

Verhinderung der Aktivierung von Pepsinogen, Bindung von Gallensäuren beim duodenogastralen Reflux.

Schwache Basen aus anionischer Komponente (Hydroxide, Carbonate, Silikate) und einem Kation (Aluminium, Magnesium, Calcium). Aluminiumhydroxid weist einen späteren Wirkungseintritt bei längerer Wirkdauer auf. Calciumcarbonat wirkt besonders schnell. Kombinationen sind daher sinnvoll. Magaldrat (Al-Mg-Schichtgitter), Algeldrat (Mg/Al-Hydroxid), Hydrotalcit (Mg/Al-Hydroxid-Carbonat). Die Verwendung von Natriumcarbonat ist obsolet wegen der Gefahr einer systemischen Alkalose, einer bei Herzinsuffizienz und Hypertonie unerwünschten Natriumbelastung und einem ausgeprägten Rebound-Phänomen. Magnesiumhaltige Antazida sind Mittel der Wahl in der Schwangerschaft. Kombination mit Alginsäure soll Reflux verhindern.

Arzneiformen: Suspensionen, Lutsch- und Kautabletten, Kapseln und Pulver.

Einnahme ca. 90 Min. nach den Mahlzeiten und vor dem Schlafengehen.

NW: Obstipation (Al-Hydroxid), Diarrhoe (Mg-Hydroxid), bei dialysepflichtigen Patienten selten Enzephalopathie (Al), Nierenschäden und Osteoporose (mangelnde Phosphatresorption) bei chronischer Anwendung (Ca, Al), Hypercalcämie bei chron. Niereninsuffizienz.

KI: Stark eingeschränkte Nierenfunktion, Hypophosphatämie (Ca, Al), Obstipation (Al), Dickdarmstenosen (Al), Nierensteine (Ca).

WW: Veränderte Resorptionsbedingungen für Medikamente, deren Aufnahme mit dem Magen-pH korreliert. Auch die renale Elimination kann beeinflusst sein. Außerdem Adsorption oder Bindung von Arzneistoffen an das Antazidum (Tetracycline, Gyrasehemmer). Im Hinblick auf solche Wechselwirkungen sollte generell ein Abstand von 1–2 Stunden zwischen den einzelnen Einnahmen eingehalten werden.

P: Magaldrat (Riopan®): 3–4 × 800 mg; Algeldrat (Maaloxan®): 3–4 × 600 mg MgOH, 900 mg AlOH; Hydrotalcit (Talcid®): 3–4 × 1000 mg; Al-Mg-Silicathydrat (Gelusil®): 3–4 × 500–1000 mg; Al-Hydroxid und Alginsäure (Gaviscon®): 3–4 × 200 mg AlOH und 700 mg Alginsäure.

H$_2$-Antihistaminika

Symptomatische Therapie von säurebedingten Schmerzen durch Blockade der Histamin-H$_2$-Rezeptoren der Belegzellen des Magens und somit Hemmung der Magensäuresekretion. Wirkdauer bis zu 24 h.

Einnahme jeweils abends über 6–12 Wochen, um das nächtliche Säuremaximum abzufangen.

NW: Kopfschmerzen, Abgeschlagenheit, gastrointestinale Beschwerden (Diarrhoe), Muskel- und Gelenkschmerzen, zentral nervöse Störungen wie Schwindel, Verwirrtheit, Depressionen, Agitiertheit, Halluzinationen (besonders bei älteren Patienten sowie bei Leber- oder Niereninsuffizienz), Ödeme, selten Überempfindlichkeitsreaktionen, kardiovaskuläre Nebenwirkungen, Gynäkomastie, Libidoverlust, in Einzelfällen Blutbildungsstörungen.

KI: Dosisreduktion bei Leber- und Niereninsuffizienz, strenge Indikationsstellung bei Schwangeren und in der Stillzeit.

WW: Verzögerter Abbau anderer Arzneistoffe (Theophyllin). Substanzen, die pH-abhängig im sauren Milieu resorbiert werden, werden unter Umständen nicht ausreichend aufgenommen (z.B. Azol-Antimykotika, Vitamin B$_{12}$). Erhöhung von Alkohol-Blutspiegeln.

P: * Ranitidin (Zantic®, Sostril®): 1 × 300 mg, bei Nichtansprechen 2 × 300 mg weitere 2–3 Wochen; * Famotidin (Pepdul®): 1–2 × 40 mg.

Protonenpumpenhemmer

Hemmung der H$^+$/K$^+$-ATPase der Parietalzellen des Magens, Hemmung der basalen und stimulierten Säuresekretion. Anwendung bei starken säurebedingten Magenschmerzen. Magensaftresistente Kapseln, Protonierung der Prodrugs in den Belegzellen führt zur Wirkform. Wirkdauer bis 72 Stunden.

Einnahme jeweils abends für 2–8 Wochen, um das nächtliche Säuremaximum abzufangen.

NW: Kopfschmerzen, gastrointestinale Beschwerden (Übelkeit, Erbrechen, Obstipation, Durchfälle), Müdigkeit, Schwindel, Hautausschläge, Überempfindlichkeit, Leber- und Nierenfunktionsstörungen, selten Blutbildungsstörungen, Muskelschmerzen, Angstzustände, Sehstörungen, Geschmacksstörungen, Hörstörungen, Schleimhautentzündungen, Erythema multiforme, angioneurotisches Ödem.

KI: Kinder und Jugendliche < 16 Jahren (mangelnde Erfahrung), Überempfindlichkeit gegen den Wirkstoff, Schwangerschaft und Stillzeit nur unter strenger Indikationsstellung, Leberfunktionsstörungen (nur Lansoprazol).

WW: Blockade von Cytochrom-P-450-abhängigen Enzymen führt zu einer verlängerten Ausscheidung von Phenytoin, Benzodiazepinen, Warfarin. Substanzen, die pH-abhängig im sauren Milieu resorbiert werden, werden unter Umständen nicht ausreichend aufgenommen (z. B. Azol-Antimykotika, Vitamin B_{12}). Bei gleichzeitiger Gabe von Omeprazol und Clarithromycin sind die Plasmakonzentrationen beider Arzneimittel erhöht. Eventuell Beeinträchtigung der empfängnisverhütenden Wirkung von hormonalen Kontrazeptiva.

P: * Omeprazol (Antra®): 1 × 20–40 mg; * Lansoprazol (Agopton®): 1 × 30–60 mg; * Pantoprazol (Rifun®): 1 × 40–80 mg.

Anticholinergika

Selektiver Acetylcholinrezeptorantagonist am Muscarinrezeptor der Magenschleimhaut (M1). Hemmung der basalen und stimulierten Salzsäuresekretion. Geringere Wirksamkeit als H_2-Antagonisten oder Protonenpumpenhemmer. Anwendung bei starken säurebedingten Beschwerden, in der Regel bei Unwirksamkeit bzw. Unverträglichkeit anderer Arzneimittel.

   Einnahme auf nüchternen Magen. Einsatz im Allgemeinen selten.

NW: Anticholinerge NW (Mund- und Halstrockenheit, Müdigkeit, Appetitlosigkeit, Akkomodationsstörungen, Potenzstörungen, Diarrhoe, Glaukomanfälle, Harnverhalt) meist erst bei höheren Dosen, selten allergische Reaktionen.

KI: 1. Trimenon der Schwangerschaft und Stillzeit (unzureichende Erfahrungen).

WW: Additive Wirkung bei Kombination mit H_2-Antihistaminika.

P: * Pirenzepin (Gastricur®): 1–2 × 50 mg.

Eradikationstherapie

S. Gastritis S. 187

Unterstützung in der Selbstmedikation

Phytotherapeutika

Amara, Stomachika oder Gerbstoffdrogen bei leichter Dyspepsie als pflanzliche Alternative zu Prokinetika: z.B. Anis, Angelikawurzel, Artischocke, Boldoblätter, Ceylon-Zimt, Enzian, Galgant, Gelbwurz, Ingwer, Kamille, Kardamom, Kardobenediktenkraut, Koriander, Kümmel, Löwenzahn, Pomeranzenschale, Rettich, Rosmarin, Salbei, Tausendgüldenkraut, Wacholder, Wermut.

Vorsicht: Pflanzliche Magen-Darm-Mittel enthalten häufig Alkohol.

NW: Gelegentlich Magen-Schleimhautreizung (nicht bei magensaftresistenten Überzügen).

KI: Refluxbeschwerden und saures Aufstoßen.

P: Pfefferminzöl und Kümmelöl (Enteroplant®); Extrakte aus Schleifenblume, Schöllkraut u.a. (Iberogast®); Kamillenextrakt (Kamillosan®); Extrakt aus javanischer Gelbwurz (Curcu-Truw®); Artischockenextrakt (Hepar SL forte®).

Verhaltensmaßnahmen

- Siehe Basistherapie,
- regelmäßige und abwechslungsreiche Ernährung.

Häufige therapiebezogene Probleme

- Non-Compliance bezüglich der Verhaltensmaßnahmen/nicht-medikamentösen Therapie.
- Die symptomatische Therapie (H_2-Blocker, Protonenpumpenhemmer) kann Beschwerden, die durch andere, schwerwiegendere Magenerkrankungen hervorgerufen werden, maskieren. Deshalb sind regelmäßige ärztliche Kontrollen notwendig. Eine Selbstmedikation sollte nur kurzfristig erfolgen.

Literatur

Arzneimittelkursbuch 99/2000, AVI Arzneimittel-Verlag, 2000.
Berthold, H (Hrsg.): Klinikleitfaden Arzneimitteltherapie. Urban und Fischer, München 1999.
Frölich, J.C., Kirch. W.: Praktische Arzneitherapie. 2. Aufl. Springer, Berlin 2000.

Gesenhues, St., Ziesché, R. (Hrsg.): Praxisleitfaden Allgemeinmedizin. 3. Aufl. Urban und Fischer, München 2001.

Pschyrembel – Therapeutisches Wörterbuch. 2. Aufl. De Gruyter, Berlin 2001.

Rote Liste. Editio Cantor Verlag, Aulendorf 2002.

Schölmerich, J.: Memomed Innere Medizin. Urban & Schwarzenberg, München 1999.

Internetadresse

www.akdae.de/Homepage/THERAPIE/Aktuell/Reizdarmsyndrom.pdf: „Arzneiverordung in der Praxis", Therapieempfehlung „Funktionelle Dyspepsie und Reizdarmsyndrom".

Therapieschema funktionelle Dyspepsie

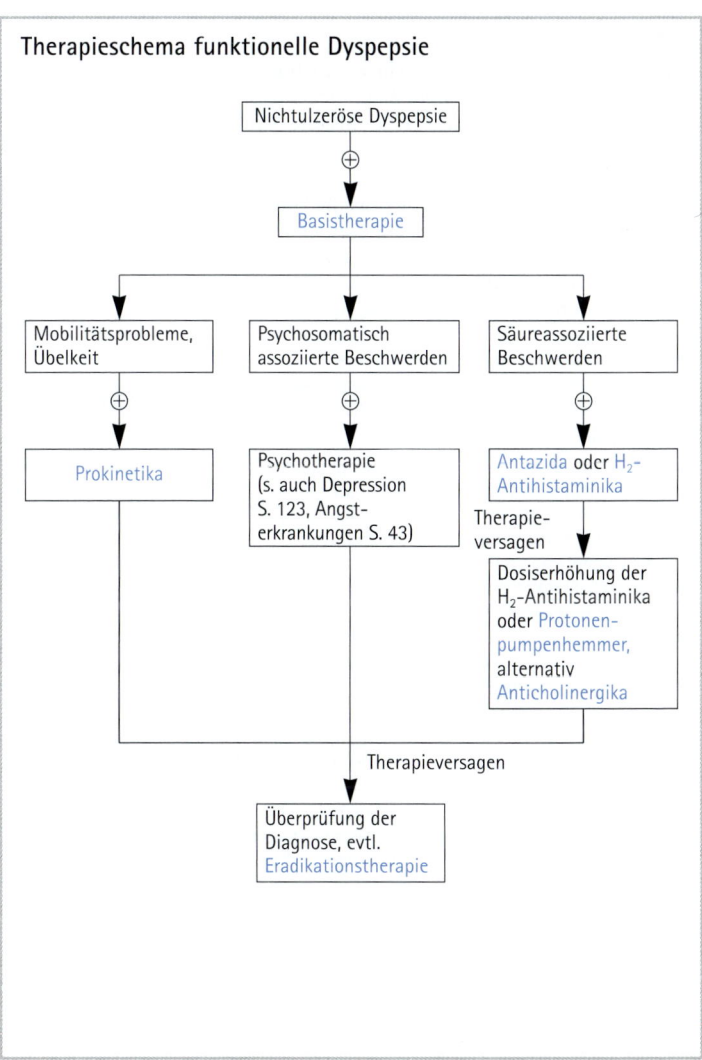

Epilepsie

Symptome

Zerebrales Anfallsleiden, Sammelbezeichnung für Syndrome und Krankheiten mit dem Hauptsymptom sich wiederholender Krampfanfälle. Hervorgerufen durch spontane synchronisierte Depolarisation einer labilen Neuronengruppe (Fokus) oder durch synchrone Salven efferenter (motorischer) Impulse im Gehirn.

Gelegenheitsanfälle bei 0,5–1 % der Bevölkerung, Inzidenz für wiederkehrendes Anfallsleiden bei 35–50/100 000. Diagnosestellung ca. 70 % bis zum 20. Lebensjahr, ca. 2 % über dem 60. Lebensjahr.

Die Klassifikation unterscheidet fokale Anfälle, die im Gehirn räumlich begrenzt ablaufen, und generalisierte Anfälle (s. Tab. 17.1).

Tab. 17.1: Einteilung der Epilepsieformen

Klassifikation der Epilepsieform	Symptome/Erscheinungsbild
Fokale Anfälle	
Einfache fokale Anfälle, mit motorischen Symptomen (Jackson-Anfall, Adversivkrampf), mit sensorischen und somatosensorischen Symptomen oder mit vegetativen Symptomen, jeweils ohne Bewusstseinsverlust	Missempfindungen und/oder abnorme motorische Aktionen (Muskelkrämpfe, Zuckungen der Augen, des Kopfes oder der Extremitäten)
Komplexe fokale Anfälle (25 %), psychomotorische Anfälle mit Bewusstseinsverlust	Meist durch Aura (Geruchs- und Geschmackshalluzinationen) eingeleitet; motorische Symptome (Leck-, Schluck-, Kau- und Schmatzbewegungen), stereotype Bewegungen der Arme oder Beine, Sprachstörungen; vegetative Symptome, vermehrter Speichelfluss, Schweißausbruch, Tachykardie, Blutdruckanstieg; psychische Symptome wie Angst, Verwirrtheit, Gefühl der Entfremdung; allmähliches Ende des Anfalls

Klassifikation der Epilepsieform	Symptome/Erscheinungsbild
Generalisierte Anfälle: Petit-mal- oder Grand-mal-Anfälle	
Absencen (des Kindesalters oder des Jugend- und Erwachsenen- alters, Absence-Petit-mal)	Bewusstseinsstörungen ohne motorische oder vegetative Symptome, Dauer einige Sekunden bis zu einer Minute, Patient starrt in die Leere, reagiert nicht auf Anruf, evtl. mit Zittern der Augenlider. Kinder (4–14 Jahre) zeigen Rückwärtsbewegung des Kopfes und Aufwärtsbewegung der Augäpfel, Anfallsdauer 5–10 Sekunden (Pyknoleptische Absencen)
Myoklonische Anfälle (Impulsiv-Petit-mal)	Manifestation vorrangig im Jugendalter (14.–17. Lebensjahr), Zuckungen der Arme und Beine, Arme werden oft ruckartig hochgerissen und die Finger gespreizt, Anfallsdauer 1–5 Sekunden in Serien
Myoklonisch-astatische Anfälle	Manifestation im Kleinkindalter möglich, kurzfristiges, sekundenlanges Erschlaffen des Muskeltonus mit Gefahr schwerer Stürze
Blitz-Nick-Salaam-Anfälle (Propulsiv-Petit-mal)	Manifestation vor allem im Säuglingsalter, blitzartige Zuckungen mit rascher Bewegung des Rumpfes nach vorn und Überkreuzen der Arme (Salaam-Bewegung)
Klonische Anfälle	Muskelzuckungen und heftige stereotype Bewegungen vorherrschend
Tonische Anfälle	Muskelsteife und Bewegungsunfähigkeit als Hauptmerkmal
Grand-mal-Anfälle (tonisch-klonische Anfälle, Epilepsia major)	Anfall in mehreren Phasen: Prodromalerscheinungen (Kopfschmerzen, Unwohlsein, Schwäche, Unruhe, Verstimmungen), evtl. Aura (optische und akustische Halluzinationen), tonische Krampfphase mit Bewusstseinsverlust (Patient stürzt zu Boden, Verletzungsgefahr, Gefahr schmerzhafter Zungenbissverletzungen), nach Sekunden bis Minuten Übergang in die klonische Phase mit generalisierten Zuckungen (durch Mitbeteiligung der Zungenmuskulatur entsteht Schaum vor dem Mund, Urin- und evtl. Stuhlabgang), anschließend Terminalschlaf, bei Erwachen Kopf- und Muskelschmerzen

Klassifikation der Epilepsieform	Symptome/Erscheinungsbild
Sonderfälle	
Status epilepticus	In schneller Folge sich wiederholende Anfälle ohne zwischenzeitliches Wiedererlangen des Bewusstseins: beim Grand-mal-Status im Abstand von fünf Minuten bis zu weniger als einer Stunde (Letalität 10%), beim Petit-mal-Status Anfallsdauer Stunden bis Wochen
Spezielle Anfallssyndrome	Gelegenheitsanfälle z.B. Fieberkrampf, isolierte Anfälle, isolierter Status epilepticus durch akute metabolische oder toxische Hirnschädigung

Folgen der unbehandelten Krankheit:

- Verletzungsgefahr durch Stürze bei Grand-mal,
- Psychosoziale Probleme: Verlust des Arbeitsplatzes, des Führerscheins, soziale Isolation,
- Erhöhte Mortalität von Patienten mit generalisierten epileptischen Anfällen (2–3fach).

Ursachen

Übererregbarkeit von Neuronengruppen entsteht aufgrund eines instabilen Membranpotentials und eines gestörten Gleichgewichts zwischen inhibitorischen (γ-Aminobuttersäure, GABA) und exzitatorischen Neurotransmittern (Glutamat, NMDA).

Ursache sind hirnorganische Veränderungen:

- frühkindliche Hirnschäden (z.B. Geburtstraumen, 10–14%),
- Hirnverletzungen, Schädel-Hirn-Traumata (5–15%),
- Hirntumoren (ca. 8–22%),
- Intoxikationen (Alkoholabhängigkeit, Medikamenten- und Drogeneinnahme, Entzug, Häufigkeit unbekannt),
- Enzephalitiden (ca. 11%),
- vaskulär (ca. 13%),
- metabolisch (Hypoglykämie, Urämie, Hyponatriämie, Thyreotoxikose),
- idiopathisch (z.T. genetische Ursachen, ca. 50%).

Auslöser sind z.B. wechselnder Schlaf-Wach-Rhythmus, Alkohol, Fieber, rhythmisches Flackerlicht.

Behandlungsindikation und Behandlungsziele

Diagnosestellung: Durch Eigen- und Fremdanamnese, EEG, Schlaf-EEG, Video-EEG, Kernspintomographie zum Ausschluss von Tumoren, sklerotischen Veränderungen, posttraumatischen oder postentzündlichen Gewebsveränderungen, Ausschluss anderer Ursachen für Bewusstseinsstörungen (z. B. kardial, hämodynamisch, psychogen).

Behandlungsindikation: Eine Behandlung sollte eingeleitet werden, um negative körperliche und psychosoziale Folgen der Anfälle zu vermeiden bei:

- vitaler Gefährdung des Patienten durch einzelne Gelegenheitsanfälle oder Spontananfälle (z. B. Herzerkrankungen),
- einem oder mehrerer Spontananfälle bei Patienten mit epilepsietypischen Potentialen im Ruhe-EEG,
- mindestens zwei epileptischen Anfällen innerhalb von sechs Monaten.

Die Notwendigkeit zur Therapie besteht nicht bei Gelegenheitsanfällen mit eindeutiger, vermeidbarer Ursache (z. B. hohes Fieber) und solchen, bei denen sich im EEG unter Provokation (Flackerlicht, Hyperventilation) Spitzenpotentiale nachweisen lassen. Hier wird eine engmaschige EEG-Kontrolle empfohlen.

Nach 2–3jähriger Anfallsfreiheit unter Medikation Aussetzversuch: stufenweise Dosisreduktion über 6–12 Monate unter engmaschiger EEG-Kontrolle.

Verlaufskontrolle:

- Regelmäßige Kontrolle der Medikamentenspiegel (Therapeutisches Drug Monitoring, TDM) anfangs wöchentlich, später alle drei Monate. Schwankungen der Blutspiegel möglich durch Autoinduktion der Metabolisierung, WW mit anderen Arzneimitteln, meist aber durch Non-Compliance der Patienten.
- Kontrolle der Laborwerte zur Feststellung und Beurteilung von NW.

Therapieziel: Verlängerung des anfallsfreien Intervalls, Anfallsfreiheit.

Basistherapie

- Regelmäßiger Schlaf-Wach-Rhythmus,
- weitgehende Alkoholkarenz (< 15 g Alkohol/Tag),
- Vermeiden möglicher Auslöser (z. B. Fieber, Flackerlicht).

Arzneitherapie

Zur Behandlung stehen zwei Prinzipien zur Verfügung (s. Tab. 17.2):

- Wiederherstellung des gestörten Gleichgewichts zwischen GABA und Glutamat,
- Stabilisierung des (labilen) Membranpotentials durch Blockade spannungsabhängiger Ionenkanäle.

Die Voraussetzungen zur Therapie sind eine gesicherte Diagnose und das Vorliegen einer Therapieindikation. Vor der Behandlung muss eine Laborkontrolle durchgeführt werden (Blutbild, Blutzucker, Elektrolyte, Transaminasen, alkalische Phosphatase, Kreatin, Gerinnung, Amylase, Lipase, Bili-

Tab. 17.2: Angriffspunkt und Wirkungsmechanismus einiger Antiepileptika

Angriffspunkt	Wirkungsmechanismus	Beispiele/Wirkstoffe
GABAerges System	Durch Aktivierung von Decarboxylasen und Blockade von Transaminasen wird die Konzentration von GABA erhöht. Durch Wechselwirkung von GABA mit seinem Rezeptor wird die Öffnung eines Chloridkanals induziert. Chloridionen strömen vermehrt in die Zelle, sorgen für eine Hyperpolarisation und damit für eine geringere Erregbarkeit der Zelle.	Barbiturate Benzodiazepine Valproinsäure Gabapentin Tiagabin Topiramat Vigabatrin
Glutamaterges System	Antagonisten der Glutamatbindungsstelle verhindern die Effekte einer verstärkten Glutamatfreisetzung, die zur irreversiblen Schädigung neuronaler Zellen führen.	Phenobarbital Phenytoin Felbamat Lamotrigin Topiramat
Spannungsabhängige Natriumkanäle	Blockade von spannungsabhängigen Natriumkanälen, dadurch Unterdrückung der Spontanentladung der Zellen	Carbamazepin Phenytoin Valproinsäure Topiramat
Spannungsabhängige Calciumkanäle	Blockade von spannungsabhängigen Calciumkanälen, dadurch Unterdrückung der Spontanentladung der Zellen	Ethosuximid Gabapentin

rubin, Gesamteiweiß, Triglyceride, Cholesterin), um unter der Therapie auftretende NW feststellen und beurteilen zu können.

Die Dosierung erfolgt einschleichend, bis eine Wirkung einsetzt oder bis erste NW auftreten. Beim Absetzen der Therapie wird die Dosis ausschleichend reduziert, um die Provokation von Anfällen zu vermeiden. Zur Dosierung siehe Tab. 17.3.

Carbamazepin

Blockade der spannungsabhängigen Natriumkanäle der neuronalen Membranen führt zu einer Verminderung der Spontanentladungen.

Anwendung bei fokalen Anfällen, sekundär generalisierten Anfällen, neuralgischen Schmerzzuständen, als Stimmungsstabilisator bei Manie oder manisch-depressiven Störungen und beim Alkoholentzugssyndrom (Mittel der 1. Wahl). Bei tonisch-klonischen Anfällen bei generalisierter Epilepsie Mittel der 2. Wahl.

Einschleichende Dosierung bis zur Anfallsfreiheit oder bis zum Auftreten von NW (s. Tab. 17.3). Regelmäßige Einnahme erforderlich, zusätzlich regelmäßige Blutspiegelkontrollen (TPK 4–12 µg/mL), da Carbamazepin seinen eigenen Abbau induziert.

NW: Dosisunabhängig sind Blutbildveränderungen, Überempfindlichkeitssyndrom (Exantheme), Kollagenosen, Missbildungen bei der Einnahme in der Frühschwangerschaft. Dosisabhängig sind Übelkeit, Doppelbilder, Benommenheit, Schwindel, Erbrechen, Myalgien, Leberenzymanstieg, Herzrhythmusstörungen.

KI: Herzrhythmusstörungen (AV-Block I. und II. Grades), schwere Leberinsuffizienz, Knochenmarksinsuffizienz. Gleichzeitige Gabe von MAO-Hemmern. Schwangerschaft und Stillzeit.

WW: Enzyminduzierend, daher beschleunigter Abbau von oralen Kontrazeptiva, anderen Steroiden, Phenytoin, Valproat, Barbituraten, Theophyllin, Ciclosporin, Tacrolimus, Antikoagulantien, Digitoxin. Primidon, Phenobarbital, Phenytoin und Felbamat verringern die Plasmakonzentration von Carbamazepin; Erythromycin und Propoxyphen erhöhen sie. Erhöhung der Lebertoxizität von Paracetamol.

P: * Carbamazepin (Tegretal®): mittlere Dosis 2 × 400 mg ret – 3 × 800 mg ret/d.

Tab. 17.3: Dosierungsschema einiger Antiepileptika

Wirkstoff	Initialdosis	Dosis einschleichend steigern	Therapeutische Plasmakonzentration (TPK)	Toxische Blutspiegel	Zeit bis zum Fließgleichgewicht	Dosis ausschleichend reduzieren
Carbamazepin	100–200 mg	Alle 3–5 Tage um 100 mg	4–12 µg/mL	> 10 µg/mL	4–7 Tage	Alle 4 Wochen um 100 mg
Valproinsäure	150 mg abends	Alle 2 Tage 150 mg	50–100 µg/mL	> 120 µg/mL	2–4 Tage	Alle 4 Wochen 200 mg
Phenytoin	100 mg abends	Alle 3 Tage um 100 mg, ab 300 mg um 25 mg erhöhen	14–23 µg/mL	> 25 µg/mL	5–14 Tage	Alle 4 Wochen um 50 mg
Phenobarbital	50 mg zur Nacht	Alle 14 Tage um 50–100 mg	15–30 µg/mL	> 40 µg/mL	14–28 Tage	Alle 4 Wochen um 25 mg
Primidon	62,5 mg abends	Alle 7 Tage um 62,5 mg	5–20 µg/mL	> 20 µg/mL	1–2 Tage	Alle 4 Wochen um 125 mg
Ethosuximid	250 mg	Alle 1–2 Wochen um 250 mg	40–100 µg/mL	> 100 µg/mL	4–10 Tage	Alle 4 Wochen um 250 mg
Clobazam	10 mg	Alle 4 Tage um 10 mg	Unbekannt	Unbekannt	3–6 Tage	Alle 4 Wochen um 5 mg
Vigabatrin (derzeit nur in Kombination)	500 mg	Alle 3 Tage um 500 mg	Nicht relevant	Nicht relevant	1–3 Tage	Alle 4 Wochen um 500 mg

Valproinsäure

GABAerge Wirkung durch Verminderung des GABA-Abbaus, zusätzliche Wirkung auf Calcium- und Natriumkanäle.

Anwendung bei primär und sekundär generalisierten Anfällen, zur Phasenprophylaxe manisch-depressiver Störungen und bei akuter Manie (Mittel der 1. Wahl). Mittel der 2. Wahl bei fokaler Epilepsie.

Einschleichende Dosierung bis zur Anfallsfreiheit oder bis zum Auftreten von NW (s. Tab). Regelmäßige Einnahme erforderlich, zusätzlich regelmäßige Blutspiegelkontrolle (TPK 50–100 µg/mL), da Valproinsäure den eigenen Abbau induziert.

NW: Dosisunabhängig treten akutes Leberversagen (bei Kleinkindern und mehrfach behinderten Kindern), Haarausfall, Pankreatitis, Gerinnungsstörungen, Enzephalopathie auf. Dosisabhängig treten Tremor, Unruhe, Schwindel, Magen-Darm-Beschwerden auf.

KI: Valproat-Überempfindlichkeit, Leber- und/oder Bauchspeicheldrüsenerkrankungen. Schwangerschaft.

WW: Alkohol verstärkt die Lebertoxizität. Erhöht den Plasmaspiegel von Lamotrigin und Phenobarbital; verdrängt andere Arzneimittel aus der Eiweißbindung. Felbamat erhöht die Plasmakonzentration von Valproinsäure.

P: * Valproinsäure (Ergenyl®): 2 × 300–3 × 1200 mg/d, ggf. ret.

Phenytoin

Stabilisierung von spannungsabhängigen Natriumkanälen.

Anwendung bei fokalen Anfällen (1. Wahl) und Herzrhythmusstörungen bei Digitalisintoxikation. Mittel der 2. Wahl bei generalisierter Epilepsie.

Einschleichende Dosierung bis zur Anfallsfreiheit oder bis zum Auftreten von NW (s. Tab. 17.3). Regelmäßige Einnahme erforderlich, zusätzlich regelmäßige Blutspiegelkontrollen (TPK 14–23 µg/mL), da Phenytoin den eigenen Abbau induziert.

NW: Dosisunabhängig treten Exantheme, Zahnfleischwucherungen, Hirsutismus, Akne, Hepatitis, Lymphadenopathie, Myasthenia gravis auf. Dosisabhängig sind Schwindel, Ataxie, selten extrapyramidale Störungen, Übelkeit. Bei der Langzeittherapie kommt es zu Blutbildveränderungen, Osteopathie, Polyneuropathie, Kleinhirnatrophie. Bei i.v.-Gabe starker Blutdruckabfall und Herzrhythmusstörungen bei zu schneller Applikation.

KI: Phenytoin-Überempfindlichkeit, Knochenmarksdepression, Herzrhythmusstörungen. Relative KI: Herzinsuffizienz, Schwangerschaft, Stillzeit, Ataxie.

WW: Enzyminduzierend, daher beschleunigter Abbau von oralen Kontrazeptiva, anderen Steroiden, Phenytoin, Valproat, Barbituraten, Theophyllin, Ciclosporin, Tacrolimus, Antikoagulantien, Digitoxin. Erhöhte Plasmakonzentrationen von Phenytoin durch Isoniazid, Sulfonamide, orale Antikoagulantien, Felbamat, Disulfiram; verminderte Plasmakonzentration durch Carbamazepin und Antazida.

P: * Phenytoin (Zentropil®): 1 × 200 mg–2 × 225 mg/d.

Phenobarbital

Verstärkung der inhibierenden GABA-Wirkung durch Bindung am GABA-Rezeptorkomplex.

Anwendung bei fokalen Anfällen und bei generalisierten tonisch-klonischen und myoklonischen Anfällen (2. Wahl).

Einschleichende Dosierung bis zur Anfallsfreiheit oder bis zum Auftreten von NW (s. Tab. 17.3). Regelmäßige Einnahme erforderlich, zusätzlich regelmäßige Blutspiegelkontrollen (TPK 15–30 µg/mL), da Phenobarbital den eigenen Abbau induziert.

NW: Dosisunabhängig sind kognitive Störungen, Exantheme, Schulter-Arm-Syndrom. Dosisabhängig treten Müdigkeit, Verlangsamung, Ataxie, Sehstörungen, Absenkung der Körpertemperatur, Herzinsuffizienz, Immunsuppression, Verstärkung von Symptomen der Muskelschwäche, Atemdepression auf.

KI: Phenobarbital-Überempfindlichkeit, Porphyrie, gleichzeitige Gabe von ZNS-depressorischen Arzneimitteln.

WW: Enzyminduzierend, daher beschleunigter Abbau von oralen Kontrazeptiva, anderen Steroiden, Phenytoin, Valproat, Barbituraten, Theophyllin, Ciclosporin, Tacrolimus, Antikoagulantien, Digitoxin.

P: * Phenobarbital (Luminal®): 1 × 2–3 mg/kgKG bei Erwachsenen.

Primidon

Verstärkung der inhibierenden GABA-Wirkung durch Bindung am GABA-Rezeptorkomplex. Wirkung und Eigenschaften wie Phenobarbital: wird im Körper zu 70 % zu Phenobarbital metabolisiert.

Anwendung bei fokalen Anfällen und bei generalisierten tonisch-klonischen und myoklonischen Anfällen (Antiepileptikum der 3. Wahl).

Einschleichende Dosierung bis zur Anfallsfreiheit oder bis zum Auftreten von NW (s. Tab. 17.3). Regelmäßige Einnahme erforderlich, zusätzlich regelmäßige Blutspiegelkontrollen (TPK 5–20 µg/mL). Bei den therapeutischen Blutspiegeln müssen die Werte von Phenobarbital mit berücksichtigt werden.

NW: Dosisunabhängig sind kognitive Störungen, Exantheme, Schulter-Arm-Syndrom. Dosisabhängig kommt es zu Müdigkeit, Verlangsamung, Ataxie, Sehstörungen, Absenkung der Körpertemperatur, Herzinsuffizienz, Immunsuppression, Verstärkung von Symptomen der Muskelschwäche, Atemdepression.

KI: Phenobarbital-Überempfindlichkeit, Porphyrie, gleichzeitige Gabe von ZNS-depressorischen Arzneimitteln.

WW: Enzyminduzierend, daher beschleunigter Abbau von oralen Kontrazeptiva, anderen Steroiden, Phenytoin, Valproat, Barbituraten, Theophyllin, Ciclosporin, Tacrolimus, Antikoagulantien, Digitoxin.

P: * Primidon (Liskantin®): 3 × 250 mg/d.

Ethosuximid

Blockade von spannungsabhängigen Calciumkanälen, dadurch Senkung der Spontanentladung an der Neuronenmembran.

Anwendung bei Petit-mal-Anfällen (Antiepileptikum der 2. Wahl).

NW: Dosisunabhängig sind Exantheme, Kopfschmerz, Schlafstörungen, Blutbildveränderungen, psychotische Symptome. Dosisabhängig kommt es zu Übelkeit, Appetitlosigkeit, Müdigkeit.

KI: Psychotische Erkrankungen in der Anamnese, aplastische Anämie, Schwangerschaft.

WW: Erhöhung des Phenytoinspiegels. Valproinsäure erhöht den Plasmaspiegel von Ethosuximid; Carbamazepin erniedrigt ihn.

P: * Ethosuximid (Petnidan®): 100–1200 mg/d auf 1–3 Einzeldosen.

Benzodiazepine

Verstärkung der inhibierenden GABA-Wirkung durch Bindung am GABA-Rezeptorkomplex (s. auch Angsterkrankungen S. 43, Schlafstörungen S. 618).

Anwendung als Zusatztherapie bei Therapieversagen einer Monotherapie mit Antiepileptika der 1. oder 2. Wahl (Add-on-Therapie). Clonazepam: Mittel der 1. Wahl zur Therapie des Grand-mal-Status; Diazepam: Mittel der 1. Wahl zur Behandlung von Fieberkrämpfen.

NW: Müdigkeit, vermehrter Speichelfluss, Atemdepression, Verstärkung oder Auslösung tonischer Anfälle, Toleranz, Entzugssymptomatik, Muskelschwäche, Stimmungsschwankungen.

KI: Bekannte Abhängigkeit, andere Suchterkrankungen, tonische Anfälle, Muskelschwäche, hepatische Porphyrie, akutes Engwinkelglaukom.

WW: Gegenseitige Wirkungsverstärkung mit zentral wirksamen Pharmaka und Alkohol, Wirkungsverstärkung von Muskelrelaxantien, Analgetika und Lachgas. Unter Dauerbehandlung WW mit zentral wirkenden Antihypertonika, β-Blockern und oralen Antikoagulantien, Art und Umfang der WW nicht vorhersagbar.

P: * Clonazepam (Rivotril®): 0,5–2 mg/d verteilt auf 3 Einzeldosen; * Clobazam (Frisium®): 1–2 × 10–20 mg/d; * Diazepam (Diazepam Zäpfchen): bei Bedarf 1 × 5–10 mg.

Gabapentin

Verstärkung des GABAergen Systems, in vitro durch Modulation der GABA-synthetisierenden Systeme.

Anwendung als Mono- oder Add-on-Therapie bei fokalen Anfällen mit und ohne Generalisierung. Aufgrund möglicher noch unbekannter NW zählen neuere Antiepileptika zu Mitteln der 3. Wahl.

Einschleichende Dosierung bis zur Anfallsfreiheit oder bis zum Auftreten von NW: 1. Tag 300 mg, 2. Tag 600 mg, 3. Tag 900 mg, Maximaldosierung 40–50 mg/kgKG bei Erwachsenen. Regelmäßige Einnahme erforderlich.

NW: Schläfrigkeit, Kopfschmerzen, Übelkeit, Erbrechen, Gewichtszunahme, Nervosität, periphere Gefühlsstörungen (Parästhesien). Endgültige Bewertung noch nicht möglich.

KI: Akute Pankreatitis. Dosisanpassung bei Patienten mit eingeschränkter Nierenfunktion. Schwangerschaft.

WW: Verminderte Bioverfügbarkeit bei gleichzeitiger Einnahme von Magnesium- oder Aluminiumhaltigen Antazida. Beeinflussung des Blutzuckerspiegels bei Einnahme von Antidiabetika.

P: * Gabapentin (Neurontin®): 3 × 400–800 mg/d.

Tiagabin

Erhöhung der GABA-Konzentration im synaptischen Spalt durch Blockade der Wiederaufnahme.

Anwendung zur Add-on-Therapie bei fokalen Anfällen mit oder ohne Generalisierung. Aufgrund möglicher noch unbekannter NW zählen neuere Antiepileptika zu Mitteln der 3. Wahl. Tiagabin scheint den älteren Antiepileptika der 1. Wahl jedoch in Hinblick auf NW überlegen zu sein.

Einschleichende Dosierung bis zur Anfallsfreiheit oder bis zum Auftreten von NW: Initial 3 × täglich 2,5–5 mg. Wöchentlich Erhöhung um 5–15 mg. Übliche Erhaltungsdosis 15–30 mg/Tag. Regelmäßige Einnahme erforderlich.

NW: Schwindel, Schwäche, Somnolenz. Selten Nervosität, Verwirrung, Wahnvorstellungen.

KI: Schwere Leberfunktionsstörungen. Anwendungsbeschränkung bei Patienten mit primär generalisierten, nicht-idiopathischen Epilepsien und älteren Patienten aufgrund mangelnder Erfahrung. Schwangerschaft.

WW: Antiepileptika, die enzyminduzierend wirken (Phenytoin, Carbamazepin, Phenobarbital, Primidon) beschleunigen den Abbau von Tiagabin. WW durch Tiagabin sind bisher nicht bekannt.

P: * Tiagabin (Gabitril®): 3 × 5–10 mg/d.

Vigabatrin

Erhöhung der GABA-Konzentration durch Hemmung des GABA-Abbaus (irreversible Blockade der GABA-Transaminase).

Anwendung zur Add-on-Therapie bei fokalen und generalisierten Anfällen und zur Mono-Therapie infantiler Spasmen (West-Syndrom). Aufgrund möglicher noch unbekannter NW zählen neuere Antiepileptika zu Mitteln der 3. Wahl.

Einschleichende Dosierung bis zur Anfallsfreiheit oder bis zum Auftreten von NW: Bei Erwachsenen initial 1 g/Tag zusätzlich zur bisherigen medikamentösen Epilepsiebehandlung, Steigerung um 0,5 mg pro Woche, bis max. 3 g/Tag. Bei ausbleibendem Therapieerfolg Medikament stufenweise absetzen. Regelmäßige Einnahme erforderlich.

NW: Persistierende Gesichtsfeldeinengungen, halbjährliche augenärztliche Untersuchung erforderlich. Bei Erwachsenen Sedierung, Konzentrationsschwierigkeiten, bei Kindern Exzitation. Kopfschmerzen, Gewichtszunahme, Tremor, Ödeme, psychische Veränderungen, Magen-Darm-Störungen.

KI: Patienten mit Gesichtsfelddefekten. Eingeschränkte Nierenfunktion, Psychosen, Depressionen, Patienten mit myoklonischen Anfällen. Schwangerschaft.

WW: Nicht bekannt.

P: * Vigabatrin (Sabril®): 2000 mg – max. 3000 mg/d.

Lamotrigin

Blockade von spannungsabhängigen Natriumkanälen und dadurch Verhinderung von neuronalen Spontanentladungen und Freisetzung unphysiologischer Mengen Glutamat.

Anwendung zur Mono- und Add-on-Therapie von therapierefraktären Epilepsien. Aufgrund möglicher noch unbekannter NW zählen neuere Antiepileptika zunächst zu Mitteln der 3. Wahl. Lamotrigin wird in der Zwischenzeit auch in der 2. Wahl eingesetzt.

Einschleichende Dosierung bis zur Anfallsfreiheit oder bis zum Auftreten von NW: Bei Erwachsenen in der Monotherapie initial in der 1. und 2. Woche 25 mg/d, in der 3. und 4. Woche 1×50 mg/d, Erhaltungsdosis 1–2×100 mg/d. In der Kombination mit enzyminduzierenden Arzneimitteln Dosierung verdoppeln.

NW: Hautausschläge, Sehstörungen, Schwindel, Schläfrigkeit, Magen-Darm-Störungen, Reizbarkeit.

KI: Kinder < 4 Jahre, Leberinsuffizienz. Anwendungsbeschränkung bei älteren Patienten und Patienten mit eingeschränkter Nierenfunktion.

WW: Beschleunigter Abbau von Lamotrigin durch enzyminduzierende Arzneistoffe (z. B. Phenytoin, Carbamazepin, Phenobarbital, Primidon). Verlangsamter Abbau durch Valproinsäure.

P: * Lamotrigin (Lamictal®): $1–2 \times 100$ mg/d.

Topiramat

Verstärkung der inhibitorischen GABA-Wirkung durch erhöhten Einstrom von Chloridionen, Stabilisierung des Membranpotentials durch Blockade spannungsabhängiger Natriumkanäle.

Anwendung zur Add-on-Therapie von fokalen oder generalisierten Anfällen. Aufgrund möglicher noch unbekannter NW zählen neuere Antiepileptika zu Mitteln der 3. Wahl. Topiramat ist aufgrund seiner großen therapeutischen Breite allen anderen Antiepileptika überlegen.

Einschleichende Dosierung bis zur Anfallsfreiheit oder bis zum Auftreten von NW. Initialdosis 2 × 25 mg/d, wöchentlich Steigerung der Tagesdosis um 50 mg/d. Regelmäßige Einnahme erforderlich. Bei ausbleibendem Therapieerfolg Dosierung langsam ausschleichen.

NW: Da Topiramat nur in der Add-on-Therapie untersucht wurde, ist eine sichere Zuordnung von NW schwierig: wahrscheinlich Schwindel, Müdigkeit, Sprach- und Sehstörungen, Magen-Darm-Störungen, evtl. Psychosen, Blutbildveränderungen.

KI: Kinder < 12 Jahren (keine ausreichenden Erfahrungen), Anwendungsbeschränkung bei Patienten mit Nierensteinen, auf ausreichende Flüssigkeitszufuhr achten.

WW: Phenytoin und Carbamazepin beschleunigen den Abbau von Topiramat. Erhöhung des Plasmaspiegels von Phenytoin. Verringerung des Digoxinspiegels und der Wirkung von oralen Kontrazeptiva. Erhöhtes Nierensteinrisiko bei Einnahme zusammen mit Acetazolamid, Triamteren, Vitamin C (> 2 g/d).

P: * Topiramat (Topamax®): 2 × 100–200 mg/d.

Felbamat

Verringerung der NMDA-Wirkung und Verstärkung der GABA-Wirkung durch Wechselwirkungen mit Natrium- und Calciumabhängigen Ionenkanälen.

Anwendung beim schwer therapierbaren Lennox-Gastaut-Syndrom (verschiedene Typen generalisierter Anfälle). Aufgrund möglicher noch unbekannter NW zählen neuere Antiepileptika zu Mitteln der 3. Wahl.

Einschleichende Dosierung bis zur Anfallsfreiheit oder bis zum Auftreten von NW. Regelmäßige Einnahme erforderlich. Bei ausbleibendem Therapieerfolg Dosierung langsam ausschleichen.

NW: Blutbildveränderungen, Magen-Darm-Beschwerden, Schwindel, Gewichtsabnahme, Sehstörungen.

KI: Leberfunktionsstörungen, allergische Reaktionen ggü. Carbaminsäurederivaten. Schwangerschaft und Stillzeit.

WW: Beschleunigung des Abbaus von Carbamazepin, Verlangsamung des Abbaus von Carbamazepinepoxid. Hemmung der Phenytoinausscheidung. Erhöhung des Plamaspiegels von Valproinsäure. WW mit anderen Antiepileptika bekannt oder anzunehmen, deshalb Dosisanpassung aufgrund der klinischen Parameter.

P: * Felbamat (Taloxa®): max. 3 × 400–800 mg/d.

Oxacarbazepin

Blockade spannungsabhängiger Natriumkanäle der neuronalen Membran. Behandlung fokaler Anfälle mit oder ohne sekundär generalisierten tonisch-klonischen Anfällen. Wirkung ähnlich wie Carbamazepin, günstigeres NW-Spektrum. Als Antiepileptikum der 1. Wahl geeignet.

NW: Müdigkeit, Schwächegefühl, Schwindel, Magen-Darm-Störungen, Leberfunktionsstörungen, in Einzelfällen Herzrhythmusstörungen.

KI: Überempfindlichkeit, Bewertung noch nicht abgeschlossen.

WW: Über Induktion von Cytochrom-P-450-Enzymen beschleunigter Abbau von Carbamazepin, Phenobarbital, Phenytoin und oralen Kontrazeptiva.

P: * Oxacarbazepin (Trileptal®): initial 600 mg/d, Erhaltungsdosis: 600–2400 mg/d.

Levetiracetam

Unbekannter Wirkungsmechanismus. Einsatz bei therapierefraktionären epileptischen Anfällen als Zusatzmedikation.

NW: Müdigkeit, Schwächegefühl, psychische Symptome, Verhaltensauffälligkeiten.

KI: Bewertung noch nicht abgeschlossen.

WW: Keine bekannt.

P: * Levetiracetam (Keppra®): initial 2 × 500 mg/d, max. 2 × 1500 mg/d.

Häufige therapiebezogene Probleme

- ▣ Non-Compliance. Unregelmäßige Arzneimitteleinnahme führt zum Auftreten von Anfällen. Ursache meist mangelnde Überzeugung von der Notwendigkeit der Therapie in der anfallsfreien Zeit.
- ▣ Mangelnder Therapieerfolg durch zu schnelle Aufdosierung (NW!) oder nicht ausreichend hohe Dosierung.
- ▣ Bei Anwendung von Magensonden: Adsorption der Wirkstoffe an Plastikschläuchen führt zur Unterdosierung.
- ▣ Mangelnde Therapiekontrolle durch Therapeutisches Drug Monitoring.
- ▣ Vielfältige und häufige WW der Antiepileptika mit anderen Arzneimitteln oder untereinander.
- ▣ Negatives Krankheitsbild in der Gesellschaft, soziale Isolation.

Literatur

Berthold, H. (Hrsg.): Klinikleitfaden Arzneimitteltherapie. Urban und Fischer, München 1999.

Gesenhues, St., Ziesché, R. (Hrsg.): Praxisleitfaden Allgemeinmedizin. 3. Aufl. Urban und Fischer, München 2001.

Klingelhöfer, J., Spranger, M.: Klinikleitfaden Neurologie, Psychiatrie. Urban und Fischer, München 1997.

Mutschler, E.: Arzneimittelwirkungen. 8. Aufl. Wissenschaftliche Verlagsgesellschaft, Stuttgart 2001.

N.N. (2000): Oxacarbazepin. Neue Arzneimittel 47 (7), 69–75.

N.N.(2001): Levetiracetam. Neue Arzneimittel 48 (3), 38–41.

Pschyrembel – Klinisches Wörterbuch. 259. Aufl. De Gruyter, Berlin 2001.

Pschyrembel – Therapeutisches Wörterbuch. 2. Aufl. De Gruyter, Berlin 2001.

Rote Liste. Editio Cantor Verlag, Aulendorf 2002.

Internetadressen

www.akdae.de: Arzneimittelkommission der deutschen Ärzteschaft: Arzneiverordnung in der Praxis.
www.awmf-online.de
www.deutscheepilepsievereinigung.de
www.epilepsien.de
www.epilepsie-netz.de
www.epilepsie-online.de
www.medicine-worldwide.de
www.neuro24.de

Therapieschema Epilepsie

Monotherapie mit
Antiepileptikum der ersten Wahl,
langsame Dosissteigerung bis zur
Anfallsfreiheit oder zum
Auftreten von NW

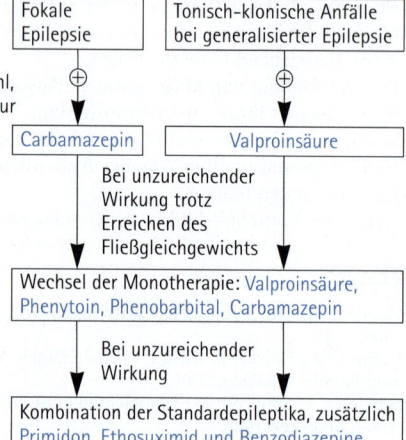

Fokale
Epilepsie

Tonisch-klonische Anfälle
bei generalisierter Epilepsie

⊕　　⊕

Carbamazepin　　Valproinsäure

Bei unzureichender
Wirkung trotz
Erreichen des
Fließgleichgewichts

Wechsel der Monotherapie: Valproinsäure,
Phenytoin, Phenobarbital, Carbamazepin

Bei unzureichender
Wirkung

Kombination der Standardepileptika, zusätzlich
Primidon, Ethosuximid und Benzodiazepine,
Einbeziehung von Antiepileptika der 3. Wahl:
Vigabatrin, Lamotrigin, Gabapentin, Tiagabin,
Topiramat, Felbamat

Gastritis, akute und chronische   Lengeling

Symptome

Syn. Magenschleimhautentzündung.

Akute Gastritis äußert sich durch akute brennende Oberbauchschmerzen, Druck und Völlegefühl, geringen Appetit, Übelkeit, Erbrechen, Magenblutungen.

Chronische Gastritis verursacht chronische Oberbauch- oder dyspeptische Beschwerden, häufig nach der Nahrungsaufnahme, oft aber auch beschwerdefrei (besonders bei älteren Patienten und unter NSAR- und Glucocorticoid-Medikation), Unterteilung je nach Ursache in Typen A (ca. 5%), B (ca. 80%) und C (ca. 10%).

Folgen der unbehandelten Erkrankung:

- Typ A: Magenatrophie und Entdifferenzierung der Zellen zu einem embryologisch verwandten Gewebe, perniziöse Anämie, erhöhtes Krebsrisiko.
- Typ B: Ulcus gastroduodenales, Magendurchbruch, Penetrationen (Ausstrahlung des Schmerzes in den Rücken), Magenausgangsverengung (anhaltendes Erbrechen), erhöhtes Krebsrisiko.
- Typ C: Ulcus gastroduodenales mit entsprechenden Folgen (s. auch Magen-Darm-Ulzera S. 437).

Ursachen

Zu den Ursachen der akuten und chronischen Gastritis siehe Tab. 18.1.

Ursache für die chronische Gastritis Typ B ist eine Infektion mit Helicobacter pylori (früher Campylobacter pylori): grampositiver Keim, mehrfach begeißelt, der innerhalb der Schleimschicht des Magens zwischen den Oberflächenepithelien lebt. Infektionsweg noch unklar (vermutlich fäkaloral oder oral-oral). Der Keim findet sich mit regionalen Unterschieden bei 30–80% der Erwachsenen mit weiter Verbreitung im sozial schwächeren Teil der Bevölkerung sowie bei Älteren, Erkrankungen aber nur bei 20%. Der Keim neutralisiert die Magensäure, indem er mit Hilfe von Urease aus Harnstoff Ammoniak bildet. Mehrere Stämme unterschiedlicher Virulenz bekannt. Besiedelung mit Helicobacter pylori scheint das Risiko für Magenkarzinom und gastralem MALT-Lymphom zu erhöhen. Allerdings entwickelt weniger als 1 Promille aller H.p.-positiven Menschen jemals ein Magenkarzinom (multifaktorielle Pathogenese mit u.a. genetischen und diätetischen Einflussgrößen).

Tab. 18.1: Ursachen der akuten und chronischen Gastritis

	Ursachen
Akute Gastritis	Entzündung der Magenschleimhaut, Infiltration mit neutrophilen Granulozyten, Hyperämie und Erosionen, ausgelöst durch Alkohol, Medikamente (v. a. NSAR), verdorbene Nahrungsmittel oder scharfe Speisen, Stress, Infektionen (Viren, Streptokokken, Salmonellen)
Chronische Gastritis	Chronische Entzündung der Magenschleimhaut
Typ A	Autoantikörper gegen Parietalzellen und Intrinsic Factor, evtl. autosomal-dominant erblich
Typ B	Infektion mit Helicobacter pylori
Typ C	Chemisch-toxisch: Salicylate, NSAR, Coriticosteroide oder Gallensäurereflux

Behandlungsindikation und Behandlungsziele

Diagnosestellung: Anamnese, Tastuntersuchung, Gastroskopie mit Gewebeprobe, Nachweis von Helicobacter pylori (s. Tab. 18.2), Blutuntersuchung (erniedrigte Hämoglobin- und Hämatokritwerte bei perniziöser Anämie).

Tab. 18.2: Helicobacter-pylori-Nachweis. Der Atemtest kann nur dann eingesetzt werden, wenn die letzte Gabe von Säureblockern mindestens vor 4 Wochen erfolgte.

Testverfahren	Invasiv	Verfügbarkeit	Praktikabilität	Kosten	Nachweis einer aktiven Infektion
Urease-Schnelltest	Ja	Überall	Einfach	Niedrig	Ja
Modifizierter ^{13}C-Harnstoff-Atemtest	Nein	Begrenzt	Einfach	Hoch	Ja
Serologischer Nachweis	Nein	Begrenzt	Einfach	Hoch	Nein
Histologischer Nachweis	Ja	Überall	Einfach	Hoch	Ja
Kultur	Ja	Begrenzt	Aufwändig	Hoch	Ja

Ausschluss anderer Erkrankungen wie z.B. funktionelle Dyspepsie (s. S. 162), Magen-Darm-Ulzera (s. S. 437), Refluxkrankheit (s. S. 587), Gallensteinleiden, Morbus Crohn (s. S. 460), Erkrankungen des Pankreas oder der Leber, Angina pectoris (s. Koronare Herzkrankheit S. 360), Herzinfarkt (s. S. 221), Magenkarzinom, -lymphom (Zollinger-Ellison-Syndrom) durch Ultraschalldiagnostik, Endosonographie, EKG (Herzbeteiligung), 24h-pH-Metrie, Messung der Gastrinkonzentration basal und nach Stimulation, Computertomographie, etc.

Behandlungsindikation: Zu den Behandlungsindikationen für die Pharmakotherapie der unterschiedlichen Gastritisformen siehe Tab. 18.3.
Die Behandlungsindikation für eine Eradikationstherapie bei Gastritis mit H.p.-Nachweis ist noch umstritten.

Operative Therapie bei nicht medikamentös therapierbarer, diffuser Magenblutung oder bei Magenkarzinom: Magen(teil)entfernung.

Bei Therapieversagen immer Kontrollgastroskopie mit Gewebeproben zum Ausschluss maligner Veränderungen.

Therapieziel: Vermeidung von Komplikationen, Risikoreduktion für H.p.-assoziierte, maligne Erkrankungen (MALT-Lymphom, Magen-Ca).

Tab. 18.3: Behandlungsindikationen bei akuter und chronischer Gastritis

Erkrankung		Behandlungsindikation für Pharmakotherapie
Akute Gastritis		Bei starken Beschwerden, prophylaktisch in Stresssituationen
Chronische Gastritis	Typ A	Bei Vitamin-B_{12}-Mangel
	Typ B	Bei starken Beschwerden, assoziiertem Ulkus oder Dyspepsie, schwerer Entdifferenzierung der Gewebe, Familienanamnese für Magenkarzinom
	Typ C	Bei starken Beschwerden, gastroduodenalen Erosionen oder Ulkus, prophylaktisch bei Notwendigkeit der Fortsetzung einer medikamentösen antirheumatischen Therapie und Neigung zu Oberbauchbeschwerden bzw. gastroduodenalen Funktionsstörungen

Basistherapie

Reduktion der Risikofaktoren:

- Nikotin,
- Alkohol,
- Kaffee auf nüchternen Magen,
- Stress, lebensbelastende Ereignisse,
- fette, scharfe, sehr kalte oder sehr heiße Speisen,
- hektische Mahlzeiten,
- opulente Mahlzeiten,
- nicht-steroidale Antirheumatika: höchstes Risiko für NSAR mit langer Halbwertszeit. Wechsel auf NSAR mit niedriger Gastrotoxizität: Ibuprofen, Meloxicam, Celecoxib, Rofecoxib oder Paracetamol,
- Glucocorticoide.

Arzneitherapie

Prokinetika

Motilitätsförderung durch cholinerge (nur Metoclopramid) und antidopaminerge Wirkung mit Steigerung der Peristaltik und Tonuserhöhung im Magen und Erschlaffung des Pylorussphinkters. Antiemese durch direkte zentrale Effekte am Brechzentrum (nur Metoclopramid).

Einnahme bei Übelkeit und Erbrechen ca. 30 Min. vor den Mahlzeiten.

NW: Diarrhoe, extrapyramidale Effekte (Dyskinesien) bei hohen Dosierungen (bei Domperidon selten), Hyperprolaktinämie, Gynäkomastie, Galaktorrhoe, Zyklusstörungen nach langfristiger Einnahme.

KI: Kinder < 14 Jahren, Niereninsuffizienz, Stillzeit, strenge Indikationsstellung in der Schwangerschaft.

WW: Wirkungsabschwächung durch anticholinerg wirkende Substanzen, Sedierung bei Kombination mit zentral dämpfenden Pharmaka und Alkohol, Verstärkung der extrapyramidalen Nebenwirkungen durch Neuroleptika, trizyklische Antidepressiva und MAO-Hemmer. Evtl. Verminderung der Aufnahme von Digoxin aus dem Darm, Beschleunigung der Aufnahme von Paracetamol und versch. Antibiotika sowie von Alkohol.

P: * Metoclopramid (Gastrosil®): 3 × 10 mg; * Domperidon (Motilium®): 3 × 10–40 mg.

Antazida

Symptomatische Therapie von Sodbrennen und säurebedingten Magenschmerzen durch Abpuffern der Salzsäure und Schleimhautschutzeffekte, Verhinderung der Aktivierung von Pepsinogen, Bindung von Gallensäuren beim duodenogastralen Reflux.

Schwache Basen aus anionischer Komponente (Hydroxide, Carbonate, Silikate) und einem Kation (Aluminium, Magnesium, Calcium). Aluminiumhydroxid weist einen späteren Wirkungseintritt bei längerer Wirkdauer auf. Calciumcarbonat wirkt besonders schnell. Kombinationen sind daher sinnvoll. Magaldrat (Al-Mg-Schichtgitter), Algeldrat (Mg/Al-Hydroxid), Hydrotalcit (Mg/Al-Hydroxid-Carbonat). Die Verwendung von Natriumcarbonat ist obsolet wegen der Gefahr einer systemischen Alkalose, einer bei Herzinsuffizienz und Hypertonie unerwünschten Natriumbelastung und einem ausgeprägten Rebound-Phänomen. Magnesiumhaltige Antazida sind Mittel der Wahl in der Schwangerschaft. Kombination mit Alginsäure soll Reflux verhindern.

Arzneiformen: Suspensionen, Lutsch- und Kautabletten, Kapseln und Pulver.

Anwendung ca. 90 Min. nach den Mahlzeiten und vor dem Schlafengehen.

NW: Obstipation (Al-Hydroxid), Diarrhoe (Mg-Hydroxid), bei dialysepflichtigen Patienten selten Enzephalopathie (Al), Nierenschäden und Osteoporose (mangelnde Phosphatresorption) bei chronischer Anwendung (Ca, Al), Hypercalcämie bei chron. Niereninsuffizienz.

KI: Stark eingeschränkte Nierenfunktion, Hypophosphatämie (Ca, Al), Obstipation (Al), Dickdarmstenosen (Al), Nierensteine (Ca).

WW: Veränderte Resorptionsbedingungen für Medikamente, deren Aufnahme mit dem Magen-pH korreliert. Auch die renale Elimination kann beeinflusst sein. Außerdem Adsorption oder Bindung von Arzneistoffen an das Antazidum (Tetracycline, Gyrasehemmer). Im Hinblick auf solche Wechselwirkungen sollte generell ein Abstand von 1–2 Stunden zwischen den einzelnen Einnahmen eingehalten werden.

P: Magaldrat (Riopan®): 3–4 × 800 mg; Algeldrat (Maaloxan®): 3–4 × 600 mg MgOH, 900 mg AlOH; Hydrotalcit (Talcid®): 3–4 × 1000 mg; Al-Mg-Silicathydrat (Gelusil®): 3–4 × 500–1000 mg; Al-Hydroxid und Alginsäure (Gaviscon®): 3–4 × 200 mg AlOH und 700 mg Alginsäure.

H_2-Antihistaminika

Symptomatische Therapie von säurebedingten Magenschmerzen durch Blockade der Histamin-H_2-Rezeptoren der Belegzellen des Magens und somit Hemmung der Magensäuresekretion.

Wirkdauer bis zu 24 h.

Einnahme jeweils abends für 6–12 Wochen, um das nächtliche Säuremaximum abzufangen.

Therapie auch nach dem Abklingen der Schmerzsymptome bis zum Abheilen der Läsionen fortführen.

NW: Kopfschmerzen, Abgeschlagenheit, gastrointestinale Beschwerden (Diarrhoe), Muskel- und Gelenkschmerzen, zentral nervöse Störungen wie Schwindel, Verwirrtheit, Depressionen, Agitiertheit, Halluzinationen (besonders bei älteren Patienten sowie bei Leber- oder Niereninsuffizienz), Ödeme, selten Überempfindlichkeitsreaktionen, kardiovaskuläre Nebenwirkungen, Gynäkomastie, Libidoverlust, in Einzelfällen Blutbildungsstörungen.

KI: Dosisreduktion bei Leber- und Niereninsuffizienz, strenge Indikationsstellung bei Schwangeren und in der Stillzeit.

WW: Verzögerter Abbau anderer Arzneistoffe (Theophyllin). Substanzen, die pH-abhängig im sauren Milieu resorbiert werden, werden unter Umständen nicht ausreichend aufgenommen (z.B. Azol-Antimykotika, Vitamin B_{12}). Erhöhung von Alkohol-Blutspiegeln.

P: (*) Ranitidin (Zantic®, Sostril®): 1 × 300 mg, bei Nichtansprechen 2 × 300 mg weitere 2–3 Wochen. Rezidivprophylaxe: 1 × 150 mg, 2 Jahre; (*) Famotidin (Pepdul®): 1–2 × 40 mg, Rezidivprophylaxe: 1 × 20 mg.

Protonenpumpenhemmer

Hemmung der H^+/K^+-ATPase der Parietalzellen des Magens, Hemmung der basalen und stimulierten Säuresekretion. Anwendung bei starken säurebedingten Beschwerden.

Magensaftresistente Kapseln, Protonierung der Prodrugs in den Belegzellen führt zur Wirkform.

Wirkdauer bis 72 Stunden.

Einnahme jeweils abends für 2–8 Wochen, um das nächtliche Säuremaximum abzufangen.

Therapie auch nach dem Abklingen der Schmerzsymptome bis zum Abheilen der Läsionen fortführen.

Einsatz in der Eradikationstherapie und zur symptomatischen Therapie.

NW: Kopfschmerzen, gastrointestinale Beschwerden (Übelkeit, Erbrechen, Obstipation, Durchfälle), Müdigkeit, Schwindel, Hautausschläge, Überempfindlichkeit, Leber- und Nierenfunktionsstörungen, selten Blutbildungsstörungen, Muskelschmerzen, Angstzustände, Sehstörungen, Geschmacksstörungen, Hörstörungen, Schleimhautentzündungen, Erythema multiforme, angioneurotisches Ödem.

KI: Kinder und Jugendliche < 16 Jahren (mangelnde Erfahrung), Überempfindlichkeit gegen den Wirkstoff, in Schwangerschaft und Stillzeit nur unter strenger Indikationsstellung, Leberfunktionsstörungen (nur Lansoprazol).

WW: Blockade von Cytochrom-P-450-abhängigen Enzymen führt zu einer verlängerten Ausscheidung von Phenytoin, Benzodiazepinen, Warfarin. Substanzen, die pH-abhängig im sauren Milieu resorbiert werden, werden unter Umständen nicht ausreichend aufgenommen (z. B. Azol-Antimykotika, Vitamin B_{12}). Bei gleichzeitiger Gabe von Omeprazol und Clarithromycin sind die Plasmakonzentrationen beider Arzneimittel erhöht. Eventuell Beeinträchtigung der empfängnisverhütenden Wirkung von hormonellen Kontrazeptiva.

P: * Omeprazol (Antra®): 1 × 20–40 mg, Rezidivprophylaxe: 1 × 10 mg oder 1 × 20 mg, 3 × pro Woche über 2 Jahre, post-operativ initial 80 mg i.v., dann 2 × 40 mg; * Lansoprazol (Agopton®): 1 × 30–60 mg; * Pantoprazol (Rifun®): 1 × 40–80 mg.

Bismutsalze

Hemmung der Pepsinaktivität, Steigerung der Sekretion von Schleim und Bicarbonat im Magen, Bindung von Gallensäuren, antibiotische Aktivität gegen Helicobacter pylori.

Reservemittel in der Eradikationstherapie (s. u.), nur noch selten in der symptomatischen Therapie.

NW: Dunkelfärbung des Stuhls, bei Kauen und Lutschen der Tabletten auch der Zähne und des Zahnfleisches, gastrointestinale Beschwerden, bei Überdosierung Bismut-Enzephalopathie (Zittern, Kopfschmerzen, Konzentrationsstörungen).

Einnahmedauer maximal 4–8 Wochen.

KI: Schwangerschaft, Stillzeit, schwere Niereninsuffizienz, bei Salicylaten: Asthma bronchiale, Glucose-6-phosphat-dehydrogenase-Mangel, Kinder unter 14 Jahren (Reye-Syndrom).

WW: Gegenseitige Wirkungsabschwächung durch Antazida und Milchprodukte (Calcium), Eisen oder Tetracycline, daher soll die Einnahme in zeitlichem Abstand zu anderen Arzneimitteln erfolgen. Vermehrte Resorption bei gleichzeitiger Einnahme von säurehaltigen Getränken (Säfte, Wein etc.) oder H_2-Blockern.

P: ∗ Basisches Bismutgallat/-nitrat (Bismofalk®): 3 × 300 mg.

Eradikationstherapie

Kurative Kombinationstherapie (säurehemmend und antibiotisch) zur Eradikation von Helicobacter pylori, Einsatz bei Gastritis umstritten. Die Säurehemmung verbessert durch den höheren pH-Wert im Magen die MHK der eingesetzten Antibiotika.

Erfolgsrate: 75–95 %. In der Regel ist eine Nachbehandlung mit H_2-Antihistaminika, Protonenpumpenhemmern oder Misoprostol nur bei persistierenden Beschwerden oder unter Einnahme von NSAR notwendig.

NW: Siehe Protonenpumpenhemmer. Bei Metronidazol: metallischer Geschmack, pelziges Gefühl auf der Zunge, Rotbraunfärbung des Urins, abdominale Schmerzen und Krämpfe, selten Pankreatitis oder periphere Neuropathien, erhöhtes Krebsrisiko (deshalb möglichst nicht länger als 10 Tage anwenden). Bei Tetracyclin: phototoxische Reaktionen unter UV- oder Sonnenlicht.

KI: Siehe Protonenpumpenhemmer. Clarithromycin: Niereninsuffizienz (Dosisanpassung). Bei Amoxicillin: bekannte Allergie gegen Penicilline. Bei Metronidazol: schwere Leber- und Nierenfunktionsstörungen, Schwangerschaft, Stillzeit, Blutbildungsstörungen, Neuropathien, Epilepsie. Bei Tetracyclin: Schwangerschaft und Stillzeit (Einlagerung in Knochen und Zahnschmelz), schwere Leberfunktionsstörungen.

WW: Siehe Protonenpumpenhemmer. Bei Metronidazol: Alkoholunverträglichkeit. Bei Tetracyclin: verminderte Resorption durch Milch und Milchprodukte, eisen-, magnesium-, aluminium- oder calciumhaltige Präparate und medizinische Kohle.

P: *Tripeltherapie über 7 Tage:* Omeprazol, Amoxicillin und Clarithromycin oder Omeprazol, Metronidazol und Clarithromycin; * Omeprazol (Antra®): 2 × 40 mg/Tag, [bei Blutungen bis zu 200 mg Dauerinfusion]; * Amoxicillin (Amoxihexal®): 2 × 1 g [3 × 1 g i.v.]; * Metronidazol (Clont®): 2 × 400 mg bei Penicillinallergie [2 × 500 mg i.v.]; * Clarithromycin (Klacid®): 2 × 250–500 mg p.o.; * Kombination Pantoprazol 40 mg, Amoxicillin und Clarithromycin (Zacpac®).

Quadrupeltherapie über 10 Tage (Reserveschema wegen vermehrter NW): Omeprazol, Bismutsalz, Tetracyclin und Metronidazol; * Omeprazol (Antra®): 2 × 40 mg/Tag; Bismutsalz (Bismofalk®): 4 × 300 mg ab 4. Tag (-salicylat); * Tetracyclin (Tetracyclin Heyl®): 4 × 500 mg ab 4. Tag; * Metronidazol (Clont®): 3 × 400 mg ab 4. Tag.

Modifizierte Therapie für Kinder über 2 Wochen: Omeprazol, Amoxicillin und Clarithromycin; * Omeprazol (Antra®): 2 × 1–2 mg/kgKG (max. 40 mg); * Amoxicillin (Amoxihexal®): 2 × 25 mg/kgKG (max. 2 g); * Clarithromycin (Klacid®): 2 × 10 mg/kgKG (max. 1 g).

Anticholinergika

Selektiver Acetylcholinrezeptorantagonist am Muscarinrezeptor der Magenschleimhaut (M1). Hemmung der basalen und stimulierten Salzsäuresekretion. Geringere Wirksamkeit als H_2-Antagonisten oder Protonenpumpenhemmer. Anwendung bei starken säurebedingten Beschwerden, bei Unwirksamkeit bzw. Unverträglichkeit anderer Arzneimittel.

Einnahme auf nüchternen Magen.

NW: Anticholinerge NW (Mund- und Halstrockenheit, Müdigkeit, Appetitlosigkeit, Akkomodationsstörungen, Potenzstörungen, Diarrhoe, Glaukomanfälle, Harnverhalt) meist erst bei höheren Dosen, selten allergische Reaktionen.

KI: 1. Trimenon der Schwangerschaft und Stillzeit (unzureichende Erfahrungen).

WW: Additive Wirkung bei Kombination mit H_2-Antihistaminika.

P: * Pirenzepin (Gastricur®): 1–2 × 50 mg.

Sucralfat

Schwer lösliches Salz aus Saccharosesulfat und Aluminiumhydroxid mit gelartiger Konsistenz im sauren und leicht basischen Milieu. Bildet einen protektiven Oberflächenbelag auf der Mukosa durch Bindung an Proteine, Glykoproteine und Peptide, besonders auf ulzerösen Läsionen. Somit Senkung der Pepsinaktivität und der Adsorption von Gallensäuren.

Arzneiformen: Suspensionen, Granulate, Lutsch- und Kautabletten, Kapseln.
Einnahme ca. 90 Min. nach den Mahlzeiten.

NW: Gelegentlich Obstipation, bei chronischer Anwendung Osteoporosegefahr (Phosphatmangel). Bei eingeschränkter Nierenfunktion kann es zu erhöhten Aluminium-Blutspiegeln kommen (siehe NW Antazida).

KI: Schwere Niereninsuffizienz.

WW: Evtl. Adsorption von Arzneistoffen. Wie bei den Antazida sollte generell ein Abstand von 1–2 Stunden zwischen der Einnahme von Sucralfat und anderen Arzneimitteln eingehalten werden. Auf die Einnahme von Antazida sollte aufgrund der höheren Aluminiumbelastung verzichtet werden. Sucralfat wirkt nur im sauren pH-Bereich, also keine Kombination mit Protonenpumpenhemmern oder H_2-Antagonisten.

P: * Sucralfat (Ulcogant®): 4×1 g.

Misoprostol

Synthetisches Prostaglandin-E-Analogon, dosisabhänigige Hemmung der Magensäuresekretion und direkte zytoprotektive Wirkung auf die Magenschleimhaut (Steigerung der Schleim- und Bicarbonatsekretion).
Einsatz bei NSAR-bedingten Schleimhautläsionen, auch prophylaktisch. Therapiedauer 4–8 Wochen.

NW: Häufig gastrointestinale Beschwerden, selten Kopfschmerzen, Schwindel, Blutdrucksenkung, Veränderungen der Menstruation oder Zwischenblutungen, postmenopausale Blutungen.

KI: Überempfindlichkeit gegen Prostaglandine, entzündliche Darmerkrankungen, zerebrale oder koronare Gefäßkrankheiten, Schwangerschaft (Gefahr von Uteruskontraktionen und Abort), Stillzeit, gebärfähige Frauen nur unter sicherer Kontrazeption.

WW: Resorptionsminderung von NSAR. Verringerte Resorption bei gleichzeitiger Gabe hochdosierter Antazida. Magnesiumhaltige Antazida verstärken den laxierenden Effekt.

P: * Misoprostol (Cytotec®): 2–4 × 200 µg p.o.

Vitamin B$_{12}$

Zur Behandlung einer perniziösen Anämie bei Gastritis Typ A bis zur Normalisierung des Hämoglobinwertes. Tägliche Gabe über 2 Wochen, dann wöchentlich. Selten auch prophylaktisch (alle 3 Monate eine Einzeldosis).

Parenterale Gabe, da aufgrund eines Mangels an Intrinsic Factor kein oral aufgenommenes Vitamin B$_{12}$ resorbiert werden kann.

NW: In Einzelfällen Akne, ekzematöse oder urtikarielle Hautreaktionen und andere Überempfindlichkeitsreaktionen.

P: Cyanocobalamin (Cytobion®): 1 × 1000 µg s.c. oder i.m.; Hydroxycobalamin (B$_{12}$-Depot-Vicotrat®): 1 × 1000 µg s.c. oder i.m.

Colestyramin

Basisches Anionenaustauscherharz, das im Darm mit Gallensäuren einen nicht resorbierbaren Komplex bildet, verhindert bei Gastritis Typ C den Gallensäurereflux.

NW: Obstipation, Übelkeit, Sodbrennen, Völlegefühl. Hohe Dosierungen können zu Steatorrhoe führen. Verminderte Resorption von fettlöslichen Vitaminen (A, D, K) mit entsprechenden Mangelerscheinungen. Hemmung der Calciumresorption führt bei langer Anwendung zu einem erhöhten Risiko für Osteoporose.

KI: Obstipation (Dosisreduktion).

WW: Resorptionsstörung anderer Medikamente (Cumarinderivate, Herzglykoside, Thiazide, Schilddrüsenhormone, Tetracycline), deshalb sollten diese mindestens 1 h vor oder frühestens 4–6 h nach der Einnahme von Colestyramin eingenommen werden.

P: * Colestyramin (Quantalan®): 1–3 × 4 g.

Flüssigkeits- und Elektrolytsubstitution

Substitution von Elektrolyten, die durch starkes Erbrechen verloren wurden, z.B. Elotrans® (s.a. akute Gastroenteritis S. 201).

KI: Niereninsuffizienz, unstillbares Erbrechen.

Relative KI: Herzinsuffizienz mit erhöhtem Blutdruck.

Unterstützung in der Selbstmedikation

Phytotherapeutika

Amara, Stomachika oder Gerbstoffdrogen bei der Behandlung leichter Symptome als pflanzliche Alternative zu Prokinetika oder zur Beruhigung des Magens: z.B. Anis, Angelikawurzel, Artischocke, Boldoblätter, Ceylon-Zimt, Enzian, Galgant, Gelbwurz, Ingwer, Kamille, Kardamom, Kardobenediktenkraut, Koriander, Kümmel, Löwenzahn, Melissenblätter, Pomeranzenschale, Rettich, Rosmarin, Salbei, Tausendgüldenkraut, Wacholder, Wermut.

Vorsicht: Pflanzliche Magen-Darm-Mittel enthalten häufig Alkohol.

NW: Gelegentlich Magen-Schleimhautreizung (nicht bei magensaftresistenten Überzügen).

KI: Refluxbeschwerden und saures Aufstoßen.

P: Pfefferminzöl und Kümmelöl (Enteroplant®); Schleifenblume, Schöllkraut u.a. (Iberogast®); Kamillenextrakt (Kamillosan®); Melissenblätterextrakt (Gastrovegetalin®).

Häufige therapiebezogene Probleme

- Nachweis von Helicobacter pylori: Vorbehandlung mit Säurehemmern senkt die Keimzahl und fördert falsch negative Ergebnisse.
- Non-Compliance bezüglich der Verhaltensmaßnahmen/nicht-medikamentösen Therapie.
- Non-Compliance bei der Eradikationstherapie sowie deren breiter Einsatz erhöht das Risiko von Resistenzen.
- Eine Langzeitsäuresuppression bei gleichzeitiger Helicobacter-pylori-Infektion verstärkt das Risiko einer Atrophie und Entdifferenzierung der Zellen.
- Komplikationen einer Therapie mit NSAR sind durch Misoprostol nur teilweise zu reduzieren (unter Inkaufnahme von GI-Nebenwirkungen wie z.B. Diarrhoe).
- Die symptomatische Therapie (H_2-Blocker, Protonenpumpenhemmer) kann Beschwerden, die durch ein Magenkarzinom oder ein MALT-Syndrom hervorgerufen werden, maskieren. Deshalb sind regelmäßige gastroskopische Kontrollen notwendig.

Literatur

Arzneimittelkursbuch 99/2000, AVI Arzneimittel-Verlag, 2000.

Berthold, H. (Hrsg.): Klinikleitfaden Arzneimitteltherapie. Urban und Fischer, München 1999.

Caspary, W. F.: Diagnostik und Therapie der Helicobacter-pylori-Infektion. Leitlinie der Deutschen Gesellschaft für Verdauungs- und Stoffwechselkrankheiten, Zeitschrift für Gastroenterologie, Stuttgart (1996), 34, 392–401.

Frölich, J. C., Kirch. W.: Praktische Arzneitherapie. 2. Aufl. Springer, Berlin 2000.

Gesenhues, St., Ziesché, R. (Hrsg.): Praxisleitfaden Allgemeinmedizin. 3. Aufl. Urban und Fischer, München 2001.

Pschyrembel – Therapeutisches Wörterbuch. 2. Aufl. De Gruyter, Berlin 2001.

Rote Liste. Editio Cantor Verlag, Aulendorf 2002.

Schölmerich, J.: Memomed Innere Medizin. Urban & Schwarzenberg, München 1999.

Therapieschema akute und chronische Gastritis

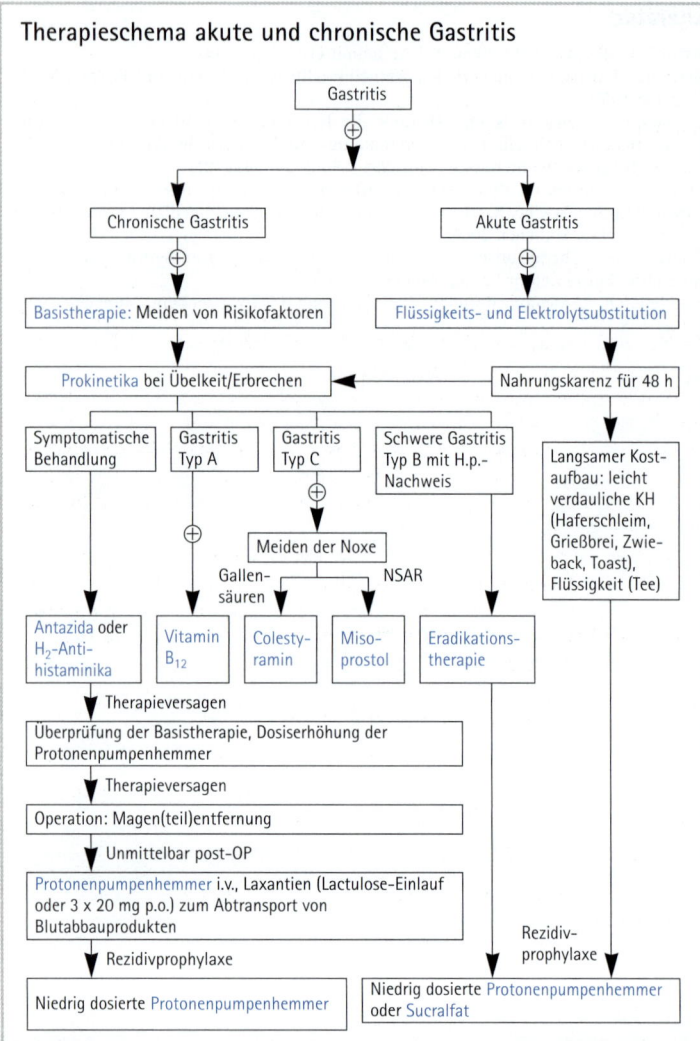

Gastroenteritis, akute

Symptome

Akuter Brechdurchfall. Plötzlich einsetzende Übelkeit und Erbrechen gefolgt von Durchfall (breiiger Stuhlgang häufiger als 2–3 × pro Tag), häufig in Kombination mit (leichten) Darmkoliken. Selbstlimitierend, Dauer wenige Tage. Risikopatienten Säuglinge und alte Patienten.

Folgen der anhaltenden Krankheit: Wasser- und Elektrolytverlust.

Ursachen

Bakterientoxine, durch Infektion oder Aufnahme bakteriell verunreinigter Lebensmittel (z.B. E. Coli, Staphylokokken, Shigellen, Yersinien, Salmonellen, Cholera) führen durch Interaktion mit Enzymen der Darmmukosa zu sekretorischer Diarrhoe. Shigellen und Yersinien dringen in die Darmwand ein und rufen eine lokale Entzündung hervor.

Differenzialdiagnose bei Hauptsymptom Diarrhoe: entzündliche Erkrankungen des Magen-Darm-Trakts, wie z.B. Morbus Crohn, Colitis ulcerosa, chronische Pankreatitis; Reizdarmsyndrom; Nahrungsmittelunverträglichkeiten, z.B. Lactoseintoleranz; Hyperthyreose; unerwünschte Arzneimittelwirkung bei der Einnahme von Magnesium, Acarbose und Antibiotika, Überdosierung von Laxantien.

Differenzialdiagnose bei Hauptsymptom Erbrechen: Ulcus ventriculi; Stenosen im Magen-Darm-Trakt; Intoxikationen; Schädel-Hirn-Traumata; Meningitis; Migräne; nervöses Erbrechen; psychogener Schwindel; Schwangerschaft; unerwünschte Arzneimittelwirkung bei Digitalisintoxikation, Chemotherapeutika.

Behandlungsindikation und Behandlungsziele

Behandlungsindikation: Besteht zur Vorbeugung eines Wasser- und Elektrolytverlusts, zum Erhalt der Arbeitsfähigkeit. Zwingende Behandlungsindikation besteht bei klinisch relevantem Wasser- und Elektrolytverlust.

Diagnosestellung: Nach Anamnese, evtl. Stuhlprobe, Koloskopie.

Therapieziel: Vermeidung oder Behebung der Dehydratation. Erhalt der Arbeitsfähigkeit.

Tab. 19.1: Beurteilung des Dehydrationsgrades

| | Dehydrationsgrad | | |
	Leicht	Mittel	Schwer
Gewichts- verlust	< 5% des Körpergewichts	5–10% des Körpergewichts	> 10% des Körpergewichts
Allgemein- zustand	Wach, durstig und unruhig	Sehr unruhig oder schwach	Schläfrig, peripher kalt
Puls	Normal	Frequent	Tachykard
Hautturgor	Normal bis gering	Reduziert	Stehende Hautfalten
Schleimhäute	Feucht	Trocken	Sehr trocken
Augen	Im Niveau	Eingesunken	Stark eingesunken
Tränen	Normal	Fehlend	Fehlend
Harnproduktion	Normal	Oligurie	Oligurie bis Anurie

Arzneitherapie

Flüssigkeits- und Elektrolytsubstitution

Zur Vorbeugung und Behandlung des Flüssigkeits- und Salzverlustes. Durch rechtzeitigen Einsatz kann nachfolgende Schwäche vermieden werden. Zur oralen Anwendung mehrmals täglich einen Beutel in der vorgeschriebenen Menge Flüssigkeit auflösen, Dosierung abhängig von der Häufigkeit und Intensität der gastroenteritischen Beschwerden. Parenterale Rehydratation nach individueller Dosierung. In schweren Fällen auch Infusion von Ringer®-Lösung und Glucose 5%ig.

KI: Akute und chronische Niereninsuffizienz, metabolische Alkalose, Bewusstseinstrübung, bzw. Schock; unstillbares Erbrechen.

Relative KI: Patienten mit Herzinsuffizienz und Hypertonie (erhöhte Flüssigkeits- und Kochsalzaufnahme).

P: Glucose-Natrium- und Kaliumchlorid-Kombinationen (Oralpädon® 240 Pulver, Elotrans® Pulver).

Adsorbentien

Adsorption der Toxine durch Bindung an medizinische Kohle. Anwendung unterstützend oder bei leichten Beschwerden. Ausreichende Dosierung notwendig.

NW: Schwarzfärbung des Stuhls.

WW: Adsorption anderer Wirkstoffe, Einnahmeabstand von 2 Stunden einhalten.

P: Carbo medicinalis (Kohle-Compretten®): 3–4 × 1 g/d.

Hefelyophilisate

Hemmung der Toxinbindung an die Darmmukosa. Anwendung unterstützend oder bei leichten Beschwerden. Ausreichende Dosierung notwendig.

P: Saccharomyces boulardii (Perenterol®): 1–2 × 250 mg/d.

Gerbstoffe

Abdichtung der obersten Schleimhautschichten, Hemmung der Toxinbindung an die Darmmukosa, Hemmung der Sekretion aus dem entzündeten Gewebe. Anwendung unterstützend oder bei leichten Durchfallsymptomen. Uzarawurzel wirkt über Bitterstoffe zusätzlich leicht spasmolytisch und prokinetisch gegen begleitende Übelkeit.

KI Uzarawurzel: Therapie mit herzwirksamen Glykosiden.

P: Uzarawurzel (Uzara®): initial 250 mg, 3–6 × 50 mg Trockenextrakt; Tanninalbuminat (Tannalbin®): bis zu 6 × 1000 mg.

Motilitätshemmer

Hemmung der Peristaltik durch Angriff am peripheren Opioidrezeptor des Dünndarms. Beendigung des Durchfalls durch Hemmung der Darmmotilität. Erregernachweis im Stuhl erforderlich nach über 2 Tage anhaltender akuter Diarrhoe trotz Behandlung mit Motilitätshemmer.

NW: Selten Müdigkeit, Schwindel, Bauchkrämpfe.

KI: Ileus, Kinder < 2 J., Schwangerschaft und Stillzeit, Anwendungsbeschränkung bei fieberhaftem Durchfall mit blutigem Stuhl (enteroinvasive Erreger), akuter Colitis ulcerosa, pseudomembranöser Kolitis.

P: (∗) Loperamid (Imodium® lingual): initial 4 mg, danach jeweils 2 mg nach Bedarf.

Prokinetika

Zur Beschleunigung der Magenentleerung und Dünndarmpassage. Dopaminantagonistische Wirkung am D_2-Rezeptor und Beeinflussung von Serotoninrezeptoren (antiemetische Wirkung). Metoclopramid wirkt peripher und zentral, Domperidon ausschließlich peripher. Einnahme $1/2$ Stunde vor den Mahlzeiten.

NW: Sedierung, Schlaflosigkeit, Unruhe, Diarrhoe, sehr selten extrapyramidale Symptome (Spätdyskinesien).

KI: Ileus, Darmblutungen, erhöhte zerebrale Krampfbereitschaft, Morbus Parkinson, Kinder < 2 J., Schwangerschaft, Stillzeit; Niereninsuffizienz.

WW: Wirkabschwächung durch Anticholinergika, verstärkte extrapyramidale NW durch Kombination mit Neuroleptika, Beeinflussung der Wirkung von trizyklischen Antidepressiva, MAO-Hemmern, Sympathomimetika. Resorptionserhöhung von anderen Arzneistoffen möglich.

P: ∗ Metoclopramid (Paspertin®): 3–4 × 10 mg/d; ∗ Domperidon (Motilium®): 3 × 10–40 mg/d.

H_1-Antihistaminika

Unterdrückung des Brechreizes durch Blockade von zentralen und peripheren H_1-Rezeptoren, starke zentrale Dämpfung. Bei starkem Erbrechen Suppositorien bevorzugen.

NW: Sedierung, eingeschränkte Fahrtauglichkeit, anticholinerge NW (Mundtrockenheit, Sehstörungen, Miktionsbeschwerden).

KI: Prostataadenom, Engwinkelglaukom, Hirndruck, Epilepsie, Eklampsie, Schwangerschaft.

WW: Wirkverstärkung von Alkohol u. zentral dämpfenden Arzneimitteln.

P: Dimenhydrinat (Vomex A®): 3–4 × 50–100 mg/d; Diphenhydramin (in Emesan®): 1–3 × 50 mg/d.

Literatur

Berthold, H. (Hrsg.): Klinikleitfaden Arzneimitteltherapie. Urban und Fischer, München 1999.

Gesenhues, St., Ziesché, R. (Hrsg.): Praxisleitfaden Allgemeinmedizin. 3. Aufl. Urban und Fischer, München 2001.

Mutschler, E.: Arzneimittelwirkungen. 8. Aufl. Wissenschaftliche Verlagsgesellschaft, Stuttgart 2001.

Pschyrembel – Klinisches Wörterbuch. 259. Aufl. De Gruyter, Berlin 2001.

Pschyrembel – Therapeutisches Wörterbuch. 2. Aufl. De Gruyter, Berlin 2001.

Rote Liste. Editio Cantor Verlag, Aulendorf 2002.

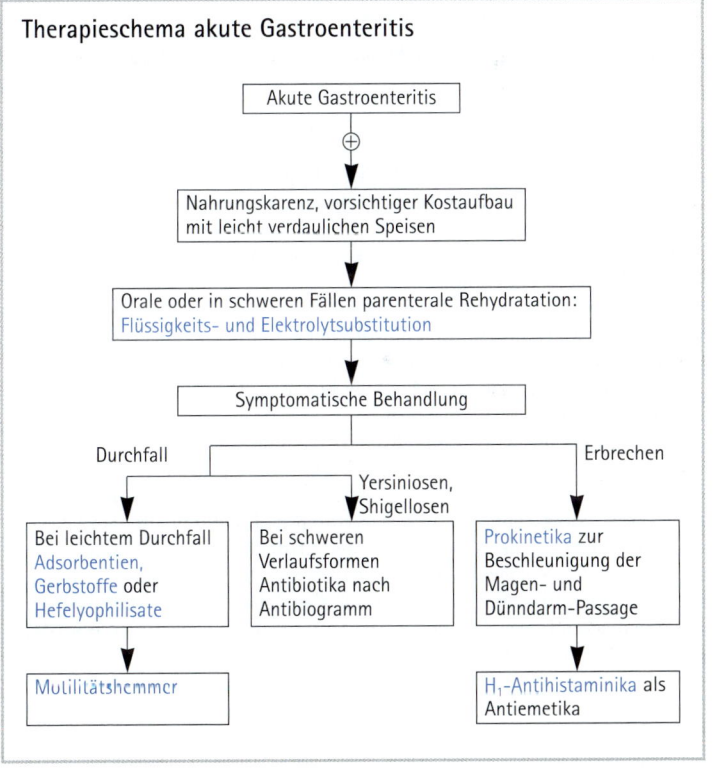

Therapieschema akute Gastroenteritis

Akute Gastroenteritis

⊕

Nahrungskarenz, vorsichtiger Kostaufbau mit leicht verdaulichen Speisen

Orale oder in schweren Fällen parenterale Rehydratation: Flüssigkeits- und Elektrolytsubstitution

Symptomatische Behandlung

Durchfall — Erbrechen

Yersiniosen, Shigellosen

Bei leichtem Durchfall Adsorbentien, Gerbstoffe oder Hefelyophilisate

Bei schweren Verlaufsformen Antibiotika nach Antibiogramm

Prokinetika zur Beschleunigung der Magen- und Dünndarm-Passage

Mutilitätshemmer

H_1-Antihistaminika als Antiemetika

Gicht

Symptome

Synonyme der Gicht sind Urikopathie, Hyperurikämie. Erhöhung der Harnsäurekonzentration im Blut. Meist wiederholt akute Gichtanfälle, plötzlich auftretende starke Schmerzen mit Rötung, Schwellung, Überwärmung in einem oder mehreren Gelenken (Mono- oder Polyarthritis urica). Bei Erstmanifestation meist im Großzehengrundgelenk, im späteren Verlauf Befall aller Gelenke.

Chronische Gicht mit gehäuften Anfällen und anfallsfreien Intervallen, Gichttophi (Uratablagerungen) in Knorpel, Knochen, Gelenkkapseln, Schleimbeutel, Sehnen, Haut. Gichtnephropathie mit Uratsteinen, häufig zusätzlich rezidivierende Nierenbeckenentzündungen.

Folgen der unbehandelten Erkrankung: Irreversible Gelenkdestruktion, Nierenschädigungen.

Ursachen

Häufig in Verbindung mit Adipositas, Hyperlipoproteinämien, Diabetes mellitus oder pathologischer Glucosetoleranz, Hypertonie, Fettleber (s. metabolisches Syndrom S. 206).

Primäre Gicht: genetisch multifaktorielle Harnsäureausscheidungsstörung oder -überproduktion.

Sekundäre Gicht: gesteigerter Purinstoffwechsel bei Psoriasis, Leukämie, Hämolyse, Tumoren, Niereninsuffizienz, Keto- und Lactatazidose z.B. bei unbehandeltem Diabetes mellitus oder Fasten, Einnahme von Arzneimitteln, die die Harnsäureausscheidung hemmen (Thiazid-Diuretika, Tuberkulostatika, Salicylate, Ciclosporin).

Gichtanfälle ausgelöst durch Kälte, Alkoholgenuss, fettreiche Mahlzeit, Operation, Infekt, Stress, meist bei Harnsäurespiegeln > 540 μmol/L (> 9 mg/dL). Auskristallisation von Natriumurat führt zu mechanischer Reizung, Freisetzung chemotaktischer Faktoren und dadurch zur Leukozyteneinwanderung. Bei der Phagozytose der Kristalle werden lysosomale Enzyme und Gewebemediatoren (Leukotriene, Prostaglandine, Cytokine, aktive Sauerstoffspezies) freigesetzt, die eine lokale Entzündung auslösen. Im entzündeten Gewebe sinkt der pH-Wert, wodurch wiederum die Ausfällung von Natriumurat begünstigt wird.

Tab. 20.1: Harnsäurespiegel

	Harnsäurespiegel	
Akuter Gichtanfall (Arthritis urica)	> 540 µmol/L	> 9 mg/dL
Klinische Manifestation bei Männern	> 420 µmol/L	> 7 mg/dL
bei Frauen	> 340 µmol/L	> 5,7 mg/dL
Zielwerte	300–330 µmol/L	5–5,5 mg/dL

Behandlungsindikation und Behandlungsziele

Diagnosestellung: S. Tab. 20.1.

Behandlungsindikation: Akuttherapie: Starke Schmerzen verlangen meist eine Behandlung, Besserung der Beschwerden unter Behandlung meist innerhalb 48 Std., ohne Therapie nach spätestens 2 Wochen.

Dauertherapie: Bei wiederholt akuten Gichtanfällen, Harnsäurespiegeln > 540 µmol/L bzw. 9 mg/dL, chronischer Gicht, Gichtnephropathie, Uratsteinen der Niere.

Therapieziel: Ziel der Akuttherapie: Schmerzlinderung, Anfallskupierung.

Ziele der Basistherapie:

- Senkung der Harnsäurekonzentration unter die Manifestationswerte (auf 300–330 µmol/L bzw. 5–5,5 mg/dL),
- Vermeidung weiterer Gichtanfälle,
- Vermeidung von Gelenkveränderungen,
- Vermeidung der Bildung von Gichttophi,
- Vermeidung von Nierenkomplikationen.

Basistherapie

- Normalgewicht anstreben, kalorien- und fettreduzierte Kost, Gewichtsreduktion um 1–2 kg pro Monat (s. Adipositas 11).
- Purinhaltige Lebensmittel weitgehend meiden: Innereien, Fleisch, Wurst, Fisch, max. 2–3 × 100–150 g Fleisch oder Fisch pro Woche. Schalentiere ganz meiden.
- Bevorzugt fettarme ovolaktovegetabile Kost (Milchprodukte, Eier, Getreide).

■ Alkoholkarenz, vor allem Verzicht auf Bier; Flüssigkeitszufuhr > 2 L/d, Kaffee und Tee sind erlaubt, weil die enthaltenen Methylxanthine physiologisch nicht zu Harnsäure metabolisiert werden.

■ Körperliche Aktivität: Ausdauersportarten wie Wandern, Schwimmen, Gymnastik.

■ Evtl. Therapieumstellung bei der Behandlung mit harnsäurebeeinflussenden Arzneimitteln.

Arzneitherapie

Colchicin

Herabsetzung der Phagozytoseaktivität der Leukozyten, dadurch wird die Kettenreaktion zur Auslösung eines Gichtanfalls unterbrochen und die Beschwerden bessern sich. Selbst in therapeutischen Dosen lassen sich NW nicht vermeiden. Dosierung initial 1–1,5 mg, dann alle 1–2 Std. 0,5–1 mg bis zum Abklingen der Beschwerden. Empfängnisverhütung während und bis 3 Monate nach Einnahme von Colchicin sicherstellen. Bei blutigen Durchfällen Therapie sofort abbrechen.

NW: Häufig Durchfälle, Magen-Darm-Beschwerden.

KI: Kinder u. Jugendliche, Magen-Darm-Erkrankungen, Leber-Nieren-Funktionsstörungen, Schwangerschaft und Stillzeit.

WW: Erhöhung der Ciclosporin-Plasmakonzentration.

P: * Colchicin (Colchicum dispert®): max. 8 mg/d.

Nicht-steroidale Antirheumatika (NSAR)

Analgetische und antiphlogistische Wirkung durch Hemmung der Cyclooxygenase, symptomatische Behandlung. Hohe Initialdosierung notwendig: am 1. Behandlungstag etwa doppelt so hoch wie bei Dauertherapie der entzündlich rheumatischen Erkrankungen, über 2–3 Tage ausschleichen. NW, KI und WW wegen kurzem Anwendungszeitraum von untergeordneter Bedeutung (vgl. Schmerzerkrankungen S. 626).

P: * Indometacin (Amuno®): initial 3 × 100, dann 3 × 50 mg/d; * Diclofenac (Voltaren®): initial 3 × 100 mg/d, dann 3 × 50 mg; * Ibuprofen (Imbun®): initial 3 × 600–800 mg/d, dann 3 × 200–400 mg.

Glucocorticoide

Nur in schweren Fällen bei Nichtansprechen auf Therapie mit Colchicin und NSAR. Antiphlogistische Wirkung durch Blockade der unspezifischen und spezifischen Abwehr. NW, KI und WW wegen kurzem Anwendungszeitraum von untergeordneter Bedeutung (vgl. z.B. Arthrose S. 57).

P: * Prednisolon (Solu-Decortin H®): 20–40 mg/d für 1–2 Tage.

Urikostatika

Hemmung der Xanthinoxidase, dadurch vermehrte Ausscheidung von Hypoxanthin und Xanthin im Urin, Senkung der Harnsäurespiegel im Blut und Urin.

NW: Gastrointestinale NW, selten allergische Hautreaktionen. Zu Beginn der Allopurinolbehandlung besteht die Gefahr eines akuten Gichtanfalls, da Urat-Depots im Gewebe mobilisiert werden.

KI: Schwangerschaft und Stillzeit.

WW: Allopurinol erhöht die Wirkung von Antikoagulantien und verstärkt die NW von Azathioprin und Mercaptopurin (Blutbildschäden!).

P: * Allopurinol (Zyloric®): 3 × 100 mg/d.

Urikosurika

Steigerung der Harnsäureausscheidung durch Hemmung der tubulären Rückresorption. Einschleichende Dosierung: in der ersten Woche halbe Dosierung. Erhöhung der Flüssigkeitszufuhr unter der Therapie. Häufig Kombination mit Natriumhydrogencarbonat oder Kaliumcitrat, um Ausfallen von Uratkristallen in der Niere zu vermeiden.

NW: Gastrointestinale Beschwerden, selten allergische Hautreaktionen.

KI: Bei Niereninsuffizienz wirkungslos.

WW: Abschwächung der urikosurischen Wirkung durch Salicylate und Saluretika.

P: * Benzbromaron (Narcaricin®): 1 × 100 mg/d; * Probenecid (Probenecid Weimer®): 2 × 500 mg/d.

Kombinationen aus Urikostatika und Urikosurika:
* Allopurinol und Benzbromaron (Allomaron®): 1 × 100 mg Alloprinol + 20 mg Benzbromaron.

Häufige therapiebezogene Probleme

■ Mangelnde Bereitschaft zur Ernährungsumstellung und Verstärkung der körperlichen Aktivität.

Literatur

Berthold, H. (Hrsg.): Klinikleitfaden Arzneimitteltherapie. Urban und Fischer, München 1999.
Gesenhues, St., Ziesché, R. (Hrsg.): Praxisleitfaden Allgemeinmedizin. 3. Aufl. Urban und Fischer, München 2001.
Mutschler, E.: Arzneimittelwirkungen. 8. Aufl. Wissenschaftliche Verlagsgesellschaft, Stuttgart 2001.
Pschyrembel – Klinisches Wörterbuch. 259. Aufl. De Gruyter, Berlin 2001.
Pschyrembel – Therapeutisches Wörterbuch. 2. Aufl. De Gruyter, Berlin 2001.
Rote Liste. Editio Cantor Verlag, Aulendorf 2002.

Internetadressen

www.ahc-consilium.at/daten/gicht.htm
www.gicht-info-dienst.de: Rheuma-Forum e.V.
www.inform24.de/gicht.html
www.m-ww.de/krankheiten/innere_krankheiten/gicht.htm: Medicine Worldwide
www.netdoktor.de/krankheiten/Fakta/gicht.htm

Therapieschema Gicht

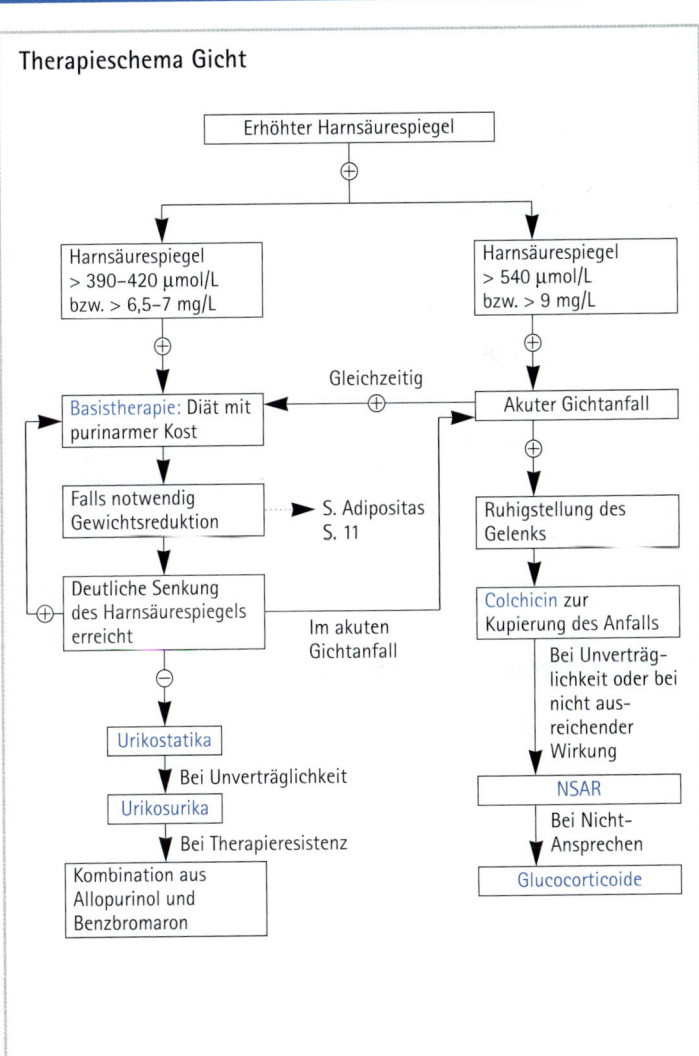

Harnwegsinfektionen

Symptome

Je nach Lokalisation als Infektion der Blase oder des Harnleiters. Brennende Schmerzen beim Wasserlassen (Dysurie), häufiger und/oder imperativer Harndrang (Pollakisurie), Unterbauchschmerzen, teilweise Schmerzen im Nierenbereich, selten Fieber. Betrifft meist Frauen (s. Ursachen); bei Kindern und Frauen über 75 Jahren auch unspezifische Symptome wie unklares Fieber, Kontinenzprobleme, Nykturie. In einigen Fällen asymptomatische Bakteriurie.

Folgen der unbehandelten Krankheit: Chronifizierung, Urosepsis (Keiminvasion in die Blutbahn), aufsteigende Infektion in die oberen Harntrakt, Pyelonephritis, Niereninsuffizienz. Teilweise aber auch Selbstheilung (siehe nicht medikamentöse Behandlung).

Ursachen

Meist aufsteigende Infektionen durch E. coli (80 %), Staph. saprophyticus (13 %), andere Enterobakterien (Proteus mirabilis, Klebsiellen). Bei Urethritis auch Chlamydia trachomatis, seltener Gonokokken, Mykoplasmen, Ureaplasmen oder Viren (Herpes simplex). Zu den Ursachen der Harnwegsinfektionen s. Tab. 21.1.
Unspezifische Reizblase: Ursachen umstritten, Ausschlussdiagnose (z. B. Blasentumor).

Behandlungsindikation und Behandlungsziele

Diagnosestellung: Mittels Urindiagnostik aus Mittelstrahl- oder Katheterurin. Nitrit und Leukozyten, evtl. Erythrozyten (Teststäbchen, z. B. Combur®); Keimzahlbestimmung (z. B. Uricult®) > 10^5 koloniebildende Einheiten/mL; evtl. Urinkultur, bei rezidivierenden Infekten ggf. Resistogramm, evtl. Sonographie (anatomische oder funktionelle Abnormitäten).

Behandlungsindikation: Starke oder > 3 Tage andauernde Beschwerden, sowie Problempatienten (Kinder, Schwangere, Diabetiker).

Therapieziel: Rückgang der dysurischen Beschwerden, Rückgang der Leukozyturie, Sterilwerden des Urins.

Tab. 21.1: Ursachen für Harnwegsinfektionen (HWI)

Typ	Patienten	Ursachen, begünstigende Faktoren
Unkompli- zierte HWI, rezidivierende Zystitis	Meist junge Frauen	Anatomisch kurze Harnröhre, Schmierinfek- tion vom Analbereich, Geschlechtsverkehr („Honeymoon-Zystitis"), Benutzung von Scheidendiaphragmen und Spermiziden; Restharnbildung; genetische Faktoren; 2–4 Wochen zurückliegende Antibiotika- therapie (Schädigung der Vaginalflora)
Komplizierte HWI	Kinder	Sich manifestierende anatomische oder funktionelle Anomalitäten mit Harnabfluss- störungen, z. B. Reflux
	Männer	Oft obstruktiv, unsichere Erregervorhersage, Prostatabeteiligung
	Schwangere	Gefahr einer Pyelonephritis
	Diabetiker	Erhöhte Anfälligkeit durch verminderte Immunantwort und ggf. Glucosurie
	Personen mit besonderen Risiko- faktoren für einen schweren Verlauf oder Folgeschäden	Z. B. Immunsuppression, Harnwegsobstruk- tionen, Bakterienhabitate (Fremdkörper, Nieren- bzw. Blasensteine, Tumoren), Niereninsuffizienz, nach Harnwegsein- griffen, neurologische Erkrankungen mit Miktionsstörung, Dauerkatheter
	Krankenhaus- patienten	Nosokomialinfektionen, Gefahr resistenter Keime

Arzneitherapie

Die Antibiotikatherapie ist abhängig vom auslösenden Erreger. Eine Pyelonephritis muss meist mit einer Kombination verschiedener Antibiotika in-
klusive eines Aminoglykosids (z. B. Gentamicin) behandelt werden.

Cotrimoxazol

Kombination aus Sulfamethoxazol und Trimethoprim. Wirksam gegen die
meisten Auslöser unkomplizierter HWI (90 %). Gegenüber Monotherapie
mit Trimethoprim vermutlich verstärkte Wirksamkeit, verbreitertes Wirkspektrum, verringerte Resistenzbildung, Kombination umstritten.

Sequentielle Hemmung der bakteriellen Folsäuresynthese, dadurch syner-
gistisch bakteriostatisch. Der Mensch nimmt die Folsäure über die Nahrung
auf.

NW: Gastrointestinale Beschwerden, Hypersensitivitätsreaktionen (Hautreaktionen, selten anaphylaktischer Schock, Stevens-Johnson-Syndrom, Lyell-Syndrom), reversible Knochenmarksdepression bei langfristiger Einnahme, sehr selten: Agranulozytose.

KI: 1. Trimenon der Schwangerschaft (Beeinflussung des Folsäurestoff-
wechsels), Überempfindlichkeit gegenüber Sulfonamiden, Leber-/Nieren-
funktionsstörungen, Neugeborene.

WW: Verstärkung der Wirkung von Antikoagulantien, Sulfonylharnstoff-
Antidiabetika, Phenytoin und Methotrexat, Kombination mit Ciclosporin
verschlechtert die Nierenfunktion, Antazida verschlechtern die Resorption,
evtl. Abschwächung der Wirkung von Kontrazeptiva (Störung der Darmflora und des enterohepatischen Kreislaufs).
  Bei unkomplizierten Blasenentzündungen kann eine Einmaltherapie
durchgeführt werden. Bei Rezidiven innerhalb von 14 Tagen sollte die Behandlung über 10 Tage gehen. Bei Rezidiven > 3 pro Jahr: niedrig dosierte
Langzeittherapie über 6 Monate o. länger. Auch Einmaldosen von 460 mg
nach dem Geschlechtsvekehr sind möglich.

P: ∗ Cotrimoxazol (Bactrim®): 2 × 960 mg über 3–5 Tage.

Trimethoprim

Hemmung der bakteriellen Folsäuresynthese (s. Cotrimoxazol).

NW: Siehe Cotrimoxazol.

KI: 1. Trimenon der Schwangerschaft (Beeinflussung des Folsäurestoff-
wechsels), Nierenfunktionsstörungen, Neugeborene.

WW: Verstärkung der Wirkung von Phenytoin und Antikoagulantien, evtl.
Abschwächung der Wirkung von Kontrazeptiva (Störung der Darmflora
und des enterohepatischen Kreislaufs).
  Wegen erhöhter Resistenzbildung als Monotherapie nur eingeschränkt
empfohlen.

P: ∗ Trimethoprim (Infectotrimet®): 2 × 100 mg über 3 Tage.

Penicilline und Cephalosporine der 3. Generation

Hemmung der bakteriellen Zellwandsynthese grampositiver Keime (Penicilline). Cephalosporine der 3. Generation wirken auch bakterizid auf proliferierende gramnegative Keime.

NW: Allergische Reaktionen (seltener bei Cephalosporinen der 3. Generation), gastrointestinale Beschwerden.

KI: Bekannte Allergie gegen Penicilline bzw. Cephalosporine (Kreuzallergie nur gelegentlich), eingeschränkte Nierenfunktion.

WW: Wirkungsverlängerung durch Probenecid und ASS, evtl. Abschwächung der Wirkung von Kontrazeptiva (Störung der Darmflora und des enterohepatischen Kreislaufs), Wirkungsverminderung durch bakteriostatische Antibiotika.
Diese Stoffklassen sind Mittel der Wahl in der Schwangerschaft.

P: * Amoxicillin (Clamoxyl®): 3 × 1 g über 5–7 Tage; * Cefaclor (Cef-Diolan®): 2–3 × 500 mg über 5–7 Tage.

Nitrofurantoin

Harndesinfizienz. Einsatz bei komplizierten HWI.

NW: Braune Urinfärbung, allergische Reaktionen (Lunge, Haut, Blut, Leber), Schwindel, Kopfschmerz, Parästhesie, Polyneuropathie.

KI: Nervenentzündungen, Nierenfunktionsstörungen, Glucose-6-phosphat-Dehydrogenase-Mangel (hämolytische Anämie).

WW: Verminderte Resorption durch Antazida, verminderte Wirkung durch Gyrasehemmer.

P: * Nitrofuantoin (Uro-Tablinen®): 2 × 100 mg über 3 Tage.

Gyrasehemmer

Hemmung der bakteriellen DNA-Gyrase, bakterizid, breites Spektrum. Wegen erhöhter Resistenzbildung und potentieller Nebenwirkungen nur als Reserveantibiotikum.

NW: Gastrointestinale Störungen, Kopfschmerzen, Schwindel, Schlafstörungen, Erregungszustände, Krämpfe, Entzündungen der Sehnen, selten Hautausschläge, allergische Reaktionen, Photosensibilisierung, neurologische Störungen bei älteren Patienten mit Niereninsuffizienz.

KI: Schwangerschaft, Kinder und Jugendliche in der Wachstumsphase (Störungen der Knorpelentwicklung), Nierenfunktionsstörungen, Epilepsie.

WW: Verminderte Resorption durch Milch und Milchprodukte, Antazida, Eisen- und Zinkpräparate (Komplexbildung).

P: * Norfloxacin (Barazan®): 2 × 400 mg; * Ciprofloxacin (Ciprobay®): 2 × 100 mg; * Ofloxacin (Tarivid®): 2 × 100 mg; * Enoxacin (Enoxor®): 2 × 200 mg.

Tetracycline

Hemmung der Proteinsynthese, bakteriostatisch, breites Erregerspektrum. Einsatz bei Urethritis.

NW: Gastrointestinale Beschwerden, werden durch gleichzeitige Nahrungseinnahme verhindert, phototoxische Reaktionen unter UV- oder Sonnenlichtexposition.

KI: Kinder unter 8 Jahren, Schwangerschaft und Stillzeit (Einlagerung in Knochen und Zahnschmelz), schwere Leberfunktionsstörungen.

WW: Verminderte Resorption durch Milch und Milchprodukte, eisen-, magnesium-, aluminium- oder calciumhaltige Präparate und medizinische Kohle, evtl. Abschwächung der Wirkung von Kontrazeptiva (Störung der Darmflora und des enterohepatischen Kreislaufs), beschleunigte Metabolisierung durch Barbiturate und Antiepileptika (Enzyminduktion). Wirkungsverstärkung von oralen Antidiabetika. Eine durch Tetracycline verminderte Vitamin-K-Synthese kann zu verstärkter Wirkung oraler Antikoagulantien führen. Nephrotoxische Substanzen können zu erhöhtem Risiko für Nierenschäden führen.

P: * Doxycyclin (Vibramycin®): 2 × 100 mg über 7 Tage.

Methionin

Ansäuerung des Urins zur Infektionsprophylaxe. Anwendung obligat für Patienten mit Blasenkatheter.

NW: Azidose bei gefährdeten Patienten, selten gastrointestinale Beschwerden.

KI: Metabolische Azidose, renale tubuläre Azidose, schwere Leberfunktionsstörungen, Hyperurikämie, Harnsäuresteine.

WW: Wirkungsverstärkung von Arzneistoffen, die durch die Ansäuerung des Harns verstärkt rückresobiert werden (Säuren: Penicilline, Sulfonamide, Nitrofurantoin, etc.), Wirkungsverminderung von Levodopa.

P: Methionin (Acimethin®): 3 × 500–1000 mg.

Standardisierte E. coli-Extrakte

Lysierte E. coli-Bakterien sollen das Immunsystem bei rezidivierenden HWI stimulieren.

NW: Gelegentliche gastrointestinale Störungen, seltene allergische Hautreaktionen.

WW: Oral verabreichte Lebendimpfstoffe (Abstand von 2 h), evtl. Wirkungsbeeinflussung durch Immunsuppressiva.

P: * E. coli-Extrakte (Uro-Vaxom®): 1 × 1 Kapsel über 3 Monate oder Intervalltherapie jeweils 10 Tage über 3 Monate.

Butylscopolamin und Anticholinergika

Erschlaffung der glatten Muskulatur bei krampfartigen Schmerzen und Harndrang.

NW: Überempfindlichkeitsreaktionen (Einzelfälle), Abnahme der Schweißdrüsensekretion (Hitzestau), Akkomodationsstörungen, Glaukomauslösung, Mundtrockenheit, Tachykardie, Blasenentleerungsstörungen, Obstipation.

KI: Stillzeit, Myasthenia gravis, Engwinkelglaukom, Blasenentleerungsstörungen, mechanische gastrointestinale Stenosen, Tachyarrhythmie, Darmverschluss.

WW: Wirkungsverstärkung durch anticholinerg wirkende Substanzen (Amantadin, tri- und tetrazyklische Antidepressiva, Neuroleptika, Antihistaminika), Verstärkung der Tachykardie durch Sympathomimetika.

P: Butylscopolamin (Buscopan®): 3–5 × 10–20 mg; * Oxybutynin (Dridase®): 2–3 × 5 mg.

Unterstützung in der Selbstmedikation

- Trinkmenge mindestens 2 Liter/Tag, besser mehr,
- regelmäßige vollständige Blasenentleerung,
- Blasenentleerung nach dem Geschlechtsverkehr,

- Reinigung vom Genital- zum Analbereich hin,
- Vermeidung übertriebener Genitalhygiene (Zerstörung der körpereigenen Vaginalflora),
- vermeiden von Scheidendiaphragmen, Spermiziden,
- Wärme gegen Schmerzen,
- vermeiden von Unterkühlung.

Aquaretika

Blasen- und Nierentees, aquaretischer Effekt zum Aus- und Durchspülen der Blase. Verwendete Drogen sind z.B. Birkenblätter, Queckenwurzelstock, Orthosiphonblätter, Riesengoldrutenkraut, Hauhechelwurzel, Ackerschachtelhalmkraut.

KI: Schwangerschaft. Wacholder wirkt reizend auf das Nierenparenchym und sollte deshalb vermieden werden.

P: Schachtelhalmkraut (Biolavan®); Orthosiphonblätter (Carito® mono, Nephronorm® med).

Pflanzliche Blasendesinfizientia

Leicht desinfizierender Effekt der eingesetzten pflanzlichen Wirkstoffe. Ausscheidung über die Nieren und Anreicherung in der Blase. Arbutin (aus Bärentraubenblättern) wirkt desinfizierend im alkalischen Harn (alkalisieren des Harns mit z.B. Basica®). Kurzfristige Einnahme, da Verdacht auf kanzerogenes Potential.

KI: Schwangerschaft und Stillzeit, eingeschränkte Herz- oder Nierentätigkeit.

P: Bärentraubenblätter (Arctuvan® N, Cystinol akut® Dragees): max. 4 × 120–200 mg Arbutin.

Kürbissamen und pflanzliche Spasmolytika

Zur unterstützenden Therapie von Funktionsstörungen im Bereich der Blase, „blasenstärkende" Wirkung. Goldrutenkraut wirkt leicht spasmolytisch.

P: Kürbissamen (Granufink® Kürbiskern, Nomon® mono); Goldrutenkraut (in Inconturina® SR).

Häufige therapiebezogene Probleme

▪ Vorzeitiges Absetzen des Antibiotikums kann zu Resistenzentwicklung gegen Antibiotika (besonders Gyrasehemmer) führen.
▪ Vorzeitiges Abbrechen der Therapie nach Beendigung der Symptome kann zu Rezidiven/Chronifizierung führen.
▪ Betroffene nehmen meist zu wenig Flüssigkeit zu sich.

Literatur

Deutsche Gesellschaft für Allgemeinmedizin und Familienmedizin (Hrsg.): Brennen beim Wasserlassen. September 1999.
Domschke, W. et al.: Therapie-Handbuch. Urban und Schwarzenberg, München 1997.
Frölich, J. C., Kirch. W.: Praktische Arzneitherapie. 2. Aufl. Springer, Berlin 2000.
Gesenhues, St., Ziesché, R. (Hrsg.): Praxisleitfaden Allgemeinmedizin. 3. Aufl. Urban und Fischer, München 2001.
Mader, F. H., Weißgerber, H.: Allgemeinmedizin und Praxis. 3. Aufl. Springer, Berlin 1999.
Pschyrembel – Therapeutisches Wörterbuch. 2. Aufl. De Gruyter, Berlin 2001.
Rote Liste. Editio Cantor Verlag, Aulendorf 2002.

Therapieschema Harnwegsinfektion

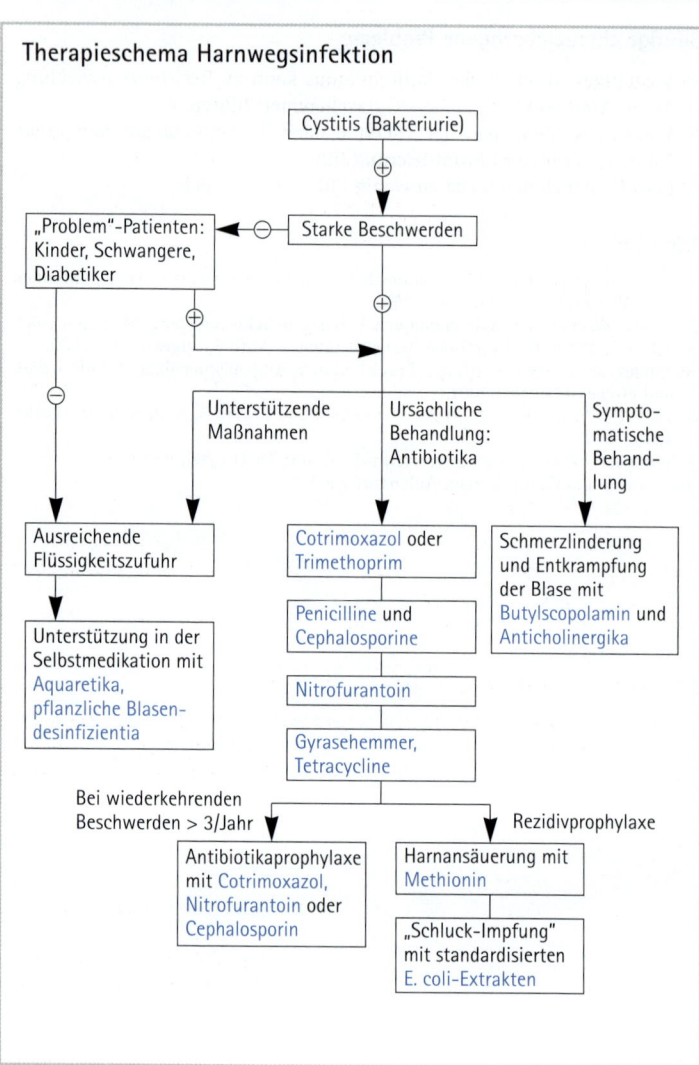

Symptome

Syn. Myokardinfarkt. Umschriebene Herzmuskelnekrose durch Verschluss einer Koronararterie bei vorbestehender koronarer Herzkrankheit. Druckgefühl im Thoraxbereich und Brustschmerz, im Vergleich zu einem Angina-pectoris-Anfall intensiver und länger (> 15–30 Minuten), Schmerzen ausstrahlend in Oberarme, Hals, Unterkiefer, Oberbauch, Rücken. Meist in Kombination mit großer Angst (Todesangst!) und Blutdruckabfall, Anstieg der Pulsfrequenz, Blässe, Schweißausbrüchen. Stummer Infarkt ohne Symptomatik (vor allem bei älteren Menschen und Diabetikern) möglich. Komplikationen:

- Maligne, ventrikuläre Herzrhythmusstörungen bis zum Kammerflimmern,
- Pumpversagen mit akuter Herzinsuffizienz und kardialem Lungenödem sowie kardiogenem Schock.

Ursachen

Zu den Ursachen zählen:

- akute Thrombose einer Koronararterie bei koronarer Herzkrankheit,
- gesteigerter Sauerstoffbedarf durch Stress oder körperliche Belastung bei bestehender Mangeldurchblutung,
- längerdauernde Koronargefäßspasmen im Bereich einer Stenose.

Behandlungsindikation und Behandlungsziele

Behandlungsindikation: Bei akuten Beschwerden sofort Rettungsdienst rufen. Therapiebeginn evtl. vor sicherer Diagnosestellung. Nach notärztlicher Überwachung und Ersttherapie Einweisung in Fachabteilung mit Intensivüberwachung.

Diagnosestellung:

- Klinische Symptomatik,
- EKG: EKG-Veränderungen im Vergleich zu alten Aufnahmen, innerhalb von 24 Std. nach Infarkt möglicherweise unauffällig,
- Enzymdiagnostik: Anstieg von für die Herzmuskulatur typischen Enzymen (z.B. CK – Kreatinkinase, GOT – Glutamat-Oxalacetat-Transaminase) nach ca. 4–8 Std.

Therapieziel: Rasche Reperfusion des Myokards, Verhinderung von Myokardschäden, Verminderung der Herzinsuffizienz infolge Herzinfarkt. Anschließend Reinfarktprophylaxe.

Verlaufskontrolle:

▦ Körperliche Untersuchung und EKG,
▦ regelmäßige Kontrolle und ausreichende Behandlung der Risikofaktoren Gewicht, Blutdruck, Cholesterin, Triglyceride, Blutzucker (s. Arteriosklerose S. 54).

Basistherapie

▦ Bettruhe, Meiden körperlicher und psychischer Anstrengung,
▦ vor Aufregung abschirmen, auch z.B. vor aufgeregten Angehörigen.

Arzneitherapie

Opioide

Zentrale Analgesie (s. auch Schmerzerkrankungen S. 626).

KI: Wegen intensivmedizinischer Betreuung gelten keine KI.

P: * Morphin (Morphin Merck®): 2–5 mg i.v. in Abständen von 10 Min. bis zum Abklingen der Schmerzen; * Buprenorphin (Temgesic® sublingual): 1× 2 mg sublingual.

Benzodiazepine

Zentrale Dämpfung bei Unruhe und starken Angstzuständen (s. Angsterkrankungen S. 43).

P: * Diazepam (Valium®): 5–10 mg langsam i.v.

Glyceroltrinitrat

Gefäßerweiternd auf glatte Muskulatur, Senkung der Vorlast des Herzens, Senkung des Sauerstoffverbrauchs des Herzens (s. auch koronare Herzkrankheit S. 360). Wirkungseintritt nach wenigen Minuten bei Anwendung als Spray oder Zerbeißkapsel.

KI: Systolischer Blutdruck < 100 mmHg.

P: ∗ Glyceroltrinitrat (Nitrolingual®): 1–2 × 0,4 mg (Spray), 1–2 × 0,8 mg (Zerbeißkapseln).

Dopamin oder Dobutamin

Einsatz in mittlerer oder höherer Dosierung. Erhöhung der Kontraktilität des Herzens, Erhöhung des Blutdrucks.

P: ∗ Dopamin (Dopamin ratiopharm®): 3–10 µg/kgKG/Minute; ∗ Dobutamin (Dobutrex®): 3–10 µg/kgKG/Minute.

Furosemid

Ausschwemmung von Ödemen bei Herzinsuffizienz durch Beeinflussung der Elektrolytausscheidung (s. a. Herzinsuffizienz S. 228).

P: ∗ Furosemid (Lasix®): 20–40 mg i.v.

Antiarrhythmika: Lidocain oder Ajmalin

Herabsetzung der Leitungsgeschwindigkeit entlang der erregbaren Zellen des Herzens (s. a. Herzrhythmusstörungen S. 239).

P: ∗ Lidocain (Xylocain®): 100 mg i.v.; ∗ Ajmalin (Gilurytmal®): 25–50 mg i.v.

Atropin oder Orciprenalin

Erhöhung der Erregbarkeit des Herzens. Verkürzung der Aktionspotentialdauer und der Refraktärzeit.

P: ∗ Atropin (Atropinsulfat Braun® Inj. Lsg.): 0,5–2,0 mg i.v.; ∗ Orciprenalin (Alupent®): 0,1–0,5 mg i.v.

Heparin

Hemmung des Gerinnungssystems über Bindung an Gerinnungsfaktoren. Verstärkung der physiologischen Thrombinhemmung durch Antithrombin III (AT III) durch Bindung von Heparin an AT III, Förderung der AT III-vermittelten Inaktivierung der Proteasen, die zur Aktivierung der Gerinnungsfaktoren notwendig sind.

Als Bolus 5000–10 000 I.E. Heparin i.v. Anschließend effektive Heparinisierung (Vollheparinisierung), Dosisbestimmung nach Ausgangs-PTT (Partielle Thrombinzeit) und Körpergewicht, Abstimmung der Dosis nach 6-stündlichen PTT-Bestimmungen.

KI: Heparinallergie; hämorrhagische Diathese; akute Magen-Darm-Ulzera, Kolitis, Ösophagitis; Blutungen aus den ableitenden Harnwegen; Hirntrauma, Hirnarterien-Aneurisma, Zustand nach ZNS-OP < 3–6 Monate.

NW: Blutungen aller Schweregrade sind möglich (Antagonisierung der Heparinwirkung durch Protamin); reversibler Haarausfall.

WW: Erhöhte Blutungsgefahr durch Acetylsalicylsäure und NSAR.

P: Unfraktioniertes Heparin (Thrombophob®, Calciparin®); * Niedermolekulares Heparin (Clexane®, Fraxiparin®).

Thrombolytika

Umwandlung von Plasminogen in fibrinolytisches Plasmin. Einsatz beim akuten Auftreten von Thrombosen. Therapiebeginn schnellstmöglich sichert die besten Ergebnisse: Verhütung von ischämischen Organschäden.

NW: Blutungen aller Schweregrade (1 % tödlich); allergische Reaktionen, Übelkeit, Erbrechen, Arrhythmien.

KI: Hämorrhagische Diathesen; floride Magen-Darm-Ulzera; floride Lungentuberkulose; akute Pankreatitis, floride Endokarditis, Nephrolithiasis, Zustand nach OP oder Entbindung, schwere Lebererkrankungen; arterielle Hypertonie (RR > 180/100 mmHg); ZNS-Blutungen, intraokulare Blutungen.

P: * Streptokinase (Streptase®): 1,5 Mio. I.E. i.v. über 60 Minuten; * Urokinase (Actosolv®): 1,5 Mio I.E. als Bolus i.v., danach 1,5 Mio I.E., i.v. über 90 Minuten; * Rt-PA = rekombinant tissue plasminogen activator (Actilyse®): 10 mg als Bolus i.v., danach 60 mg i.v., über 90 Minuten; * Anistreplase (Eminase®): 30 mg i.v. über 5 Minuten; * Reteplase (Rapilysin®): 10 I.E. als Bolus i.v. über 2 Minuten, nach 30 Minuten wiederholen.

Cumarin–Derivate

Langzeitbehandlung zur Thromboseprophylaxe nach Herzinfarkt. Hemmung der Synthese von Gerinnungsfaktoren, Wirkungseintritt nach einer Latenzzeit von 1–3 Tagen. Individuelle Dosierung nach Bestimmung der Thromboplastinzeit (INR oder Quick-Wert). Meist wird eine INR von 2,0–4,5 (entspr. Quick 15–30 %) angestrebt.

NW: Blutungen aller Schweregrade; allergische Reaktionen, Übelkeit, Erbrechen, Arrhythmien; bei Langzeitbehandlung Osteopenien.

KI: Hämorrhagische Diathesen; floride Magen-Darm-Ulzera; floride Lungentuberkulose; akute Pankreatitis, floride Endokarditis, Nephrolithiasis, Zustand nach OP oder Entbindung, schwere Lebererkrankungen; arterielle Hypertonie (RR > 180/100 mmHg); ZNS-Blutungen, intraokulare Blutungen.

WW: Vielfältige signifikante Arzneimittelinteraktionen aufgrund der hohen Plasmaeiweißbindung: Wirkungsverstärkung durch Allopurinol, Amiodaron, ASS, Cephalosporine, Chinidin, Disulfiram, Fibrate, Imidazol-Derivate, Lokalanästhetika, NSAR, Propafenon, Schilddrüsenhormone, Sulfonamide, Testosteron, anabole Steroide, Tetracycline, akuten Alkoholgenuss. Wirkungsabschwächung durch Barbiturate, Carbamazepin, Chloralhydrat, Colestyramin, Digitalis, Diuretika, orale Kontrazeptiva, Östrogene, Kortikosteroide, Laxantien, Meprobamat, 6-Mercaptopurin, Rifampicin, Thiouracil, Vitamin K, Hyperthyreose, Stress, Fieber, chronischen Alkoholgenuss.

P: * Phenprocoumon (Marcumar®): individuelle Dosierung nach Thromboplastinzeit.

Weiterbehandlung und Rezidivprophylaxe

- Arzneimitteltherapie entsprechend der Therapie der koronaren Herzkrankheit (s. S. 360) und Arteriosklerose (s. S. 54). ACE-Hemmer senken das Risiko der Entwicklung einer Linksherzinsuffizienz nach Infarkt, die Reinfarktrate und die Mortalität; Thrombozytenaggregationshemmer (ASS und Ticlopidin) und β-Blocker verbessern die Prognose nach Infarkt (s. a. Herzinsuffizienz S. 228).
- Anschlussheilbehandlung (Rehabilitationsmaßnahmen).
- Koronarsportgruppe.
- Möglichst schnelle Wiedereingliederung ins Berufsleben.
- Umstellung der Lebensgewohnheiten, Diätberatung unter Einbeziehung des Ehepartners.
- Nikotinkarenz.
- Kontrolle und ausreichende Beeinflussung der Risikofaktoren für Arteriosklerose (Blutdruck, Blutzucker, Cholesterin, Triglyceride, Körpergewicht).

Häufige therapiebezogene Probleme

■ Das Zeitintervall zwischen Schmerzbeginn und Notruf ist oft zu lang; 38% aller Herzinfarktpatienten sterben vor Erreichen der Klinik.

■ Bei unklaren Beschwerden Diagnosestellung zu langsam, wichtig ist möglichst frühzeitiger Beginn der Lysetherapie, um Spätschäden zu verhindern.

Literatur

Berthold, H. (Hrsg.): Klinikleitfaden Arzneimitteltherapie. Urban und Fischer, München 1999.

Gesenhues, St., Ziesché, R. (Hrsg.): Praxisleitfaden Allgemeinmedizin. 3. Aufl. Urban und Fischer, München 2001.

Mutschler, E.: Arzneimittelwirkungen. 8. Aufl. Wissenschaftliche Verlagsgesellschaft, Stuttgart 2001.

Pschyrembel – Klinisches Wörterbuch. 259. Aufl. De Gruyter, Berlin 2001.

Pschyrembel – Therapeutisches Wörterbuch. 2. Aufl. De Gruyter, Berlin 2001.

Rote Liste. Editio Cantor Verlag, Aulendorf 2002.

Internetadresse

www.herzstiftung.de

Therapieschema Herzinfarkt

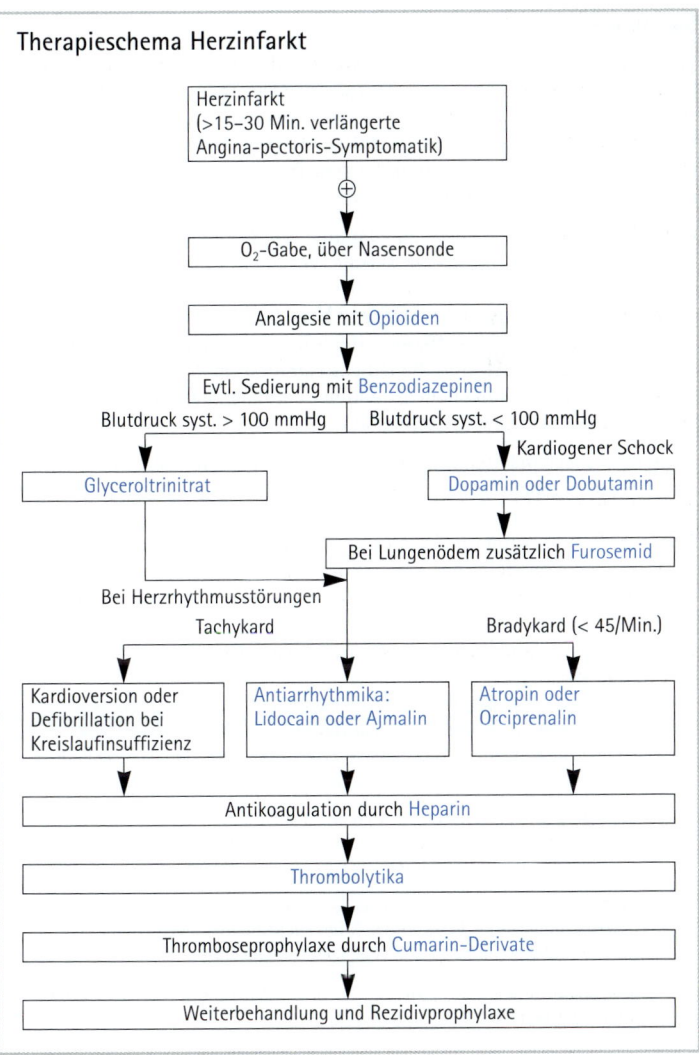

Herzinfarkt
(>15–30 Min. verlängerte
Angina-pectoris-Symptomatik)

⊕

O₂-Gabe, über Nasensonde

Analgesie mit Opioiden

Evtl. Sedierung mit Benzodiazepinen

Blutdruck syst. > 100 mmHg | Blutdruck syst. < 100 mmHg
Kardiogener Schock

Glyceroltrinitrat

Dopamin oder Dobutamin

Bei Lungenödem zusätzlich Furosemid

Bei Herzrhythmusstörungen

Tachykard | Bradykard (< 45/Min.)

Kardioversion oder Defibrillation bei Kreislaufinsuffizienz

Antiarrhythmika: Lidocain oder Ajmalin

Atropin oder Orciprenalin

Antikoagulation durch Heparin

Thrombolytika

Thromboseprophylaxe durch Cumarin-Derivate

Weiterbehandlung und Rezidivprophylaxe

Symptome

Eingeschränkte körperliche Belastbarkeit aufgrund einer nachweisbaren kardialen Funktionsstörung. Je nachdem welche Teile des Herzens betroffen sind, spricht man von Rechts-, Links- oder Global-Insuffizienz. Nach der Zeitspanne, in der sich Herzinsuffizienz entwickelt, werden akute und chronische Insuffizienzen unterschieden. Die Schweregrade werden nach der New York Heart Association in vier Graden beschrieben (s. Tab. 23.1).

Rechtsherzinsuffizienz führt zu Stauung des Blutes im großen Kreislauf mit den folgenden Symptomen: Ödeme, vor allem Knöchelödeme und Aszites, Vergrößerung der Leber, Eiweißausssscheidung über die Niere, nachts vermehrte Urinbildung und vermehrter Harndrang (Nykturie).

Bei einer **Linksherzinsuffizienz** steigt der Druck im linken Vorhof und in den Lungenvenen. Durch die Drucksteigerung im kleinen Kreislauf treten die Symptome Lungenödem, Asthma cardiale, Dyspnoe und Zyanose sowie stauungsbedingte Bronchitis auf.

Folgen der unbehandelten Krankheit: Durch eine chronische Herzinsuffizienz wird kompensatorisch das Renin-Angiotensin-Aldosteron-System aktiviert. Die Aktivierung bewirkt eine periphere Vasokonstriktion und eine Retention von Natrium und Wasser, wodurch eine Ödembildung begünstigt wird. In der Folge steigt das Risiko einer Erweiterung der Ventrikel sowie einer progredienten Myokardschädigung, Arrhythmieneigung, Zunahme

Tab 23.1: Klassifikation der Herzinsuffizienz nach der New York Heart Association (NYHA)

Funktionelle Klassifizierung	
I	Alltägliche körperliche Belastung verursacht keine inadäquate Erschöpfung, Rhythmusstörung, Luftnot oder Angina pectoris.
II	Herzerkrankung mit leichter Einschränkung der körperlichen Leistungsfähigkeit; keine Beschwerden in Ruhe; alltägliche Belastung verursacht Erschöpfung, Rhythmusstörung, Luftnot oder Angina pectoris.
II	Herzerkrankung mit höher gradiger Einschränkung der körperlichen Leistungsfähigkeit bei gewohnter Tätigkeit. Keine Beschwerden in Ruhe. Geringe körperliche Belastung verursacht Beschwerden.
IV	Herzerkrankung mit Beschwerden bei allen körperlichen Aktivitäten und in Ruhe; Bettlägerigkeit.

der klinischen Beschwerden. Bei hochgradiger Herzinsuffizienz Letalität innerhalb von 12 Monaten bis zu 50 %.

Ursachen

Akute Herzinsuffizienz: Myokardinfarkt, Myokarditis, Herzklappenfehler in Kombination mit einer akuten Belastung, Stoffwechselerkrankungen.

Chronische Herzinsuffizienz: Koronare Herzerkrankung, Hypertonie, Kardiomyopathien, Herzrhythmusstörungen, angeborene oder erworbene Herzfehler.

Behandlungsindikation und Behandlungsziele

Behandlungsindikation: Jede symptomatische Herzinsuffizienz und jede kardiale Pumpfunktionsstörung mit einer Herzauswurfleistung < 40 % ohne Beschwerden des Patienten stellt eine Behandlungsindikation dar.

Therapieziele:

- Letalitätssenkung,
- Progressionshemmung,
- Beschwerdebesserung,
- Senkung der Hospitalisierungsrate,
- Verbesserung hämodynamischer Parameter.

Basistherapie

- Bei übergewichtigen Patienten Gewichtsreduktion, angestrebt BMI < 30; bei ausgezehrten Patienten Gewichtsaufbau.
- Natriumarme, kaliumreiche Ernährung, Begrenzung der Kochsalzzufuhr auf < 3 g pro Tag.
- Flüssigkeitszufuhr auf 2 L pro Tag beschränken; bei schwerer Herzinsuffizienz auf 1–1,5 L pro Tag. In besonderen Situationen (Wärme, Erbrechen, Diarrhoe, Fieber etc.) ist die Flüssigkeitszufuhr bzw. die Diuretikagabe anzupassen.
- Regelmäßige Gewichtskontrolle zur Einschätzung der Flüssigkeitsretention: bei einer Gewichtszunahme > 1 kg/24 h oder > 2 kg pro Woche ist ein Arzt zu konsultieren.
- Alkohol meiden oder auf max. 30 g pro Tag beschränken.
- Rauchen unterlassen.
- Cholesterinwerte diätetisch oder medikamentös normalisieren.

■ Körperliche Bewegung: regelmäßige moderate Bewegung (Gehen, Rad fahren) verbessert die maximale Belastungstoleranz. Bei stabiler Herzinsuffizienz: 5 × pro Woche 20 Minuten Rad fahren oder gehen unter ärztlicher Kontrolle. Schonung und Bettruhe nur bei akuter bzw. dekompensierter chronischer Herzinsuffizienz.

Kausale Therapieansätze

Zu den kausalen Therapieansätzen siehe Tab. 23.2.

Arzneitherapie

ACE-Hemmer

Hemmung der Konversion von Angiotensin I zu Angiotensin II; durch Hemmung des Renin-Angiotensin-Aldosteron-Systems Beeinflussung der pathophysiologischen Mechanismen im Verlauf der Herzinsuffizienz. Ökonomisierung der Herzarbeit. Indiziert für NYHA I–IV, Senkung der Letalität, Verbesserung der Symptomatik. Einschleichende, niedrige Dosierung, regelmäßige Blutdruckkontrolle.

NW: In ca. 15 % aller Anwendungen trockener Reizhusten (evtl. Wechsel des Wirkstoffs oder Umstieg auf AT_1-Rezeptorantagonisten); gelegentlich

Tab. 23.2: Kausale Therapien unterschiedlicher Formen der Herzinsuffizienz

Ätiologie der Herzinsuffizienz	Kausale Therapie
Arterielle Hypertonie	Antihypertensive Therapie
Koronare Herzerkrankung mit Myokard-ischämie	Myokardrevaskularisierung (Bypass, Angioplastie), Statine
Erworbene/kongeniale Vitien	Operation, Ballonvalvuloplastie
Perikarderguss, Perikardkonstriktion	Perikardpunktion, Ballonperikardiotomie, operative Perikardektomie
Tachykardie-induzierte Herzinsuffizienz	Katheterablation, Kardioversion, Antiarrhythmika
Bradykardie-induzierte Herzinsuffizienz	Schrittmacher
Metabolisch bedingte Herzinsuffizienz (z. B. Schilddrüsenfunktionsstörung, Beri-Beri-Erkrankung)	Ausgleich hormoneller und metabolischer Faktoren

Kopfschmerzen, Schwindel, Sehstörungen, Magen-Darm-Beschwerden, Nierenfunktionsstörungen; selten Angioödem (potentiell lebensbedrohlich).

KI: Zustand nach Nierentransplantation, Dialyse, Desensibilisierungstherapie, Schwangerschaft 2. und 3. Trimenon, Stillzeit.

WW: Alkohol steigert die Wirkung von ACE-Hemmern, die gleichzeitige Einnahme von ASS schwächt die Wirkung ab. In Kombination mit Kaliumpräparaten und kaliumsparenden Diuretika besteht die Gefahr einer Hyperkaliämie. Zusammen mit Antihypertensiva kann es zu starkem Blutdruckabfall kommen. Hypoglykämie bei Kombination mit Insulin und oralen Antidiabetika möglich. In Kombination mit Hydrochlorothiazid synergistische Wirkung.

P: * Captopril (Lopirin® Cor): Erstdosis 3 × 6,25 mg, Zieldosis 2 × 25–75 mg/d; * Enalapril (Xanef®): Erstdosis 2 × 2,5 mg; Zieldosis 2 × 10 mg/d; * Ramipril (Delix®): Erstdosis 2 × 1,25 mg; Zieldosis 2 × 5 mg/d; * Trandolapril (Udrik®): Erstdosis 1 × 1 mg; Zieldosis 1 × 4 mg/d; * Lisinopril (Acerbon®): Erstdosis 1 × 2,5 mg; Zieldosis 1 × 3,5 mg/d.

β-Rezeptorenblocker

Trotz der negativ inotropen Wirkung indiziert bei stabiler Herzinsuffizienz in Kombination mit ACE-Hemmern. Dauerhafte Aktivierung des adrenergen Systems wird blockiert, indirekte Beeinflussung des Renin-Angiotensin-Aldosteron-Systems, Normalisierung der humoralen Homöostase. Wirkungseintritt nach zeitlicher Verzögerung, Beurteilung der Wirkung frühestens nach 2 Wochen, maximale Wirkung nach 3 Monaten. Auf Dauer Senkung der Letalität.

Einschleichend dosieren, Erstdosis 1/10 der Zieldosis! Dosierung extrem langsam unter engmaschiger Kontrolle steigern. Bevorzugte Anwendung von $β_1$-selektiven β-Blockern und kombinierten α- und β-Blockern.

NW: Bradykardie, Verzögerung der AV-Überleitung, Bronchokonstriktion, Vasokonstriktion („kalte Finger, kalte Füße").

KI: Ausgeprägte Bradykardie und manifeste Herzmuskelinsuffizienz (NYHA IV); obstruktive Atemwegserkrankungen.

WW: Calciumantagonisten vom Verapamil und Diltiazem-Typ: Verstärkung der kardiodepressiven Effekte; Narkosemittel und Antiarrhythmika: Herzrhythmusstörungen; Sulfonylharnstoffe: Verstärkung der blutzuckersenkenden Wirkung, Verschleierung der Symptome einer Hypoglykämie;

andere Antihypertensiva: Verstärkung der antihypertensiven Wirkung; Herzwirksame Glykoside: Verstärkung der negativ chronotropen Wirkung.

P: * Metoprolol (Beloc® ZOK): Startdosis 2 × 10 mg, Zieldosis 2 × 100 mg/d; * Bisoprolol (Concor®): Startdosis 1 × 1,25 mg, Zieldosis 1 × 10 mg/d; * Carvedilol (Dilatrend®): Startdosis 2 × 3,25 mg, Zieldosis 2 × 25 mg/d.

Thiaziddiuretika, evtl. in Kombination mit kaliumsparenden Diuretika

Senkung der Herzvorlast, durch Verminderung des Plasma- und Extrazellularvolumens. Erleichterung der Herzarbeit. Einsatz bei jeder Herzinsuffizienz mit Flüssigkeitsretention. Signifikante Gewichtsabnahme und Beschwerdebesserung.

NW: Dosisabhängig Erniedrigung des Kaliumspiegels; Müdigkeit, Brechreiz, Muskelkrämpfe, Herzrhythmusstörungen; Verschlechterung von Zucker-, Blutfett- und Harnsäurewerten möglich.

KI: Schwere Leber- und Nierenfunktionsstörungen, Hypokaliämie.

WW: Laxantien steigern die Hypokaliämie. Digitalisglykoside und Lithium werden in ihrer Wirkung verstärkt.

P: * Hydrochlorothiazid, HCT (Esidrix®): 1 × 12,5–25 mg (max 75 mg); * Xipamid (Aquaphor®): 1–2 × 10 mg (5–40 mg/Tag); * Indapamid (Natrilix®): 1 × 1,5–2,5 mg.

Bei Hypokaliämie Kombinationstherapie mit kaliumsparenden Diuretika, evtl. Kaliumsubstitution (Kalinor®). Bei eingeschränkter Nierenfunktion droht Hyperkaliämie, insbesondere bei Begleitmedikation ACE-Hemmer und NSAR. In hohen Dosierungen Verschlechterung von Zucker-, Blutfett- und Harnsäurewerten möglich.

* Hydrochlorothiazid und Triamteren (Dytide H®): 1 × (25 mg HCT und 50 mg Triamteren); * Hydrochlorothiazid und Amilorid (Moduretik®): 1–2 × (25 mg HCT und 5 mg Amilorid).

Schleifendiuretika

Senkung der Herzvorlast durch Verminderung des Plasma- und Extrazellularvolumens. Erleichterung der Herzarbeit. Einsatz bei eingeschränkter Nierenfunktion oder ausgeprägter Flüssigkeitsretention. Signifikante Gewichtsabnahme und Beschwerdebesserung.

NW: Kopfschmerzen, Schwindel, Wadenkrämpfe, Muskelverspannung (durch Erniedrigung des Magnesiumspiegels), Mundtrockenheit, Erhöhung der Thromboseneigung, Erhöhung des Risikos für Gichtanfälle. Müdigkeit, Übelkeit, Erbrechen.

KI: Starke Elektrolytstörungen, Anurie, Exsikkose.

WW: Laxantien steigern die Hypokaliämie, Wirkungsabschwächung durch Salicylate und Paracetamol. Verstärkung der Wirkung von Lithium, Herzglykosiden, Theophyllin, anderen Antihypertensiva. Abschwächung der Wirkung von Antidiabetika. Bei gleichzeitiger Anwendung von Aminoglykosiden Erhöhung der Oto- und Nephrotoxizität.

P: * Furosemid (Lasix®): 1–4 × 40 mg; * Piretanid (Arelix®): 1–3 × 3–6 mg; * Torasemid (Unat®): 1–4 × 5 mg.

Aldosteronantagonisten

Förderung der Natriumausscheidung, Hemmung der Kaliumausscheidung am beginnenden Sammelrohr. Senkung der pathologisch erhöhten Aldosteronkonzentration zur Verstärkung des Effekts der ACE-Hemmer. In schweren Fällen der Herzinsuffizienz (NYHA III und IV) indiziert.

Wirkungseintritt 48–72 Std. nach Therapiebeginn; Wirkdauer mindestens 4 Tage.

NW: Häufig Gynäkomastie bei Männern (evtl. schmerzhaft), gelegentlich Exantheme, Laktation bei Frauen, Benommenheit, Schläfrigkeit, Impotenz, Menstruationsstörungen.

KI: Nierenfunktionsstörungen.

WW: ASS: Wirkabschwächung von Spironolacton; Kalium-Präparate, ACE-Hemmer, NSAR: Steigerung der Hyperkaliämie.

P: * Spironolacton (Aldactone®): 1–2 × 100 mg (max. 400 mg)/d.

Herzwirksame Glykoside

Hemmung der Na^+/K^+-ATPase: Wirkung positiv inotrop, Senkung der Herzfrequenz, Verminderung der neurohormonalen Aktivierung. Einsatz bevorzugt bei tachykardem Vorhofflimmern oder –flattern in Kombination mit ACE-Hemmer und Diuretikum bei Patienten im NYHA-Stadium II–IV. Herzglykoside haben keinen Einfluss auf die Gesamtletalität.

Aufsättigende Dosierung: Langsame Sättigung im Verlauf von 2–5 Tagen mit höherer Dosierung (Sättigungsdosis, SD), niedrige Erhaltungsdosis (ED) ab dem 3. bis 6. Tag. Ausnahme Digitoxin: Wegen seiner langen Halbwertszeit wird der konstante Plasmaspiegel erst nach ca. 1 Monat erreicht. Die geringe therapeutische Breite aller herzwirksamen Glykoside und ihr Interaktionspotential durch Metabolismus über Cytochrom-P-450 erfordern Blutspiegelkontrolle (TDM).

NW: Enge therapeutische Breite, bei Überdosierung AV-Blockierung, ventrikuläre Arrhythmien, Farbsehstörungen, Übelkeit.

KI: Bradykardie, AV-Block II. und III. Grades, Hypo-/Hyperkaliämie, Hypercalcämie, höhergradige Aortenstenose, hypertrophische obstruktive Kardiomyopathie.

WW: Gefahr von Bradykardie und AV-Überleitungsstörungen bei gleichzeitiger Behandlung mit β-Blockern, Diltiazem, Verapamil. Verstärkung der Digitaliswirkung durch Calciumsalze, Diuretika, Amphotericin B, Ciclosporin, Laxantien. Abgeschwächte Digitaliswirkung durch Kaliumsalze, Colestyramin und Colestipol.

P: * Digoxin (Lanicor®): SD: 1,0–1,5 mg/d; ED: 0,25–0,5 mg; * Digitoxin (Digimerck®): SD: 1,0–1,5 mg/d; ED: 0,07 mg; * β-Acetyldigoxin (Novodigal®): SD: 1,0–1,5 mg/d; ED: 0,2–0,4 mg; * β-Metildigoxin (Lanitop®): SD: 0,8–1,6 mg/d; ED: 01–0,3 mg.

AT$_1$-Rezeptorantagonisten

Sartane. Selektive Antagonisten von Angiotensin II am AT$_1$-Rezeptor. Blockade der Angiotensin-Wirkung. Wirkung vergleichbar mit ACE-Hemmern. Einsatz, wenn bei Therapie mit ACE-Hemmern Nebenwirkungen (Reizhusten) auftreten. Verbesserung der Symptomatik und der Belastungstoleranz von herzinsuffizienten Patienten. Einschleichende Dosierung.

NW: Ähnlich denen der ACE-Hemmer, kein Husten.

KI: Nierenarterienstenose, schwere Niereninsuffizienz. Gicht, Schwangerschaft und Stillzeit, Kombination mit kaliumsparenden Diuretika und NSAR.

WW: Hyperkaliämie-begünstigende Arzneimittel (Diuretika, NSAR). Gleichzeitige Einnahme von Cimetidin führt zur Wirkungsverstärkung der Sartane, von Phenobarbital zur Wirkungsabschwächung.

P: * Losartan (Lorzaar®): Erstdosis 1 × 12,5 mg, Zieldosis 1 × 50 mg/d; * Candesartan (Blopress®, Atacand®): Erstdosis 1 × 2 mg; Zieldosis 1 × 8– 16 mg/d.

Nitrate

Gefäßerweiternd auf glatte Muskulatur, Senkung der Vorlast des Herzens, Senkung des Sauerstoffverbrauchs des Herzens. Symptomatische Therapie zur Beschwerdelinderung. Wirkungseintritt bei Sublingualspray oder Zerbeißkapsel nach wenigen Minuten. Bei der Langzeitanwendung möglichst niedrige Dosierungen und 12 h Therapiepause (meist in der Nacht) einhalten, um Toleranzentwicklung zu vermeiden.

NW: Orthostatische Hypotension bei hohen Dosen, starker Blutdruckabfall mit Verstärkung der Angina-pectoris-Symptomatik, Reflextachykardie, vasomotorische Kopfschmerzen, Flush-Symptomatik.

KI: Symptomatische Hypotonie, hypertrophe obstruktive Kardiomyopathie, Aortenstenose.

WW: Blutdrucksenkende Arzneimittel verstärken die Nebenwirkung, Alkohol verstärkt die Vasodilatation.

P: * Gyceroltrinitrat (Nitrolingual®): 1–2 × 0,4 mg bzw. 1 × 0,8 mg; * Isosorbid-2,5-Dinitrat (ISDN, Isoket®): 2–3 × 20–40 mg (1 × 120 mg retard); * Isosorbid-5-Mononitrat (ISMN, Ismo®): 1 × 40–120 mg (retard).

Molsidomin

Metabolit des Molsidomins wirkt ähnlich wie Glycerin gefäßerweiternd auf glatte Muskulatur, Senkung der Vorlast des Herzens, Senkung des Sauerstoffverbrauchs des Herzens. Symptomatische Therapie zur Beschwerdelinderung. Zur Langzeittherapie alternativ zu lang wirksamen Nitraten. Keine Toleranzentwicklung.

NW: Häufig Kopfschmerzen, selten Schwindel, Übelkeit, Appetitlosigkeit.

KI: Ausgeprägte Hypotonie, hypertrophe obstruktive Kardiomyopathie, Aortenstenose.

WW: Blutdrucksenkende Arzneimittel verstärken die Nebenwirkung, Alkohol verstärkt die Vasodilatation.

P: * Molsidomin (Corvaton®): 2–3 × 1–4 mg/d; 1–2 × 8 mg retard/d.

Thrombozytenaggregationshemmer

Herzinsuffiziente Patienten haben ein erhöhtes Thromboembolierisiko, Risikosteigerung in Korrelation mit abnehmender Auswurfleistung. Zur Prophylaxe von Koronarthrombosen. Mittel der ersten Wahl: Acetylsalicylsäure (ASS). Wirkung durch Acetylierung der Cyclooxygenase, Hemmung der Prostaglandin- und damit der Thromboxansynthese; Thromboxan ist Mediator der Thrombozytenaggregation.

NW: Blutungen des Gastrointestinaltrakts (dosiabhängig, in ca. 5% der Fälle).

KI: Asthma, akute Magen-Darm-Ulzera.

WW: Wirkungssteigerung in Kombination mit anderen Antikoagulantien und Thrombolytika.

P: Acetylsalicylsäure (Aspirin® 100): 1 × 100–325 mg.

Bei KI oder Unverträglichkeiten gegenüber ASS: Ticlopidin oder Clopidogrel. Blockierung der thrombozytären Rezeptoren, die für die Aggregation notwendig sind.

NW: Bei Ticlopidin Diarrhoe, Hautausschlag, Leukopenie häufig. Bei Clopidogrel seltener.

WW: Verminderung der Plasmakonzentration durch Antazida, Erhöhung durch Cimetidin. Mit anderen Antikoagulantien und Thrombolytika.

P: * Ticlopidin (Tiklyd®): 2 × 250 mg; * Clopidogrel (Iscover®, Plavix®): 1 × 75 mg.

Unterstützung in der Selbstmedikation

Weißdorn

Leicht positiv inotrope Wirkung. Anwendung bei Herzinsuffizienz (NYHA I-II) möglich.

P: Weißdorn (Crataegutt novo® 450): 2 × 450 mg/Tag.

Häufige therapiebezogene Probleme

- Non-Compliance wegen fehlendem Leidensdruck,
- mangelnde Bereitschaft zur Ernährungsumstellung und Verstärkung der körperlichen Aktivität.

Literatur

Berthold, H. (Hrsg.): Klinikleitfaden Arzneimitteltherapie. Urban und Fischer, München 1999.
Gesenhues, St., Ziesché, R. (Hrsg.): Praxisleitfaden Allgemeinmedizin. 3. Aufl. Urban und Fischer, München 2001.
Mutschler, E.: Arzneimittelwirkungen. 8. Aufl. Wissenschaftliche Verlagsgesellschaft, Stuttgart 2001.
Pschyrembel – Klinisches Wörterbuch. 259. Aufl. De Gruyter, Berlin 2001.
Pschyrembel – Therapeutisches Wörterbuch. 2. Aufl. De Gruyter, Berlin 2001.
Rote Liste. Editio Cantor Verlag, Aulendorf 2002.

Internetadressen

www.akdae.de/Homepage/THERAPIE/Aktuell/Herz2001.pdf: Arzneiverordnung in der Praxis AVP: Chronische Herzinsuffizienz.
www.herzstiftung.de

Therapieschema Herzinsuffizienz

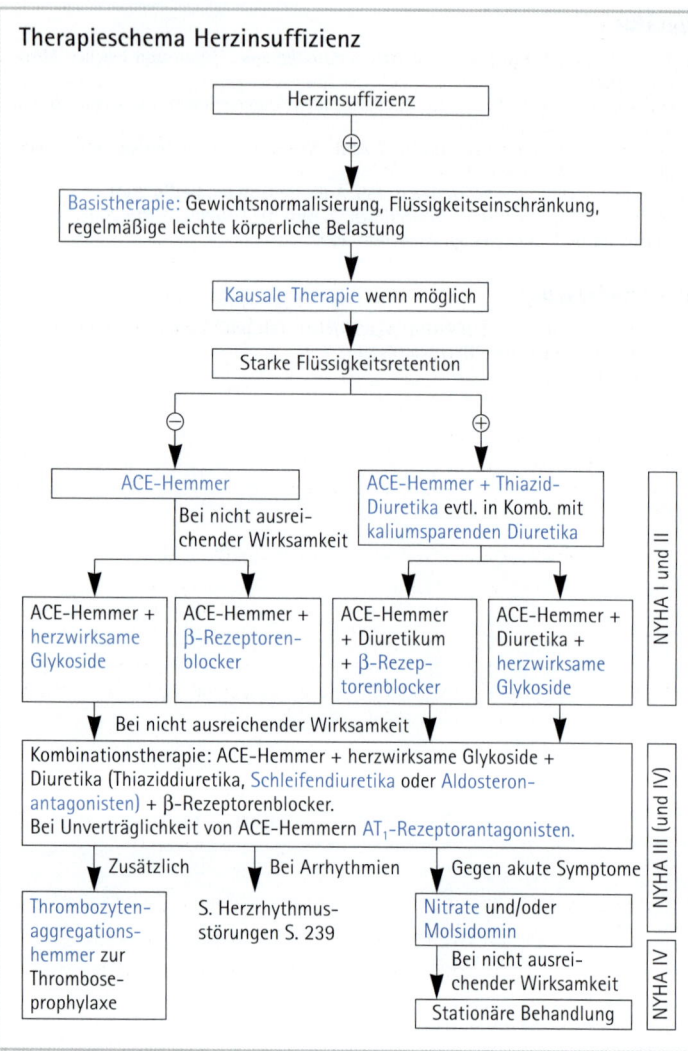

Herzinsuffizienz

⊕

Basistherapie: Gewichtsnormalisierung, Flüssigkeitseinschränkung, regelmäßige leichte körperliche Belastung

Kausale Therapie wenn möglich

Starke Flüssigkeitsretention

⊖   ⊕

ACE-Hemmer

ACE-Hemmer + Thiazid-Diuretika evtl. in Komb. mit kaliumsparenden Diuretika

Bei nicht ausreichender Wirksamkeit

ACE-Hemmer + herzwirksame Glykoside

ACE-Hemmer + β-Rezeptorenblocker

ACE-Hemmer + Diuretikum + β-Rezeptorenblocker

ACE-Hemmer + Diuretika + herzwirksame Glykoside

NYHA I und II

Bei nicht ausreichender Wirksamkeit

Kombinationstherapie: ACE-Hemmer + herzwirksame Glykoside + Diuretika (Thiaziddiuretika, Schleifendiuretika oder Aldosteron-antagonisten) + β-Rezeptorenblocker.
Bei Unverträglichkeit von ACE-Hemmern AT_1-Rezeptorantagonisten.

NYHA III (und IV)

Zusätzlich

Bei Arrhythmien

Gegen akute Symptome

Thrombozyten-aggregations-hemmer zur Thrombose-prophylaxe

S. Herzrhythmus-störungen S. 239

Nitrate und/oder Molsidomin

Bei nicht ausreichender Wirksamkeit

Stationäre Behandlung

NYHA IV

Herzrhythmusstörungen

Symptome

Veränderungen der elektrischen Herztätigkeit, häufig asymptomatisch oder wahrgenommen als Herzklopfen, Herzrasen, Herzstolpern mit Schwindel oder Synkopen (Bewusstlosigkeit, Ohnmacht).

Die Einteilung der Herzrhythmusstörungen erfolgt nach Entstehungsmechanismus, Lokalisation und Herzfrequenz.

Entstehungsmechanismus (s. Tab. 24.1):

▨ Erregungsbildungsstörung – je nach Lokalisation no(r)motop oder ek(to)top,
▨ Erregungsleitungsstörung – Fortleitung bzw. Ausbreitung der Depolarisation gestört, z.B. verzögert (I. Grad), partiell blockiert (II. Grad) oder totaler Block (III. Grad).

Lokalisation:

▨ No(r)motop – vom Sinusknoten ausgehend,
▨ Ek(to)top – von sekundären oder tertiären Zentren ausgehend, z.B. ventrikulär (von den Herzkammern), supraventrikulär (von den Vorhöfen).

Tab. 24.1: Entstehungsmechanismus von Herzrhythmusstörungen

Erregungsbildungs-störungen	No(r)motope		Sinustachykardie Sinusbradykardie Sinusarrhythmie
	Ek(to)tope	Supra-ventrikuläre	Vorhofextrasystolen supraventrikuläre paroxysmale Tachykardie Vorhofflattern Vorhofflimmern
		Ventrikuläre	Kammerextrasystolen Kammertachykardie Kammerflattern Kammerflimmern
Erregungsleitungs-störungen	Sinuatriale		SA-Block I.–III. Grades
	Atrioventrikuläre		AV-Block I.–III. Grades
	Intraventrikulär		IV-Block I.–III. Grades

Herzfrequenz (normal 60–100/Minute):

- Bradykard < 60 Schläge/Minute,
- tachykard > 100 Schläge/Minute,
- Vorhofflattern: 200–300/Minute,
- Vorhofflimmern: 350–600/Minute (= Herzstillstand),
- Arrhythmie – unregelmäßiger Herzschlag.

Folgen schwerer Rhythmusstörungen: Verschlechterung der Hämodynamik und der Koronardurchblutung, Minderdurchblutung lebenswichtiger Organe (Niere, Gehirn), zunehmende Verschlechterung der Erregungsbildung und -leitung, Verschlechterung der Herzarbeit, Entwicklung von Kammerflattern und -flimmern, Herzstillstand, Herztod.

Ursachen

Funktionelle oder morphologische Veränderungen des Erregungsleitungssystems des Herzens durch organische Herzerkrankungen, Elektrolytstörungen, vegetative oder psychosomatische Störungen, Medikamente (Herzglykoside, Antiarrhythmika, Psychopharmaka), Intoxikationen, endokrinologische Störungen (Hyperthyreose), Elektrounfälle, Herzverletzungen. Siehe auch Tab. 24.2.

Tab. 24.2: Ursachen der Herzrhythmusstörung

Herzrhythmusstörung	Mögliche physiologische Ursachen	Mögliche pathologische Ursachen
Sinustachykardie	Bei Kindern, körperliche Belastung und Aufregung, Fieber	Schock, Herzinfarkt, Herzinsuffizienz, Endokarditis, Anämie, Hyperthyreose, hyperkinetisches Herzsyndrom; Eigenmächtiges Absetzen von β-Blockern, Einnahme von Theophyllin, Atropin, Überdosierung von Asthmasprays (β-Mimetika) oder Nitrospray, Kaffee, Nikotin
Sinusbradykardie	Bei Ausdauersportlern, Hochleistungssportlern, nächtliche Frequenzabfälle auf 40/Minute	Hypothyreose, nach Infektionen (Typhus, Virusinfektionen), Hirntrauma, Hirntumor

Herzrhythmus-störung	Mögliche physio-logische Ursachen	Mögliche pathologische Ursachen
Sinusarrhythmie	In Zusammenhang mit der Atmung: expiratorische Frequenzabnahme, inspiratorische Frequenzsteigerung (vor allem bei jüngeren Menschen)	KHK, akute Myokarditis, schwere Herzinsuffizienz, Thyreotoxikose
Supraventrikuläre Extrasystolen	Gelegentlich auch bei Gesunden in körperlicher Ruhe, Übermüdung, vegetativ labile Patienten, emotionale Erregung	Entzündliche, ischämische Myokardschädigung, Hypokaliämie, Sauerstoffmangel, Digitalisvergiftung, neurovegetative Störungen, Überdehnung der Vorhofwand
Supraventrikuläre paroxysmale Tachykardie, z. B. AV-Re-Entry-Tachykardie (Herzjagen), WPW-Syndrom (Wolff-Parkinson-White-Syndrom)	Angst, bei psychovegetativ labilen Patienten	Herzmuskelentzündung, Sauerstoffmangel, Hypokaliämie, Mitralklappenstenose, Hyperthyreose, Herzinsuffizienz mit Vorhofstauung; Digitalis-Überdosierung. Häufig auch bei Herzgesunden!
Vorhofflattern und Vorhofflimmern		Organische Herzerkrankungen, vor allem Koronarsklerose, Herzinfarkt, bei Klappenfehler durch Überdehnung der Vorhofwand
Ventrikuläre Extrasystolen	Bei psychovegetativ labilen Menschen (Abnahme der Extrasystolen bei Belastung)	Organische Herzerkrankungen, wie Koronarsklerose, Myokardschädigung nach Herzinfarkt, Hypokaliämie, Hyperthyreose, Einnahme von Digitalis, Sympathomimetika, trizyklischen Antidepressiva, Antiarrhythmika
Ventrikuläre Tachykardien, häufig übergehend in Kammerflattern und Kammerflimmern (Herzstillstand)		Schwere Herzschädigung, nach Herzinfarkt, Überdosierung von Digitalis, Antiarrhythmika

Herzrhythmus-störung	Mögliche physio-logische Ursachen	Mögliche pathologische Ursachen
Erregungsleitungs-störungen		Koronarsklerose, Herzinfarkt, Hyperkaliämie, Herzmuskelent-zündung, Schlafapnoe-Syndrom, Überdosierung mit Digitalis-glykosiden oder Chinidin

Behandlungsindikation und Behandlungsziele

Strenge Abwägung einer Behandlungsindikation:

- Eine Verbesserung der Langzeitprognose kann bislang nur für wenige Antiarrhythmika angenommen werden (Amiodaron).
- Alle Antiarrhythmika besitzen selbst ein arrhythmogenes Potential, meist negativ inotrope Wirkung.

Behandlungsindikation: Besteht bei:

- Vorliegen von hämodynamischen Symptomen: Synkopen, Schwindel, tachykardiebedingter Herzinsuffizienz,

Tab. 24.3: Beeinflussung von Merkmalen der Herzarbeit

Merkmal der Herzarbeit	Positive Beeinflussung	Negative Beeinflussung
Kontraktionskraft	Positiv inotrop: Steigerung der Kontraktionskraft durch Sympathikusaktivität, herz-wirksame Glykoside	Negativ inotrop: Schwächung der Kontrak-tionskraft z. B. durch Sympatholytika
Frequenz	Positiv chronotrop: Erhöhung der Herzfrequenz durch Hem-mung der Vagusaktivität in Verbindung mit Sympathikus-aktivierung	Negativ chronotrop: Senkung der Herzfrequenz durch Vaguswirkung und z. B. durch Sympatholytika und Parasympathomimetika, herzwirksame Glykoside
Überleitungs-geschwindigkeit	Positiv dromotrop: Erhöhung der Überleitungsgeschwindig-keit am AV-Knoten durch Sym-pathikuswirkung	Negativ dromotrop: Erniedrigung der Erregungs-leitungsgeschwindigkeit durch Vagusaktivierung

▨ hoher Wahrscheinlichkeit einer Verschlechterung der Arrhythmie, z. B.
  bei AV-Blöcken, Kammertachykardien; cave: plötzlicher Herztod!

▨ starken subjektiven Beschwerden (relative Indikation).

Herzgesunde mit Rhythmusstörungen benötigen keine antiarrhythmische
Therapie.

Diagnosestellung: Die Diagnose wird erstellt durch:

▨ Anamnese und körperliche Untersuchung,

▨ Elektrokardiographie (EKG): Ableitung der Aktionspotentiale des Herzens durch Elektroden an der Körperoberfläche; Aufzeichnung als Kurven, Schwankungen der Kurven entsprechen einzelnen Phasen des
  Herzzyklus. Ruhe-EKG, Belastungs-EKG, 24 Std.-EKG.

Zum Ausschluss organischer Herzerkrankungen: Röntgen-Thorax, evtl.
Herzkatheter u. a. (s. auch KHK S. 360, Herzinfarkt S. 221); zum Ausschluss
von Schilddrüsenerkrankungen (s. auch Hyperthyreose S. 279, Struma
S. 643)

Verlaufskontrolle: Zur Verlaufskontrolle wegen der Nebenwirkungen sorgfältige und engmaschige Überwachung und Überprüfung der Indikation:

▨ Erfragen von arrhythmiespezifischen Symptomen (Synkopen, Tachykardie, Herzstolpern),

▨ Erfragen von NW der antiarrhythmischen Therapien (teilweise identisch
  mit krankheitsbedingten Symptomen),

▨ klinischer Status (z. B. Zeichen der Herzinsuffizienz, Bluthochdruck),

▨ EKG und Langzeit-EKG,

▨ Labor: Elektrolyte, harnpflichtige Substanzen, Leberfunktionsprüfung,

▨ evtl. therapeutisches Drug-Monitoring (TDM).

Therapieziele:

▨ Beschwerdeverbesserung (Schwindel, Herzinsuffizienz),

▨ Erhalt der Herzfunktion,

▨ Prophylaxe von lebensbedrohlichen Rhythmusstörungen.

Basistherapie

Zur Basistherapie zählen:

- Kausale Therapie der Grundkrankheit, wenn möglich: KHK, Hypertonie, Elektrolytstörungen, Umstellung der pro-arrhythmogenen Medikation.
- Information über Harmlosigkeit von Herzrhythmusstörungen bei organisch gesundem Herzen.
- Körperliche und seelische Entlastung.
- Gewichtsnormalisierung.
- Leichte, kaliumreiche, natriumarme Kost, Lebensmittelkonserven vermeiden!

Arzneitherapie

Klasse-I-Antiarrhythmika: Natriumkanalblocker

Natriumkanalblocker, membranstabilisierende Antiarrhythmika. Blockade von Natriumkanälen am Herzen, Hemmung des schnellen Natriumeinstroms in die Zelle. Abnahme der Aufstrichgeschwindigkeit, Verringerung der Leitungsgeschwindigkeit. Je nach Beeinflussung der Länge des Aktionspotentials:

- Ia (chinidinartig): Verlängerung der Aktionspotentialdauer, Wirkung am Vorhof und am Ventrikel,
- Ib (lidocainartig): Verkürzung der Aktionspotentialdauer, Wirkung am Ventrikel,
- Ic: keine Beeinflussung der Dauer des Aktionspotentials.

Anwendung bei symptomatischen und behandlungsbedürftigen supraventrikulären Arrhythmien, wie paroxysmale supraventrikuläre Tachykardien aufgrund von AV-Re-Entry-Tachykardien oder WPW-Syndrom und paroxysmales Vorhofflimmern; schwerwiegende symptomatische ventrikuläre Arrhythmien.

Kein Nachweis von lebensverlängernden Wirkungen durch die Dauertherapie mit Klasse-I-Antiarrhythmika.

Individuelle Auswahl des Antiarrhythmikums nach klinischem Bild, EKG und nach Kontrolle der Plasmaspiegel.

Allgemeine NW: Bei allen Antiarrhythmika können Arrhythmien auftreten! Selten Agranulozytose.

Tab. 24.4: Klasse-I-Antiarrhythmika

Substanz	NW	KI	WW
Klasse I a-Antiarrhythmika			
Chinidin	Hypotonie, GIT-Störungen, Chinidin-Synkope (zu 5%)	AV-Block, Digitalis-überdosierung, Herzinsuffizienz, Bradykardie, Hypokaliämie	Wirkungsverstärkung von Digitalis, Antikoagulantien; Anticholinergika, Reserpin und Verapamil erhöhen die Chinidinwirkung.
Ajmalin	Übelkeit, Hitzegefühl, Sehstörungen	AV-Block, Herzinsuffizienz	
Prajmalin	Cholestase, Sehstörungen, Blutbildveränderungen	AV-Block, Herzinsuffizienz	Additive chronotrope und dromotrope Effekte bei Antiarrhythmika und Digitalis
Disopyramid	Anticholinerge Effekte	Herzinsuffizienz, Bradykardie, Engwinkelglaukom, Prostatahyperplasie, Schwangerschaft und Stillzeit	Wirkungsverstärkung von Anticholinergika
Klasse I b-Antiarrhythmika			
Lidocain	Zentral nervöse Symptome (Schwindel, Krämpfe, Koma)	Akute Herzinsuffizienz, erhöhte Krampfbereitschaft	Verstärkung von ZNS-NW mit Mexiletin und Tocainid
Tocainid	Schwindel, Blutbildveränderungen	Schwere Blutbildveränderungen	Verstärkung der blutdrucksenkenden Wirkung von Calciumantagonisten
Mexiletin	Schwindel, Erbrechen, Sehstörungen	Schwangerschaft und Stillzeit	Verstärkung der Alkoholwirkung, verzögerte Resorption durch Morphinderivate

Substanz	NW	KI	WW
Klasse I c-Antiarrhythmika			
Flecainid	Wie Lidocain, zusätzlich GIT-Störungen, Verschlechterung der Herzpumpfunktion, erhöhte Letalität bei Patienten mit Myokardinfarkt	Neutropenie	Anhebung des Digitalisspiegels, Verstärkung der negativen Inotropie mit β-Blockern und Calciumantagonisten vom Verapamil- und Diltiazemtyp
Propafenon	Sehstörungen, GIT-Störungen, extrapyramidale Symptome	Schwere obstruktive Lungenerkrankung	Anstieg der Digoxinspiegel, Wirkungsverstärkung durch Lokalanästhetika, β-Blocker und trizykl. Antidepressiva. Phenobarbital und Rifampicin senken den Propafenon-Plasmaspiegel

P: *Klasse-Ia:* ∗ Chinidin (Chinidin-Duriles®): 2 × 250–500 mg (TPK 2–4, toxisch > 7 µg/mL); ∗ Ajmalin (Gilurytmal®): 25–50 mg i.v. (TPK 0,1–0,45 µg/mL); ∗ Prajmalin (Neo-Gilurytmal®): 3 × 20 mg für 2–3 Tage, dann: 2–4 × 10 mg/d (TPK ca. 170 ng/mL); ∗ Disopyramid (Rythmodul®): 4 × 100–200 mg/d oder 2 × 250 mg/d retard (TPK 2–5 µg/mL).

Klasse-Ib: ∗ Lidocain (Xylocain®): 100–200 mg i.v. (nur Kurzzeittherapie), (TPK 1,5–6 µg/mL); ∗ Tocain (Xylotocan®): 3 × 400 mg/d (TPK 3,5–9 µg/mL); ∗ Mexiletin (Mexitil®/mite): 3 × 200 mg/d (TPK 0,5–2 µg/mL).

Klasse-Ic: ∗ Flecainid (Tambocor®): 2 × 50–100 mg/d i.v. (TPK 0,2–1 µg/mL); ∗ Propafenon (Rytmonorm®): 2 × 150–300 mg/d (TPK 0,1–1,5 µg/mL).

Klasse-II-Antiarrhythmika: β-Rezeptorenblocker

β-Rezeptorantagonisten hemmen die Katecholaminwirkung auf die Erregungsbildung und -leitung. Wirkung: Senkung der Sinusfrequenz und Verlangsamung der atrioventrikulären Überleitung. Für die Senkung der Herzfrequenz werden Wirkstoffe ohne intrinsische Aktivität benötigt.

Anwendung bei tachykarden Herzrhythmusstörungen, wie z.B. Sinustachykardie, supraventrikuläre Tachyarrhythmien.

Daueranwendung von β-Blockern führt zu einer Senkung der Mortalität. Einschleichend individuell dosieren. Therapie ausschleichend beenden.

NW: Herabsetzung der AV-Überleitung, Arrhythmie, Vasokonstriktion an den Hautgefäßen, Erhöhung des Bronchialwiderstands (vor allem über β_2-Rezeptoren), Hypoglykämien, Erhöhung der Fettsäurespiegel.

KI: Obstruktive Lungenerkrankungen (Asthma bronchiale), ausgeprägte Bradykardie, manifeste Herzmuskelinsuffizienz (NYHA IV).

WW: Calciumantagonisten vom Verapamil- und Diltiazem-Typ: Verstärkung der Bradykardie und Kardiodepression; Gefahr der Herzrhythmusstörungen mit Narkosemitteln und Antiarrhythmika; Verstärkung der blutzuckersenkenden Wirkung mit Sulfonylharnstoffen; Verstärkung der antihypertensiven Wirkung mit anderen Antihypertonika; Verstärkung der negativ chronotropen Wirkung mit Herzglykosiden.

P: *β_1-selektiv, keine intrinsische Aktivität:* * Atenolol (Tenormin®): 1 × 50–100 mg/d; * Bisoprolol (Concor®): 1 × 5–10 mg/d; * Metoprolol (Beloc®): 2 × 50–100 mg/d; * Talinolol (Cordanum®): 1 × 100–200 mg/d.
Nicht selektiv, keine intrinsische Aktivität: * Propranolol (Dociton®): 2 × 40–160 mg/d.

Klasse-III-Antiarrhythmika: Kaliumkanalblocker

Substanzen, die vor allem durch Blockade von Kaliumkanälen die Aktionspotentialdauer verlängern.

Amiodaron

Amiodaron verlängert die Aktionspotentialdauer über eine Hemmung repolarisierender Kaliumströme; Wirkung leicht positiv inotrop. Anwendung bei Kammerflimmern und -flattern, AV-Knoten- und Re-Entry-Tachykardien sowie Tachykardien bei Wolff-Parkinson-White-Syndrom.

NW: Hypo-, Hyperthyreose (hoher Jodgehalt), Hornhautablagerung, Photosensibilisierung, Hautverfärbung, Leberfunktionsstörungen, ZNS-Wirkungen (z.B. Schwindel), Arrhythmien (durch Verlängerung der Aktionspotentialdauer, Torsade-de-pointe-Arrhythmie), Lungenfibrose (1–6 %!).

KI: Bradykardie, Jodallergie, Schilddrüsenerkrankungen.

WW: Andere Antiarrhythmika, β-Blocker, Calciumantagonisten, Antikoagulantienwirkung wird verstärkt, Digoxin-Spiegel erhöht.

P: * Amiodaron (Cordarex®): 5 × 200 mg/d für 10–14 Tage, Erhaltungsdosis: 200–400 mg/d.

Sotalol

Sotalol verlängert bei hoher Dosierung die Dauer des Aktionspotentials, negativ chronotroper und inotroper Effekt. Anwendung bei AV-junktionalen Tachykardien, supraventrikulären Tachykardien, WPW-Syndrom, paroxysmalem Vorhofflimmern.

NW: Herabsetzung der AV-Überleitung, Arrhythmie, Vasokonstriktion an den Hautgefäßen, Erhöhung des Bronchialwiderstands (vor allem β_2), Hypoglykämien, Erhöhung der Fettsäurespiegel.

KI: Obstruktive Lungenerkrankungen (Asthma bronchiale), ausgeprägte Bradykardie, manifeste Herzmuskelinsuffizienz (NYHA IV).

WW: Calciumantagonisten vom Verapamil- und Diltiazem-Typ: Verstärkung der Bradykardie und Kardiodepression; Gefahr der Herzrhythmusstörungen mit Narkosemitteln und Antiarrhythmika; Verstärkung der blutzuckersenkenden Wirkung mit Sulfonylharnstoffen; Verstärkung der antihypertensiven Wirkung mit anderen Antihypertonika; Verstärkung der negativ chronotropen Wirkung mit Herzglykosiden.

P: * Sotalol (Sotalex®): 3 × 40–80 mg/d, Steigerung auf 320 mg/d möglich.

Klasse-IV-Antiarrhythmika: Calciumantagonisten

Hemmung des langsamen, spannungsabhängigen Calciumeinstroms, Verminderung der Depolarisationsgeschwindigkeit, Verlängerung der atrioventrikulären Überleitung. Negativ inotrope und negativ chronotrope Wirkung.

Anwendung bei supraventrikulären Arrhythmien.

NW: Flush-Symptomatik, Hitzegefühl, Schwindel, Benommenheit, Kopfschmerzen; Herzrhythmusstörungen: Bradykardie, AV-Blockierung.

KI: Herzinsuffizienz Stadium NYHA III und IV, Schwangerschaft und Stillzeit, akuter Myokardinfarkt, Vorhofflimmern, Sick-Sinus-Syndrom, AV-Block > II. Grades, Kombination mit β-Blockern.

WW: Verstärkung des AV-Blocks von Digitalis-Glykosiden und β-Blockern; Erhöhung des Digoxinspiegels, Verstärkung des antihypertensiven Effekts von blutdrucksenkenden Arzneimitteln, Wirkverstärkung von Inhalationsanästhetika; Erhöhung des Theophyllin- und Carbamazepinspiegels.

P: * Verapamil (Isoptin®): 240–360 mg/d (TPK 0,1–0,4 µg/mL); * Diltiazem (Dilzem®): 180–360 mg/d (TPK 0,05–0,15 µg/mL).

Herzwirksame Glykoside

Hemmung der Na^+/K^+-ATPase: Wirkung positiv inotrop, Senkung der Herzfrequenz (negativ chronotrop), Verminderung der neurohormonalen Aktivierung. Anwendung bei Tachyarrhythmien.

Aufsättigende Dosierung: Langsame Sättigung im Verlauf von 2–5 Tagen mit höherer Dosierung (Sättigungsdosis, SD), niedrige Erhaltungsdosis (ED) ab dem 3. bis 6. Tag.

NW: Enge therapeutische Breite, bei Überdosierung AV-Blockierung, ventrikuläre Arrhythmien, Farbsehstörungen, Übelkeit.

KI: Bradykardie, AV-Block II. und III. Grades, Hypo-/Hyperkaliämie, Hypercalcämie, höhergradige Aortenstenose, hypertrophische obstruktive Kardiomyopathie.

WW: Gefahr von Bradykardie und AV-Überleitungsstörungen bei gleichzeitiger Behandlung mit β-Blockern, Diltiazem, Verapamil. Verstärkung der Digitaliswirkung durch Calciumsalze, Diuretika, Amphotericin B, Ciclosporin, Laxantien. Abgeschwächte Digitaliswirkung durch Kaliumsalze, Colestyramin und Colestipol.

P: * Digoxin (Lanicor®): SD 1,0–1,5 mg/d; ED 0,25–0,5 mg; * Digitoxin (Digimerck®): SD 1,0–1,5 mg/d; ED 0,07 mg; * β-Acetyldigoxin (Novodigal®): SD 1,0–1,5 mg/d; ED 0,2–0,4 mg; * β-Metildigoxin (Lanitop®): SD 0,8–1,6 mg/d; ED 01–0,3 mg.

Adenosin

Adenosin, ein Purinnukleotid, das in allen Körperzellen vorhanden ist, hat einen negativ dromotropen Effekt auf AV-Knoten. Über Wirkung auf Adenosinrezeptoren am Herzen werden Kaliumkanäle im Sinusknoten geöffnet, am AV-Knoten werden Calciumkanäle blockiert und ein negativ chronotroper Effekt ausgelöst. Anwendung bei behandlungsbedürftigen supraventrikulären paroxysmalen Tachykardien.

NW: Flush, Dyspnoe, Bronchospasmus, Übelkeit, Schwindel, Schwitzen, Herzklopfen, Benommenheit, sehr selten lebensbedrohliche Asystolien oder ventrikuläre Arrhythmien.

KI: AV-Block II. oder III. Grades, Vorhofflattern, -flimmern, obstruktive Lungenerkrankungen.

WW: Dipyridamol verstärkt die Wirkung von Adenosin, Xanthinderivate schwächen sie ab.

P: * Adenosin (Adrekar®): initial 3 (max. 12) mg als Bolus i.v.

Sympathomimetika

Über β_1-Rezeptoren am Herzen Erhöhung der Herzfrequenz am Sinusknoten, der Kontraktilität des Kammermyokards und der Vorhofmuskulatur sowie der Überleitungsgeschwindigkeit am AV-Knoten.

Anwendung bei bradykarden Erregungsstörungen wie Sinusbradykardie, digitalisbedingte Bradykardie, AV-Block II. Grades, sofern der Schrittmachertherapie nicht der Vorzug zu geben ist, oder als Überbrückung bis zur Schrittmacheranwendung; Adrenalin bei akuter Bradykardie im kardiogenen Schock oder bei Reanimation. Intravenöser Einsatz nur unter Monitor- oder EKG-Kontrolle!

NW: Feinschlägiger Tremor, Unruhegefühl, verminderte Kaliumkonzentration im Serum, Blutzuckeranstieg, Blutdruckschwankungen, bei Überdosierung Tachykardien, paradoxe Bronchospasmen, allergische Reaktionen.

KI: Schwere Hyperthyreose, hypertrophe obstruktive Kardiomyopathie, Phäochromozytom.

WW: Antidiabetika zeigen verminderte Blutzuckersenkung; β-Adrenergika, Theophyllin, Anticholinergika: NW verstärkt; β-Blocker: Wirkungsverminderung von β-Blockern, schwere Bronchospasmen möglich.

P: * Orciprenalin (Alupent® Inj-lsg.): 1 × 0,5 mg i.v.; * Adrenalin: 0,5–2 mg i.v.

Parasympatholytika

Kompetitive Hemmung der Acetylcholinwirkung bei der ACh-vermittelten Erregungsübertragung, dadurch Beschleunigung der Herzfrequenz.

NW: Zentral nervöse Störungen, Abnahme der Schweißdrüsensekretion, Glaukomauslösung (Engwinkelglaukom), Mundtrockenheit, Miktionsbeschwerden; bei Überdosierung Tachykardie, Herzrhythmusstörungen.

KI: Engwinkelglaukom, Blasenentleerungsstörungen mit Restharnbildung, akutes Lungenödem.

WW: Verstärkung der anticholinergen Wirkung mit Amantadin, Chinidin, tri- und tetrazyklischen Antidepressiva und Neuroleptika.

P: * Ipratropiumbromid (Itrop®): 0,5 mg i.v. oder 3 × 5–10 mg/d p.o.

Künstlicher Herzschrittmacher

Ersatz der Sinusknotenfunktion durch elektronischen Impulsgenerator, dessen Impulse zur Elektrostimulation des Myokards verwendet werden.

Anwendung bei Adams-Stokes-Syndrom, höhergradigem SA- und AV-Block, Herzinsuffizienz mit konstant niedriger Pulsfrequenz und häufigen Synkopen.

Unterstützung in der Selbstmedikation

Magnesium

Hohe Dosen von Magnesium können calciumantagonistisch wirken und damit die Depolarisationsgeschwindigkeit am Herzen und die Erregungsleitungsgeschwindigkeit verringern. Anwendung bei Torsade-de-pointes-Arrhythmien und Herzglykosid-bedingten Rhythmusstörungen i.v., bei schwachen Arrhythmieformen auch orale Anwendung möglich. Definierter Wirksamkeitsnachweis steht noch aus, genauso Bewertung des Einflusses bestimmter Salze.

NW: In hohen Dosierungen Stuhlerweichung, Durchfälle. Bei Überdosierung Hypermagnesiämie mit Muskelschwäche, Atemdepression, Herzrhythmusstörungen.

KI: Bei parenteraler Anwendung AV-Block, Myasthenia gravis.

WW: Durch Salz- oder Komplexbildung verminderte Resorption bei gleichzeitiger Anwendung von Eisen, Tetracyclinen, Natriumfluorid, Isoniazid, Chlorpromazin, Digoxin.

P: Magnesiumaspartat (Magnesiocard®): 10 mmol Mg^{2+}/d.

Häufige therapiebezogene Probleme

▪ Mangelnde Aufklärung über Harmlosigkeit der auftretenden Herzrhythmusstörungen,
▪ Non-Compliance wegen hohem NW-Potential der eingesetzten Wirkstoffe,
▪ mangelnde Therapiekontrolle: Dosisanpassung, Kontrolle der NW.

Literatur

Berthold, H. (Hrsg.): Klinikleitfaden Arzneimitteltherapie. Urban und Fischer, München 1999.
Gesenhues, St., Ziesché, R. (Hrsg.): Praxisleitfaden Allgemeinmedizin. 3. Aufl. Urban und Fischer, München 2001.
Mutschler, E.: Arzneimittelwirkungen. 8. Aufl. Wissenschaftliche Verlagsgesellschaft, Stuttgart 2001.
Pschyrembel – Klinisches Wörterbuch. 259. Aufl. De Gruyter, Berlin 2001.
Pschyrembel – Therapeutisches Wörterbuch. 2. Aufl. De Gruyter, Berlin 2001.
Rote Liste. Editio Cantor Verlag, Aulendorf 2002.

Internetadressen

www.m-ww.de/krankheiten/herz_kreislauf_erkrankungen/herzrhythmusstoerungen/brad_herzrhythmusst_allg.html: Medicine Worldwide
www.rrk-berlin.de/fvkweb/fvkevents/KardiologischerMittwoch/MTHR.html: Fortbildungsbericht der Franz Volhard Klinik der Medizinischen Fakultät der Humbold Universität zu Berlin.
www.shg-bluthochdruck-nuertingen.de/Herzrhythmusstoerungen.htm: Homepage der Selbsthilfegruppe Bluthochdruckkranker in Nürtingen
www.uni-duesseldorf.de/WWW/AWMF/II/pkard06k.htm: Leitlinien zur rationellen Diagnostik und Therapie in der Pädiatrischen Kardiologie

Therapieschema Herzrhythmusstörungen

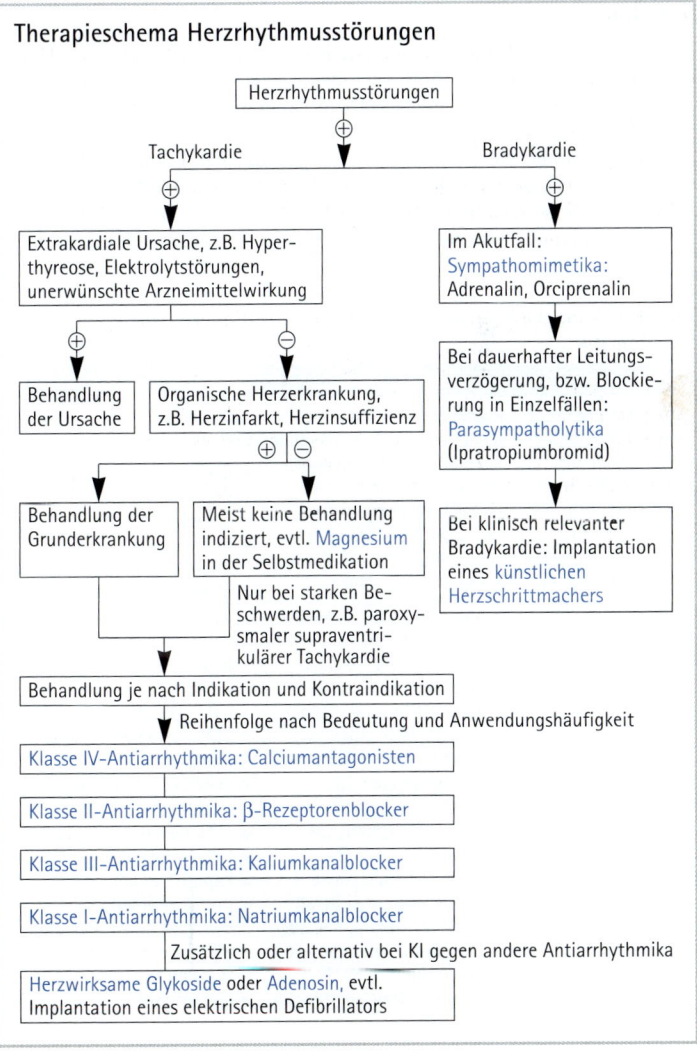

Symptome

Infektion mit dem Human Immunodeficiency Virus (HIV) führt im Laufe der Erkrankung zum Ausbruch der Immunschwäche AIDS (Acquired Immune Deficiency Syndrome). Betroffene Patienten sterben meist an einer mit AIDS assoziierten opportunistischen Erkrankung.

Die Symptome sind, abhängig vom Stadium der Erkrankung, unterschiedlich. Das *Centre for Disease Control and Prevention* (CDC) in Atlanta, USA, stellt die so genannte CDC-Klassifikation auf (s. Tab. 25.1), nach der Patienten abhängig von ihrer Symptomatik in Kategorien eingeteilt werden.

Tab. 25.1: Klinische Kategorien der CDC-Klassifikation nach ihrer Symptomatik

Kategorie A	Kategorie B	Kategorie C
■ Asymptomatische HIV-Infektion ■ persistierende generalisierte Lymphadenopathie (LAS) ■ akute, symptomatische (primäre) HIV-Infektion	Krankheitssymptome, die nicht in die AIDS definierende Kategorie C fallen, dennoch aber der HIV-Infektion ursächlich zuzuordnen sind oder auf eine Störung der zellulären Immunabwehr hinweisen. Hierzu zählen z. B.: ■ oropharyngeale Candida-Infektionen ■ vulvovaginale Candida-Infektionen ■ zervikale Dysplasien oder Carcinoma in situ ■ konstitutionelle Symptome wie Fieber über 38,5 °C oder eine länger als 4 Wochen bestehende Diarrhoe ■ orale Haarleukoplakie ■ Herpes zoster bei Befall mehrerer Dermatome oder nach Rezidiven in einem Dermatom ■ periphere Neuropathie	AIDS definierende Erkrankungen: ■ Pneumocystis carinii-Pneumonie ■ Toxoplasma-Enzephalitis ■ ösophagale Candida-Infektion oder Befall der Bronchien, Trachea oder Lungen ■ chronische Herpes simplex-Ulzera oder Herpes-Bronchitis, -Pneumonie oder –Ösophagitis ■ CMV (Cytomegalie Virus) –Retinitis ■ generalisierte CMV-Infektion ■ rezidivierende Pneumonien ■ Tuberkulose ■ Kaposi-Sarkom ■ maligne Lymphome ■ invasives Zervix-Karzinom ■ HIV-Enzephalopathie ■ Wasting Syndrom ■ und weitere

Ursachen

Bei HIV handelt es sich um eine Virusinfektion mit einem Subtyp des Human Immunodeficiency Virus (HIV). HIV ist ein Retrovirus aus der Gruppe der Lentiviren.

Hauptübertragungswege sind:

- ungeschützter sexueller Kontakt zu infizierten Personen,
- Inokulation von erregerhaltigem Material (z. B. Bluttransfusion),
- Übertragung von der Mutter auf das Kind (unter der Geburt und durch Stillen).

HIV wird nicht übertragen durch:

- Mückenstiche,
- alltäglichen Umgang, wie Händeschütteln, Anhusten, Trinken aus einem Glas u. Ä.

Risikogruppen:

- Personen mit häufig wechselnden sexuellen Beziehungen,
- Partner von HIV-Patienten,
- Abhängige von Injektions-Drogen,
- Empfänger von Bluttransfusionen.

Behandlungsindikation und Behandlungsziele

Die Wahl einer geeigneten Therapie ist abhängig vom Stadium der Erkrankung und von patientenindividuellen Faktoren.

Diagnosestellung: s. Schema S. 268.

Behandlungsindikation: Der ideale Zeitpunkt für den Beginn einer antiretroviralen Therapie (ART) ist umstritten.

Als gesicherte Behandlungsindikation gelten jedoch:

- Patienten mit AIDS (CDC-Kategorie C),
- Patienten mit HIV assoziierten Symptomen (CDC-Kategorie B),
- Patienten mit einer Viruslast > 55 000 Kopien/mL Plasma,
- Patienten mit einer CD4-Zellzahl < 350/mm^3 Plasma,
- Patienten mit relevanter Zunahme der Viruslast (z. B. mehr als 1 log),
- Patienten mit relevanter Abnahme der CD4-Zellen (z. B. mehr als 25%).

Therapieziel: Mit einer effizienten antiretroviralen Therapie soll eine dauerhafte Suppression der HIV-Replikation erzielt werden. Dadurch soll für den Patienten eine

- Verlängerung der Lebenserwartung,
- Erhaltung bzw. Verbesserung der Lebensqualität,
- Vermeidung HIV-assoziierter Erkrankungen

erreicht werden.

Therapiemonitoring

Um den Erfolg der ausgewählten Therapie verfolgen zu können, sollten die Zielparameter fortlaufend kontrolliert werden (s. Tab. 25.2).
Veränderungen der Parameter zeigen frühzeitig therapieassoziierte Probleme an. Die Ursachen für Veränderungen können z.B. mangelnde Compliance oder sich entwickelnde Resistenzen sein.

Auch andere Parameter sollten therapiebegleitend regelmäßig untersucht werden (s. Tab. 25.3).

Resistenzbestimmungen

Sowohl für die Auswahl geeigneter Kombinationstherapien als auch für die therapiebegleitende, routinemäßige Verlaufskontrolle ist es sinnvoll, Resistenzbestimmungen durchzuführen (s. Tab. 25.4).

Bei Kindern, Schwangeren und Drogenabhängigen müssen die besonderen Bedürfnisse der jeweiligen Patientengruppe beachtet werden. Ausführliche Informationen bietet die genannte Literatur. Das gleiche gilt für die Therapie der opportunistischen Infektionen und Folgeerkrankungen.

Tab. 25.2: Generell zu kontrollierende Parameter bei HIV-Therapie

Parameter	Normbereich	Bemerkung
CD4-Zellen/µL Plasma	800–1200 Zellen/µL	Sinkt während der Serokonversion (Antikörperbildung) um etwa 30% ab.
Viruslast HIV-RNS-Kopien/mL Plasma	Keine Belastung	Unter der Therapie wird eine Senkung unter die Nachweisgrenze (20 Kopien/mL) angestrebt. Wichtig: „Undetectable" bedeutet nicht „inexistent"

Tab. 25.3: Zu kontrollierende Parameter bei der HIV-Therapie mit bestimmten Wirkstoffgruppen. Zu NNRTI, NRTI und PI s. S. 261 ff.

Parameter	Wirkstoffgruppe
Blutbild	NRTI, NNRTI, PI
Leberwerte	NRTI, NNRTI
Lactatspiegel	NRTI
Pankreasenzyme	NRTI
Nierenfunktion	PI
Transaminasen	PI

Tab. 25.4: Resistenzbestimmungen

Bestimmungs-methode	Verfahren	Vor- und Nachteile
Direkte phäno-typische Resistenz-bestimmung	Patienteneigenes Material wird isoliert und in vitro angezüchtet. Die isolierten Virusstämme werden mit steigenden Konzentrationen antiviraler Substanzen behandelt. Resistente Stämme sind weniger empfindlich als nicht resistente.	Vorteile: ■ Daten über Kreuzresistenzen ■ Gesamteffekt auf Medikamentenempfindlichkeit Nachteile: ■ sehr zeitaufwändig und teuer ■ nur in speziellen Labors
Molekulare phänotypische Resistenz-bestimmung	Patienteneigene virale RNA wird in Standardlaborviren eingebracht. Mit diesen wird die Testung vorgenommen.	Siehe oben
Genotypische Resistenz-bestimmung, Resistenz-mutations-analyse	Das patienteneigene Material wird auf bestimmte Resistenz-mutationen hin gezielt mittels gentechnischer Verfahren (Polymerase-Kettenreaktion, PCR) untersucht.	Vorteile: ■ leicht durchführbar ■ verbreitet Nachteile: ■ Interpretation oft schwierig ■ häufig keine Aussage über die Auswirkung auf den Phänotyp möglich

Arzneitherapie

Die Therapie der HIV-Infektion sollte von auf diesem Gebiet erfahrenen Ärzten durchgeführt und begleitet werden! Nur erfahrene Therapeuten sind in der Lage, die nötigen Untersuchungen vorzunehmen, die Ergebnisse entsprechend zu bewerten und die für den Patienten geeignete Therapie auszuwählen.

Im Zusammenhang mit HIV werden verschiedene Therapieprinzipien unterschieden (s. Tab. 25.5).

Bei der Auswahl einer geeigneten Kombinationstherapie sollten die individuellen Voraussetzungen des Patienten berücksichtigt werden:

- Vorbehandlung,
- CD4-Zellzahl und Viruslast,
- mögliche Grunderkrankungen und Kontraindikationen,
- Compliance beeinträchtigende Umstände,
- bestehende Resistenzen u.Ä.

Die mittlerweile große Anzahl an zur Verfügung stehenden antiretroviral wirksamen Substanzen ermöglicht eine Vielzahl an Kombinationsmöglichkeiten.

Nukleosidische Reverse-Transkiptase-Inhibitoren (NRTI)

Die Inhibitoren der reversen Transkriptase verhindern im Replikationszyklus des Virus die Umschreibung des RNA-Genoms in doppelsträngige DNA. Auf diese Weise wird die Verbreitung des Virus unterbrochen. Die NRTI sind Analoga der natürlich vorkommenden Nukleoside. Der Einbau „falscher" Nukleoside führt zum Kettenabbruch in der Replikationsphase und verhindert so die Vermehrung des Virus.

Tab. 25.5: Therapieprinzipien

Therapieprinzip	Ziel
ART – Antiretrovirale Therapie (allgemein)	Effiziente Suppression der Virusreplikation
HAART – Highly Active Antiretroviral Therapy	Suppression der Virusreplikation durch schnell eingesetzte hochwirksame Kombinationstherapien
Salvagetherapie	Therapie gegen bereits auf einige Substanzklassen resistente Virusstämme
HIV-PEP – HIV-Post Expositions Prophylaxe	Einsatz antiretroviral wirksamer Arzneistoffe nach Hochrisikokontakt.

NW: Bei allen NRTI (mit Ausnahme von 3TC) kann selten eine gefährliche Lactazidose und schwere Lebervergrößerung und -verfettung auftreten! Lipatrophie.

KI, WW, P: siehe Tab. 25.6, S. 261.

Protease-Inhibitoren (PI)

Der virale Reifungsprozess wird durch die Hemmung der HIV-Protease unterbrochen. PI hemmen die proteolytische Spaltung von Polyproteinen in funktionsfähige Proteine.

NW: Die Therapie mit PI ist häufig von Lipodystrophie, Lipatrophie, Hyperlipidämie oder Störungen des Glucosestoffwechsels begleitet. Zur Therapiebegleitung wird eine regelmäßige Kontrolle der Blutfette und Blutglucose empfohlen.

WW: PI beeinflussen das Cytochrom-P-450-Enzymsystem. Daher ist bei allen Wirkstoffen, die ebenfalls über dieses Enzymsystem metabolisiert werden, mit Wechselwirkungen zu rechnen! Auf die Wechselwirkung mit Johanniskrautpräparaten wird in den meisten Gebrauchsinformationen nicht hingewiesen. Von der gleichzeitigen Einnahme wird jedoch dringend abgeraten!

KI, P: siehe Tab. 25.7, S. 264.

Nicht-nukleosidische Reverse-Transkriptase-Inhibitoren (NNRTI)

Die nicht-nukleosidischen Hemmstoffe der reversen Transkriptase (RT) sind nicht-kompetitive Inhibitoren am aktiven Zentrum des Enzyms. Die Substanzen dieser Wirkstoffgruppe wirken spezifisch auf die RT des HIV-1 Subtyp.

NW, KI, WW, P: siehe Tab. 25.8, S. 267.

Unterstützende Maßnahmen

Die HIV-Infektion zählt zu den konsumierenden Erkrankungen. Kennzeichnend hierfür ist eine Reduktion der Körperzellmasse (bcm) zugunsten der anderen Hauptbestandteile des Organismus, Wasser und Fett. Eine vollwertige, ausgewogene und abwechslungsreiche Ernährung ist wichtig und wirkt sich positiv auf den Krankheitsverlauf aus:

▪ Vorbeugung von Gewichtsverlust/Wasting-Syndrom,

- Entgegenwirkung des Lipodystrophie-Syndroms (noch nicht in Studien bewiesen),
- besseres Therapie-Ansprechen (noch nicht in Studien bewiesen).

Häufige therapiebezogene Probleme

- Compliance-Probleme aufgrund sehr komplexer Medikationsregime.
- Compliance-Probleme aufgrund eintretender Nebenwirkungen (Lipodystrophie-Syndrom etc.).
- Nicht-Beachtung des Einnahmeschemas kann zu Resistenzentwicklungen führen.
- Mangelnde Therapiekontrolle und dadurch bedingt unbemerkt fortschreitende Progression des Krankheitsbildes unter Therapie.

Literatur

BPI: FachInfo. Fachinformationsverzeichnis Deutschland (einschließlich EU-Zulassungen) CD-Version. Satz-Rechen-Zentrum, Berlin 2001/4.

Brodt, H.-R., Helm, E.B., Kamps, B.S.: AIDS 2000: Diagnostik und Therapie. Steinhäuser Verlag, Wuppertal 2000.

Dressler, S., Wienold, M.: AIDS Taschenwörterbuch. Berlin, Hannover 2001.

HIV-Arbeitskreis Südwest, Deutsche AIDS-Hilfe e.V.: HIV und AIDS. Ein Leitfaden für Ärzte, Apotheker, Helfer und Betroffene. Springer-Verlag, Berlin, Heidelberg, New York 2001.

Wolf, E., Mauss, St., Jäger, H.: Die antiretrovirale Behandlung der HIV-Erkrankung: Grundlagen und praktische Anwendung der Kombinationstherapie. Thieme, Stuttgart, New York 1999.

Internetadressen

www.haart.net
www.hiv.net
www.hivatis.org
www.hiv-info.de
www.unaids.org

Tab. 25.6: Nukleosidische Reverse-Transkriptase-Inhibitoren (NRTI)

Kürzel	Wirkstoff	Handels-name	Dosierung	Einnahme-hinweis	NW	KI	WW
AZT	Zidovudin	* Retrovir®	2 × tgl. 250 mg	Keine	Übelkeit, Anämie, Neutropenie, Müdigkeit, Kopfschmerz	Überempfindlich-keit, Neutropenie, Anämie	Antiretrovirale Wirkung↓ Myelotoxizität↑ Nephro-toxizität↑	Ribavirin, Stavudin Pentamidin, Dapson, Pyrimethamin, Cotrimoxazol, Amphotericin, Flucytosin, Ganciclovir, Inter-feron, Vincristin, Vinblastin und Doxorubicin
3TC	Lamivudin	* Epivir®	2 × tgl. 150 mg	Keine	Übelkeit, Neutropenie, Kopfschmerz, Durchfall	Überempfindlich-keit, Pankreatitis	Die Wahrscheinlichkeit von Wech-selwirkungen ist aufgrund der gerin-gen Metabolisierung, der begrenzten Plasmaproteinbindung und der fast vollständigen Nieren-Clearance ge-ring.
AZT/ 3TC		*Combivir®	2 × tgl. 1 Tbl. (300 mg AZT/ 150 mg 3TC)	Keine	Neutropenie, Anämie, Kopf-schmerzen, Nausea, Leuko-pene, Myalgie	Überempfindlich-keit gegenüber der Substanz, ≤50 kgKG, Hepa-titis, einge-schränkte Leber-funktion, Nieren-insuffizienz	Siehe AZT und 3TC

Kürzel	Wirkstoff	Handels-name	Dosierung	Einnahme-hinweis	NW	KI	WW
ABC	Abacavir	* Ziagen®	2 × tgl. 300 mg	Keine	Kopfschmerz, Nausea, Hypersensitivi-tätsreaktion mit z. B. Fieber, Exanthem, bei Reexposition lebensbedroh-liche allergi-sche Reaktion!	Überempfindlich-keit gegenüber dem Wirkstoff, Leberinsuffizienz	Die Wahrscheinlichkeit von Arznei-mittelwechselwirkungen mit antire-troviralen Proteaseinhibitoren und anderen Arzneimitteln, die über die Cytochrom-P-450-Enzyme abge-baut werden, ist gering und wird in den untersuchten Fällen als klinisch nicht relevant eingestuft.
AZT/ 3TC/ ABC		* Trizivir®	2 × tgl. 1 Tbl. (300 mg AZT/150 mg 3TC/300 mg ABC)	Keine	Siehe AZT, 3TC, ABC	Siehe AZT, 3TC, ABC	Siehe AZT, 3TC, ABC
TDF	Tenofovir Disoproxil Fumarat	* Viread®	1 × tgl. 300 mg	Mit fett-reichem Essen	Gastrointesti-nale Beschwer-den, geringe NW	Überempfindlich-keit gegenüber dem Wirkstoff	TDF erhöht Plasmakonzentration von ddI. TDF wird hauptsächlich renal elimi-niert, deshalb WW möglich mit an-deren renal eliminierten Substanzen.

			Dosierung	Einnahme	Nebenwirkungen	Kontraindikationen	Hinweise
ddl	Didanosin	*Videx®	1 × tgl. < 60 kgKG à 250 mg > 60 kgKG à 400 mg	*Tabletten:* Mind. 30 Min. vor den Mahlzeiten, zerkaut oder in Wasser (Apfelsaft) aufgelöst einnehmen. *Kapseln:* Nüchtern einnehmen, mind. 2h nach dem Essen.	Neuropathie, Pankreatitis, Diarrhoe	Überempfindlichkeit gegen die Substanz, bestehende Pankreatitis, eingeschränkte Leber- und Nierenfunktion	Arzneimittel, welche durch das saure Milieu des Magens beeinflusst werden können (z. B. orale antimykotische Azole wie Ketoconazol und Itraconazol) sollten wenigstens 2 Stunden vor ddl eingenommen werden. Von einer gleichzeitigen Verabreichung von ddl mit Arzneimitteln, von denen bekannt ist, dass sie eine periphere Neuropathie oder eine Pankreatitis verursachen können, wird abgeraten. ddl nicht mit Tetracyclinen verabreichen, da die Aufnahme durch Tetracycline vermindert wird. ddl nicht in Kombination mit Rifampicin oder Rifambutin. Chinolone mind. 2 h nach ddl verabreichen.
d4T	Stavudin	*Zerit®	2 × tgl. < 60 kgKG à 30 mg > 60 kgKG à 40 mg	Vor den Mahlzeiten	Polyneuropathie	Überempfindlichkeit gegen die Substanz	Zidovudin kann die intrazelluläre Phosphorylierung von Stavudin hemmen. Daher wird eine Kombination von Zidovudin mit Stavudin nicht empfohlen. Stavudin wird aktiv über die Nierentubuli ausgeschieden. Wechselwirkungen mit anderen aktiv ausgeschiedenen Arzneistoffen sind möglich.
ddC	Zalcitabin	*Hivid®	3 × tgl. 0,75 mg	Nüchtern, min. 30 Minuten vor den Mahlzeiten	Periphere Neuropathie, orale Ulzera	Überempfindlichkeit gegen die Substanz, periphere Neuropathie	ddc nicht in Kombination mit AS, die Neuropathien hervorrufen können oder mit AS, die eine Pankreatitis hervorrufen können.

Tab. 25.7: Protease-Inhibitoren (PI)

Kürzel	Wirkstoff	Handels-name	Dosierung	Einnahme-hinweis	NW	KI	WW
APV	Amprena-vir	* Agene-rase®	Mono: 2 × tgl. 1200 mg, in Kombina-tion mit RTV: 2 × tgl. 600 mg	Keine	Durchfall, Kopfschmerzen, Exantheme	Überempfind-lichkeit gegen die Substanz	APV-Konz. ↓ Rifampicin APV-Konz. ↑ Indinavir, Nelfinavir, Clarithromycin, Ketoconazol Keine Kombination mit Antihistami-nika, Benzodiazepinen (Midazolam, Triazolam), Ergotaminderivaten
IDV	Indinavir	* Crixi-van®	Mono: 3 × tgl. 800 mg	Nüchtern, ausrei-chende Flüs-sigkeitszu-fuhr (2–3 Liter/Tag)	Magen-Darm-Beschwerden, Kopfschmerzen, Nephrolithiasis, Hyperglykämie, selten, aber schwerwie-gend: hämolyti-sche Anämie	Vorsicht bei schweren Leber-funktionsstörun-gen, Überemp-findlichkeit ge-gen die Substanz	IDV-Konz. ↑ Ketoconazol, Delavirdine, Nevirapin, Ritonavir IDV-Konz. ↓ Phenobarbital, Phenytoin, Carbamazepin, Dexamethason IDV hemmt den Abbau von Terfenadin, Astemizol, Cisaprid, Triazolam, Midazolam IDV nicht in Kombination mit Itraconazol oder Rifampicin

SQV-SGV	*Forto-vase®	3 × tgl. 1200 mg	Innerhalb 2 h nach einer Mahlzeit	Durchfall, Neuropathien, Kopfschmerzen, Hautreaktion	Vorsicht bei schweren Leberfunktionsstörungen, Überempfindlichkeit gegen die Substanz	SQV-Konz. ↓ Rifampicin, Rifabutin, Phenobarbital, Phenytoin, Carbamazepin, Dexamethason Terfenadin, Astemizol, Cisaprid, Triazolam, Midazolam SQV hemmt den Abbau von SQV nicht in Kombination mit Rifampicin
SQV-HGC	*Invirase®	3 × tgl. 600 mg, in Kombination mit RTV: 2 × tgl. 100 mg, in Kombination mit SQV: 2 × tgl. 1000 mg	Innerhalb 2 h nach einer Mahlzeit, Grapefruitsaft verbessert die Aufnahme	Diarrhoe, Neuropathien, Kopfschmerzen, Hautreaktion	Vorsicht bei schweren Leberfunktionsstörungen, Überempfindlichkeit gegen die Substanz, Therapie mit Rifampicin!	SQV-Konz. ↓ Rifampicin, Rifabutin, Phenobarbital, Phenytoin, Carbamazepin, Dexamethason Terfenadin, Astemizol, Cisaprid, Triazolam, Midazolam SQV hemmt den Abbau von SQV nicht in Kombination mit Rifampicin
LPV/r Lopinavir/Ritonavir	*Kaletra®	2 × tgl. 400 mg LPV/100 mg RTV (= 3 Kps.)	Zu den Mahlzeiten	Diarrhoe, Übelkeit, bei Hämophilen steigt die Blutungsneigung, Lipide ↑, Transaminasen↑, Insulinresistenz	Vorsicht bei schweren Leberfunktionsstörungen, Überempfindlichkeit gegen die Substanz	LPV-Konz.↓ Carbamazepin, Steroide Ciclosporin, Sildenafil LPV hemmt den Abbau von LPV senkt Konz. von oralen Kontrazeptiva! (Andere Verhütungsmethoden empfehlen!) LPV nicht in Kombination mit Rifampicin, Terfenadin, Astemizol, Cisaprid, Triazolam, Midazolam, Flecainid, Propafenon, Mutterkornalkaloiden, Pimozid

Kürzel	Wirkstoff	Handels-name	Dosierung	Einnahme-hinweis	NW	KI	WW
RTV	Ritonavir	* Norvir®	Mono: 2 × tgl. 600 mg	Zu den Mahlzeiten. Therapie einschleichend beginnen.	Diarrhoe, Übelkeit, Exanthem, Geschmacksstörung, Parästhesien, bei Hämophilen steigt die Blutungsneigung	Vorsicht bei schweren Leberfunktionsstörungen, Überempfindlichkeit gegen die Substanz	RTV hemmt Abbau von: Saquinavir, Fluconazol, Nelvinavir, Makroliden, Carbamazepin, Steroiden, Ciclosporin oraler Kontrazeptiva! (Andere Verhütungsmethoden empfehlen!) RTV senkt Konz. von RTV nicht in Kombination mit Rifabutin, Terfenadin, Astemizol, Cisaprid, Triazolam, Midazolam
NFV	Nelfinavir	* Viracept®	3 × tgl. 750 mg oder 2 × tgl. 1250 mg	Zu den Mahlzeiten. Zur Einnahme sollte immer eine Kleinigkeit gegessen werden.	Diarrhoe, Übelkeit, Exanthem, Pancytopenie	Vorsicht bei schweren Leberfunktionsstörungen, Überempfindlichkeit gegen die Substanz	NFV hemmt Abbau von: Terfenadin, Astemizol, Cisaprid, Triazolam, Midazolam oraler Kontrazeptiva! (Andere Verhütungsmethoden empfehlen!) NFV senkt Konz. von NFV nicht in Kombination mit Rifampicin

Tab. 25.8: Nicht-nukleosidische Reverse-Transkriptase-Inhibitoren (NNRTI)

Kürzel	Wirkstoff	Handelsname	Dosierung	Einnahmehinweis	NW	KI		WW
NVP	Nevirapin	* Viramune®	14 Tage 1 × tgl. 200 mg, dann 2 × tgl. 200 mg	Therapie einschleichend beginnen	Hautausschlag, Stevens-Johnson-Syndrom, Nausea, Emesis, Kopfschmerzen, Myalgie. In den ersten 8 Therapiewochen kritisch beobachten!	Überempfindlichkeit gegen die Substanz; Nieren- und Leberinsuffizienz, Hepatitis, Myalgie	NVP-Konz.↓ NVP-Konz.↑ NVP senkt Konz. von:	Rifampicin, Rifambutin Cimetidin, Makrolide PI; orales Kontrazeptiva! (Andere Verhütungsmethoden empfehlen!)
								NVP nicht in Kombination mit Ketoconazol, Johanniskrautpräparaten
EFV	Efavirenz	* Sustiva®	1 × tgl. 900 mg	Einnahme vor dem Schlafengehen, um NW zu umgehen.	Bei Therapiebeginn: ZNS-Symptome, Schwindel, Alpträume, Exanthem. EFV kann zu einem falsch positiven Cannabis-Nachweis führen!	Überempfindlichkeit gegen die Substanz; Leberinsuffizienz	EFV-Konz.↓ EFV senkt Konz. von: EFV hemmt Abbau von:	Rifampicin, Rifambutin, Phenobarbital, Phenytoin, Johanniskrautpräparate Saquinavir, Indinavir Ritonavir, Nelvinavir, Terfenadin, Astemizol, Cisaprid, Triazolam, Midazolam, Clarithromycin
DLV	Delavirdin	* Rescriptor®	3 × tgl. 400 mg	In mind. 75 mL Wasser, Cola oder Orangensaft auflösen. 1h zeitversetzt zu Didanosin einnehmen	Exanthem, Nausea, Diarrhoe	Überempfindlichkeit gegen die Substanz; Leberinsuffizienz	DLV-Konz. ↓ DLV erhöht Konz. von:	Carbamazepin, Barbiturate, Clarithromycin, Didanosin Ciclosporin, Clarithromycin, Digitalis, Diltiazem, Indinavir, Itraconazol, Nifedipin, Phenprocoumon,
								DLV nicht in Kombination mit Rifampicin, Astemizol, Cisaprid, Midazolam, Triazolam

Diagnosestellung HIV

Differentialdiagnostische Gründe für einen HIV-Test:
– unklare Fieber- und Abmagerungszustände
– Thrombozytopenie unklarer Genese
– unerklärliche Demenzzustände
– maligne Lymphome
– Tuberkulose
– rezidivierende bakterielle Pneumonien
– akute Hepatitis B oder C
– verschiedene Hauterkrankungen in besonders intensiver Ausprägung (z.B. Herpes zoster)

Präventive Gründe für einen HIV-Test:
– Vorbeugung der Gefährdung anderer (z.B. durch kontaminierte Blutspenden oder Sexualverkehr)
– frühest möglicher Einsatz therapeutischer Maßnahmen

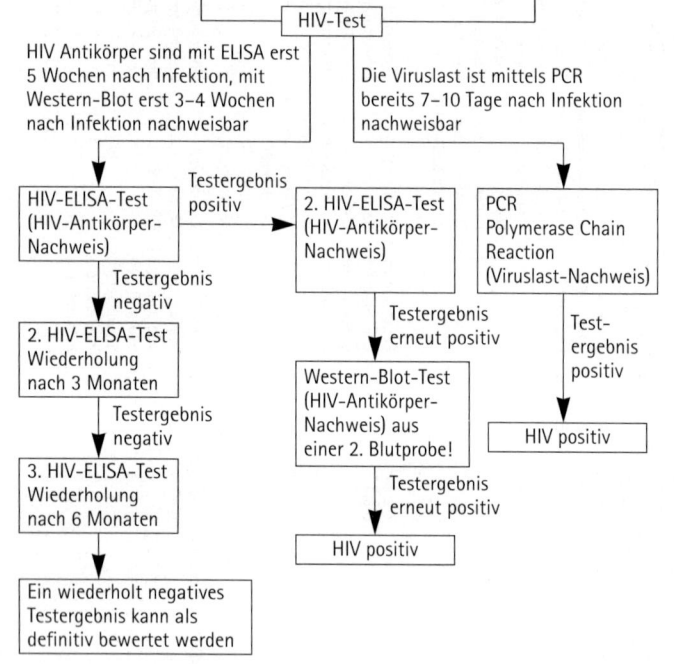

HIV-Test

HIV Antikörper sind mit ELISA erst 5 Wochen nach Infektion, mit Western-Blot erst 3–4 Wochen nach Infektion nachweisbar

Die Viruslast ist mittels PCR bereits 7–10 Tage nach Infektion nachweisbar

HIV-ELISA-Test (HIV-Antikörper-Nachweis)

Testergebnis positiv →

Testergebnis negativ ↓

2. HIV-ELISA-Test Wiederholung nach 3 Monaten

Testergebnis negativ ↓

3. HIV-ELISA-Test Wiederholung nach 6 Monaten

↓

Ein wiederholt negatives Testergebnis kann als definitiv bewertet werden

2. HIV-ELISA-Test (HIV-Antikörper-Nachweis)

Testergebnis erneut positiv ↓

Western-Blot-Test (HIV-Antikörper-Nachweis) aus einer 2. Blutprobe!

Testergebnis erneut positiv ↓

HIV positiv

PCR Polymerase Chain Reaction (Viruslast-Nachweis)

Testergebnis positiv ↓

HIV positiv

Therapieschema AIDS/HIV-Infektion

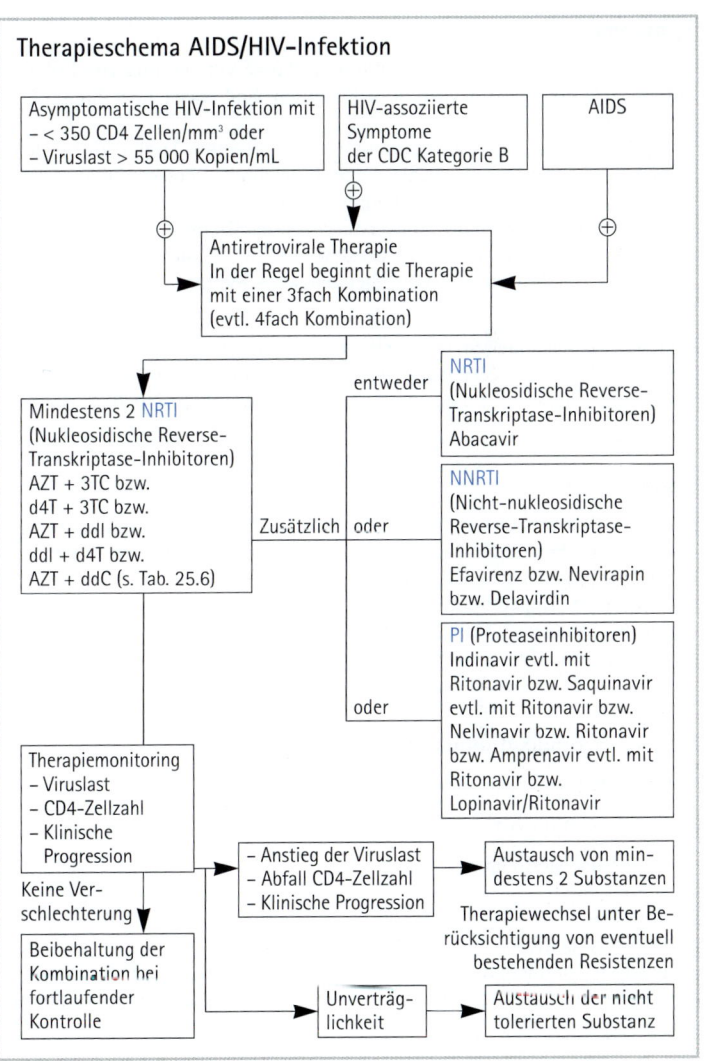

Hypercholesterinämie

Symptome

Erhöhung der Cholesterinkonzentration, in Folge Vermehrung von LDL bei normaler Triglyceridkonzentration. Patienten sind meist über lange Zeit beschwerdefrei.

Hypercholesterinämie in Kombination mit erhöhten Triglyceridspiegeln werden als kombinierte Hyperlipidämie bezeichnet. Cholesterinkonzentrationen 5,2–7 mmol/L = 200–270 mg/dL, Hyperlipoproteinämie, häufig gemeinsam mit Störungen des Zuckerstoffwechsels (Diabetes mellitus Typ 2). Kombination aus erhöhten Triglyceriden und LDL-Cholesterin mit erniedrigtem HDL-Cholesterin weist auf metabolisches Syndrom hin. Behandlung erfolgt nach dominierender Störung.

Folgen der unbehandelten Krankheit: Lipideinlagerungen in Sehnen und Gelenken, im Bereich der Augenlider und der Hornhaut, frühzeitige koronare Herzkrankheit in Folge eines erhöhten Arteriosklerosisikos, Gallensteine.

Ursachen

Polygene Hypercholesterinämie: genetische Faktoren in Kombination mit Übergewicht, Fehlernährung, und Bewegungsarmut. Familiäre Hypercholesterinämie: genetische Faktoren.

Sekundäre Hypercholesterinämien bei Hypothyreose, nephrotischem Syndrom, Cholestase, Schwangerschaft, Anorexia nervosa.

Kombinierte Hypercholesterinämie auch durch Diabetes mellitus (Typ 2), Alkohol, Thiaziddiuretika.

Behandlungsindikation und Behandlungsziele

Diagnosestellung: siehe Tabelle 26.2.

Risikofaktoren für Arteriosklerose:

- Hypercholesterinämie,
- Hypertonie,
- Rauchen,
- Diabetes mellitus,
- positive Familienanamnese (vorzeitige kardiovaskuläre Ereignisse bei männlichen Familienangehörigen < 55 Jahren, weiblichen < 65 Jahren),

Tab. 26.1: Einteilung der Hyperlipoproteinämien

Bezeichnung	Häufigkeit	KHK-Risiko	Befunde
Hypercholesterinämie			
Polygene Hyper-cholesterinämie	Sehr häufig (80 %)	Variabel, abhängig von weiteren Risikofaktoren	Meist ohne Symptome
Familiäre Hyper-cholesterinämie	Heterozygot 1 : 500 Homozygot 1 : 1 Mio.	Sehr hoch (im 3.–4. Lebensjahrzehnt) Extrem hoch (in früher Kindheit)	Cholesterinerhö-hung seit der Geburt, Xanthome in Kind-heit oder Adoleszenz
Kombinierte Hyperlipidämie			
Familiäre kombinierte Hyperlipidämie	0,5–3 : 100	Hoch	Meist ohne Symptome
Typ II-(Remnant)-Hyperlipoprotein-ämie, Dysbetalipo-proteinämie	1 : 5 000– 10 000	Hoch (im 4. oder 5. Lebensjahrzehnt)	Xanthome möglich

- Alter: Männer > 45 Jahre, Frauen > 55 Jahre, bei Frauen mit vorzeitiger Menopause ohne Hormonsubstitution,
- HDL-Cholesterin < 35 mg/dL bei Männern, < 45 mg/dL bei Frauen.

Ein hohes HDL-Cholesterin wirkt bei der Abschätzung der Risikofaktoren günstig.

Therapieziel: Primäre Prävention nach Abwägen der individuellen Risiko-faktoren für koronare Herzkrankheit bei mehr als zwei Risikofaktoren bzw. mäßig erhöhtem Risiko:

Ziel: Cholesterinwerte < 5,2 mmol/L (< 200 mg/dL)
    bzw. Quotient aus Gesamtcholesterin und HDL-Cholesterin < 5.

Bei hohem Risiko:

Ziel: Cholesterinwerte 4,5–5,0 mmol/L (175–195 mg/dL)
    bzw. Quotient aus Gesamtcholesterin und HDL-Cholesterin < 4.

Sekundäre Prävention bei koronarer Herzkrankheit.

Ziel: Cholesterinwerte: 2,6–3,2 mmol/L (< 125 mg/dL)
    bzw. Quotient aus Gesamtcholesterin und HDL-Cholesterin < 4.

Tab. 26.2: Beurteilung der Cholesterin- und Triglyceridwerte

Blutwerte	Gesamtcholesterin-konzentration	Interpretationen
	< 160 mg/dL	Erniedrigt, evtl. Hyperthyreose, Zirrhose
4,2–5,2 mmol/L	160–185 mg/dL	Unauffällig, normal
5,2–6,2 mmol/L	185–230 mg/dL	Grenzbereich
> 6,2 mmol/L	> 230 mg/dL	Hypercholesterinämie
HDL-Cholesterin		
	> 40 mg/dL	Unauffällig
	< 40 mg/dL	Kritisch
LDL-Cholesterin		
	< 150 mg/dL	Unauffällig
	150–155 mg/dL	Grenzbereich
	> 155 mg/dL	Kritisch
Triglyceride		
	< 150 mg/dL	Unauffällig
	150–200 mg/dL	Grenzbereich
	> 200 mg/dL	Hypertriglyceridämie

Basistherapie

Beeinflussung der Risikofaktoren durch:

- Rauchverbot,
- Gewichtsnormalisierung,
- körperliche Aktivität,
- lipidsenkende Ernährung: fettreduzierte, cholesterinarme, kalorienreduzierte Kost, ballaststoffreiche Nahrung, mindestens 55 % Kohlenhydrate, Mono- und Disaccharide meiden,
- Einschränkung des Alkoholkonsums. Bei gleichzeitiger Hypertriglyceridämie Verzicht auf Alkohol,
- evtl. Behandlung der Grunderkrankung.

Die Basistherapie ist über drei bis sechs Monate konsequent einzuhalten. Es besteht nur selten eine akute Behandlungsindikation (Ausnahme: schwere familiäre Hypercholesterinämie). Nach Abwägung der Risikofaktoren i.d.R. lebenslange Arzneitherapie und Fortführung der Basistherapie.

Arzneitherapie

Anionenaustauscherharze

Gallensäurebindende Harze zur Adsorption von Cholesterin aus der Nahrung, Unterbrechung des enterohepatischen Kreislaufs, vermehrte Ausscheidung von Gallensäuren und neutralen Sterolen im Stuhl. Zur Erstbehandlung der leichten und mittelschweren Hypercholesterinämie, auch bei Kindern. Einschleichend dosieren, für ausreichende Flüssigkeitsaufnahme sorgen. Einnahme vor oder während der Mahlzeiten.

Wirkungseintritt ca. 1 Woche nach Therapiebeginn bis zu 30% Reduktion der Cholesterinspiegel.

NW: Schlechter Geschmack, häufig Obstipation, Völlegefühl, Meteorismus, Sodbrennen.

KI: Ikterus, Obstipation, Hämorrhoiden, akute Magen- und Darmulzera.

WW: Adsorption anderer Arzneimittel, Einnahmeabstand: > 1 Std. vor oder 4 Std. nach den Anionenaustauscherharzen.

P: * Colestyramin (Quantalan®): 3 × 4–8 g; * Colestipol (Colestid®): 3 × 5–10 g.

CSE-Hemmer

Kompetitive Hemmung der HMG-CoA-Reduktase (Cholesterol-Synthese-Enzym, CSE), Reduktion der Cholesterineigensynthese, Erhöhung der LDL-Rezeptor-Expression. Senkung des Cholesterinspiegels um 24–55%: Fluvastatin < Pravastatin < Lovastatin < Simvastatin < Atorvastatin. Günstiger Einfluss auf alle atherogenen Lipoproteinfraktionen. Arzneimittel der 1. Wahl bei den Lipoproteinämien des metabolischen Syndroms. Patienten mit Gefäßleiden oder Diabetes mellitus profitieren von der Einnahme auch bei nicht erhöhten Cholesterinspiegeln durch eine Verringerung des Herzinfarkt- und Schlaganfallrisikos. Einnahme bei einmaliger Gabe abends.

NW: Anfänglich Übelkeit, Diarrhoe, Obstipation. Selten: Kopfschmerzen, Geschmacksstörungen, Muskelschmerzen, -schwäche (Myopathien). Hinweis: Bei Muskelschmerzen Arzt aufsuchen!

KI: Aktive Lebererkrankungen, Muskelerkrankungen, Schwangerschaft, Stillzeit, Kinder und Jugendliche.

WW: Gehäufte NW bei gleichzeitiger Einnahme von Erythromycin, Azolantimykotika, Fibraten, Nicotinsäure, Ciclosporin durch Hemmung des Abbaus durch Cytochrom-P-450-Isoenzym 3A4 (außer Pravastatin), Wirkverstärkung von Cumarinen möglich.

P: * Fluvastatin (Locol®, Cranoc®): 1 × 20–40 mg/d; * Pravastatin (Liprevil®, Pravasin®): 1 × 10–40 mg/d; * Lovastatin (Mevinacor®): 1 × 10–80 mg/d; * Simvastatin (Denan®, Zocor®): 1 × 5–40 mg/d; * Atorvastatin (Sortis®): 1 × 2,5–80 mg/d.

Fibrate

Senkung der Triglyceridsynthese, gesteigerter Abbau von VLDL, verminderte Freisetzung von freien Fettsäuren aus dem Fettgewebe. Senkung der Triglyceride um 25–60 %, HDL-Cholesterin steigt um 10–20 %. Einschleichend dosieren. Retardpräparate bevorzugen.

NW: Vorrübergehende Magen-Darm-Beschwerden, Hautreaktionen, Kopfschmerzen und Schwindel, selten Muskelschmerzen, -schwäche.

KI: Lebererkrankungen, Schwangerschaft, Stillzeit, Kinder, Gallenblasenerkrankungen.

WW: Wirkverstärkung von Antikoagulantien, Sulfonylharnstoffen, Insulin. Erhöhtes Risiko einer Rhabdomyolyse bei gleichzeitiger Behandlung mit CSE-Hemmern.

P: * Bezafibrat (Cedur®): 2–3 × 200 mg, 1 × 400 mg retard; * Fenofibrat (Lipanthyl®): 2–3 × 100 mg oder 1 × 250 mg retard; * Gemfibrozil (Gevilon®): 1 × 900 mg retard.

Unterstützung in der Selbstmedikation

Adsorbentien

Lösliche Ballaststoffe (Pektine) senken den Cholesterinspiegel um bis zu 15 %. Einschleichende Dosierung um Magen-Darm-Beschwerden (Blähungen) zu vermeiden.

P: Guar (Glucotard®); Haferkleie (Haferkleie Resana®): 3 × tägl. ca. 1 Teelöffel; Pektin (Pektin Granulat®).

Pflanzliche Sterine

Vermindern die Cholesterinresorption durch kompetitive Hemmung. Maximale Senkung um ca. 10–15 %. Mehrmals täglich 1–3 g aufnehmen, maximale Tagesdosis 15 g, einschleichende Dosierung.

NW: Übelkeit, Verstopfung, Völlegefühl.

WW: Keine.

P: β-Sitosterin (Sito-Lande®): 15 g/d.

Artischockenextrakt

Durch die choleretische Wirkung wird die Ausscheidung von Cholesterol via Gallensäuren gefördert. Maximale Senkung des Cholesterinspiegels um ca. 10 %.

P: Artischockenextrakt (Hepar SL® forte, Valverde®): 3 × 200–650 mg.

Knoblauchextrakt

Indirekte Verringerung des Arterioskleroserisikos durch Senkung der LDL-Spiegel und Hemmung der Cholesterolsynthese. Direkte antiarteriosklerotische Wirkung durch antioxidative Wirkung auf Ablagerungsprodukte in verengten Gefäßen.

P: Knoblauchzwiebelextrakt (Sapec®, Carisano®): 1 g Knoblauchtrockenpulver = 4 g frische Knoblauchzwiebel pro Tag.

Essentielle Phospholipide

Können den Cholesterinspiegel senken.

KI: Erhöhter Triglyceridspiegel.

P: Essentielle Phospholipide (Lipostabil®): 1,5–2,7 g/d.

Häufige therapiebezogene Probleme

- Non-Compliance wegen fehlendem Leidensdruck.
- Mangelnde Bereitschaft zur Ernährungsumstellung und zur Verstärkung der körperlichen Aktivität.
- Therapieabbruch bei Anionenaustauscherharzen wegen gastrointestinaler Nebenwirkungen.
- Bei Diabetikern: Fibrate verstärken das Risiko einer Myopathie und einer diabetischen Nephropathie.

Literatur

Arzneimittelkommision der deutschen Ärzteschaft (Hrsg.): Empfehlungen zur Therapie von Fettstoffwechselstörungen, Arzneiverordnung in der Praxis. 2. Aufl. 1999.

Berthold, H. (Hrsg.): Klinikleitfaden Arzneimitteltherapie. Urban und Fischer, München 1999.

Gesenhues, St., Ziesché, R. (Hrsg.): Praxisleitfaden Allgemeinmedizin. 3. Aufl. Urban und Fischer, München 2001.

Mutschler, E.: Arzneimittelwirkungen. 8. Aufl. Wissenschaftliche Verlagsgesellschaft, Stuttgart 2001.

Pschyrembel – Klinisches Wörterbuch. 259. Aufl. De Gruyter, Berlin 2001.

Pschyrembel – Therapeutisches Wörterbuch. 2. Aufl. De Gruyter, Berlin 2001.

Rote Liste. Editio Cantor Verlag, Aulendorf 2002.

Teuscher, E.: Biogene Arzneimittel. Wissenschaftliche Verlagsgesellschaft, Stuttgart 1997.

Internetadresse

www.akdae.de/Homepage/THERAPIE/Aktuell/Fett2.pdf

Diagnosestellung Hypercholesterinämie

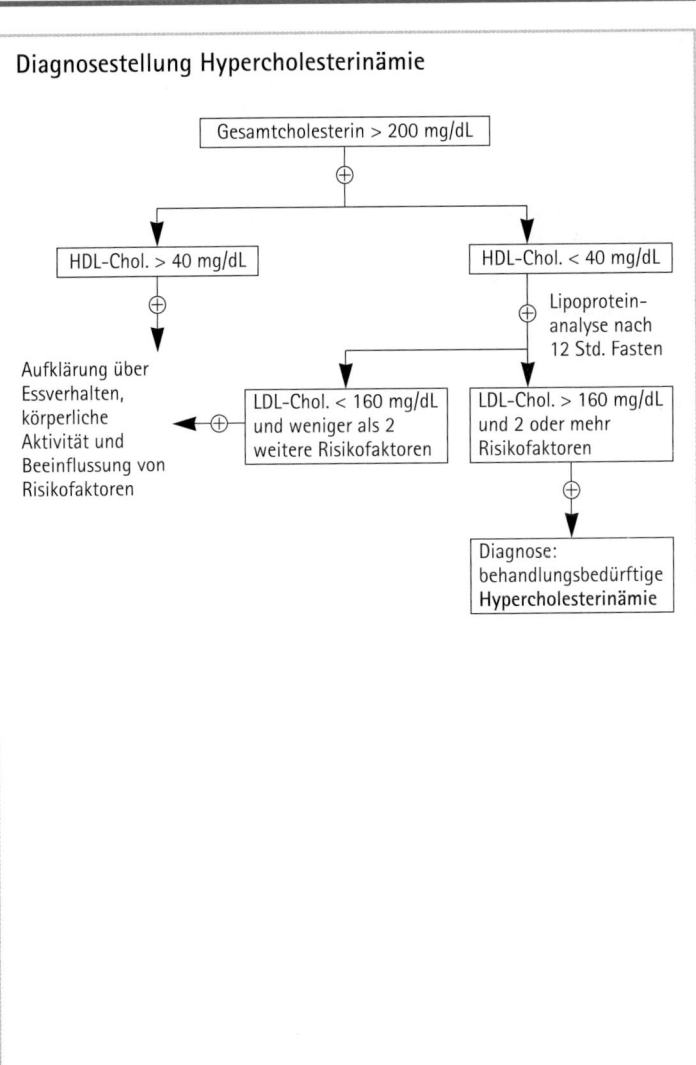

Therapieschema Hypercholesterinämie

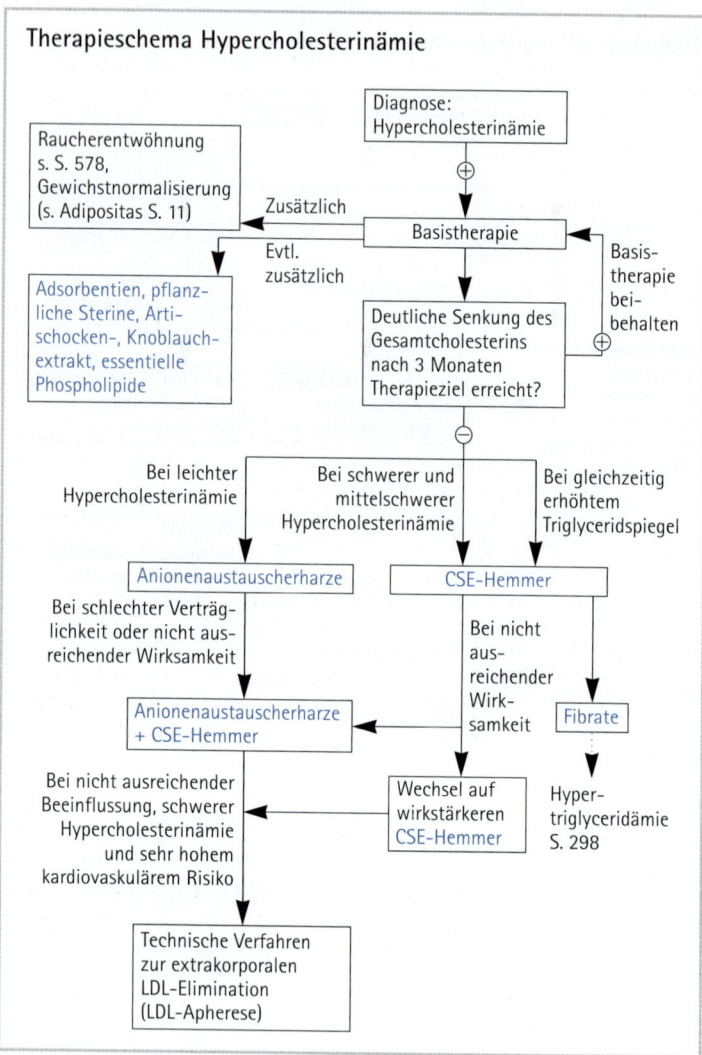

Diagnose: Hypercholesterinämie

Raucherentwöhnung
s. S. 578,
Gewichtsnormalisierung
(s. Adipositas S. 11)

Zusätzlich

Basistherapie

Basis-
therapie
bei-
behalten

Evtl.
zusätzlich

Adsorbentien, pflanz-
liche Sterine, Arti-
schocken-, Knoblauch-
extrakt, essentielle
Phospholipide

Deutliche Senkung des
Gesamtcholesterins
nach 3 Monaten
Therapieziel erreicht?

Bei leichter
Hypercholesterinämie

Bei schwerer und
mittelschwerer
Hypercholesterinämie

Bei gleichzeitig
erhöhtem
Triglyceridspiegel

Anionenaustauscherharze

CSE-Hemmer

Bei schlechter Verträg-
lichkeit oder nicht aus-
reichender Wirksamkeit

Bei nicht
aus-
reichender
Wirk-
samkeit

Fibrate

Anionenaustauscherharze
+ CSE-Hemmer

Bei nicht ausreichender
Beeinflussung, schwerer
Hypercholesterinämie
und sehr hohem
kardiovaskulärem Risiko

Wechsel auf
wirkstärkeren
CSE-Hemmer

Hyper-
triglyceridämie
S. 298

Technische Verfahren
zur extrakorporalen
LDL-Elimination
(LDL-Apherese)

Hyperthyreose

Symptome

Schilddrüsenüberfunktion mit gesteigerter Produktion und Sekretion der Schilddrüsenhormone. Zunehmende Nervosität, Schlaflosigkeit und psychische Labilität, Gewichtsverlust trotz Heißhunger, Schweißausbrüche, leicht erhöhte Körpertemperatur, Diarrhoe, Muskelschmerzen, schneller auslösbare Reflexe.

Folgen der unbehandelten Erkrankung: Gefahr der thyreotoxischen Krise mit hochgradiger Tachykardie, Fieber bis 41 °C, Durchfall, Erbrechen und zunächst hochgradige Erregung, die sich später in Desorientiertheit und Halluzinationen wandelt. Lebensgefahr!

Ursachen

Autoimmunerkrankung, z.B. Morbus Basedow: Stimulation der TSH-Rezeptoren durch thyreoidea-stimulierende Immunglobuline (TSH = thyreotropin stimulating hormone). Multisystemerkrankung bei genetischer Prädisposition mit typischen Hyperthyreosezeichen, in 60% der Fälle Ophthalmopathie (hervorstehende Augäpfel).

Thyreoditis: Akut meist bakterielle Entzündung, chronisch möglicherweise viraler Genese, Schilddrüsenschwellung mit starkem Druckschmerz und Allgemeinsymptomen (Fieber, Lymphknotenschwellung).

Funktionelle Schilddrüsenautonomie (60%): Verminderte Ansprechbarkeit des Schilddrüsenparenchyms auf die hypophysäre TSH-Kontrolle mit vermehrter Bildung von Schilddrüsenhormonen; disseminierte Autonomie: betroffen ist das gesamte Parenchym. Multifokal: betroffen sind mehrere umschriebene Bezirke im Schilddrüsengewebe. Autonomie auch bei euthyreoter Stoffwechsellage möglich. Evtl. lokale Symptomatik: Struma (s. auch S. 643).

Autonomes Adenom: Knotige, gutartige Geschwulst im Schilddrüsenparenchym, deren Gewebe nicht der Steuerung über hypophysäres TSH unterliegt und daher autonom Iod speichert, Schilddrüsenhormone produziert und sezerniert.

Schilddrüsenmalignom: Bösartiger Tumor im Schilddrüsenparenchym, dessen Gewebe nicht der Steuerung über hypophysäres TSH unterliegt und daher autonom Iod speichert und Schilddrüsenhormone produziert und sezerniert.

Hypophysär: Produktion und Sekretion von TSH oder TSH-ähnlichen Substanzen, in Verbindung mit Tumoren (paraneoplastisch).

Iodinduziert: Durch übermäßige Zufuhr von Iodid Anregung der Schilddrü-
senhormonproduktion und -sezernierung.

Überdosierung von Schilddrüsenhormonen.

Behandlungsindikation und Behandlungsziele

Behandlungsindikation: Jede Hyperthyreose muss zur Vermeidung von Organschäden behandelt werden. Dabei ist das Therapieverfahren unabhängig von der Ursache.

Diagnosestellung: Untersuchung der Größe durch Abtasten und Sonographie, Nachweis struktureller und fokaler Veränderungen durch Szintigraphie. Nachweis der Autonomie durch Suppressionsszintigraphie: Einnahme
eines Bolus von L-Thyroxin (3000 µg) führt in normalem Schilddrüsengewebe zu einer Reduktion seiner Aktivität, nicht aber im autonomen Gewebe.

Hormonbestimmung: Erhöhung der freien T_3- und T_4-Konzentrationen.
Erniedrigung des TSH-Basalspiegels:

- 0,4–4,0 mU/L: Euthyreose,
- > 10 mU/L: Hypothyreose,
- < 0,1 mU/L: Hyperthyreose.

Verlaufskontrolle: Sie erfolgt durch Hormonbestimmung und Vergleichs-
szintigraphien.

Therapieziel:

- Herstellen einer euthyreoten Stoffwechsellage,
- vermeiden einer thyreotoxischen Krise (Lebensgefahr!).

Arzneitherapie

Thyreostatika

Thiamazol, Carbimazol

Hemmung der Hormonsynthese im Bereich der Iodisation (des Iodeinbaus
in Tyrosin), keine Hemmung der Freisetzung von Schilddrüsenhormonen.

Anwendung zur Therapie der Hyperthyreose (Dauertherapie in niedrigster Dosierung unter Beachtung der NW, wenn andere Maßnahmen nicht in
Frage kommen), Vorbereitung einer Schilddrüsenoperation, Vorbereitung
der Radioiodtherapie, Intervalltherapie nach Radioiod.

Dosisfindung nach Hormonbestimmung von freiem T_3, freiem T_4 und TSH.

NW: Dosisabhängig: Allergische Hauterscheinungen, Magen-Darm-Beschwerden, Geschmacksstörungen, Hepatitis, Gelenkentzündungen, Nierenfunktionsstörungen, Hypoprothrombinämie, bei Überdosierung: Strumawachstum und Hypothyreose. Blutbildstörungen noch lange nach Therapiebeginn möglich (erste Symptome häufig Halsschmerzen, Fieber, Zeichen von Infektionskrankheiten): keine Selbstmedikation, Medikation absetzen, Arzt!

KI: Agranulozytose, Cholestase, Stillzeit. Relative KI: große Strumen mit Einengung der Luftröhre, Leberinsuffizienz, Schwangerschaft.

WW: Iodmangel verstärkt die Wirkung, Iod schwächt sie ab. Elimination von Glucocorticoiden beschleunigt. Amiodaron: schwer abschätzbare Effekte wegen des Iodgehalts!

P: ∗ Thiamazol (Favistan®): Beginn mit 20 mg (10–40 mg)/d, später 2,5–5 mg/d; ∗ Carbimazol (Carbimazol Henning®): Beginn mit 30 (15–40) mg/d in 2–3 Einzeldosen, nach ca. 3 Wochen 1 × 5–20 mg/d.

Propylthiouracil

Hemmung der Iodination (des aktiven Transports von Iodid aus dem Blut in die Schilddrüse), Hemmung der Konversion T_3 nach T_4.

Anwendung zur Therapie der Hyperthyreose; bei allergischen oder toxischen Wirkungen von Thiamazol und Carbimazol; in der Schwangerschaft. Einschleichend dosieren.

Dosisfindung über die Bestimmung von TSH, freiem T_3 und freiem T_4.

NW: Dosisabhängig. Allergische Hauterscheinungen, Magen-Darm-Beschwerden, Geschmacksstörungen, Hepatitis, Gelenkentzündungen, Nierenfunktionsstörungen, Hypoprothrombinämie, bei Überdosierung: Strumawachstum und Hypothyreose. Blutbildstörungen noch lange nach Therapiebeginn möglich (erste Symptome häufig Halsschmerzen, Fieber, Zeichen von Infektionskrankheiten): keine Selbstmedikation, Medikation absetzen, Arzt!

KI: Agranulozytose, Cholestase. Relative KI: Schwangerschaft und Stillzeit.

WW: Wirkung von Cumarinen und Propranolol wird verstärkt; mit Amiodaron: schwer abschätzbare Effekte wegen des Iodgehalts.

P: ∗ Propylthiouracil (Propycil®): 3 × 75–100 mg (max. 600 mg/Tag).

Natriumperchlorat (NaClO$_4$)

Kompetitive Hemmung der Iodination (Iodaufnahme in die Schilddrüse), Freisetzung von in der Schilddrüse gespeichertem Iod.

Anwendung selten, evtl. prophylaktisch bei Patienten mit bekannter Iodallergie bei der Anwendung von iodhaltigen Kontrastmitteln.

NW: Exanthem, Übelkeit und Erbrechen, Mundtrockenheit, Blutbildveränderungen, Hepatitis, Cholestase, Gelenkschmerzen.

KI: Retrosternale Struma, Schwangerschaft, Stillzeit.

WW: Iod vermindert die Wirkung von Natriumperchlorat. Die Aufnahme von Radioiod- und ^{99m}Tc-Pertechnetat wird gehemmt.

P: * Natriumperchlorat (Irenat® Tropfen): bei Therapie vor Iodexposition: 3 × 15–25 Tropfen, 3 Tage vor bis 7 Tage nach Iodexposition.

β-Rezeptorenblocker

Kompetitiver Antagonimus zu β-Rezeptoren. Anwendung bei Vorliegen von sympathikotonen Symptomen und zur Hemmung der peripheren Umwandlung T$_4$ zu T$_3$.

NW: Verlangsamung des Herzschlags, Erregungsüberleitungsstörungen, Sedierung, depressive Verstimmung, gastrointestinale Störungen. Bei Diabetikern: Maskierung einer Hypoglykämie. Hypoglykämien, Erhöhung der Fettsäurespiegel (vor allem durch β$_2$-Blockade). Bei Asthmatikern evtl. Auslösung eines Asthmaanfalls.

KI: Bradykarde Herzrhythmusstörungen, Asthma, Schwangerschaft 3. Trimenon, Diabetes.

WW: Abschwächung der Wirkung von β-Mimetika in der Asthmatherapie. Verstärkung der Wirkung von Sulfonylharnstoffen, Herzglykosiden und Antiarrhythmika (Herzrhythmusstörungen).

P: * Propranolol (Dociton®): 4 × 20–40 mg/d.

Radioiodtherapie

Zufuhr von radioaktivem Iod-131 mit dem Ziel der Zerstörung von Schilddrüsengewebe. Therapie der 1. Wahl bei multifokaler oder disseminierter Autonomie und bei Persistenz oder Rezidiv nach thyreostatischer Therapie.

Anwendung bei Struma Stadium III und nicht-operierbaren Patienten mit schweren Herz-Kreislauf-Störungen, bei rezidivierenden Strumen, bei bestimmten Formen des Schilddrüsenkarzinoms nach Primäroperation, Hyperthyreose mit diffuser Iodspeicherung, bei dekompensiertem autonomen Adenom der Schilddrüse.

Schilddrüsenhormone

Steigerung des Grundumsatzes, Wärmeproduktion und Sauerstoffverbrauch, Steigerung des Wachstums, Hemmung von Protein- und Glykogensynthese, Stimulation von Calcium- und Phosphatumsatz.

Anwendung von L-Thyroxin zur Substitution von Schilddrüsenhormonen nach Strumektomie oder Radioiodtherapie. Begleitend bei thyreostatischer Behandlung nach Erreichen einer euthyreoten Stoffwechsellage. Einnahme einmal morgens. Einschleichende Dosierung beginnend mit 25–50 µg, stufenweise Steigerung auf die volle Dosis nach 4 Wochen.

Anwendung von Triiodthyronin zur Substitution möglich, aber entbehrlich.

NW: Klinische Symptome der Überdosierung, Symptome der Hyperthyreose: Nervosität, Schlaflosigkeit, Tachykardie, Durchfälle, Gewichtsverlust.

KI: Frischer Herzinfarkt, Myokarditis, Nebennierenrindeninsuffizienz. Relative KI: Angina pectoris, tachykarde Herzrhythmusstörungen, Zeit nach Herzinfarkt, Herzinsuffizienz.

WW: Verminderung der Glucosetoleranz; Verstärkung der Wirkung von Antikoagulantien; Colestyramin hemmt die Resorption von L-Thyroxin; Erhöhung der L-Thyroxinspiegel durch Phenytoin, Salicylate, Clofibrat, Dicoumarol, hohe Dosen Furosemid.

P: * Levothyroxin (T_4, L-Thyroxin Henning®): 100–200 µg/d; * Triiodthyronin (T_3, Thybon® Henning): 50–75 µg/d.

Schilddrüsenresektion

Strumaresektion. Anwendung bei Schilddrüsenkarzinomen und in Abhängigkeit von der Masse des autonomen Gewebes bei:

- großer Struma,
- Malignomverdacht,
- mechanischen Problemen,

- jungen Frauen mit Kinderwunsch,
- Persistenz oder Rezidivhyperthyreose nach thyreostatischer Therapie,
- unzureichender Compliance,
- nicht tolerablen NW der Thereostatika bei gleichzeitiger KI gegen eine Radioiodtherapie.

Unterstützung in der Selbstmedikation

Die Wirksamkeit pflanzlicher Thyreostatika (mit Wolfstrappkraut, z. B. Thyreogutt®) ist nicht bewiesen. Eine Einnahme sollte nicht von der erforderlichen ärztlichen Therapie abhalten.

Häufige therapiebezogene Probleme

- Complianceprobleme bei der regelmäßigen täglichen Einnahme.
- Hohe NW-Rate der Thyreostatika: Eine längerfristige thyreostatische Therapie ist nicht zu empfehlen!
- Frühzeitige Radioiodtherapie bzw. Operation.
- Unterdosierung von L-Thyroxin nach erfolgter Radioiodtherapie oder Operation.

Literatur

Berthold, H. (Hrsg.): Klinikleitfaden Arzneimitteltherapie. Urban und Fischer, München 1999.
Gesenhues, St., Ziesché, R. (Hrsg.): Praxisleitfaden Allgemeinmedizin. 3. Aufl. Urban und Fischer, München 2001.
Mutschler, E.: Arzneimittelwirkungen. 8. Aufl. Wissenschaftliche Verlagsgesellschaft, Stuttgart 2001.
Pschyrembel – Klinisches Wörterbuch. 259. Aufl. De Gruyter, Berlin 2001.
Pschyrembel – Therapeutisches Wörterbuch. 2. Aufl. De Gruyter, Berlin 2001.
Rote Liste. Editio Cantor Verlag, Aulendorf 2002.

Internetadressen

www.akdae.de: Arzneimittelkommission der deutschen Ärzteschaft: Arzneiverordnung in der Praxis.
www.awmf-onlinde.de

Therapieschema Hyperthyreose

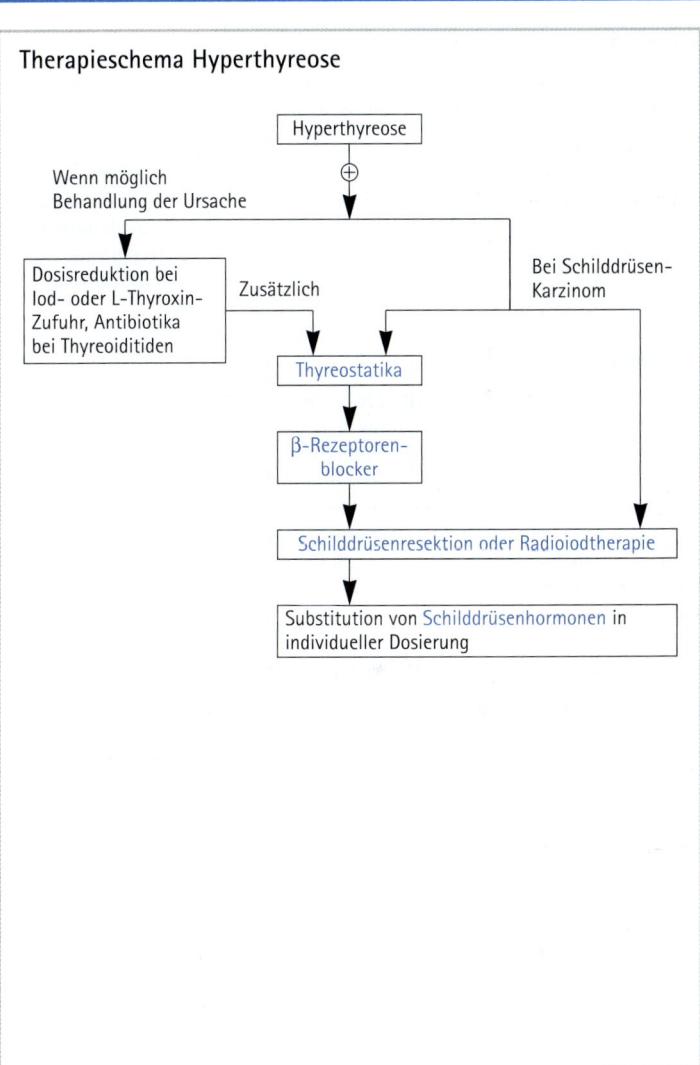

Hyperthyreose
$\oplus$

Wenn möglich
Behandlung der Ursache

Dosisreduktion bei
Iod- oder L-Thyroxin-
Zufuhr, Antibiotika
bei Thyreoiditiden

Zusätzlich

Bei Schilddrüsen-
Karzinom

Thyreostatika

β-Rezeptoren-
blocker

Schilddrüsenresektion oder Radioiodtherapie

Substitution von Schilddrüsenhormonen in
individueller Dosierung

Hypertonie, arterielle

Symptome

Bluthochdruck. Chronische Erhöhung des arteriellen Blutdrucks auf
> 140 mmHg systolisch und > 90 mmHg diastolisch.

Folgen der unbehandelten Krankheit: Arteriosklerose, koronare Herzkrankheit (Angina pectoris, Herzinfarkt), Niereninsuffizienz, ischämischer Insult, transitorische ischämische Attacken, periphere arterielle Verschlusskrankheit, Herzinsuffizienz, zerebrale Blutungen, hypertensive Enzephalopathie. Über 50% der Patienten mit mittelschwerer bis schwerer Hypertonie sterben an kardiologischen vaskulären Komplikationen (Herzinsuffizienz, Herzinfarkt), 20% müssen mit einem Schlaganfall rechnen.

Ursachen

Bei der **primären, sog. essentiellen Hypertonie** (95% aller Hypertonien) ist die Entstehung polygenetisch determiniert und durch Umweltfaktoren modifiziert. Nicht-beeinflussbare Risikofaktoren: genetische Prädisposition, Alter, Geschlecht. Beeinflussbare Risikofaktoren: Übergewicht, Bewegungsmangel, erhöhter Kochsalz- und Alkoholkonsum.

Ursachen für die **sekundäre Hypertonie** sind renale (z.B. Nierensteine, Nierenarterienstenosen), endokrine (z.B. Phäochromozytom, Schilddrüsenfunktionsstörung) oder kardiovaskuläre Grunderkrankungen (z.B. Aorteninsuffizienz).

Behandlungsindikation und Behandlungsziele

Diagnosestellung: Durch standardisierte Blutdruckmessung im Sitzen an beiden Oberarmen nach einer Ruhepause von 3 bis 5 Minuten an drei verschiedenen Tagen und möglichst unterschiedlichen Tageszeiten. Diese Messungen sind durch Patientenselbstmessungen und in besonderen Fällen durch ambulantes 24-Stunden-Blutdruckmonitoring zu ergänzen, z.B. bei starker Diskrepanz zwischen Selbst- und Gelegenheitsmessungen, Missverhältnis zwischen Gelegenheitsblutdruck und Organschäden, Verdacht auf krisenhafte Blutdrucksteigerung und Hochdruckkranke im Wechsel-Schichtdienst.

Zur Einteilung der Hypertonie in Anlehnung an die WHO siehe Tab. 28.1.

Stadieneinteilung nach dem Ausmaß der Organschädigungen zur prognostischen Charakterisierung und Einschätzung des Krankheitsverlaufs:

Tab. 28.1: Einteilung der Hypertonie in Anlehnung an die WHO

	Systolischer Blutdruck (mmHg)		Diastolischer Blutdruck (mmHg)
Normotonie	< 130	und	< 85
Grenzwerthypertonie	130–139	und/oder	85–90
Milde Hypertonie	140–179	und/oder	90–104
Mittelschwere Hypertonie	180–210	und/oder	105–115
Schwere Hypertonie	> 210	und/oder	>115
Isolierte systolische Grenzwerthypertonie	> 140–160	und	< 90
Isolierte systolische Hypertonie	> 160	und	< 90

- Stadium I: ohne Organveränderungen,
- Stadium II: z.B. Linksherzhypertrophie, Nachweis arteriosklerotischer Plaques, Augenhintergrundveränderungen,
- Stadium III: Herzinsuffizienz, koronare Herzkrankheit, Angina pectoris, arterielle Verschlusskrankheit.

Behandlungsindikation: Behandlung einer Grenzwerthypertonie des Stadium I durch Umstellung der Lebensgewohnheiten (Basistherapie). Medikamentöse Behandlung bei ausbleibendem Erfolg dieser Maßnahmen nach 3–6 Monaten. Bei bereits bestehenden hypertensiven Organveränderungen und/oder mittelschwerer oder schwerer Hypertonie zusätzlich zur Basistherapie medikamentöse Therapie.

Verlaufskontrolle: Regelmäßige Blutdruckmessung, zwei- bis dreimal täglich zu jeweils gleicher Tageszeit unter möglichst gleichen Bedingungen.

Therapieziele:

- Langsame und kontinuierliche Blutdrucksenkung unter Erhalt der Lebensqualität über mehrere Wochen;
- Erreichen eines Zielblutdrucks von 140/90 mmHg unabhängig vom Lebensalter;
- bei Diabetikern Zielblutdruck 130/80 mmHg;
- Verhinderung und eventuell Rückbildung von Folgeschäden und damit Senkung der kardiozerebrovaskulären Morbidität.

Hypertensive Krise: Akuter lebensbedrohlicher Notfall durch schnell ansteigenden Blutdruck. Nicht die Höhe des Blutdrucks, sondern die Geschwindigkeit, mit der der Blutdruck ansteigt, ist gefährlich. Gefährdet sind Patienten mit Vorerkrankungen. Komplikationen sind:

- zerebral: Enzephalopathie, Blutung, Infarkt,
- kardial: Angina pectoris, Infarkt, Herzinsuffizienz, Lungenödem,
- vaskulär: Aortenaneurysma-Dissektion,
- renal: akute Niereninsuffizienz,
- okular: Blutungen, Sehstörungen,
- Schwangerschaft: Eklampsie.

Behandlung als „Notfalltherapie", bei Ausbleiben der Wirkung innerhalb weniger Minuten stationäre Behandlung. Patienten mit hohen Blutdruckwerten (auch >220/120 mmHg) ohne oben aufgeführte Begleitsymptome brauchen keine notfallmäßige Akuttherapie, sondern werden mit der angemessenen Dauertherapie behandelt.

Basistherapie

Die Basistherapie besteht aus:

- Gewichtsnormalisierung, meist Gewichtsreduktion: pro kg Gewichtsverlust ca. 2 mmHg Blutdrucksenkung,
- Ernährungsumstellung: kochsalzarm (< 3 g NaCl/Tag), fettreduzierte Nahrung, Verzicht auf tierische Fette, bevorzugt Gemüse, Salate, Fisch und pflanzliche Öle,
- Reduktion des Alkoholkonsums auf < 30 g/Tag,
- regelmäßige sportliche Ausdauerbetätigung: Walking, Rad fahren, Jogging,
- ausgeglichene Lebensführung, Stressabbau: möglichst Verzicht auf Wechselschichten, Entspannungstraining,
- Nikotinverzicht,
- evtl. Therapieumstellung bei der Behandlung mit blutdruckerhöhenden Medikamenten (NSAR, Steroide, orale Kontrazeptiva, Ciclosporin A).

Die Basistherapie ist begleitend auch unter medikamentöser Behandlung lebenslang durchzuführen.

Arzneitherapie

Monotherapie

Diuretika

Senkung der Herzvorlast durch Verminderung des Plasma- und Extrazellularvolumens. Erleichterung der Herzarbeit. Einsatz vor allem bei älteren Hypertonikern (ab ca. 55 J.) bei gleichzeitiger Herzinsuffizienz. Bevorzugt eingesetzt werden Thiaziddiuretika.

NW: Dosisabhängig Erniedrigung des Kaliumspiegels; Müdigkeit, Brechreiz, Muskelkrämpfe, Herzrhythmusstörungen; Verschlechterung von Zucker-, Blutfett- und Harnsäurewerten möglich.

KI: Schwere Leber- und Nierenfunktionsstörungen, Hypokaliämie.

WW: Laxantien steigern Hypokaliämie. Digitalisglykoside und Lithium werden in ihrer Wirkung verstärkt.

P: * Hydrochlorothiazid, HCT (Esidrix®): 1 × 12,5–25 mg (max 75 mg); * Xipamid (Aquaphor®): 1–2 × 10 mg (5–40 mg); * Indapamid (Natrilix®): 1 × 1,5–2,5 mg.

Bei Hypokaliämie Kombinationstherapie mit kaliumsparenden Diuretika. Bei eingeschränkter Nierenfunktion droht Hyperkaliämie, insbesondere bei Begleitmedikation ACE-Hemmer und NSAR. In hohen Dosierungen Verschlechterung von Zucker-, Blutfett- und Harnsäurewerten möglich.

P: * Hydrochlorothiazid und Triamteren (Dytide H®): 1 × (25 mg HCT und 50 mg Triamteren); * Hydrochlorothiazid und Amilorid (Moduretik®): 1–2 × (25 mg HCT und 5 mg Amilorid).

Bei höhergradiger Niereninsuffizienz werden Schleifendiuretika verwendet.

NW: Kopfschmerzen, Schwindel, Wadenkrämpfe, Muskelverspannung (durch Erniedrigung des Magnesiumspiegels), Mundtrockenheit, Erhöhung der Thromboseneigung, Erhöhung des Risikos für Gichtanfälle. Müdigkeit, Übelkeit, Erbrechen.

KI: Starke Elektrolytstörungen, Anurie, Exsikkose.

WW: Laxantien steigern Hypokaliämie, Wirkungsabschwächung durch Salicylate und Paracetamol. Verstärkung der Wirkung von Lithium, Herzglykosiden, Theophyllin, anderen Antihypertensiva. Abschwächung der Wirkung von Antidiabetika. Bei gleichzeitiger Anwendung von Aminoglykosiden Erhöhung der Oto- und Nephrotoxizität.

P: * Furosemid (Lasix®): 1 (–4) × 40 mg; * Piretanid (Arelix®): 1–2 × 3–6 mg; * Torasemid (Unat®): 1 × 2,5–5 mg.

β-Rezeptorenblocker

Kompetitiver Antagonismus zu β-Rezeptoren ($β_1$ und $β_2$). Kardioselektive Wirkung ($β_1$-Blockade > $β_2$-Blockade, dosisabhängig): Die $β_2$-Rezeptoren des Bronchialtrakts, der Blutgefäße, des Pankreas oder des Fettgewebes bleiben nahezu unbeeinflusst. Senkung der Herzfrequenz und des Sauerstoffverbrauchs des Herzens. Blutdruckanstiege unter Belastung können kupiert werden. β-Blocker mit intrinsischer Aktivität (ISA) erhöhen den peripheren Widerstand nicht und senken die Ruhefrequenz des Herzens nicht ab.

Einsatz vor allem bei jüngeren Hypertonikern (bis ca. 60 J.), vor allem bei Grenzwerten und labiler Hypertonie, beim hyperkinetischen Herzsyndrom. Individuell, einschleichend dosieren. Maximale Wirkung nach 2–3 Wochen erreicht. Bei Absetzen Dosierung ausschleichen. Cave: Rebound, Reflextachykardien!

NW: Verlangsamung des Herzschlags, Erregungsüberleitungsstörungen, Sedierung, depressive Verstimmung, gastrointestinale Störungen, bei Diabetikern: Maskierung einer Hypoglykämie. Senkung des Blutzuckerspiegels (gesteigertes Risiko für Hypoglykämien), Erhöhung der Fettsäurespiegel (vor allem durch $β_2$-Blockade). Bei Asthmatikern evtl. Auslösung eines Asthmaanfalls.

KI: Bradykardie, Herzrhythmusstörungen, Asthma.

WW: Abschwächung der Wirkung von β-Mimetika in der Asthmatherapie. Verstärkung der Wirkung von Sulfonylharnstoffen, Herzglykosiden und Antiarrhythmika (Herzrhythmusstörungen).

P: Nicht selektiv ($β_1 = β_2$): * Pindolol (Visken®): 1 × 10–15 mg; * Propranolol (Dociton®): 2 × 40–1 × 160 mg; * Sotalol (Sotalex®): 2 × 80–240 mg.
Kardioselektiv ($β_1 > β_2$): * Atenolol (Tenormin®): 1 × 25–100 mg; * Bisoprolol (Concor®): 1 × 2,5–10 mg; * Metoprolol (Beloc ZOK®): 1 × 50–200 mg.
Kardioselektiv mit ISA: * Acebutolol (Prent®): 1–2 × 400 mg; * Celiprolol (Selectol®): 1–2 × 200 mg.
Kombinierte β- und α-Blockade: * Carvedilol (Dilatrend®): 1–2 × 12,5–25 mg.

Calciumantagonisten

Blockade des langsamen Calciumeinstroms in die Zelle, Relaxation der glatten Muskelzelle. Als Folge Gefäßerweiterung, Abnahme des peripheren Widerstands, Nachlastsenkung. Calciumantagonisten vom Dihydropyridin-Typ: starke Vasodilatation, geringere Beeinflussung des Herzschlagvolumens und der -frequenz; andere: geringe Vasodilatation, starke negative Inotropie und Chronotropie. Bevorzugt eingesetzt bei älteren Patienten, Asthmatikern, Patienten mit Bradykardie, metabolischen Begleiterkrankungen (Diabetes mellitus, Hyperlipidämie, Gicht), arteriosklerotischen Komplikationen, vorwiegend diastolischer Hypertonie. Einschleichende Dosierung.

NW: Flush, Kopfschmerzen, Schwindel. Verapamil und Diltiazem: Bradykardie. Dihydropyridine: Tachykardie, Knöchelödeme, Zahnfleischwucherungen (Gingivahyperplasie). Verapamil: Obstipation.

KI: Herzinsuffizienz Stadium NYHA III und IV; Schwangerschaft und Stillzeit, akuter Herzinfarkt; Diltiazem, Verapamil, Gallopamil: Erregungsleitungsstörungen des Herzens.

WW: Verapamil, Diltiazem: Verstärkung von Erregungsleitungsstörungen durch β-Blocker, Herzglykoside, Verstärkung der Antiarrhythmikawirkung. Verapamil, Nifedipin: Erhöhung des Digoxinspiegels. Erhöhung des Theophyllin- und Carbamazepinspiegels.

P: Dihydropyridin-Typ: * Nifedipin (Adalat® ret): 1 × 20–60 mg; * Nitrendipin (Bayotensin®): 1–2 × 10 mg; * Nisoldipin (Baymykard®): 2 × 5–20 mg; * Nilvadipin (Escor®): 1 × 8–16 mg; * Nicardipin (Antagonil®): 3 × 20–30 mg; * Felodipin (Munobal®): 1 × 2,5–10 mg; * Amlodipin (Norvasc®): 1 × 5–10 mg.
Andere Calciumantagonisten: * Verapamil (Isoptin® ret): 1 × 120–480 mg; * Diltiazem (Dilzem® ret): 1 × 180–360 mg; * Gallopamil (Procorum® ret): 1–2 × 100 mg.

ACE-Hemmer

Hemmung des Angiotensin-Converting-Enzyms (ACE), Hemmung der Biosynthese von Angiotensin II, dadurch Reduktion der Angiotensinwirkung. Gefäßerweiterung, Senkung von Vor- und Nachlast. Gleichzeitig verbesserte Glucoseverwertung in den Zellen, Nephroprotektion, vorteilhaft für Diabetiker. Einschleichende Dosierung. Anwendung zur Behandlung der essentiellen Hypertonie, Herzinsuffizienz zusätzlich zu Diuretika oder Digitalis, der diabetischen Nephropathie, der linksventrikulären Dysfunktion bei stabilen Patienten.

NW: Reizhusten (10%), angioneurotisches Ödem, Exantheme der Haut, reversible Geschmacksstörungen, Blutbildveränderungen, Hyperkaliämie.

KI: Fortgeschrittene Niereninsuffizienz, Nierenarterienstenose, Resektion einer Niere.

WW: Erhöhung der Furosemid- und Digoxin-Spiegel, Dosisreduktion. Mit anderen Antihypertonika kann es zu starkem Blutdruckabfall kommen.

P: * Captopril (Lopirin®): 1–2 × 25 mg (max. 150 mg); * Enalapril (Xanef®): 1–2 × 5–10 mg (max. 40 mg); * Ramipril (Delix®): 1–2 × 2,5 mg; * Lisinopril (Acerbon®): 1 × 10 mg (max. 40 mg); * Fosinopril (Fosinorm®): 1 × 10 mg (max. 40 mg); * Perindopril (Coversum®): 1–2 × 4 mg; * Quinalapril (Accupro®): 1–2 × 10–20 mg; * Cilazapril (Dynorm®): 1–2 × 2,5 mg.

AT_1-Antagonisten

Sartane. Selektive Antagonisten von Angiotensin II am AT_1-Rezeptor. Wirkung vergleichbar mit der der ACE-Hemmer. Blockade der Angiotensinwirkung, Gefäßerweiterung, Senkung von Vor- und Nachlast. Einschleichende Dosierung. Bewertung wegen bislang fehlender Studien noch nicht endgültig möglich.

NW: Ähnlich denen der ACE-Hemmer, kein Husten.

KI: Nierenarterienstenose, schwere Niereninsuffizienz. Gicht, Schwangerschaft und Stillzeit, Kombination mit kaliumsparenden Diuretika und NSAR. Cave: Sulfonamidallergie.

WW: Hyperkaliämie-begünstigende Arzneimittel (Diuretika, NSAR). Gleichzeitige Einnahme von Cimetidin führt zur Wirkungsverstärkung der Sartane, von Phenobarbital zur Wirkungsabschwächung.

P: * Losartan (Lorzaar®): 1–2 × 50 mg oder 1 × 100 mg; * Valsartan (Diovan®): 1–2 × 80–160 mg; * Eprosartan (Teveten®): 1–2 × 200–400 mg; * Irbesartan (Aprovel®, Karvea®): 1 × 150–300 mg; * Candesartan (Blopress®, Atacand®): 1 × 8–16 mg; * Telmisartan (Micardis®): 1 × 20–80 mg.

α_1-Antagonisten

Selektiver und kompetitiver Antagonismus an peripheren α_1-Rezeptoren. Dadurch Dilatation von Arteriolen und Venen. Günstige Wirkung auf Glucosetoleranz und Blutfettspiegel. Bei älteren Männern mit Prostatahyperplasie günstige Begleiteffekte. Wegen erhöhter Mortalität bei Patienten mit Herzinsuffizienz nur noch in der Kombinationstherapie zugelassen.

NW: Schwindel, Kopfschmerzen, Müdigkeit, Mundtrockenheit.

KI: Aorten- oder Mitralstenose, schwere Niereninsuffizienz, Schwangerschaft und Stillzeit.

P: * Prazosin (Minipress®, in Polypress®): 2–3 × 1–2 mg; * Terazosin (Flotrin®, Heitrin®): 1 × 5 mg; * Doxazosin (Cardular®, Diblocin®): 1 × 2–4 mg; * Bunazosin (Andante®): 1 × 6–12 mg; * Urapidil (Ebrantil®): i.v. in der Notfalltherapie.

α_2-Agonisten

Zentrale Stimulation von postsynaptischen α_2-Rezeptoren führt zur Senkung des Sympathikotonus. Stimulation von präsynaptischen α_2-Rezeptoren: Hemmung der Freisetzung von Noradrenalin.

NW: Sedierung, Mundtrockenheit, Hypotonie, Bradykardie, Obstipation.

KI: Erregungsleitungsstörungen, Bradykardie, Depression, Schwangerschaft und Stillzeit.

WW: Antihypertensive Wirkung vermindert in Kombination mit trizyklischen Antidepressiva und Neuroleptika; Bradykardie in Kombination mit herzwirksamen Glykosiden und β-Blockern.

P: * Clonidin (Catapresan®, in Combipresan®): 3 × 75–300 µg; * α-Methyldopa (Presinol®): 2–3 × 125–250 mg; * Moxonidin (Cynt®): 1–2 × 0,2–0,3 mg.

Vasodilatatoren

Direkte Vasodilatatoren. Wirkmechanismus weitgehend unbekannt. Einsatz in der Regel bei schweren Formen der Hypertonie in der Dreifachtherapie.

NW: Ödeme durch Wasserretention, Flush, Kopfschmerzen, Blutbildstörungen.

KI: Herzklappenstenosen, Tachykardie, hypertrophe Kardiomyopathien, Stillzeit.

P: * Dihydralazin (Nepresol®): 2–3 × 12,5 mg (max. 150 mg); * Minoxidil (Lonolox®): 1–2 × 5–20 mg.

Zweierkombination

Erfolgt auch nach konsekutiver Monotherapie keine befriedigende Einstellung des Blutdrucks, wird eine Zweierkombination eingesetzt. NW, KI und WW ergeben sich aus den wirksamen Bestandteilen.

P: Diuretikum und β-Blocker: * Hydrochlorothiazid und Metoprolol (Beloc ZOK comp®); * Hydrochlorothiazid und Bisoprolol (Concor plus®).
Diuretikum und Calciumantagonist: * Hydrochlorothiazid und Triamteren und Verapamil (Veratide®); * Mefrusid und Nifedipin (Sali-Adalat®).
Diuretikum und ACE-Hemmer: * Hydrochlorothiazid und Enalapril (Pres plus®); * Hydrochlorothiazid und Captopril (Tensobon comp®).
Diuretikum und AT_1-Antagonist: * Hydrochlorothiazid und Lorsartan (Lorzaar plus®); * Hydrochlorothiazid und Valsartan (CoDiovan®).
Calciumantagonist und β-Blocker: * Nifedipin und Metoprolol (Belnif®); * Nifedipin und Atenolol (Nif-Ten®).

Dreierkombination

Bei nicht ausreichender Wirkung einer Zweierkombination wird in schweren Fällen eine Dreierkombination eingesetzt. Mit solchen Dreierkombinationen lässt sich in 90–95 % der Fälle eine zufrieden stellende Blutdrucksenkung erreichen.

P: Diuretikum und β-Blocker und Vasodilatator: * Bendroflumethiazid und Propranolol und Hydralazin (Pertenso® N); * Hydrochlorothiazid und Metoprolol und Hydralazin (Treloc®); * Chlortalidon und Atenolol und Hydralazin (Tri-Normin®.
Diuretikum und Reserpin und Vasodilatator: * Hydrochlorothiazid und Reserpin und Dihydralazin (Adelphan-Esidrix®).
Diuretikum und ACE-Hemmer (oder AT_1-Antagonist) und Calciumantagonist. Diuretikum und α_2-Sympathomimetikum und Vasodilatator.

Notfalltherapie

Die Notfalltherapie erfolgt nach verschiedenen Leitlinien zunächst ambulant durch meist perorale Aufnahme von Calciumantagonisten (Nifedipin oder Nitrendipin), Glyceroltrinitrat oder ACE-Hemmern. Nach 15 und 30 Minuten Blutdruckkontrolle. Eventuell Wiederholungsdosis. Weiterführung der Therapie in der Klinik zur Blutdruckeinstellung. Nach der Stabilisierung ambulante Weiterführung der Therapie nach Stufentherapie.

Häufige therapiebezogene Probleme

- Non-Compliance wegen fehlendem Leidensdruck.
- Mangelnde Bereitschaft zur Ernährungsumstellung und Verstärkung der körperlichen Aktivität.
- Non-Compliance wegen nicht-spürbarer Wirkung, aber evtl. spürbaren unerwünschten Arzneimittelwirkungen.
- Je mehr verschiedene Medikamente der Patient regelmäßig einnehmen muss, desto schlechter wird seine Compliance. Wenn möglich, in der Kombinationstherapie Fixkombinationen einsetzen.

Literatur

Berthold, H. (Hrsg.): Klinikleitfaden Arzneimitteltherapie. Urban und Fischer, München 1999.

Gesenhues, St., Ziesché, R. (Hrsg.): Praxisleitfaden Allgemeinmedizin. 3. Aufl. Urban und Fischer, München 2001.

Mutschler, E.: Arzneimittelwirkungen. 8. Aufl. Wissenschaftliche Verlagsgesellschaft, Stuttgart 2001.

Pschyrembel – Klinisches Wörterbuch. 259. Aufl. De Gruyter, Berlin 2001.

Pschyrembel – Therapeutisches Wörterbuch. 2. Aufl. De Gruyter, Berlin 2001.

Rote Liste. Editio Cantor Verlag, Aulendorf 2002.

Teuscher, E.: Biogene Arzneimittel. Wissenschaftliche Verlagsgesellschaft, Stuttgart 1997.

Internetadressen

www.akdae.de/Homepage/THERAPIE/Aktuell/Hyperto.pdf: Leitlinie der Arzneimittelkommission der deutschen Ärzteschaft. Empfehlung zur Therapie der arteriellen Hypertonie.

www.AWMF-online.de: Therapieleitlinie: Arterielle Hypertonie, Leitlinien der Deutschen Hypertonie Gesellschaft/Deutsche Liga zur Bekämpfung des hohen Blutdrucks e.V.

Therapieschema arterielle Hypertonie

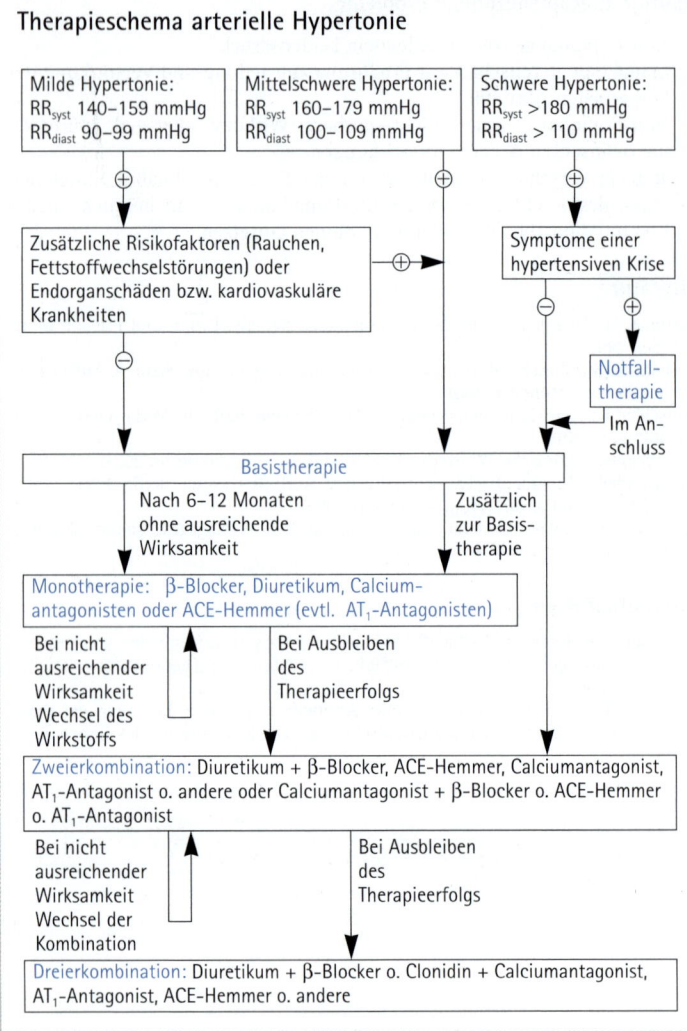

Milde Hypertonie:
RR_{syst} 140–159 mmHg
RR_{diast} 90–99 mmHg

Mittelschwere Hypertonie:
RR_{syst} 160–179 mmHg
RR_{diast} 100–109 mmHg

Schwere Hypertonie:
RR_{syst} >180 mmHg
RR_{diast} > 110 mmHg

Zusätzliche Risikofaktoren (Rauchen, Fettstoffwechselstörungen) oder Endorganschäden bzw. kardiovaskuläre Krankheiten

Symptome einer hypertensiven Krise

Notfall-therapie

Im An-schluss

Basistherapie

Nach 6–12 Monaten ohne ausreichende Wirksamkeit

Zusätzlich zur Basis-therapie

Monotherapie: β-Blocker, Diuretikum, Calcium-antagonisten oder ACE-Hemmer (evtl. AT_1-Antagonisten)

Bei nicht ausreichender Wirksamkeit Wechsel des Wirkstoffs

Bei Ausbleiben des Therapieerfolgs

Zweierkombination: Diuretikum + β-Blocker, ACE-Hemmer, Calciumantagonist, AT_1-Antagonist o. andere oder Calciumantagonist + β-Blocker o. ACE-Hemmer o. AT_1-Antagonist

Bei nicht ausreichender Wirksamkeit Wechsel der Kombination

Bei Ausbleiben des Therapieerfolgs

Dreierkombination: Diuretikum + β-Blocker o. Clonidin + Calciumantagonist, AT_1-Antagonist, ACE-Hemmer o. andere

Therapieschema hypertensiver Notfall

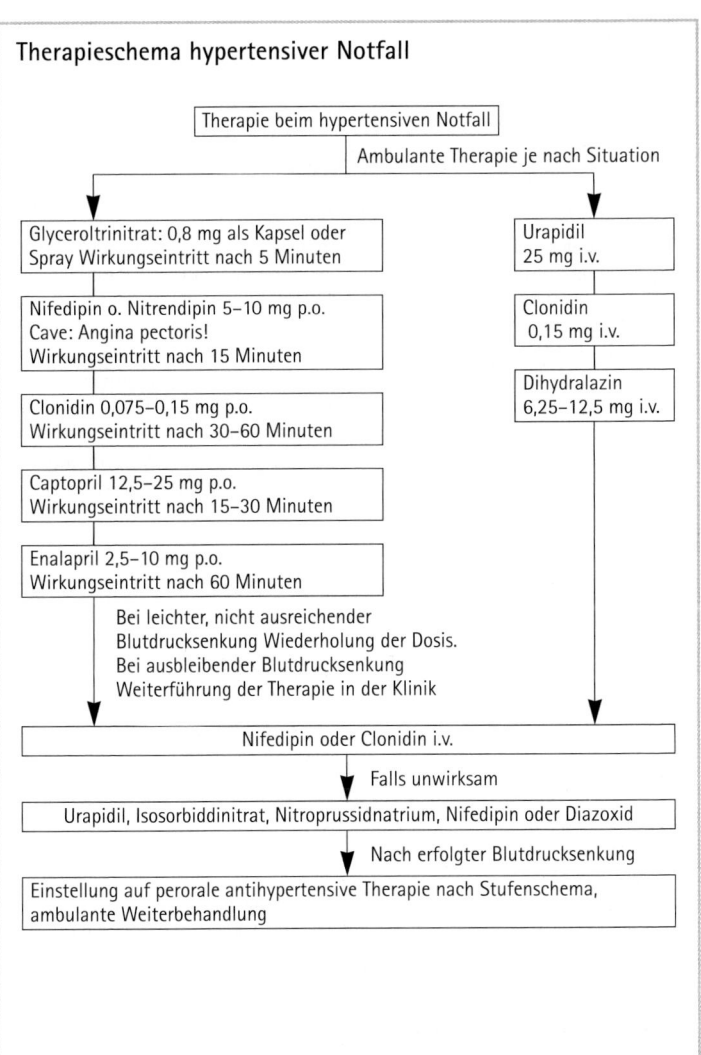

Therapie beim hypertensiven Notfall

Ambulante Therapie je nach Situation

Glyceroltrinitrat: 0,8 mg als Kapsel oder
Spray Wirkungseintritt nach 5 Minuten

Urapidil
25 mg i.v.

Nifedipin o. Nitrendipin 5–10 mg p.o.
Cave: Angina pectoris!
Wirkungseintritt nach 15 Minuten

Clonidin
0,15 mg i.v.

Clonidin 0,075–0,15 mg p.o.
Wirkungseintritt nach 30–60 Minuten

Dihydralazin
6,25–12,5 mg i.v.

Captopril 12,5–25 mg p.o.
Wirkungseintritt nach 15–30 Minuten

Enalapril 2,5–10 mg p.o.
Wirkungseintritt nach 60 Minuten

Bei leichter, nicht ausreichender
Blutdrucksenkung Wiederholung der Dosis.
Bei ausbleibender Blutdrucksenkung
Weiterführung der Therapie in der Klinik

Nifedipin oder Clonidin i.v.

Falls unwirksam

Urapidil, Isosorbiddinitrat, Nitroprussidnatrium, Nifedipin oder Diazoxid

Nach erfolgter Blutdrucksenkung

Einstellung auf perorale antihypertensive Therapie nach Stufenschema,
ambulante Weiterbehandlung

Hypertriglyceridämie

Symptome

Erhöhung der Plasmatriglyceridkonzentration morgens nach 12-stündigem Fasten. Patienten sind über lange Zeit beschwerdefrei.

Hypertriglyceridämie in Kombination mit erhöhten Cholesterinspiegeln werden als **kombinierte Hyperlipidämie** bezeichnet. Behandlung erfolgt nach dominierender Störung.

Zur Einteilung der Hyperlipoproteinämien siehe Tab. 29.1.

Folgen der unbehandelten Krankheit: Fetteinlagerungen (Xanthome) in Gelenke (Ellbogen-, Hand- und Kniegelenke), Sehnen (Achilles-, Patellar- und Fingerstrecksehnen), Augenlider und Leber (Fettleber). Risiko der Pankreatitis bei Hyperchylomikronämie.

Bei kombinierter Hyperlipoproteinämie und Hyperchylomikronämie Risiko vaskulärer Folgeerkankungen wie Arteriosklerose, koronare Herzkrankheit, periphere Verschlusskrankheit. Bei isolierter Triglyceridämie keine Assoziation zu vorzeitiger KHK oder Pankreatitis.

Kombination aus erhöhten Triglyceriden und LDL-Cholesterin mit erniedrigtem HDL-Cholesterin weist auf metabolisches Syndrom hin (s. S. 449).

Tab. 29.1: Einteilung der Hyperlipoproteinämien

Bezeichnung	Häufigkeit	Risiko	Befunde
Hypertriglyceridämie			
Familiäre Hypertriglyceridämie	Selten	Isolierte Triglycerid-Erhöhung kein Risiko	Xanthome möglich
Chylomikronämie-Syndrom	Selten	Variabel, bei Erhöhung von VLDL und Chylomikronen, hohes Risiko einer Pankreatitis	Xanthome möglich
Kombinierte Hyperlipidämie			
Familiäre kombinierte Hyperlipoproteinämie	0,5–3 : 100	Hohes KHK-Risiko	Meist ohne Symptome
Typ-III (Remnant)-Hyperlipoproteinämie, Dysbetalipoproteinämie	1 : 5000–10 000	Hohes KHK-Risiko (ab dem 4. oder 5. Lebensjahrzent)	Xanthome möglich

Ursachen

Bei **familiärer Hypertriglyceridämie** meist genetische Faktoren in Kombination mit Übergewicht, Fehlernährung und Bewegungsmangel. Genetische Faktoren bei Dysbetalipoproteinämie.

Bei **sekundärer Hypertriglyceridämie** treten als Ursachen Alkoholabusus, Niereninsuffizienz, Diabetes mellitus (Typ 2), metabolisches Syndrom, Schwangerschaft und die Einnahme Fettstoffwechsel-beeinflussender Arzneimittel (Kontrazeptiva, β-Rezeptorenblocker, Thiaziddiuretika, Glucocorticoide) auf.

Behandlungsindikation und Behandlungsziele

Diagnosestellung: Siehe Tab. 29.2.

Risikofaktoren für Arteriosklerose:

- Hypercholesterinämie,
- Hypertonie,
- Rauchen,
- Diabetes mellitus,
- positive Familienanamnese (vorzeitige kardiovaskuläre Ereignisse bei männlichen Familienangehörigen < 55 Jahren, weiblichen < 65 Jahren),
- Alter: Männer > 45 Jahre, Frauen > 55 Jahre, bei Frauen mit vorzeitiger Menopause ohne Hormonsubstitution,
- HDL-Cholesterin < 35 mg/dL bei Männern, < 45 mg/dL bei Frauen.

Ein hohes HDL-Cholesterin wirkt bei der Abschätzung der Risikofaktoren günstig.

Therapieziel: Primäre Prävention nach Abwägen der individuellen Risikofaktoren für koronare Herzkrankheit bei mehr als zwei Risikofaktoren.

Ziel: Nicht-HDL-Cholesterin (= VLDL-C + IDL-C + LDL-C) < 160 mg/dL bzw. Quotient aus Gesamtcholesterin und HDL-Cholesterin < 5.

Sekundäre Prävention bei koronarer Herzkrankheit.

Ziel: Nicht-HDL-Cholesterin (= VLDL-C + IDL-C + LDL-C) < 130 mg/dL bzw. Quotient aus Gesamtcholesterin und HDL-Cholesterin < 4.

Basistherapie

Beeinflussung der Risikofaktoren durch:

- Rauchverbot,

Tab. 29.2: Beurteilung der Triglycerid- und Cholesterinwerte

Blutwerte		Interpretation
Triglyceride		
	< 150 mg/dL	Unauffällig
	150–200 mg/dL	Grenzbereich
	> 200 mg/dL	Hypertriglyceridämie
Gesamtcholesterin		
< 5,2 mmol/L	160–185 mg/dL	Unauffällig, normal
5,2–6,2 mmol/L	185–230 mg/dL	Grenzbereich
> 6,2 mmol/L	> 230 mg/dL	Hypercholesterinämie
HDL-Cholesterin		
	> 40 mg/dL	Unauffällig
	< 40 mg/dL	Kritisch
LDL-Cholesterin		
	< 115 mg/dL	Unauffällig
	115–155 mg/dL	Grenzbereich
	> 155 mg/dL	Kritisch

- Gewichtsnormalisierung,
- körperliche Aktivität,
- lipidsenkende Ernährung: fettreduzierte, kalorienreduzierte Kost, ballaststoffreiche Nahrung, mindestens 55 % Kohlenhydrate, Mono- und Disaccharide meiden, gesättigte Fette meiden, ungesättigte Fettsäuren bevorzugen,
- Verzicht auf Alkohol,
- evtl. Therapie der Grunderkrankung (z. B. Diabetes mellitus 2b),
- evtl. Therapieumstellung bei der Behandlung mit triglyceriderhöhenden Medikamenten (Östrogene, β-Rezeptorenblocker, Thiaziddiuretika, Retinole).

Die Basistherapie ist über drei bis sechs Monate ohne weitere Arzneimitteltherapie durchzuführen. Es besteht nur selten eine akute Behandlungsindikation (Ausnahme: exzessive Hypertriglyceridämie). Nach Abwägung der Risikofaktoren i.d.R. lebenslange Arzneimitteltherapie unter Fortführung der Basistherapie.

Arzneitherapie

Fibrate

Senkung der Triglyceridsynthese, gesteigerter Abbau von VLDL, verminderte Freisetzung von freien Fettsäuren aus dem Fettgewebe. Senkung der Triglyceride um 25–60 %, HDL-Cholesterin steigt um 10–20 %. Einschleichend dosieren. Retardpräparate bevorzugen.

NW: Vorübergehende Magen-Darm-Beschwerden, Hautreaktionen, Kopfschmerzen und Schwindel, selten Muskelschmerzen, -schwäche.

KI: Lebererkrankungen, Schwangerschaft, Stillzeit, Kinder, Gallenblasenerkrankungen.

WW: Wirkverstärkung von Antikoagulantien, Sulfonylharnstoffen, Insulin. Erhöhtes Risiko einer Rhabdomyolyse bei gleichzeitiger Behandlung mit CSE-Hemmern.

P: * Bezafibrat (Cedur®): 2–3 × 200 mg, 1 × 400 mg retard; * Fenofibrat (Lipanthyl®): 2–3 × 100 mg oder 1 × 250 mg retard; * Gemfibrozil (Gevilon®): 1 × 900 mg retard.

CSE-Hemmer

Kompetitive Hemmung der HMG-CoA-Reduktase (Cholesterol-Synthese-Enzym, CSE), Reduktion der Cholesterineigensynthese. Senkung des Gesamtcholesterins um ca. 24 %–55 %: Fluvastatin < Pravastatin < Lovastatin < Simvastatin < Atorvastatin. Günstiger Einfluss auf alle atherogenen Lipoproteinfraktionen. Arzneimittel der 1. Wahl bei den Lipoproteinämien des metabolischen Syndroms. Patienten mit Gefäßleiden oder Diabetes mellitus profitieren von der Einnahme auch bei nicht erhöhten Cholesterinspiegeln durch eine Verringerung des Herzinfarkt- und Schlaganfallrisikos. Einnahme bei einmaliger Gabe abends.

Anfängliche NW: Übelkeit, Diarrhoe, Obstipation. Seltene NW: Kopfschmerzen, Geschmacksstörungen, Muskelschmerzen, -schwäche. Hinweis: Bei Muskelschmerzen Arzt aufsuchen!

KI: Aktive Lebererkrankungen, Muskelerkrankungen, Schwangerschaft, Stillzeit, Kinder und Jugendliche.

WW: Gehäufte NW bei gleichzeitiger Einnahme von Erythromycin, Azolantimykotika, Fibraten, Nicotinsäure, Ciclosporin durch Hemmung des Metabolismus durch Cytochrom-P-450-Isoenzym 3A4, Wirkverstärkung von Cumarinen möglich.

P: * Fluvastatin (Locol®, Cranoc®): 1 × 20–40 mg; * Pravastatin (Liprevil®, Pravasin®): 1 × 10–40 mg; * Lovastatin (Mevinacor®): 1 × 10–80 mg; * Simvastatin (Denan®, Zocor®): 1 × 5–40 mg; * Atorvastatin (Sortis®): 1 × 2,5–80 mg.

Nicotinsäureanaloga

Hemmung der Fettmobilisation, dadurch Senkung des Triglyceridspiegels und nachfolgend des Cholesterinspiegels. Einschleichende Dosierung notwendig. Einnahme nach den Mahlzeiten. Aufgrund der Nebenwirkungen sollen Nicotinsäureanaloga nur Patienten mit schweren Lipidstoffwechselstörungen gegeben werden.

NW: Flush-Syndrom, Blutdruckabfall, bei längerer Anwendung verminderte Glucosetoleranz, Gefahr einer Hyperurikämie, Erhöhung der Leberenzyme.

KI: Magen-Darm-Ulzera, frischer Herzinfarkt, akute Blutungen, dekompensierte Herzinsuffizienz.

WW: Verminderte Blutzuckersenkung bei oralen Antidiabetika, mit Antihypertensiva Verstärkung der Blutzuckersenkung.

P: * Acipimox (Olbemox®): 2–3 × 250 mg.

Unterstützung in der Selbstmedikation

Adsorbentien

Lösliche Ballaststoffe (Pektine) senken die Energiedichte, reduzieren die Hyperglykämie im Anschluss an die Mahlzeit und drosseln dadurch die Triglyceridsynthese. Einschleichende Dosierung um Magen-Darm-Beschwerden (Blähungen) zu vermeiden, ausreichend trinken.

WW: verzögerte oder verminderte Resorption anderer Arzneistoffe, Einnahmeabstand einhalten.

P: Haferkleie (Haferkleie Resana®): 3 × 1 Teelöffel pro Tag; Pektin (Pektin Granulat®).

Artischockenextrakt

Durch die choleretische Wirkung wird die Ausscheidung von Cholesterol via Gallensäuren gefördert. Maximale Senkung des Cholesterinspiegels um ca. 10 %.

P: Artischockenextrakt (Hepar SL® forte, Valverde®): 3 × 200–650 mg.

Knoblauchextrakt

Indirekte Verringerung des Arterioskleroserisikos durch Senkung der LDL-Spiegel und Hemmung der Cholesterolsynthese. Direkte antiarteriosklerotische Wirkung durch antioxidative Wirkung auf Ablagerungsprodukte in verengten Gefäßen.

P: Knoblauchzwiebelextrakt (Sapec®, Carisano®): 1 g Knoblauchtrockenpulver = 4 g frische Knoblauchzwiebel.

Häufige therapiebezogene Probleme

- Non-Compliance wegen fehlendem Leidensdruck.
- Mangelnde Bereitschaft zur Ernährungsumstellung und zur Verstärkung der körperlichen Aktivität.
- Bei Diabetikern: Nicotinsäure verschlechtert die Glucosetoleranz, Fibrate verstärken das Risiko einer Myopathie und einer diabetischen Nephropathie.

Literatur

Arzneimittelkommision der deutschen Ärzteschaft (Hrsg.): Empfehlungen zur Therapie von Fettstoffwechselstörungen, Arzneiverordnung in der Praxis. 2. Aufl. 1999.
Berthold, H. (Hrsg.): Klinikleitfaden Arzneimitteltherapie. Urban und Fischer, München 1999.
Gesenhues, St., Ziesché, R. (Hrsg.): Praxisleitfaden Allgemeinmedizin. 3. Aufl. Urban und Fischer, München 2001.
Mutschler, E.: Arzneimittelwirkungen. 8. Aufl. Wissenschaftliche Verlagsgesellschaft, Stuttgart 2001.
Pschyrembel – Klinisches Wörterbuch. 259. Aufl. De Gruyter, Berlin 2001.
Pschyrembel – Therapeutisches Wörterbuch. 2. Aufl. De Gruyter, Berlin 2001.
Rote Liste. Editio Cantor Verlag, Aulendorf 2002.
Teuscher, E.: Biogene Arzneimittel. Wissenschaftliche Verlagsgesellschaft, Stuttgart 1997.

Therapieschema Hypertriglyceridämie

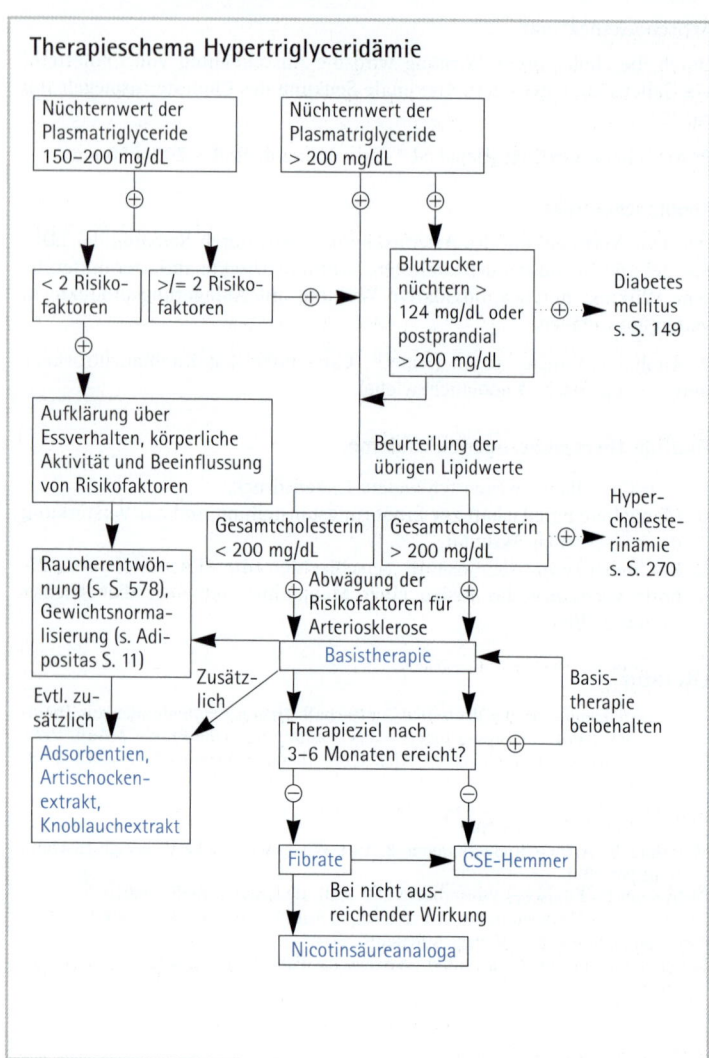

Nüchternwert der Plasmatriglyceride 150–200 mg/dL

Nüchternwert der Plasmatriglyceride > 200 mg/dL

< 2 Risikofaktoren

>/= 2 Risikofaktoren

Blutzucker nüchtern > 124 mg/dL oder postprandial > 200 mg/dL

Diabetes mellitus s. S. 149

Aufklärung über Essverhalten, körperliche Aktivität und Beeinflussung von Risikofaktoren

Beurteilung der übrigen Lipidwerte

Gesamtcholesterin < 200 mg/dL

Gesamtcholesterin > 200 mg/dL

Hypercholesterinämie s. S. 270

Raucherentwöhnung (s. S. 578), Gewichtsnormalisierung (s. Adipositas S. 11)

Abwägung der Risikofaktoren für Arteriosklerose

Basistherapie

Basistherapie beibehalten

Evtl. zusätzlich

Adsorbentien, Artischockenextrakt, Knoblauchextrakt

Zusätzlich

Therapieziel nach 3–6 Monaten erreicht?

Fibrate

CSE-Hemmer

Bei nicht ausreichender Wirkung

Nicotinsäureanaloga

Hypotonie

Symptome

Arterielle Hypotonie, German Disease. Vorübergehender oder dauerhafter Abfall der systolischen Blutdruckwerte unter 100 mmHg. Grenzziehung zwischen Hypotonie und Normotonie willkürlich. Müdigkeit, Abgeschlagenheit, verminderte Leistungsfähigkeit, Schwindel, Benommenheit, Tachykardie.

Orthostatische Hypotonie, orthostatische Dysregulation: Blutdruckabfall bei Lageveränderung, z.B. Aufsetzen aus dem Liegen oder Aufstehen aus der Hocke.

Probleme der unbehandelten Krankheit: Selten schwerwiegend, Gangunsicherheit, Stürze durch Schwindel und Benommenheit. Orthostatische Hypotonie Risikofaktor für mangelnde Hirndurchblutung (s. auch Demenz S. 113) und Hörstörungen (Tinnitus).

Ursachen

Zu den Ursachen der Hypotonie siehe Tab. 30.1.

Behandlungsindikation und Behandlungsziele

Behandlungsindikation: Bei primärer Hypotonie ist das Vorliegen eines niedrigen Blutdrucks völlig harmlos, nur bei stärkeren Beschwerden besteht eine Behandlungsindikation. Ausnahmen sind:

▨ in der Schwangerschaft, um die Durchblutung der Plazenta aufrecht zu erhalten,
▨ im höheren Lebensalter, um Neigung zu stürzen und damit das Verletzungsrisiko zu minimieren (s. auch Osteoporose S. 509).

Bei sekundärer Hypotonie wird eine kausale Therapie durchgeführt.

Diagnosestellung: Die Diagnose wird erstellt durch:

▨ Anamnese,
▨ wiederholte Blutdruckmessungen,
▨ Schellong-Test.

Durchführung des Schellong-Tests: Den Patienten mindestens 10 Minuten in Rückenlage ruhen lassen, Blutdruck und Puls messen; danach Patienten aufstehen lassen, Blutdruck und Puls sofort nach dem Aufstehen, nach 1, 2, 3, 5, 7 und 10 Minuten messen. Auswertung der Blutdruck- und Pulsentwicklung (s. Tab. 30.2).

Tab. 30.1: Ursachen der Hypotonie

Art der Hypotonie	Ursachen	Beispiele
Primäre Hypotonie	Genetische Faktoren, Körperbau und Lebensweise	Jugendliche und leptosome Patienten, meist Frauen
Sekundäre Hypotonie	Durch Schock	Volumenmangel, septischer, anaphylaktischer, kardiogener, endokriner, neurogener Schock
	Hypovolämisch	Bei Polyurie, okkulter GIT-Blutung, mangelnder Flüssigkeitszufuhr (z. B. auf Reisen), Erbrechen, Durchfall, Fieber
	Endokrin	Nebennierenrindeninsuffizienz, Hypothyreose, Diabetes insipidus
	Venöses Pooling	Varikosis, Schwangerschaft, längere Bettlägerigkeit
	Vaskulär	Herzinfarkt, Herzrhythmusstörungen, Herzklappenfehler, Herzinsuffizienz, Myokarditis
	Infektiös-toxisch	Sepsis, Virusinfekte
	Neurogen	Polyneuropathie mit Befall des autonomen Nervensystems, Querschnittsläsionen, Parkinson-Syndrom
	Arzneimittel-induziert	Antihypertensiva, Sympatholytika, trizyklische Antidepressiva, Neuroleptika, Tranquillantien und Sedativa

Tab 30.2: Auswertung des Schellong-Tests

	Normal	Sympathikusbetont (ca. 60%)	Hypo-sympathikoton	Asympathikoton (selten)
RR syst.	⇔	⇓	⇓	⇓
RR diast.	⇑	⇑	⇑	⇓
Puls	⇑	⇑	⇔	⇔ (⇓)

Einteilung in sympathikotone Hypotonie bei ansteigendem Puls und hypo- oder asympathikotone Hypotonie bei gleichbleibendem oder abfallendem Puls.

Basistherapie

Der Basistherapie dienen:

- Aufklärung und Beratung über Harmlosigkeit einer Hypotonie.
- Ernährungsumstellung: viel Trinken (2–3 Liter Flüssigkeit pro Tag), ausreichende Salzzufuhr (ca. 10–15 g pro Tag), morgens Kaffee zur Kreislaufstimulation.
- Vermehrte körperliche Aktivität: Ausdauersport (Wandern, Schwimmen), regelmäßige Bewegung im Alltag (Treppensteigen statt Fahrstuhl, Laufen statt mit dem Auto zu fahren), häufige Positionsänderungen bei sitzenden oder stehenden Tätigkeiten: Aufstehen, Gehen, Laufen, mit den Füßen wippen, statt still zu sitzen.
- Physikalische Maßnahmen: Wechselduschen, Wassertreten, kalte Güsse, Kompressionsstrumpfhosen.
- Möglichst Verzicht auf Alkohol, maximal 20 g Alkohol ausschließlich zu den Mahlzeiten.
- Vermeiden von plötzlichem Aufstehen.
- Vermeiden von Reisen in heiße Länder, Sonnenbaden, heißen Bädern. Gemäßigte Saunagänge sind möglich.

Therapie der orthostatischen Synkope (Kreislaufzusammenbruch, Ohnmacht):

- Patient auf den Rücken legen,
- beide Beine gestreckt im Winkel von 45° hochlagern,
- einige Minuten abwarten,
- regelmäßige Puls- und Blutdruckkontrolle,
- evtl. Sympathomimetika, NW und KI beachten: Tachykardien, Angina pectoris, Herzrhythmusstörungen.

Arzneitherapie

Ergotaminderivate

Steigerung des venösen Tonus durch partiellen α-Adrenozeptoragonismus, Erhöhung des Herzminuten- und Schlagvolumens. Substanz der Wahl bei sympathikusbetonter Hypotonie (erhöhter Puls nach Schellong-Test). Zur kurzfristigen Anwendung bei starken Beschwerden. Medizinische Notwendigkeit umstritten.

NW: Übelkeit, Erbrechen, Schwindel, Kopfschmerzen, periphere Durchblutungsstörungen. Bei chronischer Anwendung Gefahr des Ergotamin-Kopfschmerzes (s. Kopfschmerz, medikamenteninduziert S. 341).

KI: Arterielle Gefäßerkrankungen, KHK, Schwangerschaft 1. Trimenon, während der Geburt, Hypertonie, pAVK, schwere Leberinsuffizienz, Niereninsuffizienz. Gleichzeitige Einnahme von β-Blockern.

WW: Verstärkung des Effekts bei gleichzeitiger Anwendung von Triptanen, Sympathomimetika. Erhöhung des Dihydroergotamin-Spiegels bei gleichzeitiger Einnahme von Glyceroltrinitrat. Aufhebung des Effekts von Antihypertonika (Calciumantagonisten, ACE-Hemmer, AT-II-Antagonisten).

P: ∗ Dihydroergotamin (Dihydergot®): 3 × 1–2 mg oder 2 × 2,5 mg retard.

α_1-Sympathomimetika

Vasokonstriktion peripherer Gefäße durch Stimulation der α_1-Rezeptoren. Einsatz bei hypo- oder asympathikotoner Hypotonie (gleichbleibendem oder abfallendem Puls im Schellong-Test).

Einnahme vor 16 Uhr zur Vermeidung von Schlafstörungen.

NW: Schlaflosigkeit, Unruhe, Schwitzen, Schwindelgefühl, Kopfschmerzen, Magen-Darm-Beschweren, Herzklopfen (Tachykardie), hypertone Reaktionen, Angina pectoris.

KI: Erhöhter Sympathikotonus, hypertone Reaktion im Schellong-Test, tachykarde Herzrhythmusstörungen, KHK, Thyreotoxikose, Engwinkelglaukom, Prostataadenom.

WW: Verstärkung der sympathomimetischen Wirkung durch Guanethidin, trizyklische Antidepressiva, andere Sympathomimetika, Schilddrüsenhormone, Antihistaminika. Mit α- oder β-Blockern Gefahr des unkontrollierbaren Blutdruckabfalls oder -anstiegs mit Bradykardie. Bei gleichzeitiger Anwendung von Atropin Anstieg der Herzfrequenz. Bei Einnahme von Herzglykosiden können Herzrhythmusstörungen auftreten. Verminderte Blutzuckersenkung bei Einnahme von Antidiabetika.

P: Etilefrin (Effortil®): bei Bedarf bis zu 3 × 5–10 mg/d; Norfenefrin (Novadral®): 2–3 × 45 mg/d; Oxilofrin (Carnigen®): 2–3 × 32 mg/d.

Unterstützung in der Selbstmedikation

Pflanzliche Antihypotonika

Reflektorische Stimulation des Kreislaufzentrums durch Campher. Steigerung der Herzleistung durch Weißdorn. Durchblutungsfördernder und kreislaufanregender Effekt von Rosmarin.

Cave: Alkohol in Tropfen führt zu Gefäßerweiterung und damit zum gegenteiligem Effekt.

P: Campher und Weißdorn (Korodin®); Rosmarin als Badezusatz oder in Massageöl.

Häufige therapiebezogene Probleme

- Überzogene Selbstmedikation ohne Behandlungsindikation,
- mangelnde Bereitschaft zur Verstärkung der körperlichen Aktivität.

Literatur

Berthold, H. (Hrsg.): Klinikleitfaden Arzneimitteltherapie. Urban und Fischer, München 1999.
Gesenhues, St., Ziesché, R. (Hrsg.): Praxisleitfaden Allgemeinmedizin. 3. Aufl. Urban und Fischer, München 2001.
Goerke, K.: Klinikleitfaden Gynäkologie und Geburtshilfe. Urban und Fischer, München 2000.
Mutschler, E.: Arzneimittelwirkungen. 8. Aufl. Wissenschaftliche Verlagsgesellschaft, Stuttgart 2001.
Pschyrembel – Klinisches Wörterbuch. 259. Aufl. De Gruyter, Berlin 2001.
Pschyrembel – Therapeutisches Wörterbuch. 2. Aufl. De Gruyter, Berlin 2001.
Rote Liste. Editio Cantor Verlag, Aulendorf 2002.

Internetadressen

www.m-ww.de/krankheiten/herz_kreislauf_erkrankungen/niedriger_blutdruck.html: Medicine Worldwide
www.netdoktor.at/krankheiten/Fakta/hypotonie.htm

Therapieschema Hypotonie

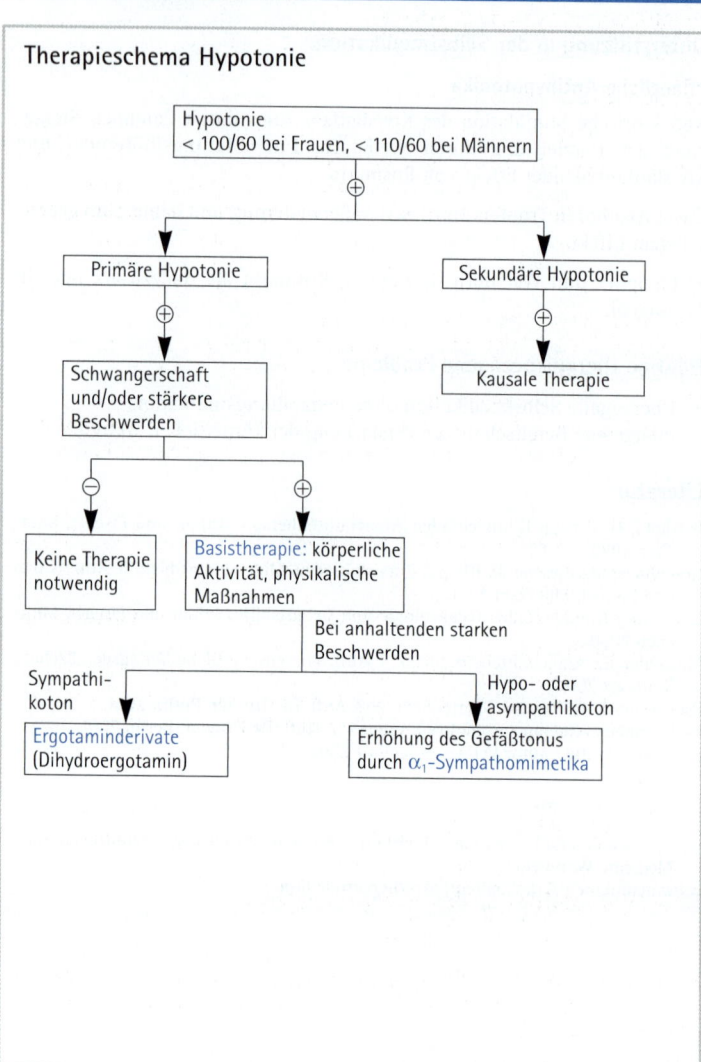

Hypotonie
< 100/60 bei Frauen, < 110/60 bei Männern

⊕

Primäre Hypotonie

⊕

Schwangerschaft und/oder stärkere Beschwerden

⊖ → Keine Therapie notwendig

⊕ → Basistherapie: körperliche Aktivität, physikalische Maßnahmen

Bei anhaltenden starken Beschwerden

Sympathikoton → Ergotaminderivate (Dihydroergotamin)

Hypo- oder asympathikoton → Erhöhung des Gefäßtonus durch α_1-Sympathomimetika

Sekundäre Hypotonie

⊕

Kausale Therapie

Klimakterium, Hormonsubstitution

Lennecke

Symptome

Unter Klimakterium werden die Wechseljahre der Frau verstanden. Übergangsphase ab dem Beginn unregelmäßiger Blutungen bis hin zur Postmenopause, bedingt durch das Erlöschen der Ovarialfunktion. Zu Beginn unregelmäßiger Menstruationszyklus, Veränderung der Blutungsstärke (Abschwächung oder Verstärkung), häufig prämenstruelle Mastodynien.

Die Menopause ist der Zeitpunkt der letzten spontanen Menstruation, der nachfolgend ein Jahr lang keine ovariell gesteuerten uterinen Blutungen folgen, meist zwischen 45. und 50. Lebensjahr.

Postmenopause wird der Lebensabschnitt der Frau genannt, der sich dem Klimakterium anschließt, meist 1 Jahr nach der Menopause bis in den Eintritt ins Senium (Greisenalter > 70 J.).

Menopausensyndrom: vegetativ-klimakterisches Syndrom meist in der Zeit der Menopause, selten prämenopausal, z.B. bei Kastration (Ovarektomie) jüngerer Frauen.

Symptome sind:

- typische Trias aus Hitzewallungen, Schwindel und Schweißausbrüchen,
- psychovegetative Begleitsymptome: Reizbarkeit, Lustlosigkeit, Leistungsabfall, Schlafstörungen,
- trophische Störungen durch Östrogenmangel an Schleimhäuten und am Urogenitaltrakt,
- langfristige Stoffwechselveränderungen: Osteoporose, Erhöhung des Risikos für kardiovaskuläre Erkrankungen; 46% aller postmenopausalen Frauen entwickeln eine kardiovaskuläre Erkrankung.

Ursachen

Abfall der Östrogenproduktion im Klimakterium durch Erlöschen der Ovarialfunktion.

Behandlungsindikation und Behandlungsziele

Diagnosestellung: Anamnese, Alter.

Behandlungsindikation: Keine allgemeingültigen Empfehlungen für die generelle und zeitlich unbegrenzte Therapie. Absolute Indikation für die Substitutionstherapie bei:

- Klimakterium praecox,

- schweren klimakterischen Beschwerden,
- Zeit nach Ovarektomie,
- Osteoporose zum Zeitpunkt der Menopause (s. Osteoporose S. 509).

Therapieziele:

- Besserung der klimakterischen Beschwerden,
- Reduktion von osteoporosebedingten Erkrankungen,
- Reduktion des Risikos für Gebärmutterkrebs.

Dosisfindung nach Beschwerdebild, Hormonbestimmungen nicht sinnvoll.

Therapiekontrolle: Überwachung des Blutdrucks (bei Therapie mit Gestagenen), regelmäßige Mammographie (alle 24 Monate).

Prophylaxe und Basistherapie

Beeinflussung der psychovegetativen Symptome, des kardiovaskulären Risikos und des Osteoporoserisikos durch gesunde Lebensweise, ausgewogene Ernährung und ausreichende Bewegung.

Ernährung:

- Gewichtsnormalisierung.
- Lipid- und blutzuckersenkende Ernährung: fettreduzierte, kalorienreduzierte Kost, ballaststoffreiche Nahrung, mindestens 55 % Kohlenhydrate, Mono- und Disaccharide meiden, gesättigte Fette meiden, ungesättigte Fettsäuren bevorzugen.
- Ausreichende Calcium- und Vitamin-D-Aufnahme zur Unterstützung des Knochenaufbaus (s. Osteoporose S. 509).
- Mäßiger Alkoholgenuss oder Alkohol ganz meiden.
- Rauchverzicht (s. Raucherentwöhnung S. 578).

Bewegung:

- Regelmäßige Bewegung, Ausdauersportarten, wie z. B. Wandern, Fahrrad fahren, Schwimmen, zur Stabilisierung des Herz-Kreislauf-Systems und zum Erhalt der Knochenmasse.

Arzneitherapie

Pflanzliche und homöopathische Gynäkologika

Besserung aller Beschwerden werden postuliert, angenommener Wirkungsmechanismus als Phytohormone mit schwach östrogenartiger Wirkung.

Psychische Komponente, Placeboeffekt gerade bei der Behandlung vegetativer Symptome wahrscheinlich. Kombination mit Johanniskraut gegen depressive Begleiterscheinungen (s. auch Depression S. 123).

P: Mönchspfeffer = Agnus castus (Agnolyt®), Traubensilberkerze = Cimicifuga (Klimadynon®, Remifemin®), Cimicifuga und Johanniskraut (Remifemin® plus), Homöopathika mit Cimicifuga und Sepia= Tintenfisch (Klimaktoplant®, Cefakliman®).

Phytohormone sollen auch in bestimmten Lebensmitteln wie Sojaprodukten enthalten sein. Eine Wirkung gegen klimakterische Beschwerden ist aber wissenschaftlich nicht erwiesen.

P: Soyaeiweiß (Phytosoya®)

Lokale Anwendung von Milchsäurebakterien/Gleitgel

Vaginalsuppositorien mit Milchsäurebakterien bei unspezifischen Störungen der physiologischen Vaginalflora und zur Vorbeugung von Vaginalmykosen. Gleitgel bei Kohabitationsbeschwerden aufgrund mangelnder Schleimhautfeuchte.

P: Lactobazillen (Vagiflor®), Gleitgel (KY Femilind® Lubrikativum).

Topische Sexualhormone

Anwendung bei atrophischen genitalen Veränderungen, auf Schleimhäute begrenzte Beschwerden. Nicht geeignet zur Beeinflussung des kardiovaskulären oder Osteoporose-Risikos.
   Dosierung einhalten, systemische Wirkungen und Nebenwirkungen bei Überdosierung möglich.

NW: Lokal Hitzegefühl und Juckreiz.

KI: Ungeklärte Vaginalblutungen, östrogenabhängige Tumoren.

WW: Abschwächung der Östrogenwirkung durch Enzyminduktoren (z.B. Barbiturate, Rifampicin) und Antibiotika.

P: * Estriol (Ovestin®, Oekolp® vaginal), * Estriol und Lactobazillus (Gynoflor®), * Estradiol (Linoladiol N®); * Estradiol (Estring®): Verweildauer 3 Monate.

Östrogene

Besserung der klimakterischen Beschwerden, Reduktion osteoporosebedingter Erkrankungen.

Zur Verringerung des Risikos für ein Endometriumkarzinom Kombination mit Gestagenen; nur bei Frauen nach Hysterektomie Östrogen-Monotherapie.

Verwendung von 17-β-Estradiol, dessen Estern und konjugierten Östrogenen. Beginn mit niedrigen Dosen, Dosissteigerung nach individueller Befindlichkeit. Anwendung oral oder transdermal, in möglichst niedriger Dosierung.

Therapiedauer bei klimakterischen Symptomen zunächst über 5 Jahre, falls Symptome andauern über weitere 5 Jahre oder auf unbestimmte Zeit; zur präventiven Therapie von Osteoporose evtl. lebenslang (Cave: Brustkrebsrisiko).

NW: Erhöhtes Risiko für Endometriumkarzinom bei Monotherapie mit Östrogenen, deshalb Kombinationstherapie mit Gestagenen bei vorhandener Gebärmutter. Erhöhtes Risiko für Mammakarzinom (1,5–2fach), in Abhängigkeit von der Behandlungsdauer (> 5 J.) und individuellen Risikofaktoren (frühe Menarche, lange frühere Verwendung oraler Kontrazeptiva, Brustkrebs in der Familienanamnese, wenig Kinder, kurze Stillzeit, späte Menopause, erhöhtes Körpergewicht). Gelegentlich Gewichtszunahme, Ödeme, Gebärmutterblutungen.

KI: Schwere Lebererkrankungen, östrogenabhängige Tumoren, Gebärmuttermyome, Endometriose. Thromboembolien aktuell oder in der Vorgeschichte.

WW: Beschleunigter Abbau der Östrogene durch Barbiturate, Phenytoin, Primidon, Rifampicin. Verstärkung und Verlängerung der Wirkung von Metoprolol, Imipramin, einigen Benzodiazepinen, Paracetamol, Griseofulvin.

P: Östrogen-Monotherapie oral: * 17-β-Estradiol (Progynova®, -mite): 3 Wochen lang 1 × 1 (oder 2 mg), 1 Woche Pause; * Konjugierte Östrogene (Presomen® 0,3; 0,6; 1,25), Dosierung s. Estradiol oral.
Östrogen-Monotherapie transdermal: * 17-β-Estradiol (Estraderm® TTS 25, 50, 100): 2 Membranpflaster pro Woche für 3 Wochen, 1 Woche Pause.
Östrogen pulmonal: * 17-β-Estradiol (Aerodiol®).

Östrogen-Gestagen-Kombinationen

Wirkung über Östrogenanteil, Zusatz von Gestagenen zur Senkung des Risikos einer Endometriumhyperplasie, eines Korpus- oder Mamma-Ca. Anwendung bei Frauen ohne Hysterektomie. Präparate besitzen keine kontrazeptive Wirkung.

Therapiedauer wie bei Östrogentherapie: zur Behandlung klimakterischer Beschwerden zunächst über 5 Jahre, falls Symptome bei Auslassversuch andauern über weitere 5 Jahre oder auf unbestimmte Zeit; zur Prävention von Osteoporose evtl. lebenslang.

Übliche Dosierschemata:

- Orale Östrogene allein für 7–10 Tage, im Anschluss Östrogene und Gestagene für 10–12 Tage, danach 7 Tage Einnahmepause (z. B. Cyclo-Progynova®). Problem: In der Einnahmepause können Östrogenmangelsymptome auftreten (wie z. B. Hitzewallungen, menstruelle Migräne, Monatsblutungen), deshalb weniger empfehlenswert.
- Kontinuierliche Östrogenanwendung, zusätzlich während der letzten 12–14 Tage Gestagengabe; nach Ende der Gestagengabe Abbruchblutung unter Weitergabe des Östrogens; bei postmenopausalen Patientinnen evtl. Verlängerung des Zyklus auf 2–3 Monate zur Verringerung der Blutungshäufigkeit (z. B. Estraderm® Pflaster ohne Unterbrechung und Clinofem®). Empfehlenswert.
- Kontinuierliche Östrogen-Gestagen-Gabe, um Menstruation zu verhindern (z. B. Kliogest®); anfangs noch leichte unkontrollierbare Blutungen, die nach einigen Monaten mit dem Einsetzen einer Endometriumatrophie ausbleiben. Empfehlenswert.
- Tibolon: synthetisches 19-Nortestosteronderivat, besitzt östrogene und androgen-anabole bzw. gestagene Eigenschaften. Anstieg der Knochendichte vergleichbar mit Östrogentherapie. HDL-Senkung.

NW, KI, WW: S. Östrogenmonotherapie. Tibolon zeigt fibrinolytische Aktivität, so dass eine Wirkungsverstärkung von Antikoagulantien denkbar ist.

P: Orale Anwendung: * Estradiol und Estriol/Levonorgestrel (Cyclo-Menorette®, CycloÖstrogynal®); * Estradiol/Norgestrel (Cyclo-Progynova®); * Estradiol/Levonorgestrel (Klimonorm®); * Tibolon (Liviella®).
Transdermale Anwendung: * Estradiol/Norethisteron (Estracomb® TTS): Pflaster mit 1 oder 2 Wirkstoffen, 2 Pflaster/Woche.
Intramuskuläre Anwendung: * Estradiol/Prasteron (Gynodian® depot): 1 × i.m. alle 4 Wochen.

Gestagene zum Auslösen der Abbruchblutung: ∗ Medroxyprogesteronacetat (Clinofem® 2,5; 5; 10), ∗ Dydrogesteron (Duphaston®), ∗ Norethisteronacetat (Gestakadin®, Sovel®).

Häufige therapiebezogene Probleme

- (Selbst-)Behandlung mit pflanzlichen oder homöopathischen Präparaten statt indizierter hormoneller Therapie,
- mangelnde Information über Osteoporoserisiko und möglicher Prophylaxe,
- Angst, Bedenken gegenüber Krebsrisiko bei Dauerhormontherapie.

Literatur

Berthold, H. (Hrsg.): Klinikleitfaden Arzneimitteltherapie. Urban und Fischer, Mün-
chen 1999.
Gesenhues, St., Ziesché, R. (Hrsg.): Praxisleitfaden Allgemeinmedizin. 3. Aufl. Urban
und Fischer, München 2001.
Mutschler, E.: Arzneimittelwirkungen. 8. Aufl. Wissenschaftliche Verlagsgesellschaft,
Stuttgart 2001.
Pschyrembel – Klinisches Wörterbuch. 259. Aufl. De Gruyter, Berlin 2001.
Pschyrembel – Therapeutisches Wörterbuch. 2. Aufl. De Gruyter, Berlin 2001.

Internetadressen

www.akdae.de: Arzneimittelkommission der deutschen Ärzteschaft: Arzneiverordnung in der Praxis.
www.awmf-online.de

Therapieschema Klimakterium

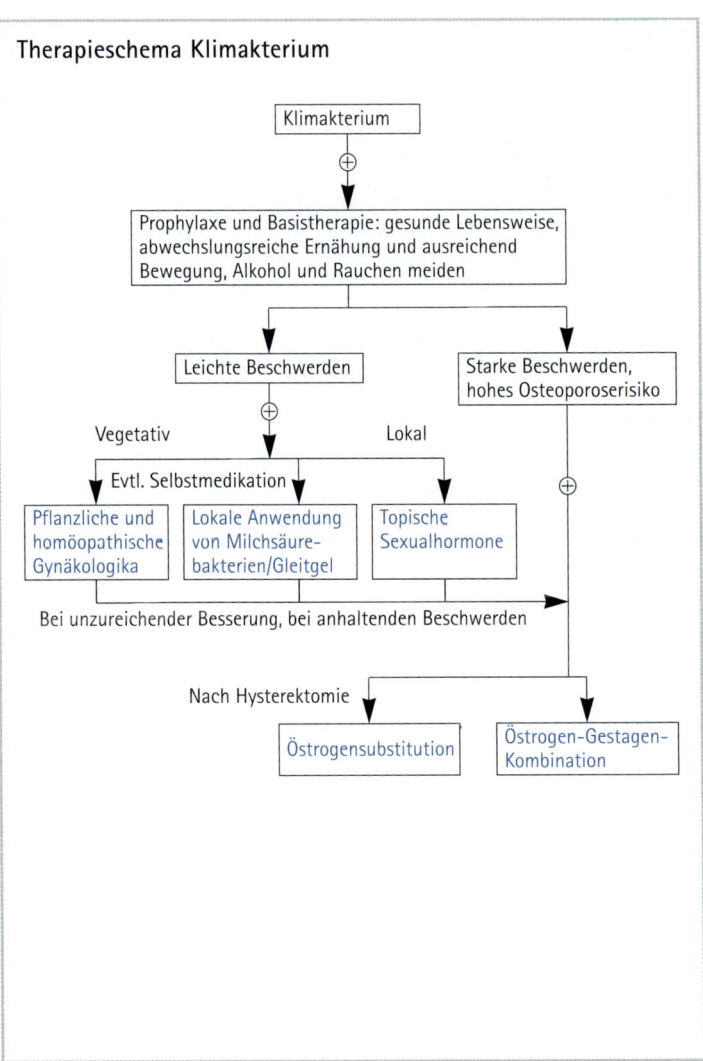

Kontrazeption

Begriffe

Konzeptionsverhütung, Empfängnisverhütung, Schwangerschaftsverhütung. Einsatz zur Familienplanung, gegen ungewollte oder medizinisch nicht indizierte Schwangerschaften.

Konzeption (Empfängnis): Befruchtung des Eis der Frau bei einem zur Schwangerschaft führenden Coitus.

Befruchtung (Fertilisation): Oberbegriff für Konzeption, Imprägnation (aktives Eindringen des Spermiums in das Ei) und Konjugation (Verschmelzung des männlichen und weiblichen haploiden Vorkerns der Gameten). Imprägnation findet meist in der Ampulle des Eileiters statt.

Nidation: Einnisten (Implantation) des befruchteten Eis in der Gebärmutterschleimhaut oder im pathologischen Fall extrauterin im Eileiter, Peritoneum oder Eierstock.

Grundlagen

Menstruationszyklus der Frau: immer wiederkehrender Ablauf der weiblichen Körperfunktionen vom ersten Tag der Menstruation bis zum letzten Tag vor der folgenden Regelblutung. Dauer: ca. 28 Tage mit erheblichen physiologischen Schwankungen (Oligomenorrhoe, Polymenorrhoe), bei meist individueller Konstanz.

Ablauf des Menstruationszyklus:

- 1.–4. Tag: Menstruation: Abstoßen der Gebärmutterschleimhaut aufgrund abfallender Progesteronkonzentrationen, beginnende Follikelreifung im Eierstock.
- 5.–12. Tag: Postmenstruum: Bildung eines sprungreifen Follikels im Eierstock.
- 12.–17. Tag: Intermenstruum oder Intervall, Beginn der Sekretionsphase: Eisprung und Wanderung des Eis durch den Eileiter zur Gebärmutter.
- 17.–28. Tag: Corpus-luteum-Phase: Gelbkörperbildung (Corpus luteum) im Ovar aus dem gesprungenen Follikel, Bildungsort von Östrogenen und Progesteron. Bei fehlender Befruchtung bildet sich der Corpus luteum in den letzten Tagen des Zyklus zurück; der Progesteronabfall führt zum Einsetzen der Menstruation.

Hormonelle Steuerung des Menstruationszyklus:

- Proliferationsphase, Follikelreifungsphase (1.-12. Tag): Durch FSH- und LH-induzierte Östrogenbildung im reifen Follikel bewirkt Proliferation der Uterusschleimhaut.
- Ovulation (Eisprung, etwa am 12. Tag): nach Anstieg von FSH und LH bei einem bestimmten Verhältnis beider Hormone. Umwandlung des geplatzten Follikels ins Corpus luteum.
- Sekretionsphase, Corpus-luteum-Phase (Lutealphase, 14.–28. Tage): Durch LH, später LTH, wird im Corpus luteum Progesteron gebildet.
- Desquamationsphase: Wenn keine Befruchtung und Nidation stattfinden, sinkt die Produktion der Ovarialhormone, Hormonentzugsblutung (Menstruation) durch Östrogenmangel.

In der Schwangerschaft (Gravidität) erfolgt das Einnisten des befruchteten Eis in der Gebärmutterschleimhaut, begleitend von HCG-Produktion (HCG, human chorionic gonadotropine, menschliches Gonadotropin), gebildet in den Langerhansschen Zellen der Plazenta. HCG unterhält das Corpus luteum in der Schwangerschaft bis die Hormonproduktion von der fetoplazentaren Einheit übernommen wird. Nachweis im Harn und Blut der Schwangeren, dient als Schwangerschaftsnachweis. Abfallende HCG-Werte deuten auf Extrauteringravidität, drohende Fehl- oder Frühgeburten, intrauterinen Fruchttod, Gestose; erhöhte HCG-Werte auf Mehrlingsschwangerschaft oder Trophoblasttumor hin.

Günstigster Zeitpunkt für die Befruchtung der Frau liegt um den Zeitpunkt der Ovulation herum, da das Ei nur wenige Stunden befruchtbar ist und die Spermien nur ca. 2–5 Tage befruchtungsfähig sind.

Physiologische Veränderungen im Verlauf des Menstruationszyklus werden durch die Basaltemperatur und den Zervixschleim deutlich.

Basaltemperatur: Aufwach- oder Morgentemperatur, sofort nach dem Aufwachen oral, vaginal oder rektal gemessene Körpertemperatur der Frau; typische Schwankungen im Zyklusverlauf: Anstieg um 0,3–0,6 °C etwa 1 Tag nach der Ovulation als Zeichen des sog. thermogenetischen Effekts des Progesterons, Abfall kurz vor der Menstruation. Bei Ausfall der Regelblutung und fehlendem Temperaturabfall ist mit großer Wahrscheinlichkeit eine Schwangerschaft eingetreten.

Zervixschleim: Veränderung der Konsistenz und Menge des Zervixschleims entsprechend den hormonalen Veränderungen des Menstruationszyklus. Unter Östrogeneinfluss dünnflüssig, lässt sich zu einem Faden ausziehen, kurz vor der Ovulation ist die „Spinnbarkeit" am größten (6–15 cm

Fadenlänge), dadurch ist der Zervixschleim für Spermien optimal durchlässig. Positives Farnkrautphänomen: bei Ausstreichen des Zervixschleims auf einen Objektträger charakteristische Bildung von farnkrautähnlichen Kristallen im getrockneten Zervixschleim. Verminderte Bildung und verminderte „Spinnbarkeit" des Zervixschleims unter Progesteroneinfluss in der zweiten Zyklushälfte; die Penetrationsfähigkeit für Spermien ist stark herabgesetzt.

Bestimmung des Konzeptionsoptimums durch Temperaturmethode, funktionale Zervixdiagnostik (Billings-Methode) oder symptothermaler Methoden.

Behandlungsindikation und Behandlungsziele

Indikation für Kontrazeption:

- Familienplanung: zeitliche Planung einer Schwangerschaft,
- abgeschlossene Familienplanung: kein Kinderwunsch,
- junge (jugendliche) Frauen,
- medizinische Kontraindikation für eine Schwangerschaft: z.B. psychische Erkrankungen, die eine Elternschaft unmöglich machen, dominant vererbbare schwere Krankheiten, Behandlung mit feto- und embryotoxischen Arzneimitteln, z.B. mit Retinoiden in der Therapie der Akne (s. S. 19), Zytostatika in der Therapie von Krebs (s. S. 367), Rheuma (s. S. 594) oder entzündlichen Darmerkrankungen (Morbus Crohn s. S. 460, Colitis ulcerosa s. S. 105), antiviralen Mittel (z.B. in der AIDS-Therapie s. S. 254).

Möglichkeiten der Kontrazeption:

- Vermeidung des „Empfängnisrisikos": Enthaltsamkeit, Beschränkung des Geschlechtsverkehrs auf die unfruchtbaren Tage (Knaus-Ogino-Methode, Temperaturmethode, Billings-Methode).
- Verhinderung der Empfängnis durch Barrieren zwischen Ei und Spermien: Präservativ, Scheidendiaphragma, Pessar, Veränderung des Zervixschleims und Verringerung der Tubenmotilität durch Gestagene.
- Abtötung der Spermien durch Spermizide: Nonoxinol in spermiziden Gels oder Ovula, Kupferionen in Intrauterinpessaren.
- Verhinderung der Ovulation durch Gonadotropinhemmung: hormonale Kontrazeption mit Ovulationshemmung.
- Verhinderung der Nidation: Veränderung des Endometriums durch Gestagene, Schaffung ungünstiger Nidationsbedingungen durch Intrauterinpessare.

Beurteilung der Zuverlässigkeit verschiedener Verhütungsmethoden mit Hilfe des **Pearl-Index**: Zahl der ungewollten Schwangerschaften pro 100 Frauenjahre, entsprechend der Anwendung einer bestimmten Methode über ein Jahr bei 100 Frauen (s. auch Tab. 32.1).

Möglichkeiten zur Kontrazeption

Natürliche Kontrazeptionsmethoden

Beschränkung des Geschlechtsverkehrs auf die unfruchtbaren Tage im Menstruationszyklus der Frau. Niedrige bis mittlere kontrazeptive Sicherheit: Pearl-Index 1–30. Erfolgreiche Anwendung nur bei regelmäßigem Menstruationszyklus der Frau. Eine Kombination mehrerer natürlicher Kontrazeptionsmethoden erhöht die Sicherheit (symptothermale Methode). Anwendung bei Frauen mit eher seltenem, „aufschiebbarem" Geschlechtsverkehr, die eine Schwangerschaft für sich nicht völlig ausschließen.

Kalendermethode nach Knaus und Ogino

Beurteilung der fruchtbaren und unfruchtbaren Tage nach der durchschnittlichen Länge des individuellen Zyklus. Auch bei unregelmäßigem Zyklus beträgt die Corpus-luteum-Phase meist konstant 14 Tage, Befruchtungsfähigkeit der Eizelle 6–12 Stunden, der Spermien bis zu 5 Tage. Fruchtbare Tage: fünf Tage vor der Ovulation, Tag der Ovulation und zwei Tage danach. Bei konstantem Zyklus mit einer Länge von 28 Tagen gelten als unfruchtbare Tage der 1.–9. und der 16.–28. Tag.

Tab. 32.1: Versagerquoten der häufigsten Verhütungsmethoden

Verhütungsmethode	Pearl-Index	Beurteilung
Mikropille	0,2–0,5	Sehr sicher
Minipille	0,3–3,0	Sicher
Dreimonatsspritze	0,3–3,6	
Temperaturmethode	1–3	
Intrauterinpessar	1,5–3,0	
Scheidendiaphragma	2,0–3,0	
Präservativ	3–7	Mittlere Sicherheit
Spermizide	Ca. 5	
Coitus interruptus	Ca. 25	Unsicher

Zu beachten ist Folgendes:

▦ Voraussetzung: regelmäßige Zyklen.
▦ Probleme: unerwartete Zyklusanomalien, > 5 Tage anhaltende Vitalität von Spermien.
▦ Pearl-Index: 10–20, niedrige Sicherheit bei alleiniger Anwendung.
▦ Geeignet zur Bestimmung des Konzeptionsoptimums.

Temperaturmethode

Beurteilung der fruchtbaren und unfruchtbaren Tage durch Messung der Basaltemperatur. Am Morgen nach dem Eisprung ist eine Temperaturerhöhung von mindestens 0,3–0,6 °C festzustellen. Wenn diese Temperaturerhöhung über drei Tage anhält und andere Ursachen (z. B. Fieber) dafür ausgeschlossen werden können, so ist die Corpus-luteum-Phase eingetreten und eine Konzeption nicht mehr möglich. Die sog. „strenge" Form der Temperaturmethode beurteilt nur die Zeit vom Ablauf der drei Tage mit erhöhter Basaltemperatur bis zum Eintritt der Menstruation als unfruchtbar (ca. 11 Tage vom Zyklus, Pearl-Index 1). Bei der erweiterten Form gilt auch die Zeit vom ersten Tag der Menstruation bis 6 Tage vor dem frühesten beobachteten Temperaturanstieg als unfruchtbar. Hier liegt der Pearl-Index bei 3.

Zu beachten sind folgende Punkte:

▦ Voraussetzungen: regelmäßige Zyklen, regelmäßige Schlaf- und Aufwachzeiten, regelmäßige Temperaturmessung.
▦ Probleme: Temperaturschwankungen durch unregelmäßige Tagesrhythmen, unerwartete unregelmäßige Zyklen bei der erweiterten Methode.
▦ Pearl-Index: 1–3, hohe Sicherheit.

Geräte: Cyclotest Zyklusthermometer, Kurvenblätter; Cyclotest 2 Plus®.

Billings-Ovulationsmethode (Zervixschleimmethode)

Beurteilung des Zervikalschleims zur Feststellung des Tags der Ovulation, entweder durch selbst durchgeführten Spinnbarkeitstest oder Beurteilung des Farnkrautphänomens. Vermeidung des Geschlechtsverkehrs in der Zeit der guten Spinnbarkeit des Zervixschleims um den Tag der Ovulation herum. Je nach Strenge der Auslegung gelten auch hier nur die Tage ab dem 3. Tag nach der Ovulation als unfruchtbar oder alle Tage mit nicht-spinnbarem Schleim. Je nach Auslegung mittlere bis niedrige Sicherheit. Endgültige Bewertung noch nicht möglich.

Gerät: Maybe Baby® Zyklus und Empfängniskontrolle.

Hormonmessung zur Bestimmung der Ovulation

Bestimmung der Östrogen- und LH-Konzentration im Morgenurin. Im ersten Zyklus werden an 16 Tagen Bestimmungen durchgeführt als Grundlage aller weiteren Zyklusberechnungen. In den nachfolgenden Zyklen werden an 8 Tagen Hormonbestimmungen im Morgenurin durchgeführt, um eine Bewertung des jeweiligen Tags als fruchtbar oder unfruchtbar zu erhalten. Pearl-Index 6.

Voraussetzung: Zykluslänge von 23 bis 35 Tagen. Regelmäßige morgendliche Kontrolle des Zykluscomputers und Durchführung der geforderten Tests.

KI: Hormonbehandlung, Stillzeit, beginnende Wechseljahrsbeschwerden, Leber- und Nierenerkrankungen, polyzystische Eierstöcke.

WW: Einnahme von Tetracyclinen führt zu Urinverfärbung, die das Testergebnis verfälscht.

Gerät: Persona®.

Mechanische Barrieremethoden

Präservative (Kondome)

0,03–0,07 mm dicke Gummiüberzüge, die über den erigierten Penis gestreift werden. Auffangen des Ejakulats und dadurch Verhinderung einer Befruchtung. Bei korrekter Anwendung und ausschließlichem Gebrauch von elektronisch geprüften Kondomen Pearl-Index 3.

Voraussetzung: Rechtzeitiges Überstreifen des Kondoms, korrekte Entfernung. Manuelle Übertragung von Spermien vermeiden.

Probleme: Vor der Ejakulation tritt bereits spermienhaltiges Sekret aus. Das Überstreifen des Kondoms kann als störend empfunden werden. KI für Latexkondome: Latexallergie.

Einzige Methode zum Schutz vor sexuell übertragbaren Infektionskrankheiten (z.B. AIDS, Herpes genitalis, Syphilis, weicher und harter Schanker).

P: Fromms®, durex®, Ritex®.

Scheidendiaphragmen

Vom Arzt anzupassende Gummimembran mit elastischem Rand. Sie wird vor dem Geschlechtsverkehr so eingesetzt, dass der vordere Teil der Vagina zwischen Symphysenhinterfläche und hinterem Scheidengewölbe abgedichtet wird. Sechs bis acht Stunden nach dem Verkehr kann es wieder entfernt werden. Bei zusätzlicher Applikation eines spermiziden Gels wird der Pearl-Index mit 4 angegeben.

Portiokappen

Gummikappe, die wie ein Fingerhut über die Portio gestülpt wird. Sie kann vor dem Geschlechtsverkehr eingelegt und sechs bis acht Stunden danach entfernt werden, sie kann aber auch nach dem Ende der Menstruation bis zum Beginn der nächsten Menstruation liegen bleiben. Bei gleichzeitiger Verwendung eines spermiziden Gels wird der Pearl-Index mit 7 angegeben.

Spermizide

Spermizide Salben, Gels oder Cremes werden vor dem Verkehr (mit einem Applikator) tief in die Scheide eingeführt, bei Anwendung als alleinige Methode unsicher (Pearl-Index 10–20), in Kombination mit Scheidendiaphragma höhere Sicherheit. Evtl. gleichzeitige Anwendung von Kondomen.

WW: Mit Latex: Erhöhung der Durchlässigkeit von Latexkondomen bei fetthaltigen Salbengrundlagen möglich.

P: Nonoxinol (Patentex® Gel).

Ovula mit Spermiziden werden 10 Minuten vor dem Verkehr tief in die Scheide eingeführt. Wirksamkeit etwa 2 Stunden. Vor jedem erneuten Verkehr ist ein weiteres Ovulum zu verwenden. Problem: evtl. Schaumbildung, lokales Wärmegefühl und Brennen. Pearl-Index 5.

WW: Mit Latex: Erhöhung der Durchlässigkeit von Latexkondomen möglich.

P: Nonoxinol (Patentex® Oval, A-gen 53®, Contraceptivum-E®).

Hormonale Ovulationshemmer: Östrogen/Gestagen-Kombinationen

Ovulationshemmung durch eine dem Zyklus angepasste Gabe von Östrogenen und Gestagenen. Herabsetzung der Ausschüttung von Releasing-Hormonen, Verminderung der Freisetzung von LH und FSH, Herabsetzung der Empfindlichkeit des Ovarialgewebes für Gonadotropine. Durch Gestagene Verhinderung der Nidation, Erhöhung der Viskosität des Zervixschleims, Verminderung der Durchlässigkeit für Spermien. Abbruchblutungen in der 7-tägigen Einnahmepause. Pearl-Index 0,1–0,5.

NW: Nachlassen der Libido, Müdigkeit, Nervosität, Übelkeit, Erbrechen, Spannungsgefühl in den Brüsten, Seborrhoe, Akne. Durch Östrogenanteil:

Blutdruckerhöhung, Verminderung der Glucosetoleranz, thromboembolische Erkrankungen. Durch Gestagenanteil: Depressionen, Gewichtsanstieg durch anabole Potenz der Gestagene, Trockenheit der Scheide, Soorkolpitis, Blutungsstörungen, Schmierblutungen.

Absolute KI: Akute und progrediente Lebererkrankung, hormonabhängige maligne Tumoren, schwerer Schwangerschaftsikterus, Schwangerschaftspruritus, Otosklerose in der Anamnese, Störungen der Gallensekretion, Thrombosen und Embolien, thromboembolische Erkrankungen, Sichelzellanämie, schwer einstellbare Hypertriglyceridämie oder Hypertonie, Diabetes mellitus mit Gefäßschäden, ungeklärte uterine Blutungen, Schwangerschaft.

Relative KI: Operationen mit erhöhtem Thromboembolierisiko, Raucherinnen (Frauen > 30 J.), Porphyrie, Gallenblasenerkrankungen, Niereninsuffizienz, Herzinsuffizienz, Fettstoffwechselstörungen, vorausgegangene oder bestehende Thrombophlebitiden, Raynaud-Syndrom, periphere Durchblutungsstörungen, Ödeme.

WW: Beschleunigte Metabolisierung der Hormone und damit verminderte kontrazeptive Sicherheit durch Barbiturate, Barbexaclon, Carbamazepin, Phenytoin, Primidon, Rifampicin, Griseofulvin. Wirkungsverminderung durch Breitbandantibiotika (z.B. Ampicillin, Tetracyclin) wegen Schädigung der Darmflora. Beschleunigung der Darmpassage führt zu einer Unterbrechung des enterohepatischen Kreislaufs und damit zu einer verminderten Resorption. Veränderung der Kohlenhydrattoleranz bei gleichzeitiger Einnahme von Antidiabetika.

Durchfälle und Erbrechen können die kontrazeptive Wirkung herabsetzen.

P: Einphasenpille: Einnahme einer konstanten Östrogen-Gestagen-Kombination vom 5.–24. Zyklustag. Präparate enthalten unterschiedliche Hormondosierungen.

∗ Ethinylestradiol und Norethisteron (EVE® 20, Conceplan® M), ∗ Ethinylestradiol und Norgestimat (Cilest®), ∗ Ethinylestradiol und Norgestrel (Stediril®), ∗ Ethinylestradiol und Levonorgestrel (Leios®, Miranova®, Minisiston®, Femranette® mikro u.a.), ∗ Ethinylestradiol und Desogestrel (Lovelle®, Marvelon®, Desmin® 20; 30), ∗ Ethinylestradiol und Dienogest (Valette®), ∗ Ethinylestradiol und Gestoden (Femovan®, Minulet®), ∗ Ethinylestradiol und Chlormadinon (Belara®), ∗ Mestranol und Chlormadinonacetat (Ovosiston®).

Zweiphasen-Präparate: In der ersten Zyklushälfte werden nur Östrogene oder Östrogene mit einem niedrig dosierten Gestagen, in der zweiten Zyklushälfte wird die übliche Östrogen-Gestagen-Mischung eingesetzt.
∗ Ethinylestradiol und Desogestrel (Oviol®), ∗ Ethinylestradiol und Norethisteronacetat (Sequostat®), ∗ Ethinylestradiol und Levonorgestrel (Sequilar®), ∗ Ethinylestradiol und Lynestrenol (Ovanon®, Lyn-ratiopharm® Sequenz), ∗ Ethinylestradiol und Chlormadinonacetat (Neo-Eunomin®, Oviol®).
Dreiphasen-Präparate (Sequenzmethode): In den ersten sechs Tagen niedrige Östrogen- und Gestagendosis, für die nächsten 5 Tage eine erhöhte Östrogen- und Gestagenmenge, für die restlichen 10 Tage eine erniedrigte Östrogen-, aber gesteigerte Gestagenmenge.
∗ Ethinylestradiol und Levonorgestrel (Triette®, Trigoa®, Trinordiol®, Triquilar®, Tristep®), ∗ Ethinylestradiol und Norethisteron (Trinovum®), ∗ Ethinylestradiol und Norgestimat (Pramino®).

Hormonale Nidationshemmer: Gestagene

Kontinuierlich einzunehmende kleine Gestagendosis, Hauptwirkung gestageninduzierte Verhinderung des Einnisten eines Eies (Nidationshemmung) durch Viskositätserhöhung des Zervikalschleims und Veränderung des Endometriums. Applikation als Pille (Minipille), Depotspritze (Dreimonatsspritze), Implantat oder als gestagenhaltiges Intrauterinpessar (IUP). Regelmäßige Einnahme der Minipille ist erforderlich im Abstand von 24 Stunden. Bei Überschreitung des 24 Stunden-Intervalls um mehr als 3 Stunden ist die Kontrazeption nicht mehr sicher gewährleistet. Pearl-Index 3. Mikropille kann auch in der Stillzeit eingesetzt werden.

NW: Blutungsstörungen, Schmierblutungen, Depressionen, Libidoverlust, Gewichtsanstieg durch anabole Potenz der Gestagene, Trockenheit der Scheide, Soorkolpitis.

KI: Schwere Lebererkrankungen, ungeklärte vaginale Blutungen, aktive venöse thromboembolische Erkrankungen, gestagenabhängige Tumoren.

WW: Beschleunigte Metabolisierung, verminderte kontrazeptive Sicherheit durch Barbiturate, Rifampicin, Carbamazepin, Phenytoin, Primidon und Barbexaclon. Wirkungsverminderung durch Breitbandantibiotika (z. B. Ampicillin, Tetracyclin) wegen Schädigung der Darmflora und beschleunigter Darmpassage.

Durchfälle und Erbrechen können die kontrazeptive Wirkung herabsetzen.

P: Minipille: * Desogestrel (Cerazette®), * Levonorgestrel (Micoorolut®, Micro-30-Wyeth®, 28-mini Dragées®), * Lynestrenol (Exlutona®).
Dreimonatsspritze: * Medroxyprogesteronacetat (Depo-Clinovir®), * Norethisteronenantat (Noristerat®).
Implantat: * Etonogestrel (Implanon®)
Intrauterinpessar: * Levonorgestrel (Mirena®).

Intrauterinpessare (IUP)

Zur Empfängnisverhütung in den Uterus eingeführte Kunststoffgebilde, durch Fremdkörper im Uterus herabgesetzte Nidationswahrscheinlichkeit. Bei Kupfer-IUPs spermizide Wirkung durch Kupferionen, bei hormonhaltigen IUPs hormonelle Konzeptionsverhinderung. Die Applikation wird durch den Gynäkologen vorgenommen. Anwendung empfohlen bei Frauen, die bereits Kinder geboren haben. Die Liegezeit eines IUPs variiert vom verwendeten Modell zwischen 2 und 5 Jahren. Pearl-Index 0,3–1,0. Bei gestagenhaltigen IUP kann Menstruationsstärke abnehmen oder die Menstruation ganz ausbleiben.

NW: Gefahr von aszendierenden Entzündungen, Blutungsstörungen in den ersten Zyklen nach Einlage eines neuen IUPs, erhöhtes Risiko für extrauterine Schwangerschaften (5% aller trotz IUP eingetretenen Schwangerschaften sind extrauterin).

KI: Entzündungen des Genitales, Uterus myomatus, Fehlbildungen des Uterus, Vorliegen einer Schwangerschaft.

Relative KI: junge Frauen, die noch keine Kinder geboren haben, aszendierende Entzündungen können zu bleibender Sterilität führen.

P: * Kupfer (Multiload-Cu 250, 375): Liegezeit 2–3 Jahre; * Levonorgestrel (Mirena®): Liegezeit 5 Jahre.

Operative Sterilisation

Herbeiführung der Unfruchtbarkeit (Sterilität) durch einen chirurgischen Eingriff, bei dem die Ei- bzw. Samenleiter unterbrochen oder funktionsunfähig gemacht werden (Tubensterilisation bzw. Vasoresektion oder Vasektomie). Die Zeugungsfähigkeit erlischt nach Vasektomie erst nach bis zu neun Monaten. Keine der zahlreichen Methoden führt mit absoluter Sicherheit zum Erfolg. Anwendung nach abgeschlossener Familienplanung oder bei absoluter Kontraindikation gegenüber Schwangerschaft oder Zeugung.

Bei Hysterektomie und beidseitiger Ovarektomie tritt Sterilität als Nebeneffekt ein.

Postkoitale Kontrazeptiva

Bei der „Pille danach" werden innerhalb von 48– max. 60 Stunden nach erfolgtem, ungeschütztem Geschlechtsverkehr zweimal 100 μg Ethinylestradiol und 500 μg Levonorgestrel eingenommen. Anwendung nur in Ausnahmefällen, keine Routinemethode, z.B. nach erkennbarem Versagen mechanischer Verhütungsmethoden oder nach Vergewaltigung.

NW: Spannungsgefühl in den Brüsten, Übelkeit, selten Erbrechen.

KI: Lebertumore, Thrombosen oder Embolien in der Anamnese, Herpes gestiationes in der Anamnese. Mehrfachanwendung in einem Zyklus, ausgebliebene Menstruation im letzten Zyklus, also evtl. bestehende Schwangerschaft, die nicht auf diesen Geschlechtsverkehr zurückzuführen ist.

WW: Beschleunigte Metabolisierung der Hormone und damit verminderte kontrazeptive Sicherheit durch Barbiturate, Barbexaclon, Carbamazepin, Phenytoin, Primidon, Rifampicin, Griseofulvin. Wirkungsverminderung durch Breitbandantibiotika (z.B. Ampicillin, Tetracyclin) wegen Schädigung der Darmflora und beschleunigter Darmpassage. Veränderung der Kohlenhydrattoleranz bei gleichzeitiger Einnahme von Antidiabetika.
Durchfälle und Erbrechen können die kontrazeptive Wirkung herabsetzen.

P: * Ethinylestradiol und Levonorgestrel (Tetragynon®): 1 × 2 Tbl. innerhalb 48 h, 1 × 2 Tbl. nach weiteren 12 h; * Levonorgestrel (Duofem®).

Häufige therapiebezogene Probleme

- Überschätzung der Sicherheit (bzw. des Pearl-Indexes) der verwendeten Verhütungsmethode,
- Anwendungsfehler bei natürlichen Verhütungsmethoden: ungenaue Selbstbeobachtung, mangelnde Enthaltsamkeit,
- Anwendungsfehler mechanischer Barrieremethoden: z.B. unsachgemäße Anwendung von Präservativen, gleichzeitige Verwendung von Spermizid und Präservativ,
- unregelmäßige Einnahme von hormonellen Kontrazeptiva: zu langer Einnahmeabstand zwischen den Einzeldosen bei Mikropille, zu lange Einnahmepause in der Pillenpause,

▣ Beeinflussung der Resorption der angewendeten Pille durch Magen-Darm-Erkrankungen, akute Gastroenteritis,

▣ Beeinflussung der Blutspiegel von hormonalen Kontrazeptiva durch Wechselwirkung mit anderen Arzneimitteln: z. B. mit Antibiotika, Barbituraten.

Literatur

Berthold, H. (Hrsg.): Klinikleitfaden Arzneimitteltherapie. Urban und Fischer, München 1999.

Gesenhues, St., Ziesché, R. (Hrsg.): Praxisleitfaden Allgemeinmedizin. 3. Aufl. Urban und Fischer, München 2001.

Goerke, K.: Klinikleitfaden Gynäkologie und Geburtshilfe. Urban und Fischer, München 2000.

Mutschler, E.: Arzneimittelwirkungen. 8. Aufl. Wissenschaftliche Verlagsgesellschaft, Stuttgart 2001.

Pschyrembel – Klinisches Wörterbuch. 259. Aufl. De Gruyter, Berlin 2001.

Pschyrembel – Therapeutisches Wörterbuch. 2. Aufl. De Gruyter, Berlin 2001.

Rote Liste. Editio Cantor Verlag, Aulendorf 2002.

Internetadressen

www.bvf.de: Berufsverband der Frauenärzte.

www.familienplanung.de: Bundeszentrale für gesundheitliche Aufklärung.

www.profa.de: Pro Familia.

Methoden der Kontrazeption

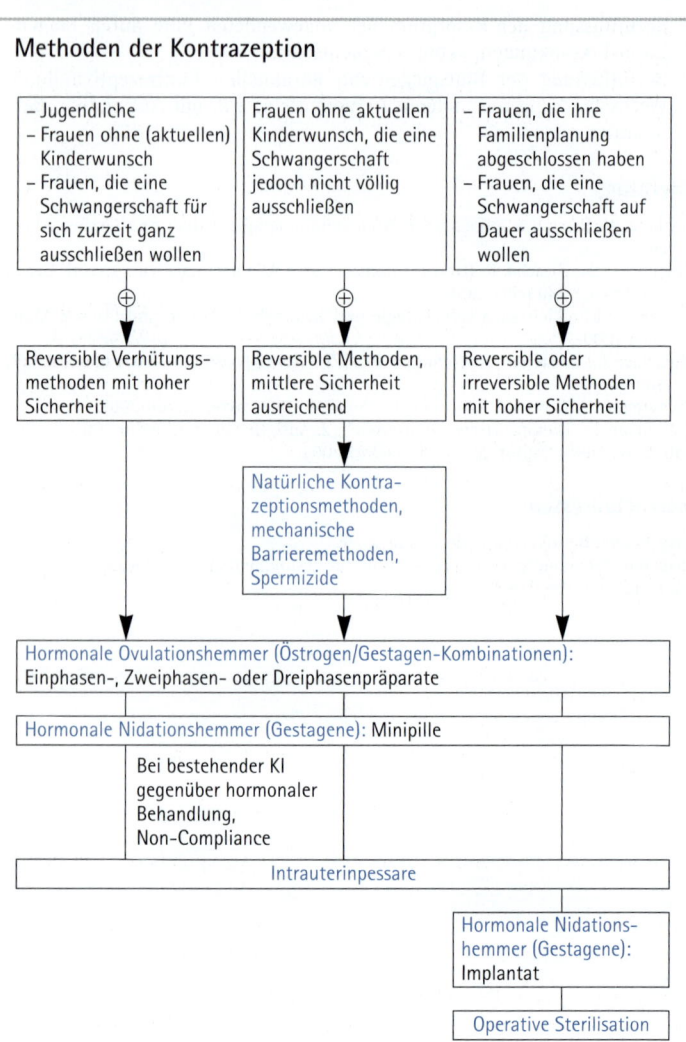

- Jugendliche
- Frauen ohne (aktuellen) Kinderwunsch
- Frauen, die eine Schwangerschaft für sich zurzeit ganz ausschließen wollen

Frauen ohne aktuellen Kinderwunsch, die eine Schwangerschaft jedoch nicht völlig ausschließen

- Frauen, die ihre Familienplanung abgeschlossen haben
- Frauen, die eine Schwangerschaft auf Dauer ausschließen wollen

⊕ ⊕ ⊕

Reversible Verhütungsmethoden mit hoher Sicherheit

Reversible Methoden, mittlere Sicherheit ausreichend

Reversible oder irreversible Methoden mit hoher Sicherheit

Natürliche Kontrazeptionsmethoden, mechanische Barrieremethoden, Spermizide

Hormonale Ovulationshemmer (Östrogen/Gestagen-Kombinationen): Einphasen-, Zweiphasen- oder Dreiphasenpräparate

Hormonale Nidationshemmer (Gestagene): Minipille

Bei bestehender KI gegenüber hormonaler Behandlung, Non-Compliance

Intrauterinpessare

Hormonale Nidationshemmer (Gestagene): Implantat

Operative Sterilisation

Kopf- und Gesichtsschmerzen Lennecke

Symptome

Episodisch oder chronisch auftretende Schmerzen im Kopf- oder Gesichtsbereich, die sich durch Häufigkeit und Dauer, Lokalisation, Schmerzcharakter und Begleitsymptome unterscheiden. Typische Kopfschmerzformen sind
in Tab. 33.1 gelistet.

Folgen der unbehandelten Krankheit: Starke Beeinträchtigung der Lebensqualität, soziale und psychische Probleme, Chronifizierung der Schmerzen.

Ursachen

Man unterscheidet primäre Kopfschmerzen, wobei die Schmerzen das eigentliche Krankheitsbild darstellen, und sekundäre Kopfschmerzen, bei
denen die Schmerzen als Folge anderer Krankheiten auftreten (s. auch
Tab. 33.2).

Behandlungsindikation und Behandlungsziele

Behandlungsindikation: Bei allen Kopf- und Gesichtsschmerzformen gegeben.

Diagnosestellung: Anamnese, Auswertung eines Schmerztagebuchs mit Informationen über Schmerzmitteleinnahme, Kopfschmerzhäufigkeit, -dauer,
-lokalisation, -qualität und –intensität, Begleitsymptome, Triggerfaktoren.

Computertomographie bei:

- heftigen, unerträglichen Kopfschmerzen nach körperlicher Anstrengung,
- Fieber, Meningismus,
- atypischen Kopfschmerzen mit neurologischen Herdsymptomen,
- neurologischen Ausfällen,
- kontinuierlicher Verschlechterung der Kopfschmerzen,
- epileptischen Anfällen,
- Änderung des Kopfschmerzcharakters bei seit langem bestehendem primären Kopfschmerz.

Therapieziel: Möglichst vollständige Schmerzreduktion, Schmerzfreiheit,
Reduktion der Attackenhäufigkeit, Verhinderung einer Chronifizierung.

Therapiekontrolle: Führen eines Kopfschmerztagebuchs zur Dokumentation
von Art, Dauer und Frequenz der Kopfschmerzen, Auslöser, diätetische
Faktoren, Behandlung evtl. in der Selbstmedikation.

Tab. 33.1: Unterschiedliche Typen von Kopfschmerzen

Kopfschmerz-Merkmale	Spannungskopfschmerz s. S. 347	Migräne s. S. 451	Cluster-Kopfschmerz (Bing-Horton-Syndrom) s. S. 335	Trigeminusneuralgie s. S. 648	Medikamenteninduzierter Kopfschmerz s. S. 341	Zervikogener Kopfschmerz s. S. 353
Häufigkeit	Gelegentlich bis täglich	Wechselnd, 1–6-mal pro Monat	Episodisch (über 4–12 Wochen), mehrmals täglich	Episodisch mehrmals täglich	Konstant	Wechselnd, häufig täglich
Dauer	Minuten bis Tage	4–72 Stunden	Minuten bis Stunden	Sekunden bis Minuten	Anhaltend	Anhaltend
Schmerzort	Beidseitig	Meist einseitig	Streng einseitig, meist über einem Auge	Im Gebiet des Trigeminus-Nervs	Überwiegend beidseitig	Streng einseitig, vom Nacken über den Kopf ziehend
Charakter	Dumpf-drückend, ziehend	Pulsierend, pochend, hämmernd	Wehenartig, ziehend, stechend	Attackenartig, stechend	Pulsierend, bohrend, dumpf	Konstant, mit überlagerten Attacken
Stärke	Schwach bis mäßig	Mäßig bis stark	Stark	Mäßig bis stark	Leicht bis mäßig	Mittel bis schwer
Begleitsymptome	Keine, bei Bewegung Besserung der Symptome	Übelkeit, Erbrechen, Licht- und Lärmscheu, evtl. mit Aura (Flimmerskotom, Wortfindungsstörungen u. a.), Bewegung verstärkt Symptome	Übelkeit, Lärm- und Lichtscheu, vegetative Symptome (Gesichtsrötung, -schwitzen, Tränenfluss, Schnupfen)	Tickartige Zuckungen (Tic douloureux), vegetative Symptome (Gesichtsrötung, Tränenfluss, Schnupfen)	Leichte Übelkeit, leichte Licht- und Lärmscheu	Schonhaltung von Kopf und Nacken, Schluckbeschwerden, leichte Übelkeit
Auslöser	Stress, Wetterfaktoren initial	Alkohol, Stress, geänderter Schlaf-Wach-Rhythmus, Hormonschwankungen, Speisen	Unbekannt	Taktile Reize, leichte Berührung der Trigger-Region, Kau- oder Schluckbewegungen	Regelmäßige Einnahme von Kombinationsanalgetika	Mechanische Belastung der HWS: Kopfdrehung, Husten, Pressen

Tab. 33.2: Ursachen von Kopfschmerzen

Kopfschmerztypen	Ursache
Primäre Kopfschmerzen	Lokale Entzündungen, Störungen der Schmerzwahrnehmung und -verarbeitung
Spannungskopf-schmerz	Erhöhte muskuläre Schmerzempfindlichkeit, Veränderung der Schmerzmodulation; muskuläre Verspannungen
Migräne	Multifaktoriell: Aktivierung des Migränegenerators im Gehirn, Veränderung der Gefäßweite von Hirngefäßen, neurogene Entzündung von Hirngefäßen, Konzentrationsänderungen von Neurotransmittern, Aktivierung von schmerzleitenden Fasern im Gesichtsbereich
Cluster-Kopfschmerz	Mechanische Kompression durch entzündlich erweiterte Gefäße, Entzündungsreaktion durch Neuropeptide
Sekundäre Kopfschmerzen	Z.B. nach Schädel-Hirn-Trauma, nach Gefäßerkrankungen (zerebrale Ischämien, intrakranielle Blutungen, Hypertonie), Sehstörungen, Augenerkrankungen, Tumore, Infektion (z.B. Sinusitis, Meningitis), durch Substanzeinwirkung (UAW: Nitrate)
Trigeminus-Neuralgie	Idiopathisch oder symptomatisch durch Hirntumoren, Multiple Sklerose, Aneurysma, systemische Vaskulitis, nach Schädelfraktur
Medikamenten-induzierter Kopfschmerz	Häufige (tägliche) Einnahme von Kombinationsanalgetika oder Migränetherapeutika
Zervikogener Kopfschmerz	Erhöhte muskuläre Schmerzempfindlichkeit, Veränderung der Schmerzmodulation; muskuläre Verspannungen

Therapie

Entsprechend der Diagnose.

Häufige therapiebezogene Probleme

- Verschleppung der angemessenen Therapie wegen zu langer Selbstmedikation.
- Unklare Diagnose.
- Mangelnde Patientenaufklärung über korrekte Therapie und Grenzen der Selbstmedikation.
- Mangelnde Bereitschaft zur prophylaktischen Therapie mit indikationsfremden Wirkstoffen, Widerstand gegen Psychotherapeutika.

Literatur

Berthold, H. (Hrsg.): Klinikleitfaden Arzneimitteltherapie. Urban und Fischer, München 1999.

Diener, H.-Chr.: Migräne. Informationen und Ratschläge. Chapman und Hall, Weinheim 1998.

Diener, H.-Chr.: Kopf- und Gesichtsschmerz: Diagnoose und Behandlung in der Praxis. Thieme, Stuttgart 1997.

Mutschler, E.: Arzneimittelwirkungen. 8. Aufl. Wissenschaftliche Verlagsgesellschaft, Stuttgart 2001.

Pschyrembel – Klinisches Wörterbuch. 259. Aufl. De Gruyter, Berlin 2001.

Pschyrembel – Therapeutisches Wörterbuch. 2. Aufl. De Gruyter, Berlin 2001.

Rote Liste. Editio Cantor Verlag, Aulendorf 2002.

Zenz, M., Jurna, I.: Lehrbuch der Schmerztherapie. Wissenschaftliche Verlagsgesellschaft, Stuttgart 2001.

Internetadressen

www.akdae.de/Homepage/THERAPIE/Aktuell/KopfGesicht.pdf: Arzneimittelkommission der deutschen Ärzteschaft: Arzneiverordnung in der Praxis. Empfehlungen zur Therapie von chronischen Kopf- und Gesichtsschmerzen.

www.akdae.de: Arzneimittelkommission der deutschen Ärzteschaft: Arzneiverordnung in der Praxis. Therapieleitlinien zur Behandlung von Tumorschmerzen.

www.dsl-ev.de: Deutsche Schmerzliga e.V.

www.medi-info.de/SHGrp/Aktive-Schmerzhilfe/ash.htm: Aktive Schmerzhilfe e.V.

www.schmerzselbsthilfe.de/schmerzhilfe/index.htm: Deutsche Schmerzhilfe e.V.

Kopfschmerz, Cluster-

Lennecke

Symptome

Bing-Horton-Syndrom. Strenge einseitige, seitenkonstante Kopfschmerzattacken um eine Augenhöhle herum. Charakter wehenartig, sehr stark. Episodisches oder chronisches Auftreten täglich 15–180 Minuten, maximale Anfallsfrequenz 8 pro 24 Stunden, Dauer einer Episode 2–12 Wochen. Auftreten meist nachts, häufig zur selben Zeit. Zusätzliche Symptome: Augentränen, Fließschnupfen, Lidödem, Lichtscheu, Lärmempfindlichkeit, Übelkeit.

Vorkommen: 0,07 %. Davon 80 % episodisch, 20 % chronisch. Überwiegend Männer betroffen.

Folgen der unbehandelten Krankheit: Starke Einschränkung der Lebensqualität, psychische Belastung, Chronifizierung der Schmerzen.

Ursachen

Mechanische Kompression durch entzündlich erweiterte Gefäße im Orbiterbereich, Entzündungsreaktion durch Neuropeptide. Auslöser unbekannt.

Behandlungsindikation und Behandlungsziele

Behandlungsindikation: Besteht wegen der starken Schmerzen immer.

Diagnosestellung: Anamnese, Auswertung eines Schmerztagebuchs mit Informationen über Schmerzmitteleinnahme, Kopfschmerzhäufigkeit, -dauer, -lokalisation, -qualität und –intensität, Begleitsymptome, Triggerfaktoren.

Abgrenzung von anderen Kopfschmerzarten: s. Kopf- und Gesichtsschmerzen S. 331.

Computertomographie bei:

- heftigen, unerträglichen Kopfschmerzen nach körperlicher Anstrengung,
- Fieber, Meningismus,
- atypischen Kopfschmerzen mit neurologischen Herdsymptomen,
- neurologischen Ausfällen,
- kontinuierlicher Verschlechterung der Kopfschmerzen,
- epileptischen Anfällen,
- Änderung des Kopfschmerzcharakters bei seit langem bestehendem primären Kopfschmerz.

Therapieziel: Möglichst vollständige Kupierung einer Schmerzattacke, Senkung der Anfallsfrequenz.

Therapiekontrolle: Führen eines Kopfschmerztagebuchs zur Dokumentation von Art, Dauer und Frequenz der Kopfschmerzen, Auslöser, diätetische Faktoren, Behandlung evtl. in der Selbstmedikation.

Arzneitherapie

Sauerstoffinhalation

Inhalation von 100 %igem Sauerstoff mit 7 L/Minute über eine Gesichtsmaske, innerhalb der ersten 15 Minuten der Attacke in aufrechter, sitzender Position.

Triptane

Agonistische Wirkung an Serotonin-1B/1D-Rezeptoren, Verengung der erweiterten Gefäße, Hemmung der Neuropeptidfreisetzung, Unterbrechung der Schmerzleitung. Anwendung als s.c.-Injektion über einen Autoinjektor oder als Nasenspray.

NW: Kribbeln, Schmerzen, Schwere-, Druck- und Engegefühl in verschiedenen Körperregionen, Flush, Benommenheit, Schwindel, Müdigkeit, Schläfrigkeit, Sehstörungen, selten kurzzeitige Blutdruckerhöhung.

KI: Koronarspasmen, ischämische Herzkrankheit (KHK, Zeit nach Herzinfarkt), Hypertonie, periphere Durchblutungsstörungen, schwere Leber- oder Niereninsuffizienz, Schwangerschaft, Stillzeit.

WW: Bei gleichzeitiger Einnahme von Mutterkornalkaloiden, MAO-Hemmer, Serotonin-Wiederaufnahme-Hemmern erhöhte Gefahr von Vasospasmen. Gleichzeitige Einnahme vermeiden.

P: * Sumatriptan (Imigran® s.c. Injektionslösg.): 6 mg pro Attacke; max. 2 × 6 mg in 24 Std.; * Sumatriptan (Imigran® Nasal): 1 × 10–20 mg/Attacke.

Mutterkornalkaloide

Ergotaminderivate. Agonistische Wirkung an Serotonin-1B/1D-Rezeptoren, Methysergid wirkt als Serotoninantagonist. Interaktion mit anderen Rezeptoren (Adrenalin, Dopamin) führen zu NW. Maximaldosis 3 mg Ergotamintartrat pro Attacke und 6 mg pro Woche sollte keinesfalls überschritten werden (Ergotamin-Kopfschmerz). Wegen des hohen Risikos des Ergotamin-Kopfschmerzes stark eingeschränkte Anwendung.

NW: Schwindelgefühl, Übelkeit, Erbrechen, Schwäche, Benommenheit. Ergotaminmissbrauch führt zu Dauerkopfschmerz, Muskelbeschwerden, Gefäßspasmen. Methysergid: bei Dauerbehandlung Gefahr einer retroperitonealen oder pulmonalen Fibrose, Begrenzung der Behandlungsdauer auf 3–6 Monate.

KI: Überempfindlichkeit, schwere Koronarinsuffizienz, schwere Leberinsuffizienz, Hypertonie, Nierenerkrankungen, Schwangerschaft, Stillzeit.

WW: Makrolide, Tetracycline (verstärkte Vasokonstriktion). Wirkverstärkung durch Glyceroltrinitrat, Wirkungsabschwächung durch Vasodilatatoren. Erhöhtes NW-Risiko durch Dopamin, Noradrenalin, Sumatriptan, Nicotin, β-Rezeptorenblocker.

P: * Dihydroergotaminmesilat (DET MS® Inj. Lsg.): 1 mg i.m. pro Attacke; * Ergotamintartrat (Ergo sanol® spezial): zur Prophylaxe 2 mg als Supp. 2 Std. vor der Attacke, oder 2 × 2 mg als Tabl. oder Supp.; * Methysergid (Deseril® ret. Tab.): zur Prophylaxe 3 × 1–2 mg/Tag, max. 3–6 Monate.

Verapamil

Calciumantagonist. Wirkungseintritt nach ca. 5 Tagen, bis zum Wirkungseintritt Prophylaxe mit Ergotamin. Therapiedauer bei episodischem Cluster-Kopfschmerz auf die Dauer der Episode begrenzt, bei chronischem Cluster-Kopfschmerz Dauertherapie.

NW: Flush-Symptomatik, Hitzegefühl, allergische Reaktionen, Schwindelgefühl; Herzrhythmusstörungen, Bradykardie, AV-Blockierung.

KI: Herzinsuffizienz, Stadium NYHA III und IV, Schwangerschaft und Stillzeit, akuter Myokardinfarkt, Vorhofflimmern.

WW: Mit β-Blockern und Herzglykosiden: Verstärkung des AV-Blocks; Erhöhung des Digoxinspiegels; mit Antihypertensiva: Verstärkung der antihypertensiven Wirkung; Erhöhung des Theophyllinspiegels, Erhöhung des Carbamazepinspiegels.

P: * Verapamil (Isoptin®): 3 × 80 mg/d.

Lithium

Wirkungsmechanismus nicht geklärt, diskutiert werden Wirkungen auf serotonerge und andere Neurotransmitter-Systeme. Dosierung beginnend mit
650 mg über den ersten Tag verteilt, Dosierung richtet sich nach dem Li-
thium-Serumspiegel, therapeutische Breite 0,4–1,2 mmol/L. Zu Beginn wöchentliche Blutspiegelkontrollen (Therapeutisches Drug Monitoring, TDM),
später alle 1–2 Monate.

NW: Geringe therapeutische Breite, initial Konzentrationsstörungen, Gewichtszunahme, euthyreote Struma, Hypothyreose, vermehrter Durst, häufiges Wasserlassen, Mundtrockenheit, Handtremor; Krampfanfälle bei Intoxikation.

KI: Schwere Niereninsuffizienz, schwere Herz-Kreislauf-Erkrankungen,
Schwangerschaft im 1. Trimenon, Stillzeit.

WW: Erniedrigung des Lithiumspiegels durch Kochsalzaufnahme; Erhöhung des Lithiumspiegels durch Thiazid- und Schleifendiuretika, NSAR,
kochsalzarme Diät, vermehrter Salz- und Flüssigkeitsverlust (durch Schwitzen, Erbrechen, Durchfall, Fieber), Sedativa und Alkohol wirken bei Einnahme von Lithium verstärkt.

P: ∗ Lithiumacetat (Quilonum®): Dosierung nach TDM: 0,4–1,2 mmol/L im
Serum; ∗ Lithiumcarbonat (Hypnorex®); ∗ Lithiumsulfat (Lithium-Duri-
les®).

Häufige therapiebezogene Probleme

- Unklare Diagnose,
- mangelnde Patientenaufklärung über korrekte Therapie und Grenzen
  der Selbstmedikation,
- mangelnde Bereitschaft zur prophylaktischen Therapie mit indikationsfremden Wirkstoffen, Widerstand gegen Psychotherapeutika.

Literatur

Berthold, H. (Hrsg.): Klinikleitfaden Arzneimitteltherapie. Urban und Fischer, Mün-
chen 1999.
Diener, H.-Chr.: Kopf- und Gesichtsschmerz: Diagnose und Behandlung in der Praxis.
Thieme, Stuttgart 1997.
Mutschler, E.: Arzneimittelwirkungen. 8. Aufl. Wissenschaftliche Verlagsgesellschaft,
Stuttgart 2001.

Pschyrembel – Klinisches Wörterbuch. 259. Aufl. De Gruyter, Berlin 2001.
Pschyrembel – Therapeutisches Wörterbuch. 2. Aufl. De Gruyter, Berlin 2001.
Rote Liste. Editio Cantor Verlag, Aulendorf 2002.
Zenz, M., Jurna, I.: Lehrbuch der Schmerztherapie. Wissenschaftliche Verlagsgesellschaft, Stuttgart 2001.

Internetadressen

www.akdae.de: Arzneimittelkommission der deutschen Ärzteschaft: Arzneiverordnung in der Praxis. Empfehlungen zur Therapie von chronischen Kopf- und Gesichtsschmerzen.
www.dsl-ev.de: Deutsche Schmerzliga e.V.
www.medi-info.de/SHGrp/Aktive-Schmerzhilfe/ash.htm: Aktive Schmerzhilfe e.V.
www.schmerzselbsthilfe.de/schmerzhilfe/index.htm: Deutsche Schmerzhilfe e.V.

Therapieschema Cluster-Kopfschmerz

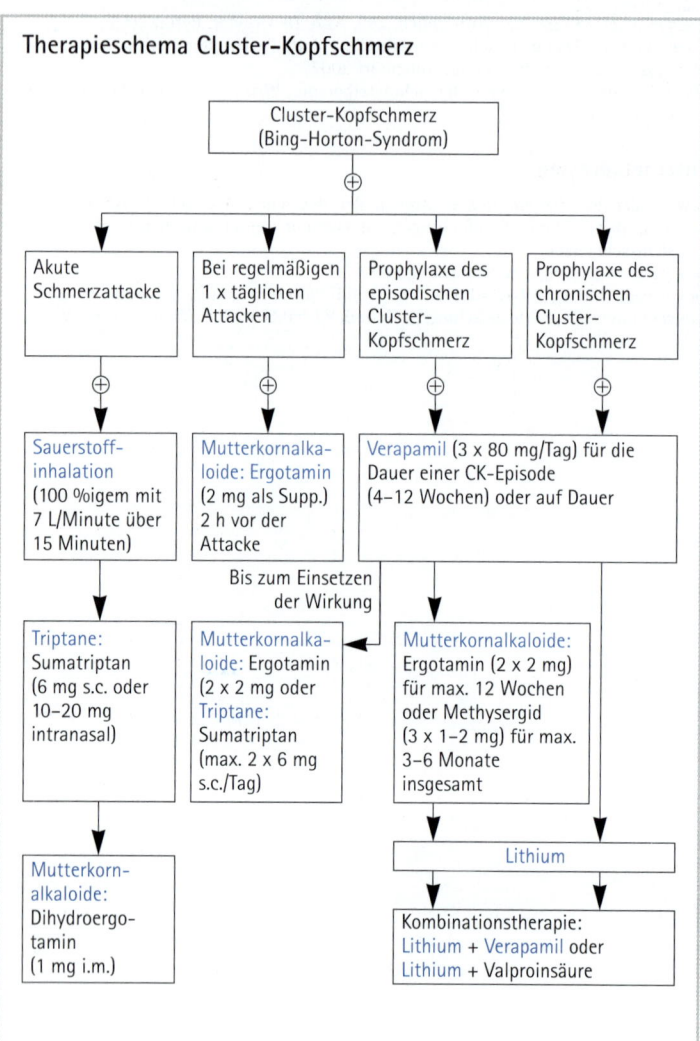

Cluster-Kopfschmerz
(Bing-Horton-Syndrom)

⊕

| Akute Schmerzattacke | Bei regelmäßigen 1 x täglichen Attacken | Prophylaxe des episodischen Cluster-Kopfschmerz | Prophylaxe des chronischen Cluster-Kopfschmerz |

⊕   ⊕   ⊕   ⊕

Sauerstoff-inhalation (100 %igem mit 7 L/Minute über 15 Minuten)

Mutterkornalkaloide: Ergotamin (2 mg als Supp.) 2 h vor der Attacke

Verapamil (3 x 80 mg/Tag) für die Dauer einer CK-Episode (4–12 Wochen) oder auf Dauer

Bis zum Einsetzen der Wirkung

Triptane: Sumatriptan (6 mg s.c. oder 10–20 mg intranasal)

Mutterkornalkaloide: Ergotamin (2 x 2 mg oder Triptane: Sumatriptan (max. 2 x 6 mg s.c./Tag)

Mutterkornalkaloide: Ergotamin (2 x 2 mg) für max. 12 Wochen oder Methysergid (3 x 1–2 mg) für max. 3–6 Monate insgesamt

Mutterkorn-alkaloide: Dihydroergo-tamin (1 mg i.m.)

Lithium

Kombinationstherapie: Lithium + Verapamil oder Lithium + Valproinsäure

Kopfschmerz, medikamenteninduzierter

Lennecke

Symptome

Kopfschmerz bei chronischer Substanzeinwirkung. Dumpf-drückender Dauerkopfschmerz, der bereits bei Erwachen vorhanden ist und den ganzen Tag anhält. Bei Belastung zunehmend. Vegetative Symptome selten oder gering ausgeprägt. Symptome des medikamenteninduzierten Kopfschmerz siehe auch Tabelle 35.1.

Tab. 35.1: Symptome des medikamenteninduzierten Kopfschmerz

Kopfschmerzen durch Einnahme von Substanzen oder deren Entzug	Betroffene Substanzen	Symptome
Bei akuter Substanzeinwirkung	Nitrat, Nitrit, Glutamat, Calciumantagonisten	Pulsierend-pochender Charakter, beidseitig, Auftreten ca. 1 Std. nach Exposition
Bei chronischer Substanzeinwirkung	(Kombinations-)Analgetika, Ergotamin, Triptane	Täglicher Dauerkopfschmerz, dumpf-drückend, selten vegetative Begleitsymptome
Kopfschmerz bei Entzug nach chronischem Substanzgebrauch	(Kombinations-)Analgetika, Ergotamin	Mittelstarke bis starke pulsierende Kopfschmerzen, Übelkeit, Brechreiz, Schwindel, Maximum nach 3–4 Tagen, Dauer 7–14 Tagen

Folgen der unbehandelten Krankheit: Starke Einschränkung der Lebensqualität, psychische Belastung, Chronifizierung der Schmerzen.

Ursachen

Medikamentenmissbrauch bei 5–8 % der Kopfschmerzpatienten, Frauen: Männer 5:1. Vor allem bei Patienten mit Spannungskopfschmerz und/oder Migräne nach zu langer bzw. unangemessener Selbstmedikation (s. a. Tab. 35.2).

Tab. 35.2: Kritische Monatsdosen von Komponenten in Analgetika

Substanz	Kritische Monatsdosis (mg)
Acetylsalicylsäure	7000
Paracetamol	5000
Ibuprofen	6000
Coffein	1350
Ergotamintartrat	20
Dihydroergotamin	28
Sumatriptan	1200
Naratriptan	60
Zolmitriptan	60
Codein	240

Behandlungsindikation und Behandlungsziele

Behandlungsindikation: Besteht bei allen Schmerzen.

Diagnosestellung: Anamneseerhebung. Ausschluss anderer Kopfschmerzarten. Gelegentlich Diagnose erst nach erfolgreichem Entzug möglich.

Therapieziel: Schmerzfreiheit, Überwindung der Schmerzmittelabhängigkeit.

Basistherapie

Sofortiges Absetzen aller bisher eingenommenen Schmerz- und Migränemittel.

Arzneitherapie

Ein stationärer Entzug ist dem ambulanten vorzuziehen. Ein ambulanter Entzug ist nur bei geeignetem familiären und sozialen Umfeld sowie bei Ausschluss einer Beteiligung von Benzodiazepinen, Alkohol oder Opiaten zu erwägen.

Prokinetika

Zur Beschleunigung der Magenentleerung und Dünndarmpassage. Dopaminantagonistische Wirkung am D_2-Rezeptor und Beeinflussung von Serotoninrezeptoren (antiemetische Wirkung). Metoclopramid wirkt peripher und zentral, Domperidon ausschließlich peripher. Anwendung 15 Minuten vor der Einnahme von nicht-opioiden Analgetika, Mutterkornalkaloiden oder Triptanen.

NW: Sedierung, Schlaflosigkeit, Unruhe, sehr selten extrapyramidale Symptome (Spätdyskinesien).

KI: Ileus, Darmblutungen, erhöhte zerebrale Krampfbereitschaft, Morbus Parkinson, strenge Indikationsstellung bei Kindern < 2 J., Schwangerschaft, Stillzeit.

WW: Wirkabschwächung durch Anticholinergika, verstärkte extrapyramidale NW durch Kombination mit Neuroleptika, Beeinflussung der Wirkung von trizyklischen Antidepressiva, MAO-Hemmern, Sympathomimetika. Resorptionserhöhung von anderen Arzneistoffen möglich.

P: * Metoclopramid (Paspertin®): 20 mg; * Domperidon (Motilium®): 10–20 mg.

Nicht-opioide Analgetika

Acetylsalicylsäure (ASS)

Hemmung der Prostaglandin- und Thromboxansynthese durch Hemmung der Cyclooxygenase-Reaktion, Unterbrechung der Entzündungsreaktion im Gewebe. Nebenwirkungen durch Anreicherung der sauren Wirkstoffe in Eiweißbindungen im Extrazellularraum und in Geweben mit saurem pH Wert (Magen, Niere). Hemmung der Thrombozytenaggregation und damit Verlängerung der Blutungszeit.

Anwendung als Analgetikum bei leichten bis mittleren Schmerzzuständen. Einnahme vorzugsweise in gelöster Form. 5–7 Tage vor operativen Eingriffen absetzen. Einnahme zu oder nach den Mahlzeiten, um NW Magenbeschwerden vorzubeugen.

NW: Magen-Darm-Beschwerden (Gastritis), bei längerfristiger Anwendung Magen-Duodenal-Ulzera möglich, Bronchospasmus als asthmatische Überempfindlichkeitsreaktion, Erytheme, Ekzem, Angioödem, Kopfschmerzen (kritische Monatsdosis 7000 mg). Tinnitus und Schwindel bei Überdosierung.

KI: Hämorrhagische Diathese, Gastro-Intestinal-Ulzera, schwere Niereninsuffizienz, Therapie mit oralen Antikoagulantien. Strenge Indikationsstellung in der Schwangerschaft (im 3. Trimenon vorzeitiger Verschluss des Ductus botalli, verzögerte, verlängerte Geburt, erhöhte Blutverluste).

Relative KI: Analgetikaintoleranz, anamnestisch gastrointestinale Ulzera, Asthma bronchiale (bei Vorliegen von Risikofaktoren wie familiäre Belastung), Neigung zu Allergien, Nieren- und Leberfunktionsstörungen, schwere Herzinsuffizienz.

WW: Wirkungsverstärkung von Antikoagulantien und Sulfonylharnstoffen (bei Dosen > 1,5 g/Tag), Steigerung der Toxizität von Methotrexat, Erhöhung der ulzerogenen Wirkung von Corticosteroiden und NSAR; Wirkungsminderung von Furosemid, Sulfinpyrazon, Spironolacton.

P: ASS (Aspirin® Migräne Brausetabl.): max. 3 × 500 mg/d.

Naproxen

Naproxen ein saures, antiphlogistisches, antipyretisches Analgetikum, Synonym nicht-steroidale Antirheumatika (NSAR). Hemmung der Prostaglandin- und Thromboxansynthese, antiphlogistische, antipyretische und analgetische Wirkung.

Anwendung bei Kopf- und Gesichtsschmerzen, die mit schmerzhaften Schwellungen und Entzündungen einhergehen. Einnahme nach dem Essen, um der NW Magenbeschwerden vorzubeugen.

NW: Häufig Magen-Darm-Beschwerden, wie Übelkeit, Diarrhoe, okkulte Blutungen, gelegentlich GIT-Ulkus, Kopfschmerzen, Schwindel, Erregbarkeit oder Müdigkeit, selten Überempfindlichkeitsreaktionen wie Exanthem, Asthma.

KI: Hämorrhagische Diathese, Analgetikaintoleranz, Gastro-Intestinal-Ulzera, schwere Niereninsuffizienz, Therapie mit oralen Antikoagulantien, Kinder < 1 J., letztes Trimenon der Schwangerschaft. Strenge Indikationsstellung in der gesamten Schwangerschaft (vorzeitiger Verschluss des Ductus botalli, verzögerte, verlängerte Geburt). Relative KI: anamnestisch gastrointestinale Ulzera, Asthma bronchiale, Neigung zu Allergien, Nieren- und Leberfunktionsstörungen. Vorsicht bei Lupus erythematosus (erhöhtes Risiko aseptischer Meningitiden).

WW: Wirkungsverstärkung von Digoxin, Lithium, Phenytoin, Steroiden, anderen NSAR, Probenecid, Methotrexat. Wirkungsabschwächung von Diuretika, Antihypertensiva. Mögliche WW mit Antikoagulantien (regelmäßige Quick-Kontrollen).

P: (∗) Naproxen (Proxen®): bei starken Schmerzen 2 × 500 mg/d für 10 Tage.

Triptane

Agonistische Wirkung an Serotonin-1B/1D-Rezeptoren, Verengung der erweiterten Gefäße, Hemmung der Neuropeptidfreisetzung, Unterbrechung der Schmerzleitung.

NW: Kribbeln, Schmerzen, Schwere-, Druck- und Engegefühl in verschiedenen Körperregionen, Flush, Benommenheit, Schwindel, Müdigkeit, Schläfrigkeit, Sehstörungen, selten kurzzeitige Blutdruckerhöhung.

KI: Koronarspasmen, ischämische Herzkrankheit (KHK, Zeit nach Herzinfarkt), Hypertonie, periphere Durchblutungsstörungen, schwere Leber- oder Niereninsuffizienz, Schwangerschaft, Stillzeit.

WW: Bei gleichzeitiger Einnahme von Mutterkornalkaloiden, MAO-Hemmern, Serotonin-Rückaufnahme-Hemmern erhöhte Gefahr von Vasospasmen, Hypertoni, Schwitzen, Hyperthermie.

P: ∗ Sumatriptan (Imigran® s.c. Injektionslösg.): max. 2 × 6 mg/24 Std.

Häufige therapiebezogene Probleme

- Verschleppung der angemessenen Therapie wegen zu langer Selbstmedikation,
- unklare Diagnose,
- mangelnde Patientenaufklärung über korrekte Therapie und Grenzen der Selbstmedikation.

Literatur

Berthold, H. (Hrsg.): Klinikleitfaden Arzneimitteltherapie. Urban und Fischer, München 1999.

Diener, H.-Chr.: Migräne. Informationen und Ratschläge. Chapman und Hall, Weinheim 1998.

Diener, H.-Chr.: Kopf- und Gesichtsschmerz: Diagnose und Behandlung in der Praxis. Thieme, Stuttgart 1997.

Mutschler, E.: Arzneimittelwirkungen. 8. Aufl. Wissenschaftliche Verlagsgesellschaft, Stuttgart 2001.

Pschyrembel – Therapeutisches Wörterbuch. 2. Aufl. De Gruyter, Berlin 2001.

Zenz, M., Jurna, I.: Lehrbuch der Schmerztherapie. Wissenschaftliche Verlagsgesellschaft, Stuttgart 2001.

Internetadressen

www.akdae.de: Arzneimittelkommission der deutschen Ärzteschaft: Arzneiverordnung in der Praxis. Therapieleitlinien zur Behandlung von Tumorschmerzen.

www.akdae.de: Arzneimittelkommission der deutschen Ärzteschaft: Arzneiverordnung in der Praxis. Empfehlungen zur Therapie von chronischen Kopf- und Gesichtsschmerzen.

www.dsl-ev.de: Deutsche Schmerzliga e.V.

www.medi-info.de/SHGrp/Aktive-Schmerzhilfe/ash.htm: Aktive Schmerzhilfe e.V.

www.schmerzselbsthilfe.de/schmerzhilfe/index.htm: Deutsche Schmerzhilfe e.V.

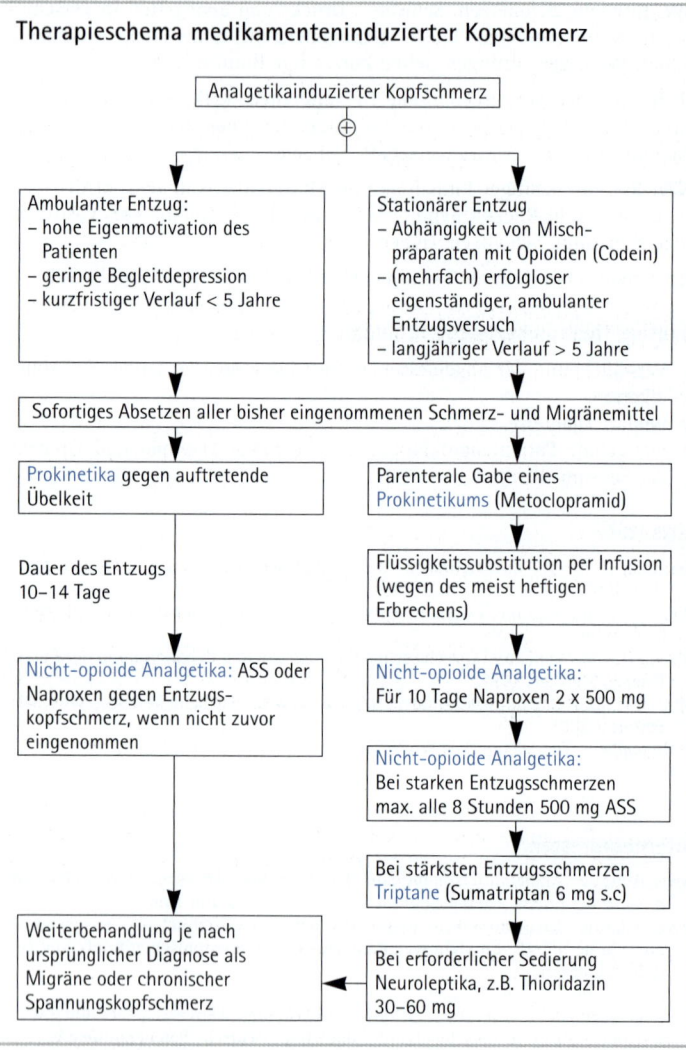

Therapieschema medikamenteninduzierter Kopschmerz

Analgetikainduzierter Kopfschmerz

⊕

Ambulanter Entzug:
– hohe Eigenmotivation des
  Patienten
– geringe Begleitdepression
– kurzfristiger Verlauf < 5 Jahre

Stationärer Entzug
– Abhängigkeit von Misch-
  präparaten mit Opioiden (Codein)
– (mehrfach) erfolgloser
  eigenständiger, ambulanter
  Entzugsversuch
– langjähriger Verlauf > 5 Jahre

Sofortiges Absetzen aller bisher eingenommenen Schmerz- und Migränemittel

Prokinetika gegen auftretende
Übelkeit

Parenterale Gabe eines
Prokinetikums (Metoclopramid)

Dauer des Entzugs
10–14 Tage

Flüssigkeitssubstitution per Infusion
(wegen des meist heftigen
Erbrechens)

Nicht-opioide Analgetika: ASS oder
Naproxen gegen Entzugs-
kopfschmerz, wenn nicht zuvor
eingenommen

Nicht-opioide Analgetika:
Für 10 Tage Naproxen 2 x 500 mg

Nicht-opioide Analgetika:
Bei starken Entzugsschmerzen
max. alle 8 Stunden 500 mg ASS

Bei stärksten Entzugsschmerzen
Triptane (Sumatriptan 6 mg s.c)

Weiterbehandlung je nach
ursprünglicher Diagnose als
Migräne oder chronischer
Spannungskopfschmerz

Bei erforderlicher Sedierung
Neuroleptika, z.B. Thioridazin
30–60 mg

Kopfschmerz, Spannungs-

Symptome

Beidseitiger Kopfschmerz von dumpf-drückendem Charakter, leichte bis mittlere Schmerzintensität. Vegetative Begleitsymptome fehlen. Körperliche Bewegung führt meist zur Schmerzreduktion. Selten (10%) gemeinsames Auftreten von Spannungskopfschmerz und Migräne (Kombinationskopfschmerz), tägliche dumpfe Kopfschmerzen werden hier von Migräneattacken überlagert.

Episodischer Kopfschmerz (< 180 Tage im Jahr), chronischer Kopfschmerz > 180 Tage im Jahr. Beginn häufig im zweiten Lebensjahrzehnt, Fortsetzung und Zunahme bis ins Rentenalter.

Folgen der unbehandelten Krankheit: Starke Einschränkung der Lebensqualität, psychische Belastung, Chronifizierung der Schmerzen.

Ursachen

Erhöhte muskuläre Schmerzempfindlichkeit, auf Dauer Veränderung der Schmerzmodulation im Rückenmark und Gehirn. Auslöser erhöhte Aktivierung (z.B. körperlicher oder psychischer Stress, Depression).

Behandlungsindikation und Behandlungsziele

Behandlungsindikation: Besteht bei allen Schmerzen.

Diagnosestellung: Anamnese, Auswertung eines Schmerztagebuchs mit Informationen über Schmerzmitteleinnahme, Kopfschmerzhäufigkeit, -dauer, -lokalisation, -qualität und -intensität, Begleitsymptome, Triggerfaktoren.

Abgrenzung zu anderen Kopf- und Gesichtsschmerzen s. z.B. Kopf- und Gesichtsschmerz S. 331.

Schwerste Kopfschmerzen, erhöhte Temperatur, Lärm- und Lichtempfindlichkeit, Zunahme der Schmerzen bei Kopfbewegungen, bei Husten, Niesen, Pressen weisen auf sekundäre Kopfschmerzen hin. Der Fehlgebrauch von Schmerzmitteln, Ergotaminpräparaten und Opioiden kann zu einem medikamenteninduzierten Kopfschmerz führen, der den Spannungskopfschmerz überlagert.

Therapieziel: Möglichst vollständige Schmerzreduktion, Schmerzfreiheit; Reduktion der Attackenhäufigkeit, Vermeidung der Chronifizierung.

Selbstmedikation nur bei episodischem Spannungskopfschmerz (< 10 Tage/Monat) angezeigt, bei chronischem Kopfschmerz kontraindiziert.

Therapiekontrolle: Führen eines Kopfschmerztagebuchs zur Dokumentation von Art, Dauer und Frequenz der Kopfschmerzen, Auslöser, diätetische Faktoren, Behandlung evtl. in der Selbstmedikation.

Basistherapie

Strategien zur Bewältigung von Stress und Alltagsbelastungen: regelmäßige sportliche Betätigung, Kreislauftraining, Stressbewältigungstraining, Entspannungsmethoden (progressive Muskelrelaxation nach Jacobsen, autogenes Training, Yoga), EMG-Biofeedback-Techniken, kognitive Techniken.

Arzneitherapie

Nicht–opioide Analgetika

Acetylsalicylsäure (ASS)
Hemmung der Prostaglandin- und Thromboxansynthese durch Hemmung der Cyclooxygenase-Reaktion, Unterbrechung der Entzündungsreaktion im Gewebe. Nebenwirkungen durch Anreicherung der sauren Wirkstoffe in Eiweißbindungen im Extrazellularraum und in Geweben mit saurem pH-Wert (Magen, Niere). Hemmung der Thrombozytenaggregation und damit Verlängerung der Blutungszeit.

Anwendung als Analgetikum bei leichten bis mittleren Schmerzzuständen. 5–7 Tage vor operativen Eingriffen absetzen. Einnahme zu oder nach den Mahlzeiten, um NW Magenbeschwerden vorzubeugen.

NW: Magen-Darm-Beschwerden (Gastritis), bei längerfristiger Anwendung Magen-Duodenal-Ulzera möglich, Bronchospasmus als asthmatische Überempfindlichkeitsreaktion, Erytheme, Ekzem, Angioödem, Kopfschmerzen (kritische Monatsdosis 7000 mg). Tinnitus und Schwindel bei Überdosierung.

KI: Hämorrhagische Diathese, Gastro-Intestinal-Ulzera, schwere Niereninsuffizienz, Therapie mit oralen Antikoagulantien, Kinder < 12 J. (Reye-Syndrom), strenge Indikationsstellung in der Schwangerschaft (vorzeitiger Verschluss des Ductus botalli, verzögerte, verlängerte Geburt). Relative KI: Analgetikaintoleranz, anamnestisch gastrointestinale Ulzera, Asthma bronchiale, Neigung zu Allergien, Nieren- und Leberfunktionsstörungen, schwere Herzinsuffizienz.

WW: Wirkungsverstärkung von Antikoagulantien und Sulfonylharnstoffen (bei Dosen > 1,5 g/Tag), Steigerung der Toxizität von Methotrexat, Erhöhung der ulzerogenen Wirkung von Corticosteroiden und NSAR; Wirkungsminderung von Furosemid, Sulfinpyrazon, Spironolacton.

P: ASS (Aspirin® Migräne Brausetabl.): bei akuten Schmerzen: 1 × 1000 mg, < 7000 mg pro Monat.

Andere saure antiphlogistische antipyretische Analgetika

Synonym nicht-steroidale Antirheumatika (NSAR). Hemmung der Prostaglandin- und Thromboxansynthese, antiphlogistische, antipyretische und analgetische Wirkung.

Anwendung bei Kopf- und Gesichtsschmerzen, die mit schmerzhaften Schwellungen und Entzündungen einhergehen. Einnahme nach dem Essen, um der NW Magenbeschwerden vorzubeugen.

NW: Häufig Magen-Darm-Beschwerden, wie Übelkeit, Diarrhoe, okkulte Blutungen, gelegentlich GIT-Ulkus, Kopfschmerzen (kritische Monatsdosis für Ibuprofen 6000 mg), Schwindel, Erregbarkeit oder Müdigkeit, selten Überempfindlichkeitsreaktionen wie Exanthem, Asthma.

KI: Hämorrhagische Diathese, Analgetikaintoleranz, Gastro-Intestinal-Ulzera, schwere Niereninsuffizienz, Therapie mit oralen Antikoagulantien, letztes Trimenon der Schwangerschaft. Strenge Indikationsstellung in der gesamten Schwangerschaft (vorzeitiger Verschluss des Ductus botalli, verzögerte, verlängerte Geburt).

Relative KI: Anamnestisch gastrointestinale Ulzera, Asthma bronchiale, Neigung zu Allergien, Nieren- und Leberfunktionsstörungen.

WW: Wirkungsverstärkung von Digoxin, Lithium, Phenytoin, Steroiden, anderen NSAR, Probenecid, Methotrexat. Wirkungsabschwächung von Diuretika, Antihypertensiva. Mögliche WW mit Antikoagulantien (regelmäßige Quick-Kontrollen).

P: (∗) Ibuprofen (Imbun®, Anco®): bei akuten Schmerzen 1 × 400 mg, 6000 mg pro Monat; (∗) Naproxen (Proxen®): bei akuten Schmerzen 500–1000 mg.

Paracetamol

Gute analgetische und antipyretische Wirkung, keine antiphlogistische Wirkung. Wirkungsmechanismus bislang ungeklärt, überwiegend zentrale Hemmung der Prostaglandinsynthese, ohne Wirkung auf Opiatrezeptoren.

Anwendung als Analgetikum bei leichten bis mittleren Schmerzzuständen, erste Wahl im Säugling- und Kleinkindalter, in Schwangerschaft und Stillzeit, bei KI gegenüber Acetylsalicylsäure.

NW: Selten Überempfindlichkeitsreaktionen und Blutbildveränderungen. Bei akuter Überdosierung und bei chronischer Einnahme hoher Dosen hepatotoxisch, kritische Dosis > 6–10 g als Einzeldosis (Antidot Acetylcystein), Kopfschmerzen (kritische Monatsdosis 5000 mg).

KI: Schwere Niereninsuffizienz, Leberinsuffizienz.

WW: Steigerung der Hepatotoxizität durch chronischen Alkoholgebrauch, Phenobarbital, Phenytoin, Carbamazepin, Rifampicin. Bei Dauergabe hoher Dosen Wirkungsverstärkung von Antikoagulantien (Quick-Kontrolle).

P: Paracetamol (Benuron® 1000 mg Supp.): bei akuten Schmerzen 1000 mg.

Metamizol
Analgetische, antipyretische und spasmolytische Wirksamkeit, keine antiphlogistische Wirkung. Zentrale Hemmung der Prostaglandinsynthese durch Hemmung der Cyclooxygenase.

Anwendung bei schweren akuten und chronischen Schmerzzuständen. Indiziert, wenn andere Maßnahmen kontraindiziert sind oder nicht ansprechen.

NW: Allergische Reaktionen, anaphylaktischer Schock bei rascher parenteraler Gabe. Selten Agranulozytose, dosisunabhängig.

KI: Pyrazolonallergie, Analgetikaintoleranz, Säuglinge < 3 Monate bzw. 5 kg, letzte 6 Wochen der Schwangerschaft, instabile Kreislaufsituation, systolischer Blutdruck < 100 mmHg.

WW: Hypothermie bei gleichzeitiger Gabe von Chlorpromazin, Verminderung der Plasmakonzentration von Ciclosporin, wechselseitige Beeinflussung mit Alkohol.

P: * Novaminsulfon (Novalgin®): bei akuten Schmerzen 1000 mg.

Trizyklische Antidepressiva
Zur Unterstützung einer Änderung der Stressbewertung. Dosierung wird langsam gesteigert, mit niedrigster Dosierung beginnen, wöchentlich Dosis innerhalb von 4 Wochen steigern, optimal unter Kontrolle der Plasmaspiegel (TDM). Wirkungseintritt üblicherweise 21 Tage nach Therapiebeginn.

Therapiedauer 6 Monate, danach über vier Wochen ausschleichen, evtl. niedrige Erhaltungsdosis notwendig. Bei ausbleibendem Therapieerfolg Überprüfung der Diagnose (schmerzmittelbedingter Kopfschmerz?), der Dosierung (initial zu hoch oder zu niedrig?), Therapiedauer (< 6 Monate?).

NW: Müdigkeit, anticholinerge NW (Obstipation, Miktionsstörungen, Mundtrockenheit, Orthostase, Akkomodationsstörungen), EKG-Veränderungen.

KI: Prostatahypertrophie, Blasenentleerungsstörungen, kardiovaskuläre Erkrankungen, Hyperthyreose, Engwinkelglaukom, epileptische Anfälle, Delir.

WW: Zentral dämpfende Arzneimittel, Sympathomimetika, Anticholinergika, Antidiabetika, Antikoagulantien und Antihypertonika werden in ihrer Wirkung verstärkt. Gefahr von Herzrhythmusstörungen bei gleichzeitiger Einnahme von Herzglykosiden und Antiarrhythmika. Schwere NW bei gleichzeitiger Einnahme von MAO-Hemmern.

P: * Amitriptylin (Saroten®): 50–75 mg/d; * Amitriptylinoxid (Equilibrin®): 30–90 mg/d; * Doxepin (Aponal®): 50–75 mg/d; * Clomipramin (Anafranil®): 50–75 mg/d.

Häufige therapiebezogene Probleme

- Chronifizierung der Spannungskopfschmerzen durch unangemessene Selbstmedikation,
- Verschleppung der Behandlung des chronischen Spannungskopfschmerzes,
- unklare Diagnose,
- mangelnde Patientenaufklärung über korrekte Therapie und Grenzen der Selbstmedikation,
- mangelnde Bereitschaft zur Dauertherapie mit indikationsfremden Wirkstoffen, Widerstand gegen Psychotherapeutika.

Literatur

Berthold, H. (Hrsg.): Klinikleitfaden Arzneimitteltherapie. Urban und Fischer, München 1999.
Diener, H.-Chr.: Kopf- und Gesichtsschmerz. Diagnose und Behandlung in der Praxis. Thieme, Stuttgart 1997.
Mutschler, E.: Arzneimittelwirkungen. 8. Aufl. Wissenschaftliche Verlagsgesellschaft, Stuttgart 2001.

Pschyrembel – Klinisches Wörterbuch. 259. Aufl. De Gruyter, Berlin 2001.
Pschyrembel – Therapeutisches Wörterbuch. 2. Aufl. De Gruyter, Berlin 2001.
Rote Liste. Editio Cantor Verlag, Aulendorf 2002.
Zenz, M., Jurna, I.: Lehrbuch der Schmerztherapie. Wissenschaftliche Verlagsgesellschaft, Stuttgart 2002.

Internetadressen

www.akdae.de: Arzneimittelkommission der deutschen Ärzteschaft: Arzneiverordnung in der Praxis. Empfehlungen zur Therapie von chronischen Kopf- und Gesichtsschmerzen.
www.dsl-ev.de: Deutsche Schmerzliga e.V.
www.medi-info.de/SHGrp/Aktive-Schmerzhilfe/ash.htm: Aktive Schmerzhilfe e.V.
www.schmerzselbsthilfe.de/schmerzhilfe/index.htm: Deutsche Schmerzhilfe e.V.

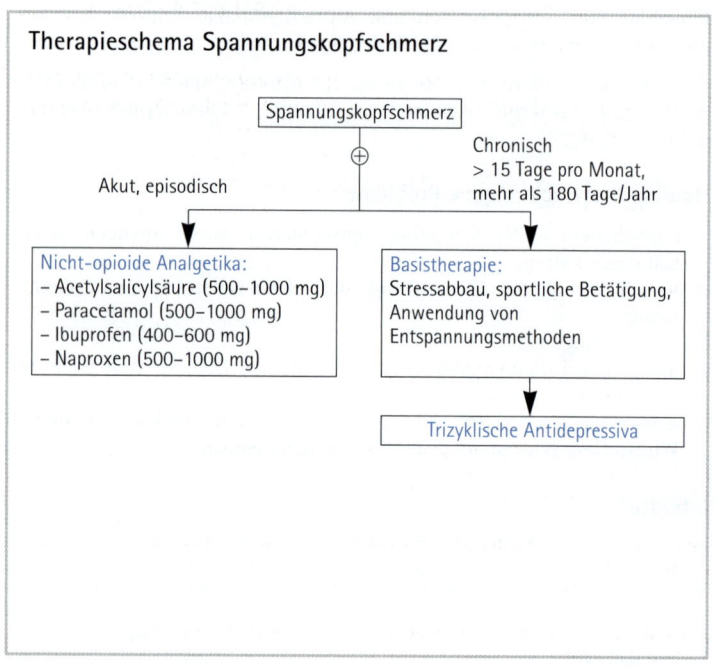

Therapieschema Spannungskopfschmerz

Spannungskopfschmerz

Akut, episodisch

Chronisch
> 15 Tage pro Monat,
mehr als 180 Tage/Jahr

Nicht-opioide Analgetika:
– Acetylsalicylsäure (500–1000 mg)
– Paracetamol (500–1000 mg)
– Ibuprofen (400–600 mg)
– Naproxen (500–1000 mg)

Basistherapie:
Stressabbau, sportliche Betätigung,
Anwendung von
Entspannungsmethoden

Trizyklische Antidepressiva

Kopfschmerz, zervikogener Lennecke

Symptome

Von der Nacken- und Okzipitalregion ausgehender Schmerz, der über den Kopf bis in Stirn- und Augenhöhlenregion einstrahlt. Meist einseitiger Kopfschmerz, Schmerzepisoden unterschiedlicher Dauer und/oder wechselnder Dauerschmerz von mittlerer Stärke; kein pochend-pulsierender Schmerz. Eingeschränkte Halswirbelsäulenbeweglichkeit, Auslösung einer Schmerzattacke durch Druck auf die schmerzende Nackenseite oder durch Kopfüberstreckung. Begleitsymptome selten: Übelkeit, Brechreiz, Benommenheitsgefühl, Lärm- und Lichtempfindlichkeit, Schluckbeschwerden.

Folgen der unbehandelten Krankheit: Starke Einschränkung der Lebensqualität, psychische Belastung, Chronifizierung der Schmerzen.

Ursachen

Uneinheitliche Hypothesen über Beteiligung der Gefäße, Muskulatur, Bänder, Nerven und Knochen, z. B. erhöhte muskuläre Schmerzempfindlichkeit, Veränderung der Schmerzmodulation, muskuläre Verspannungen, Fehlhaltungen im Bereich der Halswirbelsäule.

Auslöser sind häufig bestimmte Kopfhaltungen oder -bewegungen.

Behandlungsindikation und Behandlungsziele

Behandlungsindikation: Besteht bei allen Schmerzen.

Diagnosestellung: Anamnese, Auswertung eines Schmerztagebuchs mit Informationen über Schmerzmitteleinnahme, Kopfschmerzhäufigkeit, -dauer, -lokalisation, -qualität und -intensität, Begleitsymptome, Triggerfaktoren.

Abgrenzung zu anderen Kopf- und Gesichtsschmerzen s. Kopf- und Gesichtsschmerz S. 331.

Computertomographie bei:

- heftigen, unerträglichen Kopfschmerzen nach körperlicher Anstrengung,
- Fieber, Meningismus,
- atypischen Kopfschmerzen mit neurologischen Herdsymptomen,
- neurologischen Ausfällen,
- kontinuierlicher Verschlechterung der Kopfschmerzen,
- epileptischen Anfällen,
- Änderung des Kopfschmerzcharakters bei seit langem bestehendem primären Kopfschmerz.

Therapieziel: Möglichst vollständige Schmerzreduktion, Schmerzfreiheit; Reduktion der Attackenhäufigkeit.

Therapiekontrolle: Führen eines Kopfschmerztagebuchs zur Dokumentation von Art, Dauer und Frequenz der Kopfschmerzen, Auslöser, diätetische Faktoren, Behandlung evtl. in der Selbstmedikation.

Arzneitherapie

Lokalanästhetika

Unterbrechung der Nervenleitfähigkeit durch Hemmung des Natriumeinstroms bei der Reizweiterleitung. Blockade der Wurzel C2, Lokalanästhesie des Nervus occipitalis major. Zur Sicherung der Diagnose und zur (kurzfristigen) Therapie.

Bei mittellang wirksamen Anästhetika (Mepivacain, Prilocain) Analgesie für 2–3 Std., bei lang wirksamen Anästhetika (Bupivacain) 6–8 Std.

Individuelle Dosierung. Wirkung abhängig vom pH-Wert des Gewebes. Im sauren Milieu (bei Entzündungsprozessen) erfolgt Protonierung der Wirkstoffe und mangelnde Membrangängigkeit, dadurch verringerte Wirkung.

NW: Bei zu starker Anflutung und Überdosierung Schwindel, Erbrechen, Benommenheit, Krämpfe; Bradykardie, Herzrhythmusstörungen, Schock. Allergische Hautreaktionen; anaphylaktischer Schock.

KI: Schwere Überleitungsstörungen, akut dekompensierte Herzinsuffizienz.

WW: Wirkungsabschwächung mit Pharmaka, die eine Enzyminduktion auslösen, Vasokonstriktoren, Plasmaersatzmitteln, Sulfonamiden (Wirkung der Sulfonamide vermindert).

P: * Procain (Novocain®), * Prilocain (Xylonest®), * Mepivacain (Scandicain®), * Lidocain (Lidoject®).

Nicht–opioide Analgetika

Acetylsalicylsäure (ASS)

Hemmung der Prostaglandin- und Thromboxansynthese durch Hemmung der Cyclooxygenase-Reaktion, Unterbrechung der Entzündungsreaktion im Gewebe. Nebenwirkungen durch Anreicherung der sauren Wirkstoffe in Eiweißbindungen im Extrazellularraum und in Geweben mit saurem pH-Wert

(Magen, Niere). Hemmung der Thrombozytenaggregation und damit Verlängerung der Blutungszeit.

Anwendung als Analgetikum bei leichten bis mittleren Schmerzzuständen. 5–7 Tage vor operativen Eingriffen absetzen. Einnahme zu oder nach den Mahlzeiten, um NW Magenbeschwerden vorzubeugen.

NW: Magen-Darm-Beschwerden (Gastritis), bei längerfristiger Anwendung Magen-Duodenal-Ulzera möglich, Bronchospasmus als asthmatische Überempfindlichkeitsreaktion, Erytheme, Ekzem, Angioödem, Kopfschmerzen (kritische Monatsdosis 7000 mg). Tinnitus und Schwindel bei Überdosierung.

KI: Hämorrhagische Diathese, Gastro-Intestinal-Ulzera, schwere Niereninsuffizienz, Therapie mit oralen Antikoagulantien, Kinder < 12 J. (Reye-Syndrom), strenge Indikationsstellung in der Schwangerschaft (im 3. Trimenon vorzeitiger Verschluss des Ductus botalli, verzögerte, verlängerte Geburt).

Relative KI: Analgetikaintoleranz, anamnestisch gastrointestinale Ulzera, Asthma bronchiale, Neigung zu Allergien, Nieren- und Leberfunktionsstörungen, schwere Herzinsuffizienz.

WW: Wirkungsverstärkung von Antikoagulantien und Sulfonylharnstoffen (bei Dosen > 1,5 g/Tag), Steigerung der Toxizität von Methotrexat, Erhöhung der ulzerogenen Wirkung von Corticosteroiden und NSAR; Wirkungsminderung von Furosemid, Sulfinpyrazon, Spironolacton.

P: ASS (Aspirin® Migräne Brausetabl.): bei akuten Schmerzen: 1 × 1000 mg, < 7000 mg pro Monat.

Andere saure antiphlogistische antipyretische Analgetika

Synonym nicht-steroidale Antirheumatika (NSAR). Hemmung der Prostaglandin- und Thromboxansynthese, antiphlogistische, antipyretische und analgetische Wirkung.

Anwendung bei Kopf- und Gesichtsschmerzen, die mit schmerzhaften Schwellungen und Entzündungen einhergehen. Einnahme nach dem Essen, um der NW Magenbeschwerden vorzubeugen.

NW: Häufig Magen-Darm-Beschwerden, wie Übelkeit, Diarrhoe, okkulte Blutungen, gelegentlich GIT-Ulkus, Kopfschmerzen (kritische Monatsdosis für Ibuprofen 6000 mg), Schwindel, Erregbarkeit oder Müdigkeit, selten Überempfindlichkeitsreaktionen wie Exanthem, Asthma.

KI: Hämorrhagische Diathese, Analgetikaintoleranz, Gastro-Intestinal-Ulzera, schwere Niereninsuffizienz, Therapie mit oralen Antikoagulantien, letztes Trimenon der Schwangerschaft. Strenge Indikationsstellung in der gesamten Schwangerschaft (vorzeitiger Verschluss des Ductus botalli, verzögerte, verlängerte Geburt). Relative KI: anamnestisch gastrointestinale Ulzera, Asthma bronchiale, Neigung zu Allergien, Nieren- und Leberfunktionsstörungen.

WW: Wirkungsverstärkung von Digoxin, Lithium, Phenytoin, Steroiden, anderen NSAR, Probenecid, Methotrexat. Wirkungsabschwächung von Diuretika, Antihypertensiva. Mögliche WW mit Antikoagulantien (regelmäßige Quick-Kontrollen).

P: (∗) Ibuprofen (Imbun®, Anco®): bei akuten Schmerzen 1 × 400 mg, 6000 mg pro Monat; (∗) Naproxen (Proxen®): bei akuten Schmerzen 500–1000 mg.

Paracetamol

Gute analgetische und antipyretische Wirkung, keine antiphlogistische Wirkung. Wirkmechanismus ungeklärt, überwiegend zentrale Hemmung der Prostaglandinsynthese, ohne Wirkung auf Opiatrezeptoren.

Anwendung als Analgetikum bei leichten bis mittleren Schmerzzuständen, erste Wahl im Säugling- und Kleinkindalter, in Schwangerschaft und Stillzeit, bei KI gegenüber Acetylsalicylsäure.

NW: Selten Überempfindlichkeitsreaktionen und Blutbildveränderungen. Bei akuter Überdosierung und chronischer Einnahme hoher Dosen hepatotoxisch, kritische Dosis > 6–10 g als Einzeldosis (Antidot Acetylcystein), Kopfschmerzen (kritische Monatsdosis 5000 mg).

KI: Schwere Niereninsuffizienz, Leberinsuffizienz.

WW: Steigerung der Hepatotoxizität durch chronischen Alkoholgebrauch, Phenobarbital, Phenytoin, Carbamazepin, Rifampicin. Bei Dauergabe Wirkungsverstärkung von Antikoagulantien.

P: Paracetamol (Benuron® 1000 mg Supp.): bei akuten Schmerzen 1000 mg.

Metamizol

Analgetische, antipyretische und spasmolytische Wirksamkeit, keine antiphlogistische Wirkung. Zentrale Hemmung der Prostaglandinsynthese durch Hemmung der Cyclooxygenase.

Anwendung bei schweren akuten und chronischen Schmerzzuständen. Indiziert, wenn andere Maßnahmen kontraindiziert sind oder nicht ansprechen.

NW: Allergische Reaktionen, anaphylaktischer Schock bei rascher parenteraler Gabe. Selten Agranulozytose, dosisunabhängig.

KI: Pyrazolonallergie, Analgetikaintoleranz, Säuglinge < 3 Mon. bzw. < 5 kg, letzte 6 Wochen der Schwangerschaft, instabile Kreislaufsituation, systolischer Blutdruck < 100 mmHg.

WW: Hypothermie bei gleichzeitiger Gabe von Chlorpromazin, Verminderung der Plasmakonzentration von Ciclosporin, wechselseitige Beeinflussung mit Alkohol.

P: ∗ Novaminsulfon (Novalgin®): bei akuten Schmerzen 1000 mg.

Prokinetika

Zur Beschleunigung der Magenentleerung und Dünndarmpassage. Dopaminantagonistische Wirkung am D_2-Rezeptor und Beeinflussung von Serotoninrezeptoren (antiemetische Wirkung). Metoclopramid wirkt peripher und zentral, Domperidon ausschließlich peripher. Anwendung 15 Minuten vor der Einnahme von nicht-opioiden Analgetika, Mutterkornalkaloiden oder Triptanen.

NW: Sedierung, Schlaflosigkeit, Unruhe, Diarrhoe, sehr selten extrapyramidale Symptome (Spätdyskinesien).

KI: Ileus, Darmblutungen, erhöhte zerebrale Krampfbereitschaft, Morbus Parkinson, Kinder < 2 J., Schwangerschaft, Stillzeit, Niereninsuffizienz.

WW: Wirkabschwächung durch Anticholinergika, verstärkte extrapyramidale NW durch Kombination mit Neuroleptika, Beeinflussung der Wirkung von trizyklischen Antidepressiva, MAO-Hemmern, Sympathomimetika. Resorptionserhöhung von anderen Arzneistoffen möglich.

P: ∗ Metoclopramid (Paspertin®): 20 mg; ∗ Domperidon (Motilium®): 10–20 mg.

Physikalische Therapie

Krankengymnastische Verfahren und Techniken, wie Haltungsschulungen und Anleitung zur Selbstbehandlung, manuelle Traktionen und segmentale

Mobilisierung, Wärmeanwendungen. Massage und Elektrotherapie sind als Behandlungstechniken umstritten.

Häufige therapiebezogene Probleme

- Verschleppung der angemessenen Therapie wegen zu langer Selbstmedikation,
- unklare Diagnose,
- mangelnde Patientenaufklärung über korrekte Therapie und Grenzen der Selbstmedikation,
- mangelnde Bereitschaft zur prophylaktischen Therapie mit indikationsfremden Wirkstoffen, Widerstand gegen Psychotherapeutika.

Literatur

Berthold, H. (Hrsg.): Klinikleitfaden Arzneimitteltherapie. Urban und Fischer, München 1999.

Diener, H.-Chr.: Kopf- und Gesichtsschmerz: Diagnose und Behandlung in der Praxis. Thieme, Stuttgart 1997.

Mutschler, E.: Arzneimittelwirkungen. 8. Aufl. Wissenschaftliche Verlagsgesellschaft, Stuttgart 2001.

Pschyrembel – Klinisches Wörterbuch. 259. Aufl. De Gruyter, Berlin 2001.

Pschyrembel – Therapeutisches Wörterbuch. 2. Aufl. De Gruyter, Berlin 2001.

Rote Liste. Editio Cantor Verlag, Aulendorf 2002.

Zenz, M., Jurna, I.: Lehrbuch der Schmerztherapie. Wissenschaftliche Verlagsgesellschaft, Stuttgart 2001.

Internetadressen

www.akdae.de: Arzneimittelkommission der deutschen Ärzteschaft: Arzneiverordnung in der Praxis. Empfehlungen zur Therapie von chronischen Kopf- und Gesichtsschmerzen.

www.dsl-ev.de: Deutsche Schmerzliga e.V.

www.medi-info.de/SHGrp/Aktive-Schmerzhilfe/ash.htm: Aktive Schmerzhilfe e.V.

www.schmerzselbsthilfe.de/schmerzhilfe/index.htm: Deutsche Schmerzhilfe e.V.

Therapieschema zervikogener Kopfschmerz

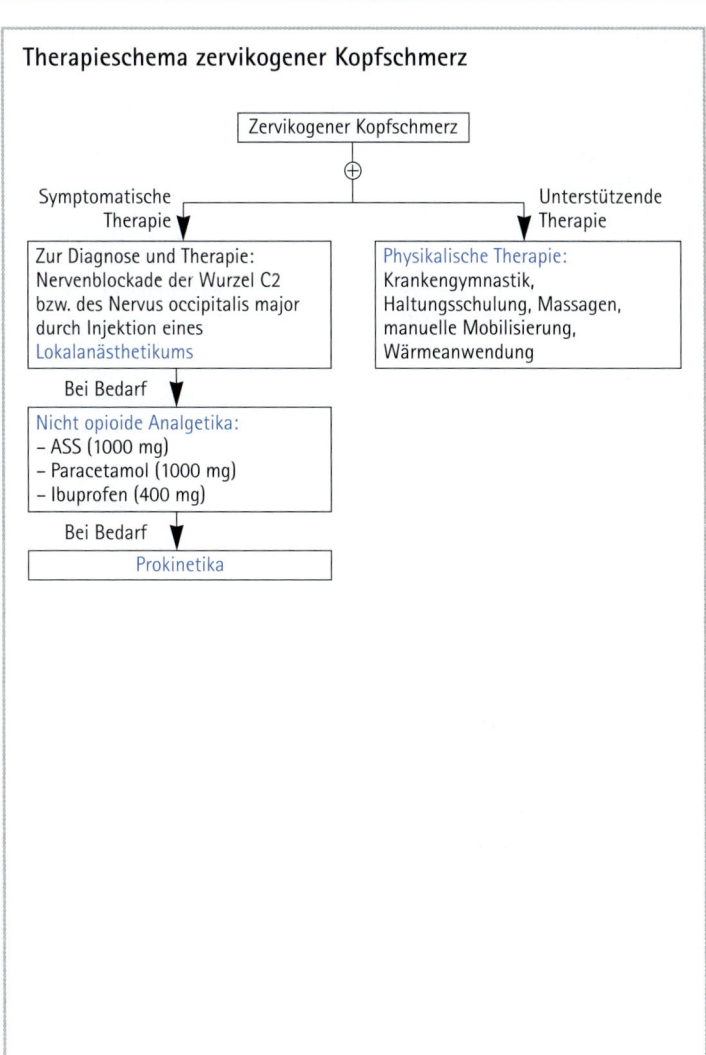

Zervikogener Kopfschmerz

⊕

Symptomatische Therapie

Zur Diagnose und Therapie:
Nervenblockade der Wurzel C2
bzw. des Nervus occipitalis major
durch Injektion eines
Lokalanästhetikums

Bei Bedarf

Nicht opioide Analgetika:
- ASS (1000 mg)
- Paracetamol (1000 mg)
- Ibuprofen (400 mg)

Bei Bedarf

Prokinetika

Unterstützende Therapie

Physikalische Therapie:
Krankengymnastik,
Haltungsschulung, Massagen,
manuelle Mobilisierung,
Wärmeanwendung

Koronare Herzkrankheit Lennecke

Symptome

Abk. KHK; Syn. stenosierende Koronarsklerose, ischämische Herzerkrankung, Koronarinsuffizienz, Angina pectoris. Sammelbezeichnung für Erkrankungen mit Mangeldurchblutung des Myokards in Folge Manifestation der Arteriosklerose an den Herzkranzarterien (Koronarsklerose).

Schweregrad (s. Tab. 38.1) und Dauer der Ischämie bestimmen die Manifestation in Form von stabiler oder instabiler Angina pectoris, stummer Myokardischämie, Herzinsuffizienz, Herzrhythmusstörungen, Herzinfarkt, plötzlichem Herztod.

Typische, stabile Angina pectoris: Retrosternal empfundener Schmerz von kurzer Dauer, meist ausgelöst durch körperliche oder seelische Belastungen, seltener auch durch Kälte oder vollen Magen. Meist gleichartiger Schmerzcharakter: Ausstrahlung in Hals, Unterkiefer, Schulter, linker Arm, oft auch nur retrosternales Druckgefühl oder Engegefühl im Brustkorb.

Atypische Angina pectoris: Schmerzausstrahlung in den Oberbauch, in die linke und rechte Brust oder den Rücken.

Instabile Angina pectoris: Angina-pectoris-Anfälle in Ruhe, neu auftretende Angina pectoris, zunehmende Schwere, Dauer und Häufigkeit der Angina-pectoris-Anfälle.

Ursachen

Meist Arteriosklerose der Herzkranzgefäße.

Risikofaktoren:

- unbeeinflussbar: familiäre Disposition, Lebensalter, männliches Geschlecht,
- beeinflussbar: Nikotinkonsum, Fettstoffwechselstörungen (erhöhtes LDL-Cholesterin, erniedrigtes HDL-Cholesterin, erhöhte Triglyceride),

Tab. 38.1: Schweregrade der stabilen Angina pectoris
Nach: Canadian Cardiovascular Society

Grad	Symptome
I	Stumme Ischämie, kein Schmerz
II	Angina pectoris bei schwerer Belastung (z. B. beim Bergsteigen)
III	Angina pectoris bei mittlerer Belastung (z. B. beim Laufen zum Bus)
IV	Angina pectoris bei geringster Belastung (z. B. beim Anziehen) oder in Ruhe

arterielle Hypertonie, Übergewicht, Bewegungsmangel, Diabetes mellitus, emotionaler Stress.

Behandlungsindikation und Behandlungsziele

Behandlungsindikation: Symptome bzw. Komplikationen der KHK in Verbindung mit dem Nachweis einer Mangeldurchblutung. Diagnosestellung: durch klinische Symptome und (Belastungs-) EKG, in besonderen Fällen durch Echokardiographie, Myokardszintigraphie o.Ä.

Eine Koronarangiographie (Herzkatheteruntersuchung) wird durchgeführt z. B. bei Verdacht auf koronare Herzkrankheit mit unklaren Symptomen oder bei bekannter koronarer Herzkrankheit und zunehmender Angina pectoris trotz Medikation.

Therapieziele:

- Reduktion der Symptome, Steigerung der körperlichen Belastbarkeit,
- Verhinderung von Komplikationen und der damit verbundenen erhöhten Sterblichkeit.

Basistherapie

Beeinflussung der Risikofaktoren für Arteriosklerose durch:

- Rauchverbot (s. Raucherentwöhnung S. 578),
- Gewichtsnormalisierung,
- körperliche Aktivität,
- lipid- und blutzuckersenkende Ernährung: fettreduzierte, kalorienreduzierte Kost, ballaststoffreiche Nahrung, mindestens 55 % Kohlenhydrate, Mono- und Disaccharide meiden, gesättigte Fette meiden, ungesättigte Fettsäuren bevorzugen,
- Verzicht auf Alkohol,
- Behandlung der zugrundeliegenden Krankheit (z. B. Fettstoffwechselstörungen, s. S. 270 und 298; arterielle Hypertonie, s. S. 286; Diabetes mellitus, s. S. 149; Gicht, s. S. 206).

Die Basistherapie ist neben der Behandlung der einzelnen Krankheitsbilder in der Regel lebenslang durchzuführen.

Arzneitherapie

Thrombozytenaggregationshemmer

Zur Prophylaxe von Koronarthrombosen. Mittel der ersten Wahl: Acetylsalicylsäure (ASS). Wirkung durch Acetylierung der Cyclooxygenase, Hemmung der Prostaglandin- und damit der Thromboxansynthese.

NW: Blutungen des Gastrointestinaltrakts (dosisabhängig, in ca. 5 % der Fälle).

KI: Asthma, akute Magen-Darm-Ulzera.

WW: Mit anderen Antikoagulantien und Thrombolytika.

P: Acetylsalicylsäure (Aspirin® 100): $1 \times 100–325$ mg.

Bei KI oder Unverträglichkeiten gegenüber ASS: Ticlopidin oder Clopidogrel. Hemmung der thrombozytären Rezeptoren, die für die Aggregation notwendig sind.

NW: Bei Ticlopidin Diarrhoe, Hautausschlag, Leukopenie häufig. Bei Clopidogrel selten.

WW: Verminderung der Plasmakonzentration durch Antazida, Erhöhung durch Cimetidin. Mit anderen Antikoagulantien und Thrombolytika.

P: * Ticlopidin (Tiklyd®): 2×250 mg; * Clopidogrel (Iscover®, Plavix®): 1×75 mg.

Nitrate

Gefäßerweiternd auf glatte Muskulatur, Senkung der Vorlast des Herzens, Senkung des Sauerstoffverbrauchs des Herzens. Wirkungseintritt bei kurzwirksamen Nitraten (Glyceroltrinitrat) nach wenigen Minuten, Anwendung bevorzugt als Sublingualspray oder Zerbeißkapseln. Bei Dauertherapie 12 Stunden Therapiepause einhalten, um Toleranzentwicklung zu vermeiden.

NW: Orthostatische Hypotension bei hohen Dosen, starker Blutdruckabfall mit Verstärkung der Angina-pectoris-Symptomatik, Reflextachykardie, vasomotorische Kopfschmerzen, Flush-Symptomatik.

KI: Symptomatische Hypotonie, hypertrophe obstruktive Kardiomyopathie, Aortenstenose.

WW: Blutdrucksenkende Arzneimittel verstärken die Nebenwirkung, Alkohol verstärkt die Vasodilatation.

P: * Gyceroltrinitrat (Nitrolingual®): 1–2 × 0,4 mg bzw. 1 × 0,8 mg; * Isosorbid-2,5-dinitrat (ISDN, Isoket®): 2–3 × 20–40 mg (Retard); * Isosorbid-5-mononitrat (ISMN, Ismo®): 1 × 40–120 mg (Retard).

Molsidomin

Wirkung durch aktiven Metaboliten, Wirkmechanismus wie Nitrate. Unter Molsidominbehandlung keine Toleranzentwicklung, da enzymunabhängig NO freigesetzt wird.

NW: Kopfschmerzen, Schwindel, Übelkeit, Appetitlosigkeit.

KI: Hypotonie, Kreislaufversagen.

WW: Verstärkung der Wirkung von antihypertensiven Arzneimitteln.

P: * Molsidomin (Corvaton®): 2 × 1–2 mg bis 3 × 4 mg, 1–2 × 8 mg (retard).

β-Rezeptorenblocker

Blockierung der $β_1$-Rezeptoren am Herzen, Senkung der Herzfrequenz, der Kontraktionskraft und der Erregbarkeit; Reduktion des Sauerstoffbedarfs des Herzens. Eingesetzt werden Substanzen mit $β_1$-Selektivität. Besonders vorteilhaft bei gleichzeitig vorliegender Hypertonie oder supraventrikulären Tachyarrhythmien.

NW: Hemmung der Erregungsleitung, Herzrhythmusstörungen; evtl. Auslösung von Asthmaanfällen; Senkung des Blutzuckerspiegels; Erhöhung des Fettsäurespiegels im Blut.

KI: Obstruktive Atemwegserkrankungen; Bradykardie, Herzmuskelinsuffizienz (NYHA IV).

WW: Gleichzeitige Behandlung mit Calciumantagonisten vom Verapamil- und Diltiazem-Typ führen zu Verstärkung des kardiodepressiven Effekts. Narkosemittel und Antiarrhythmika verstärken die Herzrhythmusstörungen. Gleichzeitige Behandlung mit Sulfonylharnstoffen führt zu einer verstärkten blutzuckersenkenden Wirkung. Andere Antihypertensiva verstärken die blutdrucksenkende Wirkung. Herzglykoside verstärken die negativ chronotrope Wirkung.

P: * Atenolol (Tenormin®): 1 × 50–100 mg; * Bisoprolol (Concor®): 1 × 5–10 mg; * Metoprolol (Beloc®): 2 × 50–100 mg.

Calciumantagonisten

Blockierung des Calciumeinstroms in die Zelle, Hemmung der elektromechanischen Koppelung, Abnahme der Kontraktilität, Abnahme des Sauerstoffverbrauchs.

Langwirksame Substanzen und Retardpräparate zur symptomatischen Therapie der Angina pectoris, wenn KI gegen Nitrate oder β-Blocker vorliegen. Kombination von Nifedipin und β-Blockern möglich, Kombination mit β-Blockern nicht möglich bei Verapamil oder Diltiazem: schwere Herzrhythmusstörungen!

NW: Flush-Symptomatik, Hitzegefühl, allergische Reaktion, Schwindel, Kopfschmerzen, Nervosität, Übelkeit. Bradykarde Herzrhythmusstörungen bei Verapamil, Diltiazem, sonst Reflextachykardie. Knöchelödeme durch Nifedipinderivate.

KI: Herzinsuffizienz Stadium NYHA III und IV, akuter Herzinfarkt, Vorhofflimmern. Diltiazem, Verapamil, Gallopamil: AV-Block, Kombination mit β-Blockern.

WW: Verapamil, Gallopamil und Diltiazem verstärken in Kombination mit β-Blockern und/oder Antiarrhythmika die Herzrhythmusstörungen. Verapamil und Nifedipin erhöhen den Digoxinspiegel (über Beeinflussung von Cytochrom-P-450-Isoenzym 3A4). In Kombination mit anderen Antihypertensiva wird der blutdrucksenkende Effekt verstärkt. Calciumantagonisten erhöhen den Carbamazepin- und Theophyllinspiegel.

P: * Nifedipin retard (Adalat® ret.): 2 × 20–40 mg; * Verapamil retard (Isoptin® KHK ret.): 2 × 120–240 mg; * Diltiazem retard (Dilzem® ret.): 2 × 120–180 mg; * Nitrendipin (Bayotensin®): 1–2 × 20 mg; * Felodipin retard (Munobal®): 1 × 5–10 mg; * Amlodipin (Norvasc®): 1 × 5–10 mg.

Operation

PTCA (Perkutane transluminale koronare Angioplastie)

Aufdehnung einer stenosierten Koronararterie mit Ballontechnik oder anderen Kathetertechniken. Einsatz bei Erkrankung von wenigen Gefäßen mit proximalen kurzstreckigen Stenosen.

KI: Hauptstammstenosen. Kurzfristig hohe Erfolgsquoten, im ersten halben Jahr Restenosierung in 30–50 % der Fälle. Zusätzlich möglich: Stentimplantation zur Verhinderung von Restenosierung. Nachbehandlung mit Thrombozytenaggregationshemmern.

P: ASS (Aspirin® 100) und Clopidogrel (Plavix®): 100 mg und 75 mg/d für 4–6 Wochen danach 100 mg ASS/d.

Bypass-Operation

Operation am offenen Herzen: Gefäßtransplantation zur Umgehung bzw. Überbrückung eines Gefäßverschlusses oder einer Gefäßverengung. Einsatz bei Hauptstammstenosen und Drei- und Zweigefäß-Erkrankungen. Verschlussrate nach 10 Jahren je nach betroffenem Gefäß: 40–60 %. Weiterbestehen der Risikofaktoren erhöht die Restenosierungsrate nach OP. Anschlussbehandlung mit Acetylsalicylsäure.

P: ASS (Aspirin® 100): 1×100 mg.

Häufige therapiebezogene Probleme

- Non-Compliance der Basismedikation wegen fehlendem Leidensdruck im anfallsfreien Intervall,
- mangelnde Bereitschaft zur Ernährungsumstellung und Verstärkung der körperlichen Aktivität.

Literatur

Berthold, H. (Hrsg.): Klinikleitfaden Arzneimitteltherapie. Urban und Fischer, München 1999.
Gesenhues, St., Ziesché, R. (Hrsg.): Praxisleitfaden Allgemeinmedizin. 3. Aufl. Urban und Fischer, München 2001.
Mutschler, E.: Arzneimittelwirkungen. 8. Aufl. Wissenschaftliche Verlagsgesellschaft, Stuttgart 2001.
Pschyrembel – Klinisches Wörterbuch. 259. Aufl. De Gruyter, Berlin 2001.
Pschyrembel – Therapeutisches Wörterbuch. 2. Aufl. De Gruyter, Berlin 2001
Rote Liste. Editio Cantor Verlag, Aulendorf 2001.

Internetadressen

www.awmf-online.de: Leitlinien der Deutschen Gesellschaft für Kardiologie, Herz- und Kreislaufforschung.
www.herzstiftung.de

Therapieschema Koronare Herzkrankheit

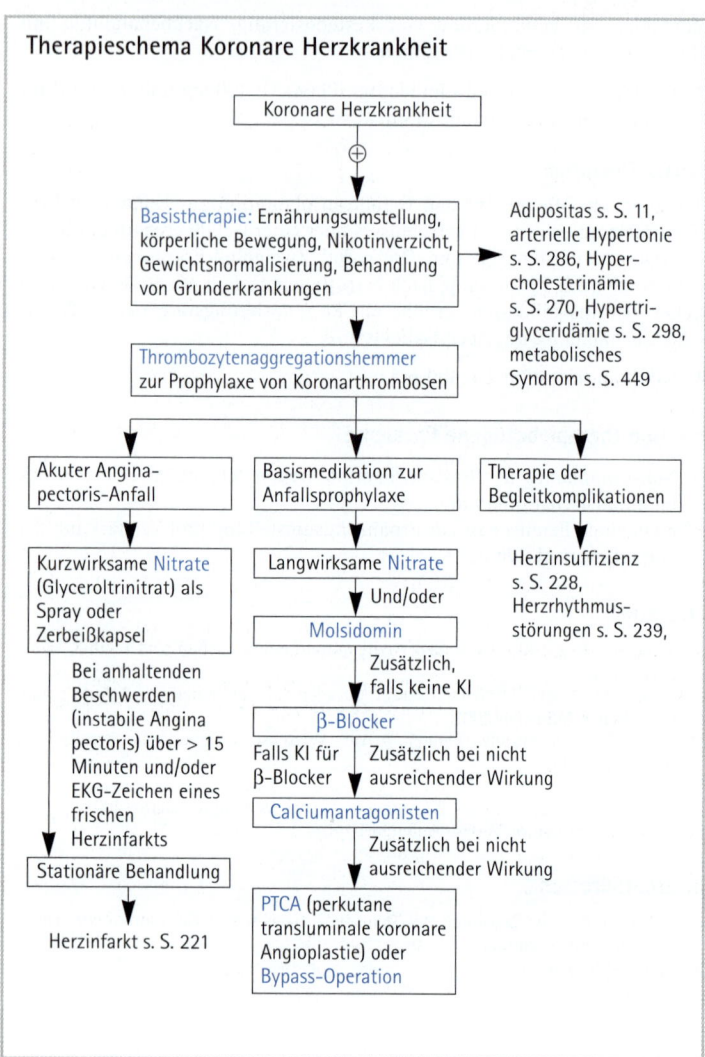

Koronare Herzkrankheit

⊕

Basistherapie: Ernährungsumstellung, körperliche Bewegung, Nikotinverzicht, Gewichtsnormalisierung, Behandlung von Grunderkrankungen

→ Adipositas s. S. 11, arterielle Hypertonie s. S. 286, Hypercholesterinämie s. S. 270, Hypertriglyceridämie s. S. 298, metabolisches Syndrom s. S. 449

Thrombozytenaggregationshemmer zur Prophylaxe von Koronarthrombosen

Akuter Angina-pectoris-Anfall

Kurzwirksame Nitrate (Glyceroltrinitrat) als Spray oder Zerbeißkapsel

Bei anhaltenden Beschwerden (instabile Angina pectoris) über > 15 Minuten und/oder EKG-Zeichen eines frischen Herzinfarkts

Stationäre Behandlung

Herzinfarkt s. S. 221

Basismedikation zur Anfallsprophylaxe

Langwirksame Nitrate

Und/oder

Molsidomin

Zusätzlich, falls keine KI

β-Blocker

Falls KI für β-Blocker | Zusätzlich bei nicht ausreichender Wirkung

Calciumantagonisten

Zusätzlich bei nicht ausreichender Wirkung

PTCA (perkutane transluminale koronare Angioplastie) oder Bypass-Operation

Therapie der Begleitkomplikationen

Herzinsuffizienz s. S. 228, Herzrhythmusstörungen s. S. 239,

Krebserkrankungen/onkologische Erkrankungen

Lennecke

Symptome

Gewebsneubildungen durch ein spontanes, verschiedengradig enthemmtes, autonomes und irreversibles Überschusswachstum von körpereigenem Gewebe. Im Laufe der Zeit Verlust der spezifischen Zell- und Gewebefunktion.

Allgemeine Warnsignale, die auf einen malignen Tumor hinweisen können sind z. B.:

- ungewollte Gewichtsabnahme,
- Appetitlosigkeit, Abneigung gegen bestimmte Speisen,
- Leistungsknick, Schwäche, verstärkte Müdigkeit,
- Fieber, Schweißneigung,
- Juckreiz, Schmerzen, Blutbildveränderungen (v. a. Anämie),
- schmerzlose Knoten oder Geschwüre an der Haut oder an Schleimhäuten, spürbare oder sichtbare Knoten im Gewebe, ungewöhnliche Gewebeveränderung (z. B. in der Brust, im Hoden, Kropf),
- Blutbeimengungen im Urin oder Stuhl,

Tab. 39.1: Einteilung der Krebserkrankungen

Einteilung nach biologischem Verhalten	
Benigne Tumoren (gutartig)	Differenzierte Zellen und langsames, lokal verdrängendes Wachstum
Maligne Tumoren (bösartig)	Zellkernpolymorphie, Zellatypie, Anaplasie, infiltrierendes, meist rasches destruierendes Wachstum; Metastasierung
Semimaligne Tumoren (eingeschränkt bösartig)	Histologische Merkmale des malignen Tumors, keine Metastasierung
Einteilung nach histogenetischer Systematik	
Epitheliale Tumoren	Benigne: z. B. Adenom, Papillom, Polypen Maligne: Karzinom
Mesenchymale Tumoren	Benigne: z. B. Lipom, Fibrom, Osteom, Myom Maligne: Sarkom
Embryonale Tumoren aus undifferenziertem Gewebe	z. B. Nephroblastom, Neuroblastom

■ spezielle Symptome können Frühwarnzeichen für bestimmte Tumoren sein, so z. B. Abneigung gegen Fleisch bei gastrointestinalen Tumoren, andauernde Schluckbeschwerden bei Lokalisation in der Speiseröhre oder Magen, länger als 3–4 Wochen anhaltender Husten bei Lokalisation in den Bronchien bzw. im Kehlkopfbereich.

Folgen der unbehandelten Krankheit: Funktionaler Ausfall des betroffenen Organs, Zusammenbruch der Körperfunktionen, Tod.

Ursachen

Spontane Entartung durch Fehler in der Zellreplikation, Spontanmutation. Genetische Veranlagung wahrscheinlich. Gefördert durch Schwächung der Reparaturenzyme oder durch Karzinogene, d. h. Substanzen, die eine Umwandlung normaler Zellen in Tumorzellen durch Veränderung der DNA fördern. Man unterscheidet Kanzerogene (Stoffe, die selbst krebserzeugend wirken), Promotoren (Stoffe, die keine Tumorinitiierung auslösen, aber das Wachstum eines Tumors beschleunigen können) und Kokarzinogene (Promotoren, Substanzen, die den initiierenden Effekt der kanzerogenen Substanz erhöhen).

Primäre Karzinogene sind z. B.:

■ aromatische, polyzyklische Kohlenwasserstoffe (z. B. Benzo(a)pyren),
■ ungesättigte, aliphatische, halogenierte Kohlenwasserstoffe,
■ aromatische Amine (z. B. Diphenylamin),
■ N-Nitroso-Verbindungen (z. B. Dimethylnitrosamin),
■ alkylierende Substanzen (z. B. Ethylenoxid, Stickstofflost),
■ einige Naturstoffe (z. B. Aflatoxine aus verschimmelten Erdnüssen, Pyrrolizidinalkaloide) und anorganische Substanzen (z. B. Schwermetallionen, Arsen, Asbest).

Mögliche Umweltkarzinogene sind:

■ Zigarettenrauch (Lungen-, Lippen-, Kehlkopf- und Harnblasenkrebs),
■ Alkohol (Leber- und Bauchspeicheldrüsenkrebs),
■ Sonnenstrahlen (Hautkrebs),
■ Röntgenstrahlen (Blutkrebs),
■ Asbest (Lungenkrebs),
■ Nitrite (Magenkrebs).

Mit 200 000 Todesfällen pro Jahr zweithäufigste Todesursache in Deutschland. Männer erleiden vorrangig Lungen-, Gastrointestinal- und Prostatakrebs, Frauen Mamma-, Gastrointestinal- und Genitalkrebs.

Behandlungsindikation und Behandlungsziele

Diagnosestellung: Durch

- Anamneseerhebung,
- körperliche Untersuchung und Laborparameter,
- apparative Diagnostik: Röntgen, Ultraschall, Computertomogramm (CT), Kernspintomographie (MRT) Positronenemissionstomographie (PET),
- Gewebeuntersuchung nach Biopsie.

Behandlungsindikation: Eine Behandlung sollte möglichst frühzeitig nach der Diagnosestellung beginnen. Nutzen und Risikoabwägung unter Berücksichtigung der Zielsetzung (s. Tab. 39.2).

Pfeiler der Therapie sind Operation, Bestrahlung und Medikamente, meist in Kombination.

Neben der kurativen oder palliativen Krebstherapie meist gleichzeitig begleitende supportive Therapie (s. Krebserkrankungen, supportive Therapie 385, Schmerzerkrankungen 626) zur Behandlung oder Prophylaxe weiterer Beschwerden.

Verlaufskontrolle: Auswahl der Therapie und Verlaufskontrollen nach Bestimmung der Tumorgröße und -ausbreitung nach TNM-Klassifizierung (Einteilung der Tumorstadien) und Tumormarker zur Therapiekontrolle und Früherkennung von Rezidiven oder Metastasen (s. Tab. 39.3).
Beurteilung des Therapieerfolgs (nach WHO-Standards):

- Komplette Remission (CR): keine der bekannten Tumormanifestationen mehr nachweisbar, keine neuen Manifestationen.
- Partielle Remission (PR): Reduktion aller messbaren Tumorparameter > 50%, keine neuen Manifestationen.

Tab. 39.2: Therapiearten von Krebserkrankungen

Therapieart	Ziel
Kurative Therapie	Heilung des Patienten
Palliative Therapie	Lebensverlängerung, Symptomlinderung, Begleitung des Patienten in seiner letzten Lebensphase

Tab. 39.3: TNM-Klassifikation

Grundlagen der TNM-Klassifikation		
Tumorgröße (Primärtumor)	TX	Primärtumor nicht beurteilbar
	T0	kein Anhalt für Primärtumor
	Tis	in situ-Karzinom
	T1–4	zunehmende Größe/Ausbreitung des Primär-tumors
Lymphknotenbefall (Noduli)	NX	Regionale Lymphknoten nicht beurteilbar
	N0	kein Anhalt für regionalen Lymphknotenbefall
	N1–3	zunehmender Befall regionaler Lymphknoten
Fernmetastasierung	MX	Fernmetastasierung nicht beurteilbar
	M0	kein Anhalt für Fernmetastasierung
	M1	nachgewiesene Fernmetastasierung
	Organbefall	z. B. ADR=Nebennieren, BRA=Gehirn, HEP=Leber
Differenzierungsgrad	GX	Differenzierungsgrad nicht beurteilbar
	G1	gut differenziert
	G2	mäßig differenziert
	G3	gering differenziert
	G4	undifferenziert/anaplastisch

- Keine Veränderung (NC = no change): Reduktion der messbaren Parameter < 50 % oder Zunahme < 25 %.
- Progression (PD = progressive disease): Zunahme der messbaren Tumorparameter > 25 % und/oder neue Manifestationen.

Nachsorge zum frühzeitigen Erkennen und Behandeln von Rezidiven und Metastasen, von Krankheits- und Therapiefolgen, zur psychologischen und psychosozialen Betreuung.

Krebsfrüherkennungsuntersuchungen vor allem auf häufige Krebsarten:

- Frauen
  ab dem 20. Lebensjahr Genitalien
  ab dem 30. Lebensjahr zusätzlich Brust und Haut
  ab dem 40. Lebensjahr zusätzlich Dickdarm, Untersuchung auf Blut im Stuhl
- Männer
  ab dem 40. Lebensjahr äußere Genitalien, Prostata, Haut, Dickdarm, Untersuchung auf Blut im Stuhl.

Operation

Operation mit kurativer Zielsetzung

Bei soliden, lokal begrenzten Tumoren operative Entfernung des Tumors im Gesunden (Sicherheitszone je nach Tumor ca. 2–8 cm) einschließlich potentiell befallener Nachbarstrukturen und adäquate Ausschaltung des regionären Lymphabflussgebiets zur Minimierung der Metastasierung.

Operation mit palliativer Zielsetzung

Tumorentfernung zur Beseitigung oder Besserung von Symptomen, z. B. Beseitigung einer Magenausgangsstenose bei metastasierendem Magenkarzinom, Vorbeugung eines Ileus bei metastasierendem Kolonkarzinom.

Kombinierte Therapie

Kombination mit Chemotherapie vor der Operation zur Verkleinerung des Tumors (neoadjuvante Chemotherapie, z. B. bei fortgeschrittenem, primär nicht resektablem Magen-Ca, lokal fortgeschrittenem Ösophagus-, Mamma- oder Rektumkarzinom) oder im Anschluss an die Operation zur Reduktion und Beseitigung von Mikrometastasen (adjuvante Chemotherapie, z. B. bei Kolontumoren, Mammakarzinom, Osteosarkom, Ewing-Sarkom).

Kombination mit Strahlentherapie als intraoperative Strahlentherapie mit dem Ziel, die Radikalität des Eingriffs zu erhöhen (z. B. bei Kolon- und Rektumkarzinom).

Postoperative Strahlentherapie und/oder Chemo- oder Hormontherapie.

Strahlentherapie

Radiatio. Behandlung mit Photonenstrahlung zur Zerstörung von Tumor-DNA, zur irreversiblen Zerstörung der Teilfähigkeit von Tumorzellen, hohe Eindringtiefe unter weitgehender Schonung der Haut, dreidimensionale Bestrahlungsplanung üblich. Wirkung auf Tumorzellen und gesundes Gewebe im Prinzip gleich, therapeutische Wirkung durch zielgerichtete Bestrahlung, um möglichst hohe Dosen im Tumorgewebe und möglichst niedrige Dosen im gesunden Gewebe zu erzielen. Risiko einer schwergradigen oder dauerhaften Verletzung von gesundem Gewebe bei Einhalten der Schwellendosis (Gesamtdosis $5 \times 1{,}8$–2 Gray (Gy) pro Woche) gering.

Reduktion der Zellzahl mit jeder Bestrahlungsfraktion um einen konstanten Prozentsatz, z. B. auf 10 % des Ausgangswerts: Tumor von ca. 1–2 cm Größe = ca. 10 Mio. Zellen, nach der 1. Dosis bleiben 1 Mio. Zellen, nach der 2. Dosis 100 000 Zellen, nach der 3. Dosis 10 000 Zellen usw.

Fortsetzung bis rechnerisch vollständige Zerstörung des Tumorgewebes erreicht ist.

Es wird unterschieden in:

- Strahlenmonotherapie: bei besonders strahlensensiblen Tumoren und/oder Inoperabilität, z. B. Zervix-Ca, Ca im HNO-Bereich, nicht-kleinzelligem Bronchial-Ca, lokal malignen Lymphomen.
- Neoadjuvante präoperative Strahlentherapie: Tumorverkleinerung zur Verbesserung der Operabilität, z. B. Rektum-Ca, Ösophagus-Ca.
- Adjuvante postoperative Strahlentherapie: nach Abschluss der Wundheilung zur Eradikation von Tumorresten und Mikrometastasen, z. B. Mamma-Ca.
- Radio-Chemotherapie: bei disseminierten Tumoren mit frühzeitiger Metastasierung, z. B. maligne Lymphome, Sarkome, kleinzelligem Bronchial-Ca. Offene Radionuklide, z. B. Radiojodtherapie bei Schilddrüsenerkrankung.

Fraktionierte Strahlentherapie

Dosierung: 1 × tägliche Bestrahlung mit 1,8–2,0 Gy an fünf Werktagen pro Woche über eine Gesamtbehandlungszeit von 4–7 Wochen. Wiederholte Bestrahlungszyklen bis zur Remission. In der kurativen Therapie möglichst niedrigere Einzeldosen und häufigere Bestrahlungszyklen; in der palliativen Therapie häufig höhere Einzeldosen für raschen Wirkungseintritt und kurze Gesamtbehandlungszeit.

Brachytherapie

Umkapselte radioaktive Strahler werden in Körperhöhlen oder ins Tumorgewebe eingebracht, beim Afterloadingverfahren in einem metallenen Applikator, der elektromechanisch die Bestrahlung auslösen kann. Dosierung von 5–10 Gy innerhalb 5–20 Minuten.

Intraoperative Strahlentherapie

Innerhalb von Studien eingesetzte Technik zur lokalen Bestrahlung des verbleibenden Gewebes nach Tumorresektion. Anwendung z. B. bei Magenkarzinomen, Rektumkarzinomen, gynäkologischen Tumoren, Lungenkarzinomen. Bedeutung noch unsicher.

Radiochirurgie

Stereotaktische Pendelkonvergenzbestrahlung. Gezielte Bestrahlung von Hirnmetastasen, Zielgenauigkeit von 1–2 mm. Anwendung in Tumorzentren bei Akustikusneurinomen, Meningeomen, Hypophysentumoren, malignen Tumoren der Schädelbasis, Ausweitung der Anwendung auf Wirbelsäulenmetastasen, Lungen- und Lebermetastasen möglich.

Akute NW: Meist wenige Wochen nach Abschluss der Behandlung reversibel. Müdigkeit und Übelkeit wahrscheinlich durch Überschwemmung des Körpers mit Abbauprodukten. Hyperämie und Ödem des bestrahlten Gewebes, feuchte Ablösung des Hautepithels, akute Schleimhautentzündungen, temporärer oder chronischer Funktionsverlust von Speichel- und Schweißdrüsen, Diarrhoe, Störungen der Blutbildung im Knochenmark mit Mangel an weißen Blutkörperchen (Leukopenie), akute Harnblasenentzündung, Hirnödem.

Chronische NW: Gelegentlich Monate bis Jahre nach der Strahlentherapie irreversible chronische Strahlenfolgen in Abhängigkeit von Höhe der Einzeldosen und Gesamtdosis. Nur symptomatische Behandlung möglich: Fibrose des bestrahlten Gewebes (z. B. Strahlenfibrose der Lunge), dauerhafter Verlust funktionsfähiger Organzellen, Verödung der versorgenden Blutgefäße.

Vorbeugung und Behandlung von Strahlenschäden nach Strahlentherapie s. Krebserkrankungen, supportive Therapie S. 385.

Radioaktive Isotope

Variante der üblichen Strahlentherapie, statt Bestrahlung von außen wird die Strahlungsquelle in Form radioaktiver Isotope in den Organismus eingebracht. Wirkungen und Nebenwirkungen wie bei Strahlentherapie; gezieltere Bestrahlung möglich, dadurch höhere Effektivität bei niedrigerer Nebenwirkungsrate.

Isotope: Radioaktiver Phosphor (^{32}P): Halbwertszeit 14 Tage; Behandlung der Polyzytämie; Dosierung 2,5–5 Millicurie; bei längerer Behandlung treten Leukämien auf.
Radioaktives Iod (^{131}I): Halbwertszeit 8 Tage; Anwendung gegen Schilddrüsentumore; Dosierung 0,25 Millicurie/g geschätztes Tumorgewebe; Schädigung anderer Organe beträchtlich.

Chemotherapie

Störung der Zellteilung, meist unspezifische Wirkung, Wirkung auf alle sich schnell teilenden Zellen (Gewebe mit hoher Proliferationsrate, sog. Wechselgewebe, s. NW). Meist Polychemotherapie: Kombination mehrerer

Tab. 39.4: Einsatz der Chemotherapie

Art der Chemotherapie	Anwendungsgebiet
Adjuvante Chemotherapie	Erhöhung der Heilungsraten nach erfolgreicher Tumor-resektion durch Eradikation von Mikrometastasen; Bsp.: Mammakarzinom, kolorektales Karzinom
Neoadjuvante Chemotherapie	Präoperative Chemotherapie zur Reduktion der Tumor-masse (Down-Staging) mit dem Ziel eines besseren OP-Ergebnisses

Wirkstoffe konsekutiv oder gleichzeitig zur Verzögerung der Resistenzent-wicklung, synergistische Wirkungssteigerung ohne Erhöhung der Toxizität.

NW:

- Knochenmarksdepression: Leuko- und Thrombopenien, Abfall der Ery-throzytenzahl, Schwächung der Immunabwehr, erhöhte Blutungsnei-gung, Anämien, Tiefstand (Nadir) meist nach 7–14 Tagen.
- Übelkeit und Erbrechen: meist innerhalb von 24 Stunden nach Applika-tion, verzögertes Erbrechen nach 1–5 Tagen, auch reflektorisches Erbre-chen möglich, antizipatorisches Erbrechen (psychogenes Erbrechen be-reits vor Applikation).
- Magen-Darm-Störungen durch Mukosaschädigung: Stomatitis, Appetit-losigkeit, Oberbauchbeschwerden, Resorptionsstörungen, Diarrhoe.
- Amenorrhoe, Azoospermie.
- Mutagene, teratogene, karzinogene Wirkung.
- Allergische Reaktionen.
- Leberschädigung, Nierenfunktionsstörungen, Herzrhythmusstörungen, Herzinsuffizienz, Kardiomyopathie.
- Hyperurikämie infolge des vermehrten Anfalls von Purinkörpern nach Cytolyse.

KI: Erstes Trimenon der Schwangerschaft, Indikation zum Schwanger-schaftsabbruch, individuelle Entscheidung. Fallberichte über Einsatz von Zytostatika ohne Folgeschäden für das Kind.

Dosierung nach aktueller Körperoberfläche berechnet mithilfe der For-mel nach Du Bois und Du Bois (pharmakokinetische Dosisindividualisie-rung s. z. B. Kloft u. Jaehde, 1998).

Dosisanpassung nach Blutbild und Laborparametern. Bei verminderter Leukozyten- und/oder Thrombozytenzahl je nach Tumor und Behandlungszyklus Anwendung um eine Woche verschieben oder Dosisreduktion auf 50–75%.

Supportive Therapie (s. S. 385) vor der Zytostatikatherapie beginnen!

Antimetaboliten

Folsäureantagonisten

Verdrängung von Folsäure durch wesentlich höhere Affinität zur Dihydro-folsäurereduktase; Verhinderung der Übertragung von Ein-Kohlenstoff-Fragmenten auf Nukleinsäurebausteine; Störung der Nukleinsäuresynthese. Anwendung bei akuter Leukämie, Lymphomen, Chorionepitheliom, Sarkom und verschiedenen anderen Karzinomen. In niedrigerer Dosierung auch bei Autoimmunerkrankungen zur Immunsuppression, z.B. rheumatoider Arthritis (s. Polyarthritis S. 541), Psoriasis (s. S. 563). Bei Patienten mit Niereninsuffizienz ist die Dosis mittels therapeutischem Drug Monitoring (TDM, Blutspiegelkontrollen) anzupassen.

P: * Methotrexat, MTX (Farmitrexat®): 40–80 mg/m^2.

Purin- und Pyrimidin-Antagonisten

Purin bzw. Pyrimidin-Analoga verdrängen entsprechende natürliche Metabolite und führen zur Bildung funktionsuntüchtiger DNA-Stränge, Strangabbrüchen und verhinderter Replikation. Anwendung vor allem bei Leukämien, Fluorouracil u.a. bei Kolon-, Rektum-, Mamma-, Ösophagus-, Leber-, Kopf-, Hals- und Harnblasenkarzinomen. Dosierung, Zykluslänge und Anzahl an Zyklen richten sich nach zu behandelnden Tumoren und den befolgten Therapieprotokollen. Allgemeine Dosierungen können nur einen Anhaltspunkt geben.

WW: Allopurinol hemmt die Xanthinoxidase und dadurch auch den Abbau von Mercaptopurin und Thioguanin und erhöht deren Toxizität. Bei gleichzeitiger Gabe müssen deshalb die Dosen des Chemotherapeutikums reduziert werden.

P: * Cladribin, 2-CDA (Leustastin®): 0,09 mg/kgKG; * Fludarabin (Fludara®): 25 mg/m^2; * Mercaptopurin, 6-MP (Puri-Nethol®): 100 mg/m^2; * Thioguanin, 6-TG (Thioguanin-Glaxo Wellcome®): 80 mg/m^2; * Pentostatin, DCF (Nipent®): 2 × 4 mg/m^2; * Fluorouracil, 5-FU (Fluroblastin®): 500 mg/m^2; * Cytarabin, AraC (Alexan®): 100 200 mg/m^2; * Gemcitabin, dFdC (Gemzar®): 1 g/m^2.

Alkylierende Zytostatika

Stickstofflost-Derivate

Wirkung über Alkylierung von Nukleinsäuren, Auswirkung gleicht bei mikroskopischer Untersuchung dem Effekt ionisierender Strahlen (Radiomimetika). Anwendung je nach Wirkstoff bei Leukosen, Morbus-Hodgkin-Lymphomen, Plasmozytom, Bronchial-, Mamma- und Ovarialkarzinomen, Hodentumoren.

NW: Bei Oxazaphosphorinen (Cyclophosphamid-Derivaten) durch die Abspaltung von Acrolein urotoxische Wirkung (hämorrhagische Zystitis, Induktion von Blasenkarzinomen). Einsatz von Mesna (Natrium-2-mercaptoethansulfonat, Urometixan®) zur Bindung von Acrolein.

P: * Cyclophosphamid (Endoxan®): 200–300 mg täglich; * Trofosfamid (Ixoten®): 100 mg täglich; * Ifosfamid (Holoxan®): 50–60 mg/kgKG täglich über 5 Tage; * Melphalan (Alkeran®): 10 mg täglich p.o.oder 1 mg/kgKG i.v.; * Chlorambucil (Leukeran®): 0,1 mg/kgKG p.o.

Ethylendiamin-Derivate

Ähnliche Wirkung, Indikation und NW wie Stickstofflost-Präparate. Anwendung bei oberflächlichen Tumoren der Harnblase, malignen Exsudaten (Pleuraerguss, Aszites).

P: * Thiotepa (Thiotepa-Lederle®): 30–60 mg wöchentlich.

Busulfan und Treosulfan

Anwendung von Busulfan bei chronisch-myeloischer Leukämie, Konditionierung bei Knochenmarkstransplantationen; Treosulfan zur palliativen Therapie des epithelialen Ovarialkarzinoms. NW: Verschlusskrankheit der Leber.

P: * Busulfan (Myleran®): 2–4 mg täglich; * Treosulfan (Ovastat®): 8 g/m^2.

N-Nitrosoharnstoff-Derivate

Infolge Ihrer Lipophilie gute Penetration ins Zentralnervensystem, Einsatz bei Hirntumoren.

NW: Schwere Knochenmarksdepression begrenzen den Einsatz dieser Zytostatika.

P: * Carmustin (BCNU, Carmubris®): 100–200 mg/m^2 i.v.; * Lomustin (CCNU, Cecenu®): 130 mg/m^2 oral; * Nimustin (ACNU®): 90–100 mg/m^2 i.v.

Platin-Komplexe

Anwendung bei Ovarial-, Zervix-, Endometrium-, Prostata-, Hoden-, Blasen-, Kolorektal-, Bronchial-, Plattenepithelkarzinomen, Melanomen, Sarkomen. Individuelle Dosierungen von Carboplatin nach Ziel-AUC (Kloft u. Jaehde, 1998).

NW: Starke Nephrotoxizität, durch ausreichende Hydratation mit physiologischer Kochsalzlösung und Glucose kann die Toxizität deutlich herabgesetzt werden. Starkes Erbrechen kann durch die Gabe von 5-HT$_3$-Antagonisten günstig beeinflusst werden, s. Krebserkrankungen, supportive Therapie S. 385.

P: * Cisplatin (Platinex®): 50–75 mg/m^2; * Carboplatin (Carboplat®): 400 mg/m^2; * Oxaliplatin (Eloxatin®): 85 mg/m^2.

Sonstige alkylierende Zytostatika

Anwendung bei metastasierendem Melanom, Morbus Hodgkin, Lympho-, Retikulo-Sarkom; Temozolomid bei rezidivierenden oder progredienten Hirntumoren.

P: * Procarbazin (Natulan®): 50–300 mg täglich; * Dacarbazin (Detimedac®): 250–400 mg/m^2; * Temozolomid (Temodal®): 150–200 mg/m^2.

Topoisomerase-Hemmstoffe

Durch Hemmung der Topoisomerase erfolgt eine Hemmung der Entdrillung/Entpackung der DNA-Stränge; Hervorrufen von Strangbrüchen, Absterben der Tumorzelle. Gewisse Tumorselektivität durch erhöhte Topoisomerasekonzentration in Tumorzellen. Anwendung von Irinotecan bei fortgeschrittenem Kolon- und Rektumkarzinom; Etoposid bei Hodentumoren, Bronchialkarzinomen, Leukämien.

NW: Hemmstoffe der Topoisomerase II (Etoposid, Teniposid) begünstigen Zweittumoren und Zweitleukämien.

P: * Irinotecan (Campto®): 125 mg/m^2 wöchentlich; * Etoposid (Vepesid®): 100–120 mg/m^2 an 3–5 Tagen; * Teniposid (VM26-Bristol®): 30 mg/m^2 an 5 Tagen.

Mitosehemmstoffe

Hemmung des Zellzyklus durch Hemmung der Mitose. Anwendung je nach Wirkstoff gegen eine Vielzahl von Tumoren, z.B. Vinblastin gegen Lymphogranulomatose, Morbus Hodgkin, Kaposi-Sarkom; Paclitaxel gegen metastasierendes Ovarial- und Mammakarzinom, Melanom, Kaposi-Sarkom.

P: * Vinblastin (cellblastin®): 6 mg/m^2 wöchentlich; * Vincristin (cellcristin®): 1,4 mg/m^2 wöchentlich; * Vindesin (Eldisine®): 3 mg/m^2 wöchentlich; * Vinorelbin (Navelbine®): 30 mg/m^2 wöchentlich; * Paclitaxel (Taxol®): 175 mg/m^2 alle 3 Wochen; * Docetaxel (Taxotere®): 60–100 mg/m^2 alle 3 Wochen.

Zytostatisch wirksame Antibiotika

Anwendung je nach Wirkstoff gegen eine Vielzahl von Tumoren, z. B. Actinomycin D gegen Chorion-, Hodenkarzinom, Wilms-Tumore, Ewing-Sarkom, Rhabdomyosarkom; Mitomycin gegen Pankreas-, Magen-, Ösophagus- und Harnblasenkarzinom.

P: * Dactinomycin (Lyovac-Cosmegen®): 10–15 µg/kgKG i.v. für fünf Tage; * Daunorubicin (Daunoblastin®): 30–60 mg/m^2; * Doxorubicin (Adrimedac®): 60–75 mg/m^2; * Idarubicin (Zavedos®): 75–90 mg/m^2; * Mitoxantron (Novantron®): 10–14 mg/m^2 für 5–8 Tage; * Bleomycin (Bleo-cell®): 15–60 mg wöchentlich; * Mitomycin C (Mito-medac®): 10 mg wöchentlich.

Hormontherapie

Bei hormonabhängigen Tumoren, meist bessere Verträglichkeit als bei Chemotherapie. Ablative Hormontherapie: Hormonabhängige Tumoren werden durch Entzug des wachstumsfördernden Hormons gebremst; durch operatives Entfernen der entsprechenden Drüse (z.B. Orchiektomie bei Prostatakarzinom, Ovarektomie bei Mammakarzinom), Hemmung der Hormonwirkung durch Hormonantagonisten oder Hemmung der Steroidsynthese.

Antiandrogene

Verdrängung der wachstumsfördernden Androgene an den Rezeptoren androgenabhängiger Tumore. Adjuvante Therapie bei Prostatakarzinom; metastasierendem Prostata-Ca.

NW: Gynäkomastie, verringerte Spermiogenese, verringerte Libido, Leberfunktionsstörungen, Thromboseneigung.

KI: Lebererkrankungen, schwerer Diabetes mellitus mit Gefäßveränderungen, schwere chronische Depressionen.

P: * Cyproteronacetat (Androcur®): 1 × 200 mg/d; * Flutamid (Fludestrin®): 3 × 250 mg/d.

Östrogene

Additive Zufuhr gegengeschlechtlicher Hormone, Hemmung der endogenen Hormonproduktion durch Eingriff in den hormonellen Regelkreis. Anwendung zur sekundären Behandlung des fortgeschrittenen Prostata-Ca; in einigen Fällen beim Mamma-Ca nach der Menopause.

NW: Fosfestrol: gastrointestinale Beschwerden, Herz-Kreislauf-Komplikationen.

Estramustin: pektanginöse Beschwerden, kurzandauernde Schmerzen im Bereich des Perineums oder der Prostata.

KI: Schwerwiegende kardiovaskuläre Erkrankungen, Lebererkrankungen, thromboembolische Erkrankungen.

WW: Mit Calcium Wirkverlust durch Bildung schwer löslicher Salze.

P: * Fosfestrol (Honvan®): 3 × 360–480 mg/d für 10 Tage, dann 3 × 240 mg; * Estramustin (Estracyt®): initial 3 × 280 mg/d, Erhaltungsdosis: 2 × 280 mg/d.

Antiöstrogene

Verdrängung der wachstumsfördernden Östrogene an den Rezeptoren von östrogenabhängigen Tumoren. Adjuvante Therapie nach Primärbehandlung des Mamma-Ca; metastasierendes Mamma-Ca.

NW: Hitzewallungen, vaginale Blutungen, Flüssigkeitsretention, Ödembildung; Hypercalcämie, Thrombopenie, Depressionen.

KI: (Relativ) schwere Leukopenien, Thrombopenien; schwere Hypercalcämie.

WW: Gegenseitige Wirkungsverminderung mit anderen Hormonpräparaten; Erhöhung der Blutungsgefahr bei gleichzeitiger Behandlung mit Thrombozytenaggregationshemmern; Verlängerung der Prothrombinzeit bei Behandlung mit Antikoagulantien.

P: * Tamoxifen (Nolvadex®): 1 × 20–30 mg/d.

Aromatasehemmer

Reversible oder irreversible Hemmung der Aromatisierung des Ringes A zur Östrogensynthese; Senkung der Estradiol- und Estronspiegel. Anwendung bei metastasierendem Mamma-Ca nach einer Behandlung mit Tamoxifen nach der Menopause.

NW: Hitzewallungen, trockene Scheide, leichter Haarausfall, Magen-Darm-Beschwerden, Schwächegefühl, Kopfschmerzen.

KI: Prämenopause, schwere Nierenfunktionsstörungen, schwere Lebererkrankungen.

WW: Östrogenhaltige Arzneimittel heben die Wirkung der Aromatasehemmer auf.

P: ∗ Aminoglutethimid (Orimeten®): 250–500 mg/d; ∗ Anastrozol (Arimidex®): 1 mg/d; ∗ Letrozol (Femara®): 2,5 mg/d; ∗ Exemestan (Aromasin®): 25 mg/d; ∗ Formestan (Lentaron®): 250 mg alle 14 Tage i.m.; ∗ Testolacton (Fludestrin®): 150–200 mg/d.

Gestagene

Wirkmechanismus über antiöstrogene Effekte angenommen. Zur palliativen Behandlung von fortgeschrittenem Endometrium-Ca, Mamma-Ca, Prostata-Ca und Hypernephrom.

NW: Vaginalblutungen, Amenorrhoe, Gewichtszunahme, Muskelkrämpfe, Hitzewallungen, Steigerung des Thromboserisikos.

KI: Schwere Lebererkrankungen, cholestatischer Ikterus.

P: ∗ Medroxyprogesteronacetat (Farlutal®): max. 1 g/d; ∗ Megestrolacetat (Megestat®): 1–2 × 160 mg.

Gonadoliberin–(GnRH)–Analoga

Zunächst vermehrte Ausschüttung von Lutropin und Follitropin, über Down-Regulation der entsprechenden Rezeptoren schließlich antigonadotrope Wirkung. Anwendung bei Mamma-Ca und fortgeschrittenem Prostata-Ca.

NW: Beim Mann: Potenzverlust, Gynäkomastie, Knochenschmerzen; bei der Frau: Entzugsblutungen, nachfolgend Amenorrhoe, Eintritt der Menopause, Knochenschmerzen, Schwitzen, Hitzewallungen.

P: ∗ Goserelin (Zoladex®): alle 28 Tage 1 × 3,6 mg als Implantat.

Antikörper

Tumorzellen bilden verstärkt bestimmte Oberflächenantigene aus, z. B. den menschlichen epidermalen Wachstumsfaktor 2 (HER-2). Antikörper gegen diese Antigene schädigen die Tumorzelle sensitiv gegenüber der normalen Zelle.

Rituximab: zur Behandlung des therapierefraktären bzw. rezidivierenden follikulären Lymphoms. Anwendung nur bei HER-2 Neu-positiven Tumoren. 4-malige Anwendung in wöchentlichen Abständen.

NW: Fieber, Schüttelfrost, anaphylaktoide Reaktionen möglich.

P: ∗ Rituximab (Mabthera®): 375 mg/m^2.

Trastuzumab (Herceptin®): zur Behandlung des metastasierenden Mammakarzinoms.

NW: Fieber, Schüttelfrost, anaphylaktoide Reaktionen möglich, Beeinträchtigung der Herzfunktion besonders in Kombination mit Anthrazyklinen.

P: ∗ Trastuzumab (Herceptin®): 4 mg/m^2 als Initialdosis, danach wöchentlich 2 mg/m^2.

Zytokine

Immunmodulative, antiproliferative und zytotoxische Wirkung.

P: ∗ Aldesleukin (Proleukin®) zur Behandlung von Nierenzellkarzinomen und Melanomen.
∗ Interferon α-2a (Roferon®-A) bei verschiedenen Leukämieformen, besonders Haarzell-Leukämie, bei Non-Hodgkin-Lymphomen, Melanomen, Nierenzellkarzinomen, Kaposi-Sarkomen und anderen Tumoren in Kombination mit anderen Chemotherapeutika.
∗ Interferon β (Fiblaferon®) bei undifferenziertem Nasopharynxkarzinom.
∗ Rekombinanter Tumornekrosefaktor α-1a (Tasonermin®) bei Weichteilsarkomen in Kombination mit Melphalan (Alkeran®).

Mistelpräparate

Wirksamkeitsnachweis steht in vivo noch aus. In vitro Stimulation der T-Lymphozyten. In der Praxis deutliche Verbesserung der Lebensqualität, evtl. über anxiolytischen Effekt.

Anwendung s.c.-Injektion in Tumornähe, aber nicht in Narben, Bestrahlungsfelder oder Lymphödeme. Rhythmus präparateabhängig ca. 3 Injektionen pro Woche, nach 4–6 Wochen ca. 2 Wochen Pause. Dosisreduktion bei Fieber ab 38 °C.

NW: Allergische Reaktion, lokal entzündliche Reaktion, Temperaturerhöhung.

KI: Hohes Fieber, akute oder chronische Infektion, erhöhter Hirndruck, Hyperthyreose.

P: Mistellektine (Helixor®, Iscador®, Lektinol®): beginnend meist mit 1 mg, Steigerung je nach Immunantwort (Anstieg der Lymphozyten) oder gemäß der Serienpackung.

Schmerztherapie

Schmerzen vor allem in der Terminalphase einer Tumorerkrankung. Angemessene Schmerztherapie notwendig (s. Schmerzerkrankungen S. 626, Krebserkrankungen, supportive Therapie, S. 385).
Regeln zur Behandlung von Tumorschmerzen:

- Keine Dosierung nach Bedarf. Absoluter Analgetikabedarf bei regelmäßiger Einnahme geringer als bei Bedarfsdosierung.
- Individueller Einnahmeplan.
- Schmerzprotokoll bei schlecht beeinflussbaren Schmerzen.
- Rechtzeitig Opioide einsetzen.
- Evtl. Schmerzbestrahlung bei infiltrierend wachsendem Tumor oder Knochenmetastasen.

Unterstützung in der Selbstmedikation

Vitamine und Spurenelemente. Erhöhter Vitaminbedarf vorhanden. Substitution durch Multivitamin- und Mineralstoffpräparate. Immunstimulierende Wirkung von Selen.

Häufige therapiebezogene Probleme

- Späte Diagnosestellung, nicht wahrgenommene Vorsorgeuntersuchungen, fehlende Selbstinspektion.
- Psychische Ausnahmesituation nach Diagnosestellung.
- Ausreichend Zeit notwendig, um Fragen des Patienten zu beantworten und dem Patienten zu zeigen, dass man sich seiner Ängste annimmt; wahrheitsgemäße, aber nicht schonungslose Aufklärung. Selbsthilfegruppen empfehlen!

▪ Angst vor Nebenwirkungen, Erleiden starker Nebenwirkungen führt zu Selbstaufgabe, fehlende Hoffnung auf einen Therapieerfolg.

▪ Offen für Krebsheiler und Wundermittel: Abwägen zwischen positivem Placebo-Effekt „alternativer" Krebstherapien und (meist finanzieller) Schädigung des Patienten. Realistische, aber positive Aufklärung.

Literatur

Berger, D.P., Engelhardt, R., Mertelsmann, R.: Das Rote Buch. Hämatologie und Internistische Onkologie. EcoMed Verlag, Landsberg 1998.

Berthold, H. (Hrsg.): Klinikleitfaden Arzneitherapie. Urban & Fischer, München 1999.

Gesenhues, St., Ziesché, R. (Hrsg.): Praxisleitfaden Allgemeinmedizin. 3. Aufl. Urban und Fischer, München 2001.

Kloft, C., Jaehde, U.: Dosisindividualisierung. In: Lehrbuch der klinischen Pharmazie. Hrsg. Jaehde et al. Wissenschaftliche Verlagsgesellschaft, Stuttgart 1998.

Kurzgefasste interdisziplinäre Leitlinie der Deutschen Krebsgesellschaft und der Deutschen Gesellschaft für Gynäkologie und Geburtshilfe InFoOnkologie 3 (2000), 174–179.

Mutschler, E.: Arzneimittelwirkungen. 8. Aufl. Wissenschaftliche Verlagsgesellschaft, Stuttgart, 2001.

Preiß, J., Dornoff, W., Hagmann, F.G., Schmieder, A.: Onkologie 2000, Empfehlungen zur Therapie. Onkologische Arbeitsgemeinschaft Saar-Mosel-Pfalz, Zuckschwerdet Verlag, Germering 2000.

Pschyrembel – Klinisches Wörterbuch. 259. Aufl. De Gruyter, Berlin 2001.

Pschyrembel – Therapeutisches Wörterbuch. 2. Aufl. De Gruyter, Berlin 2001.

Rote Liste. Editio Cantor Verlag, Aulendorf 2002.

Werning, C.: Medizin für Apotheker. 2. Aufl. Wissenschaftliche Verlagsgesellschaft, Stuttgart 1997.

Internetadressen

www.dkfz-heidelberg.de: Deutsches Krebsforschungszentrum Heidelberg.

www.krebsgesellschaft.de: Deutsche Krebsgesellschaft e.V.

www.krebsgesellschaft.de: Höffken, K.: Prinzipien der antineoplastischen Chemo- und Hormontherapie. Interdisziplinäre Leitlinie der Deutschen Krebsgesellschaft.

www.krebsgesellschaft.de: Junginger, Th.: Prinzipien der allgemeinchirurgischen Tumortherapie. Interdisziplinäre Leitlinie der Deutschen Krebsgesellschaft und der chirurgischen Arbeitsgemeinschaft Onkologie (CAO) der Deutschen Gesellschaft für Chirugie 1999.

www.krebsgesellschaft.de: Müller, R.-P., Kocher, M., Molls, M.: Prinzipien der modernen Strahlentherapie. Interdisziplinäre Leitlinie der deutschen Krebsgesellschaft 1999.

www. Krebsinfo.de: Tumorzentrum München.

www.krebsinormation.de: vom deutschen Krebsforschungszentrum Heidelberg.

www.medizin.uni-tuebingen.de: Therapieempfehlung.

Therapieschema maligner Tumore

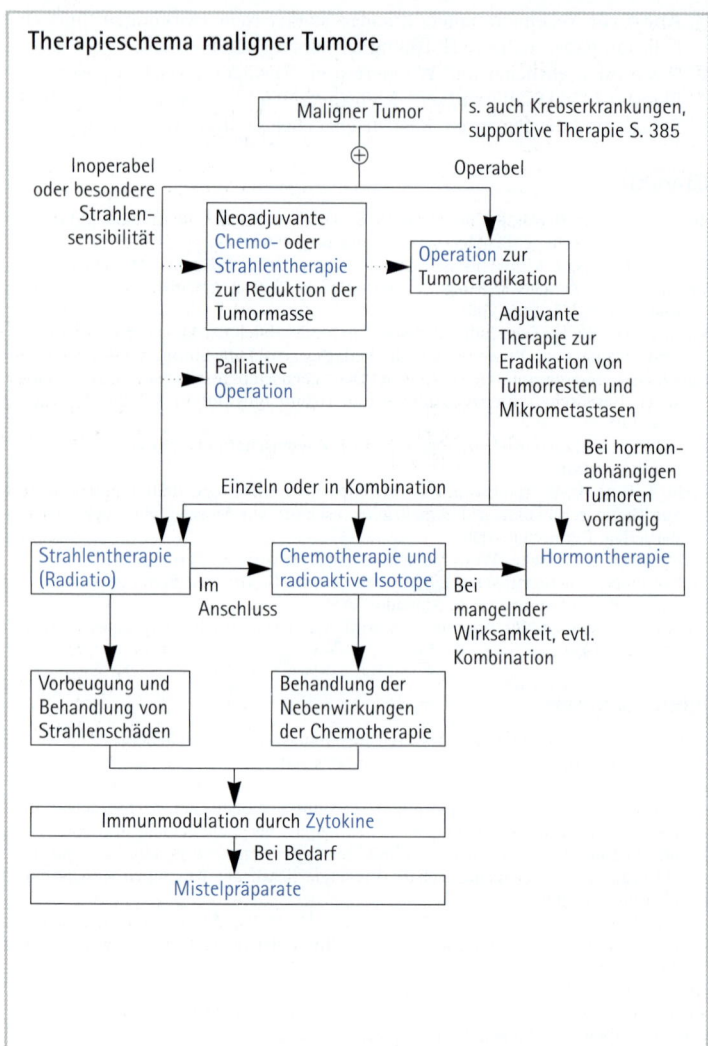

Maligner Tumor — s. auch Krebserkrankungen, supportive Therapie S. 385

⊕

Inoperabel oder besondere Strahlen-sensibilität

Operabel

Neoadjuvante Chemo- oder Strahlentherapie zur Reduktion der Tumormasse

Operation zur Tumoreradikation

Adjuvante Therapie zur Eradikation von Tumorresten und Mikrometastasen

Palliative Operation

Bei hormon-abhängigen Tumoren vorrangig

Einzeln oder in Kombination

Strahlentherapie (Radiatio)

Chemotherapie und radioaktive Isotope

Hormontherapie

Im Anschluss

Bei mangelnder Wirksamkeit, evtl. Kombination

Vorbeugung und Behandlung von Strahlenschäden

Behandlung der Nebenwirkungen der Chemotherapie

Immunmodulation durch Zytokine

Bei Bedarf

Mistelpräparate

Krebserkrankungen, supportive Therapie in Hämatologie und Onkologie Liekweg

Die antineoplastische Therapie hat zum Ziel, möglichst effizient die entarteten Tumorzellen zu vernichten. (s. Krebserkrankungen S. 367). Keine der üblichen Therapieoptionen vermag es die zelltoxische Wirkung auf die Tumorzellen allein zu beschränken. In der Regel ist auch gesundes Gewebe in unterschiedlichem Maße betroffen. Hierbei werden stark proliferierende Zellen, wie das Knochenmark, Darmepithel, Schleimhautepithel, Keimzellen und Haarfollikel im Besonderen angegriffen. Da die dadurch bedingten mit der Therapie einer Krebserkrankung einhergehenden unerwünschten Wirkungen unbehandelt häufig zu einer Unterbrechung der Therapie oder auch zu einem vollständigen Therapieabbruch führen würden, sollte vor, während und nach der Therapie für ausreichende supportive Maßnahmen gesorgt sein. Die Zielsetzung der antineoplastischen Therapie hat sich im Lauf der Zeit gewandelt. So sollte nicht allein die möglichst vollständige Beseitigung der Tumorzellen im Körper des Patienten Ziel der Behandlung sein, sondern bei angestrebter Lebensverlängerung auch eine stabile, wenn nicht sogar gesteigerte Lebensqualität für den Patienten erreicht werden.

Die in diesem Kapitel behandelten therapieassoziierten Komplikationen gehören zu den am häufigsten beobachteten im Rahmen einer antineoplastischen Therapie. Es kann jedoch in diesem Rahmen kein Anspruch auf

Tab. 40.1: Komplikationen der Krebstherapien

Organsystem	Chemo-therapie	Chemotherapie und Radiotherapie	Radio-therapie
Blutbildendes System		■ Neutropenie/Infektionsneigung/ neutropenisches Fieber S. 386 ■ Thrombozytopenie S. 396 ■ Anämie S. 397 ■ Fatigue S. 424	
Verdauungs-trakt		■ Mukositis/Stomatitis S. 400 ■ Nausea und Emesis S. 405 ■ Diarrhoe S. 413 ■ Obstipation S. 504 ■ Ernährung s. Tumorkachexie S. 416	Xerostomie S. 399
Haut		■ Alopezie S. 420	
Verschiedenes	Paravasate S. 426	■ Schmerz S. 422	

Vollständigkeit erhoben werden, so dass zur intensiven Betreuung von Tumorpatienten weiterführende Literatur zu Rate gezogen werden sollte.

Zielsetzungen der supportiven Therapie:

▪ Konditionierung des Patienten vor Therapiebeginn,
▪ Prophylaxe und Therapie therapiebedingter Nebenwirkungen,
▪ Therapie tumorbedingter Symptome,
▪ Rehabilitation des Patienten im Anschluss an die Behandlung.

Eine ergebnisorientierte Planung und Durchführung der supportiven Therapie erfolgt unter sorgfältiger Dokumentation der beobachteten Effekte.

Symptome der Neutropenie und des neutropenischen Fiebers

Oft ist Fieber unklarer Genese (FUO – Fever of Unknown Origin) das erste und einzige Anzeichen für eine Infektion bei neutropenischen Patienten. Man spricht definitionsgemäß von Fieber unklarer Genese, wenn die Körpertemperatur (oral gemessen) > 38,3 °C beträgt oder > 38,0 °C für mindestens eine Stunde oder zweimal innerhalb von 12 h bei einer Anzahl von Neutrophilen < 500/μL bzw. < 1000/μL mit zu erwartendem Abfall unter 500/μL. Außerdem können grippeähnliche Symptome, wie Frieren, Schwitzen, Halsschmerzen u.Ä. auftreten.

Ursachen der Neutropenie und des neutropenischen Fiebers

Myelosuppression (Knochenmarktoxizität) ist bedingt durch Chemo- und/oder Strahlentherapie. Es kommt zu mehr oder weniger starkem Abfall von neutrophilen Granulozyten (Neutropenie, Granulozytopenie), Lymphozyten (Lymphozytopenie) und anderen Blutzelltypen. Am Tiefpunkt der Blutbildung (Nadir) ist der Patient besonders anfällig für Infektionen, da die zelluläre Immunabwehr stark beeinträchtigt ist.

Begünstigende Faktoren sind außerdem therapiebedingte Schleimhautläsionen im Intestinaltrakt (s. Mukositis, Stomatitis S. 400) durch die ubiquitär vorkommende Keime in die Blutbahn eindringen können.

Behandlungsindikation und Behandlungsziele der Neutropenie und des neutropenischen Fiebers

Behandlungsindikation: Bei einer vorliegenden Neutropenie (< 500 Neutrophile/μL) sollte eine Behandlung in Erwägung gezogen werden, da bei länger bestehender Neutropenie das Risiko infektiöser Komplikationen und des neutropenischen Fiebers steigt:

▓ Niedrigrisiko: Neutropenie ≤ 5 Tage,
▓ Standardrisiko: Neutropenie 6–9 Tage,
▓ Hochrisiko: Neutropenie ≥ 10 Tage.

Die antibakterielle Chemoprophylaxe bei anhaltender Neutropenie wird kontrovers diskutiert, da die Gefahr der Resistenzbildung besteht und ein Effekt auf das Überleben bisher nicht gezeigt werden konnte. Als gesicherte Indikationen sind einzustufen:

▓ Neutropenie und Fieber unklarer Genese von 38,3 °C oder mehr als 38 °C für mehr als eine Stunde oder zweimal im Abstand von 12 h, zusätzlich mikrobiologisch dokumentierte Infektion oder klinisch oder radiologisch dokumentierte Infektion,
▓ Zeichen der Infektion (auch ohne Fieber) und Granulozytenzahl < 500/µL oder < 1000/µL mit erwartetem Abfall unter 500/µL,
▓ klinisch dokumentierte Infektion (mit und ohne Fieber),
▓ klinische Diagnose einer Sepsis.

Therapieziel: Primäres Behandlungsziel stellt die Vermeidung langdauernder neutropenischer Phasen und somit erhöhter Infektionsneigung dar. Im Falle neutropenischen Fiebers unklarer Genese sollte das Fieber kontrolliert und eine sofortige empirische Pseudomonas- und Streptokokken-wirksame antibiotische First-Line-Therapie eingeleitet werden. Während dessen sollten mittels mikrobiologischer Untersuchungen die ursächlichen Erreger determiniert werden.

Therapie der Neutropenie und des neutropenischen Fiebers

Die prophylaktische Therapie mit hämatopoetischen Wachstumsfaktoren ist routinemäßig nicht gerechtfertigt. Der sinnvolle Einsatz ist abhängig vom Risikoprofil des Patienten und von der Art der eingesetzten Zytostatika.
  Für klinische Entscheidungen sollten die nach den Regeln der Evidenz-basierten Medizin erstellten Therapieleitlinien herangezogen werden. Aktuelle Standardempfehlungen unter www.asco.org/prof/pp/html/guide/color/m_colorintro.htm.

Vorbeugende Maßnahmen bei Neutropenie und neutropenischem Fieber

▓ Meiden großer Menschenansammlungen (U-Bahn, Veranstaltungen).
▓ Meiden infektiöser Personen.
▓ Keinen Kontakt zu frisch geimpften Personen.

- Keine rohen Lebensmittel; Obst und Gemüse vor dem Verzehr schälen bzw. kochen.
- Verzicht auf Salate, Nüsse, Trockenobst etc.
- Beseitigung von Pflanzen aus der Umgebung immunsupprimierter Patienten.
- Gründliche Körperhygiene (besser duschen als baden).
- Schutz vor Haut- und Schleimhautläsionen durch Mundpflege (s. Mukositis S. 400) und Hautpflege.

Hämatopoetische Wachstumsfaktoren

Colony-Stimulating-Factors (CSFs). Die rekombinant hergestellten Cytokine regen die Bildung neutrophiler Granulozyten (und Makrophagen) aus peripheren Blutstammzellen an. Sie sind zur Prophylaxe Radio- und Chemotherapie bedingter Neutropenie indiziert und somit auch zur Vorbeugung durch Neutropenie bedingte Infektionen.

Granulozyten-Koloniestimulierende Faktoren G-CSF

NW: Geringes NW-Spektrum. Selten Knochen- und Muskelschmerzen, Miktionsbeschwerden, Alopezie und lokale Reaktionen an der Einstichstelle beobachtet.

KI: Zytotoxische Chemotherapie (optimal: 24 h nach Ende der Chemotherapie). Nicht zur Steigerung der Dosis einer zytotoxischen Chemotherapie. Stillzeit. Patienten mit malignen myeloischen Erkrankungen, die keine neu diagnostizierte akute myeloische Leukämie aufweisen; Patienten mit neu diagnostizierter akuter myeloischer Leukämie.

WW: Die gleichzeitige Anwendung von zytotoxischen Wirkstoffen wird nicht empfohlen. WW mit anderen Cytokinen müssen noch untersucht werden.

P: * Lenograstim (Granocyte®): 5 µg/kgKG/d, s.c.; * Filgrastim (Neupogen®): 5 µg/kgKG/d s.c.

Granulozyten-Makrophagen-Koloniestimulierende Faktoren GM-CSF

NW: Die beobachteten NW waren leichten bis mäßigen Schweregrades. Fieber, Übelkeit, Dyspnoe, Diarrhöe, Exantheme, Schüttelfrost, allergische Reaktionen an der Injektionsstelle (bei subkutaner Injektion), Erbrechen, Müdigkeit, Anorexie, Knochenschmerzen und Asthenie.

Therapieschema Neutropenie, neutropenisches Fieber

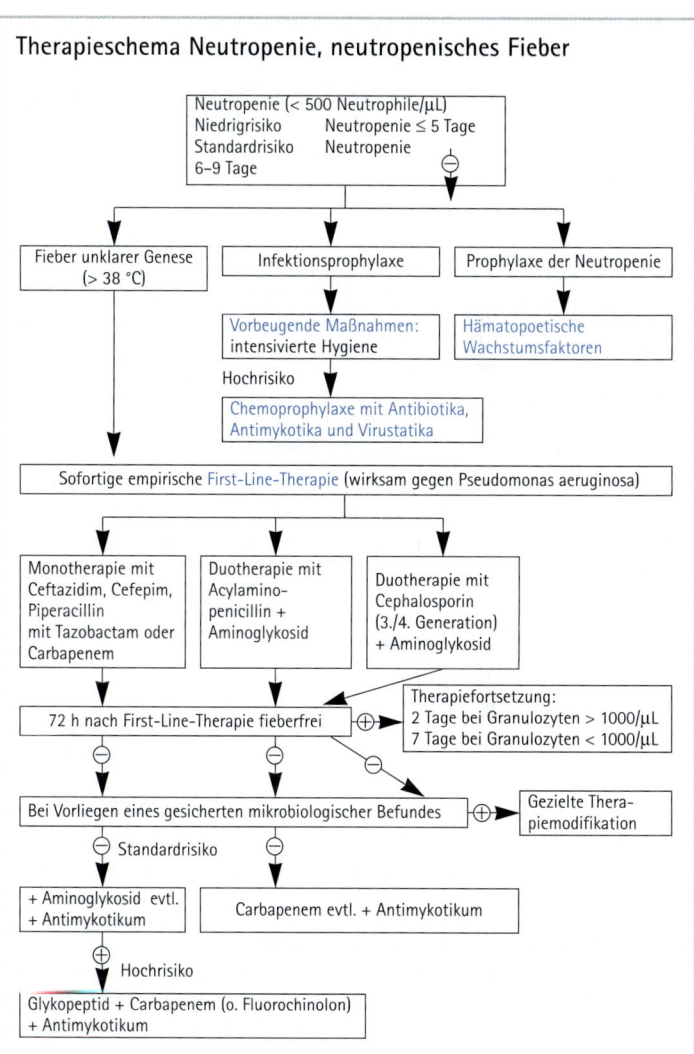

Neutropenie (< 500 Neutrophile/μL)
Niedrigrisiko — Neutropenie ≤ 5 Tage
Standardrisiko — Neutropenie 6–9 Tage ⊖

Fieber unklarer Genese (> 38 °C)

Infektionsprophylaxe

Prophylaxe der Neutropenie

Vorbeugende Maßnahmen: intensivierte Hygiene

Hämatopoetische Wachstumsfaktoren

Hochrisiko

Chemoprophylaxe mit Antibiotika, Antimykotika und Virustatika

Sofortige empirische First-Line-Therapie (wirksam gegen Pseudomonas aeruginosa)

Monotherapie mit Ceftazidim, Cefepim, Piperacillin mit Tazobactam oder Carbapenem

Duotherapie mit Acylamino-penicillin + Aminoglykosid

Duotherapie mit Cephalosporin (3./4. Generation) + Aminoglykosid

72 h nach First-Line-Therapie fieberfrei ⊕

Therapiefortsetzung:
2 Tage bei Granulozyten > 1000/μL
7 Tage bei Granulozyten < 1000/μL

⊖   ⊖   ⊖

Bei Vorliegen eines gesicherten mikrobiologischer Befundes ⊕

Gezielte Therapiemodifikation

⊖ Standardrisiko   ⊖

+ Aminoglykosid evtl. + Antimykotikum

Carbapenem evtl. + Antimykotikum

⊕ Hochrisiko

Glykopeptid + Carbapenem (o. Fluorochinolon) + Antimykotikum

KI: Nicht bei gleichzeitiger großflächiger Strahlentherapie. Nicht zur Steigerung der Dosis einer zytotoxischen Chemotherapie.

WW: Arzneimittel mit hoher Serumalbumin-Bindungskapazität müssen angepasst werden, da die Serumalbuminspiegel abfallen können.

P: ∗ Molgramostim (Leucomax®): 5 µg/kgKG/d s.c.

Chemoprophylaxe: Antibiotika

Der gezielte Einsatz von Antibiotika nach Erhalt des mikrobiologischen Befundes folgt den Therapieempfehlungen für die Bekämpfung des entsprechenden Keimspektrums. Bei Hochrisikopatienten wird zum Teil eine Chemoprophylaxe durchgeführt, auch wenn oben erwähnte Indikationen nicht vorliegen.

Fluorochinolone

Derivate der Chinoloncarbonsäure hemmen die Topoisomerase II und darüber die ordnungsgemäße Verdrillung der Chromosomenfäden.

NW: Übelkeit, Diarrhoe, erhöhte Leberenzymwerte, Tendinitis, selten ZNS-Störungen wie Schwindel, Krämpfe, Psychosen und Verwirrtheitszustände, eingeschränktes Reaktionsvermögen (Achtung im Straßenverkehr), selten allergische Reaktionen wie Exantheme, Pruritus.

KI: Bekannte Überempfindlichkeit gegen Inhaltsstoffe, Epilepsie, Sehnenbeschwerden nach früherer Anwendung von Fluorochinolonen, Wachstumsphase bei Kindern, Schwangerschaft, Stillzeit.

WW: Magnesium- und Aluminium-haltige Antazida, Eisensalze, Sucralfat verringern die Wirksamkeit der Fluorochinolone, Probenecid und Cimetidin reduzieren die renale Elimination der Fluorochinolone, Plasmaspiegel von Ciclosporin wird erhöht, Fluorochinolone erhöhen die Plasmaspiegel von Theophyllin (Achtung Toxizität), nicht-steroidale Antiphlogistika (außer ASS) erhöhen die Krampfschwelle.

P: ∗ Levofloxacin (Tavanic®): 500 mg/d; ∗ Ciprofloxacin (Ciprobay®): 100–1500 mg/d.

Diamino-benzylpyrimidin-Sulfonamid-Kombination

Sulfamethoxazol ist ein Sulfonamid, das in Kombination mit Trimethoprim zur Anwendung kommt (5 Teile Sulfamethoxazol und 1 Teil Trimethoprim = Cotrimoxazol). Der Wirkungsmechanismus der Kombination beruht auf einem blockierenden Sequentialeffekt beider Substanzen im bakteriellen Folsäurestoffwechsel.

NW: Gastrointestinale Symptome mit epigastrischen Schmerzen, Appetitlosigkeit, Übelkeit, Erbrechen, Diarrhoe, abnormem Geschmack, allergische Reaktionen wie Exantheme (urtikariell, erythematös, makulös), Purpura, Photodermatose, Erythema nodosum, Stevens-Johnson-Syndrom, Lyell-Syndrom, exfoliative Dermatitis, Medikamentenfieber, Kopfschmerzen, Gelenkschmerzen.

KI: Bekannte Überempfindlichkeit gegenüber Inhaltsstoffen, bekannte Sulfonamidallergie, Leberfunktionsstörungen, Störung des hämatopoetischen Systems (strenge Indikationsstellung!), Schwangerschaft und Stillzeit.

WW: Wirkspiegel von Methotrexat erhöht (durch reduzierte tubuläre Sekretion), Wirkverstärkung von Antikoagulantien, oralen Antidiabetika aus der Gruppe der Sulfonylharnstoffe, Diphenylhydantoin, Methotrexat,Thiopental (Konkurrenz um Plasmaeiweißbindung), Wirkungsverstärkung der Sulfonamide durch Probenecid, Indometacin, Phenylbutazon, Salicylate, Sulfinpyrazon; Ciclosporin (reversible Verschlechterung der Nierenfunktion).

Colistin

Colistin (Polymyxin E) ist ein Polymyxin. Bakterizide Wirkung durch Strukturveränderung und Funktionsstörung der äußeren Membran sowie der Zytoplasmamembran.

NW: Exantheme, Urtikaria, selten gastrointestinale Reaktionen.

KI: Bekannte Überempfindlichkeit gegen Inhaltsstoffe. Früh- und Neugeborene; Patienten mit geschädigter Darmmukosa (z.B. Colitis ulcerosa, Morbus Crohn).

WW: Bei Erreichen relevanter Konzentrationen im systemischen Kreislauf muss mit Verstärkung der Wirkung anderer nephrotoxischer Medikamente (z.B. Aminoglykoside) und Verstärkung der Wirkung neuromuskulär-blockierender Mittel (z.B. d-Tubocurarin, Succinylcholin) gerechnet werden.

P: * Cotrimoxazol (Bactrim®): 2–3 × 960 mg/d und * Colistin (Colistin®): 3–4 × 2 Mio. E./d.

Chemoprophylaxe: Antimykotika

Polyen–Antimykotika

Fungizider Effekt durch gesteigerte Membranpermeabilität der Pilzzell-membran, die durch Porenbildung durch die eingelagerten Antimykotika begründet werden kann.

NW: Gastrointestinale Beschwerden, Diarrhoe, Übelkeit, Erbrechen und Durchfall.

KI: Bekannte Überempfindlichkeit gegen Inhaltstoffe, Anwendung bei Neu-geborenen (wegen hoher Osmolarität), Schwangerschaft und Stillzeit (strenge Indikationsstellung).

WW: Keine bekannt.

P: * Amphotericin B (Amphotericin B®): 0,6–1,0 mg/kgKG i.v.

Azolderivate

Azolderivate beeinflussen hochspezifisch Cytochrom-P-450-abhängige En-zyme der Pilze und sind starke und spezifische Hemmstoffe der Sterolsyn-these von Pilzen, so dass das für den Zellwandaufbau notwendige Ergoste-rol nicht synthetisiert wird.

NW: Verdauungsstörungen wie Übelkeit, Erbrechen, Bauchschmerzen, Durchfall und Blähungen, Überempfindlichkeitsreaktionen, Hautreaktio-nen, Leberschäden.

KI: Bekannte Überempfindlichkeit gegen Inhaltstoffe, Kinder < 1 Jahr, Kin-der <16 Jahre (strenge Indikationsstellung), gleichzeitige Gabe von Cisa-prid oder Terfenadin.

WW: Terfenadin, Astemizol, Cisaprid, Phenytoin, Midazolam, Digoxin, An-tikoagulantien, Rifampicin, orale Antidiabetika durch Hemmung des Cyto-chrom-P450-Isoenzyms 3A4.

P: * Fluconazol (Diflucan®): 400–800 mg/d i.v.

Chemoprophylaxe: Virustatika

Aus Aciclovir gebildetes Aciclovir-Triphosphat hemmt die DNA-Polyme-rase, der Einbau in die DNA führt zu Strangbrüchen. Bei langdauernder Neutropenie (>10 Tage) wird die Gabe von Aciclovir diskutiert. Der Nutzen ist bisher nicht für alle Patientengruppen abschließend durch Studien geklärt. Knochenmarktransplantierte Patienten profitieren von der Prophylaxe mit Virustatika.

NW: Magen-Darm-Störungen wie Übelkeit, Erbrechen, Durchfall und abdominelle Schmerzen. Überempfindlichkeitsreaktionen wie Hautausschlag, einschließlich Photosensibilitätsreaktionen, Urtikaria und Juckreiz.

KI: Bekannte Überempfindlichkeit gegenüber Inhaltstoffen, Stillzeit, Schwangerschaft (strenge Indikationsstellung).

WW: Klinisch signifikante Wechselwirkungen wurden bisher nicht festgestellt.

P: * Aciclovir (Zovirax®): p.o. 800–1200 mg/d (3–4 Einzeldosen)
(Beachte: nur 20 % orale Bioverfügbarkeit), i.v. 2–3x 250 mg/m^2/d.

First-Line-Therapie der Neutropenie und des neutropenischen Fiebers

Das Auftreten von Fieber unklarer Genese erfordert die unmittelbare empirische Gabe einer antibakteriellen Pseudomonas- und Streptokokken-wirksamen First-Line-Therapie, die ein möglichst breites Wirkspektrum aufweisen sollte. Die Therapie sollte auch nach Ermittlung des vorliegenden Erregerspektrums fortgeführt werden, um mögliche Begleitinfektionen durch nicht erfasste Erreger zu vermeiden. Es existieren verschiedene Therapieempfehlungen, so dass unterschiedliche Regime zur Anwendung kommen. Kombiniert werden β-Lactame, Aminoglykoside, Carbapeneme und Glykopeptide. Zu beachten sind jeweils die vor Ort etablierten Regime, die lokale Erregerresistenzen berücksichtigen. Für klinische Entscheidungen sollten immer auch die nach den Regeln der auf Evidenz basierenden Medizin erstellten Therapieleitlinien herangezogen werden. Aktuelle Standardempfehlungen unter: www.DGHO-Infektionen.de.

β-Lactam-Antibiotika

Antibakterielle Wirkung durch Hemmung der Transpeptidase in der Mureinsynthese. Dadurch ist die Zellwandsynthese irreversibel beeinträchtigt. Wirkung nur auf proliferierende Bakterien. Abhängig von der Gruppe unterschiedliches Erregerspektrum.

Cephalosporine

Breitspektrumcephalosporine weisen eine ausgeprägte Aktivität gegen gramnegative Keime auf und erfüllen die Anforderung, gegen Pseudomonas aeruginosa wirksam zu sein.

NW: Übelkeit und Erbrechen, Durchfälle, Bauchschmerzen, sehr selten pseudomembranöse Kolitis, masernähnliche (makulopapulöse) oder nesselsuchtartige (urtikarielle) Ausschläge, Fieber, Juckreiz, Erhöhung des Blutharnstoffs, des Harnstoff-Stickstoffs im Blut und/oder der Serumkreatininwerte, Erhöhung von Leberenzymen im Serum, Erhöhung oder Verminderung der Zahl der Blutplättchen, Verminderung der weißen Blutkörperchen, Agranulozytose, Anstieg der eosinophilen Blutkörperchen, Vermehrung der Lymphozyten.

KI: Überempfindlichkeit gegenüber den Inhaltstoffen. Cave: Kreuzallergien mit anderen β-Lactamen beachten!

WW: Aminoglykoside, nephrotoxische Substanzen, Saluretika (z. B. Furosemid).

P: * Ceftazidim (Fortum®): 3 × 2 g/d; * Cefepim (Maxipime®): 3 × 2 g/d.

Carbapeneme
Sehr breites Wirkungsspektrum, gegen grampositive und gramnegative Keime, sowie gegen einige Anaerobier. Wirksam gegen Pseudomonas aeruginosa.

NW: Schwere Nebenwirkungen wurden selten beobachtet. Übelkeit und Erbrechen, Durchfälle, Bauchschmerzen, sehr selten pseudomembranöse Kolitis, masernähnliche oder nesselsuchtartige Ausschläge, Fieber, Juckreiz, Erhöhung des Blutharnstoffs, des Harnstoff-Stickstoffs im Blut und/oder der Serumkreatininwerte, Erhöhung von Leberenzymen im Serum, Erhöhung oder Verminderung der Zahl der Blutplättchen, Verminderung der weißen Blutkörperchen, Agranulozytose, Anstieg der eosinophilen Blutkörperchen, Vermehrung der Lymphozyten.

KI: Überempfindlichkeit gegenüber den Inhaltstoffen. Cave: Kreuzallergien mit anderen β-Lactamen beachten!

WW: Nephrotoxische Substanzen, Probenecid und Meropenem unterliegen dem gleichen aktiven tubulären Sekretionsmechanismus, so dass die renale Ausscheidung von Meropenem gehemmt wird.

P: * Imipenem/Cilastatin (Zienam®): 3 × 1 g/d; * Meropenem (Meronem®): 3 × 1 g/d.

Penicilline

Breites Wirkungsspektrum und gute Verträglichkeit. In Verbindung mit β-Lactamase-Inhibitoren wird die Stabilität der Arzneistoffe erhöht.

NW: Überempfindlichkeitsreaktionen, Übelkeit und Erbrechen, Durchfälle, Bauchschmerzen, sehr selten pseudomembranöse Kolitis, Veränderung des Blutbildes, lokale Reizungen.

KI: Bekannte β-Lactam-Allergie (Cave: Kreuzallergien!), Schwangerschaft, Stillzeit.

WW: Die gleichzeitige Gabe von Probenecid führt zu erhöhten Piperacillin/Tazobactam-Konzentrationen. Antipyretika führen zu erhöhten und verlängerten Serumkonzentrationen.

P: * Piperacillin und Tazobactam (Tazobac®): 3 × 4,5 g/d.

Aminoglykoside

Bakterizide Wirkung auf ein breites Erregerspektrum. Klinisch relevant ist besonders die Wirksamkeit gegenüber Enterobactericaceen, Staphylokokken und in dieser Gruppe Pseudomonaden. Durch irreversible Bindung an die bakteriellen Ribosomen wird die Proteinsynthese gestört, wodurch in der Folge Membranschäden entstehen. Anaerobier sind gegenüber Aminoglykosiden resistent.

NW: Ototoxizität, Nephrotoxizität, neuromuskuläre Blockade mit Atemstillstand, Überempfindlichkeitsreaktionen.

KI: Überempfindlichlkeit gegenüber den Inhaltstoffen, Aminoglykosid-Allergie, Schwangerschaft, Stillzeit.

WW: Nephrotoxische Substanzen (z.B. Amphotericin B, Cisplatin), ototoxische Substanzen, Schleifendiuretika, Muskelrelaxantien.

P: * Amikacin (Biklin®): 15 mg/kgKG (max. 1,5 g)/d; * Netilmicin (Certomycin®): 4–7 mg/kgKG/d.

Glykopeptide

Bakterizide Wirkung durch Hemmung der Mureinsynthese und damit des Zellwandaufbaus. Glykopeptide galten lange Zeit als Reservcantibiotika. Mittlerweile ist jedoch auch in dieser Gruppe eine Resistenzentwicklung zu beobachten. Es besteht partielle Kreuzresistenz zwischen Vancomycin und

Teicoplanin. Glykopeptide werden oral nicht resorbiert und müssen daher parenteral verabreicht werden.

NW: Konzentrationsabhängige Ototoxizität (TDM erforderlich), Nephrotoxizität, Schwindel.

KI: Bekannte Überempfindlichkeit gegenüber Inhaltsstoffen, eingeschränkte Nierenfunktion, Schwerhörigkeit, Schwangerschaft, Stillzeit.

WW: Nephrotoxische Substanzen (z. B. Amphotericin B, Cisplatin), ototoxische Substanzen, Muskelrelaxantien.

P: * Teicoplanin (Targocid®): 1 × 400 mg/d; * Vancomycin (Vancomycin Lilly®): 2 × 1000 mg/d (Cave: TDM notwendig!).

Symptome der Thrombozytopenie

Blutungen, punktförmige Einblutungen in Haut und Schleimhäuten, Hämatome.

Ursachen der Thrombozytopenie

Können multifaktoriell sein. Unter anderem auf Grund von Myelosuppression durch Zytostatika und Strahlung oder Knochenmarksinfiltration durch maligne Zellen.

Behandlungsindikation und Behandlungsziele der Thrombozytopenie

Behandlungsindikation: Die Therapie einer Thrombozytopenie ist dann indiziert, wenn sich innerhalb der ersten 24 h nach Chemo- oder Radiotherapie ein Abfall der Blutplättchen auf 10 000–20 000/μL andeutet (Normalwert 400 000–800 000 Thrombozyten/μL Blut). Allerdings sollte das klinische Bild in die Entscheidung mit einbezogen werden. Falls der Patient keinerlei erhöhte Blutungsneigung zeigt, kann der Therapiebeginn herausgezögert werden.

Therapieziel: Angestrebt wird ein Thrombozytenniveau von etwa 50 000/μL.

Therapie der Thrombozytopenie

Transfusion von Thrombozytenkonzentraten. Thrombozytenaggregationshemmer absetzen.

Hämatopoetische Wachstumsfaktoren

Thrombopoetin

Stimulation der endogenen Megakaryozytensynthese. Noch in der Phase der klinischen Prüfung.

Interleukin II-11

Thrombopoetischer Wachsumsfaktor. Zugelassen in den USA zur Vermeidung schwerer Thrombozytopenie nach Chemotherapie.

NW: Ödeme, Dyspnoe, atrielle Arrhythmien, verschwommene Sicht.

KI: Überempfindlichkeit gegenüber einem Inhaltstoff. Sonst nichts bekannt.

WW: Keine Wechselwirkungen bekannt.

P: * Oprelvekin (Neumega®): initial 50 µg/kgKG pro Tag (s.c.), 6–24 h nach Beendigung der Chemotherapie Therapie fortsetzen bis ein Niveau von 50 000/µL erreicht ist. Spätestens 2 Tage vor dem nächsten Zyklus Therapie absetzen.

Symptome der Anämie

Symptomkomplex Fatigue, Kopfschmerzen, Benommenheit, Schwindel, Blässe.

Ursachen der Anämie

Tumorbedingt sind:

- Blutungen im Tumorbereich,
- Hämolyse,
- Hämodilution,
- Knochenmarkschädigung.

Therapiebedingt ist eine Myelosuppression.

Behandlungsindikation und Behandlungsziele der Anämie

Diagnosestellung: Eine Anämie liegt bei einer Verminderung des Hämoglobin, Hämatokrit oder der Erythrozytenzahl vor (s. a. Tab. 40.2).

Es gibt verschiedene Formen der Anämie (hypochrome, megaloblastäre, hämolytische), die in diesem Zusammenhang eine Rolle spielen können. Auf die Differenzierung wird an dieser Stelle nicht eingegangen.

Tab. 40.2: Normalwerte des Hämoglobin, Hämatokrit und der
Erythrozytenzahl

Parameter	Normwert	
Hämoglobin (Hb)	w: 12–16 g/dL	m: 14–18 g/dL
Hämatokrit (Hkt)	w: 37–48%	m: 40–52%
Erythrozytenzahl (Ery)	w: 3,9–5,3 × 10^6/µL	m: 4,3–5,7 × 10^6/µL

Therapieziel: Ziel der Therapie ist zunächst, die erniedrigten Blutwerte wieder auf ein normales Niveau anzuheben.

Außerdem sollten begleitende Maßnahmen zur Verbesserung des Allgemeinzustandes vorgenommen werden.

Therapie der Anämie

Substitution von Erythrozytenkonzentraten

Transfusion körperfremder Erythrozytenkonzentrate. Als Grenzwert für den Beginn der Transfusion wird häufig ein Hb-Wert < 8 g/dL zugrunde gelegt.

Eine Bluttransfusion ist mit erheblichen Risiken verbunden, die abgewogen werden sollten. Dazu zählen unter anderem allergische Reaktionen, Graft-versus-Host-Reaktion, Flüssigkeitsüberladung, bakterielle Infektion, Übertragung viraler Erkrankungen (Hepatitis, HIV, Zytomegalie etc.).

Erythropoetin (EPO)

Ein hämatopoetischer Wachstumsfaktor, welcher die Erythropoese aktiviert. EPO wird zur vorbeugenden Behandlung der tumor- und chemotherapiebedingten Anämie eingesetzt. Der optimale Zeitpunkt für den Beginn der Behandlung wird zzt. noch in klinischen Studien untersucht. In der Praxis werden Hämoglobinwerte von 11–12 mg/dL Vollblut als Indikator für den Behandlungsbeginn betrachtet.

NW: Blutdrucksteigerung.

KI: Schwer kontrollierbare Hypertonie, bekannte Überempfindlichkeit gegen Inhaltsstoffe.

WW: Bisher nicht bekannt.

P: * Epoetin alfa (Erypo®, Eprex®): initial 150 I.E./kgKG (s.c.) dreimal pro Woche, nach 4 Wochen ohne Behandlungserfolg Dosisverdopplung;

* Epoetin beta (NeoRecormon®): initial 450 I.E./kgKG und Woche (s.c.), nach 4 Wochen ohne Behandlungserfolg Dosisverdoppelung.

Unterstützende Maßnahmen bei Anämie

Eisenreiche und vitaminreiche Ernährung.

Symptome der Xerostomie

Besonders durch Radiotherapie bedingte Mundtrockenheit. Eintritt etwa 1–2 Wochen nach Radiotherapie oder auch bereits unter der Therapie (> 30 Gy). Abhängig von der verwendeten Gesamtdosis kann mit einer Erholung der Speicheldrüsen gerechnet werden. Bei Gesamtdosen von mehr als 50 Gy muss unter Umständen mit einer langfristig bestehenden Xerostomie gerechnet werden.

Ursachen der Xerostomie

Speicheldrüsen, die im Bestrahlungsfeld liegen, werden geschädigt und verlieren ihre Funktion.

Behandlungsindikation und Behandlungsziel der Xerostomie

Bei Radiotherapie im Kopf-Hals-Bereich, bei der die großen Speicheldrüsen im Bestrahlungsfeld liegen, sollten vorbeugende Maßnahmen getroffen werden. Angestrebt werden sollte eine möglichst geringe Belastung der Speicheldrüsen und ein optimaler Schutz.

Therapie der Xerostomie

Amifostin

Das Aminothiolderivat Amifostin ist ein Zytoprotektivum, welches sich durch seine Eigenschaften als Radikalfänger und durch besondere Reaktivität gegenüber nukleophilen zytotoxischen Substanzen auszeichnet. Es schützt sehr selektiv gesunde Zellen, da es ein Prodrug ist, welches erst durch alkalische Phosphatase aktiviert werden muss. Im Tumorgewebe ist dieses Enzym kaum nachweisbar. Anwendung zur Xerostomieprophylaxe und als Organprotektivum z. B. bei Gabe von Cisplatin.

NW: Blutdruckabfall (fortlaufende Kontrolle auch unter Therapie nötig), Übelkeit, Erbrechen, Flush.

KI: Überempfindlichkeit gegen deklarierte Inhaltsstoffe, Hypotonie, Dehydrierung, Schwangerschaft und Stillzeit, Niereninsuffizienz, Patienten > 70 Jahre, Kinder.

WW: Aufgrund der schnellen Plasmaclearance von Amifostin ist ein Risiko von Wechselwirkungen mit anderen Mitteln sehr gering. Gleichzeitige Gabe von Antihypertonika sollte vermieden werden. Erhöhung der Tamoxifenspiegel beobachtet.

P: * Amifostin (Ethyol®): Strahlentherapie: 200 mg/m^2 täglich als 3-minütige i.v. Infusion 15–30 Minuten vor der fraktionierten Standard-Strahlentherapie.

Unterstützende Maßnahmen bei Xerostomie

Wenn möglich sollte auf die gleichzeitige Gabe von Medikamenten mit einer anticholinergen Wirkkomponente verzichtet werden, da diese die Mundtrockenheit noch verstärken (z.B. trizyklische Antidepressiva). Patienten sollten unterstützt werden, viel und häufig zu trinken. Das Kauen von zuckerfreien Kaugummis kann zudem die Speichelsekretion anregen. Falls keine eigene Sekretion mehr erfolgt, kann künstlicher Speichel angeboten werden (Saliva medac®). In Folge einer unzureichend behandelten Xerostomie, oder bedingt durch mangelnde Mundhygiene kann es zu Läsionen der Mundschleimhaut und zu Entzündungen bis hin zu Ulzerationen kommen.

Symptome der Stomatitis

Eine **Mukositis** äußert sich in der Entzündung der Schleimhaut des Gastrointestinaltraktes. In der Regel ist die Entzündung lokal begrenzt und geht mit Schwellungen, Rötung, Blutungen und Sekretbildung zum Teil auch Ausbildung oberflächlicher Nekrosen und Ulzerationen einher.

Als **Stomatitis** bezeichnet man eine derartige Schleimhautentzündung, die auf den Mundraum beschränkt ist. Schleimhautläsionen in Form von Aphten, Erosionen und Ulzerationen sind für den Patienten sehr schmerzhaft und können zu zahlreichen Komplikationen führen.

Unmittelbar treten Schluckbeschwerden auf, die dem Patienten sowohl die Nahrungsaufnahme erschweren, als auch die Compliance bei der oralen Medikamenteneinnahme beeinträchtigen. Durch das geschädigte Schleimhautepithel können pathogene Keime in den ohnehin durch die Therapie geschwächten Körper eintreten und zu Infektionen führen, die den Behandlungsverlauf ungünstig beeinflussen (⇒ Infektionsneigung).

Ursachen der Stomatitis

Das Schleimhautepithel des Gastrointestinaltraktes gehört zu den sich schnell teilenden Geweben und ist somit sehr anfällig für Reaktionen auf Chemo- und Radiotherapie. Das Ausmaß der Schädigung des Epithels ist abhängig von den verwendeten Substanzen und der Dosis. In der Strahlentherapie sind besonders Patienten mit Bestrahlungen im Kopf-Hals-Bereich betroffen.

Therapiebedingte Xerostomie (siehe oben) begünstigt die Entwicklung einer Mukositis/Stomatitis.

Behandlungsindikation und Behandlungsziele der Stomatitis

Prophylaktische Maßnahmen sollten bei antineoplastischen Therapieformen gewählt werden, die mit einem hohen Mukositis/Stomatitis- Risiko assoziiert sind. Dazu zählen zum Beispiel Chemotherapien mit Methotrexat, Fluorouracil und dosisabhängig auch Anthracyclinen und Taxanen. Bei der Radiotherapie sind besonders Patienten mit Bestrahlungen im Kopf-Hals-Bereich gefährdet.

Wenn bereits Komplikationen aufgetreten sind, stehen folgende therapeutische Ziele im Vordergrund:

- Schmerzlinderung,
- Linderung der Symptome,
- Vermeidung von Superinfektionen,
- Gewährleistung ausreichender Nahrungsaufnahme.

Therapie der Stomatitis

Eine zufriedenstellende Prophylaxe oder Therapie steht derzeit noch nicht zur Verfügung. Verschiedene Maßnahmen kommen zum Einsatz, die das Ziel haben, das Ausmaß einer möglichen Stomatitis einzudämmen bzw. die Beschwerden zu lindern.

Zahnsanierung/Kariesprophylaxe/Mundhygiene

Vor Beginn einer Therapie mit hohem Mukositis-Risiko (bei Strahlentherapie obligatorisch) sollte eine vollständige Zahnsanierung durchgeführt werden. Dadurch wird sowohl das Mukositisrisiko, als auch das Risiko von strahlenbedingten Knochenschäden im Kieferbereich gesenkt.

Im Verlauf der Therapie sollte auf eine gründliche Mundhygiene und Kariesprophylaxe geachtet werden. Hierzu kann dem Patienten empfohlen werden:

- Fluoridhaltige Zahnpasten und Mundwässer,
- weiche Zahnbürsten,
- gewachste Zahnseide.

Kryotherapie

Darunter versteht man das Lutschen von Eiswürfeln (vorzugsweise aus Ananassaft, enthält antiphlogistische Bromelaine) während der Chemotherapie (besonders bei Fluorouracil und Melphalan) zur Prophylaxe und auch zur symptomatischen Behandlung des wunden Mundraumes.

Mukoprotektiva

Der Einsatz schleimhautschützender Substanzen erweist sich sowohl in der Prophylaxe als auch in der symptomatischen Therapie als sinnvoll.

P: * Sucralfat (Ulcogant®): 6 × 1 g/d; Dexpanthenol (Bepanthen®): mehrmals täglich anwenden.

Antiphlogistika und Desinfizientien

In der Praxis werden eine Reihe von Gurgellösungen angewandt, die gleichberechtigt nebeneinander stehen.

P: Salbeitee; Kamillenextrakt (Kamillosan®); Myrrhentinktur (Inspirol P forte®); Hexetidinlösung (Doreperol® N); Polyvidon-Iod Lösung (Betaisodona®); Wasserstoffperoxidlösung 1–3 % 1 Esslöffel auf 100 mL Wasser.

Polyenantimykotika

Fungizider Effekt durch gesteigerte Membranpermeabilität der Pilzzellmembran, die durch Porenbildung durch die eingelagerten Antimykotika begründet werden kann.

NW: Gastrointestinale Beschwerden, Diarrhoe, Übelkeit, Erbrechen und Durchfall.

KI: Bekannte Überempfindlichkeit gegen Inhaltsstoffe, Anwendung bei Neugeborenen (wegen hoher Osmolarität), Schwangerschaft und Stillzeit (strenge Indikationsstellung).

WW: Keine bekannt.

P: * Amphotericin-B (Ampho-Moronal®): 4 × 1–4 mL/d; Nystatin (Moronal®): Suspension 2–6 × 4 mL/d; * Natamycin (Pimafucin®): Lutschtabletten 4–6 × täglich im Munde zergehen lassen.

Lokalanästhetika

Die lokalanästhetische Wirkung beruht auf einer Hemmung des Na^+-Einstromes an den Nervenfasern.

NW: Bei ordnungsgemäßer lokaler Anwendung ist das Nebenwirkungsrisiko gering. Leichte Nebenwirkungen: Kribbeln und taubes Gefühl im Mund- und Zungenbereich, metallischer Geschmack, Schwindelgefühl, leichte Benommenheit, erhöhte Geräuschempfindlichkeit und Ohrensausen. NW, die durch starke systemische Überdosierung hervorgerufen werden können, sind an dieser Stelle nicht aufgeführt.

KI: Bekannte Überempfindlichkeit gegen Inhaltsstoffe, erhebliche Störungen des Reizleitungssystems, dekompensierte Herzinsuffizienz, kardiogener und hypovolämischer Schock.

WW: Additive Wirkung mit anderen Lokalanästhetika.

P: Lidocain (Dynexan A® Gel): mehrmals täglich auf die betroffenen Stellen auftragen; Xylocain® viscös 2%: 2–3 × täglich 2 TL im Munde verteilen und dann langsam herunterschlucken; * Oxetacain (in Tepilta® Suspension): 4 × täglich einen Beutel im Munde verteilen und dann herunterschlucken; * Tetracain (in Herviros® Lösung): in Wasser oder Ananassaft verdünnt zur Mundspülung verwenden.

Nicht empfehlenswerte Therapieansätze bei Stomatitis

Das an verschiedenen Stellen in der Literatur empfohlene „Allopurinol-Gel" konnte bislang seine Wirksamkeit nicht zufriedenstellend unter Beweis stellen.

Auch Mundspüllösungen, die zu viele Wirkstoffe enthalten, sind kritisch zu beurteilen, da die Wirksamkeit der einzelnen Bestandteile bei entsprechender Verdünnung fraglich ist.

Unterstützende Maßnahmen bei Stomatitis

■ Zahnsanierung und Kariesprophylaxe vor Beginn der antineoplastischen Therapie,
■ gründliche Zahnhygiene (besonders bei Prothesen),

Therapieschema Stomatitis

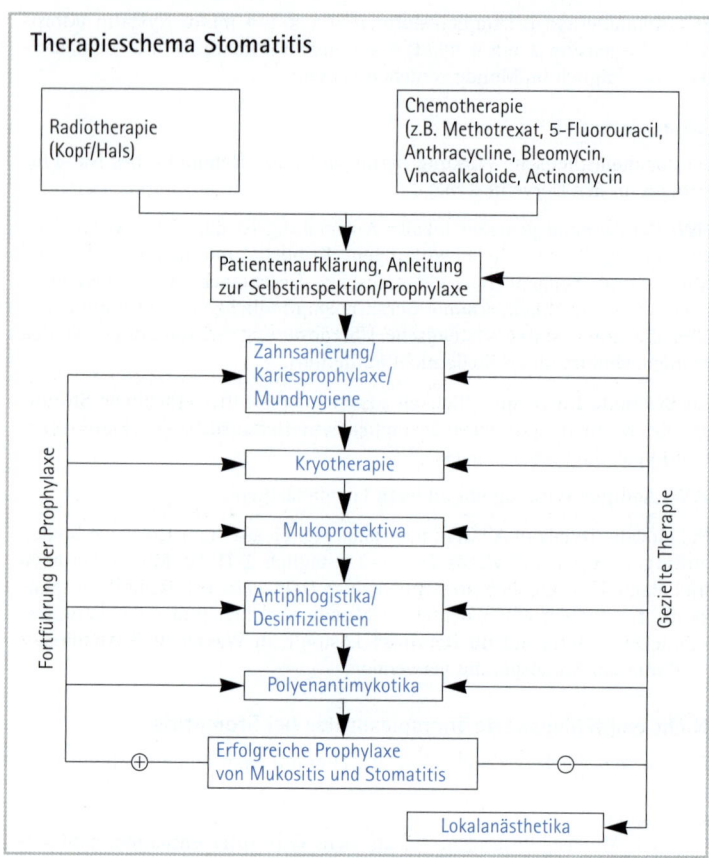

- Verwendung weicher Zahnbürsten,
- alkoholfreie Mundwässer verwenden,
- ständige Selbstinspektion,
- eiweißreiche Nahrung,
- keine scharfen, heißen oder sauren Speisen,
- kein bzw. wenig Alkohol oder Nikotin.

Symptome von Nausea und Emesis

Gefühl der Übelkeit, Brechreiz, Würgen und Erbrechen.

Ursachen von Nausea und Emesis

- **Akutes Erbrechen** (bis 24 h nach Therapie), Chemo- oder Radiotherapie bedingte Serotoninfreisetzung aus den enterochromaffinen Zellen des Gastrointestinaltraktes. Serotonin aktiviert $5HT_3$-Rezeptoren vagaler Afferenzen und zentral in den Neuronen der Area postrema. Der Brechreiz wird im Brechzentrum der Medulla oblongata ausgelöst.
- **Verzögertes Erbrechen** (1.–5. Tag nach der Therapie), Ursachen nicht völlig geklärt. Beteiligung verschiedener Neurotransmitter wahrscheinlich (Dopamin, Serotonin, Neurokinin-1).
- **Antizipatorisches (psychogenes) Erbrechen.** Durch vorangegangenes Erleben von Nausea und Emesis konditioniert. Psychisches Phänomen. Kann zum Beispiel durch Krankenhausumgebung o.Ä. ausgelöst werden.

Behandlungsindikationen und Behandlungsziele von Nausea und Emesis

Die Wahl der geeigneten antiemetischen Prophylaxe hängt vom emetogenen Potential der ausgewählten antineoplastischen Therapie ab. Zusätzlich werden patientenindividuelle Risikofaktoren in die Therapieentscheidung mit einbezogen.

Chemotherapie

In der internistischen Onkologie werden in der Regel Kombinationen verschiedener Zytostatika verabreicht (s. Krebserkrankungen S. 367). Das emetogene Potential der Kombinationschemotherapien kann mit Hilfe eines Algorithmus abgeschätzt werden (s. Tab. 40.3 und 40.4):

- Zytostatika der Stufe 1 erhöhen das emetogene Potential der Kombinationstherapie nicht.
- Beliebig viele Zytostatika der Stufe 2 erhöhen das emetogene Potential insgesamt um eine Stufe.
- Zytostatika der Stufen 3 und 4 erhöhen das emetogene Potential jeweils um eine Stufe.

Tab. 40.3: Häufigkeit des Auftretens von Emesis in Abhängigkeit der verwendeten Substanz und ihrer Konzentration
Nach: Hesketh, P.J. et al.: J. Clin. Oncol. 15 (1997), 103.

Stufe	Inzidenz der Emesis*	Substanzen
5	> 90%	Carmustin > 250 mg/m^2, Cisplatin > 50 mg/m^2, Cyclophosphamid > 1500 mg/m^2, Dacarbazin, Streptozocin
4	60–90%	Carboplatin, Carmustin < 250 mg/m^2, Cisplatin < 50 mg/m^2, Cyclophosphamid >750 mg/m^2– < 1500 mg/m^2, Cytarabin >1 g/m^2, Doxorubicin > 60 mg/m^2, Methotrexat > 100 mg/m^2, Procarbazin (oral)
3	30–60%	Cyclophosphamid < 750 mg/m^2, Cyclophosphamid (oral), Doxorubicin 20–60 mg/m^2, Epirubicin < 90 mg/m^2, Idarubicin, Ifosfamid, Methotrexat < 250–1000 mg/m^2, Mitoxantron < 15 mg/m^2
2	10–30%	Docetaxel, Etoposid, 5-Fluorouracil < 1000 mg/m^2, Gemcitabin, Methotrexat > 50 mg/m^2– < 250 mg/m^2, Mitomycin, Paclitaxel
1	< 10%	Bleomycin, Busulfan, Chlorambucil (oral), 2-Chlordesoxyadenosin (Cladribin), Fludarabin, Hydroxyurea (Hydroxycarbamid), Methotrexat < 50 mg/m^2, Thioguanin (oral), Vinblastin, Vincristin, Vinorelbin

* Prozent der Patienten, die ohne antiemetische Prophylaxe unter Erbrechen leiden.

Tab. 40.4: Einteilung der Stufen der Emetogenität in Klassen

Stufen der Emetogenität	Emetogenität der Kombinationschemotherapie
Stufe 5	Hoch
Stufen 4 + 3	Mäßig
Stufen 2 + 1	Gering

Radiotherapie

Zur Einschätzung des emetogenen Risikos einer Radiotherapie werden sowohl das Bestrahlungsvolumen, die Bestrahlungsdosis, die Defraktionierung als auch die Bestrahlungsfelder berücksichtigt (s. Tab. 40.5).

Tab. 40.5: Emetogenes Potential in Abhängigkeit zum Bestrahlungsfeld

Emetogenes Potential der Radiotherapie	Bestrahlungsfelder
Hoch	■ Ganzkörperbestrahlung ■ obere Halbkörperbestrahlung ■ total nodale Bestrahlung ■ untere Abschnittsbestrahlung
Mäßig	■ untere Halbkörperbestrahlung ■ Bestrahlung oberes Abdomen ■ Bestrahlung untere Thoraxregion ■ Beckenbestrahlung
Gering	■ Bestrahlung Kopf und Hals ■ Bestrahlung Extremitäten

Die Kombination von Radio- und Chemotherapie potenziert das emetogene Risiko.

Patientenindividuelle Risikofaktoren sind:

■ bereits erlebte Nausea und Emesis,
■ Angst,
■ weibliches Geschlecht,
■ jugendliches Alter.

Therapieziel: Das Ziel der antiemetischen Prophylaxe sollte sein, das Auftreten von Nausea und Emesis nach Chemo- oder Radiotherapie zu verhindern. Das bedeutet, die Prophylaxe muss bereits vor Beginn der Therapie begonnen werden und nicht erst beim Auftreten der ersten Symptome. Durch die erfolgreiche Kontrolle der akuten Emesis lassen sich auch die verzögerte Emesis und entsprechend die antizipatorische Emesis besser therapieren.

Therapie von Nausea und Emesis

Bei Auftreten von Emesis und Nausea trotz vermeintlich ausreichender Prophylaxe können zusätzlich Antihistaminika, Neuroleptika und Benzodiazepine in entsprechender Dosierung verabreicht werden.

5-HT$_3$-Antagonisten

Hemmen selektiv 5-HT$_3$-Rezeptoren in der Area postrema, an afferenten Vagusneuronen und am Darmnervensystem. Ihr antiemetisches Potential wirkt sich vor allem auf die Phase der akuten Emesis aus.

NW: Kopfschmerzen, Diarrhoe, Obstipation, Tachykardie, Fieber, Müdigkeit, Schlafstörungen, Dyspepsie, Abdominalschmerzen, Schwindelgefühl, Flush, Schmerzen und Appetitlosigkeit.

KI: Schwangerschaft (strenge Indikationsstellung), Patienten mit deutlich verlängertem QTc-Intervall. Patienten mit AV-Block II–III und Patienten, die gleichzeitig mit Antiarrhythmika der Klassen I und III handelt werden.

WW: Die antiemetische Wirkung von 5-HT$_3$-Antagonisten kann durch zusätzliche Gabe von Corticosteroiden erhöht werden. Hemmung oder Induktion von Cytochrom-P-450 verursacht keine größere Änderung der Clearance von 5-HT$_3$-Antagonisten.

P: * Dolasetron (Anemet®): p.o. 1 × 200 mg, i.v. 1 × 100 mg; * Granisetron (Kevatril®): p.o. 1 × 1–2 mg, i.v. 1 × 10–40 µg/kgKG; * Ondansetron (Zofran®): p.o. 1–2 × 4–8 mg, i.v. 1–3 × 4–8 mg; * Tropisetron (Navoban®): p.o. 1 × 5 mg, i.v. 1 × 5 mg.

Substituierte Benzamide

Die Substanzen dieser Gruppe erzielen ihren antiemetischen Effekt durch die Blockade zentraler und peripherer Dopamin-Rezeptoren. Metoclopramid wirkt in hohem Dosen verabreicht zudem als 5-HT$_3$-Antagonist.

NW zentral: Sedierung, extrapyramidal-motorische Nebenwirkungen, Unruhe, Depression, Angst, Schwindel; gastrointestinale Störungen, Hyperprolaktinämie, allergische Reaktionen.

KI: Bekannte Überempfindlichkeit gegen Inhaltstoffe, Phäochromozytom, prolaktinabhängige Tumoren, mechanischer Darmverschluss, Darmdurchbruch, Blutungen im Magen-Darm-Bereich, Epileptiker, Patienten mit extrapyramidalmotorischen Störungen, nicht bei Säuglingen und Kleinkindern bis zu 2 Jahren, bei Kindern von 2–14 Jahren strenge Indikationsstellung, Schwangerschaft und Stillzeit nur unter strenger Indikationsstellung (nicht im ersten Trimenon!)

WW: Resorption von Digoxin und Cimetidin wird vermindert, Resorption von Paracetamol, verschiedenen Antibiotika, Lithium und Alkohol wird erhöht, gleichzeitige Gabe von Neuroleptika erhöht die extrapyramidal-motorischen Störungen, Wirkabschwächung durch Anticholinergika.

P: * Alizaprid (Vergentan®): p.o.: 2–5 × 50–100 mg, i.v. 2–5 × 50–100 mg; * Domperidon (Motilium®): p.o.: 3 × 10–40 mg; * Metoclopramid (Gastrosil®, Paspertin®): p.o.: 2–5 × 10–20 mg, i.v. 2–5 × 100–200 mg (hochdosiert).

Glucocorticoide

Der antiemetische Wirkmechanismus von Glucocorticoiden ist nicht völlig geklärt. Als gesichert gilt jedoch, dass die Kombinationstherapie mit 5-HT_3-Antagonisten oder Benzamiden eine deutlich höhere Wirksamkeit besitzt als die jeweiligen Monotherapien.

NW: Bei kurzfristiger Anwendung ist das Nebenwirkungsrisiko gering.

KI: Akute Virusinfektionen (z. B. Herpes simplex, Herpes zoster, Poliomyelitis, Varizellen), HBsAg-positive chronisch aktive Hepatitis, Parasitenbefall, ca. 8 Wochen vor bis 2 Wochen nach Schutzimpfungen, Lymphadenitis nach BCG-Impfung, Schwangerschaft und Stillzeit (strenge Indikationsstellung).

WW: Herzglykoside: Glykosidwirkung durch Kaliummangel verstärkt. Saluretika und Laxantien: Kaliumverlust verstärkt. Antidiabetika: Blutzuckersenkung vermindert. Cumarinderivate: Gerinnungshemmung abgeschwächt. Rifampicin, Phenytoin, Barbiturate: Corticoidwirkung vermindert. Östrogenhaltige Kontrazeptiva: Corticoidwirkung verstärkt. Nichtsteroidale Antiphlogistika/Antirheumatika: gastrointestinale Blutungsgefahr erhöht. ACE-Hemmstoffe: erhöhtes Risiko des Auftretens von Blutbildveränderungen.

P: * Dexamethason (Fortecortin®): p.o. 1–3 × 4–8 mg, i.v. 1–3 × 4–8 mg, 1 × 20 mg.

Benzodiazepine

Der antiemetische Effekt dieser Substanzgruppe ist eher gering ausgeprägt. Im Vordergrund steht der anxiolytische Effekt, der zum Teil auch mit einer leichten Amnesie einhergeht. Diese Effekte macht man sich vor allem bei der Prophylaxe des antizipatorischen Erbrechens zunutze.

NW: Müdigkeit, Schläfrigkeit, Mattigkeit, Schwindel, verlängerte Reaktionszeit, Kopfschmerzen, Niedergeschlagenheit, leichter Blutdruckabfall,

Ataxie, Verwirrtheit, anterograde Amnesie, paradoxe Reaktionen mit Erregungszuständen, Hautreizungen, Mundtrockenheit, Sehstörungen, Atemdepression.

KI: Bekannte Überempfindlichkeit gegen Inhaltstoffe, Myasthenia gravis, spinale und zerebellare Ataxien, akute Vergiftung mit Alkohol oder zentral dämpfenden Pharmaka (z. B. Schlaf- oder Schmerzmitteln, Neuroleptika, Antidepressiva und Lithium), Schlafapnoe-Syndrome sowie schwere Ateminsuffizienz.

WW: Wirkungverstärkung von Muskelrelaxantien und Analgetika, Alkohol, Wirkverstärkung zentral dämpfender Medikamente (z. B. Neuroleptika, Tranquilizer, Antidepressiva, Hypnotika, Anästhetika, Betablocker, Analgetika vom Opiattyp).

P: * Lorazepam (Tavor®): p.o. 1–2 × 1–2 mg, i.v. 1–2 × 1–2 mg.

Antihistaminika

Selektive Dämpfung des Brechzentrums durch Angriff an den Chemorezeptoren in der Area postrema der Medulla oblongata; geringe Bedeutung in der Supportivtherapie.

NW: Müdigkeit, anticholinerge Nebenwirkungen (Mundtrockenheit, Obstipation etc.), vorübergehende Blutbildveränderungen, zentral nervöse Störungen (Erregung, Unruhe, Delirien, Schwindel, Krämpfe etc.).

KI: Bekannte Überempfindlichkeit gegen Inhaltstoffe, akute Vergiftungen, Epilepsie und Eklampsie, Prostataadenom mit Restharnbildung, Engwinkelglaukom, gleichzeitige Behandlung mit Aminoglykosid-Antibiotika, letztes Drittel der Schwangerschaft (vorzeitiges Einsetzen von Wehen), Kindesalter (strenge Indikationsstellung), Porphyrie.

WW: Trizyklische Antidepressiva, MAO-Hemmstoffe und Parasympatholytika (anticholinerge Nebenwirkungen verstärkt), zentral wirksame Pharmaka (gegenseitige Wirkverstärkung), blutdrucksenkende Pharmaka (Wirkverstärkung).

P: Dimenhydrinat (Vomex A®): p.o. 3 × 200 mg, rektal 3–4 × 150 mg, i.v. 3 × 1–2 Amp. (à 62 mg).

Neuroleptika

Der antiemetische Wirkmechanismus der Neuroleptika beruht vornehmlich auf der Blockade von Dopamin-Rezeptoren in der Area postrema. Die Wirksamkeit im Vergleich zu den Benzamiden und 5-HT$_3$-Antagonisten ist jedoch eher gering und zudem häufig von extrapyramidalmotorischen Nebenwirkungen begleitet, so dass die Bedeutung dieser Substanzgruppe stark zurückgegangen ist.

NW: Bei kurzzeitiger Anwendung ist das Nebenwirkungsrisiko gering. Sedierung, Mundtrockenheit; gelegentlich: Störungen der Hämatopoese, Funktionsstörungen des Magen-Darm-Kanals, Cholestase, Miktionsstörungen, Akkommodationsstörungen, Hautreaktionen, Photosensibilisierung, Tachykardie, Blutdruckschwankungen.

KI: Akute Alkohol-, Schlafmittel-, Analgetika- und Psychopharmaka-Intoxikation, bestehende schwere Blutzell- und Knochenmarkschädigung, Kreislaufschock oder Koma, Kinder unter 2 Jahren (Risiko des sog. plötzlichen Kindstods).

WW: Alkohol, Antihistaminika, Psychopharmaka, Schlafmittel (Wirkungsverstärkung). Anticholinerg wirkende Psychopharmaka, trizyklische Antidepressiva (erhöhte Plasmakonzentration), Antihypertonika (verstärkte Blutdrucksenkung), Antikonvulsiva (gesteigerter Metabolismus von Phenothiazinen).

P: * Promethazin (Atosil®): p.o. 1–3 × 10–25 mg, i.v. 1–3 × 25–50 mg; * Triflupromazin (Psyquil®): rektal 1–2 × 70 mg, i.v. 1–2 × 5–10 mg; * Haloperidol (Haldol®): p.o. 1–3 × 1–3 mg, i.v. 1–3 × 1–3 mg.
Für klinische Entscheidungen sollten immer auch die nach Regeln der Evidenz-basierten Medizin erstellten Therapieleitlinien herangezogen werden. Aktuelle Standardempfehlungen unter www.onkosupport.de.

Unterstützende Maßnahmen bei Nausea und Emesis

- Frische Luft,
- Entspannungsübungen und Ablenkung durch Musik o.Ä.,
- keine stark duftenden oder stark gewürzten Speisen,
- eher saure Speisen bevorzugen (eingelegte Gurken, Zitroneneis u.Ä.), cave: Mukositis,
- viele kleine Mahlzeiten,
- besonders unangenehme Phasen „verschlafen".

Therapieschema Nausea und Emesis

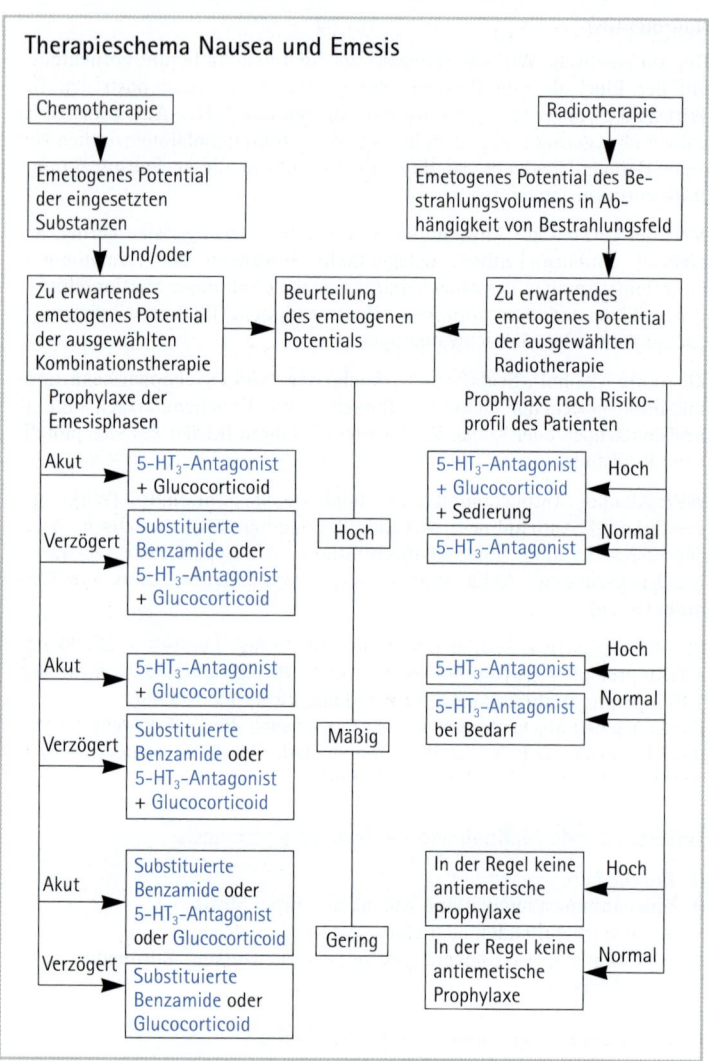

Therapiebezogene Probleme bei Nausea und Emesis

- Patienten fühlen sich oft durch die antineoplastische Therapie schon so „verseucht" mit Arzneimitteln, dass die Compliance im Hinblick auf vorbeugend einzunehmende Medikamente beeinträchtigt ist. Hier ist es wichtig den Nutzen der zusätzlichen Einnahme aufzuzeigen.
- Medikation soll regelmäßig und nicht bei Bedarf erfolgen.

Symptome der therapieinduzierten Diarrhoe

Das Darmepithel ist ein sich häufig erneuerndes Gewebe und damit besonders anfällig bei einer zytotoxischen Chemotherapie und Radiotherapie. Außerdem kann das autonome Nervensystem des Darms durch die Therapie angegriffen werden (z. B. durch Vincaalkaloide), was die Darmtätigkeit beeinträchtigt.

Als Begleiterscheinung einer antineoplastischen Therapie können also sowohl Diarrhoe als auch Obstipation auftreten. Mitunter werden diese auch durch Medikamente der Supportivtherapie ausgelöst (z. B. führen $5-HT_3$-Antagonisten und Opioide zu Obstipation). Die entsprechenden Therapieempfehlungen zu Obstipation finden sich in dem Kapitel Obstipation S. 504.

Therapieinduzierte Diarrhoe äußert sich durch eine erhöhte Stuhlfrequenz. Der Stuhl ist meist von ungeformter Konsistenz. Die erhöhte Stuhlmenge (~200 g/Tag) ist meist mit einem gesteigerten Wasser- und Elektrolytverlust für den Körper verbunden. Die Einteilung der Schweregrade wird nach den Toxizitätskriterien (Common Toxicity Criteria) des National Cancer Institute in den USA vorgenommen (s. Tab. 40.6).

Tab. 40.6: Einteilung der Schweregrade nach den Toxizitätskriterien. Deutsche Konsensusübersetzung von: Seegenschmiedt, M. H., Haase, W., Schnabel, K., Müller, R. P. (1995)

Grad 0	Grad 1	Grad 2	Grad 3	Grad 4
Keine	Gering vermehrt (2–3 Stühle/Tag)	Mäßig vermehrt (4–6 Stühle/Tag) oder nächtliche Stühle oder mäßige Krämpfe	Stark vermehrt (7–9 Stühle/Tag) oder Inkontinenz oder schwere Krämpfe	> 10 Stühle/Tag oder blutige Diarrhoe

Ursachen der therapieinduzierten Diarrhoe

Die Ursachen für eine Diarrhoe können sehr unterschiedlich sein (s. auch Gastroenteritis, akute S. 201). Die Ursachen für therapiebedingte Diarrhoe sind in Tabelle 40.7 aufgelistet.

Tab. 40.7: Ursachen für therapiebedingte Diarrhoe

Therapie	Beispiel
Zytostatische Chemotherapie	Methotrexat, 5-Fluorouracil, Irinotecan, Cisplatin, Epirubicin, Daunorubicin, Bleomycin etc.
Schmerzmittel	NSAR-Enteropathie
Antiemetika	Metoclopramid, Domperidon, 5-HT$_3$-Antagonisten
Radiotherapie	Bestrahlung des Bauch- und Beckenraums

Behandlungsindikation und Behandlungsziele der therapieinduzierten Diarrhoe

Behandlungsindikation: Sobald das klinische Bild einer Diarrhoe vorliegt, sollte mit therapeutischen Maßnahmen begonnen werden. Andauernde Durchfälle erhöhen das Risiko von durch Wasser- und Elektrolytverlust bedingten Symptomen.

Therapieziel: Ziel der eingeleiteten Maßnahmen ist die Eindämmung der Diarrhoe, die Rehydrierung und Rückgewöhnung an Vollkost.

Basistherapie der therapieinduzierten Diarrhoe

Zunächst sollten als nicht-medikamentöse Maßnahmen ein ausreichender Flüssigkeits- und Elektrolytersatz erfolgen (oral oder i.v.) und entsprechende diätetische Maßnahmen eingeleitet werden. Hierbei ist darauf zu achten, den Speiseplan auf Nahrungsmittel umzustellen, die sich günstig auf die Symptomatik auswirken (s. u.). Die Patienten sollten häufig kleine Mahlzeiten bevorzugen. Außerdem sollte versucht werden, diarrhoisch wirkende Arzneimittel auszutauschen.

■ Diätetische Maßnahmen: Günstig bei Diarrhoe sind Weißbrot, Kartoffeln, geschälter Reis, Bananen, Äpfel, Schokolade etc.; ungünstig bei Diarrhoe sind Süßstoffe, Vollkornbrot, Fruchtsäfte, Kaffee, Alkohol, rohe Milch, Gemüse, Salate, stark gewürzte Speisen etc.

- Sorgfältige Analhygiene (weiches Toilettenpapier, feuchte Tücher, Spülungen etc.).
- Ausreichende Flüssigkeitsaufnahme gewährleisten.

Arzneitherapie der therapieinduzierten Diarrhoe

Loperamid

Loperamid ist ein synthetischer Opioidrezeptorantagonist. Durch die Hemmung der propulsiven Peristaltik wird die Resorption von Wasser und Elektrolyten gefördert. Die Stuhlkonsistenz wird erhöht und die Stuhlfrequenz gesenkt.

NW: Gelegentlich: Verstopfung, Kopfschmerzen, selten: Bauchkrämpfe, Übelkeit, Exantheme. Intoxikationen können mit Naloxon behandelt werden.

KI: Infektionen mit enteroinvasiven Bakterien, fieberhafte Diarrhoe mit blutigem Stuhl, Ileus, pseudomembranöse Kolitis, Colitis ulcerosa.

WW: Bisher sind keine bekannt.

P: (*) Loperamid (Imodium®, Lopedium®): initial 4 mg, dann 2 mg alle 4 h.

Octreotid

Somatostatinanalogon, welches die Freisetzung von Peptidhormonen aus dem Hypophysenvorderlappen, aber auch aus dem Gastrointestinaltrakt (Gastrin, Glucagon, Insulin, Vasoaktives-Intestinales-Peptid) hemmt.

NW: Appetitlosigkeit, Übelkeit, Erbrechen, krampfartige Bauchschmerzen, Blähungen, Flatulenz, ungeformter Stuhl, Diarrhoe und zum Teil schwere Steatorrhoe. Lokale Reaktionen an der Injektionsstelle, die schnell reversibel sind und reduziert werden können, indem die Lösung kurz vor Injektion auf Raumtemperatur erwärmt wird.

KI: Überempfindlichkeit gegen Octreotidacetat und/oder gegen einen der anderen Inhaltsstoffe. Schwangerschaft, Stillzeit, Kinder.

WW: Bei insulinpflichtigen Diabetikern kann der Insulinbedarf vermindert sein. Octreotid vermindert die intestinale Resorption von Ciclosporin, verzögert die Resorption von Cimetidin und erhöht bei gleichzeitiger Gabe die Bioverfügbarkeit von Bromocriptin. Vorsicht bei Arzneistoffen, die über P-450-Isoenzym CYP3A4 metabolisiert werden.

P: * Octreotid (Sandostatin®): 100–150 µg 3-mal täglich s.c.

Therapieschema der therapieinduzierten Diarrhoe

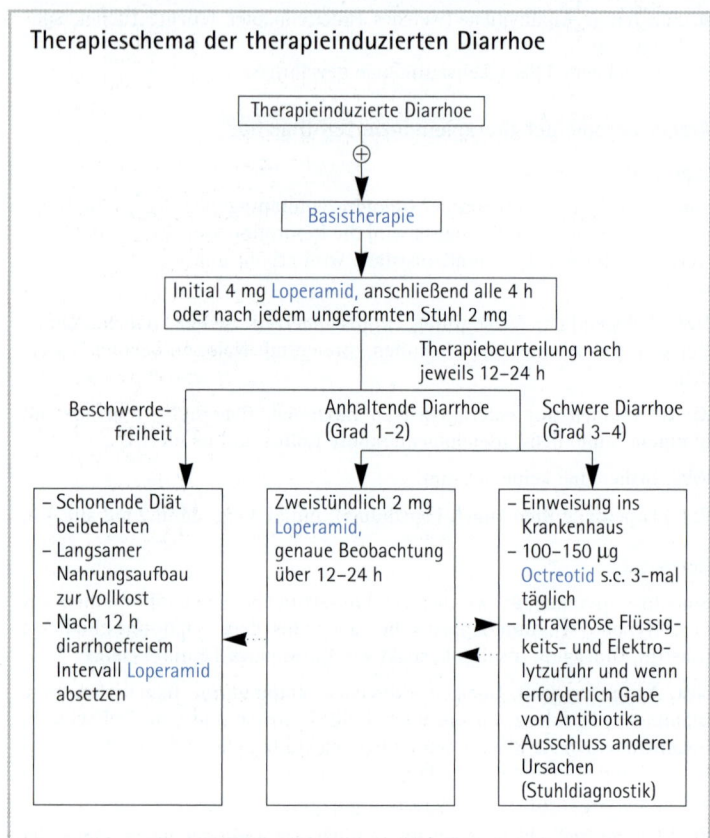

Symptome der Tumorkachexie

Schwäche, Appetitverlust, Anorexie, Nahrungsmittelaversion, verändertes Geruchs- und Geschmacksempfinden, Verlust von Fett- und Muskelmasse.

Ursachen der Tumorkachexie

Bei einer Tumorkachexie muss man in der Regel von einem multifaktoriellen Geschehen ausgehen (s. Abb. 40.1).

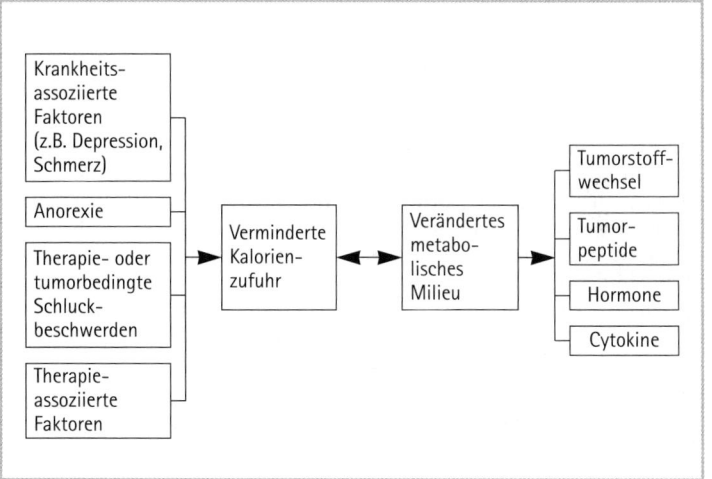

Behandlungsindikation und Behandlungsziele der Tumorkachexie

Behandlungsindikation: Eine gezielte Ernährungstherapie ist angezeigt, wenn das Körpergewicht < 90% des Normalgewichtes beträgt oder wenn innerhalb von weniger als drei Monaten ein ungewollter Gewichtsverlust von 5–10% des Ausgangsgewichtes festgestellt wurde. Eine veränderte Körperzusammensetzung (Extrazellulärwasser↑, aktive Körperzellmasse↓, Fettmasse↓) deutet außerdem auf einen Ernährungsmangel und eine sich entwickelnde Tumorkachexie hin.

Therapieziel: Mit einer frühzeitigen Ernährungstherapie soll vornehmlich einer Tumorkachexie vorgebeugt werden. Sollten die Warnzeichen zu spät beachtet worden sein und es handelt sich bereits um eine manifeste Tumorkachexie, so ist das Ziel, eine weitere Auszehrung zu verhindern und den Mangelzustand zu beheben.

Therapie der Tumorkachexie

An dieser Stelle können nur die Grundsätze der Ernährung von Tumorpatienten vorgestellt werden. Für die individuelle Beratung und Auswahl der
geeigneten Zusammensetzung der Nahrung muss vertiefende Literatur herangezogen werden.

Orale Ernährung

Ausgewogene Mischkost nach den Richtlinien der Deutschen Gesellschaft
für Ernährung (DGE) für Gesunde. Orale Kost sollte so lange wie möglich
angeboten werden. Bei beginnenden Schluckbeschwerden Kost passieren –
keine Breikost anbieten. Normale Kost kann mit so genannten Formuladiä-
ten oder Supplementen ergänzt werden. Hierbei ist die große Vielfalt in der
Zusammensetzung der auf dem Markt befindlichen Produkte zu berücksichtigen. Der Fokus bei der Ernährung von Krebspatienten sollte nicht
allein auf der Nährstoffzufuhr liegen, sondern auch die ausreichende Flüssigkeitszufuhr berücksichtigen. Zur Unterstützung anderer Supportivmaßnahmen sind jeweils besondere Ernährungsempfehlungen zu beachten
(siehe z. B. Stomatitis S. 400, Nausea und Emesis S. 405 etc.).

Hinweis: So genannte „Krebsdiäten" konnten bisher keinen Einfluss auf das
Tumorwachstum in klinischen Studien zeigen!

Enterale Ernährung

Bei anhaltenden Schluckbeschwerden oder Passagehindernissen sollte umgehend zu enteraler Ernährung übergegangen werden. Für die Zufuhr der
Nahrung stehen verschiedene Sondensysteme zur Verfügung. In der Praxis
hat sich die PEG (perkutane endoskopische Gastrostomie)-Sonde durchge-
setzt. Orale und enterale Ernährung können sich ergänzen.

Parenterale Ernährung

Die parenterale Ernährung erfordert die Berücksichtigung zahlreicher
Aspekte:

- Parenterale Ernährung sollte immer erst die letzte Stufe der Maßnahmen
  darstellen.
- Wenn möglich, sollte die parenterale Ernährung nur über einen über-
  schaubaren Zeitraum erfolgen, damit der Gastrointestinaltrakt seine
  Funktionstüchtigkeit nicht verliert.

■ Kurzfristige und teilparenterale Ernährung kann über einen peripheren Venenzugang verabreicht werden. Totale parenterale Ernährung sollte über einen zentralen Venenzugang (Port) verabreicht werden.

■ Die individuelle Zusammensetzung der Nährstofflösung hängt von der Zielsetzung der Ernährung (kurativ, palliativ), der Art des Tumorleidens, anderer Grunderkrankungen (Niereninsuffizienz, Diabetes etc.) und dem aktuellen Ernährungszustand des Patienten ab.

Therapieschema bzw. Ernährung bei Tumorkachexie

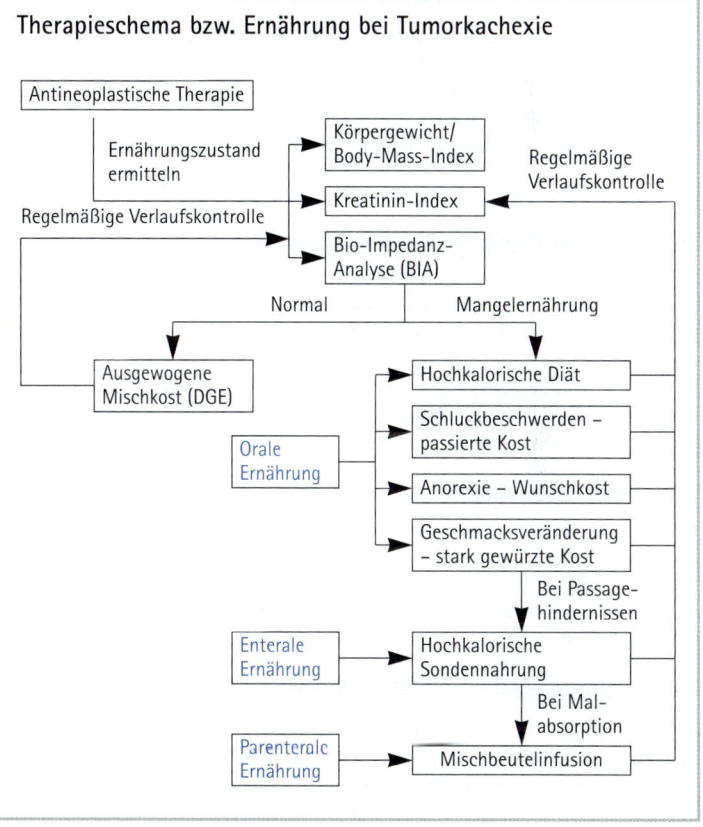

Unterstützende Maßnahmen bei Tumorkachexie

■ Alle Faktoren, die sich negativ auf das Essverhalten des Patienten auswirken können, sollten vermieden werden.
■ In Gesellschaft essen.
■ Zu passierende Kost vor dem Passiervorgang dem Patienten angerichtet zeigen.

Therapiebezogene Probleme bei Tumorkachexie

■ Mangelzustände werden häufig zu spät erkannt.
■ Mangelhafte Hygiene bei der Sondenpflege (Verstopfung, Infektion).
■ Missachtung von Besonderheiten bei der Verabreichung von peroralen Arzneiformen (Retardformen) durch Sonden.
■ Mangelhafte Portpflege bei parenteraler Ernährung (Verstopfung, Infektionen).

Symptome der therapiebedingten Alopezie

Therapiebedingter Haarausfall unterschiedlicher Ausprägung. Zytotoxische Chemotherapie verursacht, abhängig von den verwendeten Substanzen und den jeweiligen Modalitäten der Verabreichung, reversible Alopezie. Die Patienten verlieren ihr Haar etwa 2–3 Wochen nach Therapiebeginn. 3 Monate nach Beendigung der Therapie kann mit erneutem Haarwuchs gerechnet werden. Radiotherapie im Schädelbereich mit einer Bestrahlungsintensität > 45 Gy führt meistens zu irreversiblem Haarausfall.

Ursachen der therapiebedingten Alopezie

80–90 % der Haare befinden sich in der Wachstumsphase (Anagen). Durch Chemo- und Radiotherapie kann die Proliferation und Differenzierung der Haarfollikelzellen gestört werden, was in der Folge zu Haarausfall führt (s. Tab. 40.8 und 40.9). Das Ausmaß der Alopezie hängt von der ausgewählten Therapie ab.

Behandlungsindikation und Behandlungsziele der therapiebedingten Alopezie

Behandlungsindikation: Vorbeugende Maßnahmen sollten vornehmlich in der palliativen Therapie in Erwägung gezogen werden, um die Lebensqualität des Patienten in der verbleibenden Lebensphase nicht unnötig durch

Tab. 40.8: Alopezie verursachende Zytostatika

Ausprägung der Alopezie	Zytostatika
Stark (reversibel)	Cyclophosphamid, Daunorubicin, Docetaxel, Doxorubicin, Etoposid, Ifosfamid, Paclitaxel, Teniposid, Topotecan, Epirubicin
Mäßig	Actinomycin, Amsacrin, Fluorouracil, Hydroxyharnstoff, Methotrexat, Mitomycin, Mitoxantron, Procarbacin
Gering	L-Asparaginase, Bleomycin, Busulfan, Carboplatin, Carmustin, Chlorambucil, Cisplatin, Cytarabin, Dacarbacin, Gemcitabin, Lomustin, Melphalan, Mercaptopurin, Thioguanin, Thiotepa, Vincaalkaloide

Tab. 40.9: Alopezie verursachende Strahlenbelastung

Ausprägung der Alopezie	Strahlenbelastung
Stark (irreversibel)	Fraktionierte Therapie mit 2 Gy ab Gesamtdosen von 40–50 Gy
Mäßig	Fraktionierte Therapie mit 2 Gy ab Gesamtdosen von 14–20 Gy
Gering	Einzeldosen ab 3–5 Gy

den Haarverlust zu beeinträchtigen. Beim kurativen Ansatz sollte davon Abstand genommen werden, da befürchtet werden muss, dass dadurch auch der antitumorale Effekt verringert wird. Alopezie ist keine lebensbedrohende Nebenwirkung, so dass hier der therapeutische Effekt im Vordergrund stehen sollte.

Therapieziel: Ziel etwaiger Maßnahmen ist, den drohenden Haarausfall so weit es geht zu vermeiden bzw. das Ausmaß zu reduzieren. Dadurch wird die Lebensqualität des Patienten erhalten und ebenso die Therapiecompliance unterstützt.

Therapie der therapiebedingten Alopezie

Eine zufriedenstellende Prophylaxe kann bisher nicht angeboten werden. Die Anwendung von Kältekappen, die während der Therapie durch Vasokonstriktion der Blutgefäße im Kopfhautbereich die Ausbreitung des Zytostatikums vermindern sollen, ermöglicht den Erhalt von bis zu 85% der

Haare. Aus oben genannten Gründen sollte die Anwendung auf die palliative Situation beschränkt bleiben.

Weitere Supportivmaßnahmen werden untersucht. Die Anwendungsbeobachtungen von Tocopherol und Minoxidil sind widersprüchlich. Viel versprechende Ergebnisse deuten Studien mit Immunmodulatoren an. Ergebnisse bleiben abzuwarten.

Unterstützende Maßnahmen bei therapiebedingter Alopezie

Patienten sollten rechtzeitig über den möglichen Haarausfall informiert werden. Gleichzeitig sollten die Möglichkeiten eines Haarersatzes besprochen werden.

Symptome des Schmerzes

Krebsschmerzen können sich in sehr vielfältiger Weise äußern. Die Schmerzsymptomatik kann sowohl akut als auch chronisch auftreten. Die Art der Schmerzen entspricht den in Kapitel Schmerzerkrankungen S. 626 beschriebenen Schmerztypen.

Ursachen des Schmerzes

Im Zusammenhang mit einer antineoplastischen Therapie auftretende Schmerzen können verschiedene Ursachen haben (s. Tab. 40.10).

Tab. 40.10: Schmerzursachen bei Tumorpatienten.
Quelle: Strumpf, M., Arzneimitteltherapie 19 (4), 2001 S. 123

Tumorbedingt (60–90 %)	Therapiebedingt (10–25 %)	Tumorunabhängig (3–10 %)
■ Kompression und Infiltration von Nerven-, Blut- und Lymphgefäßen ■ Knochen- und Weichteilinfiltration ■ Tumornekrose an Schleimhäuten ■ Ausbildung eines Hirnödems	■ Operation (Nervenläsion, Vernarbung etc.) ■ Radiatio (Fibrose, Neuropathie, Mukositis etc.) ■ Chemotherapie (Paravasate, Mukositis, Neuropathie etc.)	■ Migräne ■ Spannungskopfschmerz

Therapieschema Schmerz

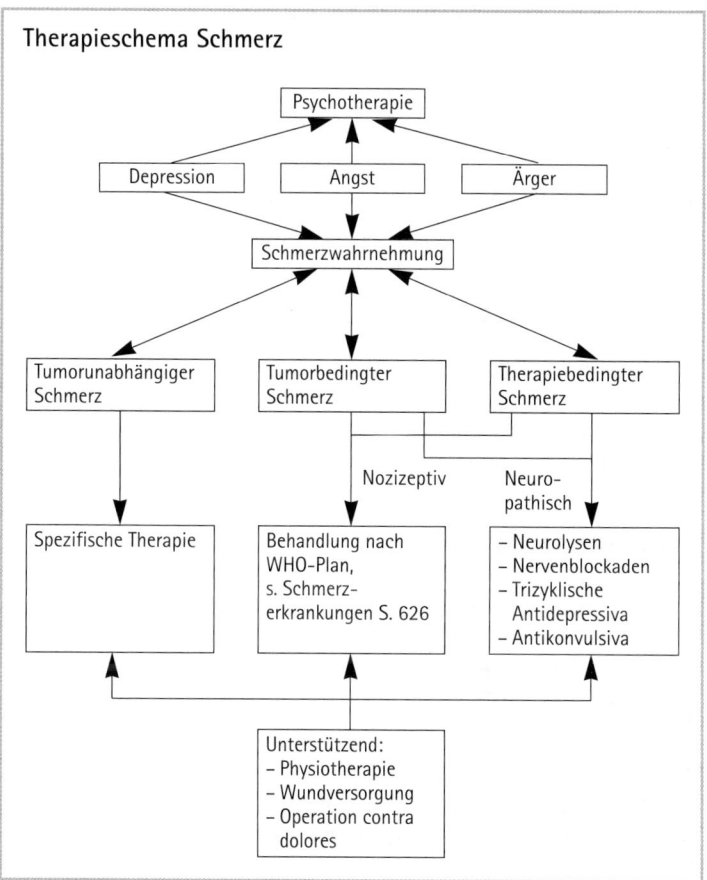

Behandlungsindikation und Behandlungsziel des Schmerzes

Behandlungsindikation: Sobald der Patient über Schmerzen klagt, sollte mit einer adäquaten Schmerztherapie begonnen werden. Gleichzeitig sollte versucht werden, die Schmerzursache kausal zu bekämpfen.

Therapieziel: Das Therapieziel bei Krebsschmerz sollte möglichst vollständige Schmerzfreiheit sein. Wenn dieses Ziel häufig nicht erreicht werden kann, wird versucht maximale Schmerzlinderung zu erzielen. Das Potential der jeweiligen ausgewählten Therapie muss mit dem Patienten besprochen werden, damit die Erwartungen hinsichtlich des Therapieerfolges realistisch bleiben.

Therapie des Schmerzes

Die Auswahl der geeigneten Therapie sollte entsprechend der Schmerzursache den jeweiligen Therapieempfehlungen folgen. Siehe Schmerzerkrankungen S. 626.

Symptome des Fatigue-Syndroms

Erschöpfung und Müdigkeit, die nicht durch Ruhephasen und Schlaf kompensiert werden, physische Schwäche, Antriebslosigkeit, Lethargie, Konzentrationsschwäche. Bedingt durch die Vielschichtigkeit der Symptome kann die Diagnose erschwert sein.

Ursachen des Fatigue-Syndroms

Die Entstehung des Fatigue-Syndroms ist ein multifaktorielles Geschehen. Die physische Beeinträchtigung durch Chemo- und Radiotherapie und deren Begleiterscheinungen wie Schmerz, Nährstoffmangel und besonders Anämie gehen einher mit krankheitsbedingten psychischen Belastungen wie Angst und Depression. Auch das soziale Umfeld kann an der Genese des Fatigue-Syndroms beteiligt sein.

Behandlungsindikation und Behandlungsziele des Fatigue-Syndroms

Behandlungsindikation: Die Behandlung des Fatigue-Syndroms ist indiziert, wenn die Lebensqualität des Patienten andauernd durch den oben beschriebenen Symptomkomplex beeinträchtigt ist.

Diagnosestellung: Zur Diagnosestellung bietet sich ein vom Patienten zu führendes Lebensqualitätstagebuch an, welches insbesondere die mit Fatigue assoziierten Aspekte abfragt.

Therapieziel: Das erklärte Behandlungsziel sollte die verbesserte Lebensqualität des Patienten sein, die durch Verminderung der beobachteten Symptome erzielt werden kann.

Therapieschema Fatigue-Syndrom

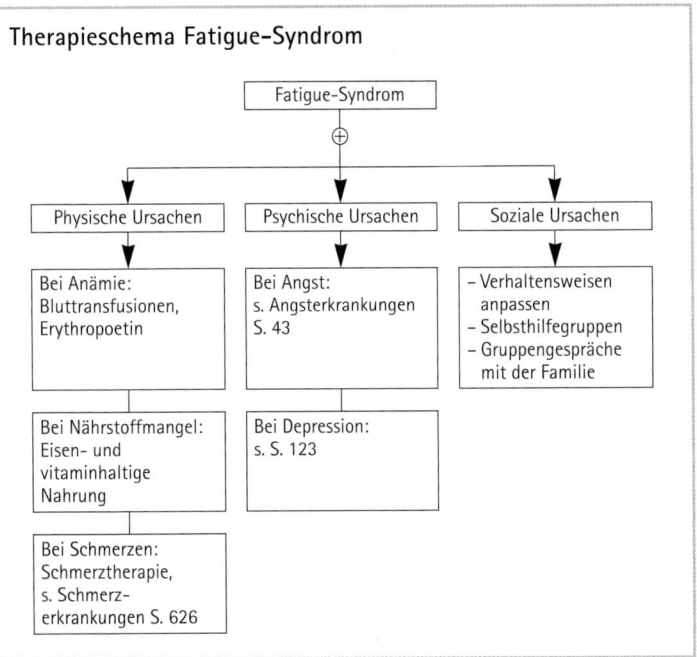

Therapie des Fatigue-Syndroms

Physische Symptomatik: Behandlung der Anämie. Therapieempfehlungen zu anderen Begleiterscheinungen werden an anderer Stelle in diesem Kapitel dargestellt.

Psychische Symptomatik: s. Angsterkrankungen S. 43 und Depression S. 123.

Unterstützende Maßnahmen beim Fatigue-Syndrom

- Eisenhaltige und vitaminreiche ausgewogene Ernährung,
- Kräfte einteilen,
- Aufgaben delegieren,
- Ruhephasen einplanen,
- Befinden gegenüber dem Umfeld äußern.

Therapiebezogene Probleme des Fatigue-Syndroms

- Fatigue-Syndrom wird oftmals nicht als behandelbare Begleiterscheinung der Therapie wahrgenommen.
- Patienten äußern ihr Befinden nur unzureichend.

Symptome der Paravasate

Paravasate (Extravasationen) bezeichnen versehentliche Injektion/Infusion (bzw. das Austreten des Zytostatikums aus einer geschädigten Vene) in das umgebende Gewebe während der Therapie.

Lokale Reizungen, Gewebeschädigungen, Nekrosen, Ulzerationen, Schädigungen von Nerven, Muskeln, Sehnen und Gelenken sind die Folge.

Ursachen der Paravasate

Paravasate/Extravasationen können durch verschiedene Faktoren verursacht werden (s. Tab. 40.11). Auch hier handelt es sich zumeist um ein multifaktorielles Geschehen.

In der Praxis sollte das Hauptaugenmerk auf der Prävention der Paravasatbildung und Extravasation liegen. Dazu muss sich der Therapeut sowohl der Risikofaktoren bewusst sein, als auch in der Lage sein die Situation richtig zu überwachen und einzuschätzen, so dass im Notfall sofort richtig reagiert werden kann.

Die in der antineoplastischen Therapie eingesetzten Zytostatika weisen unterschiedliche Risikopotentiale hinsichtlich der Gewebsschädigung auf (s. Tab. 40.12).

Tab. 40.11: Faktoren, die die Paravasatbildung beeinflussen

Risikofaktor Medikament	Risikofaktor Patient	Risikofaktor Therapeut
■ pH <5–9> ■ hohe Osmolarität ■ Präzipitatbildung ■ lokale Gewebs-ischämie	■ Zu späte Meldung eintretender Schmerzen ■ beschädigte Blutgefäße ■ etc.	■ Falsche Wahl des Injektionsortes ■ mangelnde Venenpunktionstechnik ■ unpassendes Applikationssystem ■ unzureichende Fixierung des venösen Zugangs ■ verspätete Einleitung der Gegenmaßnahmen ■ etc.

Tab. 40.12: Risikopotential der verschiedenen Substanzen bei Extravasaten.
Nach Vaupel, Robertz-Vaupel 2000. Die durch die Buchstaben A–J kodierten
Folgemaßnahmen werden im Absatz Therapie S. 429 f. beschrieben.

Folgemaß-nahme – Kategorie	Nicht oder schwach reizend	Reizend (Irritanzien)	Nekrotisierend (Vesikanzien)
A(C)		Aclarubicin*	
A(C)			Amsacrin
A		Bendamustin	
-	Bleomycin		
D(F)		Carboplatin	
D		Carmustin*	
F			Cisplatin**
-	Cladribin		
-	Cyclophosphamid		
-	Cytarabin		
-		Dacarbacin*	
F			Dactinomycin
I			Daunorubicin
-	Daunorubicin (liposo-mal)		
E	Docetaxel		
-	Doxorubicin (liposomal)		
I			Doxorubicin
I			Epirubicin
A		Estramustin*	
D(B)		Etoposidphosphat	
D(B)		Etoposid	
-	Fludarabin		
-	Fluorouracil		
G	Gemcitabin		
I			Idarubicin

Folgemaß-nahme – Kategorie	Nicht oder schwach reizend	Reizend (Irritanzien)	Nekrotisierend (Vesikanzien)
–	Ifosfamid		
J		Irinotecan*	
–	Melphalan		
–	Methotrexat		
H			Mithramycin
C			Mitomycin
C(G)	Mitoxantron**		
–	Nimustin		
(F)		Oxaliplatin	
E		Paclitaxel*	
–	Pentostatin		
D(B)		Teniposid	
?		Thiotepa	
–	Topotecan		
C	Treosulfan		
B			Vinblastin
B			Vincristin
B			Vindesin
B			Vinorelbin

* Angaben schwanken zwischen reizend und nekrotisierend
** Angaben schwanken zwischen schwach reizend und nekrotisierend

Behandlungsindikation und Behandlungsziele der Paravasate

Behandlungsindikation: Sobald der Patient eine Empfindungsstörung unter der Injektion/Infusion äußert, welche sich durch Brennen, eine Schwellung oder Rötung oder einen stechenden Schmerz an der Injektionsstelle bemerkbar machen kann, sollten Maßnahmen ergriffen werden, um schwerwiegende Schäden vom Patienten abzuwenden.

Therapieziel: Paravasate/Extravasationen sollten, wenn irgend möglich, vermieden werden. Wenn jedoch Zytostatikum in das die Injektionsstelle umgebende Gewebe gelangt ist, müssen umgehend Maßnahmen ergriffen werden, die die Gewebeschädigung begrenzen und die akuten Beschwerden des Patienten lindern.

Therapie der Paravasate

Die Maßnahmen erfolgen in zwei Schritten. Zunächst werden allgemeine Sofortmaßnahmen ergriffen, an die sich die substanzspezifischen Maßnahmen anschließen.

Sofortmaßnahmen sind:

- sofortiger Stopp der Injektion/Infusion bei Belassen des venösen Zugangs,
- Herbeirufen eines weiteren Mitarbeiters zur Assistenz,
- Entfernung des Infusionssystems,
- Aspiration von Blut oder Zytostikaresten über den noch liegenden Zugang,
- jetzt erst Entfernung des venösen Zugangs,
- Markierung des Paravasatgebietes mit Kugelschreiber,
- Hochlagern des Armes,
- Dokumentation des Paravasates (Substanz, geschätzte Menge, Symptome, Maßnahmen usw.) und ggf. Einleitung spezifischer Maßnahmen.

Den Sofortmaßnahmen müssen sich Folgemaßnahmen (s. Tab. 40.13) anschließen.

Tab. 40.13: An die Sofortmaßnahmen anschließende Folgemaßnahmen.
Nach Vaupel, Robertz-Vaupel 2000.

Folgemaßnahme – Kategorie	Folgemaßnahmen
A	- Sternförmige, großflächige Unter- und Umspritzung des Paravasates mit 50–200 mg Hydrocortison oder 4–8 mg Dexamethason von peripher nach zentral - Umspritzen mit Natriumbicarbonat 8,4 % (im Verhältnis 1:1 mit physiologischer Kochsalzlösung verdünnt) mit maximal 10 mL - DMSO 99 % mit Watteträger auftragen und abtrocknen lassen - 3–14 Tage alle 3–6 h wiederholen

Folgemaß-nahme – Kategorie	Folgemaßnahmen
A (Fortsetzung)	■ Kühlung über 1 h, danach über 23 h im halbstündigem Wechsel ■ tägliche Kontrolle des Befundes ■ rechtzeitige Konsultation eines plastischen Chirurgen
B	■ Ein- und Umspritzung des Paravasates mit bis zu 6 mL Hyaluronidase (150 U/mL) von peripher nach zentral, Wiederholung mehrfach in den nächsten Stunden ■ sofort danach trockene und mild-warme Kompressen auflegen für minimal 1 Stunde, danach für weitere 23 Stunden im halbstündigen Wechsel (mit/ohne Kompresse)
C	■ DMSO 99 % mit Watteträger auftragen und abtrocknen lassen ■ 3–14 Tage alle 3–6 h wiederholen ■ im Wechsel hydrocortisonhaltige Creme auftragen (optional)
D	■ Paravasat durch großflächiges Unterspritzen mit NaCl 0,9 % verdünnen
E	■ Mit Hydrocortison oder Dexamethason umspritzen ■ über mehrere Stunden kühlen
F	■ Infiltration der Paravasatregion mit max. 10 mL Natriumthiosulfat-Lösung (4 mL 10 %iges Natriumthiosulfat mit 6 mL Aqua dest.), anschließend intermittierende Kältebehandlung für minimal 24 Stunden (bis 3 Tage)
G	■ Mit Hydrocortison oder Dexamethason umspritzen
H	■ Umspritzen mit Natriumbicarbonat 8,4 % (im Verhältnis 1:1 mit physiologischer Kochsalzlösung verdünnt) mit maximal 10 mL
I	■ Entfernung der Kanüle nach Aspiration ■ Umgehend topische Applikation von DMSO 99 %, 4 Trpf./10 cm² Hautoberfläche, 3 × täglich über mind. 14 Tage, nach jeder Anwendung gut trocknen lassen ■ Bei persisitierenden Schmerzen oder Entwicklung von Nekrosen bzw. Ulzerationen plastischen Chirurgen hinzuziehen ■ Lokale Kühlung, besonders zur Schmerzlinderung, nur im Wechsel mit der DMSO-Anwendung (Vasodilatation vs. Vasokonstriktion)
J	■ Entfernung der Kanüle nach Aspiration ■ Eiskühlung des betroffenen Areals alle 4–6 h für 15–20 Min. über 72 h ■ sorgfältige Beobachtung über mehrere Tage

Um die rasche Reaktion im Notfall gewährleisten zu können, ist in jeder Praxis ein Paravasate-Set bereit zu halten, welches sämtliche notwendigen Arzneimittel, sterilen Einmalartikel und Kompressen zur Kälte- und Wärmeanwendung beinhaltet.

Literatur

Berger, D. P., Engelhardt, R., Mertelsmann, R.: Das Rote Buch. Hämatologie und Internistische Onkologie. EcoMed Verlag, Landsberg 1998.
Berthold, H. (Hrsg.): Klinikleitfaden Arzneimitteltherapie. Urban und Fischer, München 1999.
Bokemeyer, C., Lipp, H.-P.: Praktische Aspekte der supportiven Therapie in Hämatologie und Onkologie. Springer, Berlin, Heidelberg 1998.
BPI: FachInfo. Fachinformationsverzeichnis Deutschland (einschließlich EU-Zulassungen) CD-Version. Satz-Rechen-Zentrum Berlin, 2001/4.
Dörr, W., Zimmermann, J. S., Seegenschmiedt, M. H.: Nebenwirkungen in der Radioonkologie – Klinisches Kompendium. Urban und Vogel, München 2000.
Heinemann, V.: Supportive Maßnahmen und symptomorientierte Therapie in der Hämatologie und Onkologie. Tumorzentrum München und Zuckschwerdt Verlag, München 2001.
Interdisziplinäres Tumorzentrum: Supportive Therapie bei Tumorerkrankungen, Tübingen 1998.
Lipp, H. P., Bokemeyer, C.: Supportivtherapie in der klinischen Onkologie – Aktueller Stand und Perspektiven. Krankenhauspharmazie (2000) 21 (11) 559–575.
Margulies, A., Fellinger, K., Kroner, Th., Gaisser, A.: Onkologische Krankenpflege. Springer, Berlin 2002.
Schmoll, H.-J., Höffken, K., Possinger, K. (Hrsg.): Kompendium Internistische Onkologie. Springer, Berlin 1999.
Vaupel, H. A., Robertz-Vaupel, G. M.: Das Zytostatika–Paravasat – ein onkologischer Notfall. Gesellschaft zur Förderung der ambulanten Krebstherapie e. V., Köln 2000.

Internetadressen

www.asco.org: American Society for Clinical Oncology.
www.dkfz-heidelberg.de: Deutsches Krebsforschungszentrum Heidelberg.
www.krebsgesellschaft.de: Deutsche Krebsgesellschaft e. V.
www.krebsinfo.de: Tumorzentrum München.
www.krebsinformation.de: vom deutschen Krebsforschungszentrum Heidelberg.
www.medizin.uni-tuebingen.de: Therapieempfehlungen.
www.nci-nih.gov: National Cancer Institute.
www.onkosupport.de: Arbeitskreis für Supportivmaßnahmen in der Onkologie.

Symptome

Synonyme sind Emphysema pulmonum, Blählunge. Irreversible Erweiterung der terminalen Lufträume mit Destruktion des Lungengewebes.

Es tritt eine Überblähung der Lunge auf. Die Alveolen und ihre Scheidewände sind teilweise zerstört. Die Residualkapazität erhöht sich. Die Struktur der Lunge verändert sich, das Gewebe der betroffenen Bereiche verliert an Elastizität, die Funktion der Lunge ist eingeschränkt. Das Ausatmen fällt sehr schwer. Es tritt Kurzatmigkeit auf, vor allem bei Belastungen. Bläulich gefärbte Lippen und Müdigkeit/Antriebsschwäche weisen auf den Sauerstoffmangel im Blut hin. Im weiteren Verlauf der Erkrankung verstärken sich die Symptome, der Brustkorb bekommt die Form eines Fasses durch die Atemmuskulatur, die nicht mehr in Ausatemposition gelangt. Im fortgeschrittenen Stadium tritt oft eine Mitbeteiligung des rechten Herzens auf. In der Regel liegt schon eine bronchiale Grunderkrankung vor, wie chronische Bronchitis (s. Bronchitis, chronische S. 95) oder auch Asthma bronchiale (s. Asthma bronchiale S. 67). Das Gesamtbild kann auch als „obstruktive Emphysembronchitis" bezeichnet werden.

Die Patienten sind oft chronische Raucher, untergewichtig und haben eine starke Atemnot bei Belastung (Belastungsdyspnoe, pink puffer). Im Gegensatz zu dem pink puffer gibt es eine andere Patientengruppe, die oft übergewichtig ist und bei der die Hypoxämie (Sauerstoffmangel im Blut) und die Hyperkapnie (erhöhte CO_2-Werte im Blut) im Vordergrund stehen (blue bloater). Beide Typen können ein Lungenemphysem entwickeln.

Lungenemphysem bei α_1-Proteinaseinhibitormangel

Die Symptome treten vor allem schon zwischen dem 30. und 40. Lebensjahr auf. Der Unterschied zum Lungenemphysem aufgrund einer Bronchialerkrankung kann darin liegen, dass hier eher die tieferen Lungenabschnitte betroffen sind. Es tritt eine immer schlimmer werdende Belastungsdyspnoe auf. Die Serumkonzentrationen des α_1-Proteinaseinhibitors sind stark erniedrigt. Rauchen verstärkt das Emphysemrisiko, indem es die Antiproteinase noch mehr erniedrigt. Die Auswirkungen eines Lungenemphysems betreffen die Atmung, dann aber auch das Herz. Die Ausatmung ist erschwert und es entwickelt sich eine obstruktive Emphysembronchitis, die wie eine chronische Bronchitis behandelt werden kann.

Ursachen

Als häufigste Ursache wird das Zigarettenrauchen angegeben. Ein Lungenemphysem, das bei Menschen unter 40 Jahren auftritt, ist meist durch einen angeborenen α_1-Proteinaseinhibitormangel verursacht, der auf einem genetischen Defekt beruht. In schweren Fällen kann sich schon in der Jugend ein Lungenemphysem entwickeln.

Bei älteren Menschen ist das Lungenemphysem häufig eine Folge der COPD (s. a. Bronchitis, chronische S. 95, Asthma bronchiale S. 67), in seltenen Fällen kann auch ein Altersemphysem auftreten.

Proteolytische Prozesse führen zur Zerstörung des Lungengewebes. Das Enzym Alpha$_1$-Proteinaseinhibitor (α_1-Antitrypsin) wirkt als „Akute-Phase-Protein" und schützt die Alveolen vor einem Enzym aus den Granulozyten, der Neutrophilenelastase und anderen Proteasen. Wird z.B. durch Rauchen ein Entzündungsprozess ausgelöst, können vermehrt Proteasen freigesetzt werden und Antiproteasen gehemmt werden. Die Gewebezerstörung wird demnach durch ein gestörtes Gleichgewicht zwischen Proteasen und Antiproteasen hervorgerufen. Es entsteht eine übermäßige Belastung des Lungengewebes durch ständiges Ausatmen gegen einen erhöhten Atemwiderstand, z.B. durch obstruktive Ventilationsstörungen.

Behandlungsindikation und Behandlungsziele

Diagnosestellung: Durch Anamnese, Lungenfunktionstest, Röntgen des Thorax und EKG (wegen der Herzbeteiligung), Messung des O_2-Gehaltes im Blut mittels Blutgasanalyse, Computertomografie. Schweregrade des Lungenemphysems s. Tab. 41.1.

Behandlungsindikation: Nach der Diagnosestellung kann nur noch ein Fortschreiten der Erkrankung aufgehalten werden, da zerstörtes Lungengewebe nicht mehr regenerationsfähig ist.

Therapieziel: Verhinderung des Fortschreitens der Erkrankung. Verhinderung einer Schädigung des rechten Herzens, das durch die veränderte Lunge stärker belastet ist.

Vermeidung der Noxe ist die wichtigste Therapie. Liegt eine Grunderkrankung vor wie Asthma bronchiale oder chronische Bronchitis, so wird diese Krankheit behandelt. Die Atemwegsobstruktion ist durch bronchienerweiternde Medikamente etc. zu beherrschen (s. Bronchitis, chronische S. 95; Asthma bronchiale S. 67), der Anteil an zerstörtem Lungengewebe jedoch

Tab. 41.1: Schweregrade des Lungenemphysems

Stadium	Sekundenkapazität (% vom Sollwert)	Sauerstoffgabe erforderlich	pCO_2 (mmHg) in Ruhe
I Leicht bis mittelschwer	$> = 50$	–	–
II Schwer	34–49	+/–	–
III Sehr schwer mit Komplikationen	< 34	+	> 45

ist irreparabel. Die Zerstörung kann nur aufgehalten werden. Im Folgenden werden typische Behandlungsmöglichkeiten des Lungenemphysems aufgezeigt.

Basistherapie

Zur Basistherapie gehört:

- Rauchen unbedingt einstellen, Vermeidung von Passivrauchen. (s. a. Raucherentwöhnung S. 578),
- Inhalation mit Kochsalz zur Befeuchtung der Schleimhäute und zur Hustenreizlinderung,
- Atemphysiotherapie, Erlernen bestimmter Atemtechniken, Training der Atemhilfsmuskulatur,
- antiobstruktive Therapie (s. Bronchitis, chronische S. 95; Asthma bronchiale S. 67),
- **Endstadium:** Sauerstoff-Langzeittherapie bei O_2-Werten < 55 mm Hg,
- in schweren Fällen: operative Entfernung eines Teils der Lunge.

Arzneitherapie

α_1-Proteinaseinhibitorkonzentrat

Bei durch α_1-Proteinaseinhibitormangel hervorgerufenem Lungenemphysem mit den Phänotypen PiZZ, PiZ, Pi, PiSZ (Pi = Proteinaseinhibitor, Z = very slow, S = slow: beschreibt elektrophoretische Wanderungsgeschwindigkeit der Genprodukte). Einsatz nur bei manifester Erkrankung mit Serumkonzentrationen von unter 50 mg/dL, nicht zur Vorbeugung.

Wirkt als Enzyminhibitor dem Enzym Neutrophilenelastase entgegen und substituiert so die nicht oder in zu geringer Konzentration vorhandene Antiproteinase. Herkunft des Medikamentes aus humanem Spenderblut.

NW: Allergische Reaktionen bis hin zum anaphylaktischen Schock wegen Überempfindlichkeit gegen menschliche Plasmaproteine.

KI: Sensibilisierte Personen mit IgA-Mangel.

WW: Keine bekannt.

P: * α_1-Proteinaseinhibitorkonzentrat human (Prolastin® HS Trockensubstanz): 60 mg/kgKG alle 4 Wochen bis wöchentlich individuell als Kurzinfusion zur Dauersubstitutionstherapie.

Unterstützung in der Selbstmedikation

- Tees zur Verflüssigung des Schleims,
- Lutschen von Pastillen zur Linderung des Hustenreizes, z.B. mit Salzen: Emser® Pastillen, mit pflanzlichen Wirkstoffen: Ipalat® Pastillen, Isla Moos®,
- Inhalationen mit Salzlösungen (Pari-Boy®),
- Brustwickel zur Linderung des Hustens,
- Einreibungen mit ätherischen Ölen,
- Viel trinken, um die Schleimlösung und das Abhusten zu erleichtern.

Häufige therapiebezogene Probleme

- Keine Vermeidung der Hauptauslöser: Rauchen!!
- Inkonsequente antiobstruktive Therapie.

Literatur

Berthold H. (Hrsg.): Klinikleitfaden Arzneimitteltherapie. Urban und Fischer, München 1999.

Framm, J.: Arzneimittelprofile für die Kitteltasche. 2. Aufl. Deutscher Apotheker Verlag, Stuttgart 2001.

Mutschler, E.: Arzneimittelwirkungen. 8. Aufl. Wissenschaftliche Verlagsgesellschaft, Stuttgart 2001.

Pschyrembel – Klinisches Wörterbuch, 259. Aufl. De Gruyter, Berlin 2002.

Pschyrembel – Therapeutisches Wörterbuch, 2. Aufl. De Gruyter, Berlin 2001.

Rote Liste. Editio Cantor Verlag, Aulendorf 2002.

Thews, G., Mutschler, E., Vaupel, P.: Anatomie, Physiologie, Pathophysiologie des Menschen, 5. Aufl. Wissenschaftliche Verlagsgesellschaft, Stuttgart 1999.

Internetadressen

www.awmf-online.de: Leitlinien Kinderheilkunde: rezidivierende chronische Bronchitis.

www.daab.de: Asthma, chronische Bronchitis.

www.emphysem.de: Selbsthilfegruppen: Deutsche Emphysemgruppe e.V., Bundesgeschäftsstelle: Heide Schwick, Steinbrecherstr. 9, D-38106 Braunschweig, Tel: 0531–334661.

www.netdoktor.de: Krankheiten: Lungenemphysem.

www.thieme.de: Innere Medizin: 7. Pneumologie; 7.4 Erkrankungen der Atemwege.

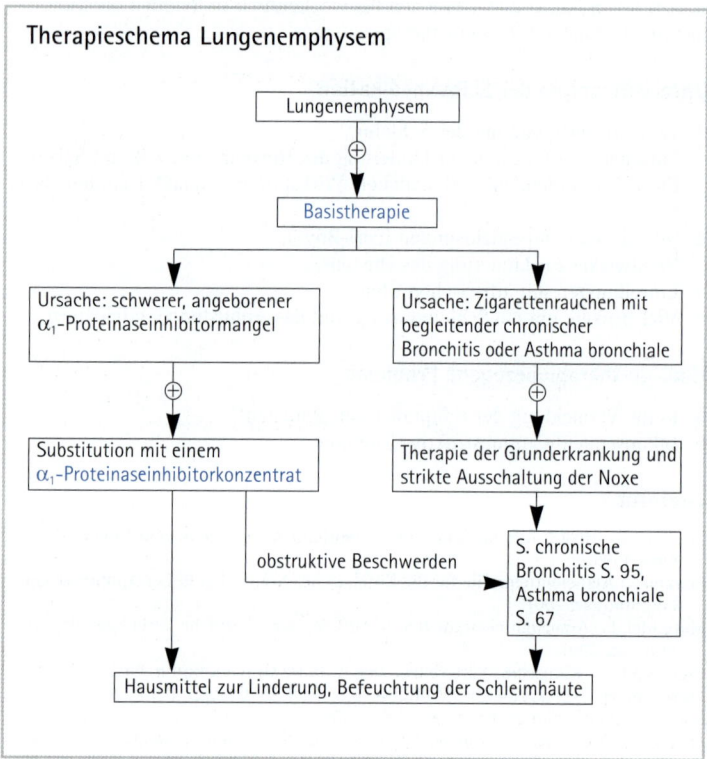

Therapieschema Lungenemphysem

Symptome

Ulcus ventriculi (Magengeschwür), ca. 15% aller Ulkus-Fälle. Ulcus duodeni (Zwölffingerdarmgeschwür), ca. 85% aller Ulkus-Fälle. Eine Differenzierung ist oft nicht möglich.

Episodisch auftretende Oberbauchschmerzen oder im Bereich des Nabels (nüchtern oder postprandial), bei U. duodeni häufig nachts, Druck und Völlegefühl, Motilitätsstörung des Magens, Appetitverlust, Übelkeit, Erbrechen, Perforationen (40% bei chron. U. duodeni). 60% unsymptomatisch (besonders ältere Patienten und medikamentös bedingte Ulzera). Erstmanifestation oft mit einer akuten GI-Blutung (20% bei chron. U. ventriculi). Teerstuhl, Anämie, Leistungsschwäche durch häufige Blutungen.

10–20% der Bevölkerung erkrankt im Laufe seines Lebens, Männer dreimal häufiger als Frauen, gehäuft bei Personen mit Blutgruppe 0 sowie im Frühjahr und Herbst.

Folgen der unbehandelten Krankheit: Magenatrophie und -entdifferenzierung, Blutungen, Perforationen, Penetrationen (Ausstrahlung des Schmerzes in den Rücken), Magenausgangsverengung (anhaltendes Erbrechen), Magenkarzinom, gastrales MALT-Lymphom (Mucosa-assoziiertes lymphatisches Gewebe).

Ursachen

Infektion mit Helicobacter pylori (95% beim U. duodeni, 80% beim U. ventriculi), selten Hypersekretion von Gastrin (Zollinger-Ellison, s. Refluxkrankheit S. 587), exogene Noxen (Glucocorticoide, NSAR, Nikotin, Alkohol), psychische Faktoren (Stress), Hyperparathyreoidismus oder Malignom.

Ungleichgewicht zwischen aggressiven und defensiven Schleimhautfaktoren, erhöhte Säure-, Pepsin- und verminderte Bicarbonatsekretion, verminderte Säureneutralisation, beschleunigte Magenentleerung, Entdifferenzierung von Geweben (bevorzugte Besiedelung mit Helicobacter pylori).

Helicobacter pylori (früher Campylobacter pylori): grampositiver Keim, mehrfach begeißelt, der innerhalb der Schleimschicht des Magens zwischen den Oberflächenepithelien lebt. Infektionsweg noch unklar (vermutlich fäkal-oral oder oral-oral). Der Keim findet sich mit regionalen Unterschieden bei 30–80% der Erwachsenen mit weiter Verbreitung im sozial schwächeren Teil der Bevölkerung sowie bei Älteren, Erkrankungen aber nur bei 20%. Der Keim neutralisiert die Magensäure, indem er mit Hilfe von Urease aus Harnstoff Ammoniak bildet. Mehrere Stämme unterschiedlicher Virulenz bekannt. Besiedelung mit Helicobacter pylori scheint das Risiko für Magenkarzinom und gastrales MALT-Lymphom zu erhöhen. Allerdings entwickelt weniger als 1 Promille aller H.-p.-positiven Menschen jemals ein Magenkarzinom (multifaktorielle Pathogenese mit u. a. genetischen und diätetischen Einflussgrößen).

Behandlungsindikation und Behandlungsziele

Diagnosestellung: Anamnese, Tastuntersuchung, Gastroduodenoskopie mit Gewebeprobe, Nachweis von Helicobacter pylori (s. Tab. 42.1), Untersuchung des Erbrochenen/des Stuhls auf Blut.
Ausschluss anderer Erkrankungen, wie z. B. funktionelle Dyspepsie, Refluxösophagitis, Gastritis, Hyperparathyreoidismus, Reizkolon, Morbus Crohn, Erkrankungen des Pankreas oder der Leber, Angina pectoris, Myokardinfarkt, Magenkarzinom oder -lymphom.

Behandlungsindikation: In jedem Fall unverzichtbar. Bei unkompliziertem Ulkus medikamentös ambulant, bei kompliziertem Ulkus stationär, beim großen kallösen U. ventriculi und rezidivierenden Blutungen operativ (Magen(teil)resektion und/oder selektive Vagotomie), ebenso bei Komplikationen (schnelle Entfernung des Ulkus, endoskopische Blutstillung mit Adre-

Tab. 42.1: Helicobacter-pylori-Nachweis
Der Atemtest kann nur dann eingesetzt werden, wenn die letzte Gabe von Säureblockern mind. vor 4 Wochen erfolgte.

Test-verfahren	Invasiv	Verfüg-barkeit	Praktikabilität	Kosten	Nachweis einer aktiven Infektion
Urease-Schnelltest	Ja	Überall	Einfach	Niedrig	Ja
Modifizierter ^{13}C-Harnstoff-Atemtest	Nein	Begrenzt	Einfach	Hoch	Ja
Serologischer Nachweis	Nein	Begrenzt	Einfach	Hoch	Nein
Histologischer Nachweis	Ja	Überall	Einfach	Hoch	Ja
Kultur	Ja	Begrenzt	Aufwändig	Hoch	Ja

nalin, Fibrinkleber, Laser etc., bei Magenausgangsverengung oder -verschluss Pyloroplastik oder Entfernung des Antrums).

Bei erfolgreicher Eradikation sinkt die Ulkus-Rezidivrate von jährlich bis zu 100% auf unter 20%.

Bei Therapieversagen immer Kontrollgastroskopie mit Gewebeproben zum Ausschluss maligner Veränderungen.

Verlaufskontrolle: Halbjährliche bis jährliche Gastroskopie.

Therapieziel: Vermeidung von Komplikationen, Risikoreduktion für H.p.-assoziierte maligne Erkrankungen (MALT-Lymphom, Magen-Ca).

Basistherapie

Reduktion der Risikofaktoren:

- Nikotin (Rauchen hemmt die Ulkus-Abheilung, s.a. Raucherentwöhnung S. 578),
- Alkohol,
- Kaffee auf nüchternen Magen,
- Stress, lebensbelastende Ereignisse,
- fette, scharfe, sehr kalte oder sehr heiße Speisen,
- hektische Mahlzeiten,
- opulente Mahlzeiten,
- nicht-steroidale Antirheumatika: höchstes Risiko für NSAR mit langer Halbwertszeit. Wechsel auf NSAR mit niedriger Gastrotoxizität: Ibuprofen, Meloxicam, Celecoxib, Rofecoxib oder Paracetamol (reines Schmerzmittel ohne antiphlogistische Wirkung),
- Glucocorticoide,
- Gewichtsnormalisierung bei Reflux.

Arzneitherapie

Eradikationstherapie

Kurative Kombinationstherapie (säurehemmend und antibiotisch) zur Eradikation von Helicobacter pylori. Die Säurehemmung verbessert durch den höheren pH-Wert im Magen die MHK der eingesetzten Antibiotika.

Bei blutenden Ulzera kann die Therapie auch intravenös erfolgen (siehe Angaben in eckigen Klammern).

Erfolgsrate: 75–95%, Erfolgskontrolle nur bei kompliziertem Ulkus, Frühkarzinom oder MALT-Lymphom erforderlich, frühestens 4 Wochen nach der Therapie (nicht serologisch). In der Regel ist eine Nachbehandlung mit H_2-Antagonisten, Protonenpumpenhemmern oder Misoprostol nur bei persistierenden Beschwerden oder unter Einnahme von NSAR notwendig.

NW: Siehe Protonenpumpenhemmer. Bei Metronidazol: metallischer Geschmack, pelziges Gefühl auf der Zunge, Rotbraunfärbung des Urins, Bauchschmerzen und -krämpfe, selten Pankreatitis oder periphere Neuropathien, erhöhtes Krebsrisiko (deshalb möglichst nicht länger als 10 Tage anwenden). Bei Tetracyclin: phototoxische Reaktionen unter UV- oder Sonnenlicht.

KI: Siehe Protonenpumpenhemmer. Clarithromycin: Niereninsuffizienz (Dosisanpassung). Bei Amoxicillin: bekannte Allergie gegen Penicilline. Bei Metronidazol: schwere Leber- und Nierenfunktionsstörungen, Schwangerschaft, Stillzeit, Blutbildungsstörungen, Neuropathien, Epilepsie. Bei Tetracyclin: Schwangerschaft und Stillzeit (Einlagerung in Knochen und Zahnschmelz), schwere Leberfunktionsstörungen.

WW: Siehe Protonenpumpenhemmer. Bei Metronidazol: Alkoholunverträglichkeit. Bei Tetracyclin: verminderte Resorption durch Milch und Milchprodukte, eisen-, magnesium-, aluminium- oder calciumhaltige Präparate und medizinische Kohle.

Tripeltherapie über 7 Tage:

P: Omeprazol und Amoxicillin und Clarithromycin oder Omeprazol und Metronidazol und Clarithromycin.
∗ Omeprazol (Antra®): 2 × 40 mg/d [bei Blutungen bis zu 200 mg Dauerinfusion]; ∗ Amoxicillin (Amoxihexal®): 2 × 1 g [3 × 1 g i.v.]; ∗ Metronidazol (Clont®): 2 × 400 mg bei Penicillinallergie [2 × 500 mg i.v.]; ∗ Clarithromycin (Klacid®): 2 × 250–500 mg p.o.; ∗ Kombination Pantoprazol 40 mg und Amoxicillin und Clarithromycin (Zacpac®).

Quadrupeltherapie über 10 Tage (Reserveschema wegen vermehrter NW):

P: Omeprazol und Bismutsalz und Tetracyclin und Metronidazol.
∗ Omeprazol (Antra®): 2 × 40 mg/d; Bismutsalz (Bismofalk®): 4 × 300 mg ab 4. Tag (-salicylat); ∗ Tetracyclin (Tetracyclin Heyl®): 4 × 500 mg ab 4. Tag; ∗ Metronidazol (Clont®): 3 × 400 mg ab 4. Tag.

Modifizierte Therapie für Kinder über 2 Wochen:

P: Omeprazol und Amoxicillin und Clarithromycin.
∗ Omeprazol (Antra®): 2 × 1–2 mg/kgKG (max. 40 mg); ∗ Amoxicillin

(Amoxihexal®): 2 × 25 mg/kgKG (max. 2 g); ∗ Clarithromycin (Klacid®): 2 × 10 mg/kgKG (max. 1 g).

Antazida

Symptomatische Therapie durch Abpuffern der Salzsäure und Schleimhautschutzeffekte, Verhinderung der Aktivierung von Pepsinogen, Bindung von Gallensäuren beim duodenogastralen Reflux.

Schwache Basen aus anionischer Komponente (Hydroxide, Carbonate, Silikate) und einem Kation (Aluminium, Magnesium, Calcium). Aluminiumhydroxid weist einen späteren Wirkungseintritt bei längerer Wirkdauer auf. Calciumcarbonat wirkt besonders schnell. Kombinationen sind daher sinnvoll. Magaldrat (Al-Mg-Schichtgitter), Algeldrat (Mg/Al-Hydroxid), Hydrotalcit (Mg/Al-Hydroxid-Carbonat). Die Verwendung von Natriumcarbonat ist obsolet wegen der Gefahr einer systemischen Alkalose, einer bei Herzinsuffizienz und Hypertonie unerwünschten Natriumbelastung und einem ausgeprägten Rebound-Phänomen. Magnesiumhaltige Antazida sind Mittel der Wahl in der Schwangerschaft. Kombination mit Alginsäure soll Reflux verhindern.

Arzneiformen: Suspensionen, Lutsch- und Kautabletten, Kapseln und Pulver.
Einnahme ca. 90 Min. nach den Mahlzeiten und vor dem Schlafengehen.

NW: Obstipation (Al-Hydroxid), Diarrhoe (Mg-Hydroxid), bei dialysepflichtigen Patienten selten Enzephalopathie (Al), Nierenschäden und Osteoporose (mangelnde Phosphatresorption) bei chronischer Anwendung (Ca, Al), Hypercalcämie bei chron. Niereninsuffizienz.

KI: Stark eingeschränkte Nierenfunktion, Hypophosphatämie (Ca, Al), Obstipation (Al), Dickdarmstenosen (Al), Nierensteine (Ca).

WW: Veränderte Resorptionsbedingungen für Medikamente, deren Aufnahme mit dem Magen-pH korreliert. Auch die renale Elimination kann beeinflusst sein. Außerdem Adsorption oder Bindung von Arzneistoffen an das Antazidum (Tetracycline, Gyrasehemmer). Im Hinblick auf solche Wechselwirkungen sollte generell ein Abstand von 1–2 Stunden zwischen den einzelnen Einnahmen eingehalten werden.

P: Magaldrat (Riopan®): 3–4 × 800 mg; Algeldrat (Maaloxan®): 3–4 × 600 mg MgOH, 900 mg AlOH; Hydrotalcit (Talcid®): 3–4 × 1000 mg; Al-Mg-Silicathydrat (Gelusil®): 3–4 × 500–1000 mg; Al-Hydroxid + Alginsäure (Gaviscon®): 3–4 × 200 mg AlOH + 700 mg Alginsäure.

H$_2$-Antihistaminika

Symptomatische Therapie durch Blockade der Histamin-H$_2$-Rezeptoren der Belegzellen des Magens und somit Hemmung der Magensäuresekretion.

Wirkdauer bis zu 24 h.

Einnahme jeweils abends über 6–12 Wochen, um das nächtliche Säuremaximum abzufangen.

Therapie auch nach dem Abklingen der Schmerzsymptome bis zum Abheilen der Läsionen fortführen.

NW: Kopfschmerzen, Abgeschlagenheit, gastrointestinale Beschwerden (Diarrhoe), Muskel- und Gelenkschmerzen, zentralnervöse Störungen wie Schwindel, Verwirrtheit, Depressionen, Agitiertheit, Halluzinationen (besonders bei älteren Patienten sowie bei Leber- oder Niereninsuffizienz), Ödeme, selten Überempfindlichkeitsreaktionen, kardiovaskuläre Nebenwirkungen, Gynäkomastie, Libidoverlust, in Einzelfällen Blutbildungsstörungen.

KI: Dosisreduktion bei Leber- und Niereninsuffizienz, strenge Indikationsstellung bei Schwangeren und in der Stillzeit.

WW: Verzögerter Abbau anderer Arzneistoffe (Theophyllin). Substanzen, die pH-abhängig im sauren Milieu resorbiert werden, werden unter Umständen nicht ausreichend aufgenommen (z.B. Azol-Antimykotika, Vitamin B12). Erhöhung von Alkohol-Blutspiegeln.

P: ∗ Ranitidin (Zantic®, Sostril®): 1 × 300 mg, bei Nichtansprechen 2 × 300 mg weitere 2–3 Wochen, Rezidivprophylaxe: 1 × 150 mg, 2 Jahre; ∗ Famotidin (Pepdul®): 1–2 × 40 mg Rezidivprophylaxe: 1 × 20 mg.

Protonenpumpenhemmer

Hemmung der H⁺/K⁺-ATPase der Parietalzellen des Magens, Hemmung der basalen und stimulierten Säuresekretion.

Magensaftresistente Kapseln, Protonierung der Prodrugs in den Belegzellen führt zur Wirkform. Wirkdauer bis 72 Stunden.

Einnahme jeweils abends für 2–8 Wochen, um das nächtliche Säuremaximum abzufangen.

Therapie auch nach dem Abklingen der Schmerzsymptome bis zum Abheilen der Läsionen fortführen.

Einsatz in der Eradikationstherapie, zur symptomatischen Therapie und zur Rezidivprophylaxe.

NW: Kopfschmerzen, gastrointestinale Beschwerden (Übelkeit, Erbrechen, Obstipation, Durchfälle), Müdigkeit, Schwindel, Hautausschläge, Überempfindlichkeit, Leber- und Nierenfunktionsstörungen, selten Blutbildungsstörungen, Muskelschmerzen, Angstzustände, Sehstörungen, Geschmacksstörungen, Hörstörungen, Schleimhautentzündungen, Erythema multiforme, angioneurotisches Ödem.

KI: Kinder und Jugendliche < 16 Jahren (mangelnde Erfahrung), Überempfindlichkeit gegen den Wirkstoff, Schwangerschaft und Stillzeit nur unter strenger Indikationsstellung, Leberfunktionsstörungen (nur Lansoprazol).

WW: Blockade von Cytochrom-P450-abhängigen Enzymen führt zu einer verlängerten Ausscheidung von Phenytoin, Benzodiazepinen, Warfarin. Substanzen, die pH-abhängig im sauren Milieu resorbiert werden, werden unter Umständen nicht ausreichend aufgenommen (z.B. Azol-Antimykotika, Vitamin B_{12}). Bei gleichzeitiger Gabe von Omeprazol und Clarithromycin sind die Plasmakonzentrationen beider Arzneimittel erhöht. Eventuell Beeinträchtigung der empfängnisverhütenden Wirkung von hormonellen Kontrazeptiva.

P: * Omeprazol (Antra®): 1 × 20–40 mg, Rezidivprophylaxe: 1 × 10 mg oder 1 × 20 mg 3 × pro Woche über 2 Jahre, post-operativ initial 80 mg i.v., dann 2 × 40 mg; * Lansoprazol (Agopton®): 1 × 30–60 mg; * Pantoprazol (Rifun®): 1 × 40–80 mg.

Bismutsalze

Hemmung der Pepsinaktivität, Steigerung der Sekretion von Schleim und Bicarbonat im Magen, Bindung von Gallensäuren, antibiotische Aktivität gegen Helicobacter pylori.

Reservemittel in der Eradikationstherapie (s.o.), nur noch selten in der symptomatischen Therapie.

NW: Dunkelfärbung des Stuhls, bei Kauen und Lutschen der Tabletten auch der Zähne und des Zahnfleisches, gastrointestinale Beschwerden, bei Überdosierung Bismut-Enzephalopathie (Zittern, Kopfschmerzen, Konzentrationsstörungen).

KI: Schwangerschaft, Stillzeit, schwere Niereninsuffizienz, bei Salicylaten: Asthma bronchiale, Glucose-6-phosphat-dehydrogenase-Mangel, Kinder unter 14 Jahren (Reye-Syndrom).

WW: Gegenseitige Wirkungsabschwächung durch Antazida und Milchprodukte (Calcium), Eisen oder Tetracycline, daher soll die Einnahme in zeitlichem Abstand zu anderen Arzneimitteln erfolgen. Vermehrte Resorption bei gleichzeitiger Einnahme von säurehaltigen Getränken (Säfte, Wein etc.) oder H_2-Antihistaminika.

P: Basisches Bismutgallat/-nitrat (Bismofalk®): 3×300 mg, max. 4–8 Wochen.

Anticholinergika

Selektiver Acetylcholinrezeptorantagonist am Muscarinrezeptor der Magenschleimhaut (M1). Hemmung der basalen und stimulierten Salzsäuresekretion. Geringere Wirksamkeit als H_2-Antagonisten oder Protonenpumpenhemmer.

Einnahme auf nüchternen Magen. Einsatz im Allgemeinen selten.

NW: Anticholinerge NW. (Mund- und Halstrockenheit, Müdigkeit, Appetitlosigkeit, Akkomodationsstörungen, Potenzstörungen, Diarrhoe, Glaukomanfälle, Harnverhalt), meist erst bei höheren Dosen, selten allergische Reaktionen.

KI: 1. Trimenon der Schwangerschaft und Stillzeit (unzureichende Erfahrungen).

WW: Additive Wirkung bei Kombination mit H_2-Antihistaminika.

P: * Pirenzepin (Gastricur®): $1–2 \times 50$ mg.

Sucralfat

Schwer lösliches Salz aus Saccharosesulfat und Aluminiumhydroxid mit gelartiger Konsistenz im sauren und leicht basischen Milieu, bildet einen protektiven Oberflächenbelag auf der Mukosa durch Bindung an Proteine, Glykoproteine und Peptide, besonders auf ulzerösen Läsionen. Somit Senkung der Pepsinaktivität und der Adsorption von Gallensäuren.

Ergänzende Therapie des akuten Ulkus bei fehlendem Helicobacter-Nachweis, bei Stressulkus und zur Rezidivprophylaxe nach der Eradikation.

Arzneiformen: Suspensionen, Granulate, Lutsch- und Kautabletten, Kapseln.

Einnahme ca. 90 Min. nach den Mahlzeiten.

NW: Gelegentlich Obstipation, bei chronischer Anwendung Osteoporosegefahr (Phosphatmangel). Bei eingeschränkter Nierenfunktion kann es zu erhöhten Aluminium-Blutspiegeln kommen (siehe NW Antazida).

KI: Schwere Niereninsuffizienz.

WW: Evtl. Adsorption von Arzneistoffen. Wie bei Antazida sollte generell ein Abstand von 1–2 Stunden zwischen der Einnahme von Sucralfat und anderen Arzneimitteln eingehalten werden. Auf die Einnahme von Antazida sollte aufgrund der höheren Aluminiumbelastung verzichtet werden. Sucralfat wirkt nur im sauren pH-Bereich, also keine Kombination mit Protonenpumpenhemmern oder H_2-Antihistaminika.

P: * Sucralfat (Ulcogant®): 4 × 1 g.

Misoprostol

Synthetisches Prostaglandin-E-Analogon, dosisabhänigige Hemmung der Magensäuresekretion und direkte zytoprotektive Wirkung auf die Magenschleimhaut (Steigerung der Schleim- und Bicarbonatsekretion).

Einsatz bei NSAR-bedingten Schleimhautläsionen. Einnahmedauer 4–8 Wochen.

NW: Häufig gastrointestinale Beschwerden, selten Kopfschmerzen, Schwindel, Blutdrucksenkung, Veränderungen der Menstruation oder Zwischenblutungen, postmenopausale Blutungen.

KI: Überempfindlichkeit gegen Prostaglandine, entzündliche Darmerkrankungen, zerebrale oder koronare Gefäßkrankheiten, Schwangerschaft (Gefahr von Uteruskontraktionen und Abort), Stillzeit, gebärfähige Frauen nur unter sicherer Kontrazeption.

WW: Resorptionsminderung von NSAR. Verringerte Resorption bei gleichzeitiger Gabe hochdosierter Antazida. Magnesiumhaltige Antazida verstärken den laxierenden Effekt.

P: * Misoprostol (Cytotec®): 2–4 × 200 µg p.o.

Prokinetika

Motilitätsförderung durch cholinerge (nur Metoclopramid) und antidopaminerge Wirkung mit Steigerung der Peristaltik und Tonuserhöhung im Magen und Erschlaffung des Pylorussphinkters. Antiemese durch direkte zentrale Effekte am Brechzentrum (nur Metoclopramid).

Einnahme ca. 30 Min. vor den Mahlzeiten.

NW: Diarrhoe, Sedierung, Unruhe, extrapyramidale Effekte (Dyskinesien) bei hohen Dosierungen (bei Domperidon selten), Hyperprolaktinämie, Gynäkomastie, Galaktorrhoe, Zyklusstörungen nach langfristiger Einnahme.

KI: Kinder < 14 Jahren, Niereninsuffizienz, Stillzeit, strenge Indikationsstellung in der Schwangerschaft.

WW: Wirkungsabschwächung durch anticholinerg wirkende Substanzen, Sedierung bei Kombination mit zentral dämpfenden Pharmaka und Alkohol, Verstärkung der extrapyramidalen Nebenwirkungen durch Neuroleptika, trizyklische Antidepressiva und MAO-Hemmer. Evtl. Verminderung der Aufnahme von Digoxin aus dem Darm, Beschleunigung der Aufnahme von Paracetamol und versch. Antibiotika sowie von Alkohol.

P: * Metoclopramid (Gastrosil®): 3 × 10 mg; * Domperidon (Motilium®): 3 × 10–40 mg.

Unterstützung in der Selbstmedikation

Phytotherapeutika

Aufgrund der häufigen Assoziation mit Helicobacter-pylori und der erfolgreich eingesetzten Eradikationstherapie sollte von einer Selbstmedikation abgesehen werden. Denkbar ist eine unterstützende symptomatische Therapie mit Phytopharmaka (s. funktionelle Dyspepsie S. 162, Gastritis S. 187).

Verhaltensmaßnahmen

- Siehe Basistherapie,
- regelmäßige und abwechslungsreiche Ernährung.

Häufige therapiebezogene Probleme

- Nachweis von Helicobacter pylori: Vorbehandlung mit Säurehemmern senkt die Keimzahl und fördert falsch negative Ergebnisse.
- Non-Compliance bezüglich der Verhaltensmaßnahmen/nicht-medikamentösen Therapie.
- Non-Compliance bei der Eradikationstherapie kann zu Resistenzen führen.

░ Eine Langzeitsäuresuppression bei gleichzeitiger Helicobacter-pylori-Infektion verstärkt das Risiko einer Atrophie und Entdifferenzierung der Gewebe.

░ Komplikationen einer Therapie mit NSAR sind durch Misoprostol nur teilweise zu reduzieren (unter Inkaufnahme von GI-Nebenwirkungen wie z.B: Diarrhoe).

░ Die symptomatische Therapie (H_2-Antihistaminika, Protonenpumpen-hemmer) kann Beschwerden, die durch ein Magenkarzinom oder ein MALT-Syndrom hervorgerufen werden, maskieren. Deshalb sind regelmäßige gastroskopische Kontrollen notwendig.

Literatur

Arzneimittelkursbuch 99/2000. AVI Arzneimittelverlags-GmbH, 2000.

Berthold, H. (Hrsg.): Klinikleitfaden Arzneimitteltherapie. Urban und Fischer, München 1999.

Caspary, W. F.: Diagnostik und Therapie der Helicobacter-pylori-Infektion. Leitlinie der Deutschen Gesellschaft für Verdauungs- und Stoffwechselkrankheiten. Zeitschrift für Gastroenterologie, Stuttgart (1996), H. 34, 392–401.

Frölich, J. C., Kirch, W.: Praktische Arzneitherapie. 2. Aufl. Springer, Berlin 2000.

Gesenhues, St., Ziesché, R. (Hrsg.): Praxisleitfaden Allgemeinmedizin. 3. Aufl. Urban und Fischer, München 2001.

Pschyrembel – Therapeutisches Wörterbuch. 2. Aufl. De Gruyter, Berlin 2001.

Rote Liste. Editio Cantor Verlag, Aulendorf 2002.

Schölmerich, J. et al.: Memomed Innere Medizin. Urban und Schwarzenberg, München 1999.

Therapieschema Magen–Darm–Ulzera

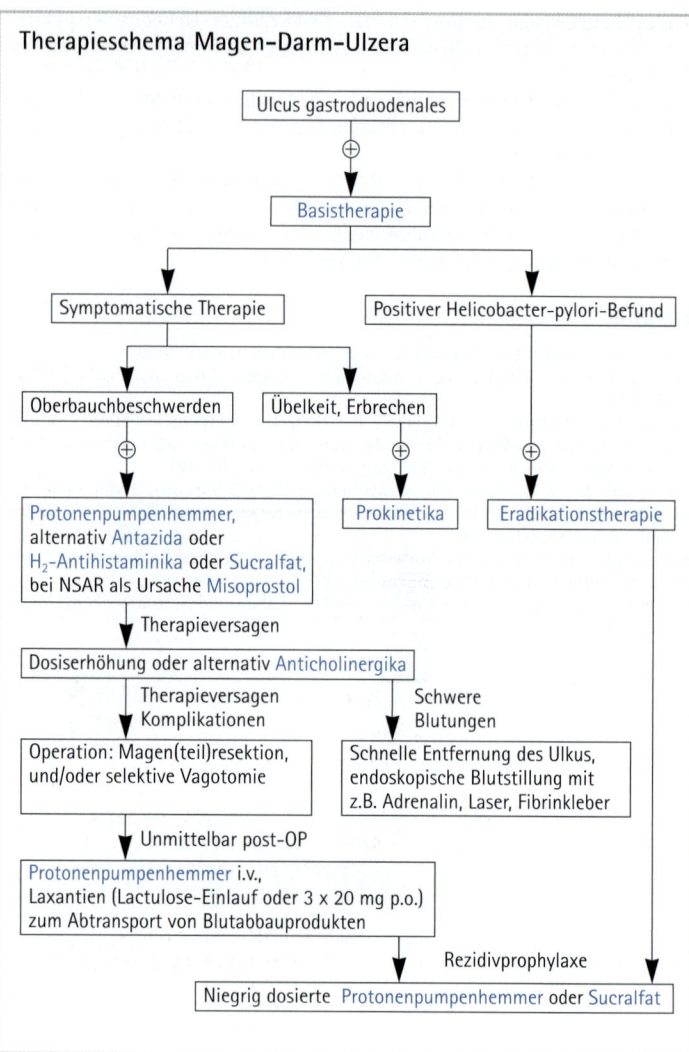

Ulcus gastroduodenales

⊕

Basistherapie

Symptomatische Therapie

Positiver Helicobacter-pylori-Befund

Oberbauchbeschwerden

Übelkeit, Erbrechen

⊕

⊕

⊕

Protonenpumpenhemmer, alternativ Antazida oder H₂-Antihistaminika oder Sucralfat, bei NSAR als Ursache Misoprostol

Prokinetika

Eradikationstherapie

Therapieversagen

Dosiserhöhung oder alternativ Anticholinergika

Therapieversagen Komplikationen

Schwere Blutungen

Operation: Magen(teil)resektion, und/oder selektive Vagotomie

Schnelle Entfernung des Ulkus, endoskopische Blutstillung mit z.B. Adrenalin, Laser, Fibrinkleber

Unmittelbar post-OP

Protonenpumpenhemmer i.v., Laxantien (Lactulose-Einlauf oder 3 x 20 mg p.o.) zum Abtransport von Blutabbauprodukten

Rezidivprophylaxe

Niegrig dosierte Protonenpumpenhemmer oder Sucralfat

Metabolisches Syndrom

Symptome

Synonyme sind Syndrom X, tödliches Quartett. Symptomenkomplex aus androider Fettsucht (s. Adipositas S. 11), gestörtem Kohlenhydratstoffwechsel (Hyperinsulinämie, Insulinresistenz, s. Diabetes mellitus Typ 2 S. 149), Fettstoffwechselstörungen (erhöhte Triglyceridkonzentration im Blut, erniedrigtes HDL-Cholesterin, s. Hypertriglyceridämie S. 298 und Hypercholesterinämie S. 270) und essentieller Hypertonie (s. Hypertonie, arterielle S. 286). Patient häufig über lange Zeit beschwerdefrei.

Folgen der unbehandelten Krankheit: Hohes Arterioskleroserisiko mit dem Risiko von Folgeerkrankungen, z.B. koronare Herzkrankheit, periphere Verschlusskrankheit, Herzinfarkt, Schlaganfall.

Ursachen

Multifaktorielles Geschehen aus Über- und Fehlernährung, Bewegungsmangel und genetischer Disposition.

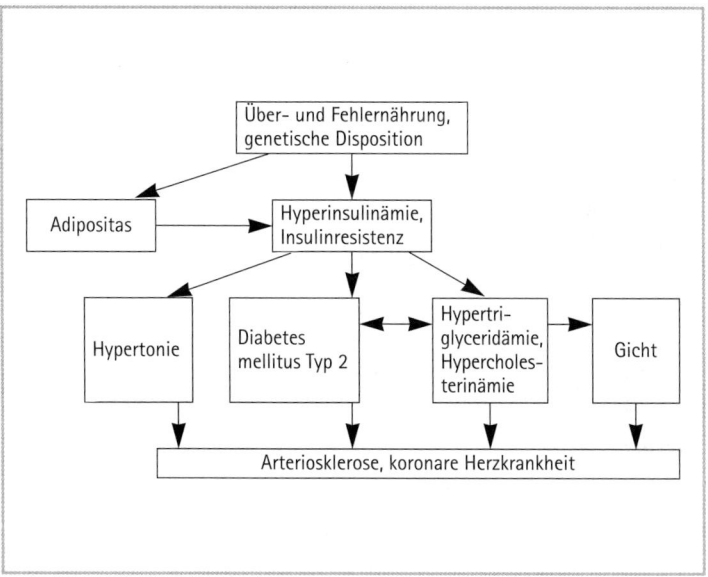

Behandlungsindikation und Behandlungsziele

Entsprechend den einzelnen Krankheitsbildern s. Adipositas S. 11, Hypertonie S. 286, Diabetes mellitus Typ 2 S. 149, Hypertriglyceridämie S. 298, Hypercholesterinämie S. 270 und Gicht S. 206.

Arzneitherapie

Entsprechend der Krankheitsbilder Adipositas, Hypertonie, Diabetes mellitus Typ 2, Hypertriglyceridämie, Hypercholesterinämie und Gicht.

Basistherapie

Beeinflussung der Risikofaktoren für Arteriosklerose durch:

- Rauchverbot,
- Gewichtsnormalisierung,
- körperliche Aktivität,
- lipid- und blutzuckersenkende Ernährung: fettreduzierte, kalorienreduzierte Kost, ballaststoffreiche Nahrung, mindestens 55 % Kohlenhydrate, Mono- und Disaccharide meiden, gesättigte Fette meiden, ungesättigte Fettsäuren bevorzugen,
- Verzicht auf Alkohol.

Die Basistherapie ist in der Regel lebenslang durchzuführen.

Literatur

Berthold, H. (Hrsg.): Klinikleitfaden Arzneimitteltherapie. Urban und Fischer, München 1999.

Gesenhues, St., Ziesché, R. (Hrsg.): Praxisleitfaden Allgemeinmedizin. 3. Aufl. Urban und Fischer, München 2001.

Mutschler, E.: Arzneimittelwirkungen. 8. Aufl. Wissenschaftliche Verlagsgesellschaft, Stuttgart 2001.

Pschyrembel – Klinisches Wörterbuch. 259. Aufl. De Gruyter, Berlin 2001.

Pschyrembel – Therapeutisches Wörterbuch. 2. Aufl. De Gruyter, Berlin 2001.

Rote Liste. Editio Cantor Verlag, Aulendorf 2001.

Internetadressen

www.diabetes-line.de/Aerzte/buch_mts/1.pdf
www.diabetesring.de/faq_14.php
www.thieme.de/viamedici/medizin/kasuistik/metabolisches_syndrom.html

Migräne

Symptome

Attackenweiser Kopfschmerz mit einer Dauer von 4–72 Stunden und Kopf-
schmerzfreiheit zwischen den Attacken. Einseitiger, pulsierender Schmerz,
mäßig bis stark. Verstärkung der Beschwerden durch körperliche Bewegung. Begleitsymptome: Übelkeit, Erbrechen, Lärm- und Lichtempfindlichkeit, Geruchsempfindlichkeit. 10 % aller Migräniker erleiden Migräne mit
Aura: 5–30 Minuten vor Auftreten der Schmerzattacke neurologische An-
fallssymptome: Doppelbilder, Sehstörungen, Schwindel, Ohrgeräusche,
Hörminderung, Wortfindungsstörungen, Parästhesien an Fingern und Füßen, Bewusstseinseinschränkungen.

Vorkommen 10 %, bei Kindern 5–7 %.

Folgen der unbehandelten Krankheit: Starke Einschränkung der Lebensqualität, psychische Belastung, Chronifizierung der Schmerzen.

Ursachen

Multifaktorielles Geschehen. Diskutiert wird eine genetisch beeinflusste
Migräneschwelle. Akivierung eines „Migränegenerators" im Hirnstamm
und Mittelhirn soll zu einer Entzündung der Hirnhautgefäße führen mit
nachfolgender Freisetzung von Schmerztransmittern.

Auslöser sind häufig Wetterwechsel, Alkohol, Erwartung einer Stresssituation, Entspannungsphase nach Stresssituation, Nahrungsmittel (Rot-
wein, Käse), Wechsel des Schlaf-/Wach-Rhythmus, Hormone (Pille, Menstruation, Ovulation), Lärm, Licht, Gerüche.

Behandlungsindikation und Behandlungsziele

Behandlungsindikation: Besteht bei allen Schmerzen.

Diagnosestellung: Anamnese, Auswertung eines Schmerztagebuchs mit Informationen über Schmerzmitteleinnahme, Kopfschmerzhäufigkeit, -dauer,
-lokalisation, -qualität und –intensität, Begleitsymptome, Triggerfaktoren.
Ausschluss anderer Kopfschmerzformen (s. auch Kopf- und Gesichtsschmerzen S. 331).

Migräneprophylaxe bei:

▪ unwirksamer Attackenbehandlung,
▪ > 2 Attacken pro Monat,
▪ Attackendauer > 2 Stunden,
▪ schweren Attacken mit Arbeitsunfähigkeit.

Therapieziel: Schmerzlinderung, Erhalt der Arbeitsfähigkeit, Reduktion der Attackenhäufigkeit. Remission, Funktionserhaltung.

Therapiekontrolle: Führen eines Kopfschmerztagebuchs zur Dokumentation von Art, Dauer und Frequenz der Kopfschmerzen, Auslöser, diätetischen Faktoren, Behandlung evtl. in der Selbstmedikation.

Basistherapie

Vermeidung der Auslöser: regelmäßiger Schlaf-Wach-Rhythmus, Vermeidung von unverträglichen Speisen, Stressabbau, regelmäßiges körperliches Training, Erlernen von Entspannungsmethoden (autogenes Training, Yoga), u. a.

Bei zeitlichem Zusammenhang der Migräneattacken mit der Einnahme von oralen Kontrazeptiva Ovulationshemmer absetzen oder auf Präparat mit niedrigerem Östrogengehalt wechseln.

Arzneitherapie

Prokinetika

Zur Beschleunigung der Magenentleerung und Dünndarmpassage. Dopaminantagonistische Wirkung am D_2-Rezeptor und Beeinflussung von Serotoninrezeptoren (antiemetische Wirkung). Metoclopramid wirkt peripher und zentral, Domperidon ausschließlich peripher. Anwendung 15 Minuten vor der Einnahme von nicht-opioiden Analgetika, Mutterkornalkaloiden oder Triptanen.

NW: Sedierung, Schlaflosigkeit, Unruhe, sehr selten extrapyramidale Symptome (Spätdyskinesien), Diarrhoe.

KI: Ileus, Darmblutungen, erhöhte zerebrale Krampfbereitschaft, Morbus Parkinson, Kinder < 2 J., Schwangerschaft, Stillzeit.

WW: Wirkabschwächung durch Anticholinergika, verstärkte extrapyramidale NW durch Kombination mit Neuroleptika, Beeinflussung der Wirkung von trizyklischen Antidepressiva, MAO-Hemmern, Sympathomimetika. Resorptionserhöhung von anderen Arzneistoffen möglich.

P: * Metoclopramid (Paspertin®): 20 mg; * Domperidon (Motilium®): 10–20 mg.

Nicht-opioide Analgetika

Acetylsalicylsäure (ASS)

Hemmung der Prostaglandin- und Thromboxansynthese durch Hemmung der Cyclooxygenase-Reaktion, Unterbrechung der Entzündungsreaktion im Gewebe. Nebenwirkungen durch Anreicherung der sauren Wirkstoffe in Eiweißbindungen im Extrazellularraum und in Geweben mit saurem pH-Wert (Magen, Niere). Hemmung der Thrombozytenaggregation und damit Verlängerung der Blutungszeit.

Anwendung als Analgetikum bei leichten bis mittleren Schmerzzuständen, Neuralgien, Tumorschmerzen, Migräne, als Antiphlogistikum und Antipyretikum bei Infektions- und Erkältungskrankheiten. 5–7 Tage vor operativen Eingriffen absetzen. Einnahme zu oder nach den Mahlzeiten, um NW Magenbeschwerden vorzubeugen. Bevorzugte Einnahme in gelöster Form.

NW: Magen-Darm-Beschwerden (Gastritis), bei längerfristiger Anwendung Magen-Duodenal-Ulzera möglich, Bronchospasmus als asthmatische Überempfindlichkeitsreaktion, Erytheme, Ekzem, Angioödem, Kopfschmerzen (kritische Monatsdosis 7000 mg). Tinnitus und Schwindel bei Überdosierung.

KI: Hämorrhagische Diathese, Gastrointestinal-Ulzera, schwere Niereninsuffizienz, Therapie mit oralen Antikoagulantien, strenge Indikationsstellung in der Schwangerschaft (im 3. Trimenon vorzeitiger Verschluss des Ductus botalli, verzögerte, verlängerte Geburt). Relative KI: Analgetikaintoleranz, anamnestisch gastrointestinale Ulzera, Asthma bronchiale, Neigung zu Allergien, Nieren- und Leberfunktionsstörungen, schwere Herzinsuffizienz. Kinder < 12 J. (Reye-Syndrom).

WW: Wirkungsverstärkung von Antikoagulantien und Sulfonylharnstoffen (bei Dosen > 1,5 g/Tag), Steigerung der Toxizität von Methotrexat, Erhöhung der ulzerogenen Wirkung von Corticosteroiden und NSAR; Wirkungsminderung von Furosemid, Sulfinpyrazon, Spironolacton.

P: ASS (Aspirin® Migräne Brausetabl.): bei akuten Schmerzen: 1 × 1000 mg, < 7000 mg pro Monat.

Andere saure antiphlogistische, antipyretische Analgetika

Synonym nicht steroidale Antirheumatika (NSAR). Hemmung der Prostaglandin- und Thromboxansynthese, antiphlogistische, antipyretische und analgetische Wirkung.

Anwendung bei schmerzhaften Schwellungen oder Entzündungen nach Verletzungen oder Operationen, bei rheumatologischen Erkrankungen. Anwendung von Ibuprofen auch bei Kopf- und Zahnschmerzen, Dysmenorrhoe. Einnahme nach dem Essen, um der NW Magenbeschwerden vorzubeugen.

NW: Häufig Magen-Darm-Beschwerden, wie Übelkeit, Diarrhoe, okkulte Blutungen, gelegentlich GIT-Ulkus, Kopfschmerzen (kritische Monatsdosis für Ibuprofen 6000 mg), Schwindel, Erregbarkeit oder Müdigkeit, selten Überempfindlichkeitsreaktionen wie Exanthem, Asthma.

KI: Hämorrhagische Diathese, Analgetikaintoleranz, Gastrointestinal-Ulzera, schwere Niereninsuffizienz, Therapie mit oralen Antikoagulantien, letztes Trimenon der Schwangerschaft. Strenge Indikationsstellung in der gesamten Schwangerschaft (vorzeitiger Verschluss des Ductus botalli, verzögerte, verlängerte Geburt). Relative KI: anamnestisch gastrointestinale Ulzera, Asthma bronchiale, Neigung zu Allergien, Nieren- und Leberfunktionsstörungen.

WW: Wirkungsverstärkung von Digoxin, Lithium, Phenytoin, Steroiden, anderen NSAR, Probenecid, Methotrexat. Wirkungsabschwächung von Diuretika, Antihypertensiva. Mögliche WW mit Antikoagulantien (regelmäßige Quick-Kontrollen).

P: (∗) Ibuprofen (Imbun®, Anco®): bei akuten Schmerzen 1 × 400 mg, < 6000 mg pro Monat; ∗ Diclofenac (Voltaren®, Allvoran®): bei akuten Schmerzen 50–100 mg; (∗) Naproxen (Proxen®): bei akuten Schmerzen 500–1000 mg.

Paracetamol
Gute analgetische und antipyretische Wirkung, keine antiphlogistische Wirkung. Wirkungsmechanismus bislang ungeklärt, überwiegend zentrale Hemmung der Prostaglandinsynthese, ohne Wirkung auf Opiatrezeptoren.
  Anwendung als Analgetikum bei leichten bis mittleren Schmerzzuständen, erste Wahl im Säuglings- und Kleinkindalter, in Schwangerschaft und Stillzeit, bei KI gegenüber Acetylsalicylsäure.

NW: Selten Überempfindlichkeitsreaktionen und Blutbildveränderungen. Bei akuter Überdosierung und chronischer Einnahme hoher Dosen hepatotoxisch, kritische Dosis > 6–10 g als Einzeldosis (Antidot Acetylcystein), Kopfschmerzen (kritische Monatsdosis 5000 mg).

KI: Schwere Niereninsuffizienz, Leberinsuffizienz.

WW: Steigerung der Hepatotoxizität durch chronischen Alkoholgebrauch, Phenobarbital, Phenytoin, Carbamazepin, Rifampicin. Bei Dauergabe hoher Dosen Wirkungsverstärkung von Antikoagulantien möglich (Quick-Kontrollen).

P: Paracetamol (Benuron® 1000 mg Supp.): bei akuten Schmerzen 1000 mg.

Metamizol

Analgetische, antipyretische und spasmolytische Wirksamkeit, keine antiphlogistische Wirkung. Zentrale Hemmung der Prostaglandinsynthese durch Hemmung der Cyclooxygenase.

Anwendung bei schweren akuten und chronischen Schmerzzuständen nach Verletzungen, Operationen, bei Tumorschmerzen, Koliken. Indiziert, wenn andere Maßnahmen kontraindiziert sind oder nicht ansprechen.

NW: Allergische Reaktionen, anaphylaktischer Schock bei rascher parenteraler Gabe. Selten Agranulozytose, dosisunabhängig.

KI: Pyrazolonallergie, Analgetikaintoleranz, letzte 6 Wochen der Schwangerschaft, instabile Kreislaufsituation, systolischer Blutdruck < 100 mmHg.

WW: Hypothermie bei gleichzeitiger Gabe von Chlorpromazin, Verminderung der Plasmakonzentration von Ciclosporin, wechselseitige Beeinflussung mit Alkohol.

P: * Novaminsulfon (Novalgin®): bei akuten Schmerzen 1000 mg.

Triptane

Agonistische Wirkung an Serotonin-1B/1D-Rezeptoren, Verengung der im Migräneanfall erweiterten Gefäße, Hemmung der Neuropeptidfreisetzung, Unterbrechung der Schmerzleitung.

NW: Kribbeln, Schmerzen, Schwere-, Druck- und Engegefühl in verschiedenen Körperregionen, Flush, Benommenheit, Schwindel, Müdigkeit, Schläfrigkeit, Sehstörungen, selten kurzzeitige Blutdruckerhöhung.

KI: Koronarspasmen, ischämische Herzkrankheit (KHK, Zeit nach Herzinfarkt), Hypertonie, periphere Durchblutungsstörungen, schwere Leber- oder Niereninsuffizienz, Schwangerschaft, Stillzeit.

WW: Bei gleichzeitiger Einnahme von Mutterkornalkaloiden, MAO-Hemmern, Serotonin-Wiederaufnahme-Hemmern erhöhte Gefahr von Vasospasmen.

P: * Sumatriptan (Imigran® Filmtabletten): bei Bedarf 50–100 mg; * Zolmitriptan (AscoTop® Filmtabl.): bei Bedarf 2,5 mg; * Rizatriptan (Maxalt® Tabl.): bei Bedarf 10 mg; * Naratriptan (Naramig®): bei Bedarf 2,5 mg.

Mutterkornalkaloide

Ergotaminderivate. Agonistische Wirkung an Serotonin-1B/1D-Rezeptoren, Interaktion mit anderen Rezeptoren (Adrenalin, Dopamin) führen zu NW. Maximaldosis 3 mg Ergotamintartrat pro Attacke und 6 mg pro Woche sollte keinesfalls überschritten werden (Ergotaminkopfschmerz).

NW: Schwindelgefühl, Übelkeit, Erbrechen, Schwäche, Benommenheit. Ergotaminmissbrauch führt zu Dauerkopfschmerz, Muskelbeschwerden, Gefäßspasmen.

KI: Überempfindlichkeit, schwere Koronarinsuffizienz, schwere Leberinsuffizienz, Hypertonie, Nierenerkrankungen, Schwangerschaft, Stillzeit.

WW: Makrolide, Tetracycline (verstärkte Vasokonstriktion). Wirkverstärkung durch Nitroglycerin, Wirkungsabschwächung durch Vasodilatatoren. Erhöhtes NW-Risiko durch Dopamin, Noradrenalin, Sumatriptan, Nikotin, β-Rezeptorenblocker.

P: * Dihydroergotaminmesilat (Dihydergot®): bei akuter Attacke 2,5–5 mg; * Ergotamintartrat (Ergo-Kranit® mono 2 mg): bei akuter Attacke 1–2 mg.

Migräneprophylaxe

Anwendung bei > 2 Migräneattacken pro Monat, bei Migräneattacken, die länger als 48 Stunden dauern, bei Migräneattacken, die auf eine Behandlung mit zur Verfügung stehenden Migränetherapeutika nicht ansprechen, bei unerträglich schweren Migräneattacken oder unangenehmen Nebenwirkungen bzw. schlechter Verträglichkeit der zur Verfügung stehenden Therapeutika. Verwendet werden verschiedene Substanzgruppen. Wirkmechanismus meist unbekannt oder unsicher.

Regelmäßige Anwendung notwendig. Beurteilung des Behandlungserfolgs nach 2–3 Monaten. Behandlungsdauer zunächst auf 1 Jahr begrenzen, nach Absetzen erneute Beurteilung der Notwendigkeit einer Prophylaxe. Voraussetzung für die Behandlung: Absetzen aller regelmäßig eingenommenen Analgetika.

β-Rezeptorenblocker

Einschleichende und ausschleichende Dosierung erforderlich.

NW: Schlafstörungen, Müdigkeit zu Therapiebeginn, Schwindel, Hypotonie.

KI: Herzinsuffizienz, Herzweiterleitungsstörungen, Bradykardie, Asthma bronchiale, Diabetes mellitus, Schwangerschaft, Stillzeit.

WW: Erhöhung des Hypoglykämierisikos durch Insulin, Sulfonylharnstoffe und Metformin, erhöhtes Risiko für Bradykardie durch andere Antiarrhythmika.

P: * Metoprolol (Beloc® ZOK): initial 25–50 mg, Enddosis 150–200 mg/d; * Propranolol (Dociton®): initial 20 mg, Enddosis 120–160 mg/d.

Flunarizin

Calciumantagonist. Dosierung je nach Körpergewicht Männer und Frauen > 70 kg: 10 mg pro Tag, Frauen zwischen 50–70 kg, 5 mg pro Tag, Frauen < 50 kg jeden 2. Tag 5 mg. Einnahme empfiehlt sich wegen der NW Müdigkeit zur Nacht.

NW: Müdigkeit, Appetitsteigerung, Gewichtszunahme, Störungen im Magen-Darm-Trakt. Selten Akinesien, extrapyramidale Störungen (Zittern, Dyskinesien).

KI: Bestehende Depressionen, Stillzeit, Morbus Parkinson, Tremor.

WW: Gleichzeitige Anwendung von sedierenden Pharmaka führt zur Wirkverstärkung.

P: * Flunarizin (Sibelium®): 2,5–10 mg/Tag.

Cyclandelat

Calciumkanalblocker, zusätzlich hemmende Wirkung auf Serotoninfreisetzung.

NW: Selten Magen-Darm-Störungen, Müdigkeit.

P: * Cyclandelat (Natil®): 3–4 × 400 mg.

Valproinsäure

Antiepileptikum.

NW: Initial: Gewichtszunahme, leichter Tremor, vorübergehender Haarausfall.

KI: Leberfunktionsstörungen.

WW: Alkohol erhöht die Lebertoxizität, erhöhte Blutungsneigung durch orale Antikoagulantien und ASS (vor allem bei Kindern).

P: * Valproinsäure (Ergenyl Chrono®): 500–600 mg/d.

Häufige therapiebezogene Probleme

- Chronifizierung der Kopfschmerzen durch unangemessene Selbstmedikation,
- Entwicklung eines medikamentenabhängigen Kopfschmerzes durch Analgetikamissbrauch,
- unklare Diagnose,
- mangelnde Patientenaufklärung über korrekte Therapie und Grenzen der Selbstmedikation,
- mangelnde Bereitschaft zur Dauertherapie mit indikationsfremden Wirkstoffen.

Literatur

Berthold, H. (Hrsg.): Klinikleitfaden Arzneimitteltherapie. Urban und Fischer, München 1999.
Diener, H.-Chr.: Kopf- und Gesichtsschmerz: Diagnose und Behandlung in der Praxis. Thieme, Stuttgart 1997.
Gesenhues, St., Ziesché, R. (Hrsg.): Praxisleitfaden Allgemeinmedizin. 3. Aufl. Urban und Fischer, München 2001.
Mutschler, E.: Arzneimittelwirkungen. 8. Aufl. Wissenschaftliche Verlagsgesellschaft,Stuttgart 2001.
Pschyrembel – Klinisches Wörterbuch. 259. Aufl. De Gruyter, Berlin 2001.
Pschyrembel – Therapeutisches Wörterbuch. 2. Aufl. De Gruyter, Berlin 2001.
Rote Liste. Editio Cantor Verlag, Aulendorf 2002.
Zenz, M., Jurna, I.: Lehrbuch der Schmerztherapie. Wissenschaftliche Verlagsgesellschaft, Stuttgart 2001.

Internetadressen

www.akdae.de: Arzneimittelkommission der deutschen Ärzteschaft: Arzneiverordnung in der Praxis. Empfehlungen zur Therapie von chronischen Kopf- und Gesichtsschmerzen.
www.dsl-ev.de: Deutsche Schmerzliga e.V.
www.medi-info.de/SHGrp/Aktive-Schmerzhilfe/ash.htm: Aktive Schmerzhilfe e.V.
www.schmerzselbsthilfe.de/schmerzhilfe/index.htm: Deutsche Schmerzhilfe e.V.

Therapieschema Migräne

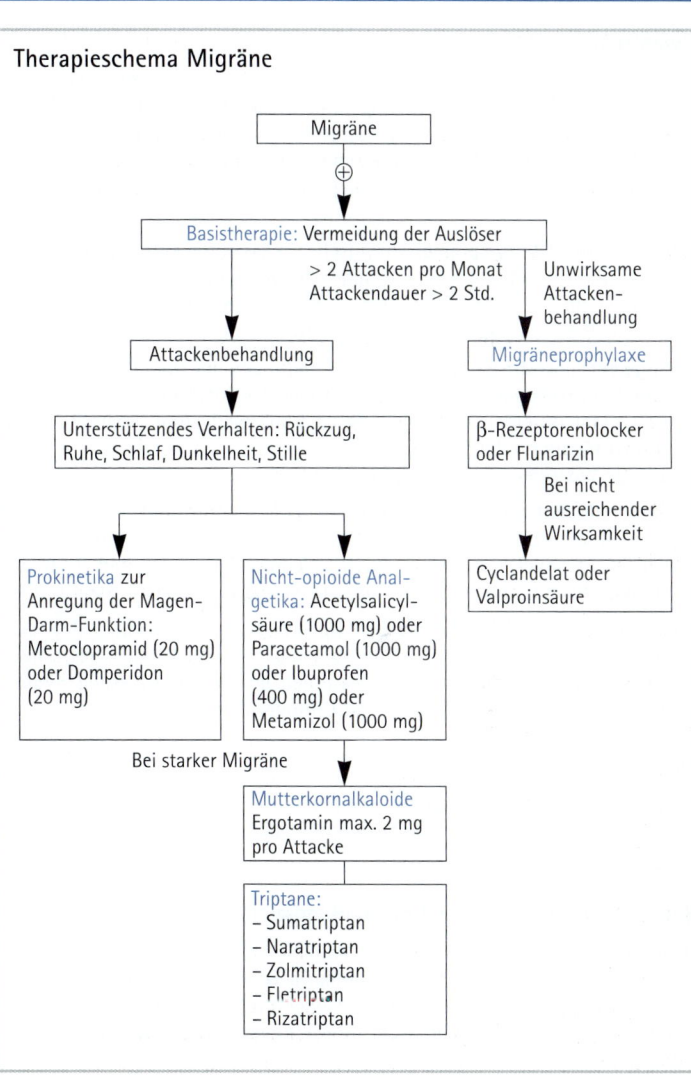

Morbus Crohn Lengeling

Symptome

Chronisch-entzündliche, granulomatöse Darmerkrankung mit diskontinu-ierlicher, segmentaler Ausbreitung und Ausbildung von Ulzerationen durchgängig durch alle Darmwandschichten, meist lokalisiert im unteren Dünndarm und oberen Dickdarm. Kann den gesamten Gastrointestinaltrakt betreffen. Beginn der Erkrankung meist im mittleren Lebensalter (20–40 Jahre).

Häufige intestinale Symptome: Chronische, linksseitige, krampfartige Ober-bauchschmerzen (ähnlich der Blinddarmentzündung), Gewichtsverlust, Durchfälle (meist nicht blutig), evtl. Anämie. Analfisteln, -fissuren und -abszesse, Wachstumsstörungen bei Kindern.

Häufige extraintestinale Symptome: Entzündungen der Haut (Erythema no-dosum, Pyoderma gangraenosum), des Auges (Uveitis, Iridozyklitis), der in-neren Organe (sklerosierende Cholangitis, Cholezysto- und Nephrolithiasis, Pankreatitiden) und der Gelenke (Arthritiden).
Häufig bakterielle Superinfektionen (30 %).

Sekundäre Mangelerkrankungen als Folge der Malabsorption: Makrozytäre Anämie durch Vitamin B_{12}- und Folsäuremangel, mikrozytäre Anämie durch Eisenmangel, Osteopenie durch Calcium-, Phosphat- und Vitamin-D-Mangel, Nachtblindheit durch Vitamin-A- und Zinkmangel, Steatorrhoe.

Folgen der unbehandelten Krankheit: Darmverschluss, Fisteln, Abszesse, Tumoren, Blutungen, selten Perforation, massive Vitaminmangelerschei-nungen (s. o.), Osteoporose, Komplikationen der extraintestinalen Symp-tome, erhöhtes Risiko für Magen- und Dünndarmkrebs.

Ursachen

Vermutlich autoimmun bedingte, segmentale Entzündung der Darmwand mit familiärer Häufung. Evtl. auch Zusammenhang mit der Ernährung: er-höhter Konsum raffinierter Zucker.

Behandlungsindikation und Behandlungsziele

Diagnosestellung: Mittels Anamnese, Palpation, Endoskopie, Ultraschalldi-agnostik (verdickte Darmwand), Dünndarm-Doppelkonstrasteinlauf, Blut-untersuchung (CRP C-reaktives Protein oder alternativ BSG Blutsenkungs-geschwindigkeit), mikrobiologische Stuhluntersuchung (Ausschluss eines Infektes).

Behandlungsindikation: Richtet sich nach der Krankheitsaktivität laut CDAI (s. Tab. 45.1).

Primär konservative Therapie bei akuter Symptomatik, extraintestinaler Manifestation, Fieber. Remissionstherapie im Anschluss an die akute Therapie oder postoperativ.

Tab. 45.1 Beurteilung der Krankheitsaktivität nach CDAI
(Crohn's Disease Activity Index)

Krankheitsbild (für A. bis C. über 7 Tage)	Punkte	Multi-plikator
A. Zahl der flüssigen Stühle		x 2
B. Bauchschmerz (0 = nein, 1 = wenig, 2 = mittelschwer, 3 = erheblich)		x 5
C. Allgemeinbefinden (0 = gut, 1= wenig beeinträchtigt, 2 = eingeschränkt, 3 = schlecht, 4 = unerträglich)		x 7
D. Symptome (je 1 Punkt)	Arthritis, Arthralgien	x 20
	Iritis/Uveitis	x 20
	Erythema nodosum, Pyodermie	x 20
	Anales Fistelleiden	x 20
	Andere Fisteln	x 20
	Fieber > 38 °C	x 20
E. Einnahme von Antidiarrhoika (0=nein, 1= ja)		x 30
F. Resistenz/Walze im rechten Unterbauch (0 = keine, 2 = vielleicht, 5 = sicher)		x 10
G. Hämatokrit (Männer: 47-Hämatokrit, Frauen: 42-Hämatokrit		x 6
H. Körpergewicht (in % unterhalb des Standardgewichtes)		x 1
Gesamtsumme:		

Ergebnis	
< 150	Remission
150–300	Leichte bis mittelgradige Aktivität
> 300	Schwerer Erkrankungsschub

Operative Therapie nur bei schwerwiegenden Fisteln, Cholezystolithiasis und Noteingriffen (Ileus).

Eine spontane Remission ist möglich.

Therapieziel: Remission oder Senkung der Schubhäufigkeit und -schwere.

Ernährung

- Substitution von Vitaminen (Vitamin B_{12}, D), Mineralstoffen (Zink, Calcium), Eiweißen. Substitution von zweiwertigem Eisen p.o. bei Hämoglobinwerten < 10 g/dL.
- Keine rigiden Diätvorschriften, bei Nierensteinen oxalarme Diät, bei Stenosen ballaststoffarme Kost, bei Lactoseintoleranz lactosearm, bei Steatorrhoe fettarm und MCT-Fette.
- Enterale bilanzierte Ernährung bei mittleren bis schweren Schüben, Kindern und untergewichtigen Patienten über naso-gastrale Sonde, Polymerdiäten (Fresubin®), Peptiddiäten (Survimed®) 2–6 Wochen 2000–3000 kcal/Tag, NW: Durchfall.
- Parenterale Ernährung bei Ileus und schwerster Malabsorption, NW: bei Dauerbehandlung Sepsis, Thrombosen, Embolien.

Arzneitherapie

Mesalazin und Derivate

Mesalazin (5-Aminosalicylsäure): Lokale antiinflammatorische Wirkung, vermutlich aufgrund einer Hemmung der Lipoxygenase und eines Einflusses auf den Prostaglandingehalt des Darmes.

Anwendung sowohl im akuten Schub als auch zur Rezidivprophylaxe.

Arzneiform: Einsatz in Form von magensaftresistenten und verzögert freisetzenden Tabletten (Verhinderung der Resorption in oberen gastrointestinalen Abschnitten), Klysmen, Suppositorien. Lokale Therapie nur bei lokalem Befall des distalen Colons.

Sulfasalazin (Salazosulfapyridin): Doppelmolekül Sulfapyridin + Mesalazin, Wirkform ist das Mesalazin, das Sulfonamid verhindert lediglich die Resorption in oberen gastrointestinalen Abschnitten, da die bakterielle Spaltung der Azobrücke erst in distalen Darmabschnitten erfolgt.

Anwendung nur im akuten Schub.

NW: Gastrointestinale Beschwerden und Mikroblutungen, lokale Irritationen bei Verwendung von Suppositorien und Klysmen, Müdigkeit, Medikamentenasthma. Selten Fieber, interstitielle Nephritis, Myokarditis, Pankreatitis. Einzelfälle mit Blutbildveränderungen.

Bei Sulfasalazin zusätzliche Nebenwirkungen durch das Sulfonamid: Überempfindlichkeitsreaktionen bis hin zu schweren Hautreaktionen (Stevens-Johnson-, Lyell-Syndrom) und Lupus erythematodes, erhöhtes Risiko für Blutbildveränderungen, Folsäuremangel, psychische Veränderungen.

KI: Letzte Woche der Schwangerschaft, Stillzeit, Kinder, Ulkus, hämorrhagische Diathese, schwere Leber- und Nierenfunktionsstörungen, Blutbildveränderungen, Überempfindlichkeit gegen Salicylate und bei Sulfasalazin gegen Sulfonamide.

WW: Erhöhung des Risikos für Magen-Darm-Ulzera durch nicht-steroidale Antirheumatika, orale Antikoagulantien und Glucocorticoide. Wirkungsverminderung von Spironolacton und Schleifendiuretika. Wirkungsverstärkung von Sulfonylharnstoff-Antidiabetika und Methotrexat. Durch pH-Erhöhung können magensaftresistente Tabletten den Wirkstoff zu früh abgeben.

Antibiotika können durch Schädigung der Darmflora die Freisetzung von Mesalazin aus Sulfasalazin verhindern.

P: * Mesalazin (Claversal®, Salofalk®): akut: 3 × 800 mg p.o., bis zu 4,5 g/Tag, Rezidivprophylaxe: 3 × 500 mg, Klysmen: 1 × 4 g, Suppositorien: 3 × 500–1000 mg; * Sulfasalazin (Azulfidine®, Pleon®): 2 × 500 mg, p.o. bis zu 3 g/Tag.

Glucocorticoide

Unterdrückung der Autoimmunreaktion, antiinflammatorisch, bei akuten Schüben.

Lokale Therapie nur bei lokalem Befall des distalen Colons.

Intravenöse Gabe bei schweren Verläufen.

NW: Bei längerfristiger Anwendung Osteoporose, Na- und Wasserretention mit Ödemen, verminderte Glucosetoleranz und Diabetes, Magenbeschwerden, Gewichtszunahme, Fettverteilungsstörungen, Infektionsanfälligkeit, gestörte Wundheilung, Akne, Stimmungsschwankungen.

KI: Ulkus. Schwere Osteoporose, schwerer Diabetes, Infektionen, schwere Hypertonie und Glaukom sind relative Kontraindikationen. 8 Wochen vor bis 2 Wochen nach Schutzimpfungen, Depression, eingeschränkte Anwendbarkeit bei Kindern im Wachstum.

WW: Nicht-steroidale Antirheumatika erhöhen das Risiko gastrointestinaler Blutungen, Wirkungsminderung von Antidiabetika und Antikoagulantien, Wirkungsverstärkung von Herzglykosiden (Kaliummangel), ACE-Hemmer erhöhen das Risiko für Blutbildveränderungen, Diuretika erhöhen den Kaliumverlust, Wirkungsabschwächung durch Enzyminduktoren (Rifampicin, Barbiturate, Phenytoin).

P: * Betamethason (Betnesol® Rektal-Instillation) 1 × 5 mg; * Hydrocortisonacetat (Colifoam® Rektalschaum): 1 × 2 g; * Prednison (Rectodelt® Zäpfchen): 1 × 50–100 mg; * Budesonid (Entocort® Kapseln): 1 × 9 mg p.o.; * Prednisolon (Decortin® H): initial 1 × 60 mg morgens p.o.; * 6-Methylprenisolon (Urbason®): initial 1 × 48 mg morgens p.o.; * Prednisolon (Solu-Decortin® H): 1 × 100 mg; * 6-Methylprenisolon (Urbason® solubile): 1 × 40–80 mg stufenweise auf Erhaltungsdosis übergehen.

Azathioprin, Mercaptopurin, Thioguanin

Azathioprin ist das Prodrug von Mercaptopurin, einem Purinanalogon, welches durch Falscheinbau die DNA- und RNA-Synthese blockiert und zu Chromosomenbrüchen führt. Ein weiterer Metabolit von Azathioprin ist das 6-Thioguanin.

Einsatz zur Remissionserhaltung bei chronisch-aktivem M. Crohn sowie bei Versagen der Steroidtherapie.

NW: Gastrointestinale Nebenwirkungen, Überempfindlichkeitsreaktionen, Exantheme, Fieber, Knochenmarksdepression, erhöhtes Infektionsrisiko, dosisabhängig auch cholestatische Hepatitis, Nephropathie, Myalgien, Arthralgien, Rigor, Pneumonitis, Pankreatitis, Meningitis, Haarausfall, Arrhythmien, Hypotension.

KI: Eingeschränkte Leber- und Nierenfunktion, schwere Infektionen, Blutbildungsstörungen.

Während der Therapie ist eine Kontrazeption sowohl für die Frau als auch den Mann erforderlich.

WW: Hemmung der Metabolisierung durch Allopurinol (Hemmung der Xanthinoxidase), deshalb muss die Azathioprin-Dosis auf 25–33 % reduziert werden. Lebendimpfstoffe dürfen während der Therapie nicht verabreicht werden. ACE-Hemmer und Sulfonamide erhöhen das Risiko für Blutbildungsstörungen. Wirkungsminderung von oralen Antikoagulantien und nicht depolarisierenden Muskelrelaxantien (Tubocurarin).

P: * Azathioprin (Imurek®): 100–200 mg/d p.o., (Remission: 50–100 mg/Tag); * Mercaptopurin (Puri-Nethol®): 50–100 mg/d p.o.; * Thioguanin (Thioguanin-Wellcome®): noch in Studien.

Ciclosporin A

Das Immunsuppresivum Ciclosporin A wirkt antiphlogistisch durch Hemmung des Transkriptionsfaktors NF-AT und somit der Interleukin-2-Synthese, außerdem Verringerung anderer Interleukine und Interferon-γ. Regelmäßige Kreatinin- und Blutdruckkontrollen.

NW: Gastrointestinale Nebenwirkungen, Tremor, Müdigkeit, Kopfschmerzen, Erhöhung der Serumspiegel von Kreatinin, Harnstoff und Leberenzymen, Fieber, Rigor, Knochenmarksdepression, erhöhtes Infektionsrisiko, dosisabhängig auch cholestatische Hepatitis, Nephrotoxizität, Hypertrichose, Gingivahyperplasie, Parästhesien, arterielle Hypertonie. Gelegentlich Überempfindlichkeitsreaktionen, Exantheme, Hyperurikämie, Gicht, Gewichtszunahme, Hyperkaliämie, Hypomagnesiämie, Ödeme, Ulzera, Hyperglykämie, erhöhte Krampfneigung, Dysmenorrhoe. Selten Myalgien, Arthralgien, Arrhythmien.

KI: Eingeschränkte Leber- und Nierenfunktion, schwere Infektionen, Hyperurikämie, Blutbildungsstörungen. Dosisreduktion bei erhöhtem Blutdruck und eingeschränkter Nierenfunktion.
    Während der Therapie ist eine Kontrazeption sowohl für die Frau als auch den Mann erforderlich.

WW: Immunsuppressiva, additive Nierenschädigung durch andere nephrotoxische Substanzen (Aminoglykoside, Amphotericin B, Ciprofloxacin, Melphalan, Trimethoprim, Vancomycin, NSAR). Orlistat senkt durch Hemmung der Fettsäureresorption die Bioverfügbarkeit. Lebendimpfstoffe sollten während der Therapie nicht verabreicht werden. Eine Erhöhung der Kaliumspiegel (Ernährung, Diuretika) sollte vermieden werden. Wirkungsverstärkung durch Stoffe, die Cytochrom-P-450 3A4 hemmen (Makrolide, Ketoconazol, Calciumkanalblocker, orale Kontrazeptiva, Grapefruitsaft) und Wirkungsverminderung durch Arzneistoffe, die CYP 3A4 induzieren (Antiepileptika, Rifampicin, Metamizol). Wirkungsverstärkung von Digoxin, Prednisolon und Statinen.

P: * Ciclosporin A (Sandimmun®): 2,5–5 mg/kgKG i.v.

Methotrexat

Folsäureantagonist, antiproliferatives Immunsuppressivum, dessen genauer antirheumatischer Wirkungsmechanismus nicht bekannt ist. Nachgewiesen wurde eine Reduktion der Lymphozytenproliferation, der Bildung von Rheumafaktoren und eine verminderte Cytokinsynthese. Regelmäßige Leber- und Blutbildkontrollen. Zur Verringerung der gastrointestinalen Nebenwirkungen kann Calciumfolinat (Lederfolat® 5 mg/Tag) gegeben werden.

NW: Gastrointestinale Störungen, Stomatitis mit oralen Ulzera, Exantheme, Kopfschmerzen, Erhöhung der Leberenzyme. Bei Langzeittherapie erhöhtes Risiko einer Leberzirrhose, selten Knochenmarksdepression, Pneumonitis, Nephrotoxizität. Erhöhtes Risiko von lymphoproliferativen Neubildungen.

KI: Lebererkrankungen, Dosisanpassung bei Niereninsuffizienz, verzögerte Elimination bei Ödemen.

WW: Probenecid und andere organische Säuren (NSAR, Penicillin, Sulfonamide) können die Ausscheidung hemmen, Toxizitätserhöhung durch Trimethoprim o.a. Hemmstoffe der Dihydrofolatreduktase, myelo-, hepato- oder nephrotoxischen Substanzen.

P: * Methotrexat (Lantarel®): 1 × 25 mg/Woche i.m. initial.

Metronidazol

Eigentlicher Wirkmechanismus ist eine Hemmung der Nukleinsäuresynthese anaerober Bakterien. Der Einsatz bei schweren Fisteln bei M. Crohn beruht auf empirischer Therapieerfahrung.

NW: Metallischer Geschmack, pelziges Gefühl auf der Zunge, Rotbraunfärbung des Urins, abdominale Schmerzen und Krämpfe, selten Pankreatitis. Bei längerer Therapiedauer auch Parästhesien, zentralnervöse Störungen, epileptiforme Krämpfe, Blutbildungsstörungen, selten allergische Reaktionen, erhöhtes Krebsrisiko (deshalb möglichst nicht länger als 10 Tage anwenden).

KI: Schwere Leber- und Nierenfunktionsstörungen, Schwangerschaft, Stillzeit, Blutbildungsstörungen, Neuropathien, Epilepsie.

WW: Alkohol führt zu schweren Entzugserscheinungen mit Vasodilatation, Blutdruckabfall, Tachykardie, Schweißausbrüchen, Schwindel und Verwirrtheit. Wirkungsverstärkung oraler Antikoagulantien, Wirkungsminderung durch Enzyminduktoren (Phenytoin, Phenobarbital), Wirkungsverstärkung durch Enzyminhibitoren (Cimetidin).

P: ∗ Metronidazol (Clont®): 3 × 400 mg p.o.

Ciprofloxazin

Gyrasehemmer, bakterizid gegen ein breites Keimspektrum. Der Einsatz als Monotherapie oder in Kombination mit Metronidazol bei schweren Fisteln konnte in einzelnen Studien Erfolge zeigen.

NW: Gastrointestinale Beschwerden, Anstieg der Leberenzyme, sehr selten pseudomembranöse Kolitis, zentralnervöse Störungen, Überempfindlichkeitsreaktionen, in Einzelfällen epileptiforme Anfälle, Störungen der Knorpelentwicklung, Sehnenentzündungen, Myalgien.

KI: Epilepsie, Schwangerschaft, Kinder bis zum 16. Lebensjahr, Dosisanpassung bei Nierenfunktionsstörungen.

WW: Milch, Antazida, Zink- und Eisenpräparate vermindern die Resorption, Wirkungsverstärkung von Theophyllin und Sulfonylharnstoff-Antidiabetika, erhöhte Krampfbereitschaft durch NSAR (außer ASS).

P: ∗ Ciprofloxacin (Ciprobay®): 2 × 200–400 mg i.v.

TNF-α-Antikörper

Infliximab ist ein chimärer (Maus/Mensch), monoklonaler IgG-Antikörper, der unter Komplexbildung an lösliche und transmembrane Formen des Tumornekrosefaktors alpha (TNF-α) bindet, einhergehend mit einem Verlust der TNF-α-Aktvität und nachgewiesener Senkung des C-reaktiven Proteins (CRP, Entzündungsmarker im Serum).

Einsatz bei schwergradigem, aktivem, therapieresistentem M. Crohn sowie bei Fistelbildung nach Versagen aller anderen konventionellen Therapieoptionen.

Aufgrund der mangelnden Erfahrung ist noch keine endgültige Bewertung dieser Therapieoption möglich. Nachteil: hohe Kosten.

NW: Kopfschmerzen, gastrointestinale Beschwerden, Infektionen des oberen Respirationstraktes, Überempfindlichkeitsreaktionen auch während der Infusion, selten schwere Infektionen. Rigor, Hypertonie, Einzelfälle: Lymphome, Myelome, Autoimmunphänomene (z. B. Lupus erythematodes), Demyelinisierungen, neuroleptische Störungen. Infliximab kann die Symptome einer Infektion, z. B. Fieber maskieren.

KI: Sepsis, schwere Infektionen oder Abszesse, Tuberkulose, mittelschwere oder schwere Herzinsuffizienz, Multiple Sklerose, Überempfindlichkeit gegen Infliximab. Frauen im gebärfähigen Alter sollten während der Therapie bis 6 Monate danach die Empfängnis verhüten. Kinder unter 17 Jahren (fehlende Erfahrung).

WW: Immunsuppressiva erhöhen das Risiko für schwere Infektionen.

P: * Infliximab (Remicade®): 3–10 mg/kgKG Infusion über 2 Stunden zum Zeitpunkt 0, 2 und 6 Wochen, Erhaltungstherapie alle 8 Wochen.

Octreotid

Dieses Somatostatinanalogon wird zur Behandlung des M. Crohn eingesetzt, ist aber eigentlich zugelassen zur Behandlung hormonaktiver gastrointestinaler Tumore.

NW: Gastrointestinale Unverträglichkeiten, Störung der Glucosetoleranz (Hyperglykämien), Einfluss auf die Gallenblasenmotilität mit Gallensteinen und Cholestase, Vitamin-B_{12}-Mangel.

KI: Cholestase, Ileus. Relative KI: Diabetes mellitus.

WW: TSH- Suppression. Eine Verkürzung der gastrointestinalen Passagezeit kann die Resorption von einigen Medikamenten verschlechtern (z. B. Ciclosporin).

P: * Sandostatin®: nach klinischem Bild.

Antidiarrhoika

Mittel gegen den Durchfall werden im Rahmen der unterstützenden Therapie eingesetzt (s. Gastroenteritis, akute, S. 201).

P: (*) Loperamid (Imodium®, Lopedium®): max. 6 × 2 mg/d p.o.

Opioide Analgetika

Bei starken Schmerzen und Durchfällen werden unterstützend Opioide eingesetzt (s. Schmerzerkrankungen S. 626).

Weihrauchpräparate

Weihrauchpräparate aus Boswellia serrata (H15) scheinen bei chronisch entzündlichen Darmerkrankungen ähnliche Wirkung wie Mesalazin und Derivate zu haben (befindet sich noch in Studien). Diskutiert wird eine selektive Hemmung der 5-Lipoxigenase (Leukotriensynthese).

Unterstützung in der Selbstmedikation

Ernährung

Einnahme von Vitaminen und Spurenelementen (s. o.) zur Vorbeugung von Mangelzuständen.

Samenschalen von Indischem Flohsamen (Plantago ovata, Mucofalk®) mit Schleimstoffen als Quellmittel sollen die Remissionserhaltung unterstützen.

Häufige therapiebezogene Probleme

- Bei langfristiger systemischer Therapie sind starke Nebenwirkungen häufig, deshalb sollten regelmäßige Blutbildkontrollen und Therapiebeurteilungen mit Reduktionsversuchen durchgeführt werden.
- Nur bei knapp der Hälfte der Betroffenen lässt sich mit Glucocorticoiden eine langfristige Remission erzielen, viele Patienten entwickeln eine Steroidabhängigkeit (Rezidive) oder sind Non-Responder (Steroidresistenz durch Down-Regulierung von Rezeptoren).
- Viele Therapien schlagen erst nach etwa 3 Monaten an.
- Wechselwirkungen können die Freisetzung von Mesalazin aus magensaftresistenten Tabletten oder Prodrugs verhindern (s. o.).
- Viele dauerhaft eingenommene M. Crohn-Therapeutika sind anfällig für Wechselwirkungen.
- Die lokale Therapie ist nur bei lokalem Befall des distalen Colons sinnvoll.
- Ein Gallensäureverlust kann prophylaktisch nicht behandelt werden, Gallensteine müssen bei Beschwerden operativ entfernt werden.
- Hohes Risiko postoperativer Rezidive, deshalb ausreichende medikamentöse Behandlung notwendig.

Literatur

Berthold, H. (Hrsg.): Klinikleitfaden Arzneimitteltherapie. Urban und Fischer, München 1999.

Bundesausschuss der Ärzte und Krankenkassen: Therapiehinweis nach Ziffer 14 Arz-
  neimittelrichtlinien. Infliximab bei Morbus Crohn. Anlage 4 der Richtlinie des
  BdÄK über die Verordnung von Arzneimitteln in der vertragsärztlichen Versor-
  gung, 16. 10. 2000.
Framm, J.: Arzneimittelprofile für die Kitteltasche. 2. Aufl. Deutscher Apotheker Ver-
  lag, Stuttgart 2001.
Frölich, J. C., Kirch, W.: Praktische Arzneitherapie. 2. Aufl. Springer, Berlin 2000.
Gesenhues, St., Ziesché, R. (Hrsg.): Praxisleitfaden Allgemeinmedizin. 3. Aufl. Urban
  und Fischer, München 2001.
Mutschler, E.: Arzneimittelwirkungen. 8. Aufl. Wissenschaftliche Verlagsgesellschaft,
  Stuttgart 2001.
Neue Arzneimittel, Beilage der Deutschen Apotheker Zeitung 139 (1999), 90 ff.
Pschyrembel – Therapeutisches Wörterbuch. 2. Aufl. De Gruyter, Berlin 2001.
Rote Liste. Editio Cantor Verlag, Aulendorf 2002.

Internetadressen

www.dccv.de/home/index.htm: Deutsche Morbus Crohn/Colitis ulcerosa Vereinigung
  DCCV e.V.
www.infomed.ch/bad-drug-news/bdn59.html
www.kompetenznetz-ced.de

Therapieschema Morbus Crohn

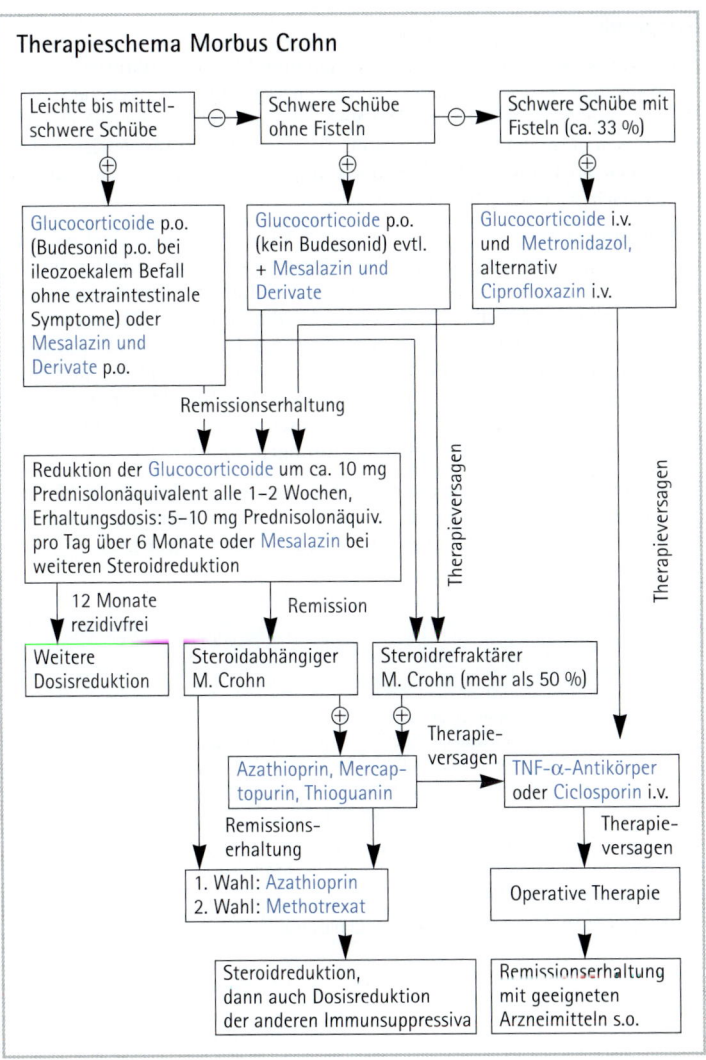

Leichte bis mittelschwere Schübe ⊖→ Schwere Schübe ohne Fisteln ⊖→ Schwere Schübe mit Fisteln (ca. 33 %)

Glucocorticoide p.o. (Budesonid p.o. bei ileozoekalem Befall ohne extraintestinale Symptome) oder Mesalazin und Derivate p.o.

Glucocorticoide p.o. (kein Budesonid) evtl. + Mesalazin und Derivate

Glucocorticoide i.v. und Metronidazol, alternativ Ciprofloxazin i.v.

Remissionserhaltung

Reduktion der Glucocorticoide um ca. 10 mg Prednisolonäquivalent alle 1–2 Wochen, Erhaltungsdosis: 5–10 mg Prednisolonäquiv. pro Tag über 6 Monate oder Mesalazin bei weiterer Steroidreduktion

Therapieversagen

Therapieversagen

12 Monate rezidivfrei

Remission

Weitere Dosisreduktion

Steroidabhängiger M. Crohn

Steroidrefraktärer M. Crohn (mehr als 50 %)

Azathioprin, Mercaptopurin, Thioguanin

Therapieversagen

TNF-α-Antikörper oder Ciclosporin i.v.

Remissionserhaltung

Therapieversagen

1. Wahl: Azathioprin
2. Wahl: Methotrexat

Operative Therapie

Steroidreduktion, dann auch Dosisreduktion der anderen Immunsuppressiva

Remissionserhaltung mit geeigneten Arzneimitteln s.o.

Mukoviszidose

Symptome

Synonyme lauten zystische Fibrose, Abkürzung CF (cystic fibrosis).

Autosomal rezessiv erbliche Stoffwechselstörung mit generalisierter Dysfunktion exokriner Drüsen. Die Viskosität der Sekrete, die die exokrinen Drüsen absondern, ist stark erhöht. Die zystische Fibrose gehört zu den häufigsten angeborenen Stoffwechselkrankheiten. Zu den Auswirkungen der zystischen Fibrose siehe Tabelle 46.1.

Leitsymptome: Zäher Schleim in der Lunge kann nicht abgehustet werden und führt zu chronischen Lungenerkrankungen mit rezidivierenden Infekten, da es oft zu Besiedlung mit Bakterien, vor allem mit Pseudomonas aeruginosa kommt. Intestinal kann es zu Maldigestion und Malabsorption kommen aufgrund der Insuffizienz des exokrinen Pankreas. Bei Säuglingen kann ein Mekonium-Ileus entstehen, bei älteren Kindern und Jugendlichen ein distales intestinales Obstruktionssyndrom (DIOS = Mekonium-Ileusäquivalent). Der Schweiß von Mukoviszidosepatienten weist einen hohen Elektrolytgehalt auf, was zu Elektrolytstörungen führen kann.

Lebenserwartung: Noch vor einigen Jahren erreichten nur wenige CF-Patienten das Erwachsenenalter. Dank fortgeschrittener Therapiemöglichkeiten haben die Patienten heute eine weit höhere Lebenserwartung.

Tab. 46.1: Auswirkungen der zystischen Fibrose

Organ, das durch zystische Fibrose geschädigt wird	Auswirkungen
Lunge und Bronchien	Atemwegsobstruktion, Verschlechterung der mukoziliären Clearance durch erhöhte Schleimviskosität, rezidivierende bronchiale Infekte. Rhinitis, Sinusitis. Progressive Zerstörung des Lungengewebes mit Folge einer respiratorischen Insuffizienz, oft mit Todesfolge
Pankreas	Exokrine Pankreasinsuffizienz mit Folge von fettglänzenden massiven Stühlen und Malabsorption. Gewichtsabnahme und Untergewicht
Leber, Galle	Leberzirrhose und Cholestase

Ursachen

Erbkrankheit. Der Defekt sitzt auf dem Chromosom 7. Die Krankheit manifestiert sich meist schon im Säuglings- und Kleinkindalter. Dieser Gendefekt verursacht einen Funktionsdefekt von Chloridkanälen an der Zelloberfläche exokriner Drüsen. Der Chloridauswärtstransport in der Zelle ist gestört, in der Folge kommt es zur vermehrten Natriumreabsorption und Einstrom von Wasser in die Zelle zur Aufrechterhaltung eines elektrochemischen Gleichgewichts. Das Sekret im Lumen dickt immer mehr ein und verlegt die Ausführungsgänge der exogenen Drüsen. Durch den Sekretstau werden die Organe sekundär zystisch und fibrotisch umgebaut.

Behandlungsindikation und Behandlungsziele

Behandlungsindikation: Hängt ab vom Grad der Erkrankung und den betroffenen Organen. Je früher die Krankheit entdeckt wird, desto besser sind die Chancen, die schlimmsten Folgen zu verhindern und die Lebenserwartung zu erhöhen. Zu beachten ist der enorme Zeitaufwand, der für die einzelnen Therapieformen benötigt wird.

Diagnosestellung: Wichtig ist eine frühzeitige Diagnosestellung im Neugeborenenalter. Mukoviszidose ist eine Erbkrankheit, die mittels Genanalyse festgestellt werden kann. Bedeutung hat auch der Schweißtest, bei dem die Chloridkonzentration im Schweiß ermittelt wird, die bei Mukoviszidosepatienten besonders hoch ist (Normalwerte an Chloridionen im Schweiß: 50 mmol/L der Durchschnittswert bei zystischer Fibrose beträgt 90 mmol/L). Der Albumingehalt im Mekonium (Neugeborenen-Screening) und der Gehalt des immunreaktiven Trypsins im Blut sind erhöht.

Der Verdacht auf Mukoviszidose besteht, wenn ein Kind ständig an Husten leidet und bereits im Säuglingsalter an Pneumonien erkrankt. Untergewicht und starke Verdauungsprobleme können weitere Hinweise sein.

Tachykardie, Tachypnoe, Bronchospasmen, massive intestinale Beschwerden und bronchiale Infekte bis hin zu Pneumonien werden diagnostiziert.

Therapieziel: Aufhalten der Krankheit wenn möglich, Verbesserung der Lebensqualität. Keine Therapie kann die Mukoviszidose heilen. Man muss alle möglichen Therapieformen gezielt einsetzen, um den Krankheitsverlauf möglichst aufzuhalten. (Therapie s. auch Bronchitis, chronische S. 95).

Die tägliche Therapie ist für Mukoviszidosepatienten sehr zeitaufwendig und belastend. Wichtig ist die Beurteilung des individuellen Zustandes, um die Therapie immer wieder individuell anpassen zu können. Auf diese Untersuchungen haben sich die Mukoviszidose-Spezialambulanzen eingestellt. Die Betreuung ist breit gefächert durch Ärzte, Krankenpflegepersonal, Physiotherapeuten, Diätassistenten, Sozialpädagogen und Psychologen. Der behandelnde Arzt muss Eltern und Patienten über die Krankheit aufklären und auch beraten. Dadurch können Betroffene und Angehörige lernen, mit der belastenden Situation besser umzugehen.

Pulmonale Therapie

- Atemphysiotherapie mit Patientenschulung über die Krankheit, Klopfdrainage der Lunge zur Schleimlockerung,
- Bronchialreinigung,
- Ausdauersportarten können je nach Gesundheitszustand betrieben werden zur Stärkung der Lungenfunktion.

Gastrointestinale Therapie

- Hochkalorische Ernährungstherapie mit 40 % Fettanteil, evtl. Substitution von Elektrolyten und fettlöslichen Vitaminen,
- evtl. PEG-Sonde (PEG = percutane endoskopische Gastrostomie).

Pulmonale Arzneitherapie

Inhalationstherapie, antiobstruktive Therapie bei Nachweis einer Obstruktion, Expektorantien, rechtzeitige und gezielte antibiotische Therapie.

Expektorantien

Schleimlösung, Schleimverflüssigung zur Erleichterung des Abhustens. Subjektive Erleichterung, Anwendung notwendig für Mukoviszidosepatienten zur Verflüssigung des zähen Schleims in den Atemwegen. Regelmäßige Einnahme. Ausreichende Flüssigkeitszufuhr ist notwendig (3–4 L/Tag). Bei Mukoviszidosepatienten werden oft höhere Dosen gegeben, als normal angegeben. Dies liegt in der Hand des behandelnden Arztes und ist individuell unterschiedlich. Hier sind die Normaldosierungen angegeben.

Acetylcystein

Schleimverflüssigung durch Spaltung der Disulfidbrücken im Proteinanteil des sezernierten Schleimes.

NW: Allergische Reaktionen möglich.

KI: Kinder < 1 Jahr.

WW: Gefahr des Sekretstaus in Kombination mit Antitussiva. Orale Antibiotika: Wirkungsabschwächung möglich bei Penicillinen (außer Amoxicillin), Tetracyclinen (außer Doxycyclin), Cephalosporinen (außer Cefixim, Cefuroxim), Aminoglykosiden und anderen.

P: (∗) Acetylcystein (Fluimucil®): 3 × 200 mg oder 1 × 600 mg.

Ambroxol

Wirkt als Sekretolytikum. Abnahme der Sputumviskosität durch vermehrte Produktion eines flüssigeren Sekretes. Zusatzwirkung: Stimulation der Bildung von oberflächenaktivem Surfactant, das die Adhäsion des Schleims an die Bronchialschleimhaut verhindert.

NW: Selten Magen-Darm-Beschwerden, allergische Reaktionen.

KI: Schwere Niereninsuffizienz.

WW: Gefahr des Sekretstaus in Kombination mit Antitussiva.

P: Ambroxol (Mucosolvan®): 3 × 30 mg oder 1 × 75 mg als Retardfrom.

Dornase alpha

Rekombinante humane DNAse, wirkt als Mukdytikum. DNA aus Entzündungszellen wird hydrolysiert, dadurch Verflüssigung des zähen Sekrets. Das Medikament wird systemisch nicht resorbiert. Anwendung bei Mukoviszidosepatienten, die über 5 Jahre alt sind, deren forcierte Vitalkapazität über 40 % des Sollwertes liegt. Wichtig ist die regelmäßige einmal bis zweimal tägliche Anwendung. Das Präparat muss unverdünnt inhaliert werden.

NW: Pharyngitis, Heiserkeit, Brustschmerzen, Hautausschläge.

KI: Strenge Indikationsstellung in Schwangerschaft und Stillzeit.

WW: Keine bekannt.

P: ∗ Dornase alpha (Pulmozyme®): 1–2 × 2500 I.E./d zur Inhalation (1 Amp).

Isotonische Kochsalzlösung

Kochsalzhaltige Nasentropfen, -sprays befeuchten die Nasenschleimhaut und reinigen das Flimmerepithel der Nase. Inhalationen mit Natriumchloridlösung bewirken zusätzlich noch eine Linderung des Hustenreizes. Die Natriumchloridinhalationen besitzen einen hohen Stellenwert in der täglichen Therapie bei Mukoviszidose. Häufige Anwendung erwünscht, da dadurch ein Austrocknen der Schleimhäute verhindert werden kann.

P: Kochsalzlösung, isotonisch (Olynth® salin): Mehrmals 1–2 Sprühstöße/ Tropfen pro Nasenloch; Natriumchloridlösung 0,9%ig zur Kaltluftinhalation mit Inhalator (Pariboy®); Meerwasserlösung, isotonisch (Rhinomer®, Rhinospray Atlantik).

β_2-Sympathomimetika, inhalativ

Zur Bronchospasmolyse. Mehrmals tägliche Anwendung. Die Bronchospasmolyse wird bei Mukoviszidose auch prophylaktisch angewandt. Kompetitive selektive Agonisten an β_2-Rezeptoren, die vermehrt an den Bronchien sitzen, dadurch Erschlaffung der Bronchialmuskulatur. In hohen Dosierungen NW an β_1-Rezeptoren möglich (Arrhythmie).

Ideal ist die Anwendung des β_2-Sympathomimetikums inhalativ als Zusatz zur Kochsalzinhalation mittels elektrisch betriebener Vernebler.

NW: Unruhe, Tremor oft zu Beginn, Nachlassen nach 1–2 Wochen, Tachykardie.

KI: Koronare Herzkrankheit, Herzinfarkt.

WW: Wirkungsverminderung und Bronchospasmen durch β-Blocker; Antidiabetika: verminderte Blutzuckersenkung möglich.

Kurzwirksame β_2-Sympathomimetika besitzen einen schnellen Wirkungseintritt in Minuten, Wirkdauer einige Stunden. Mehrmals tägliche Anwendung, inhalativ.

P: * Fenoterol (Berotec® LS 0,1% Inhalationslösung): 2–4 Hübe (4–8 Tropfen) bzw. individuell; * Reproterol (Bronchospasmin®) – Dauerbehandlung: 1–2 Sprühstöße 3–4 × täglich, Mindestabstand: 3 h. Akut: 2 Sprühstöße, falls keine Besserung, nach 5 Min. noch 1–2 Sprühstöße.

Reichen die inhalativen β_2-Sympathomimetika zur Besserung der Beschwerden nicht aus, bzw. ist wegen des Krankheitsverlaufes eine Einnahme weiterer Medikamente gegen bronchitische Beschwerden und die

Entzündung notwendig, so wird therapiert wie bei der chronischen Bronchitis (s. Bronchitis, chronische S. 95).

Antibiotika

Wirkungsmechanismus: Toxische Wirkung gegen Bakterien durch verschiedene Angriffspunkte an der Bakterienzelle.

Inhalationen mit Antibiotika gehören in der Regel zum täglichen Programm, um die wiederkehrenden Infektionen zu bekämpfen. Erreger sind oft Pseudomonas aeruginosa, Staphylococcus aureus, Haemophilus influenzae. Kontrolliert wird der Erfolg der Antibiotikatherapie über die Messung der Bakteriendichte im Sputum (Reduktion=Erfolg).

Bei Verschlimmerungen der Erkrankung ist die systemische Gabe von Antibiotika zur Bekämpfung der Entzündungen in der Regel notwendig. Entweder werden die Antibiotika oral verabreicht oder i.v. Die Therapien dauern etwa 14 Tage und werden meist im Krankenhaus durchgeführt.

Die Ermittlung der im Einzelfall richtigen Antibiotika erfolgt über das Antibiogramm.

Im Folgenden werden einige besonders geeignete Antibiotika behandelt.

Gyrasehemmer

Hemmung der an der DNS-Transkription und Replikation beteiligten Gyrase. Von den Gyrasehemmern hat Ciprofloxacin gegen Pseudomonas aeruginosa die beste Aktivität und wird deshalb bevorzugt. Von Vorteil ist die orale Gabe.

NW: Magen-Darm-Beschwerden (bei schweren Durchfällen: Arzt), Kopfschmerzen, Schwindel, Tendopathien wie z.B Achillessehnenentzündungen (bei Sehnenschmerzen: Arzt).

KI: Epilepsie, Kinder und Jugendliche vor Abschluss des Wachstums.

WW: Antazida, Milch, Eisen, Zink vermindern die Resorption des Ciprofloxacins, Theophyllin (Serumspiegel kontrollieren).

P: ∗ Ciprofloxacin (Ciprobay®): 2 × 250–750 mg bzw. individuell.

Cephalosporine

Die hier vorgestellten Cephalosporine sind wirksam gegen Pseudomonas aeruginosa, werden zur kalkulierten Initialtherapie aber mit einem Aminoglykosid-Antibiotikum kombiniert.

β-Lactamantibiotika. Hemmung der Bakterienzellwandsynthese.

NW: Allergische Reaktionen, Magen-Darm-Beschwerden (bei schweren Durchfällen: Arzt), Schwindel, Parästhesien.

KI: Penicillinallergie, Kreuzreaktion mit anderen β-Lactamantibiotika beachten.

WW: Aminoglykosid-Antibiotika, Schleifendiuretika hochdosiert.

P: * Ceftazidim (Fortum®): 3 × tgl 1–2 g/d i.v.; * Cefepim (Maxipime®): 2 × 2 g/d i.v.

Aminoglykoside

Störung der Proteinsynthese der Bakterienzelle durch Bindung an die 30S-Untereinheit des bakteriellen Ribosoms.

Die inhalative Gabe von Tobramycin dient zur Langzeitbehandlung bei Mukoviszidose.

NW: Nephrotoxizität, Ototoxizität, Verstärkung neuromuskulärer Störungen, Stimmveränderungen bei i.v.-Anwendung.

KI: Überempfindlichkeit auf Aminoglykoside, Vorschädigung des Vestibular- oder Cochlearorgans, terminale Niereninsuffizienz, da nur Ausscheidung über die Niere.

WW: Keine Mischung mit β-Lactamantibiotika wegen chemischer Inaktivierung bei Injektion oder Infusion.

P: * Gentamicin (Refobacin®): 1 × 400 mg i.v. als Kurzinfusion; * Tobramycin (Gernebcin®): bis zu 8–10 mg/kgKG pro Tag i.v. in drei bis vier Einzelgaben; * Tobramycin (Tobi® Lösung für einen Vernebler): 2 × 300 mg/Tag über 28 Tage zur Inhalation, dann 28 Tage Behandlungspause.

Weitere β-Lactamantibiotika

Carbapenem-Antibiotika, die bei Mukoviszidose eingesetzt werden können, sind Meropenem und Imipenem plus Cilastatin (verhindert den Abbau von Imipenem). Wirkmechanismus: Hemmung der Biosynthese der Bakterienzellwand. Nur die parenterale Gabe ist sinnvoll.

NW: Allergien, gastrointestinale Störungen, Thrombophlebitis, ZNS-Störungen wie Kopfschmerzen, psychische Veränderungen, Blutbildveränderungen.

KI: Kinder unter drei Monaten, Überempfindlichkeit gegen andere Carbapeneme, Penicilline, Cephalosporine.

WW: Probenecid (Erhöhung der Serumspiegel).

P: ∗ Meropenem (Meronem®): 3 × 0,5–1 g/d i.v.; ∗ Imipenem plus Cilastatin (Zienam®): 3–4 × 0,5–1 g/d i.v.

Gastrointestinale Arzneitherapie

Den höchsten Stellenwert hat die Substitution von Verdauungsenzymen, da oft auch die Bauchspeicheldrüse betroffen ist. Die Substitution mit Pankreasenzymen ist lebenslang notwendig. Ebenso wichtig ist die Vitaminsubstitution vor allem der fettlöslichen Vitamine, da Fette nur sehr schlecht verdaut werden.

Verdauungsenzyme

Substitution von Pankreasenzymen, wichtig ist die Einnahme zu jeder Mahlzeit.

NW: Strikturen der Ileozökalregion, allergische Reaktionen.

KI: Akute Pankreatitis, akute Schübe einer chronischen Pankreatitis.

WW: Evtl. Resorptionsverminderung von Folsäure.

P: Pankreatin, standardisiert auf Lipase, Amylase, Protease (Pangrol®, Kreon®): hohe Dosen zum Essen, individuell abh. von der Nahrung; Pankreatin, standardisiert auf Lipase, Amylase (Panzytrat®): hohe Dosen zum Essen, individuell abh. von der Nahrung.

Fettlösliche Vitamine

Substitution der fettlöslichen Vitamine A, D, E, K. Der Vitaminbedarf wird im Einzelfall individuell auf den Patienten abgestimmt. Sinnvoll können Multivitaminpräparate sein. Im Folgenden wird aus der Fülle der Präparate nur ein Kombipräparat herausgegriffen, das alle fettlöslichen Vitamine enthält.

NW: Gastrointestinale Symptome, psychische Symptome, Herzrhythmusstörungen etc.

KI: Hypercalcämie, Schwangerschaft.

WW: Benzothiadiazine.

P: Vitamine A,D,E,K Retinolpalmitat, Colecalciferol, α-Tocopherolacetat, Menadioldiacetat: ∗ (Adek-Falk®): 1 × wöchentlich 1 Amp. i.m.

Unterstützung in der Selbstmedikation

- Tees zur Verflüssigung des Schleims.
- Lutschen von Pastillen zur Linderung des Hustenreizes, z. B. mit Salzen: Emser® Pastillen, mit pflanzlichen Wirkstoffen: Ipalat® Pastillen, Isla Moos®.
- Sektretionsförderung durch die Inhaltsstoffe von Thymian, Fenchel, Anis u. Ä.

Häufige therapiebezogene Probleme

- Zu geringe Informationen über die Krankheit, Prognose, Umgang mit dem Patienten
- Verschlimmerungen werden nicht frühzeitig genug erkannt.
- Zu kurze Einnahme der Antibiotika.
- Nicht genügend Zeit aufgewendet für die täglichen Anwendungen.
- Resistenzen der Keime auf die eingesetzten Antibiotika.

Literatur

Berthold, H. (Hrsg.): Klinikleitfaden Arzneimitteltherapie. Urban und Fischer, München 1999.

Forth, Henschler, Rummel, Starke: Allgemeine und spezielle Pharmakologie und Toxikologie. 7. Aufl. Spektrum Akademischer Verlag, Heidelberg, Berlin, Oxford 1996.

Framm, J.: Arzneimittelprofile für die Kitteltasche. 2. Aufl. Deutscher Apotheker Verlag, Stuttgart 2001.

Hunnius – Pharmazeutisches Wörterbuch, 8. Aufl. De Gruyter, Berlin 1998.

Mutschler, E.: Arzneimittelwirkungen, 8. Aufl. Wissenschaftliche Verlagsgesellschaft, Stuttgart 2001.

Pschyrembel – Therapeutisches Wörterbuch, 2. Aufl. De Gruyter, Berlin 2001.

Rote Liste. editio Cantor Verlag, Aulendorf 2002.

Thews, G., Mutschler, E., Vaupel, P.: Anatomie, Physiologie, Pathophysiologie des Menschen, 5. Aufl. Wissenschaftliche Verlagsgesellschaft, Stuttgart 1999.

Informationen und Hilfe für Betroffene zum Thema Mukoviszidose

Mukoviszidose e.V., Bendenweg101, 53121 Bonn, Tel.: 0228–98780–0, Fax: 0228–98780–77, info@mukoviszidose-ev.de

CF-Selbsthilfe Bundesverband e.V., Meyerholz 3a, 28832 Achim, Tel.: 04202–82280, Fax: 04202–6073, CF-Selbsthilfe-BV@t-online.de

Internetadressen

www.mukoviszidose-ev.de

www.pulmopharm.de: Therapie der Mukoviszidose.

www.thieme.de: Innere Medizin, 7 Pneumologie, 7.4.3 Mukoviszidose.

Therapieschema Mukoviszidose

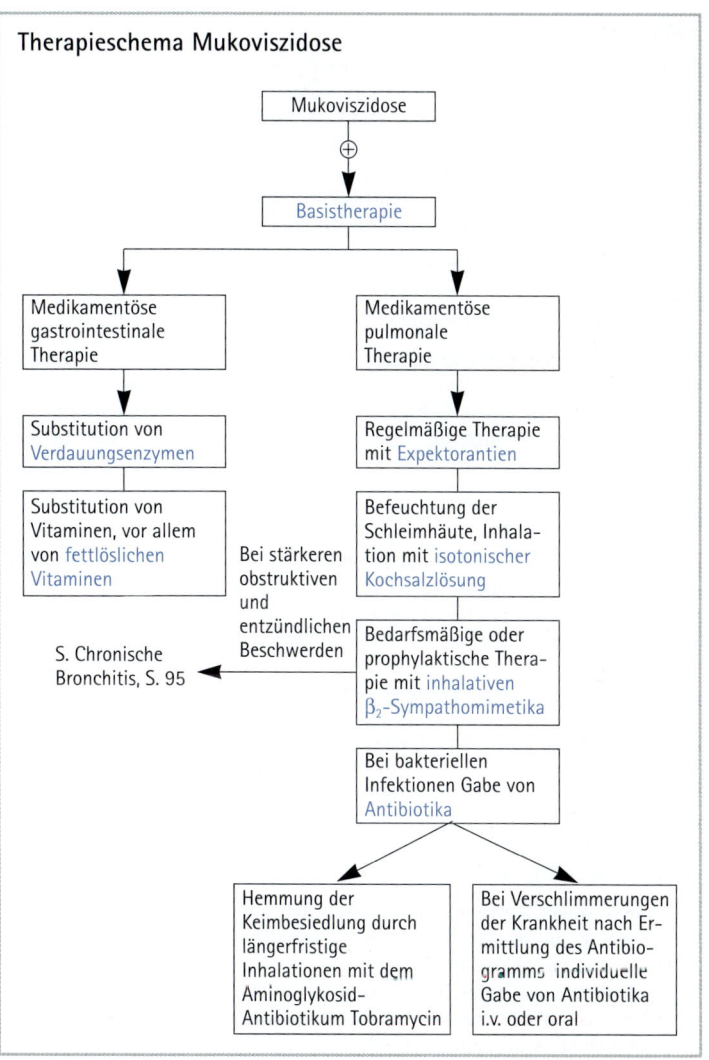

Multiple Sklerose Lennecke

Symptome

Enzephalomyelitis disseminata. Zunächst meist schubweise auftretende multiple bzw. disseminierte Entmarkungsherde. Ein Schub kann sich zeigen in sensiblen Defiziten (Taubheitsgefühl, Kribbeln) und Ausfallserscheinungen (Lähmungen), Sehstörungen durch Retrobulbärneuritis („Sehen wie durch eine Milchglasscheibe"), Sprachstörungen, Blasen-, Darm- und Sexualstörungen, Ermüdbarkeit, Depressivität, kognitiven Defiziten. Häufigkeit 60–100 pro 100 000 Einwohner in Deutschland. Krankheitsverlauf:

- primär schubförmig remittierend oder teilremittierend (ca. 80%),
- primär chronisch progredient (ca. 20%) oder
- sekundär chronisch progredient (ca. 2/3 aller schubförmigen Verläufe).

Folgen der unbehandelten Krankheit: in ca. 1/3 der Fälle milder Verlauf, kaum spürbare Behinderung; 1/3 Einschränkungen bei noch akzeptabler Lebensqualität; bei einem Drittel der Patienten schwere Verlaufsform, rascher Abbau der Leistungsfähigkeit, Verlust der Gehfähigkeit, starke Behinderung.

Ursachen

Autoimmunologische, entzündlich vermittelte Erkrankung. Ursache und Auslöser unbekannt. Auftreten meist zwischen dem 20. und 40. Lebensjahr, erhöhte Morbidität bei Frauen (Verteilung Frauen: Männer = ca. 2:1). Häufung in nördlichen Ländern und Patienten mit weißer Hautfarbe.

Behandlungsindikation und Behandlungsziele

Diagnosestellung: Kombination aus Anamnese, klinischem Befund, Liquorbefund (Nachweis oligoklonaler Banden), Ergebnis einer Magnetresonanztomographie (Nachweis typischer Entmarkungsherde) und vielfältigen elektrophysiologischen Untersuchungen (evozierte Potentiale). Die Definition der schubförmigen MS lautet nach Multiple-Sklerose-Therapie-Konsensus-Gruppe (MSTKG):

- schubförmiges Auftreten von klinisch-neurologischen Symptomen,
- positive Liquordiagnostik (Nachweis intrathekaler IgG-Synthese, Auftreten von oligoklonalen Banden),
- mindestens 6 MS-typische Läsionen im Kernspintomogramm,
- zeitlich gestaffelte Krankheitsaktivität, mindestens eine zurzeit „aktive" Läsion (Gadolinium anreichernd),

- Patienten unter 50 Jahre,
- Ausschluss anderer Ursachen.

Behandlungsindikation: Besteht im akuten Schub zur Unterbrechung der Schubaktivität.

Eine Behandlungsindikation zur Schubprophylaxe besteht bei einem aktiven Krankheitsverlauf mit mindestens zwei funktionell relevanten Schüben in den letzten zwei Jahren oder Auftreten eines schweren Schubes mit schwachen Remissionen.

Ein möglichst frühzeitiger Behandlungsbeginn wird empfohlen.

Therapieziel:

- Remission der Schubsymptome und Verkürzung der Schublänge,
- Verringerung der Schubrate,
- symptomatische Behandlung der Symptome zur Funktionserhaltung.

Eine Beurteilung des Therapieerfolgs erfolgt anhand einer neurologischen Beurteilungsskala, der sog. Kurtzke-Skala oder Expanded Disability Status Scale (EDSS, s. Tab. 47.1). Möglich ist auch eine Beurteilung anhand der Zahl neuer Läsionen in der Magnetresonanztomographie.

Schubtherapie

Glucocorticoide

Unterdrückung der entzündlichen Prozesse. Intravenöse Therapie des frischen Schubes mit behindernder neurologischer Symptomatik (z.B. Sehnerventzündung (Optikusneuritis), Lähmungen, Bewegungseinschränkungen) bei schubförmigem und sekundär progredientem Verlauf mit frischem überlagerndem Schub. Zur Verkürzung des Schubes. Anwendung an 3–5 aufeinander folgenden Tagen 500–1000 mg Prednisolon i.v., Applikation möglichst morgens vor 8 Uhr, um durch Anlehnung an die circadiane Rhythmik UAW möglichst niedrig zu halten. Im Anschluss evtl. orale Gabe ausschleichend über 8–10 Tage. Als Alternative orale Hochdosistherapie 1 × täglich 500 mg Methylprednisolon über fünf Tage mit anschließendem Ausschleichen über 10 Tage (Gesamtdosis 3676 mg). Intermittierende Anwendung (im Abstand vom 3–6 Monaten) bei chronisch progredientem Krankheitsverlauf gelegentlich wirksam.

NW: Bei kurzzeitiger Anwendung treten keine relevanten NW auf. Häufig Euphorie, innere Unruhe, Schlafstörungen, Gereiztheit oder Depression.

Multiple Sklerose

Tab. 47.1: Expanded Disability Status Scale (EDSS)

0	Neurologische Untersuchung ohne Befund.
1	Keine Behinderung, minimale Symptome in einem funktionellen System.
2	Minimale Behinderung in einem funktionellen System.
3	Mäßige Behinderung in einem funktionellen System oder geringe Behinderung in 3–4 funktionellen Systemen bei unbeschränkter Gehfähigkeit.
4	Ohne Hilfe gehfähig, kann sich selbst versorgen und ist ca. 12 Stunden am Tag aktiv trotz relativ schwerer Behinderung in einem funktionellen System oder Kombination von mäßigen Behinderungen in verschiedenen funktionellen Systemen. Kann 500 m ohne Hilfe oder Pause gehen.
5	Behinderung stark genug, um nicht mehr den ganzen Tag aktiv sein zu können, einschließlich ganztägige Arbeitsfähigkeit. Kann 200 m ohne Hilfe oder Pause gehen.
6	Vorübergehende oder ständige einseitige Hilfe erforderlich, um etwa 100 m mit oder ohne Pause zu gehen.
7	Unfähig, mehr als 5 m trotz Hilfe zu gehen; im Wesentlichen auf den Rollstuhl angewiesen, kann sich im Standardrollstuhl alleine fortbewegen und selbständig ein- und aussteigen; ist ca. 12 Stunden am Tag auf.
8	Im Wesentlichen auf Bett oder Stuhl beschränkt oder wird im Rollstuhl umhergefahren, ist aber große Teile des Tages aus dem Bett; kann viele Verrichtungen selbständig ausführen und die Arme effektiv einsetzen.
9	Hilflos und bettlägerig, kann sich mitteilen und essen.
10	Tod an MS.

KI (relativ): Magen-Darm-Ulzera, psychiatrische Anamnese, akute Infektionskrankheit.

WW: Bei kurzzeitiger Anwendung keine relevanten WW.

P: * Prednisolon (Solu-Decortin® H): 5 × 500 mg oder 3 × 1000 mg, evtl. orale Gabe ausschleichend über 8–10 Tage; * Methylprednisolon (Urbason® solubile); * Dexamethason (Fortecortin® inject).

Begleittherapie: Magenschleimhautschutz durch Antazida (Magaldrat) oder H_2-Blocker (Ranitidin); evtl. Kaliumsubstitution; bei Thromboserisiko Low-Dose-Heparinisierung; bei induzierter Unruhe und Schlaflosigkeit, niederpotentes Neuroleptikum oder Benzodiazepin.

Schubprophylaxe

β-Interferone

Dämpfung des Immunsystems durch Synthesehemmung der proinflammatorischen Cytokine Interferon-γ und Tumornekrosefaktor-α. Verstärkung der Suppressoraktivität peripherer Lymphozyten, Induktion der Synthese von Interleukin-10 (IL-10), welches an der Verlangsamung des autoimmunen Prozesses bei MS beteiligt ist. Inhibition der T-Zellproliferation. Indiziert möglichst bald nach Diagnosestellung bei schubförmiger MS und noch nicht stark ausgeprägter Behinderung sowie sekundär progredienter MS (Betaferon®). Keine grundsätzlichen qualitativen Unterschiede zwischen den verschiedenen Interferonen, niedrige Dosierungen in der Wirksamkeit unterlegen. Therapeutische Effekte setzen 6–8 Wochen nach Therapiebeginn ein. Senkung der Schubfrequenz um 1/3; Schwere der Schübe signifikant verbessert. Reduktion der kernspintomographischen Krankheitsaktivität. Anwendung als i.m.- oder s.c.-Injektion 1–3 × pro Woche. Möglicherweise im Verlauf der Behandlung Antikörperbildung gegen Interferon-beta und Abnahme der Wirkung, Dosisanpassung evtl. erforderlich. Bei Hautnekrosen durch s.c.-Injektion Umstellung auf i.m.-Applikation sinnvoll.

NW: Grippeähnliche Symptome (Muskelschmerzen, Fieber, Schüttelfrost, Asthenie, Kopfschmerzen und Übelkeit), vorwiegend zu Beginn der Behandlung; im weiteren Verlauf abnehmend. Häufig Hautreaktionen an der Injektionsstelle bei s.c.-Injektion: Rötung, Schwellung, Entzündung, Nekrosen (1–4 %). Veränderungen des Blutbilds, Veränderungen der Leberfunktion. Regelmäßige Kontrollen notwendig. Depressionen; Einzelfälle von Suiziden.

KI (relativ): Schwere Depression, Suizidgefährdung (engmaschige Kontrollen notwendig); Epilepsie (nicht ausreichend kontrolliert); Kontrollen bei schweren Leber- und Nierenfunktionsstörungen.

WW: Keine Anwendung zusammen mit anderen Immunmodulatoren, außer Corticoiden. Vorsicht bei Gabe anderer Arzneimittel mit geringer therapeutischer Breite, z.B. Antiepileptika.

P: ∗ Interferon beta-1a (Avonex®): 30 μg 1 × pro Woche i.m.; ∗ Interferon beta-1a (Rebif®): 22–44 μg 3 × pro Woche s.c.; ∗ Interferon beta-1b (Betaferon®): 0,25 mg jeden 2. Tag s.c.

Glatirameracetat

Copolymer-1, synthetisches Peptid aus 4 Aminosäuren, ähnliche Zusammensetzung wie das Myelin-basische Protein (MBP), dem Hauptbestandteil der Myelinscheiden. Immunmodulator, Dämpfung des Immunsystems durch Hemmung der proinflammatorischen T-Zelllinie, die an der Auslösung einer autoimmunen Enzephalitis (Tiermodell der MS) beteiligt ist. Indiziert bei häufigen Schüben (> 2 Schübe in 2 Jahren) bei nur geringer Behinderung. Signifikante Senkung der Krankheitsaktivität nach 6 Monaten. First-Line-Therapie bei frühen Stadien.

NW: Gute Verträglichkeit. Reaktionen an der Einstichstelle bei s.c.-Injektion (auch bei Placebo). Luftnot, Herzrasen nach Injektion Dauer 30 Sekunden bis 30 Minuten.

P: * Glatirameracetat (Copaxone®): 20 mg/d s.c.

Azathioprin

Einsatz bei schubförmigem Verlauf; keine spezielle Zulassung für MS. Breites und langjähriges Anwendungswissen vorhanden, allerdings nur eine einzige Studie mit ausreichender Aussagekraft. Reduktion der Schubrate um ca. 30%, vergleichbare Wirksamkeit wie β-Interferone. Wirkungseintritt nach ca. 2–5 Monaten. Für Patienten, die eine parenterale Applikation ablehnen oder bei denen Unverträglichkeit oder Kontraindikationen (z.B. andere Autoimmunerkrankungen) vorliegen, steht Azathioprin zur Verfügung. Einschleichende Dosierung zu Beginn der Therapie; Dosisanpassung je nach Blutbild, bei fieberhaften Infekten vorübergehender Therapieabbruch; langsame Dosisreduktion über 3–6 Monate nach mindestens zweijährigem stabilem Verlauf; bei abruptem Absetzen Gefahr der Schubauslösung.

NW: Überempfindlichkeitsreaktionen wie allgemeines Krankheitsgefühl, Schwindel, Übelkeit, Erbrechen, Diarrhoe, Schüttelfrost. Beeinträchtigung der Nierenfunktion. Knochenmarkssuppression, Blutbildveränderungen, erhöhtes Infektionsrisiko.

KI: Chronische Infektionen. Überempfindlichkeit gegen 6-Mercaptopurin. Bei Leber- und Niereninsuffizienz sorgfältige Blutbildkontrolle. Schwangerschaft.

WW: Allopurinol verstärkt Wirkung und Nebenwirkung von Azathioprin (Dosisreduktion von Azathioprin um 25%); bei gleichzeitiger Impfung ist die Immunantwort supprimiert; bei gleichzeitiger Anwendung von Amino-salicylsäurederivaten (Olsalazin, Mesalazin) Verstärkung der Azathioprin-NW.

P: * Azathioprin (Imurek®): initial: 25–50 mg/d, steigernd auf 2–3 mg/kgKG p.o.

Intravenöse Immunglobuline

Immunregulatorischer Wirkmechanismus angenommen. In Studien konn-ten klinische Verbesserungen der Beschwerden gezeigt werden, jedoch ohne begleitende kernspintomographische Untersuchungen. Fragliche Do-sierung: in verschiedenen Studien bis zu zehnfache Dosisunterschiede, evtl. chargenabhängige Wirksamkeit.

NW: Gute Verträglichkeit, bei der Anwendung hoher Dosen exanthematöse Hautveränderungen; bei längerer Hochdosistherapie kardiovaskuläre Kom-plikationen.

P: * Immunglobulin G (Endobulin® Immuno): 1 × pro Monat 0,15 (–2 g)/kgKG oder initial 0,4 g/kgKG an 5 aufeinander folgenden Tagen, Booster alle zwei Monate.

Eskalationstherapie

Mitoxantron

Als Zytostatikum etabliert. Wirkung über Interaktion mit der Topoisome-rase-2 und Interkalation in die DNA. Immunsuppression durch Wirkung auf proliferierende Zellen (z.B. B-Lymphozyten). Einsatz bei Patienten mit hochfrequentem schubförmigem Verlauf und schlechter Remissionsten-denz, Therapieversagen eines β-Interferon, bei sekundär progredienten Verläufen mit rascher Progression (1 EDSS-Punkt pro Jahr). Lange Appli-kationsintervalle durch lange Halbwertszeit. Senkung der Schubrate, der kernspintomographischen Aktivität, Verbesserung des Krankheitsverlaufs.

NW: Sekundäre Amenorrhoe; Übelkeit, Erbrechen; anhaltende Knochen-markssuppression. Ab einer kumulativen Gesamtdosis von ca. 160 mg/m^2 Körperoberfläche zwingt das Risiko von Kardiomyopathien zum Absetzen.

KI: Kardiologische Vorerkrankungen; Schwangerschaft und Stillzeit.

P: * Mitoxantron (Novantron®): 5–12 mg/m^2 Körperoberfläche pro Infusion im Abstand von 3 Monaten.

Cyclophosphamid

Immunsupprimierende Wirkung durch zytotoxische Effekte auf sich rasch teilende Zellen. Kein eindeutiger Nachweis der Wirksamkeit durch Studien; keine allgemein verbindlichen Empfehlungen zur Dosierung und Therapie möglich. In besonders schweren Krankheitsverläufen als Eskalationstherapie bei Versagen anderer Therapiemaßnahmen. Dosierung unter Berücksichtigung der Gesamtleukozytenzahl. Maximale kumulative Gesamtdosis 85 g.

NW: Knochenmarksschädigung; Leberfunktionsstörungen; Kardiomyopathien.

KI: Schwere Beeinträchtigung der Nierenfunktion; Abflussbehinderung der Harnwege; akute Infektionskrankheiten; Schwangerschaft und Stillzeit.

WW: Vielfältige Wechselwirkungen (s. Polyarthritis S. 550).

P: ∗ Cyclophosphamid (Endoxan®): 600 mg/m^2 Körperoberfläche in Abständen von 4–6 Wochen.

Methotrexat

Folgsäureantagonist; immunsupprimierende Wirkung durch Hemmung der Teilung rasch proliferierender Zellen. Keine allgemeine Empfehlung für den Einsatz von Methotrexat; Einsatz bei Versagen anderer Therapiemaßnahmen.

NW: Gastrointestinale NW, Blutbildveränderungen und Leberfunktionsstörungen bei der verwendeten Dosierung selten.

KI: Schwere Leberschäden, Alkoholismus, Erkrankungen des blutbildenden Systems, schwere akute Infekte.

WW: Vielfältig (s. Psoriasis S. 573).

P: ∗ Methotrexat (Lantarel®): 1 × 7,5 mg p.o. pro Woche.

Funktionserhaltungstherapie

Frühzeitige neurologische Diagnostik und Behandlung notwendig.
  Physiotherapie/krankengymnastische Behandlung bei spastischen oder ataktischen Bewegungsstörungen, bei Miktionsstörungen (Bindegewebsmassage, Blasentraining).
  Dekubitusprophylaxe bei Rollstuhlabhängigkeit oder Bettlägerigkeit.

Antispastische Therapie zum Erhalt der Bewegungsfähigkeit und Verhinderung von Sehnenverkürzung. Die intrathekale Gabe von Baclofen
kann die Gehfähigkeit länger erhalten oder wieder herstellen. Die Dosierung gilt als erreicht, wenn Nebenwirkungen auftreten.

NW: Müdigkeit, Benommenheit, Schwindel, Schwäche, Psychosen. Überdosierung kann einen akuten Schub vortäuschen.

P: * Baclofen (Lioresal®): initial 2 × 5 mg; max. 4 × 25 mg/d; * Dantrolen
(Dantamacrin®): initial 2 × 25 mg; max. ca. 4 × 50 mg/d; * Tizanidin (Sir-
dalud®): initial 3 × 2 mg; max. ca. 24 mg/d; * Diazepam (Valium®): initial
2 × 2 mg; max. ca. 3 × 20 mg/d; * Memantine (Akatinol®): Initial 1 × 10 mg;
max. ca, 3 × 20 mg/d.

Häufige therapiebezogene Probleme

- Unterlassung einer angemessenen Therapie auf Grund hoher Kosten,
- Unterlassung einer Interferon- oder Glatirameracetat-Therapie aufgrund
  der häufigen Spritzen,
- depressive Phasen des Patienten mit Verweigerung einer Therapiemitar-
  beit.

Literatur

Klingelhäfer, J., Spranger, M.: Klinikleitfaden Neurologie, Psychiatrie. Urban und Fischer, München 1997.
Multiple Sklerose Therapie Konsensus Gruppe (Hrsg.): Immunmodulatorische Stufentherapie der Multiplen Sklerose, Dezember 2000.
Schmidt, R.M., Hoffmann, F.: Multiple Sklerose. Urban und Fischer, München 2002.

Internetadressen

www.dmsg.de: Deutsche Multiple Sklerose Gesellschaft.
www.dmsg.de/ms_stufentherapie.htm: Stufenplan der MS-Behandlung der Deutschen
Multiple Sklerose Gesellschaft.
www.ms-gateway.com: Multiple Sklerose Forum der Firma Schering.
www.ms-network.com: Multiple Sklerosis Network.

Therapieschema Multiple Sklerose

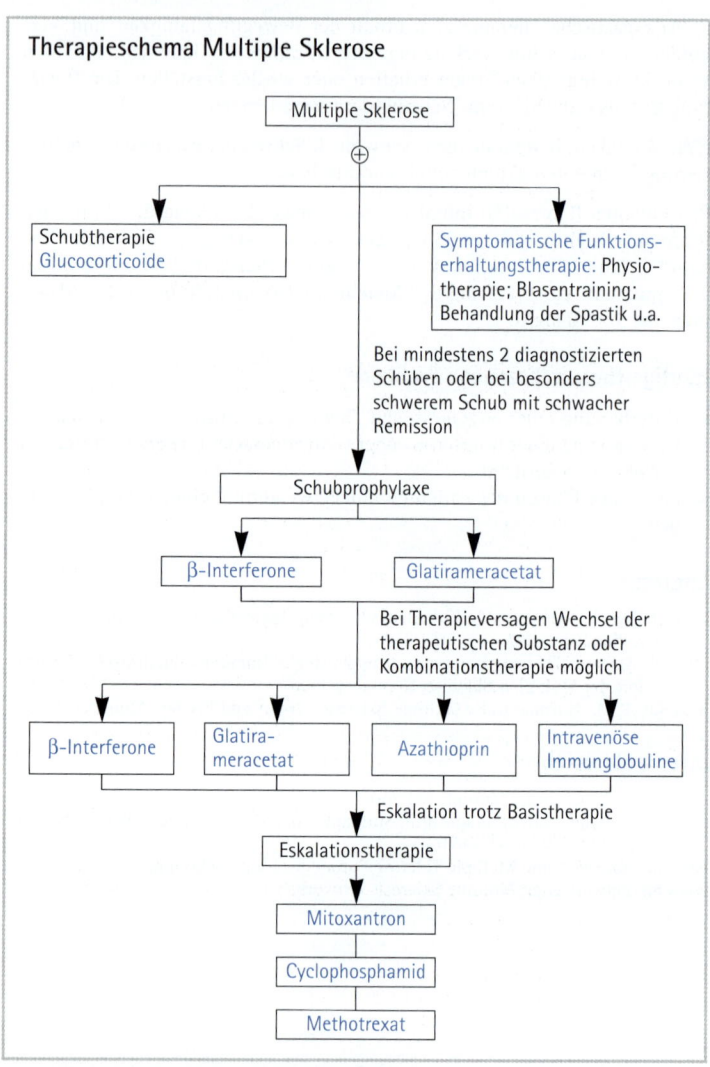

Neurodermitis Lengeling

Symptome

Atopische Dermatitis, endogenes Ekzem, atopisches Ekzem. Chronisch-rezidivierende (phasenhafte) entzündliche Hauterkrankung mit Überempfindlichkeit und Ekzembildung (Symptome s. a. Tab. 48.1).

Tab. 48.1: Symptome der Neurodermitis

Basis-symptome	Juckreiz,
	Gesäß- und Streckseitenbetonung bei Säuglingen. Bei Kindern und Erwachsenen Gelenkbeugenbetonung, Gesicht, Hals, Nacken, Schulter und Brust,
	chronischer Verlauf,
	häufige atopische Erkrankungen in Eigen- oder Familienanamnese (allergisches Asthma, allergische Rhinitis, Konjunktivitis, atopische Dermatitis).
Fakultative Symptome	Milchschorf beim Säugling: exsudativ entzündliches Ekzem mit Bildung gelblicher Krusten auf dem behaarten Kopf (Spontanremission bei etwa 50 %),
	Lichenifikation: lederartige Hautveränderungen durch Verdickung der Haut und Vergröberung der Hautfelderung,
	Sebostase mit Rötung der meist glanzlosen, trockenen Haut, oft symmetrisch,
	kleinlamellöse Hautschuppung (Kleienflechte),
	weiße Reaktion der Haut auf mechanische Reizung (weißer Dermographismus), fehlender oder abgeschwächter Rachenreflex oder Kornealreflex,
	verminderte Schweißbildung (Ausnahme: große Gelenkbeugen) mit Wärmestau und starkem Juckreiz nach Schwitzen (besonders nach Stress, weniger nach Sport) und nachts,
	abgeriebene Augenbrauen, auffällige Gesichtsblässe oder -rötung, doppelte Lidfalten, Lippenentzündung,
	Hautreaktionen mit nachfolgend erhöhtem Serum-IgE, Beeinflussung des Verlaufs durch exogene und emotionale Faktoren (s. Tab. 48.2),
	Neigung zu Hautinfektionen (Staph. aureus, Herpes simplex) durch herabgesetzte zelluläre Immunität,
	Unverträglichkeit gegenüber tierischer Wolle und Fettlösern, Nahrungsmittelintoleranzen (s. Tab. 48.2), Sensibilisierung gegen Aeroallergene (s. Tab. 48.2).

2,5–5% der europäischen und nordamerikanischen Bevölkerung (15–20% der deutschen Schulkinder) betroffen, Beginn meist im frühen Kleinkindesalter, abnehmende Intensität und Spontanheilung häufig um das 30. Lebensjahr (80%).

Häufig assoziierte Hautveränderungen: Ichthyosis vulgaris (Verhornungsstörung mit fischschuppenartig veränderter Haut, z.B. Verstärkung des Handfurchenreliefs), Keratosis pilaris (Verhornungsstörung mit spitzkegeliger Verhornung an den Haarfollikeln).

Folgen der unbehandelten Krankheit: Schwere Hautinfektionen durch Bakterien (Staphylokokken, Streptokokken) und Viren (Molluscum-contagiosum-, Warzen-, Herpes-Viren), lebensgefährliches Ekzema herpeticatum (generalisierte Hautinfektion mit Herpes simplex) möglich.

Ursachen

Zu den Ursachen siehe Tabelle 48.2.

Behandlungsindikation und Behandlungsziele

Diagnosestellung: Anamnese, klinisches Bild und Serum-IgE-Bestimmung ergeben mindestens je drei Basis- und fakultative Symptome. Zur Ermittlung der Provokationsfaktoren: Prick-Test (intrakutaner Test mit Allergenen, die IgE-vermittelte Reaktionen erfassen), Atopie-Patch-Test (Epikutantest, Pflastertest), Eliminationsdiät oder pseudoallergenarme Diät.

Behandlungsindikation: Entsprechend dem subjektiven Beschwerdebild (nässende Effloreszenzen, Juckreiz, usw.) und zur Rezidivprophylaxe.

Abgrenzung zu der Kontaktdermatitis, dem seborrhoischen und mikrobiellen Ekzem (Erw.) und der seborrhoischen Dermatitis (Säuglinge, Kleinkinder).

Therapieziel: Linderung akuter und chronischer Beschwerden, Besserung der Lebensqualität.

Basistherapie

Hautpflege

Ausgleich des durch die geschädigte Hautbarriere entstehenden Feuchtigkeitsverlustes.

Die Verträglichkeit von Externa ist unterschiedlich und muss individuell ausgetestet werden. Hautrückfettung:

Tab. 48.2: Ursachen und Auslöser der Neurodermitis

Genetische Faktoren	Familiär gehäuftes Auftreten, Vererbung der Atopie, Erkrankungsrisiko 30% bei einem erkrankten Elternteil bzw. 60% bei Erkrankung beider Eltern.
Immunologische Faktoren	Erhöhter IgE-Spiegel (70%), korrelierend mit der Schwere der Symptome, allergische Reaktionen auf Umweltallergene (sowohl IgE-vermittelte Typ-I-Reaktionen als auch T-Lymphozyten-vermittelte Typ-IV-Reaktionen).
Physiologische Faktoren	Störung der Talgsekretion (Sebostase) und der epidermalen Barriere (transepidermaler Wasserverlust, erleichterte Penetration von Fremdstoffen), Synthesestörung ungesättigter Fettsäuren, erhöhte cholinerge und vasomotorische Reaktivität, verstärkte Mediatorfreisetzung.
Exogene Faktoren	Nahrungsmittelallergene: Kuhmilch-/Hühnereiweiß, Erdnüsse, Soja Aeroallergene: Hausstaubmilben, Tierhaare, Pollen, Pilzsporen Bakterielle Allergene („Superantigene") Kontaktirritanzien: Wolle, Luftschadstoffe (z.B. Tabakrauch, Abgase), Fruchtsäuren (z.B. Zitrusfrüchte), Pseudoallergene, Nickel Klima: Frühjahr, Winter, trockene Luft.
Endogene Faktoren	Infekte, psychische Faktoren: Stress, Hormone.

▦ Häufig verwendete Salbengrundlagen: Ungt. emulsificans (aquosum), Ungt. leniens, Eucerinum anhydricum/cum aqua,

▦ Ölbäder (z.B. Linola® Öl, Balmandol®, Oleobal®, Balneum Hermal®)

▦ Harnstoff (Urea) zur Rehydrierung der Hornschicht, z.B. 3%ig, 5%ig oder 10%ig, wasserbindend, keratolytisch, proteolytisch, penetrationsfördernd, antipruriginös, schwach antiproliferativ, je nach Konzentration aber auch irritativ; vorsichtiger Einsatz bei akuten Entzündungen.

P: Ungt. emulsificans aquosum mit 5% Urea, Remederm® Widmer, Nubral®, Eucerin® TH Urea: mehrmals tgl. oder im Wechsel mit wirkstofffreien Externa.

Vermeidung der Provokationsfaktoren:

- Vermeidung von Allergenkontakten (s. u.),
- Ausschalten von hautirritativen, ernährungsbedingten und psychischen Faktoren.

Arzneitherapie

Glucocorticoide

Unterdrückung der Autoimmunreaktion, antiinflammatorische Wirkung durch Hemmung der Bildung von Entzündungsmediatoren (Arachidonsäurereprodukte und Cytokine) und Sekretionshemmung lysosomaler Enzyme.

Extern: Cremes oder Salben bei entzündlicher Symptomatik, eventuell Intervalltherapie mit Corticoidpausen (besonders bei stark wirksamen Präparaten), an Hautstellen mit erhöhter Resorption und im Gesichtsbereich möglichst nur mild wirksame Präparate, ebenso bei Säuglingen und Kleinkindern (erhöhte Resorptionsraten), keine Dauertherapie mit fluorierten Glucocorticoiden. Auf der behaarten Kopfhaut sowie an Händen und Füßen werden Langzeittherapien am besten vertragen. Das Risiko systemischer Nebenwirkungen wird durch die Verwendung von Arzneistoffen, die schon in der Haut zu unwirksamen Substanzen metabolisiert werden, reduziert (Mometason, Methylprednisolonaceponat). Außerdem sollte eine großflächige Anwendung vermieden werden. Harnstoff, DMSO und Okklusionen können die Resorption bis zum 4fachen steigern.

Intern: Kurzfristige systemische Therapie nur in Ausnahmefällen bei akuter Exazerbation und zur Vermeidung großflächiger Anwendung.

Einstieg mit ausreichend hohen Dosierungen/Wirkstärken, dann rasches Ausschleichen. Aufgrund der raschen Gewöhnung und des Wirksamkeitsverlustes sollte eine kontinuierliche Behandlung mit Glucocorticoiden generell nicht länger als 2 Wochen andauern. Präparate der Klassen I und II sind meist ausreichend.

NW extern: Hautatrophie, Teleangiektasien, Purpura durch erhöhte Gefäßbrüchigkeit, im Gesicht Akne- und Rosacea-ähnliche Entzündungen, periorale Dermatitis, selten übermäßiger Haarwuchs, übermäßige Pigmentierung, Verdecken von Infektionen, sehr selten allergische Reaktionen.

NW intern: Cushing-Syndrom (Striae, Stiernacken, Gewichtszunahme, Wachstumsstörungen bei Kindern, Osteoporose, Bluthochdruck, Hyperglykämie, erhöhte Infektneigung, Katarakt, Glaukom).

KI extern: Infektionen mit Viren, Pilzen oder Bakterien; Anwendung an Augen, auf Schleimhäuten und Wunden; Hautatrophie.

KI intern: Ulkus. Schwere Osteoporose, Diabetes mellitus, Infektionen, schwere Hypertonie und Glaukom sind relative KI. 8 Wochen vor und bis zu 2 Wochen nach Schutzimpfungen.

WW intern: Kaliummangel führt zu einer Verstärkung der Wirkung von Herzglykosiden, einer verminderten Blutzuckersenkung von Antidiabetika, einer Wirkungsminderung von oralen Antikoagulantien. Laxantien und Saluretika verstärken den Kaliumverlust. Enzyminduktoren (z. B. Phenytoin, Carbamazepin) vermindern die Glucocorticoidwirkung. Erhöhtes Risiko von GI-Blutungen mit NSAR und Salicylaten. Erhöhtes Myopathie-Risiko mit Antimalariamitteln.

P extern:

Klasse I (milde Wirkung):
∗ Hydrocortison 0,0125–2,5% (Ficortril®), ∗ Hydrocortisonacetat 1% (Cordes®), ∗ Prednisolon 0,4% (Linola H®): je 1–3 × täglich.

Klasse II (mäßig starke Wirkung):
∗ Desoxymetason 0,05% (Topisolon® mite), ∗ Betamethasonvalerat 0,025–0,05% (Betnesol-V®, Celestan-V®), ∗ Fluprednidenacetat 0,05–1% (Decoderm®), ∗ Fludroxycortid 0,025–0,05% (Sermaka®), ∗ Fluocinolonacetonid 0,025% (Jellin®), ∗ Fluocortolon und -hexanoat je 0,25% (Ultralan®), ∗ Hydrocortison 17 butyrat 0,1% (Alfason®), ∗ Triamcinolonacetonid 0,025–0,1% (Delphicort®, Volon-A®), ∗ Prednicarbat 0,25% (Dermatop®): je 1–3 × täglich.

Klasse III (starke Wirkung):
∗ Betamethasonvalerat 0,06–0,12% (Betnesol-V®, Celestan-V®), ∗ Diflucortolon-21-valerat 0,1% (Nerisona®), ∗ Desoximetason 0,25% (Topisolon®), ∗ Fluocinolonacetonid 0,2% (Jellin® ultra), ∗ Mometasonfuroat 0,1% (Ecural®), ∗ Methylprednisolonaceponat 0,1% (Advantan®): je 1–2 × täglich.

Klasse IV (sehr starke Wirkung):
∗ Clobetasol-17-propionat 0,05% (Dermoxin®), ∗ Diflucortolon-21-valerat 0,3% (Nerisona®forte): je 1–2 × täglich.

P intern: ∗ Prednisolon (Decortin® H): 40–60 mg/d p.o. über 1–2 Wochen, Dosierung langsam reduzieren.

Ciclosporin A

Blockierung der Interleukin-2-Synthese und somit Unterdrückung der Funktion der T-Helferzellen. Hemmung der Freisetzung anderer Cytokine. Einsatz nur bei sehr schweren Ausprägungen als Reservemittel.

NW: Gastrointestinale Nebenwirkungen, Tremor, Müdigkeit, Kopfschmerzen, Erhöhung der Serumspiegel von Kreatinin, Harnstoff und Leberenzymen, Fieber, Rigor, Knochenmarksdepression, erhöhtes Infektionsrisiko, dosisabhängig auch cholestatische Hepatitis, Nephrotoxizität, übermäßiger Haarwuchs (Hypertrichose), Zahnfleischwucherungen (Gingivahyperplasie), Parästhesien, arterielle Hypertonie. Gelegentlich Überempfindlichkeitsreaktionen, Exantheme, Hyperurikämie, Gicht, Gewichtszunahme, Hyperkaliämie, Hypomagnesiämie, Ödeme, Ulzera, Hyperglykämie, erhöhte Krampfneigung, Dysmenorrhoe. Selten Myalgien, Arthralgien, Arrhythmien.

KI: Eingeschränkte Leber- und Nierenfunktion, schwere Infektionen, Hyperurikämie, Blutbildungsstörungen. Während der Therapie ist eine Kontrazeption sowohl für die Frau als auch den Mann erforderlich.

WW: Immunsuppressiva, additive Nierenschädigung durch andere nephrotoxische Substanzen (Aminoglykoside, Amphotericin B, Ciprofloxacin, Melphalan, Trimethoprim, Vancomycin, NSAR). Orlistat senkt durch Hemmung der Fettsäureresorption die Bioverfügbarkeit. Lebendimpfstoffe sollten während der Therapie nicht verabreicht werden. Eine Erhöhung der Kaliumspiegel (Ernährung, Diuretika) sollte vermieden werden. Wirkungsverstärkung durch Stoffe, die Cytochrom-P-450 3A4 (CYP 3A4) hemmen (Makrolide, Ketoconazol, Calciumkanalblocker, orale Kontrazeptiva, Grapefruitsaft) und Wirkungsverminderung durch Arzneistoffe, die CYP 3A4 induzieren (Antiepileptika, Rifampicin, Metamizol). Wirkungsverstärkung von Digoxin, Prednisolon und Statinen.

P: * Ciclosporin A (Sandimmun®): 2,5–5 mg/kgKG i.v.

H_1-Antihistaminika

Verhinderung der Histaminwirkung an Gefäßen, glatter Muskulatur, Nerven und Entzündungszellen durch Blockade von H_1-Rezeptoren, z.B. Vermeidung von Vasodilatation und Gewebeödem (Quaddeln und Juckreiz).

Neuere Antihistaminika zeigen einen weniger antipruriginösen Effekt, lösen jedoch seltener NW aus. Hydroxyzin oder Promethazin werden aufgrund ihrer gleichzeitig beruhigenden, angstlösenden bzw. sedierenden Wirkung bei starken Juckreizkrisen eingesetzt.

Systemische Therapie über ca. 4 Wochen.

NW: Sedierung, cholinerge Wirkungen (Mundtrockenheit, Obstipation, Gewichtszunahme, Miktions- und Erektionsstörungen), selten Überempfindlichkeitsreaktionen, paradoxe Reaktionen wie Erregtheit, epileptische Anfälle und Schlaflosigkeit.

KI: Kinder unter 2 Jahren (Ausnahme Dimetinden: Nicht bei Säuglingen unter 1 Monat), Einnahme in Schwangerschaft vermeiden (außer Clemastin).

WW: Potenzierung zentraler Wirkungen in Kombination mit Alkohol und anderen zentral wirksamen Arzneimitteln.

P: Neue Generation: * Desloratadin (Aerius®): 1 × 5 mg; Cetirizin (Zyrtec®): 1 × 10 mg; * Levocetirizin (Xusal®): 1 × 5 mg; * Fexofenadin (Telfast®): 120–180 mg.

Erste Generation: Clemastin (Tavegil®): 1 × 1 mg abends; * Hydroxyzin (Atarax®): 1 × 25 mg abends; * Dimetinden (Fenistil®): 3 × 0,5–2 mg abends.

Tacrolimus, Pimercrolimus

Lokal angewandte Immunsuppressiva zur kurzzeitigen und intermittierenden Langzeitbehandlung bei Patienten, die auf herkömmliche Therapien nicht ansprechen oder mit unerwünschten NW reagieren. Anwendung der 0,1%igen Tacrolimus-Salbe bei Erwachsenen, 0,03%ig bei Kindern ab 2 J. Pimecrolimus (1%) bislang nur in den USA erhältlich, vermutlich ab Ende 2002 auch in der BRD.

NW: Hautreizung und -erwärmung. Infektanfälligkeit, Reaktivierung von Herpes-Viren.

P: Tacrolimus (Protopic®), Pimecrolimus (Elidel®).

Bufexamac

Lokal angewandte nicht-steroidale Antiphlogistika sind eine Alternative zur topischen Glucocorticoidbehandlung bei leicht entzündlichen Hautbildern.

NW: Gelegentlich Überempfindlichkeitsreaktionen.

P: * Bufexamac (Parfenac®): 2–3 × täglich.

Cardiospermum halicacabum

Kraut einer Schlingpflanze mit antientzündlichen Inhaltsstoffen als Cortisonalternative. Wirksamkeit nicht abschließend bewertet.

NW: Selten Überempfindlichkeitsreaktionen.

KI: Neugeborene und unreife Frühgeborene.

P: Halicar® Salbe oder Creme: 3 × täglich.

Desinfizientien

Desinfektion bei akuten Hautentzündungen und Infektionen.

NW: Nicht gelöste Farbstoffkristalle führen zu Nekrosen der Haut, Wäscheverfärbungen.

P: Kristallviolett 0,1–0,3 %, Brilliantgrün (1–2 % Diamantgrün in Wasser oder 70 %igem Alkohol).

Teerpräparate

Pix lithantracis, Liquor carbonis detergens. Gemisch aus polyaromatischen Kohlenwasserstoffen u. a. organischen Bestandteilen. Antipruriginös, antiinflammatorisch, antiproliferativ. Überlagernder Einsatz mit Glucocorticoiden (Steroide ausschleichen, Teerpräparate einschleichen). Steinkohlenteerhaltige Präparate werden aufgrund ihres potentiell mutagenen Potentials seltener angewandt. Unangenehmer Geruch, Wäschefärbung.

NW: Entzündungen der Haarfollikel bei Anwendung auf behaarter Haut, Phototoxizität, im Tierversuch mutagen.

KI: Akute Dermatitis, exsudative Psoriasis, Psoriasis pustulosa.

P: Steinkohleteerextrakt (Liquor carbonis detergens 5 % oder 10 % in z. B. Ungt. leniens), Steinkohlenteerdestillat (Teer-Linola® Fett), Pix lithantracis 3–5 % in Pasta Zinci (mollis).

Bituminosulfonate

Wasserlösliche, schwefelreiche Salze aus Schieferöl mit entzündungshemmender und juckreizstillender Wirkung, Teergeruch. Einsatz vor allem bei Schuppenbildung am Kopf und Juckreiz.

NW: Unverträglichkeitsreaktionen und Kontaktallergien (Einzelfälle).

KI: Anwendung am Auge.

WW: Wirkungsverstärkung bzw. -abschwächung anderer Kopfhauttherapeutika.

P: Natriumbituminosulfonat (Ichthoderm® Creme): mehrmals wöchentlich.

Lokalanästhetika

Salben- oder Bäderzusatz zur Unterdrückung des Juckreizes, Anwendung nicht länger als 14 Tage.

NW: Sehr selten Überempfindlichkeitsreaktionen.

P: Polidocanol 3–5% (Optiderm®, Eucerin Ölbad): 2 × täglich.

Unterstützende Therapie

UV-Therapie

Unterstützende Therapie, Medikamente sollten u. U. vorher abgesetzt werden.

Kombinationen aus UV-A und UV-B nach Bestimmung der minimalen Erythemdosis mit allmählicher Dosissteigerung. Anwendung 4–5 × pro Woche über 6–8 Wochen.

Hochdosiertes UV-A1-Licht bei akuter Exazerbation 4 × pro Woche über 4–5 Wochen.

NW: Austrocknen der Haut.

Hyposensibilisierung

Nur bei pulmo-konjunktivaler oder bronchialer Symptomatik, nicht bei bestehender atopischer Dermatitis (Verschlimmerung der Hautsymptomatik).

Psychotherapie

Bei psychosomatischen Ursachen kann eine psychotherapeutische Unterstützung oder Entspannungstechniken (z. B. autogenes Training) hilfreich sein. In schweren Krisen werden auch Psychopharmaka wie Benzodiazepine oder Promethazin (Atosil®) mit gleichzeitig antihistaminerger Wirkung eingesetzt (s. Angsterkrankungen S. 43, Schizophrenie S. 601).

Unterstützung in der Selbstmedikation

Verhaltensmaßnahmen

- Staubarme Wohnung: Staubfänger beseitigen (Teppich, Gardinen, Plüschtiere), Milben-abweisende Bettwäsche verwenden, Entfernen von Bettfedern, häufiges Reinigen der Matratzen.
- Räume von Schimmel sanieren.
- Absenkung der Wohnraumtemperatur, Erhöhung des Feuchtigkeitsgehaltes der Luft, häufiges Lüften (Vorsicht: Pollenflug).
- Keine Haustiere.
- Bei starkem Pollenflug bei geschlossenem Fenster schlafen, vor dem Schlafengehen Körper und Haare kurz abduschen und nachfetten.
- Nicht Rauchen.
- Sachgerechte Kleidung (keine Wolle, keine Pelze), reine Kunstfasern sind aber aufgrund des Feuchtigkeits- und Hitzestaus auch ungünstig, in der Regel wird reine Baumwolle am besten vertragen.
- Nicht in chlorhaltigem Wasser schwimmen. In öffentlichen Schwimmbädern besteht die Gefahr der Infektion mit Viren der Pocken-Gruppe (Molluscum contagiosum) und HPV-Viren. Nach dem Baden gut eincremen (siehe Basistherapie).
- Kontakt mit alkalischen Substanzen (Seifen, Wasch- und Spülmittel) meiden.
- Berufswahl: keine Berufe mit verschmutzender und hautbelastender Tätigkeit sowie Allergenexposition.
- Klimatherapie (mind. 4 Wochen in Reizklima wie z. B. Nordsee oder Hochgebirge), salzhaltiges Meerwasser wird nicht in allen Fällen vertragen.
- In vielen Fällen können Sonnenbäder oder künstliche UV-Bestrahlung die Beschwerden lindern (nicht bei Säuglingen).
- Schwangerschaft: Zufuhr von Probiotika (z. B. Lactobacillus) kann das Risiko einer Neurodermitis beim Neugeborenen evtl. reduzieren.
- Säuglinge sollten falls möglich 6 Monate gestillt werden, Zufütterung erst nach dem 6. Monat (zunächst Kartoffeln, Karotten, Bananen, dann anderes Obst und Gemüse, ab 1. Lebensjahr erst Eier, Fisch und Zitrusfrüchte).
- Kurzschneiden der Säuglings-Fingernägel, um Kratzeffekte zu vermindern, evtl. Baumwollhandschuhe.
- Bei Kuhmilchallergie: Ersatzprodukte (Vorsicht bei Soja: häufige Kreuzallergie und Unterversorgung mit Iod, Calcium, Vitamin D, Eisen und Eiweißen).

Hautreinigung

- Möglichst geringe Entfettung der Haut, nicht zu häufig baden und duschen.
- Keine parfümierten Seifen, Tenside in flüssiger Form oder Syndets verwenden, sondern milde waschaktive Substanzen (Betaine, Glycinderivate, Eiweiß-Fettsäure-Kondensationsprodukte).
- Reinigung des Intimbereichs und des Gesichtes mit Wasser, ggf. mit einer festen Seife oder Syndet (z. B. Seba med®, Dermowas®).
- Reinigung des Körpers mit Ölbädern (Linola-Fett®, Balneum Hermal® oder 1 EL Olivenöl in das Badewasser), kurz abduschen, alternativ Öl-Tensid-Kombinationen (Eucerin® pH5 Duschöl).
- Generell ist Duschen besser als Baden, Bäder dürfen nicht zu lang und nicht zu heiß sein. Keine Schaumbäder. Ein Zusatz von 3–5% Kochsalz zum Badewasser hilft zum Ablösen von Schuppen z. B. bei Ichthyosen, ein Zusatz von weißer Tonerde (Bolus alba, 250 g/Vollbad) wirkt entzündungshemmend und juckreizstillend, Gerbstoffe bei nässenden Ekzemen.
- Nach der Hautreinigung rückfetten (siehe Basistherapie).

Naturheilverfahren

Ergänzende Therapien sind:

- Phytotherapie: Gamma-Linolensäure aus Nachtkerzensamenöl (Oenothera biennis) oder Borretschöl (Boraginis officinalis). Epogam®, Gammacur®, 2 × 1–3 g p.o. über mindestens 6–8 Wochen oder in Cremes.
- Volksmedizin: Kalte, feuchte Umschläge mit abgekühltem schwarzen Tee, Gerbstoffextrakten (Eichen- oder Buchenrinde) oder Kamillenblütenextrakt, Vorsicht: Austrocknen der Haut.
- Gerbstoffe (Tannolact®, Tannosynt®) wirken entzündungshemmend.
- Homöopathische Salben oder Cremes: Cardiospermum D3 (starker Juckreiz), Mahonia aquifolium (trockene Schuppung), Daphne mezereum D6 (nässendes Ekzem mit Krustenbildung), Kreosotum D6 (blutende, übel riechende Hautabschürfungen), Nerium oleander D6 (nässendes Ekzem mit Juckreiz, insbes. Kopf), Viola tricolor D3 (trockenes Ekzem). Bei höheren Potenzen kann es zu Erstverschlimmerungen kommen, die ärztlicher Kontrolle bedürfen.

Häufige therapiebezogene Probleme

- Psychische Komponente beachten. Nicht das Krankheitsbild behandeln, sondern den Patienten: Der Patient soll sich „in seiner Haut wohl fühlen": Anleitung zum richtigen Umgang mit der Haut und den individuellen Eigenerfahrungen, die jeder Patient macht.
- Compliance-Probleme durch Cortisonangst: richtige Beratung!
- Der Leidensdruck vieler Neurodermitis-Patienten wird mit der Werbung für ungesicherte Therapieverfahren ausgenutzt.
- Die Anwendung von Harnstoff in Form einer Eigenurinbehandlung kann nicht empfohlen werden.

Literatur

Altmeyer, P.: Therapielexikon Dermatologie und Allergologie. Springer, Berlin 1998.
Caesar, W.: Ganzheitliche Therapiekonzepte. Deutsche Apotheker Zeitung, 141 (2001), H. 27, 59–59.
Fessler, B.: Probiotika zur Prävention? Deutsche Apotheker Zeitung, 141 (2001), H. 29, 32.
Frölich, J.C., Kirch, W.: Praktische Arzneitherapie. 2. Aufl. Springer, Berlin 2000.
Pschyrembel – Therapeutisches Wörterbuch. 2. Aufl. De Gruyter, Berlin 2001.
Rassner, G.: Dermatologie, Lehrbuch und Atlas. 6. Aufl. Urban und Fischer, München 2000.
Rote Liste. Editio Cantor Verlag, Aulendorf 2002.
Sterry, W., Paus, R.: Checkliste Dermatologie, 3. Aufl. Thieme, Stuttgart 1999.

Therapieschema Neurodermitis

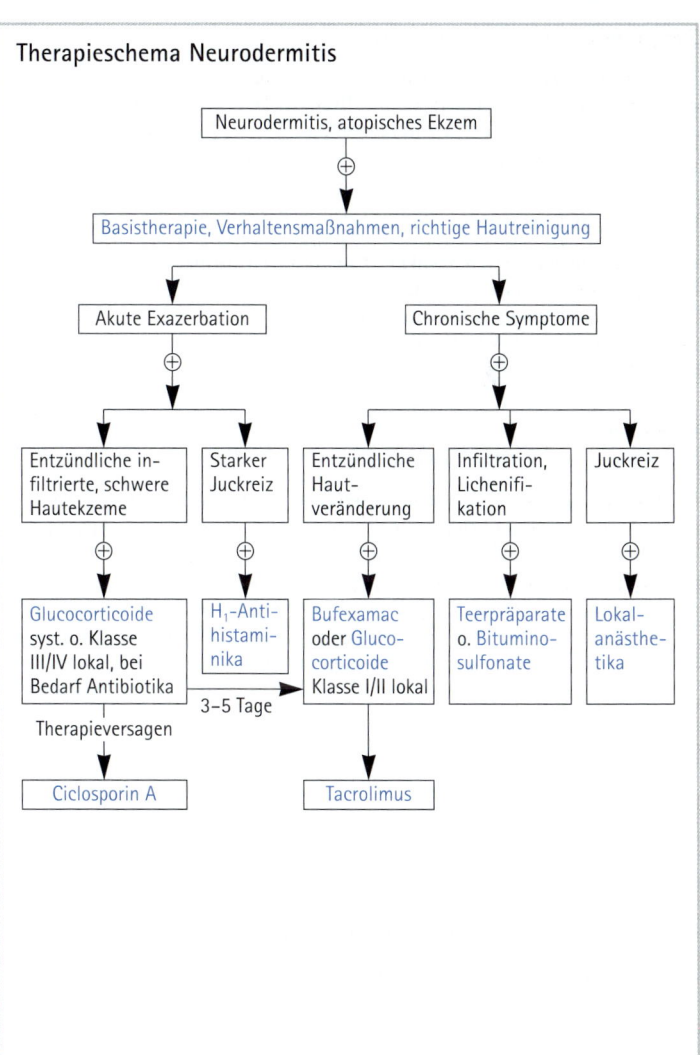

Obstipation

Symptome

Darmträgheit, Verstopfung. Regelmäßig auftretender harter Stuhl, niedrige Stuhlfrequenz (< 2 × pro Woche) mit Beschwerden beim Stuhlgang.

Einteilung nach Dauer der Beschwerden:

- akute Obstipation,
- passagere Obstipation,
- chronische Obstipation.

Folgen der unbehandelten Krankheit: Bei akuter Obstipation durch mechanische Stenosen vollständige Obstruktion möglich (mechanischer Ileus) – sofortige Krankenhauseinweisung notwendig. Bei chronischer Obstipation Entwicklung einer Divertikulitis, Hämorrhoiden durch zu starkes Pressen, evtl. erhöhtes Risiko für kolorektale Karzinome.

Ursachen

Ursachen der Obstipation können sein:

- stenosierende Prozesse: Kolonkarzinom, Divertikulitis, Verlegung des Darmlumens durch Darmwandprozesse (z. B. Polypen, Morbus Crohn s. S. 460), intraluminale Hindernisse (Würmer, Fremdkörper),
- habituelle Probleme: ballaststoffarme Ernährung, geringe Flüssigkeitsaufnahme, Bewegungsmangel, psychische Faktoren, Änderungen der Lebensgewohnheiten (z. B. im Urlaub): häufigste Ursache für Obstipation,
- metabolische und endokrine Störungen: Hypokaliämie (auch durch Laxantienabusus), Hypercalcämie, Hypothyreose, diabetische Polyneuropathie, Schwangerschaft,
- sonstige Ursachen: neurogene Erkrankungen (Multiple Sklerose s. S. 482, Morbus Parkinson s. S. 520, ZNS-Tumor),
- medikamentöse Ursache: Opiate, Codein, Psychopharmaka, aluminiumhaltige Antazida, Diuretika (Hypokaliämie), Colestyramin, Antcholinergika, chronischer Laxantienabusus, Antiepileptika, Neuroleptika, Sedativa u. a.

Behandlungsindikation und Behandlungsziele

Behandlungsindikation: Besteht bei Diagnose von Grunderkrankungen, bei chronischer Opioidgabe und bei starken Beschwerden durch Obstipationssymptome.

Diagnosestellung: Anamnese, körperliche Untersuchung, Labor, evtl. Rekto- bzw. Koloskopie bei entsprechendem Verdacht oder wenn eine symptomatische Therapie nach 14 Tagen erfolglos bleibt.

Therapieziel: Regelmäßige Stuhlentleerung (mind. 2 × pro Woche) ohne Notwendigkeit des starken Pressens.

Basistherapie

Aufklärung über normalen Stuhlgang, über die Harmlosigkeit einer Obstipation durch Ernährungsfehler.

Es ist zu achten auf:

■ Umstellung auf ballaststoffreiche Kost: viel frisches Obst und Gemüse, Vollkornbrot, kein Zucker, keine Süßigkeiten, 6 kleine statt 3 große Mahlzeiten.
■ Viel trinken: 2–3 L pro Tag, Trinkmenge zur Selbstkontrolle protokollieren.
■ Stuhldrang sofort nachgehen: innerhalb weniger Minuten nach Einsetzen des Stuhldrangs Toilette aufsuchen. Nicht pressen, Entspannung des Schließmuskels sollte reichen, um Stuhl zu entleeren.
■ Regelmäßige körperliche Bewegung.

Arzneitherapie

Quellmittel

Nicht-resorbierbare Substanzen, die im Darm Wasser adsorbieren, quellen und lösen dadurch den Defäkationsreiz aus. Ersatz bei ballaststoffarmer Nahrung. Ausreichende Flüssigkeitszufuhr (2–3 L pro Tag) ist Voraussetzung für die Wirkung. Cave: Darmverschluss! Einschleichend (und ausschleichend) dosieren, um NW, vor allem Blähungen, zu vermeiden. Enddosierung: 2–4 Essl. über den Tag verteilt einnehmen. Bei nicht ausreichender Wirkung Umstieg auf Quellmittel mit hohem Quellvermögen. Wirkungseintritt nach 6–12 Stunden.

NW: Blähungen, Magen-Darm-Beschwerden.

KI: Ileus.

WW: Die Resorption von Arzneimitteln kann verzögert sein, Einnahmeabstand von 2 Stunden einhalten.

P: Niedriges bis mittleres Quellvermögen: Weizenkleie (Kousa® Weizen-kleie), Leinsamen (Linusit® Creola), Haferkleie (Resana® Haferkleie).
Hohes Quellvermögen:
Plantago-ovata-Samen (Mucofalk®), Makrogole (Isomol®).

Lactulose

Osmotisch wirksame Substanz, Bindung von Wasser führt zur Erweichung und Vermehrung des Darminhalts. Verstoffwechselung durch Darmbakterien in die Peristaltik anregende Säuren. Einsatz, wenn Quellmittel keine ausreichende Wirksamkeit zeigen. Lactulose einschleichend dosieren, bis die gewünschte Stuhlfrequenz erreicht ist. Dauereinnahme möglich. Wirkungseintritt nach 2–10 Stunden. Bei Absetzen Dosierung ausschleichen.

NW: Magen-Darm-Schmerzen, Blähungen, Übelkeit, Erbrechen, Durchfälle bei Überdosierung. Bei langfristiger Anwendung Kaliumverlust beachten.

KI: Darmverschluss, entzündliche Darmerkrankungen. Galaktoseintoleranz.

WW: Bei langfristiger Einnahme verstärkter Kaliumverlust durch gleichzeitige Anwendung von Diuretika, Glucocorticoiden, Carbenoxolon, Amphotericin B. Verstärkte Wirkung von Herzglykosiden durch Kaliummangel.

P: Lactulose (z. B. Bifiteral®): $1–2 \times 5–10$ g/d.

Glycerol

Osmotisch wirksame Substanz, rektale Anwendung bei gefülltem Enddarm. Bindung von Wasser führt zur Erweichung des Darminhalts.

NW: Reizungen im Enddarm möglich.

KI: Ileus, unklare Bauchschmerzen.

P: Glycerol (Glycilax® Suppositorien): $1 \times 1–2$ g.

Antiresorptive und hydragoge Laxantien

Hemmung der Wasserresorption aus dem Darmlumen (antiresorptiv), Förderung des Wassereinstroms in das Darmlumen (hydragog), dadurch Erweichung und Vermehrung des Darminhalts. Zur kurzfristigen Anwendung (maximal 14 Tage) bei akuter Verstopfung. Wirkungseintritt: Rizinusöl 2 h, Natriumpicosulfat 4–6 h, Bisacodyl rektal 30–60 Mi., oral 10 h, Antrachinone 8–10 h.

NW: Bei langfristiger Einnahme und Überdosierung Elektrolytverluste möglich: Muskelschwäche, Störungen der Herzfunktion.

KI: Darmverschluss, entzündliche Darmerkrankungen.

WW: Bei langfristiger Einnahme verstärken Diuretika und Glucocorticoide den Kaliumverlust. Durch Kaliumverlust Wirkungsverstärkung der Herzglykoside.

P: Rizinusöl (Laxopol®): 3–5 g abends; Bisacodyl (Dulcolax®): 10 mg abends; Natriumpicosulfat (Laxoberal®): 5–10 mg abends.

Salinische Laxantien

Stark osmotisch wirksame Substanzen, Reservemedikation. Anwendung oral oder als Klysma.

NW: Breiige Stühle, Diarrhoe; bei chronischer Anwendung Elektrolytverluste und Obstipation.

KI: Eingeschränkte Nierenfunktion, Störungen des Wasser- und Elektrolythaushalts. Ileus, abdominelle Schmerzen unklarer Ursache.

WW: Verminderte Resorption durch Magnesium, Eisen, Tetracycline, Natriumfluorid, Isoniazid, Chlorpromazin, Digoxin. Bei langfristiger Anwendung WW durch Elektrolytverluste.

P: Glaubersalz, Bittersalz (FX® Passagesalz), Natrium-mono/di-hydrogenphosphat (Practo-Klyss®, Klysma® salinisch).

Häufige therapiebezogene Probleme

- Laxantienabusus in der Selbstmedikation führt zur Verstärkung und Chronifizierung der Obstipation, statt zur Behandlung.
- Mangelnde Bereitschaft zur Ernährungsumstellung.
- Abbruch des Versuchs mit Ballaststoffen wegen Blähungen und Magen-Darm-Beschwerden.
- Nicht ausreichende Flüssigkeitsaufnahme.
- Falsche Vorstellungen von regelmäßigem Stuhlgang, kein täglicher Stuhlgang erforderlich, keine „Darmreinigung" notwendig.

Literatur

Arzneimittelkommision der deutschen Ärzteschaft (Hrsg.): Empfehlungen zur Therapie von Fettstoffwechselstörungen, Arzneiverordnung in der Praxis. 2. Aufl. 1999.

Berthold, H. (Hrsg.): Klinikleitfaden Arzneimitteltherapie. Urban und Fischer, München 1999.

Gesenhues, St., Ziesché, R. (Hrsg.): Praxisleitfaden Allgemeinmedizin. 3. Aufl. Urban und Fischer, München 2001.

Mutschler, E.: Arzneimittelwirkungen. 8. Aufl. Wissenschaftliche Verlagsgesellschaft, Stuttgart 2001.

Pschyrembel – Klinisches Wörterbuch. 259. Aufl. De Gruyter, Berlin 2001.

Pschyrembel – Therapeutisches Wörterbuch. 2. Aufl. De Gruyter, Berlin 2001.

Rote Liste. Editio Cantor Verlag, Aulendorf 2002.

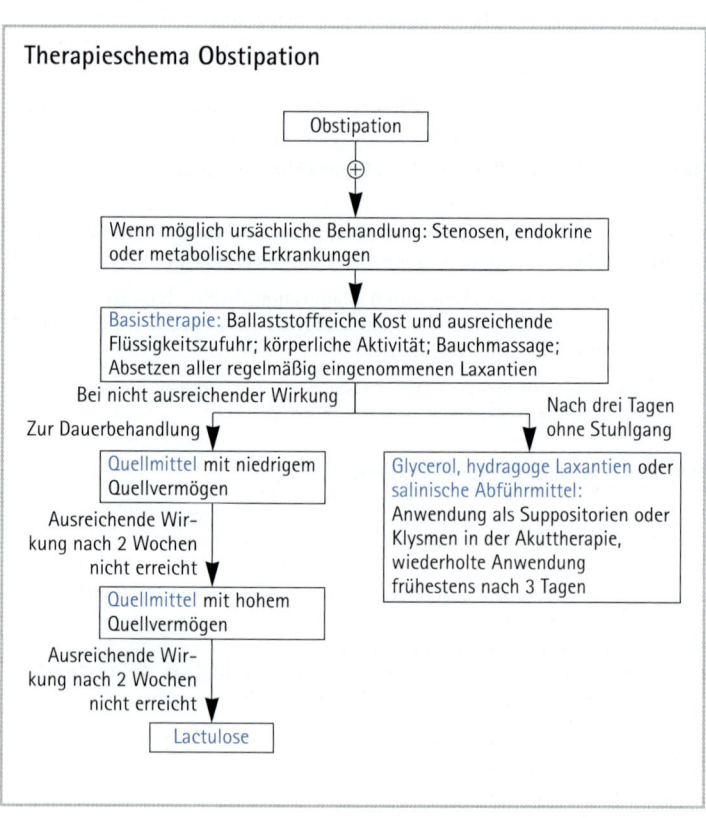

Therapieschema Obstipation

Obstipation

⊕

Wenn möglich ursächliche Behandlung: Stenosen, endokrine oder metabolische Erkrankungen

Basistherapie: Ballaststoffreiche Kost und ausreichende Flüssigkeitszufuhr; körperliche Aktivität; Bauchmassage; Absetzen aller regelmäßig eingenommenen Laxantien

Bei nicht ausreichender Wirkung

Zur Dauerbehandlung

Nach drei Tagen ohne Stuhlgang

Quellmittel mit niedrigem Quellvermögen

Glycerol, hydragoge Laxantien oder salinische Abführmittel: Anwendung als Suppositorien oder Klysmen in der Akuttherapie, wiederholte Anwendung frühestens nach 3 Tagen

Ausreichende Wirkung nach 2 Wochen nicht erreicht

Quellmittel mit hohem Quellvermögen

Ausreichende Wirkung nach 2 Wochen nicht erreicht

Lactulose

Symptome

Systemische Skeleterkrankung mit Verminderung der Knochenmasse und Knochenstabilität. Erhöhtes Risiko für Frakturen bei geringer Belastung, chronische Rückenschmerzen, Myogelosen (Muskelverhärtung) der Rückenmuskulatur, Verlust an Körpergröße. Betroffen sind meist Frauen nach der Menopause.

Folgen der unbehandelten Krankheit: Gehäufte Frakturen, Schmerzen und Deformierungen, vor allem der Wirbelsäule (Witwenbuckel), Bewegungseinschränkungen, Tod durch Komplikationen nach Hüftgelenksfraktur.

Ursachen

Störung des Knochenstoffwechsels, des Gleichgewichts zwischen Knochenaufbau und Knochenabbau (s. auch Tab. 50.1):

- **Knochenaufbau** durch Tätigkeit der Osteoblasten; gefördert durch physikalische Reize, Parathormon, Prostaglandin E2, Östrogene, Androgene, Somatotropin, Schilddrüsenhormone T3, T4, IGF-1, Fluoride; gehemmt durch Glucocorticoide.
- **Knochenabbau** durch Tätigkeit der Osteoklasten, gefördert durch Abfall der Östrogenblutspiegel und damit verringerte Sekretion von Calcitonin; gehemmt durch Calcitonin, Biphosphonate.

Im Gegensatz zu Rachitis und Osteomalazie liegt bei Osteoporose keine Mineralisierungsstörung vor.

Behandlungsindikation und Behandlungsziele

Behandlungsindikation: Besteht bei Osteoporose ab Stadium I, also ab einer Reduktion der Knochendichte um mehr als 2,5 Standardabweichungen (SD) vom Mittelwert der Knochendichte eines jungen Erwachsenen (s. zur Einteilung Tab. 50.2)

Diagnosestellung:

- Laboruntersuchungen: Ca^{2+}, Phosphat, alkalische Phosphatase, Hydroxyprolin und Calcium im Urin; alkalische Phosphatase und Osteocalcin im Serum; zur Einschätzung der Knochenresorption Deoxypyridinolin im Urin und Serum, tartratresistente alkalische Phosphatase und Prokollagene im Serum.

Tab. 50.1: Ursachen und Risikofaktoren der unterschiedlichen
Osteoporoseformen

Formen der Osteoporose	Ursachen und Risikofaktoren
Primäre Osteoporose (95% aller Erkrankungen)	
Postmenopausal (80%) bei Frauen: erhöhter Knochenmineralsalzumsatz (high-turnover-Osteoporose); Typisch sind: Wirbelverformungen, Wirbelkörperfrakturen, distale Radiusfrakturen	Geringe maximale Knochenmasse bis zum 3. Lebensjahrzehnt
	Genetische Faktoren, verminderte Calcium- und Vitamin-D-Aufnahme, mangelnde Bewegung, ungesunder Lebensstil meist in Kombination mit Rauchen, vermehrter Alkoholzufuhr, sitzender Tätigkeit
Senil bei Frauen und Männern: langsamer Knochenmineralsalzverlust (low-turnover-Osteoporose) Typisch sind: Oberschenkelhalsfrakturen	Bei Frauen zusätzlich: Östrogenmangelzustände z.B. durch Anorexie, Leistungssport, Hyperprolaktinämie, frühe Menopause. Größtes Risiko bei dünnen, zierlichen Frauen
Sekundäre Osteoporose (5% aller Erkrankungen)	
Endokrin, metabolisch	Z.B. Cushing-Syndrom I, Hyperthyreose, Hypogonadismus, Hyperparathyroidismus, Akromegalie, Diabetes mellitus, Homocystinurie
Iatrogen, medikamentös	Z.B. Glucocorticoide, Heparine, Schilddrüsenhormone, GnRH-Agonisten, Danazol, Glutethimid, Laxantien, Colestyramin
Gastrointestinal, diätetisch	Z.B. Malabsorption, Maldigestion, Gastrektomie, Fehlernährung (Mangelaufnahme an Calcium, Phosphat, Vitamin D, Vitamin C, Protein; chronischer Alkoholabusus)
Myelogen, onkologisch	Z.B. Plasmozytom, Mastozytose, lymphoproliferative Erkrankung, diffuse Knochenmarkkarzinose
Parainfektiös, immunogen	Z.B. Rheumatoide Arthritis, Enteritis regionalis Crohn
Inaktivität, Immobilisation	Z.B. Bettruhe, Hemiplegie, Paraplegie
Hereditäre Bindegewebserkrankung	Z.B. Osteogenesis imperfecta, Marfan-Syndrom, Ehlers-Danlos-Syndrom
Komplexe Osteopathien	Renale Osteopathie, intestinale Osteopathie

Tab. 50.2: Einteilung der Osteoporose in klinische Stadien

Klinisches Stadium	Kriterien
0: Osteopenie, präklinische Osteoporose	Knochenmineralgehalt vermindert: T-Score: −1 bis −2,5 SD, keine Frakturen
I: Osteoporose ohne Frakturen	Knochenmineralgehalt vermindert: T-Score: < −2,5 SD, keine Frakturen
II: Osteoporose mit Frakturen	Knochenmineralgehalt vermindert, 1–3 Wirbelkörperfrakturen ohne adäquates Trauma
III: fortgeschrittene Osteoporose	Knochenmineralgehalt vermindert, multiple Wirbelkörperfrakturen, häufig extraspinale Frakturen

T-Score: Abweichung der Knochendichte vom Mittelwert junger gesunder Erwachsener in Standardabweichung (SD), absolute Werte abhängig von Methode und Gerät

- Röntgenologische Untersuchung der Brust- und Lendenwirbelsäule: vermehrte Strahlentransparenz (erst ab 30 % Mineralsalzverlust kann eine vermehrte Strahlendurchlässigkeit sicher erkannt werden), Fischwirbel, Keilwirbel.
- Ultraschallmessung der Knochendichte, bzw. -steifigkeit, z.B. am Fersenbein; noch in wissenschaftlicher Erprobung. Günstiger, wenig invasiver Schnelltest, bei großer Abweichung vom Mittelwert weitere Untersuchungen notwendig.
- Untersuchung anderer Knochen: z.B. Single-Photon-Absorptiometrie (SPA), Single-X-ray-Absorptiometrie (SXM) für appendikale Knochen, Dual-X-ray-Absorptiometrie (DXA) für axiale Knochen, evtl. quantitative Computertomographie (QCT) zur Knochendichtemessung (Aussagekraft der Methoden ist zurzeit mangels definierter Standards limitiert und steht in keinem Verhältnis zu Aufwand und Kosten).

Ziel der Osteoporoseprophylaxe:

- Förderung der Knochenmasse im jungen Alter,
- Minimierung des postmenopausalen altersbedingten Knochenabbaus.

Therapieziel:

- Aufhalten des Knochenabbaus, Wiederaufbau der Knochensubstanz,
- Verringerung des Frakturrisikos,
- Funktionserhaltung,
- Verringerung von Knochenschmerzen.

Prophylaxe und Basistherapie

Beeinflussung der Knochenmasse durch gesunde Ernährung, ausreichende Bewegung und – speziell für Frauen – Hormonersatztherapie (s. Klimakterium S. 311).

Ernährung

- Calcium: empfohlene Calciumzufuhr 1–1,5 g täglich, Hauptquelle Milch und Milchprodukte (100 g Vollmilch enthalten 120 mg Calcium) calciumreiche Mineralwässer, Calciumaufnahme wird ungünstig beeinflusst durch phosphathaltige Lebensmittel (Wurst, Cola), oxalsäurehaltiges Gemüse (Spinat, Rharbarber, Mangold) und ungeschrotete Getreidekörner (Frischkornmüsli).
- Vitamin D: aktives Vitamin D kann vom Körper synthetisiert werden aus Ergosterin (Vitamin D_2, in Eidotter, Hefe, Seefisch, Leber) oder körpereigenem 7-Dehydrocholesterol (mit Hilfe von UV-Licht, 10 Minuten Aufenthalt im Freien pro Tag genügen).
- Mäßiger Alkoholgenuss oder Alkohol ganz meiden, denn Alkohol beeinflusst den Calciumhaushalt und die Knochenmasse negativ.

Bewegung

- Aufbau der Knochenmasse im Kindes- und Jugendalter, kurze, häufige und intensive Bewegungen bei dynamischen Sportarten (Sprinten, Gewichtheben, Tanzen) fördern den Knochenaufbau mehr als Ausdauersportarten.
- Regelmäßige Bewegung zum Erhalt der Knochenmasse. In späteren Stadien gezielte Krankengymnastik.

Hormonersatztherapie

S. Klimakterium, Hormonsubstitution S. 311.

Arzneitherapie

Calcium

Bei unzureichender Aufnahme von Calcium aus der Nahrung oder Unverträglichkeit von Milchprodukten auch zur Prophylaxe eingesetzt. Erhöhter Calciumbedarf während des Wachstums, in Schwangerschaft und Stillzeit, im Alter, bei Rachitis, Osteomalazie, Osteoporose, Tetanie und sonstiger Krampfneigung (zum Calciumbedarf s. Tab. 50.3).

Tab. 50.3: Calciumbedarf

Personengruppe	Calciumbedarf in mg/d
Säuglinge bis 6 Mon.	400
Kleinkinder 6 Mon.–1 Jahr	600
Kleinkinder 1–5 Jahre	800
Schulkinder 6–10 Jahre	1200
Heranwachsende 11–24 Jahre	1200–1500
Erwachsene Männer und Frauen bis zur Menopause	1000
Frauen nach der Menopause ohne Östrogenbehandlung mit Östrogenbehandlung	 1500 1000
Frauen > 65 Jahre	1500
In Schwangerschaft und Stillzeit	1200–1500

Zur Therapie bei Erwachsenen zusätzlich zur Nahrung (mindestens) 1000 mg in mehreren Dosen pro Tag zur normalen Ernährung in Kombination mit Vitamin D.

NW: Bei normaler Nierenfunktion sind Dosen bis 2000 mg pro Tag im Allgemeinen unschädlich.

KI: Bestehende oder mögliche Hypercalcämie, rezidivierende Nierensteine. Niereninsuffizienz: Dosisreduktion.

WW: Komplexbildung mit Eisen, Tetracyclinen, Natriumfluorid; Schleifendiuretika und Glucocorticoide steigern die Calciumausscheidung; Glucocorticoide reduzieren die Calciumaufnahme.

P: Calcium (Calcium Sandoz® forte): 2–3 × 500 mg/d.

Vitamin D

Förderung der Calciumresorption und des Calciumeinbaus in die Knochengrundsubstanz. Relativer Vitamin-D-Mangel bei alten, immobilen Menschen und Patienten mit Darmerkrankungen. Zur unterstützenden Behandlung empfohlen.

NW: Bei Überdosierung Symptome der akuten Hypercalcämie (Herzrhythmusstörungen, Übelkeit, Erbrechen, psychische Symptome) und chronische

Hypercalcämie (Appetitlosigkeit, Gewichtsverlust, Nierensteine, Polyurie) möglich.

KI: Hypercalcämie, Hypercalcurie. Relative KI: Nierensteine.

WW: Thiazide erhöhen das Hypercalcämie-Risiko.

P: Vitamin D (Vigantoletten® 1000): 1–3 × 1000 I.E.

Östrogensubstitution

Hemmung der Osteoklastenaktivität, Stimulierung der Kollagensynthese in den Osteoblasten, Förderung der intestinalen Calciumresorption, Stimulierung der Calcitoninausschüttung, Beeinflussung der Sekretion des Parathormons, Verbesserung der Knochendurchblutung. Zunehmender Östrogenmangel führt zu einem kontinuierlichen Knochenverlust: 1–3 % Knochenmasse pro Jahr, Hormonersatz wirkt dem entgegen.

Empfohlene Anwendungsdauer mindestens 5–15 Jahre, evtl. lebenslang (Cave: Brustkrebsrisiko). Zur Verringerung des Risikos für ein Endometriumkarzinom Kombination mit Gestagenen, Östrogen-Monotherapie nur bei Frauen nach Hysterektomie.

Anwendung in Kombination mit Calcium- und Vitamin-D-Substitution.

Anwendung oral oder transdermal, in möglichst niedriger Dosierung, s. auch Klimakterium, Hormonsubstitution S. 311.

NW: Erhöhtes Risiko für Endometriumkarzinom bei Monotherapie mit Östrogenen, deshalb Kombinationstherapie mit Gestagenen bei vorhandener Gebärmutter. Erhöhtes Risiko für Mammakarzinom (1,5–2fach), in Abhängigkeit von der Behandlungsdauer (> 5 J.) und individuellen Risikofaktoren (frühe Menarche, lange frühere Verwendung von oralen Kontrazeptiva, wenig Kinder, kurze Stillzeit, späte Menopause, erhöhtes Körpergewicht). Gelegentlich Gewichtszunahme, Ödeme, Gebärmutterblutungen.

KI: Schwere Lebererkrankungen, östrogenabhängige Tumoren, Gebärmuttermyome, Endometriose. Thromboembolien aktuell oder in der Vorgeschichte.

WW: Beschleunigter Abbau der Östrogene durch Barbiturate, Phenytoin, Primidon, Rifampicin. Verstärkung und Verlängerung der Wirkung von Metoprolol, Imipramin, einigen Benzodiazepinen, Paracetamol, Griseofulvin durch Interaktion am Cytochrom-P-450-Isoenzym 3A4.

P: *Östrogen-Monotherapie oral:*
* Estradiol (Progynova®, -mite): 3 Wochen lang 1 × 1 (oder 2 mg), 1 Woche Pause; * konjugierte Östrogene (Presomen® 0,3; 0,6; 1,25) Dosierung s. Estradiol oral.
Östrogen-Monotherapie transdermal:
* Estradiol (Estraderm® TTS 25, 50, 100): 2 Membranpflaster pro Woche für 3 Wochen, 1 Woche Pause.
Östrogen-Gestagen-Kombination oral:
* Estradiol + Estriol/Levonorgestrel (Cyclo-Menorette®, CycloÖstrogynal®); * Estradiol/Norgestrel (Cyclo-Progynova®); * Estradiol/Levonorgestrel (Klimonorm®).
Östrogen-Gestagen-Kombination transdermal:
* Estradiol/Norethisteron (Estracomb® TTS): Pflaster mit 1 oder 2 Wirkstoffen, 2 Pflaster pro Woche.
Östrogen-Gestagen-Kombination i.m.:
* Estradiol/Prasteron (Gynodian® depot): 1 × i.m. alle 4 Wochen.

Raloxifen

Selektiver Östrogen-Rezeptor-Modulator (SERM), Wirkstoff mit östrogenen und antiöstrogenen Eigenschaften. Anstieg des Knochenmineralgehalts, Verminderung der Knochenresorption. Schwächere Wirkung als Östrogene.
Anwendung nach der Menopause, da typische Wechseljahrsbeschwerden nicht behoben, sondern eher verstärkt werden. Risiko für Mammakarzinom nicht erhöht.

NW: Wechseljahrsbeschwerden (Schweißausbrüche, Hitzewallungen), Erhöhung des Thromboserisikos (1,5–2fach).

KI: Männer, Frauen vor der Menopause, anamnestisch thromboembolische Komplikationen, eingeschränkte Leberfunktion.

WW: Leichte Verkürzung der Prothrombinzeit bei gleichzeitiger Anwendung von Warfarin. Mit Colestyramin Verminderung der Resorption und des enterohepatischen Kreislaufs von Raloxifen.

P: * Raloxifen (Evista®): 1 × 60 mg/d.

Calcitonin

Peptidhormon der Schilddrüse, Hemmung der osteoklastenvermittelten Knochenresorption, knochenaufbauende Wirkung nicht nachgewiesen. Analgesie bei Knochenschmerzen als Nebeneffekt. Anwendung bei KI für

Östrogene, im Anschluss an eine Östrogenbehandlung nach Abschätzung der KI. Bei postklimakterischer Osteoporose nur bei starken Knochenschmerzen oder nach Fraktur. Anwendung auch bei Malignomen und tumorbedingten Osteolysen.

Anwendung als s.c.- oder i.m.-Injektion oder als Nasentropfen.

NW: Flush, Übelkeit, allergische Reaktionen, Parästhesien der Hände, Kopfschmerzen, evtl. diabetogene Wirkung.

KI: Hypocalcämie.

WW: Bei gleichzeitiger Einnahme von Furosemid verstärkter Abfall der Blutcalciumkonzentration.

P: * Calcitonin (Karil®, –50): 1 × 50–100 I.E./d s.c. oder i.m. über 6–8 Wochen; (Karil® Nasenspray).

Biphosphonate

Gezielte Anreicherung der Biphosphonate auf der Knochenoberfläche durch Komplexbildung mit dem Hydroxylapatit des Knochens. Positive Beeinflussung von Bildung, Wachstum und Resorption dieser Komplexe, in optimaler Konzentration vor allem Hemmung des Knochenabbaus.

Anwendung bei Osteoporose von postmenopausalen Frauen, bei tumorinduzierter Hypercalcämie durch Osteolysen infolge Knochenmetastasen.

Einnahme der Tabletten morgens nüchtern 30 Minuten vor dem Frühstück mit einem vollen Glas Wasser in aufrechter Haltung, in der folgenden halben Stunde aufrechte Haltung notwendig, um Reizungen und Ulzerationen der Speiseröhre zu vermeiden.

NW: Hautreaktionen, allergische Reaktionen, Magen-Darm-Beschwerden, Blutbildveränderungen. Bei Etidronat zusätzlich Alopezie, Arthropathien, Neuropathien, Konfusion.

KI: Chronische Niereninsuffizienz, Entzündungen des Magen-Darm-Trakts.

WW: Mit Calcium, Eisen, Magnesium und Antazida verminderte Resorption von Biphosphonaten, Einnahmeabstand von 2 Stunden einhalten. Verstärkung der hypocalcämischen Wirkung von Aminoglykosiden.

P: * Alendronat (Fosamax®): 1 × 10 mg/Tag oder 1 × 70 mg/Woche; * Risedronat (Actonel®): 1 × 5 mg/d; * Etidronat (Didronel®): 2 × 200 mg/d für 14 Tage, im Anschluss für 76 Tage 1 × 500 mg Calcium.

Fluoride

Stimulation des Knochenaufbaus durch Unterstützung der Osteoblastentätigkeit. Gleichzeitige Einnahme von Calcium und Vitamin D erforderlich, um Knochen ausreichend zu mineralisieren und die Bildung zu spröder Knochen zu verhindern.

Einsatz bei schleichendem Verlust von Knochensubstanz (low-turnover-Osteoporose), meist nach der Menopause. Therapiedauer über 2–3 Jahre.

Einnahmeabstand zwischen Calcium und Fluorid einhalten, um WW zu vermeiden. Am besten Calcium und Vitamin D morgens, Fluorid abends.

NW: Magen-Darm-Beschwerden, Sehnen- und Schleimbeutelentzündungen, Skelettfluorose, Osteomalazie in zu hohen Dosen.

KI: Niereninsuffizienz, akute Ulkuserkrankung.

WW: Wechselseitige Resorptionsbeeinflussung von Calcium und Fluorid durch Bildung von schwer löslichem Calciumfluorid, Einnahmezeiten koordinieren.

P: ∗ Natriumfluorid (Ossin®): 1–2 × 40 mg/d; ∗ Natriumfluorophosphat (Mono-Tridin®): 3 × 76 mg/d.

Häufige therapiebezogene Probleme

- Mangelnde Information über Osteoporoserisiko und mögliche Prophylaxe,
- Vernachlässigung der Calcium- und Vitamin-D-Zufuhr,
- mangelnde Bewegung in jungen Jahren zum Knochenaufbau und in späteren Jahren zum Knochenerhalt.

Literatur

Berthold, H. (Hrsg.): Klinikleitfaden Arzneimitteltherapie. Urban und Fischer, München 1999.

Gesenhues, St., Ziesché, R. (Hrsg.): Praxisleitfaden Allgemeinmedizin. 3. Aufl. Urban und Fischer, Müchen 2001.

Mutschler, E.: Arzneimittelwirkungen. 8. Aufl. Wissenschaftliche Verlagsgesellschaft, Stuttgart 2001.

Pschyrembel – Klinisches Wörterbuch. 259. Aufl. De Gruyter, Berlin 2001.

Pschyrembel Therapeutisches Wörterbuch. 2. Aufl. De Gruyter, Berlin 2001.

Rote Liste. Editio Cantor Verlag, Aulendorf 2002.

Internetadressen

www.bfo-aktuell.de: Bundesselbsthilfeverband für Osteoporose.
www.dgk.de: Deutsches grünes Kreuz.
www.nlm.nih.gov/medlineplus/osteoporosis.html: Medline-Informationen zu Osteoporose.
www.osteoporose.org: Kuratorium Knochengesundheit e.V.

Therapieschema Osteoporose

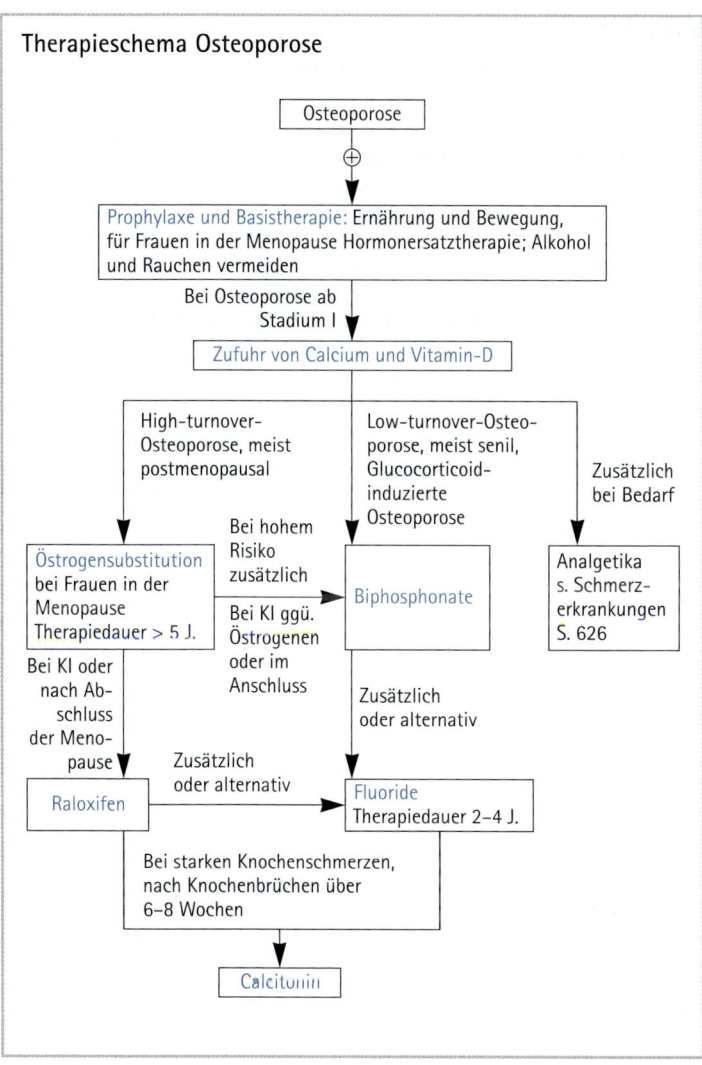

Osteoporose
⊕

Prophylaxe und Basistherapie: Ernährung und Bewegung, für Frauen in der Menopause Hormonersatztherapie; Alkohol und Rauchen vermeiden

Bei Osteoporose ab Stadium I

Zufuhr von Calcium und Vitamin-D

High-turnover-Osteoporose, meist postmenopausal

Low-turnover-Osteoporose, meist senil, Glucocorticoid-induzierte Osteoporose

Zusätzlich bei Bedarf

Bei hohem Risiko zusätzlich

Östrogensubstitution bei Frauen in der Menopause Therapiedauer > 5 J.

Bei KI ggü. Östrogenen oder im Anschluss

Biphosphonate

Analgetika s. Schmerz-erkrankungen S. 626

Bei KI oder nach Abschluss der Menopause

Zusätzlich oder alternativ

Raloxifen

Zusätzlich oder alternativ

Fluoride Therapiedauer 2–4 J.

Bei starken Knochenschmerzen, nach Knochenbrüchen über 6–8 Wochen

Calcitonin

Parkinson-Syndrom Lennecke

Symptome

Morbus Parkinson, idiopathisches Parkinson-Syndrom. Fortschreitende neurodegenerative Erkrankung mit den Hauptsymptomen:

- Tremor: Grobschlägiger Ruhetremor von 4–6 Schlägen/Sekunde, auch Kopftremor („Nein-Tremor"), Lippen und Zunge können betroffen sein. Nachlassen des Tremors bei Intentionsbewegungen, Anhalten des Tremors im Schlaf, Verstärkung durch Aufregung.
- Hypokinese, Akinesie: Verlangsamung und Verminderung von Willkürbewegungen, Schwierigkeit, Bewegung zu initiieren, verminderte Mimik, monotones, zunehmend stimmloses Sprechen, gebückte Haltung, kleinschrittiger, schlurfender Gang, während des Schreibens kleiner werdende Schrift.
- Rigor: Muskelstarre, wächserne Muskeltonuserhöhung in allen Gelenkstellungen.

Beginn der Krankheit häufig mit Schwäche der Hände oder mit einer auffälligen Kopfvorhaltung. Prävalenz steigt mit zunehmendem Alter: 50–59 Jahre: 0,8 pro mille, 60–69 Jahre: 2,5 pro mille, 70–79 Jahre: 8,3 pro mille. Weitere Symptome sind:

- vegetative Störungen, z.B. übermäßiger Speichelfluss, übermäßige Schweißproduktion, Seborrhoe, trophische Störungen der Haut (Salbengesicht),
- neuropsychologische Auffälligkeiten und psychiatrische Symptome, z.B. Stimmungslabilität, Depressionen (bis zu 60% der Patienten), dementielle Entwicklung (30% der Patienten),
- allgemein: Wirbelsäulenbeschwerden (häufig Fehldiagnose).

Folgen der unbehandelten Krankheit: Zunehmende Bewegungseinschränkung bis zur Hilfe- und Pflegebedürftigkeit.

Ursachen

Degeneration dopaminerger Neurone in der Substantia nigra des Gehirns. Erste Symptome treten auf, wenn > 60% der Neurone degeneriert sind. Dopaminerge Neurone wirken physiologischerweise hemmend auf cholinerge Neurone im Corpus striatum. Bei Parkinson: Wegfall der Hemmung, deshalb überschießende extrapyramidale cholinerge Reaktion. Zu den Ursachen siehe auch Tab. 51.1

Tab. 51.1: Ursachen der unterschiedlichen Parkinson-Formen

Parkinson-Form		Ursache
Idiopathisches (primäres) Parkinson-Syndrom		Unbekannt, hypothetisch genetische Faktoren, Umweltfaktoren (Häufigkeit 70–80%)
Symptomatisches (sekundäres) Parkinson-Syndrom	Vaskulär	Zerebralsklerose (Häufigkeit 7%)
	Infektiös	Postenzephalitisch, v. a. nach Enzephalitis lethargica (Häufigkeit ca 4%)
	Toxisch	Mangan, Kohlenmonoxid, Methanol
	Medikamentös	Reserpin, Neuroleptika, Metoclopramid, Flunarizin, Cinnarizin, Lithium
	Verschiedene	Z.B. Schädelhirntrauma, Boxerenzephalopathie, Stoffwechselerkrankungen (Taurinmangel), degenerative Erkrankung des ZNS

Behandlungsindikation und Behandlungsziele

Behandlungsindikation: Besteht bei Bewegungseinschränkungen und Einschränkungen der Lebensqualität im Alltag.

Diagnosestellung: Anamnese und neurologische Untersuchung. Apparative Untersuchung zur Unterscheidung zwischen idiopathischem und symptomatischem Parkinson-Syndrom:

- EEG: Enzephalitis, postenzephalitische Zeichen,
- CT/MRT: vaskuläre Läsionen, Hydrozephalus, raumfordernde Prozesse, Atrophien,
- Labor: Cu^{2+} (Morbus Wilson), Ca^{2+} (Hypoparathyreoidismus),
- Liquoranalyse: Enzephalitis.

Therapieverlaufskontrolle: Durch Monitoring des Schweregrads (s. Tab. 51.2).

Therapieziel:

- Symptomverbesserung: Unterdrückung des Tremors, Verbesserung der Bewegungsfähigkeit,
- Erhaltung und Verbesserung der motorischen Funktionen.

Tab. 51.2: Einschätzung des Schweregrads des Parkinson-Syndroms, Webster Rating Scale. Auswertung: 0 Punkte: kein Parkinson-Syndrom, 1–10 Punkte: leichtes Parkinson-Syndrom, 11–20 Punkte: mittelschweres Parkinson-Syndrom, 21–30 Punkte: schweres Parkinson-Syndrom.

Symtome	Punkte			
	0	1	2	3
Bradykinesie der Hände	Normal	Angedeutete Verlangsamung	Deutliches Kleinerwerden der Handschrift (Mikrographie)	Schwer
Rigor	Kein	Angedeutet	Mäßig	Schwer (auch unter Medikation)
Haltung (Kopfvorhaltung)	Normal	Bis 12,5 cm	Bis 15 cm	> 15 cm
Mitschwingen der Arme	Normal	Ein Arm vermindert	Ein Arm schwingt nicht	Kein Arm schwingt
Gangbild (Schrittverkürzung)	Normal	30–45 cm	15–30 cm	Stotterschritte < 10 cm
Tremor	Kein	Amplitude < 2,5 cm	Amplitude < 10 cm	Amplitude > 10 cm, kein Schreiben mehr möglich
Gesicht	Normal	Eingeschränkte Mimik	Fehlende Mimik, offener Mund	Eingefrorene Mimik, Speichelfluss
Seborrhoe	Keine	Vermehrt	Ölige Haut, dünner Film	Dicker Film
Sprechen	Normal	Heiser, schlecht moduliert	Heiser, monoton, undeutlich	Unwillkürliche Wiederholung von Silben, Wörtern oder Satzteilen (Palilalie)
Selbständigkeit	Normal	Beeinträchtigt, aber erhalten	Teilweise auf Hilfe angewiesen	Von Hilfe abhängig

Basistherapie

Krankengymnastik zur Verbesserung der Feinmotorik und des Ablaufs von automatisierten Bewegungen, isotonische Bewegungen zur Verringerung der Muskelsteifigkeit.

Psychosoziale Therapien zum Erhalt der sozialen Fähigkeiten, zur Behandlung und Vorbeugung von sekundären Depressionen und Demenzen.

Diät: proteinarme Ernährung, da aromatische Aminosäuren im Dünndarm mit Levodopa um denselben Transportmechanismus konkurrieren.

Arzneitherapie

Levodopa (L-DOPA)

Ersatz des fehlenden Neurotransmitters Dopamin. Einsatz des Prodrugs. Dopamin würde die Blut-Hirn-Schranke nicht passieren; für L-DOPA gibt es einen aktiven Transportmechanismus. Anwendung immer in Kombination mit einem der peripher wirkenden Decarboxylasehemmer Benserazid oder Carbidopa, um Biotransformation außerhalb des ZNS zu verhindern.

Beeinflussung aller Symptome des Parkinson-Syndroms, insbesondere der Akinesie und psychischen Symptome. Langfristig Entwicklung von starken Dyskinesien, vor allem bei jüngeren Patienten (< 40 J.), in einigen Fällen schon nach wenigen Monaten.

Anwendung zu Beginn meist 3 × täglich, in möglichst niedriger Dosierung. Nach einer Therapiedauer von 3–5 Jahren treten starke Wirkungsschwankungen auf (Fluktuationen): On-Off-Phänomen, plötzlicher Wechsel zwischen guter Beweglichkeit und Akinesie; End-of-dose-Phänomen, plötzlicher Wirkverlust jeweils kurz vor der Einnahme einer Folgedosis, stetige Verkürzung der Wirkzeit. Als Ursache wird eine Veränderung der Rezeptorsensibilität diskutiert. Bei jüngeren Patienten geschieht dies häufiger als bei älteren.

Bei abruptem Absetzen Gefahr des malignen DOPA-Entzugssyndroms mit Hyperthermie, Akinesie, Rigor und Bewusstseinsstörungen bis hin zum Koma.

NW: Häufig Übelkeit, Erbrechen, Obstipation oder Diarrhoe (bei 20–30% zu Beginn der Behandlung, Behandlung mit Domperidon); orthostatische Hypotonie, Arrhythmien, Tachykardien, unter Anästhesie plötzliche Blutdruckschwankungen; häufiger Harndrang, Inkontinenz, vermehrtes Schwitzen. Späte NW sind Wirkungsschwankungen, Dyskinesien, Dystonien, Schlafstörungen, Agitiertheit, intensive Träume, optische Halluzinationen.

KI: Akute, unbehandelte Herz-Kreislauf-Erkrankungen, Leber-, Nierenerkrankungen, Schizophrenien.

WW: Neuroleptika und Reserpin schwächen die L-DOPA-Wirkung ab. Antihypertonika führen zu verstärkten orthostatischen Problemen. Die Einnahme von Vitamin B_6 führt zu Wirkungsabschwächung (durch gesteigerte Decarboxylaseaktivität). Food-Effekt: Bei Einnahme zu eiweißhaltigen Mahlzeiten Wirkungsverminderung, Konkurrenz zwischen Levodopa und den aromatischen Aminosäuren aus der Nahrung um denselben Transportmechanismus: Medikation 1 Stunde vor oder 1½–2 Stunden nach dem Essen.

P: * Levodopa und Benserazid (4:1), (Levocomp®, Madopar® Kps., Tabl.): 3× 100 mg L-DOPA (max. 800 mg); (Madopar retard®): individuell; * Levodopa und Carbidopa (4:1), (Levo C® AZU, Nacom® 100): 3 × 100 mg L-DOPA (max. 800 mg); (Nacom 100 Retard®, 200 Retard®): individuell.

Dopaminagonisten

Stimulation von Dopaminrezeptoren (D_2-Rezeptoren). Unterschiede in Rezeptoraffinität, intrinsischer Aktivität und Pharmakokinetik.

Einsatz meist im Frühstadium der Krankheit als Monotherapeutikum. Dadurch kann das Risiko von Dyskinesien verhindert werden. In späteren Krankheitsphasen in Kombination mit L-DOPA.

Zur Vermeidung schwerer NW langsame Dosissteigerung, voller Wirkungseintritt erst nach einigen Wochen.

NW: Häufig Übelkeit, Erbrechen, Obstipation oder Diarrhoe (bei 20–30% zu Beginn der Behandlung, Behandlung mit Domperidon), Hypotonie, Orthostase, Dyskinesien, Psychosen (visuelle Halluzinationen).

KI: Frischer Herzinfarkt, Magenulzera, schwere psychische Störungen in der Anamnese, ausgeprägte Hirnleistungsschwäche.

WW: Verminderte Alkoholverträglichkeit. Die gleichzeitige Gabe von Antihypertonika kann zu Blutdruckabfällen führen. Ropinirol: Bei gleichzeitiger Östrogentherapie erhöhte Serumspiegel, Dosisanpassung erforderlich.

P: * Bromocriptin (Pravidel®, Kirim®): 7,5–30 mg/d; * Dihydroergocryptin (Almirid®, Cripar®): 15–60 mg/d; * Cabergolin (Cabaseril®): 2–6 mg/d;

∗ Lisurid (Dopergin®): 1,2–3 mg/d; ∗ Pergolid (Parkotil®): 1,5–5 mg/d; ∗ Ropinirol (Requip®): 3 × 0,25–3 mg/d; ∗ Pramipexol (Sifrol®): 3 × 0,088–0,35 mg/d.

Anticholinergika

Verbesserung des Ungleichgewichts zwischen (fehlender) dopaminerger Hemmung und cholinerger Stimulation. Wirkung vor allem gegen Rigor, Hypersalivation (übermäßiger Speichelfluss) und Hyperhidrosis (vermehrte Schweißproduktion), in geringem Umfang gegen Tremor und Akinesie.

Einschleichende Dosierung nach individueller Verträglichkeit.

NW: Pupillenerweiterung, Steigerung der Herzfrequenz, Obstipation, Harnverhalt, Mundtrockenheit, Verwirrtheit, Müdigkeit, Agitation.

KI: Glaukom, benigne Prostatahyperplasie, Koronarsklerose, Herzrhythmusstörungen, Myasthenia gravis.

WW: Anticholinerge Wirkung verstärkt bei gleichzeitiger Anwendung von NMDA-Antagonisten (Amantadin), Chinidin, tri- und tetrazyklischer Antidepressiva, Neuroleptika. Gegenseitige Abschwächung der Wirkung durch Dopaminantagonisten (z. B. Metoclopramid).

P: ∗ Biperiden (Akineton®): 6–12 mg/d; ∗ Bornaprin (Tremarit®, Sormodren®): 6–12 mg/d; ∗ Procyclidin (Osnervan®): 10–20 mg/d; ∗ Trihexyphenidyl (Artane®, Parkopan®): 6–10 mg/d; ∗ Metixen (Tremarit®): 30–60 mg/d.

MAO-B-Hemmer

Verlangsamung des Dopaminabbaus durch Hemmung der Monoaminoxidase B (MAO B), Hemmung zunächst kompetitiv, später irreversibel. Wirkdauer durch irreversible Hemmung 1–3 Tage. Möglichst selektiver Hemmer im Einsatz. Gleichzeitig neuroprotektive Wirkung diskutiert.

NW: Übelkeit, Blutdruckabfall, Mundtrockenheit, Schwindel, Schlafstörungen.

KI: Hypertonie, Engwinkelglaukom, benigne Prostatahyperplasie, schwere Angina pectoris, ausgeprägte Herzrhythmusstörungen, fortgeschrittene Demenz, eingeschränkte Nieren- und/oder Leberfunktion, gleichzeitige Einnahme von Serotonin-Wiederaufnahmehemmern (z. B. Citalopram, Fluoxetin, Fluvoxamin, Paroxetin, s. Depression S. 123), MAO-Hemmern (z. B. Moclobemid, s. Depression S. 123), Pethidin oder anderen Opioiden, Serotoninagonisten (z. B. Sumatriptan, Naratriptan, s. Migräne S. 451).

WW: Wirkungsverstärkung von L-DOPA. Mit Serotonin-Wiederaufnahme-hemmern Manie, Schüttelfrost, übermäßige Schweißabsonderung, Blut-druckanstieg. Mit MAO-Hemmern, Opiaten, Serotoninantagonisten (Migrä-nemitteln), und Sympathomimetika in Art und Ausprägung nicht vorhersehbare WW. Mit Amantadin und Anticholinergika verstärkte NW.

P: * Selegilin (Movergan®, Antiparkin®): 5–10 mg/d gemeinsam mit L-DOPA-Gabe.

COMT-Hemmer

Hemmstoff der Catechol-O-Methyltransferase. Hemmung des Abbaus von L-DOPA und Dopamin, Verlängerung der Dopaminwirkung im synapti-schen Spalt. Voraussetzung der Wirkung ist Anwesenheit von Dopamin, deshalb Kombination mit L-DOPA.

NW: Übelkeit, Magen-Darm-Beschwerden, Dyskinesien, Mundtrockenheit.

KI: Leberinsuffizienz, Phäochromozytom, malignes neuroleptisches Syn-drom. Therapie mit Noradrenalin, Adrenalin, MAO-Hemmern.

WW: Wirkungsverstärkung von L-DOPA. Kombination mit Antidepressiva, vor allem mit MAO-A-Hemmern und trizyklischen Antidepressiva nicht empfehlenswert. Eisenpräparate im Abstand von 2–3 Stunden einnehmen, Entacapon bildet Chelatkomplex mit Eisen.

P: * Entacapon (Comtess®): 200 mg zu jeder L-Dopa-Gabe.

NMDA-Antagonisten

Nicht-kompetitive Blockade von NMDA-Rezeptoren, dadurch Hemmung des Gegenspielers von Dopamin, Ausgleich des Ungleichgewichts zwischen dopaminerger Hemmung und glutamaterger Stimulation. Budipin besitzt zusätzlich zur NMDA-antagonistischen Eigenschaft schwache anticholi-nerge Wirkung.

Einsatz selten zur Monotherapie von leichten Erkrankungen mit Hypo-kinese, meist jedoch in Kombination mit L-DOPA. Zur Behandlung der aki-netischen Krise als Dauertropfinfusion.

NW: Geringer als bei L-DOPA: zu Beginn Magen-Darm-Beschwerden, in-nere Unruhe, selten Verwirrtheitszustände, psychotische Zustände.

KI: Niereninsuffizienz, hypotone Zustände; gleichzeitige Einnahme von Neuroleptika.

WW: Verstärkung der NW durch gleichzeitige Einnahme von Anticholinergika, Dopaminagonisten. Erhöhung der Blutspiegel (von Amantadin) bei gleichzeitiger Einnahme von Diuretika. Verminderte Alkoholverträglichkeit.

P: * Amantadin (PK-Merz®): 200–600 mg/d; * Budipin (Parkinsan®): 3 × d 10–20 mg/d.

Häufige therapiebezogene Probleme

■ Wirkungsverminderung durch Einnahme der Medikation zu den Mahlzeiten, Konkurrenz der in der Nahrung enthaltenen Aminosäure um Transportmechanismus zur Aufnahme von Levodopa: Einnahmeabstand einhalten, Medikation 1 Stunde vor oder 1½–2 Stunden nach den Mahlzeiten.

■ Starke NW der eingesetzten Substanzen: einschleichende Dosierung, Dosisanpassung nach jeweils einer Woche nach individueller Verträglichkeit und Wirksamkeit.

■ Monotherapie mit Levodopa führt zu Verstärkung der auftretenden Dyskinesien. Möglichst niedrig dosieren, bei jüngeren Patienten Therapie mit Dopaminagonisten beginnen.

■ Nach 3–5 Jahren der Therapie mit Levodopa Auftreten von Wirkungsfluktuationen (On-Off-Phänomene): individuelle Anpassung der Therapie durch häufigere Einzelgaben, Einsatz von Depotpräparaten.

Literatur

Berthold, H. (Hrsg.): Klinikleitfaden Arzneimitteltherapie. Urban und Fischer, München 1999.

Gesenhues, St., Ziesché, R. (Hrsg.): Praxisleitfaden Allgemeinmedizin. 3. Auflage, Urban und Fischer, München 2001.

Klingelhöfer, J., Spranger, M.: Klinikleitfaden Neurologie – Psychiatrie. Urban und Fischer, München 1997.

Mutschler, E.: Arzneimittelwirkungen. 8. Aufl. Wissenschaftliche Verlagsgesellschaft Stuttgart, 2001.

Pschyrembel – Klinisches Wörterbuch. 259. Aufl. De Gruyter, Berlin 2001.

Pschyrembel – Therapeutisches Wörterbuch. 2. Aufl. De Gruyter, Berlin 2001.

Internetadressen

www.akdae.de: Arzneimittelkommission der deutschen Ärzteschaft: Arzneiverordnung in der Praxis.
www.awmf-online.de

www.Kompetenznetz-parkinson.de
www.neuro24.de/parkinson.htm: Karl C. Meyer, Facharzt für Neurologie, Psychiatrie und Facharzt für Psychotherapeutische Medizin, Psychoanalyse.

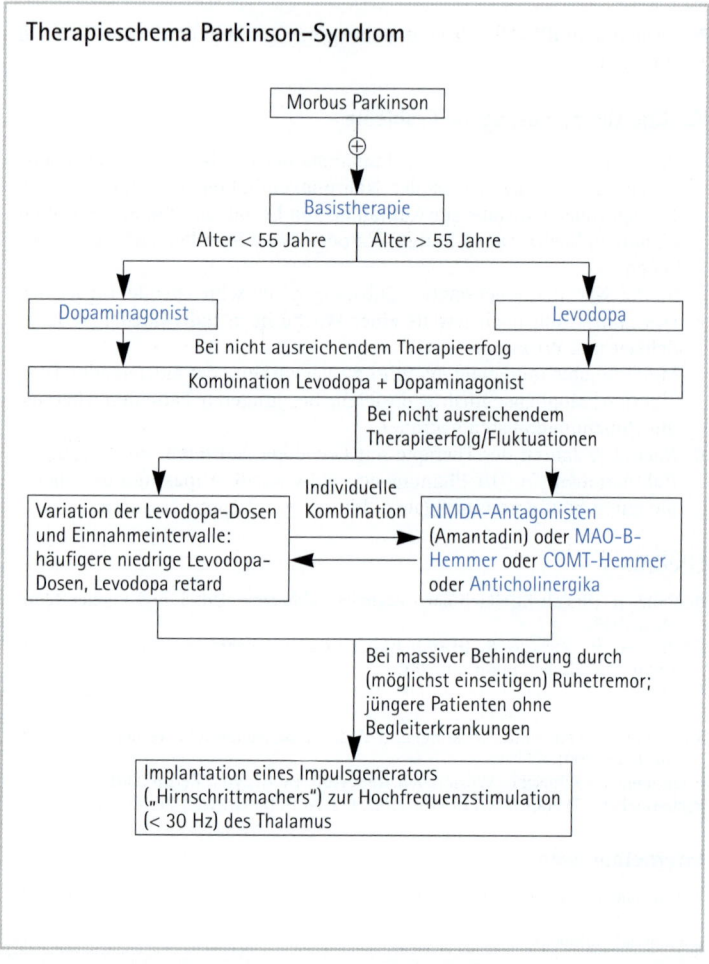

Therapieschema Parkinson-Syndrom

Morbus Parkinson

⊕

Basistherapie

Alter < 55 Jahre | Alter > 55 Jahre

Dopaminagonist

Levodopa

Bei nicht ausreichendem Therapieerfolg

Kombination Levodopa + Dopaminagonist

Bei nicht ausreichendem Therapieerfolg/Fluktuationen

Individuelle Kombination

Variation der Levodopa-Dosen und Einnahmeintervalle: häufigere niedrige Levodopa-Dosen, Levodopa retard

NMDA-Antagonisten (Amantadin) oder MAO-B-Hemmer oder COMT-Hemmer oder Anticholinergika

Bei massiver Behinderung durch (möglichst einseitigen) Ruhetremor; jüngere Patienten ohne Begleiterkrankungen

Implantation eines Impulsgenerators („Hirnschrittmachers") zur Hochfrequenzstimulation (< 30 Hz) des Thalamus

Therapieanpassung bei Fluktuation

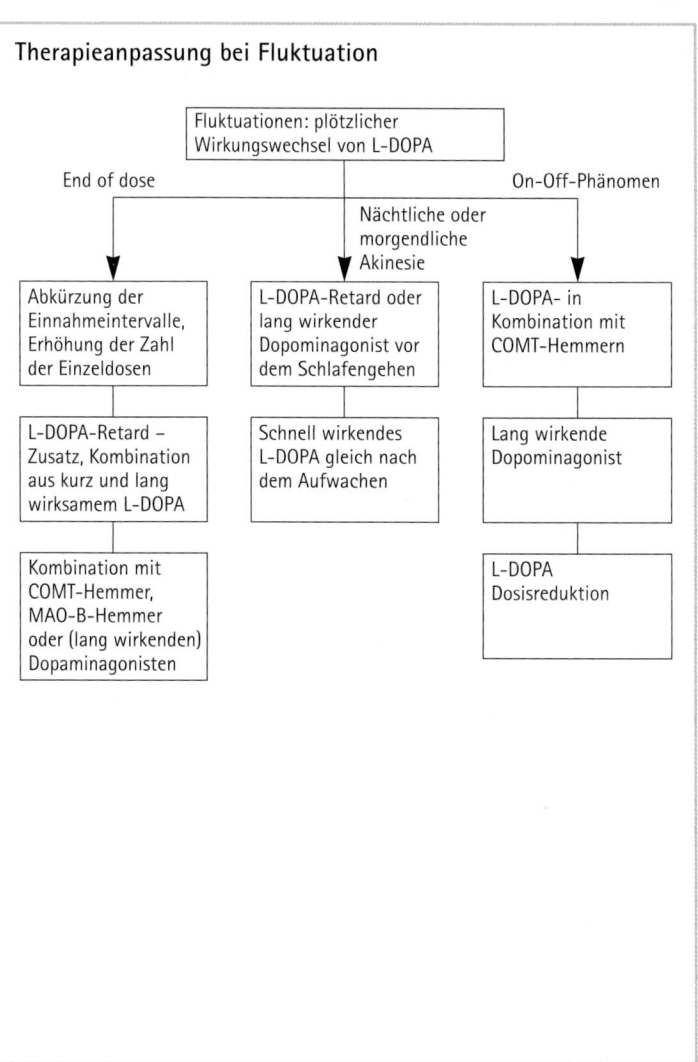

Pneumonie

Symptome

Synonym: Lungenentzündung. Entzündung des Lungenparenchyms in der Regel verursacht durch Mikroorganismen.

Ätiologische Einteilung der Pneumonien in:

■ ambulant erworbene,
■ nosokomial (im Krankenhaus) erworbene,
■ unter Immunsuppression erworbene Pneumonien.

Weitere Einteilung nach morphologischen und Röntgenbefunden:

■ Lobärpneumonie (oft durch Streptococcus pneumoniae),
■ Bronchopneumonie (durch unterschiedliche Erreger),
■ interstitielle Pneumonie (typische Viruspneumonie, atypische Pneumonie).

Im Folgenden werden nur die ambulant durch Mikroorganismen erworbenen Pneumonien behandelt, da die anderen Gruppen im Krankenhaus stationär bzw. vom Facharzt unter jeweiliger Berücksichtigung der Grunderkrankung behandelt werden müssen.

Leitsymptome sind Husten, Kurzatmigkeit, schnelles Atmen (Nasenflügeln), Einziehungen im Thoraxbereich, Schmerzen beim Atmen, eventuell ausstrahlend in Rücken oder Bauchraum. Rasselgeräusche beim Abhorchen, Tachykardie, oft eitriges Sputum. Fieber: hohes Fieber bei bakteriellen Infektionen oft mit Schüttelfrost, mäßiges Fieber bei viralen oder durch Mykoplasmen hervorgerufenen Pneumonien. Oft grippale Symptome. Atypische Pneumonien beginnen oft langsam, evtl. mit Myalgien, leichtem Fieber, trockenem Reizhusten bei spärlichem oder fehlendem Auswurf.

Vorausgegangene Infekte begünstigen die Manifestation einer Pneumonie.

Ursachen

Vielfältige Ursachen. Infektionen werden meist durch Bakterien (Pneumokokken, Haemophilus influenzae usw.), Viren, Pilze oder Parasiten (Pneumozystis carinii) ausgelöst, siehe auch Tabelle 52.1. Als Auslöser kommen auch chemische Substanzen in Frage, wie z.B. Beryllium (granulomatöse interstitielle Pneumonie), Trinken von Benzin (hämorrhagische Pneumonie), ebenso Medikamente: Nebenwirkung z.B. von Zytostatika (Bleomycin), als Folge von Immunsuppression.

Tab. 52.1: Erregerspektrum bei den ambulant erworbenen Pneumonien

Bakterien	Pneumokokken (Streptococcus pneumoniae)
	Haemophilus influenzae
	Staphylokokken
	Gramnegative Bakterien
Atypische Erreger	Mycoplasmen
	Chlamydien
	Legionellen
Viren	Influenza

Infektionen treten vor allem im Winter auf. Die Schleimhäute sind trocken und gereizt, die Menschen rücken näher zusammen. Durch die Schleimhauteinrisse gelangen Erreger aus den oberen Atemwegen in tiefere Regionen und erzeugen dort in der Lunge eine Pneumonie. Oft geht eine virale Infektion einer bakteriellen Superinfektion voraus. Die Grenze zwischen schwerem Infekt der tiefen Atemwege und einer Pneumonie ist ohne Röntgenbefund schwer zu ziehen. Pneumonien sind sehr häufige Todesursache bei infektiösen Erkrankungen älterer und/oder immungeschwächter Patienten.

Behandlungsindikation und Behandlungsziele

Diagnosestellung: Anamnese und körperliche Untersuchung, Blutbild, BSG, CRP. Röntgenbild des Thorax. Rachenabstrich, Sputum zum Erregernachweis nur bei Bedarf. Bei leichten ambulant erworbenen Pneumonien und bei sonst gesunden Menschen unter 60 Jahren wird in der Regel auf eine mikrobiologische Diagnostik verzichtet. Wenn das erstgewählte Antibiotikum nicht greift, wird entweder die Dosis erhöht oder das Antibiotikum gewechselt. In der Regel führt das zum Erfolg. Bei den anderen (schweren) Pneumoniearten, ist eine mikrobielle Diagnostik mit Sputumausstrich, -kultur, Blutkultur, Pleurapunktat etc. indiziert.

Behandlungsindikation: Grundsätzlich, wenn die Diagnose Pneumonie gestellt ist.

Therapieziel: Heilung.

Influenza-Spaltimpfstoff

Grippeschutzimpfung. Impfung jährlich, September bis November, für Zielgruppen: Personen > 65 Jahre, immunsupprimierte Patienten, chronisch Kranke, Menschen, die in Gemeinschaftseinrichtungen leben und arbeiten. Zur Prophylaxe von durch Influenzaviren ausgelösten Pneumonien. Kein Schutz vor anderen viral oder bakteriell ausgelösten Pneumonien. Geimpft wird jedes Jahr neu mit Impfstoff aus Subunit-Antigenen (Hämagglutinin, Neuraminidase) aus den Influenzavirus-Stämmen nach aktueller Empfehlung durch die WHO.

NW: Unwohlsein, Schüttelfrost, Lokalreaktionen.

KI: Überempfindlichkeit gegen Hühnereiweiß, fieberhafte Erkrankungen.

WW: Abschwächung der immunologischen Wirkung, wenn der Patient mit Immunsuppressiva behandelt wird.

P: ∗ Influenza-Impfstoff (Begrivac®, Influvac®): 1 × pro Jahr 0,5 ml i.m.

Pneumokokken-Impfstoff

Zur Prophylaxe von durch Pneumokokken ausgelösten Pneumonien. Anwendung bei Risikogruppen (Personen > 65 Jahre, immunsupprimierte Patienten, chronisch Kranke, Menschen, die in Gemeinschaftseinrichtungen leben und arbeiten). Der Impfstoff für Kinder über 2 Jahren, Jugendliche und Erwachsene enthält Polysaccharide der 23 bekannten Kapseltypen von Streptococcus pneumoniae. Der Impfstoff für Säuglinge und Kleinkinder unter 2 Jahren ist ein Konjugatimpfstoff und enthält Fragmente aus 7 Kapselpolysacchariden von Streptococcus pneumoniae, die an ein Trägerprotein gekoppelt sind.

NW: Allgemeinreaktionen wie Unwohlsein, Kopfschmerzen usw.

KI: Akut Erkrankte.

WW: Während einer Therapie mit Immunsuppressiva kann der Impferfolg eingeschränkt sein.

P: ∗ Pneumokokken-Impfstoff (Pneumovax® 23, Pneumopur®): 1 × 0,5 ml i.m.; Pneumokokken-Konjugatimpfstoff (Prevenar® für Säuglinge und Kleinkinder): 3 × 1 Impfung bzw. 2 × 1 Impfung je nach Alter des Kindes.

Amantadin

Chemoprophylaxe der Virusgrippe. Verhinderung des Entfernens der Eiweißhülle des Viruspartikels in der Wirtszelle (Uncoating).

NW: Schlafstörungen, Magen-Darm-Beschwerden.

KI: Kinder < 5 Jahren, Engwinkelglaukom, Verrwirrtheit, Psychosen.

WW: Neuroleptika: sofortiges Absetzen von Amantadin, Antiparkinsonmittel, Alkohol.

P: * Amantadin (Infex®, Aman® 100) 2 × 100 mg 10 Tage lang, bei wiederholter Exposition mit Erkrankten vorbeugend für 3 Monate.

Basistherapie

- Auf ausreichende Flüssigkeitszufuhr ist zu achten, vor allem bei Kindern und bei Fieber. Keine milchigen Flüssigkeiten.
- Inhalation mit Kochsalz zur Befeuchtung der Schleimhäute, eventuell Zusatz eines β_2-Sympathomimetikums bei obstruktiven Beschwerden.
- Bettruhe, Frischluft, nicht zu flache Lagerung, um die Atmung zu erleichtern.
- Klopfmassagen.
- Thromboseprophylaxe bei Bettruhe.
- Wadenwickel bei Fieber, wenn die Gliedmaßen warm sind.
- Sauerstoffzufuhr, wenn nötig.

Arzneitherapie

Antipyretika/Analgetika

Zur Fiebersenkung/Schmerzstillung bei Bedarf.

Paracetamol

Hemmung der Prostaglandinfreisetzung in Gehirn und Rückenmark.

NW: Hepatotoxische Wirkung bei Überdosierung; Einnahmemengen genau beachten!! Antidot: Acetylcystein. Analgetikainduziertes Asthma.

KI: Leberfunktionsstörungen.

WW: Leberenzyminduzierende Pharmaka, Alkohol.

P: Paracetamol (Ben-u-ron®): 3–4 × 500–1000 mg.

Acetylsalicylsäure
Cyclooxygenasehemmung.

NW: Analgetika-induziertes Asthma. Gastrointestinale Beschwerden.

KI: Kinder < 6 Jahren (Reye-Syndrom).

WW: Antikoagulantien, Antidiabetika, Alkohol.

P: Acetylsalicylsäure (Aspirin®): max. 3×1 g/d.

Metamizol

NW: Rotfärbung des Urins ist möglich, Agranulozytose, Analgetika-induziertes Asthma.

KI: Säuglinge < 3 Monaten.

P: * Metamizol (Novalgin®): $4 \times 500{-}1000$ mg.

Expektorantien

Schleimlösung, Schleimverflüssigung zur Erleichterung des Abhustens. Adjuvante Anwendung ohne medizinische Notwendigkeit. Bei zäher Schleimbildung, unproduktivem Husten. Regelmäßige Einnahme. Ausreichende Flüssigkeitszufuhr ist notwendig (3–4 L/d).

Acetylcystein
Schleimverflüssigung durch Spaltung der Disulfidbrücken im Proteinanteil des sezernierten Schleimes.

NW: Allergische Reaktionen möglich.

KI: Kinder < 1 Jahr.

WW: Gefahr des Sekretstaus in Kombination mit Antitussiva. Orale Antibiotika: Wirkungsabschwächung möglich bei Penicillinen (außer Amoxicillin), Tetracyclinen (außer Doxycyclin), Cephalosporinen (außer Cefixim, Cefuroxim), Aminoglykosiden und anderen.

P: * Acetylcystein (Fluimucil®): 3×200 mg oder 1×600 mg.

Ambroxol
Wirkt als Sekretolytikum. Abnahme der Sputumviskosität durch vermehrte Produktion eines flüssigeren Sekretes. Zusatzwirkung: Stimulation der Bildung von oberflächenaktivem Surfactant, das die Adhäsion des Schleims an die Bronchialschleimhaut verhindert.

NW: Selten Magen-Darm-Beschwerden, allergische Reaktionen.

KI: Schwere Niereninsuffizienz.

WW: Gefahr des Sekretstaus in Kombination mit Antitussiva.

P: Ambroxol (Mucosolvan®): 3 × 30 mg oder 1 × 75 mg als Retardform.

Antitussiva

Unterdrückung des Hustenreflexes durch Blockade des Hustenzentrums im Stammhirn und/oder durch Dämpfung der Hustenrezeptoren im Bronchialtrakt. Anwendung nur bei trockenem, quälendem unproduktivem Husten, insbesondere zur Nacht (häufig bei viralen Pneumonien). Anwendung ohne medizinische Notwendigkeit.

Kombination mit Sekretolytika vermeiden, da Gefahr des Schleimstaus. Sekretolytika evtl. morgens und mittags, abends bzw. zur Nacht ein Antitussivum.

Codein, Dihydrocodein

NW: Übelkeit, Obstipation, Müdigkeit, eingeschränkte Fahrtauglichkeit.

KI: Kinder < 1 Jahr, Asthmatiker wegen der Dämpfung des Atemzentrums.

WW: Analgetika, Alkohol, zentral dämpfende AM.

P: ∗ Codein (Bronchicum® mono Codein, Codipront® mono): max. 210 mg/d; ∗ Dihydrocodein (Paracodin®) 1–3 × tgl. 10–40 mg.

Clobutinol

NW: Schwindel, Schlafstörungen, Magen-Darm-Störungen.

KI: Eingeschränkte Nierenfunktion, Schwangerschaft, Stillzeit.

WW: Zentral dämpfende Arzneimittel: Wirkungsverstärkung.

P: Clobutinol (Silomat®): 3 × 40–80 mg.

Pentoxyverin

NW: Müdigkeit, Magen-Darm-Störungen.

KI: Schwangerschaft, Stillzeit.

WW: Zentral dämpfende Arzneimittel: Wirkungsverstärkung.

P: Pentoxyverin (Sedotussin®): 3–4 × 50 mg.

Isotonische Kochsalzlösung

Kochsalzhaltige Nasentropfen, -sprays befeuchten die Nasenschleimhaut und reinigen das Flimmerepithel der Nase. Inhalationen mit Natriumchloridlösung bewirken zusätzlich noch eine Linderung des Hustenreizes. Häufige Anwendung erwünscht, da dadurch ein Austrocknen der Schleimhäute verhindert werden kann.

P: Kochsalzlösung, isotonisch (Olynth® salin): mehrmals 1–2 Sprühstöße/ Tropfen pro Nasenloch; Natriumchloridlösung 0,9%ig zur Kaltluftinhalation mit Inhalator (Pariboy®); Meerwasserlösung, isotonisch (Rhinomer®, Rhinospray Atlantik).

β_2-Sympathomimetika, inhalativ

Zur Bronchospasmolyse. Durch kompetitive Aktivierung von β_2-Rezeptoren der Bronchien Erschlaffung der Bronchialmuskulatur. In hohen Dosierungen NW an β_1-Rezeptoren möglich.

Bei obstruktiven Beschwerden einer Pneumonie mehrmals tägliche Anwendung. Ideal ist die Anwendung des β_2-Sympathomimetikums inhalativ als Zusatz zur Kochsalzinhalation mittels elektrisch betriebenen Verneblern.

NW: Unruhe, Tremor oft zu Beginn, Nachlassen nach 1–2 Wochen, Tachykardie.

KI: Koronare Herzkrankheit, Herzinfarkt.

WW: Wirkungsverminderung und Bronchospasmen durch β-Blocker; Antidiabetika: verminderte Blutzuckersenkung möglich.

Kurzwirksame β_2-Sympathomimetika

Schneller Wirkungseintritt in Minuten, Wirkdauer einige Stunden. Mehrmals tägliche Anwendung, inhalativ.

P: * Fenoterol (Berotec® LS 0,1% Inhalationslösung): 2–4 Hübe (4–8 Tropfen) bzw. individuell; * Reproterol (Bronchospasmin®): Dauerbehandlung: 3–4 × 1–2 Sprühstöße täglich, Mindestabstand: 3 h. Akut: 2 Sprühstöße, falls keine Besserung, nach 5 Min. noch 1–2 Sprühstöße.

Antibiotika

Da bei einer Pneumonie die Differenzierung in virale oder bakterielle Pneumonie schwer möglich ist, ist hier in jedem Fall eine antibiotische Therapie angezeigt. Die Symptome sollten sich kontinuierlich verringern. Man erwartet eine deutliche Besserung ab dem 3. Tag. Bei Besserung: Gabe des Antibiotikums bis drei Tage nach Fieberfreiheit bzw. nach Anweisung des Arztes. Tritt nach dem 3. Tag keine Besserung ein, so wird in der Regel das Antibiotikum gewechselt.

Auslösender Erreger in der Regel unbekannt, deshalb ein Antibiotikum wählen, das die wahrscheinlichsten Erreger erfasst. Therapie nicht vorzeitig beenden, da sonst ein Wiederaufflammen der Krankheit möglich. Durchschnittliche Therapiedauer: ca. 10 Tage.

Folgende Antibiotika sind bei einer ambulant erworbenen Pneumonie als kalkulierte Therapie angezeigt: Makrolide, β-Lactamantibiotika (Amoxicillin als Breitspektrumpenicillin) evtl. mit Zusatz des β-Lactamaseinhibitors Clavulansäure, Cefalosporine, Tetracycline.

In der Regel wird die Therapie mit einem Makrolid oder Amoxicillin begonnen. Als Alternative können auch die neueren Cefalosporine eingesetzt werden. Ein Makrolid oder Doxycyclin (cave: Resistenzen bei Staphylokokken, Streptokokken, Pneumokokken möglich) wird bei Kindern über 9 Jahren empfohlen.

Penicilline

β-Lactamantibiotika. Hemmung der Bakterienzellwandsynthese. Das eigentliche Penicillin hat bei der Pneumonie ohne genaue Erregerdifferenzierung ein zu schmales Spektrum, deshalb Einsatz von Amoxicillin.

NW: Allergische Reaktionen, Magen-Darm-Beschwerden (bei schweren Durchfällen: Arzt).

KI: Penicillinallergie, Kreuzreaktion mit anderen β-Lactamantibiotika beachten.

WW: Orale Kontrazeptiva (zusätzliche Verhütungsmaßnahmen).

P: * Amoxicillin (Amoxicillin-ratiopharm®, Amoxillat®): 3 × 750–1500 mg; * Amoxicillin plus Clavulansäure (Augmentan®): 3 × 500–1000 mg.

Cephalosporine

β-Lactamantibiotika. Hemmung der Bakterienzellwandsynthese.

NW: Allergische Reaktionen, Magen-Darm-Beschwerden (bei schweren Durchfällen: Arzt).

KI: Penicillinallergie, Kreuzreaktion mit anderen β-Lactamantibiotika beachten.

WW: Aminoglykoside (Verstärkung der Nephrotoxizität), Probenecid (länger anhaltende Cefalosporinkonzentration im Blut).

P: * Cefuroxim (Elobact®): 2 × 250–500 mg; * Cefpodoxim (Orelox®): 2 × 200 mg.

Makrolide
Blockade der Proteinsynthese der Bakterienzelle.

NW: Überempfindlichkeitsreaktionen, Magen-Darm-Beschwerden (bei schweren Durchfällen: Arzt).

KI: Überempfindlichkeit gegen Makrolide, gleichzeitige Einnahme von Terfenadin, Astemizol: substanzabhängig können lebensbedrohliche Herzrhythmusstörungen ausgelöst werden.

WW: Hemmung des Cytochrom-P-450-Isoenzyms 3A4. Orale Antikoagulantien: Wirkungsverstärkungen möglich, Digoxin: Erhöhung des Digoxinplasmaspiegels. Es kann zu einer Verringerung des Schutzes oraler Kontrazeptiva kommen.

P: * Erythromycin (Erythromycin Heumann®, Erythrogenat®): 3–4 × 500 mg; * Roxithromycin (Rulid®, Roxigrün®): 1 × 300 mg; * Azithromycin (Zithromax®): 1 × 500 mg über drei Tage.

Tetracycline
Blockade der Proteinsynthese der Bakterienzelle.

NW: Phototoxische Reaktionen, Magen-Darm-Beschwerden (bei schweren Durchfällen: Arzt).

KI: Kinder < 8 Jahren, Leberfunktionsstörungen.

WW: Durch Milch, Milchprodukte, orale Kontrazeptiva, Antazida, Eisenpräparate. Resorption von Tetracyclinen beeinträchtigt.

P: * Doxycyclin (Azudoxat®, Supracyclin®): Einmalig 200 mg, dann 1 × 100 mg.

Unterstützung in der Selbstmedikation

- Tees zur Verflüssigung des Schleims.
- Lutschen von Pastillen zur Linderung des Hustenreizes, z.B. mit Salzen: Emser® Pastillen; mit pflanzlichen Wirkstoffen: Ipalat® Pastillen, Isla Moos®.

- Sektretionsförderung durch die Inhaltsstoffe von Thymian, Fenchel, Anis.
- Inhalationen mit Salzlösungen (Pari-Boy®).
- Brustwickel zur Linderung des Hustens.
- Einreibungen mit ätherischen Ölen; nicht bei Säuglingen oder Kleinkindern anwenden.
- Multivitamine.

Häufige therapiebezogene Probleme

- Zu kurze Einnahme der Antibiotika mit Folge von Resistenzen,
- Resistenzen der Keime auf die eingesetzten Antibiotika,
- Thrombosegefahr bei zu langer Bettruhe.

Literatur

Berthold, H. (Hrsg.): Klinikleitfaden Arzneimitteltherapie, Urban und Fischer, München 1999.

Framm, J.: Arzneimittelprofile für die Kitteltasche. 2. Aufl. Deutscher Apotheker Verlag, Stuttgart 2001.

Pschyrembel – Therapeutisches Wörterbuch, 2. Aufl. De Gruyter, Berlin 2001.

Mutschler, E.: Arzneimittelwirkungen, 8. Aufl. Wissenschaftliche Verlagsgesellschaft, Suttgart 2001.

Rote Liste. Editio Cantor Verlag, Aulendorf 2002.

Thews, G., Mutschler, E., Vaupel, P.: Anatomie, Physiologie, Pathophysiologie des Menschen, 5. Aufl. Wissenschaftliche Verlagsgesellschaft, Stuttgart 1999.

Internetadressen

www.awmf-online.de: Leitlinien der Gesellschaft für Pädiatrische Pneumologie – Pneumonie/Bronchopneumonie.

www.capnetz.de: Kompetenznetz Lungenentzündung.

www.thieme.de: Innere Medizin, 7. Pneumologie, 7.5 Erregerbedingter Erkrankungen des Respirationstraktes.

Therapieschema Pneumonie

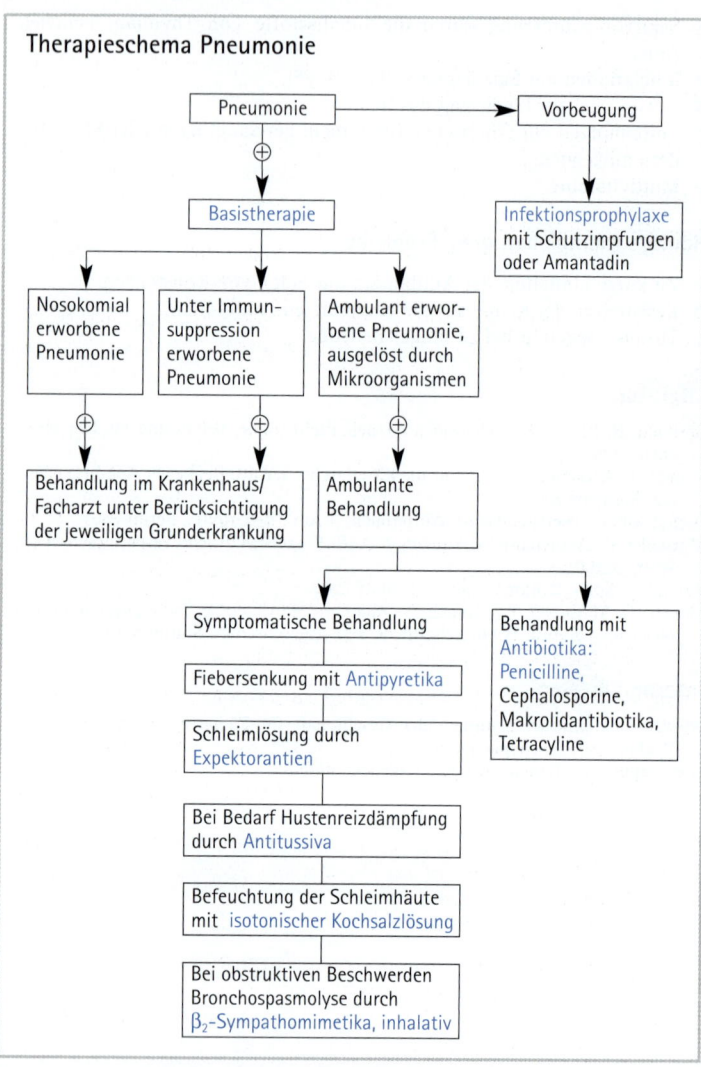

Polyarthritis, chronische

Symptome

Rheumatoide Arthritis. Häufigste entzündlich-rheumatische Erkrankung (Vorkommen bei 1% der Bevölkerung, ca. 70% Frauen, etwa 5% aller Frauen > 55 Jahre). Chronisch und progredient verlaufende Systemerkrankung des Bindegewebes. Entzündungen der Gelenkkapsel mit Schwellung, Rötung und Überwärmung des Gewebes führen zu Bewegungs-, Ruheschmerzen und Morgensteifigkeit. Schwellung von drei oder mehr Gelenken, meist symmetrisch. Handgelenk, Fingergrund- und -mittelgelenke betroffen. Ausbildung von Rheumaknoten. Rheumafaktoren positiv. Beginn der Erkrankung meist zwischen dem 25. und 50. Lebensjahr.

Folgen der unbehandelten Krankheit: Destruierende Gelenkveränderung mit anschließendem Stabilitätsverlust, Bewegungseinschränkung, Verkrümmung, Deformierung, Achsenabweichung.

Ursachen

Unbekannt, wahrscheinlich genetisch bedingte Regenerationsstörung des Immunsystems. Auslöser häufig äußere Einflüsse (Infektionen mit Viren und Bakterien), Kontakt mit einem unbekannten Antigen. Immunologische Reaktion führt zu einem Missverhältnis zwischen T-Suppressor- und T-Helfer-Zellen, Einwanderung von Entzündungszellen in die Synovia, entzündliche Zerstörung der Knorpeloberfläche, später auch des Knochens.

Behandlungsindikation und Behandlungsziele

Behandlungsindikation: Bei akuten und chronischen Arthritiden ist eine antiphlogistische und analgetische Behandlung frühzeitig notwendig. Jede klinisch aktive, chronische, entzündlich-rheumatische Erkrankung bedarf zusätzlich einer Langzeittherapie (Basistherapie), um Schübe zu verhindern und langfristig Gelenk- und Organschäden entgegen zu wirken.

Diagnosestellung: Diagnosestellung und Beurteilung des Behandlungserfolgs mit Hilfe von Anamnese und klinischem Befund, Laborparametern und bildgebenden Verfahren.

Anamnese und klinischer Befund:

- Morgensteifigkeit von mindestens einer Stunde Dauer,
- Weichteilschwellung: Arthritis von drei oder mehr Gelenken,
- Arthritis der Hände: betroffen sind meist Fingergrundgelenke, Fingermittelgelenke und Handgelenke,

■ Symmetrische Arthritis: simultane Beteiligung der gleichen Gelenkregionen auf beiden Körperseiten,

■ Rheumaknoten: subkutane Knoten über Knochenvorsprüngen, an den Streckseiten oder in Gelenknähe.

Laborparameter:

■ Entzündungsparameter erhöht, Synoviaanalyse ergibt > 5000 Leukozyten/μL (bei Arthrose < 1000 Leukozyten/μL),

■ Rheumafaktoren: Autoantikörper gegen einen Schenkel des menschlichen IgG, positive Titer bei ca. 50% der Patienten mit chronischer Polyarthritis, aber auch bei anderen chronisch-entzündlichen Erkrankungen (z. B. bei subakuter bakterieller Endokarditis, Tuberkulose, Syphilis, akuten Virusinfektionen, Zustand nach Bestrahlung oder Chemotherapie).

Bildgebende Verfahren:

■ Röntgenaufnahme der Hände und Vorfüße: in der Anfangsphase meist unauffällig, wichtig zur Verlaufsbeurteilung,

■ Arthrosonographie: zur Beurteilung von Weichteilen, schlechte Beurteilung von Knochen.

Therapieziele:

■ Schmerzlinderung,

■ Linderung oder Beseitigung von Gelenksteifigkeit,

■ Rückbildung der Entzündungszeichen,

■ Erhalt der Gelenkfunktion,

■ Verhinderung oder Aufhalten der Gelenkzerstörung, der Knorpel- und Knochenschäden,

■ Diagnose und Therapie des Befalls innerer Organe,

■ Erkennen und Minimieren von Arzneimittelnebenwirkungen.

Physikalische Therapie

Zur Beeinflussung, Kompensation und Korrektur von Schäden, Funktionsschwächen und Funktionsverlusten.

■ Physiotherapie, Heilgymnastik, Krankengymnastik: planmäßiger abgestufter Einsatz von passiven Maßnahmen, (z. B. Massage, Dehnübungen), und aktiven körperlichen Bewegungsübungen (z. B. Gymnastik unter Anleitung eines Physiotherapeuten),

- Ergotherapie: Beschäftigungs- und Arbeitstherapie, durch sinnvolle Beschäftigung (malen, basteln, handwerken) Förderung der Feinmotorik, der Konzentrationsfähigkeit, der geistigen und körperlichen Beweglichkeit,
- Thermotherapie: Wärmeanwendung zum Lösen von Muskelspannungen und Verkrampfungen,
- Kryotherapie: Kälteanwendung oder Ganzkörperkältebehandlung zur Hemmung von entzündlichen Prozessen, Hämatombildung, zur Schmerzbehandlung,
- Hydrotherapie: medizinische Bäder oder Wasseranwendungen zum Lösen von Muskelverspannungen, Anregung der Durchblutung, Förderung der Beweglichkeit,
- Elektrotherapie: therapeutische Anwendung des elektrischen Stroms, Neurostimulation, Hemmung der Schmerzleitung durch Nervenstimulation mittels elektrischen Stroms in Form von Elektroakupunktur oder transkutaner Nervenstimulation (TENS), bei schwersten Schmerzzuständen ggf. Rückenmarks- und Hirnstimulation.

Erfolg ist nur dann anhaltend, wenn Patienten die Therapie selbständig anwenden.

Orthopädische Techniken

- Anpassung des Schuhwerks durch gepufferte Absätze oder Fußbettungen, z. B. bei Arthritis im Bereich der unteren Extremitäten,
- Verwendung eines Gehstocks zur Entlastung eines schmerzhaften Gelenks,
- Bandagen zur Gelenkstabilisierung, Orthesen.

Akuttherapie

Individuelle Therapie je nach Krankheitsbild und Ansprechen des Patienten auf die Therapie nach Stufenschema. Durchführung der Therapie möglichst bei Rheumatologen und/oder in spezialisierten Kliniken.

Nicht-steroidale Antirheumatika (NSAR)

NSAID (Non-steroidal antiinflammatory drugs), Hemmung der Prostaglandin- und Thromboxansynthese durch Hemmung der Cyclooxygenase (meist unselektiv COX-1 und COX-2), antiphlogistische, antipyretische und analgetische Wirkung.

Anwendung bei schmerzhaften Schwellungen oder Entzündungen nach Verletzungen oder Operationen, bei rheumatologischen Erkrankungen. Einnahme nach dem Essen, um eine bessere Magenverträglichkeit zu erreichen.

Acetylsalicylsäure wird in Deutschland wegen der hohen NW-Rate bei den notwendigen hohen Dosen (3–6 g/Tag) nur in Ausnahmefällen eingesetzt.

NW: Häufig Magen-Darm-Beschwerden, wie Übelkeit, Diarrhoe, okkulte Blutungen, gelegentlich GIT-Ulkus (durch Hemmung der COX-1), Kopfschmerzen, Schwindel, Erregbarkeit oder Müdigkeit, selten Überempfindlichkeitsreaktionen wie Exanthem, Asthma.

KI: Hämorrhagische Diathese, Analgetikaintoleranz, Gastro-Intestinal-Ulzera, schwere Niereninsuffizienz, Therapie mit oralen Antikoagulantien, letztes Trimenon der Schwangerschaft. Strenge Indikationsstellung in der gesamten Schwangerschaft (vorzeitiger Verschluss des Ductus botalli, verzögerte, verlängerte Geburt). Relative KI: anamnestisch gastrointestinale Ulzera, Asthma bronchiale, Neigung zu Allergien, Nieren- und Leberfunktionsstörungen.

WW: Wirkungsverstärkung von Digoxin, Lithium, Phenytoin, Steroiden, anderen NSAR, Probenecid, Methotrexat. Wirkungsabschwächung von Diuretika, Antihypertensiva. Mögliche WW mit Antikoagulantien (regelmäßige Quick-Kontrollen).

P: (∗) Ibuprofen (Imbun®, Anco®): 2–3 × 800 mg retard/d; ∗ Ketoprofen (Gabrilen®): 3 × 100–200 mg/d; (∗) Naproxen (Proxen®): 3 × 250 mg/d; ∗ Diclofenac (Voltaren®, Allvoran®): 2–3 × 50–100 mg/d; ∗ Acemetacin (Rantudil®): 2–3 × 30–60 mg/d; ∗ Indometacin (Amuno®): 3 × 50 mg/d; ∗ Meloxicam (Mobec®): 1 × 7,5–15 mg/d; ∗ Piroxicam (Felden®): 1–2 × 20 mg/d.

NSAR in Kombination mit Schleimhautprotektion
Nur zur Sekundärprophylaxe von NSAR-bedingten Ulzera; nicht zur Primärprophylaxe.

P: ∗ Misoprostol (Cytotec®): 4 × 200 µg/Tag; ∗ Diclofenac und Misoprostol (Arthotec®): 4 × (50 mg Diclofenac und 200 µg Misoprostol)/Tag.

COX-2-selektive nicht-steroidale Antirheumatika

Selektive COX-2-Hemmung. Für die Wirkungen der NSAR wird vor allem die Hemmung der Cyclooxygenase-2 (COX-2) verantwortlich gemacht, für die meisten NW die Hemmung der COX-1. Indikationen entsprechen denen der unselektiven NSAR. Eine endgültige Bewertung der Wirkstoffe ist noch nicht abgeschlossen.

NW: Infektionen der oberen Atemwege, Durchfall, Dyspepsie, Oberbauchbeschwerden, Kopfschmerzen, periphere Ödeme. Gastrointestinale Probleme ca. halb so häufig wie bei unselektiven NSAR.

KI: Aktiver peptischer Ulkus, Leberfunktionsstörungen, Asthma, entzündliche Darmerkrankungen, schwere dekompensierte Herzinsuffizienz.

WW: Wirkungsverstärkung von Digoxin, Lithium, Phenytoin, Steroiden, anderen NSAR, Probenecid, Methotrexat. Wirkungsabschwächung von Diuretika, Antihypertensiva. Mögliche WW mit Antikoagulantien (regelmäßige Quick-Kontrollen).

P: * Celecoxib (Celebrex®): 2 × 100–200 mg/d; * Rofecoxib (VIOXX®): 1 × 12,5–25 mg/d.

Glucocorticoide

Unterdrückung des entzündlichen Prozesses, Abschwellung von entzündetem Gewebe. Bei Schmerzen durch Nervenkompression und chronischen Entzündungen. Anwendung bei Arthritis, Tendovaginitis, Lumbalgie, Nerven- und Hirnwurzelkompression, Tumoren, erhöhtem intrakraniellen Druck. Zusätzlich stimmungsaufhellende und appetitanregende Wirkung bei hohen Dosen.

Orale Anwendung oder intraartikuläre Injektion möglich bei Mono- oder Oligoarthritiden. Zur Verhinderung einer Nebennierensuppression werden möglichst niedrige Dosierungen eingesetzt, wenn möglich in alternierenden Gaben. Zu Therapieende muss ausschleichend dosiert werden.

NW: Bei hohen Dosen Schlaflosigkeit, Euphorie oder Angst- und Spannungszustände, Depressionen, Psychosen, Erhöhung der Krampfbereitschaft. Bei einer Langzeittherapie: Entstehung oder Exazerbation eines Ulcus ventriculi, eines Cushing-Syndroms, einer Osteoporose, eines Diabetes mellitus, von Thrombosen und von verminderter Infektabwehr.

KI: In Abhängigkeit von der Indikation, relative KI: Infekte, Glaukom, Katarakt, Ulzera im Magen-Darm-Trakt, Diabetes, Osteoporose, Hypertonie.

WW: Bei gleichzeitiger Anwendung von Atropin und anderen Anticholinergika ist eine Erhöhung des Augeninnendrucks möglich. Wirkungsverstärkung von herzwirksamen Glykosiden, Wirkminderung von Antidiabetika und Antikoagulantien. Erhöhtes Risiko von gastrointestinalen Blutungen in Kombination mit NSAR.

P: * Dexamethason (Fortecortin®): 4–8 mg/d Anfangsdosen von 100 mg möglich.

Analgetika

Bei Schmerzen, die trotz antiphlogistischer Therapie anhalten, ist eine effektive Schmerzbehandlung notwendig (s. Schmerzerkrankungen S. 626).

Verwendet werden bei mäßigen Schmerzen Paracetamol, bei stärkeren und starken Schmerzen Metamizol, Flupirtin und schließlich Opioid-Analgetika.

Bei chronischen Schmerzen werden zur nicht-analgetischen Begleittherapie Antidepressiva und niederpotente Neuroleptika eingesetzt. (s. Schmerzerkrankungen S. 626).

Antirheumatische Basistherapie

Remissionsinduktoren, DMARDs (disease modifying antirheumatic drugs, den Krankheitsverlauf beeinflussende Antirheumatika). Für die Anwendung gesicherte Diagnose erforderlich, strenge Indikationsstellung, ausschließlich bei progredienten Verlaufsformen. Einsatz immer in Kombination mit nicht-steroidalen Antirheumatika.

Chloroquin, Hydroxychloroquin

Stabilisierung der Lysosomenmembran, Hemmung lysosomaler Enzyme. Lange Latenzzeit (3–6 Monate), schwache Wirkung. Nur bei Erkrankungen mit geringer Progredienz.

NW: Exantheme, gastrointestinale Störungen, Grauwerden der Haare, Neuropathien, Sehstörungen (reversible Akkomodationsstörungen und Hornhauttrübungen, selten irreversible Retinopathien).

KI: Vorbestehende Retinopathien, Erkrankungen des blutbildenden Systems, Myasthenia gravis.

WW: Bei gleichzeitiger Anwendung von Aminoglykosiden verstärkte neuromuskuläre Blockade möglich; Verstärkung der NW von hepatotoxischen Substanzen.

Tab. 53.3: Wirkstärke und Wirkungseintritt der Basistherapeutika

Basistherapeutikum	Wirkstärke	Wirkungseintritt
Hydroxychloroquin, Chloroquin	Schwach wirksam	Ca. 3–6 Monate
Gold, oral	Schwach wirksam	Ca. 3–6 Monate
Sulfasalazin	Mittelstark wirksam	2–3 Monate
Methotrexat	Stark wirksam	1–2 Monate
Gold, parenteral	Stark wirksam	3–4 Monate
D-Penicillamin	Stark wirksam	3–4 Monate
Azathioprin	Stark wirksam	2–3 Monate
Ciclosporin	Stark wirksam	1–3 Monate
Cyclophosphamid	Sehr stark wirksam	1–2 Monate

P: * Hydroxychloroquin (Quensyl®): initial: 400–600 mg, danach 200–400 mg/Tag; * Chloroquin (Resochin®): 4 mg/kgKG (ca. 250 mg/Tag), kumulativ nicht mehr als 160 g (max. 2 Jahre lang 250 mg/Tag).

Goldverbindungen

Auranofin, Natriumaurothiomalat. Einwertiges Gold besitzt hohe Affinität zu Thiolgruppen, wie z.B. in Cystein. Bindung an Cysteinreste in DNA-Bindungsregionen von (proinflammatorischen) Transkriptionsfaktoren (z.B. AP-1, NF-κB). Dadurch u.a. Hemmung der Bildung von endothelialen Adhäsionsmolekülen, Unterbrechung der Entzündungskaskade.

Wirkungseintritt nach 3–4 Monaten. Bei Abklingen der Symptome Fortsetzung der Behandlung für ½ bis 1 Jahr. Gute Wirksamkeit, häufig kann für eine Zeit ein Stillstand der Erkrankung erreicht werden. Parenterale Gabe deutlich wirksamer als orale.

NW: Häufig Butbildveränderungen, Exantheme, Dermatitis, Stomatitis, Gingivitis, Leber- und Nierenfunktionsstörungen. Bei Auftreten von NW Therapieabbruch.

KI: Blutbildstörungen, Nieren- und Leberschäden, Schwermetallallergie.

WW: Verstärkte Toxizität zusammen mit anderen Basistherapeutika.

P: * Auranofin (Ridaura®): 6 (–9) mg/d; * Natriumaurothiomalat (Tauredon®): steigende Dosierung: 1. Woche 1 × 20 mg, 2. Woche 1 × 30 mg, 3. Woche 1 × 40 mg, danach 1 × 100 mg tief i.m. bis zur Befundbesserung oder bis zur kumulativen Gesamtdosis von 1600 mg, Erhaltungsdosis nach Besserung: alle zwei Wochen 50–100 mg.

Sulfasalazin

Salazosulfapyridin. Wirkungsmechanismus noch unklar, Hemmung der Lipoxygenase; Hemmung der Aktivierung des Transkriptionsfaktors NF-κB beschrieben. Wirkungsbeginn nach 8–12 Wochen. Relativ günstiges Nutzen-Risiko-Verhältnis, Verwendung in der Mono- und Kombinationstherapie.

NW: Übelkeit, Erbrechen, Kopfschmerzen, Schwindel, Oligospermie, allergische, immunologische Phänomene, Blutbildveränderungen (Agranulozytose in Einzelfällen).

KI: Letzte Woche der Schwangerschaft, Stillzeit, Kinder, Ulkus, hämorrhagische Diathese, schwere Leber- und Nierenfunktionsstörungen, Blutbildveränderungen, Überempfindlichkeit gegen Sulfonamide.

WW: Erhöhung des Risikos für Magen-Darm-Ulzera durch nicht-steroidale Antirheumatika, orale Antikoagulantien und Glucocorticoide. Wirkungsverminderung von Spironolacton und Schleifendiuretika. Wirkungsverstärkung von Sulfonylharnstoff-Antidiabetika und Methotrexat. Durch pH-Erhöhung können magensaftresistente Tabletten den Wirkstoff zu früh abgeben. Antibiotika können durch Schädigung der Darmflora die Freisetzung von Mesalazin aus Sulfasalazin verhindern.

P: ∗ Sulfasalazin (Azulfidine® RA, Pleon® RA): einschleichend auf 2 g (max. 3 g)/d.

Methotrexat (MTX)

Folsäureantagonist. Verdrängung von Folsäure durch wesentlich höhere Affinität zur Dihydrofolsäurereduktase; Verhinderung der Übertragung von Ein-Kohlenstoff-Fragmenten auf Nukleinsäurebausteine; Störung der Nukleinsäuresynthese. Wirkung auf alle schnell proliferierenden Gewebe. Anwendung in niedriger Dosierung bei Autoimmunerkrankungen, z.B. rheumatoider Arthritis, Psoriasis; in sehr viel höherer Dosierung in der onkologischen Chemotherapie ($40–80$ mg/m^2). Bei Patienten mit Niereninsuffizienz ist die Dosis mittels therapeutischem Drug Monitoring (TDM, Blutspiegelkontrollen) anzupassen.

Wirkungsbeginn nach 1–2 Monaten.

NW: Übelkeit, Erbrechen, Dermatitis, Stomatitis, Transaminasenanstieg, Pneumonie, vermehrte Infektanfälligkeit, Knochenmarksdepression, Teratogenität, Haarausfall, Amenorrhoe, Azoospermie.

KI: Nieren- und Leberfunktionsstörungen, Erkrankungen des blutbildenden Systems, akute Infekte, Magen-Darm-Ulzera, erhöhter Alkoholkonsum. Erstes Trimenon der Schwangerschaft, Indikation zum Schwangerschaftsabbruch, individuelle Entscheidung. Fallberichte über Einsatz von Zytostatika ohne Folgeschäden fürs Kind.

P: Methotrexat (Lantarel®): Initialdosis: $1 \times 7{,}5$–15 mg/Woche Dauerdosis: 25 mg/Woche.

Azathioprin

Prodrug, Umsetzung zu 6-Mercaptopurin. Kompetitive Hemmung der Purin-Biosynthese. Wirkung ist mit der von Methotrexat vergleichbar, ungünstigeres Nutzen-Risiko-Verhältnis, deshalb nur noch Reservesubstanz.

NW: Schwindel, Übelkeit, Erbrechen, Diarrhoe, Nieren- und Leberfunktionsstörungen, Störungen des blutbildenden Systems.

KI: Relativ: Leber-, Nierenschäden, Blutbildungsstörungen.

WW: Mit Allopurinol, ACE-Hemmern und Sulfonamiden erhöhte Toxizität; bei aktiven Impfungen atypische Reaktionen (bei Lebendimpfstoffen) möglich, verminderte Immunantwort bei Impfung mit abgetöteten Erregern.

P: * Azathioprin (Imurek®): 1–3 mg/kgKG.

D-Penicillamin

Spaltung von Makroglobulinen (Rheumafaktoren) durch Sprengung intramolekularer Disulfidbrücken. Unterdrückung der Bildung von Bindegewebe durch Hemmung der Quervernetzung. Ähnliche Wirkstärke wie Goldverbindungen, wegen z.T. schwerer NW nur noch Reservemedikation.

NW: Dermatitis, Stomatitis, Übelkeit, Diarrhoe, Cholestase, Nierenfunktionsschäden, Blutbildveränderungen, Polyneuropathie, Fieber, Autoimmunopathien. Keine Kreuzallergie zu Penicillin.

KI: Nierenfunktionstörungen, Störungen des blutbildenden Systems, Schwangerschaft.

WW: Wirkungsverminderung von Digoxin. Verminderte Resorption mit Al- oder Mg-haltigen Antazida.

P: * D-Penicillamin (Metalcaptase®): einschleichend auf max. 600 mg/d.

Ciclosporin A

Immunsuppressivum. Hemmung des Transkriptionsfaktors NF-AT, Blockade der Interleukin-Synthese, daher auch antiphlogistische Wirkung. Anwendung bei Patienten, die unzureichend auf Methotrexat ansprechen, in Kombination mit Methotrexat.

NW: Nierenfunktionsstörungen, Leberfunktionsstörungen, Infektanfälligkeit, Hypertonie, Hypertrichose, Gingivahyperplasie, Tremor, Parästhesien, Übelkeit, Erbrechen.

KI: Nierenfunktionsstörungen, unkontrollierter Bluthochdruck, unkontrollierte Infektionskrankheiten, maligne Tumoren.

WW: Zusammen mit Corticoiden erhöhte Infektanfälligkeit, mit anderen nephrotoxischen Substanzen (Aminoglykosiden, Ciprofloxacin, Trimethoprim, Fibrate) erhöhtes Risiko einer Nephropathie.

P: * Ciclosporin A (Sandimmun®): 2,5–5 mg/kgKG/d.

Cyclophosphamid

Stickstofflost-Derivat. Wirkung über Alkylierung von Nukleinsäuren, Auswirkung gleicht bei mikroskopischer Untersuchung dem Effekt ionisierender Strahlen (Radiomimetika). Anwendung als Reservemedikament in der Rheumatherapie nur bei bedrohlich verlaufenden Erkrankungen.

NW: Knochenmarksschädigung, Leberfunktionsstörungen, Kardiomyopathien. Durch die Abspaltung von Acrolein urotoxische Wirkung (hämorrhagische Zystitis, Induktion von Blasenkarzinomen). Einsatz von Mesna (Natrium-2-mercaptoethansulfonat, Urometixan®) zur Bindung von Acrolein.

KI: Beeinträchtigung der Nierenfunktion, Abflussbehinderung der ableitenden Harnwege, akute Infektion.

WW: Verstärkte blutzuckersenkende Wirkung bei gleichzeitiger Einnahme von Sulfonylharnstoffen; bei Einnahme von Allopurinol, Hydrochlorothiazid Verstärkung der myelosuppressiven Wirkung, aktive Impfungen zeigen entweder paradoxe oder abgeschwächte Reaktionen. Bei gleichzeitiger Gabe von Indometacin Wasserintoxikation möglich.

P: ∗ Cyclophosphamid (Endoxan®): 2 mg/kgKG/d bis zur kumulativen Dosis von 20–30 g.

Leflunomid

Prodrug. Blockade der Pyrimidin-de-novo-Synthese durch Hemmung eines für die Synthese notwendigen Enzyms (Dihydroorotat-Dehydrogenase). Dadurch relativ selektive Schädigung der T-Lymphozyten, die zur Proliferation einen 8fach erhöhten Pyrimidinspiegel benötigen. Evtl. zusätzlich Beeinflussung einiger Cytokine und zellulärer Tyrosinkinasen. Endgültige Bewertung noch nicht möglich.

NW: Durchfall, Übelkeit, Alopezie, Blutdruckanstieg, Allergien. Teratogene Wirkung.

KI: Überempfindlichkeit ggü. Leflunomid, schwere Immundefekte (AIDS), eingeschränkte Leberfunktion, Niereninsuffizienz, Blutbildstörungen, schwere Infektionen, Schwangerschaft und Stillzeit.

WW: Mit hepato- und hämatotoxischen Substanzen Verstärkung der NW, mit aktiven Impfungen paradoxe oder abgeschwächte Impfreaktionen.

P: ∗ Leflunomid (Arava®): Initialdosis über 3 Tage: 100 mg/d, Erhaltungsdosis: (10–) 20 mg/d.

TNF-α-Antagonisten

Wirkung als löslicher TNF-α-Rezeptor, der zirkulierendes TNF-α abfängt, bevor es an zelluläre Rezeptoren bindet und Wirkungen auslöst. Über Blockade von TNF-α (Tumornekrosefaktor α) Hemmung der Interleukinbildung, der Leukozytenmigration und der Expression von Adhäsionsmolekülen.

Anwendung bei mäßiger bis schwerer rheumatoider Arthritis und Morbus Crohn. Anwendung als Monotherapeutikum oder in Kombination mit Methotrexat. Wirkungseintritt innerhalb weniger Tage. Langzeiterfahrungen liegen noch nicht vor.

NW: Etanercept: Reaktionen an der Einstichstelle, Einzelfälle von Blutbildveränderungen. Infliximab: Infusionsreaktionen (Urtikaria, Flush, Fieber, Müdigkeit). Beide: leichte bis mäßig schwere Infektionen des oberen Respirationstrakts. Demyelinisierungen, neurologische Störungen. Bei Langzeitgabe noch keine endgültige Bewertung möglich, evtl. erhöhte Inzidenz maligner Erkrankungen.

KI: Sepsis, manifeste Infektionen, aplastische Anämie, mittelschwere bis schwere Herzinsuffizienz, Multiple Sklerose.

P: * Etanercept (Enbrel®): 2 × 25 mg s.c./Woche; * Infliximab (Remicade®): 3–10 mg/kgKG nach 0,2 und 6 Wochen, Erhaltung alle 8 Wochen.

Unterstützung in der Selbstmedikation

Pflanzliche Antiphlogistika

Vermutlich Hemmung proinflammatorischer Cytokine, Wirkeintritt erst nach Tagen bis Wochen.

P: Weidenrindenextrakt (Assalix®), Brennnesselextrakt (Hox alpha®), Teufelskrallenextrakt (Rivoltan®), Eschenrinden-, Goldruten-, Zitterpappelextrakt (Phytodolor®).

Vitamin E

Hypothetischer Wirkmechanismus: „Neutralisation" von reaktiven Radikalen im Bereich der Entzündung. In einigen Fällen Senkung des NSAR-Bedarfs unter Vitamin-E-Einnahme.

P: RRR-α-Tocopherolacetat (Spondyvit®).

Enzympräparate

Hypothetischer Wirkmechanismus: Immunkomplexspaltung. Überzeugende Studien fehlen, Wirksamkeit fraglich.

P: Bromelaine (Phlogenzym®).

Lokale Rheumasalben

Lokale Wirkung von Antiphlogistika nur auf obere Hautschichten beschränkt. Milde Wirkung durch Massage, hyperämisierende Wirkstoffe, Wärmeanwendung, Durchblutungsförderung oder Kälte (Verdunstungskälte bei Gelen) möglich.

P: Diclofenac (Voltaren® Schmerzgel); Piroxicam (Felden® top Gel); Ibuprofen (Ibutop® Creme); Indometacin (Elmetacin® Spray); DMSO (Rheumabene® Gel); Capsaicin (in Caye® Balsam); Nonivamid (in ABC® Salbe); Benzylnicotinat (in Rubriment® Salbe).

Häufige therapiebezogene Probleme

- Nicht alle Schmerzen lassen sich auf ein erträgliches Niveau senken, vor allem Schmerzen, die durch psychische Variablen, wie Gefühle von Hilflosigkeit, Angst, Depression, beeinflusst werden.
- Unterschätzung der Schmerzintensität: zu niedrige Dosierung oder Wahl eines zu schwachen Analgetikums.
- Zu zögerliche Verschreibung von Opioid-Analgetika aus Vorurteilen, Angst vor Gewöhnung, Abhängigkeit, wegen Verunsicherung durch Betäubungsmittelverschreibungsverordnung (BtMVVO).
- Wert der begleitenden nicht-medikamentösen Therapie wird unterschätzt.
- Dosierung erfolgt nach Bedarf, statt „vor" Bedarf: Nicht-Einhalten des Einnahmezeitplans, statt Schmerzvorbeugung nur Schmerzreduktion.
- Fehlende fachärztliche Behandlung: Unterlassung der angemessenen Begleittherapie mit nicht-analgetischen Arzneimitteln.
- Fehlende Basistherapie wegen mangelnder Bereitschaft zur Mitarbeit z.B. bei chronischen Rückenschmerzen fehlendes Muskelaufbautraining, Ergotherapie.
- Fehlende Begleittherapie zur Beeinflussung der Nebenwirkungen: z.B. Magen-Schleimhautschutz bei chronischer Therapie mit NSAR, Laxantien bei chronischer Opioid-Therapie.

Literatur

Berthold, H. (Hrsg.): Klinikleitfaden Arzneimitteltherapie. Urban und Fischer, München 1999.
Frölich, J.C., Kirch, W.: Praktische Arzneitherapie. 2. Aufl. Springer, Berlin 2000.
Mutschler, E.: Arzneimittelwirkungen. 8. Aufl. Wissenschaftliche Verlagsgesellschaft, Stuttgart 2001.
Pschyrembel – Therapeutisches Wörterbuch. 2. Aufl. De Gruyter, Berlin 2001.
Zenz, M., Jurna, I.: Lehrbuch der Schmerztherapie. Wissenschaftliche Verlagsgesellschaft, Stuttgart 2001.

Internetadressen

www.akdae.de: Arzneimittelkommission der deutschen Ärzteschaft: Arzneiverordnung in der Praxis. Therapieleitlinien zur Behandlung von Tumorschmerzen.
www.dsl-ev.de: Deutsche Schmerzliga e.V.
www.medi-info.de/SHGrp/Aktive-Schmerzhilfe/ash.htm: Aktive Schmerzhilfe e.V.
www.rheuma-liga.de: Deutsche Rheuma-Liga.
www.rheumanet.org/qs_dgrh/
www.schmerzselbsthilfe.de/schmerzhilfe/index.htm: Deutsche Schmerzhilfe e.V.

Therapieschema chronische Polyarthritis

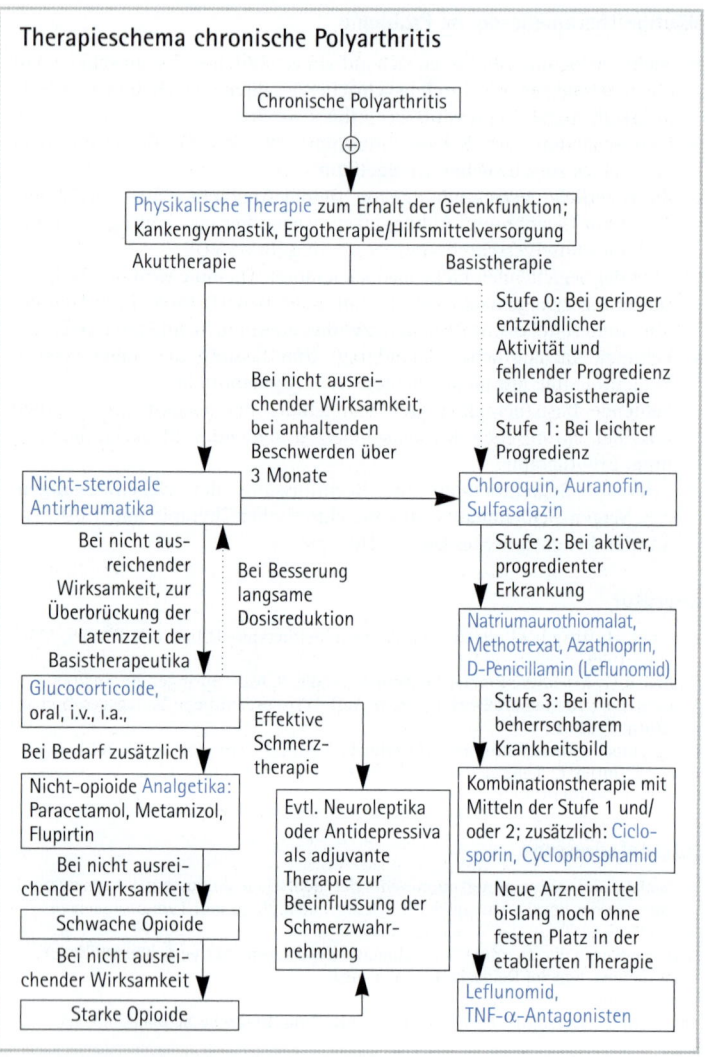

Polyneuropathie

Symptome

Bei der Polyneuropathie (PNP) handelt es sich um eine Schädigung der peripheren Nerven des sensomotorischen und autonomen Nervensystems.

Die **sensomotorische Polyneuropathie** zeigt sich durch Missempfindungen der sensiblen Nerven, betroffen sind meist Unterschenkel und Füße, Schmerzen (in Ruhe), Kribbelparästhesien („Ameisenlaufen"), Taubheitsgefühl, Sensibilitätsverlust, in weiterer Folge Muskelschwäche, -krämpfe, Muskelschwund.

Die **autonome Polyneuropathie** wird deutlich durch Störungen der Herzfunktion (Ruhetachykardie, fehlende Herzfrequenzvariation, stummer Infarkt, stumme Angina pectoris), Störungen des Gastrointestinaltrakts (Gastroparese, Übelkeit, Erbrechen, stark schwankende Blutzuckerwerte) und des Urogenitaltrakts (Dranginkontinenz, Reizblase, erektile Dysfunktion).

Folgen der unbehandelten Krankheit: Diabetischer Fuß (kleine Verletzungen werden nicht mehr gespürt, Infektion und Ulzeration des verletzten Gewebes), Fußamputationen bei 15 % aller Diabetiker.

Ursachen

- Stoffwechselerkrankungen: Diabetes, Urämie, Gicht, Lebererkrankungen,
- Intoxikationen: Alkoholabusus, Isoniazid, Metronidazol, Phenytoin, Nitrofurantoin, Vincristin, Schwermetalle (Quecksilber, Thallium), Lösungsmittel (Schwefelkohlenstoff), Arsen u. a.,
- Mangelernährung, Malabsorption: Vitamin B_{12}, Folsäure, Thiamin,
- endokrinologische Erkrankungen: Hypothyreose, Hyperthyreose, Akromegalie, Hyperparathyreoidismus u. a.,
- Neoplasien,
- Infektionen: Lyme-Borreliose, Diphtherie, Varicella zoster, Herpes simplex, Zytomegalie, Mononukleose, Lepra u. a.,
- Kollagenosen: Sklerodermie, rheumatoide Arthritis u. a.,
- neurologische Erkrankungen: hereditäre Neuropathien,
- Abgrenzung notwendig von zentral bedingten Ausfällen, Wurzel- und Rückenmarkskompression, Missempfindungen durch Schwellungen, Multiple Sklerose, Myopathien u. a.

Tab. 54.1: Häufigkeiten der Polyneuropathien (in Europa)

Polyneuropathien unterschiedlicher Ursache	Häufigkeit
Diabetes mellitus	30%
Alkoholtoxisch	25%
Nicht klassifizierbar	25%
Lyme-Borreliose	5%
Hereditäre Neuropathien	5%
Neoplastische/paraneoplastische PNP	3%
Andere toxische, metabolische und entzündliche Formen	< 3%

Behandlungsindikation und Behandlungsziele

Therapieziel:

- Abwendung von irreversiblen Nervenschädigungen,
- Verhinderung von Folgeerkrankungen, z.B. dem diabetischen Fuß,
- Erhalt der sensomotorischen Leistungen,
- Schmerzbehandlung, symptomatische Behandlung zum Erhalt der Lebensqualität.

Therapieverlaufskontrolle: Die Behandlungskontrolle erfolgt mit Hilfe klinischer und neurophysiologischer Untersuchungsverfahren.

Ursächliche Therapie

Wenn möglich ursächliche Therapie: z.B. intensive Blutzuckereinstellung (s. Diabetes Typ 1 S. 139 und 2 S. 149), Harnsäureeinstellung (s. Gicht S. 206), bei Intoxikation Verzicht auf Noxe (Alkoholentzug), Vitaminsubstitution bei Hypovitaminosen (Thiamin, Vitamin B_{12}, Folsäure), Behandlung der Hypo- oder Hyperthyreose u.a.

Bei motorischer Schwäche Physiotherapie zur Verhinderung von Deformationen und Verletzungen.

Symptomatische Therapie

α-Liponsäure

Antioxidative Wirkung, Verbesserung der Glucoseutilisation, Regeneration körpereigener Prozesse. Zu Beginn evtl. Verstärkung der Schmerzen durch

Regeneration der Nervenfunktion und damit der Sensibilität. In einigen Fällen günstige Beeinflussung der Sensibilitätsstörungen, Wirksamkeit zum Teil umstritten.

P: α-Liponsäure (Thioctacid®): 1–3 × 200–400 mg.

Mittel zur Behandlung des chronischen Schmerzes

Antidepressiva

Alle neuropathischen Schmerztypen werden unterdrückt. Analgetische Wirkung unabhängig von der antidepressiven Wirkung. Wirkungseintritt im Allgemeinen nach 3–7 Tagen, einschleichend dosieren, ggf. Kontrolle des Blutspiegels.

NW: Mundtrockenheit, Akkomodationsstörungen, Tachykardie, Miktionsstörungen, Obstipation, Sedierung oder Schlafstörungen, Kopfschmerzen, Schwindel, Tremor.

KI: Glaukom, Prostatahypertrophie, akuter Myokardinfarkt, Überleitungsstörungen im EKG, Delir, Epilepsie.

WW: Verstärkung der Wirkung von zentral dämpfenden Stoffen, Antidiabetika, Antikoagulantien, Antihypertonika, Anticholinergika.

P: * Amitriptylin (Saroten retard®): 25–50 mg zur Nacht 20–100 mg/d; * Clomipramin (Anafranil®): 3 × 50 mg, Hauptdosis morgens.

Antikonvulsiva

Bei neuropathischen Schmerzen einschießenden Charakters oder wenn Antidepressiva nicht den gewünschten Erfolg gebracht haben. Einschleichende Dosierung unter Blutspiegelkontrolle (TDM), um das NW-Risiko zu vermindern, nicht abrupt absetzen, da sonst Krampfanfälle auch bei Patienten ohne Anfallsanamnese ausgelöst werden können.

NW: Müdigkeit, Schwindel, Doppelbilder, Übelkeit bei schneller Steigerung der Dosis, Blutbildveränderungen.

KI: Carbamazepin: AV-Block, Therapie mit trizyklischen Antidepressiva. Gabapentin: Pankreatitis.

WW: Carbamazepin wirkt enzyminduzierend, daher beschleunigter Abbau aller Arzneistoffe, die über Cytochrom-P-450-Isoenzym 3A4 abgebaut werden. Beeinflussung der Blutspiegel anderer Antiepileptika, Erhöhung der Lebertoxizität von Alkohol und Paracetamol (s. Epilepsie S. 170).

P: * Carbamazepin (Tegretal® retard): zunächst 1 × 200 bis max. 2 × 400–600 mg; * Gabapentin (Neurontin®): 1–3 × 300–900 mg.

Neuroleptika

Zur Sedierung und Distanzierung vom Schmerzerlebnis. Einsatz niederpotenter, trizyklischer Neuroleptika.

NW: Gelegentlich Dyskinesien, Parkinsonoid, Akathisie bei lang andauernder Behandlung, Müdigkeit, Mundtrockenheit, Blasenentleerungsstörungen, Tachykardie, selten Agranylozytose.

KI: Akute Vergiftungen mit zentral dämpfenden Stoffen.

WW: Alkohol und zentral dämpfende Stoffe verstärken die Wirkung.

P: * Levomepromazin (Neurocil®): 3 × 25–50 mg.

Muskelrelaxantien

Zur Prophylaxe und Therapie von nächtlichen Wadenkrämpfen, von Krampfzuständen in den Beinen in Verbindung mit Diabetes mellitus.

NW: Bei langfristiger Anwendung in hoher Dosierung: neurotoxische Wirkungen (Kopfschmerzen, Tinnitus, Sehstörungen, Verwirrtheit), gastrointestinale Störungen, Erregungsleitungsstörungen am Herzen, Überempfindlichkeitsreaktionen (Exantheme, Bronchospasmen, Blutbildveränderungen).

KI: Tinnitus, Myasthenia gravis, vorsichtig dosieren bei Herzrhythmusstörungen.

WW: Verstärkung der Wirkung der herzwirksamen Glykoside, Muskelrelaxantien werden in ihrer Wirkung verstärkt.

P: * Chinin (Limptar N®): 1–2 × 200 mg.

Prokinetika

Zur Beschleunigung der Magenentleerung, gegen alle Symptome im Zusammenhang mit Magenmotilitätsstörungen (s. auch Gastroenteritis, akute S. 201).

NW: Diarrhoe, Müdigkeit, Kopfschmerz, Schwindel.

KI: Ikterus, Magen-Darm-Blutungen, Epilepsie, Morbus Parkinson.

WW: Beeinflussung der Resorption anderer Arzneimittel, Einnahmeabstand einhalten.

P: * Metoclopramid (Paspertin®): 3–4 × 10 mg.

Antibiotika

Gegen Durchfall im Zusammenhang mit autonomer Polyneuropathie.

NW: Magen-Darm-Beschwerden, bei schweren anhaltenden Durchfällen Arztbesuch!

KI: Kombination mit Mizolastin und Terfenadin.

WW: Inhibition des Cytochrom-P-450-Isoenzyms 3A4. Die gleichzeitige Anwendung von Erythromycin, Terfenadin oder Mizolastin erhöht das Risiko von Herzrhythmusstörungen. Verstärkung der Wirkung durch u.a. Carbamazepin, orale Antikoagulantien, Triazolam und Midazolam, Digoxin und Sildenafil.

P: * Erythromycin (Erythrocin®): 3 × 250 mg.

Cholinergika, Anticholinergika/Spasmolytika

Cholinergika bei Atonie des Verdauungssystems, Harnverhalt. Anticholinergika bei häufigem Harndrang, Urge-Inkontinenz.

NW: Cholinergika: erhöhte Schweißsekretion, erhöhter Speichelfluss, Bradykardie, Übelkeit, Erbrechen. Anticholinergika: Müdigkeit, Herzklopfen, Schwindel, Übelkeit, Kopfschmerzen.

KI: Cholinergika: Asthma bronchiale, Thyreotoxikose. Anticholinergika: Herz- oder Niereninsuffizienz, Darmverschluss, Myasthenia gravis, Vorsicht bei Harnverhalt und Prostatahyperplasie.

WW: Atropin antagonisiert Carbacholwirkung. Anticholinergika werden durch L-DOPA und Antihistaminika in ihrer anticholinergen Wirkung verstärkt.

P: * Carbachol (Doryl®): 1–3 × 1–4 mg; * Oxybutynin (Dridase®): 3 × 2,5–5 mg.

Mittel gegen erektile Dysfunktion

Sildenafil

Vasodilatator, wirkt ausschließlich bei gleichzeitiger sexueller Stimulation. Mit niedrigster Dosierung beginnen. Bei Bedarf Dosierung auf max. 100 mg anpassen.

NW: Häufig Kopfschmerz, Flush, gelegentlich Dyspepsie.

KI: Gleichzeitige Behandlung mit NO-Pharmaka, schwere Herz-Kreislauf-Erkrankungen, instabile Angina pectoris, Herzinsuffizienz, kurz zurückliegender Herzinfarkt oder Schlaganfall. Schwere Leberinsuffizienz, Hypotonie.

WW: Mit Nitraten und anderen NO-Pharmaka (z.B. Molsidomin): Potenzierung des blutdrucksenkenden Effekts.

P: ∗ Sildenafil (Viagra®): bei Bedarf 1 × 25–100 mg.

Apomorphin

Wirkt als D_2-Agonist zentral im Hypothalamus, der an der Auslösung der Erektion beteiligt ist. Wirkungseintritt nach ca. 20 Minuten. Anwendung als Sublingualtablette.

NW: Gelegentlich Übelkeit, Kopfschmerzen und Schwindel. Selten akuter Blutdruckabfall nach Einnahme.

KI: Instabile Angina pectoris, Zeit nach Herzinfarkt, Herzinsuffizienz.

WW: Mit Antihypertonika und Nitraten kann es zu starkem Blutdruckabfall kommen.

P: ∗ Apomorphin (Uprima®): bei Bedarf 1 × 2 mg oder 3 mg 20 Min. vor dem gewünschten Geschlechtsverkehr.

Unterstützung in der Selbstmedikation

Magnesium

Gegen Muskelkrämpfe, wie z.B. nächtliche Wadenkrämpfe ausgelöst durch Magnesiummangel. Krampflösend in höheren Dosen. Zur Gewährleistung der Mineralstoffzufuhr z.B. Deckung des erhöhten Magnesiumbedarfs von Diabetikern. Ausreichende Dosierung erforderlich.

WW: Resoptionsbehinderung von Tetracyclinen und Eisen durch Komplexbildung bzw. Konkurrenz um gleichen Aufnahmemechanismus.

P: Magnesiumsalze (Magnesium Sandoz®): 1 × 120 mg.

Häufige therapiebezogene Probleme

- Ursächliche Behandlung meist unzureichend.
- Non-Compliance bei Behandlung der Polyneuropathie wegen Polypragmasie: Je mehr Arzneimittel verordnet werden, desto schlechter wird die Compliance.

Literatur

Berthold, H. (Hrsg.): Klinikleitfaden Arzneimitteltherapie. Urban und Fischer, München 1999.

Gesenhues, St., Ziesché, R. (Hrsg.): Praxisleitfaden Allgemeinmedizin. Urban und Fischer, München 2001.

Mutschler, E.: Arzneimittelwirkungen. 8. Aufl. Wissenschaftliche Verlagsgesellschaft, Stuttgart 2001.

Pschyrembel – Klinisches Wörterbuch. 259. Aufl. De Gruyter, Berlin 2001.

Pschyrembel – Therapeutisches Wörterbuch. 2. Aufl. De Gruyter, Berlin 2001.

Internetadressen

www.deutsche-diabetes-gesellschaft.de/ddg-pdfs/autonome_neuropathie.pdf
www.medizin.uni-koeln.de/kai/igmg/II/diabetes/neuropathie.pdf
www.uni-duesseldorf.de/www/AWMF/II/diab-004.pdf

Therapieschema Polyneuropathie

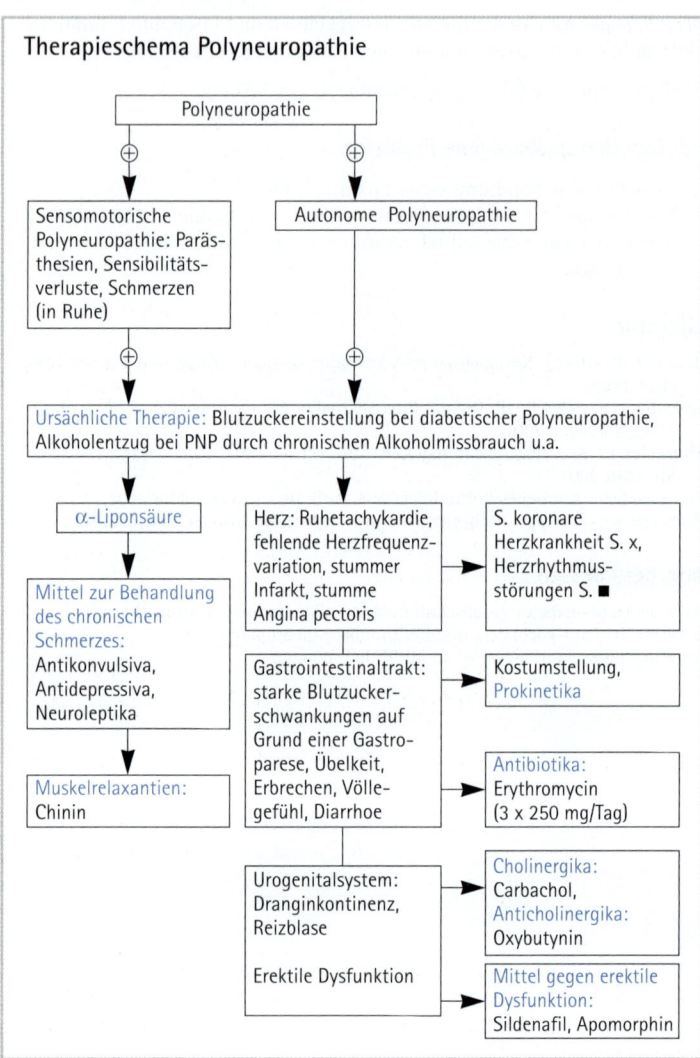

Polyneuropathie

⊕ ⊕

Sensomotorische Polyneuropathie: Parästhesien, Sensibilitätsverluste, Schmerzen (in Ruhe)

Autonome Polyneuropathie

⊕ ⊕

Ursächliche Therapie: Blutzuckereinstellung bei diabetischer Polyneuropathie, Alkoholentzug bei PNP durch chronischen Alkoholmissbrauch u.a.

α-Liponsäure

Mittel zur Behandlung des chronischen Schmerzes: Antikonvulsiva, Antidepressiva, Neuroleptika

Muskelrelaxantien: Chinin

Herz: Ruhetachykardie, fehlende Herzfrequenzvariation, stummer Infarkt, stumme Angina pectoris

S. koronare Herzkrankheit S. x, Herzrhythmusstörungen S. ■

Gastrointestinaltrakt: starke Blutzuckerschwankungen auf Grund einer Gastroparese, Übelkeit, Erbrechen, Völlegefühl, Diarrhoe

Kostumstellung, Prokinetika

Antibiotika: Erythromycin (3 x 250 mg/Tag)

Urogenitalsystem: Dranginkontinenz, Reizblase

Cholinergika: Carbachol, Anticholinergika: Oxybutynin

Erektile Dysfunktion

Mittel gegen erektile Dysfunktion: Sildenafil, Apomorphin

Psoriasis

Symptome

Bei Psoriasis (Schuppenflechte) handelt es sich um eine chronisch-rezidivierende, oft schubförmig auftretende, entzündliche Hauterkrankung mit Verhornungsstörungen und der Ausbildung von rötlichen, scharf begrenzten, erythematösen, mit silberweißen Schuppen bedeckten Herden verschiedener Größe und Gestalt. Zunächst punktförmige (P. punctata), durch Herdwachstum vergrößerte (P. guttata = tropfengroß; P. nummularis = münzengroß), durch Zusammenfließen von Einzelherden großflächige (P. gyrata = girlandenartig), polyzyklische Herde (P. geographica). Lokalisation besonders an Ellenbogen, Knie, Kreuzbein und behaartem Kopf, aber auch flächenhafte Ausbreitung über das gesamte Hautorgan möglich. Meist mit Juckreiz verbunden. Beim Kratzen treten die Schuppen deutlich hervor (Ähnlichkeit zu abgeschabtem Kerzenwachs, sog. Kerzenfleckphänomen). Bei Verletzung der darunter liegenden dünnen Epidermis („letztes Häutchen") treten punktförmige Blutungen auf (sog. blutiger Tau, Auspitz-Phänomen). Häufig auch Befall der Nägel (Nagelpsoriasis): stecknadelkopfgroße, napfförmige Einziehungen (Tüpfelnägel), Gelbfärbungen durch Nagelbettveränderungen (sog. Ölflecke), Abhebung der Nagelplatte (Onycholysis semilunaris psoriatica), bräunliche Längsstreifen in der Nagelmatrix (Splitterblutungen), Zerstörung der Nagelplatte (sog. Krümelnägel). Zu den klinischen Varianten der Psoriasis siehe Tabelle 55.1.

Weitere Unterteilung: Typ I zeichnet sich durch einen frühen Krankheitsbeginn (2. Lebensjahrzehnt) mit familiärer Häufung aus und ist mit HLA-Typen (Oberflächenantigenen) assoziiert. Der milder verlaufende Typ II tritt meist sporadisch nach dem 40. Lebensalter auf und besitzt keine nennenswerte HLA-Assoziation.

Verbreitung: Bei 1–3 % der hellhäutigen europäischen Bevölkerung, Männer und Frauen sind mit gleicher Häufigkeit betroffen.

Folgen der unbehandelten Krankheit: Starke psychische Belastung, Generalisierung mit Fieber und Proteinverlust, Psoriasis arthropathica. Keine Narbenbildung, keine maligne Entartung.

Ursachen

Übersteigerte, gutartige Epidermisbildung durch verkürzte Wanderzeit von kurzlebigen, mangelhaft reifenden Keratinozyten von der Basalschicht zur Hornschicht (4 statt 28 Tage), einhergehend mit Entzündungen und Gefäßhyperplasie.

Tab. 55.1: Klinische Varianten der Psoriasis

Klinische Varianten		Charakteristika
Psoriasis vulgaris (95%)	Chronisch-stationär (Plaquetyp)	Langsam entstehende Plaques mit 5–20 cm Ø, silbrig-weiße, leicht erhabene Schuppung, vorwiegend an den Streckseiten der Extremitäten, der Sakralregion und des behaarten Kopfes
	Exanthematisch (Psoriasis guttata)	Innerhalb 1–2 Wochen exanthemartig aufschießende, 1–2 cm große, flache Plaques mit silbriger Schuppung, vorwiegend am Stamm, selten im Gesicht, meist bei Kindern und Jugendlichen nach bakteriellen Infekten (Mandelentzündung)
	Psoriasis inversa	Befall von Handtellern und Fußsohlen, selten andere Areale
	Psoriasis intertriginosa	Befall von Hautspalten (Achseln, Leisten, Damm, Gesäß, Nabel, unter den Brüsten, zwischen Fingern und Zehen) ohne Schuppung, Bildung von Hautrissen (Rhagaden)
Psoriasis erythrodermatica		Schwere Form mit Befall der gesamten Haut, einhergehend mit Proteinverlusten, Störung der Wärmeregulation, Gewichtsverlust und erhöhter Infektionsgefahr (Pneumonie)
Psoriasis pustulosa (P.p.)	P.p. palmoplantaris (Barber)	Befall von Handtellern und Fußsohlen mit zahlreichen Pusteln, gelblich-serös durchtränkt
	Akrodermatitis continua suppurativa (Hallopeau)	Starke Pustelbildung an Fingerspitzen, besonders am Nagelwall mit häufigem Nagelverlust
	Anuläre P.p.	Dunkelrote Erytheme von 5–30 cm Ø mit kragenförmiger Abschuppung
	P.p. in der Schwangerschaft (Impetigo herpetiformis)	Ähnlich der anulären P.p., meist mit Fieber einhergehend, meist im letzten Trimenon
	P.p. generalisata (v. Zumbusch)	Schweres, generalisiertes, dunkelrotes Erythem mit vielen kleinen, zusammenfließenden Pusteln, Fieber, Schüttelfrost

Tab. 55.1: Klinische Varianten der Psoriasis (Fortsetzung)

Klinische Varianten	Charakteristika
Psoriasis arthropathica	Gelenkbefall z. B. der kleinen Fingergelenke mit Gelenkschwellung, starken Schmerzen sowie späteren Gelenkversteifungen, arthritische Erkrankungen auch größerer Extremitätengelenke, bei bestimmten genetischen Vorgaben auch der Wirbelgelenke (Spondylarthritis)
Arzneimittelinduzierte Psoriasis u. psoriaforme Arzneimittelexantheme	Ausgelöst durch z. B. Chloroquin, Lithium, β-Blocker, Sulfonamide, einige Kontrazeptiva, Interferon, Gold

Die Krankheitsdisposition für Typ-I-Psoriasis wird polygen vererbt.

Mögliche Auslöser: Streptokokkeninfekte (z. B. Mandelentzündung), Medikamente, Absetzen einer systemischen Glucocorticoidbehandlung (Rebound-Phänomen), Alkoholabusus, psychische Faktoren und Stress, Verletzung der Epidermis durch physikalisch-chemische Noxen, lokal-allergische Hautreaktionen oder inadäquate aggressive Hauttherapie (isomorpher Reizeffekt, Köbner-Phänomen), HIV-Infektion, Schwangerschaft.

Hemmfaktoren: Jahreszeit (Sommer), Klimafaktoren (Sonne, Meer), hormonelle Faktoren (Schwangerschaft).

Behandlungsindikation und Behandlungsziele

Diagnosestellung: Anamnese, klinisches Bild, Histologie, ggf. radiologische und szintigraphische Untersuchungen bei arthritischen Veränderungen, serologische Untersuchung zur Ermittlung des HLA-Status.

Differentialdiagnose: allergische Exantheme, Candidosen, Dermatomykosen, Nagelmykosen, Flechten (Pityriasis), Lupus erythematodes, Non-Hodgkin-Lymphom, Syphilis, Morbus Bowen (Präkanzerose), HIV-Infektion.

Behandlungsindikation: Abhängig von Ausmaß, Lokalisation und Typ der Hautveränderungen sowie vom Leidensdruck. In den meisten Fällen werden Kombinations- oder Sequenztherapien angewandt. Die Therapie erstreckt sich in der Regel über mehrere Jahrzehnte. Eine stationäre Behandlung ist notwendig bei akuten Sonderformen der Psoriasis, einem Befall von mehr als 25% der Körperoberfläche, Komplikationen, anderen Erkrankungen, Therapieversagen der ambulanten Behandlung sowie psychisch und physisch stark belastenden Krankheitsverläufen.

Therapieziel: Besserung der Krankheitssymptome, Vermeiden von Folgeschäden, eine Heilung ist zurzeit noch nicht möglich.

Basistherapie

Hautpflege
Ausgleich des Flüssigkeitsverlustes, der durch die geschädigte Hautbarriere entsteht.

Die Verträglichkeit von Externa ist unterschiedlich und muss individuell ausgetestet werden. Hautrückfettung:

- Häufig verwendete Salbengrundlagen: Unguentum emulsificans (aquosum), Unguentum leniens, Eucerinum anhydricum/cum aqua,
- Ölbäder (z. B. Linola® Öl, Balmandol®, Oleobal®, Balneum Hermal®),
- Harnstoff (Urea) zur Rehydrierung der Hornschicht, z. B. 3 %ig, 5 %ig oder 10 %ig.

P: Ungt. emulsificans aquosum mit 5 % Urea, Basodexan®, Nubral®, Eucerin® Urea: mehrmals tgl. oder im Wechsel mit wirkstofffreien Externa.

Vermeidung der Auslöser

- Verzicht auf übermäßigen Alkoholkonsum und Nikotin,
- Ausschalten von hautirritativen Einflüssen und psychischen Faktoren (z. B. Stress),
- Vermeidung einer Gewichtszunahme,
- Vermeidung möglicher auslösender Medikamente.

Psychosoziale Betreuung

- Patientenschulung zu Provokationsfaktoren und Wechselwirkungen von Kombinationstherapien,
- Entspannungsmethoden,
- Therapiegruppen/Selbsthilfegruppen.

Arzneitherapie

Therapie-Kombinationen zeigt Tab. 55.2.

Tab. 55.2: Mögliche Therapie-Kombinationen

	Ciclo-sporin	Metho-trexat	Reti-noide	PUVA	UV-B	Vit. D₃-Derivate
Dithranol	+	+	+	++	++	+
Vit. D₃-Derivate	+	+	+	+	+	
UV-B	-	-	+	-		
PUVA	-	-	++			
Retinoide	(-)	-				
Methotrexat	(-)					

Salicylsäure

In den eingesetzten Konzentrationen (3–5%, an Hand- und Fußsohlen 10%, maximal 20%) stark keratolytisch. Anwendung in geeigneten Grundlagen (z.B. weißer Vaseline), oft auch in Kombination mit anderen Wirkstoffen, z.B. Dithranol. Anwendung abends am Körper und auf der Kopfhaut.

NW: Bei höheren Dosierungen, großflächiger Behandlung v.a. bei Kindern oder vorgeschädigter Haut Reizungen (Köbner-Effekt, siehe Auslöser) und Gefahr der Salicylsäurevergiftung (Schwerhörigkeit, Übelkeit, Erbrechen, Austrocknung der Schleimhäute, Nierenschädigung).

KI: Überempfindlichkeit gegenüber Salicylaten, großflächige Langzeitanwendung bei Schwangeren, Säuglingen, Kleinkindern und Niereninsuffizienz.

WW: Bei großflächiger Anwendung kann die Toxizität von Methotrexat erhöht werden, unter der Einnahme von Sulfonylharnstoffen kann es vermehrt zu Hypoglykämien kommen. Permeation anderer lokal applizierter Arzneimittel kann verstärkt werden.

P: Salicylsäure (Lygal® 3%, Psorimed® 10%): maximal einmal täglich.

Dithranol

Syn. Cignolin, Anthralin. Lokale antiproliferative Wirkung durch das durch Lichteinfluss entstehende Anthralin-Radikal. Anwendung in Form von 0,05–5%iger Salbengrundlage (z.B. weiße Vaseline, evtl. 2% Salicylsäure- oder Harnstoffzusatz) über 6 Wochen mit schrittweiser Dosiserhöhung alle

2–3 Tage. Gegebenenfalls hautreizungsbedingte Therapiepausen von 1–3 Tagen. Bei Therapieresistenz einzelner Psoriasis-Plaques auch unter Okklusivfolie. Eventuell im Wechsel mit mittelstarken corticoidhaltigen Externa. Alternative Anwendung in abwaschbaren Grundlagen mit Beginn höherer Dosen (0,5%) bei kurzen Einwirkzeiten von 10–20 Min. und anschließendem Abwaschen, schrittweiser Verlängerung der Einwirkzeit bis zu 30 Min. und Dosiserhöhung auf 3% (Minutentherapie).

NW: Dosisabhängige erythematöse Hautreizungen (Cignolin-Dermatitis), nicht durch NSAR, Antihistaminika oder Glucocorticoide zu beeinflussen (Milderung mit Zinkoxid). Dunkelbraune Färbung von Haut, Kleidung und Wäsche (Cignolin-Pigmentierung). Selten allergische Kontaktdermatitis.

KI: Akute Psoriasis pustulosa oder erythrodermatica, Entzündungen der Haarfollikel, andere schwere akute Hauterkrankungen, Anwendung hoher Konzentrationen auf Schleim-, Bindehäuten und Hautspalten.

WW: Herabsetzung der Wirkung durch Steinkohlenteer, Zinkoxid oder Stärke enthaltende Externa, Wirkungsverstärkung durch Salicylsäure und Harnstoff.

P: * Dithranol 1–3% (Micanol®); * Dithranol mit 2% Salicylsäure (Psoralon® MT 0,5–3%); * Dithranol mit Harnstoff (Psoradexan® 0,5–2%): jeweils zweimal täglich, bei Minutentherapie einmal täglich.

Teerpräparate

Syn. Pix lithantracis, Liquor carbonis detergens. Gemisch aus polyaromatischen Kohlenwasserstoffen u. a. organischen Bestandteilen. Antipruriginös, antiinflammatorisch, antiproliferativ. Einsatz in Konzentrationen von 5–20%, auch in Kombination mit UV-Licht (Goeckermann) oder Dithranol. Steinkohlenteerhaltige Präparate werden aufgrund ihres mutagenen Potentials seltener und meist nur kurzfristig angewandt (1–2 Monate). Unangenehmer Geruch, Wäschefärbung.

NW: Entzündungen der Haarfollikel bei Anwendung auf behaarter Haut, Phototoxizität, im Tierversuch mutagen, bei großflächiger Anwendung nephrotoxisch.

KI: Akute Dermatitis, exsudative Psoriasis, Psoriasis pustulosa, Nierenerkrankungen, Kinder < 12 Jahre, Anwendung hoher Dosen auf Schleimhäuten und in Hautspalten sowie in der Schwangerschaft und Stillzeit.

WW: Phototoxische Reaktionen unter UV-Licht.

P: Steinkohlenteerextrakt (Berniter® Kopfhaut-Gel): 2–3 × pro Woche; (Basiter® Gel): 1–2 × täglich.

Bituminosulfonate

Wasserlösliche, schwefelreiche Salze aus Schieferöl mit entzündungshemmender und juckreizstillender Wirkung, Teergeruch. Einsatz vor allem bei trockener Schuppenbildung am Kopf und Juckreiz.

NW: Unverträglichkeitsreaktionen und Kontaktallergien (Einzelfälle).

KI: Anwendung am Auge.

WW: Wirkungsverstärkung bzw. -abschwächung anderer Kopfhauttherapeutika.

P: Natriumbituminosulfonat (Ichthoderm® Creme): mehrmals wöchentlich.

Vitamin-D$_3$-Derivate

Extern angewandte synthetische Vitamin-D-Derivate, Calcipotriol und Tacalcitol, hemmen die Hautproliferation und fördern die Differenzierung, führen zu einer Zunahme der Expression von Steroidrezeptoren und zur Reduktion von Exsudat. Kleinflächige Anwendung (max. 30 % der Körperoberfläche, max. 15 g Salbe pro Tag) bei leichten bis mittelschweren Formen über 6–8 Wochen, bei intermittierender Anwendung von 50 g Salbe pro Woche auch bis zu einem Jahr. Perkutane Resorption bei Einmalgabe < 1 %. Nach Beendigung der Behandlung sind Rezidive häufig. Besonders bei großflächiger Anwendung Kontrolle des Calciumspiegels vor und während der Therapie.

NW: Leichte Hautreizungen teilweise erst 2–3 Wochen nach Behandlungsbeginn, Dermatitis im Gesicht und um den Mund. Erhöhtes Risiko einer Hypercalcämie oder Hypercalcurie.

KI: Psoriasis pustulosa, schwere Nieren- und Lebererkrankungen, Erkrankungen mit Veränderung des Calciumstoffwechsels, Schwangerschaft (relative KI für Tacalcitol), Stillzeit, Kinder < 18 Jahren, Anwendung in Körperfalten, Gesicht, Nacken oder dem behaarten Kopf.

WW: Salicylsäure erhöht die perkutane Resorption!

P: * Calcipotriol (Psorcutan® Salbe, Creme, Lösung): max. 30% der Körper-oberfläche, max. 15 g Salbe pro Tag, 2 × täglich; * Tacalcitol (Curatoderm® Salbe): max. 10% der Körperoberfläche, max. 5 g Salbe pro Tag, 1 × täglich.

Retinoide

Extern: Tretinoin (Vitamin-A-Säure, VAS), Isotretinoin und Adapalen sind stark keratolytisch und allgemein antiproliferativ.

Der Einsatz von keratolytisch und antiproliferativ wirkenden Retinoiden zur Behandlung der Psoriasis kann noch nicht sicher beurteilt werden. Die externe Anwendung erfolgt abends auf gründlich getrockneter Haut und sollte nicht mehr als 20% der Körperoberfläche einschließen.

Intern: Systemisches Isotretinoin wirkt sebosuppressiv, keratolytisch, antibiotisch und antientzündlich (s. auch Akne S. 19). Die systemische Therapie findet Anwendung bei den erythrodermischen und pustulösen Sonderformen der Psoriasis sowie bei Versagen der externen Therapie. Häufig kombiniert mit Phototherapie oder Dithranol. Einschleichende Dosierung bis auf 30 mg/Tag bei Psoriasis vulgaris und 50–75 mg/Tag bei pustulöser Verlaufsform. Höhere Bioverfügbarkeit bei Einnahme mit fettreichen Mahlzeiten. Acitretin wird wegen der starken Teratogenität und langen Halbwertszeit selten eingesetzt. Schrittweise Dosisreduktion nach 2–3 Monaten, Therapiedauer mehrere Monate. Regelmäßige Kontrolle der Leberwerte!

NW extern: Juckreiz u.a. Hautreizungen, Erythem (Besserung mit Glucocorticoid-Externa), selten Abschuppung, Kontaktdermatitis, Austrocknung der Haut.

NW intern: Stark teratogen (Schädel- und Gesichtsdefekte, Missbildung des Thymus, Herz-, Skelett- und ZNS-Veränderungen, Spontanaborte), Lippenentzündung, Austrocknen der Haut und der Bindehaut (Sicca-Symptomatik), irreversible Haarverdünnung und -verlust, granulomatöse Veränderungen, Hautverdünnung, Exantheme, Staphylococcus-aureus-Infektionen, Kopfschmerzen, Verschlechterung des Dunkelsehens, Hörstörungen, depressive Verstimmungen, Diarrhoe, Hyperostosen und Erhöhung der Blutfette nach interner Langzeittherapie, Leberfunktionsstörungen, Blutbildveränderungen, Myositis, Störungen der Menstruation, Frösteln, Nasen- und Schleimhautblutungen, Impotenz, Arthralgie, Übelkeit.

Aufgrund der zahlreichen NW müssen bei Langzeitanwendung regelmäßige Kontrollen durchgeführt werden (Knochen, Leber, Blut).

KI extern: Augenkontakt, Anwendung auf gesunder Haut, Kinder < 18 Jahren (keine gesicherten Erkenntnisse).

KI intern: Schwangerschaft und Stillzeit, Leber- oder Nierenfunktionsstörungen (relativ), Depression, Fettstoffwechselstörungen (relativ), Diabetes mellitus, Kontaktlinsenträger, Adipositas, gleichzeitige Einnahme von Tetracyclinen oder Methotrexat. Die Therapie gebärfähiger Frauen darf nur unter strenger Kontrazeption erfolgen. Diese sollte einen Monat (Isotretinoin) und 2 Jahre (Acitretin) nach der Behandlung fortgeführt werden. Während und ein Monat nach der Behandlung kein Blut spenden!

WW extern: Verstärkung der Austrocknung durch andere Externa. Die Benutzung von Hautpflegemitteln und Kosmetika sollte eine Stunde vor und nach der Anwendung vermieden werden. Übermäßige UV-Bestrahlung sollte ebenfalls vermieden werden.

WW intern: Tetracycline (erhöhtes Risiko einer Erhöhung des Schädelinnendruckes), Erhöhung der Methotrexat- bzw. Ciclosporinspiegel.

P extern: * Tazaroten 0,05 %–0,1 % (Zorac® Gel): 1 × täglich.

P intern: * Isotretinoin (Roaccutan®): einschleichend, beginnend bei 10 mg/d bis auf 30–40 mg/d, Dosisreduktion nach 2–3 Monaten auf 0,05–0,1 mg/kg/d; * Acitretin (Neotigason®): einschleichend, beginnend bei 3 × 10 mg über 2 Wochen, maximal bis zu 3 × 25 mg.

Glucocorticoide

Antiinflammatorische Wirkung durch Hemmung der Bildung von Entzündungsmediatoren (Arachidonsäureprodukte und Cytokine) und der Sekretionshemmung lysosomaler Enzyme (s. auch Neurodermitis S. 491).

Extern: Es werden überwiegend mild wirksame Glucocorticoide in Hautspalten oder bei Sonderformen der Psoriasis mittelstarke Glucocorticoide auf kleineren entzündlichen Einzelherden angewandt, evtl. alternierend mit Dithranol-haltigen Externa. In Einzelfällen können auch Okklusionen durchgeführt werden. An der behaarten Kopfhaut treten fast keine NW auf. Nach der Behandlung treten aber regelmäßige und ausgedehnte Rezidive und Reboundphänomene auf, deshalb nur kurzfristiges Reservemittel.

Intern: Letzte Wahl nach Versagen der Phototherapie, der Retinoide und der Zytostatika, NW, WW und KI (s. Neurodermitis S. 491).

NW extern: Hautatrophie, Teleangiektasien, Purpura durch erhöhte Gefäßfragilität, im Gesicht Akne- und Rosacea-ähnliche Entzündungen, periorale Dermatitis, selten Hypertrichose, Hyperpigmentierung, Kaschierung von Infektionen, sehr selten allergische Reaktionen.

KI extern: Infektionen mit Viren, Pilzen oder Bakterien, Anwendung an Augen, auf Schleimhäuten und Wunden, Hautatrophie.

P extern: * Hydrocortisonacetat 1 % (Ebenol® 1 %); * Clocortolon-21-pivalat, -hexanoat (Kaban®); * Mometasonfuroat (Ecural®); * Betamethasondipropionat (Diprosone®): jeweils 1 × täglich.

P intern: * Triamcinolon (Delphicort 2, 4, oder 8 mg): 20–40 mg in fallender Dosierung.

Phototherapie

SUP (Selektive ultraviolette Phototherapie): Bestrahlung mit künstlichen UV-B-Strahlen 305–315 nm (Schmalband-UV-B: 311 nm), oft in Kombination mit Dithranol oder vorausgehenden 20-minütigen hypertonen Solebädern (Balneophototherapie). Besonders erfolgreich in akuten Krankheitsstadien. Beginn mit 70–80 % der minimalen Erythemdosis und Dosissteigerung um 10–30 % je Sitzung. Durchführung von 4–5 Sitzungen pro Woche über insgesamt etwa 6 Wochen. Augenschutz!

PUVA (Photochemotherapie): Lokale Photosensibilisierung der Haut mit 8-Methoxypsoralen (Ammoidin, Creme oder Lösung) mit unmittelbar anschließender UV-A-Bestrahlung 320–400 nm. Einsatz auch bei Psoriasis pustulosa. Eine orale PUVA-Therapie sollte Mittel der letzten Wahl sein. Abdeckung der Genitalregion (dichtgewebte Baumwoll-Unterwäsche) und der Augen während des gesamten Tages nach der Photosensibilisierung! Regelmäßige Nachuntersuchungen auf Hautveränderungen. Bei Überdosierung können lebensgefährliche Verbrennungen auftreten! Notfallmaßnahmen: Aufenthalt in abgedunkelten Räumen, Elektrolyte, Humanalbumin, evtl. Corticoide, bei versehentlichem Verschlucken Aktivkohle und Laxans. Wesentlich nebenwirkungsärmer und auch für einen Einsatz in der Schwangerschaft denkbar ist die PUVA-Bad-Therapie, bei der die Photosensibilisierung über das mit Methoxypsoralen versetzte Badewasser erfolgt.

NW: Erytheme bei Überdosierung mit UV-B und bei PUVA, Köbner-Phänomen (s. Provokationsfaktoren), gastrointestinale Beschwerden und Katarakt (orale PUVA), selten Hyperpigmentierungen, Kontaktallergien. Erhöhtes Risiko für Hautkarzinome.

KI: Photoverursachte oder -provozierte Dermatosen. PUVA: schwere Leber- und Nierenfunktionsstörungen, Schwangerschaft und Stillzeit, größere Hautverletzungen oder unklare Hauterkrankungen, fieberhafte Infekte, Herzinsuffizienz oder Bluthochdruck (Badtherapie), Epilepsie, vorangegangene Behandlung mit Methotrexat, Arsen, Zytostatika oder Röntgenbestrahlungen (Erhöhung des Risikos einer Tumorinduktion), vorangegangene Hauttumoren, Immundefekte, HIV-Infektion, Kinder < 12 Jahren.

WW: Phototoxische oder photoallergische Medikamente (z.B. Sulfonamidderivate), Zytostatika und Immunsuppressiva dürfen nicht angewandt werden (PUVA). Weitere WW bei oraler Anwendung von Methoxypsoralen.

P: * 8-Methoxypsoralen 0,3% (Meladinine® Lösungskonzentrat): 3–4 × pro Woche.

Methotrexat

Folsäureantagonist, antiproliferatives Immunsuppressivum, Reduktion der Lymphozytenproliferation und Verminderung der Cytokinsynthese. Anwendung bei therapieresistenter oder ausgedehnter Psoriasis und Sonderformen. Regelmäßige Leber- und Blutbildkontrollen. Zur Verringerung der gastrointestinalen Nebenwirkungen kann Calciumfolinat (Lederfolat® 5 mg/Tag) gegeben werden.

NW: Gastrointestinale Störungen, Stomatitis mit oralen Ulzera, Exantheme, Kopfschmerzen, Erhöhung der Leberenzyme. Bei Langzeittherapie erhöhtes Risiko einer Leberzirrhose, selten Knochenmarksdepression, Pneumonitis, Nephrotoxizität. Erhöhtes Risiko von lymphoproliferativen Neubildungen.

KI: Lebererkrankungen, Dosisanpassung bei Niereninsuffizienz, verzögerte Elimination bei Ödemen.

WW: Probenecid und andere organische Säuren (NSAR, Penicillin, Sulfonamide) können die Ausscheidung hemmen, Toxizitätserhöhung durch Trimethoprim o.a. Hemmstoffe der Dihydrofolatreduktase, myelo-, hepato- oder nephrotoxische Substanzen.

P: * Methotrexat (Lantarel®): 1 × 5 mg/Woche p.o. initial bis 1 × 15–25 mg/Woche.

Ciclosporin A

Ciclosporin A wirkt antiphlogistisch durch Hemmung des Transkriptions-faktors NF-AT und somit der Interleukin-2-Synthese, außerdem Verringe-rung anderer Interleukine und Interferon-γ. Anwendung bei therapieresis-tenter oder ausgedehnter Psoriasis sowie bei Sonderformen. Therapiedauer 3 bis max. 6 Monate. Häufige Rezidive. Regelmäßige Blutbild- und Blut-druckkontrollen.

NW: Gastrointestinale Nebenwirkungen, Tremor, Müdigkeit, Kopfschmer-zen, Erhöhung der Serumspiegel von Kreatinin, Harnstoff und Leberenzy-men, Fieber, Rigor, Knochenmarksdepression, erhöhtes Infektionsrisiko, dosisabhängig auch cholestatische Hepatitis, Nephrotoxizität, Hypertri-chose, Gingivahyperplasie, Parästhesien, arterielle Hypertonie. Gelegent-lich Überempfindlichkeitsreaktionen, Exantheme, Hyperurikämie, Gicht, Gewichtszunahme, Hyperkaliämie, Hypomagnesiämie, Ödeme, Ulzera, Hy-perglykämie, erhöhte Krampfneigung, Dysmenorrhoe. Selten Myalgien, Ar-thralgien, Arrhythmien.

KI: Eingeschränkte Leber- und Nierenfunktion, schwere Infektionen, Hy-perurikämie, Blutbildungsstörungen. Dosisreduktion bei erhöhtem Blut-druck und eingeschränkter Nierenfunktion.
  Während der Therapie ist eine Kontrazeption sowohl für die Frau als auch den Mann erforderlich.

WW: Immunsuppressiva, additive Nierenschädigung durch andere neph-rotoxische Substanzen (Aminoglykoside, Amphotericin B, Ciprofloxacin, Melphalan, Trimethoprim, Vancomycin, NSAR). Orlistat senkt durch Hem-mung der Fettsäureresorption die Bioverfügbarkeit. Lebendimpfstoffe soll-ten während der Therapie nicht verabreicht werden. Eine Erhöhung der Ka-liumspiegel (Ernährung, Diuretika) sollte vermieden werden. Wirkungsver-stärkung durch Stoffe, die das Cytochrom-P-450-Isoenzym 3A4 hemmen (Makrolide, Ketoconazol, Retinoide, Calciumkanalblocker, orale Kontrazep-tiva, Grapefruitsaft) und Wirkungsverminderung durch Arzneistoffe, die CYP 3A4 induzieren (Antiepileptika, Rifampicin, Metamizol). Wirkungsver-stärkung von Digoxin, Prednisolon und Statinen.

P: * Ciclosporin A (Sandimmun®): 2,5–5 mg/kgKG/d i.v. auf 2 Dosen.

Fumarsäureester

Unklarer Wirkmechanismus, wahrscheinlich Immunmodulation durch Reduktion der CD4$^+$-Lymphozyten und der Interleukin-2-Synthese. Systemische Langzeittherapie von mittelschweren und schweren Psoriasisformen. Einschleichende Dosierung mit Findung einer geeigneten Erhaltungsdosis nach 4–6 Wochen. Regelmäßige Blutbild-, Leber-, Nieren- und Urinkontrollen, evtl. Dosisanpassung. Mögliche Kombinationen mit topischen Psoriasistherapien, nicht mit Fumarsäurederivaten.

NW: Flush, Hitzewallungen, gastrointestinale Beschwerden, Müdigkeit, Benommenheit, Kopfschmerz (alle i.d.R. nur zu Beginn), leichte Leukopenie, Lymphopenie.

KI: Schwangerschaft, Nierenfunktionsstörungen, chronische Erkrankungen des GI-Traktes, Beeinträchtigung der Leukozytenzahl oder -funktion, maligne Erkrankungen. Strenge Indikationsstellung bei Kindern und Jugendlichen.

WW: Unerwünschte gegenseitige Wirkungsverstärkung durch Retinoide, Methotrexat, Psoralene, Ciclosporin.

P: * Fumarsäureester (Fumaderm®/initial): 1 × 30 mg initial, maximal 3 × 120 mg.

Alefacept

In Phase-III-Studien befindlicher Immunmodulator, rekombinantes Fusionsprotein (EMEA-Zulassung bereits beantragt, in Deutschland voraussichtlich Anfang 2003). Hemmung der Aktivierung und Proliferation von T-Lymphozyten. Anwendung bei großflächiger mittelschwerer bis schwerer Psoriasis (> 10 % der Körperoberfläche). Keine erhöhte Infektionsgefahr. Gut verträglich.

P: * Alefacept (Amevives®): 1 × wöchentlich 7,5–15 mg i.v. oder i.m. über 12 Wochen.

Unterstützung in der Selbstmedikation

▨ Urlaub in sonnenreichen Gegenden (Mittelmeer, Totes Meer oder im Hochgebirge > 1500 m).
▨ Solebäder.

- Zusätzliche Einnahme sogenannter „essentieller Phospholipide" (Essentiale® forte N) 3 × 300–600 mg.
- Lokale Phytotherapie bei leichten Formen: Externa mit Mahonia aquifolium (Rubisan®) 2–3 × täglich.
- Einnahme von Omega-3-Fettsäuren kann unterstützend antientzündlich wirken (Besserung von Schuppung, Rötung, Juckreiz und Hautschwellung), ca. 1 g täglich.

Häufige therapiebezogene Probleme

- Non-Compliance aufgrund deutlicher Nebenwirkungen der meisten Therapeutika (Ausnahme Vitamin-D$_3$-Derivate),
- Non-Compliance aufgrund der verfärbenden Wirkung einiger Externa,
- Non-Compliance wegen fehlender Sofortwirkung,
- großer psychischer Druck.

Literatur

Altmeyer, P.: Therapielexikon Dermatologie. Springer, Berlin 1998.
Hellwig, B.: Alefacept stoppt überaktive T-Lymphozyten. Deutsche Apotheker Zeitung 142 (2002), 20, 40–43.
Pschyrembel – Therapeutisches Wörterbuch, 2. Aufl. De Gruyter, Berlin 2001.
Rassner, G.: Dermatologie, Lehrbuch und Atlas, 6. Aufl. Urban und Fischer, München 2000.
Rote Liste. Editio Cantor Verlag, Aulendorf 2002.
Sterry, W., Paus, R.: Checkliste Dermatologie. 3. Aufl. Thieme, Stuttgart 1999.

Internetadressen

www.AWMF-online.de: Altmeyer, P. et al.: Therapie mit Furmarsäureestern. AWMF-Bericht zur Konsensus-Konferenz vom 19.4.1997.
www.AWMF-online.de: Christophers, E. et al.: Psoriasis-Therapie. AWMF-Leitlinien der Deutschen Dermatologischen Gesellschaft 11/99.

Therapieschema Psoriasis

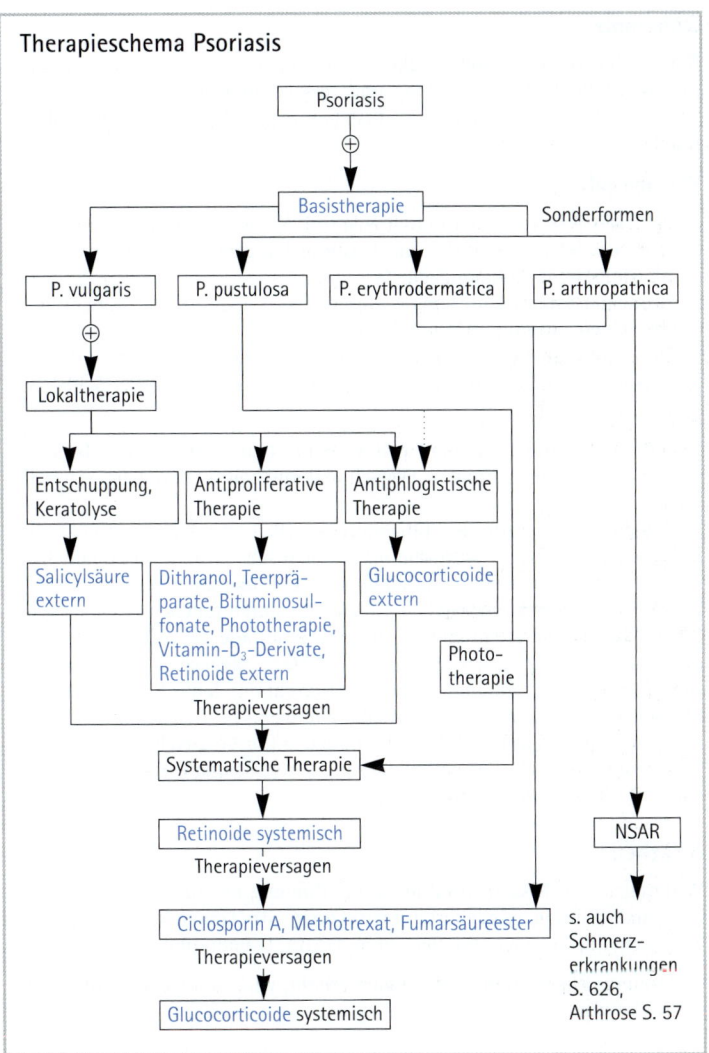

Psoriasis

Basistherapie — Sonderformen

P. vulgaris | P. pustulosa | P. erythrodermatica | P. arthropathica

Lokaltherapie

Entschuppung, Keratolyse | Antiproliferative Therapie | Antiphlogistische Therapie

Salicylsäure extern

Dithranol, Teerpräparate, Bituminosulfonate, Phototherapie, Vitamin-D₃-Derivate, Retinoide extern

Glucocorticoide extern

Phototherapie

Therapieversagen

Systematische Therapie

Retinoide systemisch

Therapieversagen

Ciclosporin A, Methotrexat, Fumarsäureester

Therapieversagen

Glucocorticoide systemisch

NSAR

s. auch Schmerzerkrankungen S. 626, Arthrose S. 57

Symptome

Nikotinabusus, Tabakabhängigkeit. Nikotin, Hauptalkaloid des Tabakrauchs, ist für Suchtentwicklung und -erscheinungen verantwortlich; die negativen Folgen des Rauchens entstehen durch Begleitstoffe des Tabakrauches, wie z. B. Teer.

Wirkung auf:

- zentrales Nervensystem (durch Nikotin): Verbesserung der Stimmungslage, der Konzentrations- und Leistungsfähigkeit. Psychologische und physiologische Abhängigkeit,
- Bronchialsystem und Lunge (durch Teer): chronische Bronchitiden, Bronchialkarzinome, Mundhöhlenkrebs,
- Herz-Kreislauf-System: koronare Herzkrankheit, periphere arterielle Verschlusskrankheit (bis hin zu Amputationen), Hypertonie, Schlaganfall, Herzinfarkt.

Dauerhafte Beeinflussung der Gefäßweite führt zu Arteriosklerose (s. S. 54) und Durchblutungsstörungen (Verschlusskrankheit s. periphere arterielle S. 666).

Andere Inhaltsstoffe des Tabakrauchs, z. B. polyzyklische aromatische Kohlenwasserstoffe, N-Nitrosamine, aromatische Amine, Formaldehyd, Benzol, sind nachgewiesene Karzinogene oder Kokarzinogene.

37 % der Deutschen zwischen 18 und 79 Jahren rauchen (1998), davon 24 Millionen Zigarettenraucher. 100 000 Todesfälle pro Jahr werden mit dem Tabakrauchen assoziiert: 80 000–90 000 Menschen erkranken an Herz-Kreislauf-Erkrankungen, allein verursacht durch das Rauchen, 30 000 Menschen erkranken an Bronchialkarzinomen. In Deutschland gibt es 308 Tote täglich durch das Zigarettenrauchen (im Vergleich: 21 Tote durch Verkehrsunfälle). Jährlich anfallende krankheitsbedingte Kosten des Rauchens: 17,3 Milliarden Euro.

Ursachen

Wirkungen von Nikotin resultieren aus Bindung an Nikotinrezeptoren im ZNS und dadurch erleichterter Freisetzung von Transmittern (Dopamin, Noradrenalin, Acetylcholin, Serotonin, GABA, β-Endorphin):

- Stimmungslage: Genussempfinden erhöht, wirkt anregend, beruhigend, anxiolytisch.

- Leistungsfähigkeit: erhöhte Aufmerksamkeit, verbesserte Leistung bei sich wiederholenden Aufgaben.
- Körpergewicht: Herabsetzung des Hungergefühls, Beschleunigung von Stoffwechselvorgängen, Gewichtsreduktion.

Durch Adaptation der Nikotinrezeptoren Toleranzentwicklung. Erscheinen von Entzugssymptomen bei Reduktion der Tabakmenge:

- Verlangen nach Zigaretten,
- Gereiztheit, Unruhe, Angst, Schlafstörungen,
- Schläfrigkeit, Konzentrationsschwierigkeiten, Leistungsbeeinträchtigungen,
- Hunger, Gewichtszunahme.

Einteilung in Rauchertypen nach entsprechenden Rauchgewohnheiten:

- Zigarettenkonsum über den Tag verteilt in konstanten Zeitintervallen jeweils eine Zigarette, Aufrechterhaltung eines konstanten Nikotinspiegels, häufig starke Abhängigkeit.
- Zigarettenkonsum zusätzlich nachts, Schlafunterbrechung durch Entzugssymptome, stärkste Abhängigkeit (selten).
- Zigarettenkonsum bevorzugt in den Vormittags- oder Abendstunden, häufig durch Langeweile oder Stress begründet.
- Zigarettenkonsum phasenweise, z.B. an den Wochenenden, bei Feiern, in Gesellschaft, häufig kein Inhalieren des Rauchs, bloßes Paffen, leichte Abhängigkeit.

Nach der ICD-10 (internationale statistische Klassifikation der Krankheiten und verwandter Gesundheitsprobleme, 10. Revision) wird eine Nikotinabhängigkeit angenommen, wenn 3 von 6 Bewertungskriterien erfüllt sind (s. auch Tab. 56.1):

- zwanghafter Wunsch, Tabak zu konsumieren,
- verminderte Kontrollfähigkeit über den Beginn, die Beendigung und die Menge des Tabakkonsums,
- Toleranzbildung (allmähliche Dosissteigerung notwendig),
- Entzugserscheinungen,
- fortschreitende Vernachlässigung anderer Interessen oder Vergnügen im Interesse eines Tabakkonsums,
- Rauchen trotz detaillierten Wissens über die Gesundheitsschäden.

Zusätzliches Problem: Gewohnheitsbildung.

Tab. 56.1: Schweregrad der Abhängigkeit nach Fagerström-Test (FTND)

Fragen	Antworten	Punkte
Wie schnell nach dem Aufwachen rauchen Sie Ihre erste Zigarette?	Innerhalb von 5 Minuten	3
	6–30 Minuten	2
	31–60 Minuten	1
	Nach 60 Minuten	0
Finden Sie es schwierig auf das Rauchen zu verzichten, wenn es verboten ist (z. B. im Kino, in Versammlungen)?	Ja	1
	Nein	0
Auf welche Zigarette fällt es Ihnen besonders schwer zu verzichten?	Die 1. Zigarette morgens	1
	Jede andere	0
Wie viele Zigaretten rauchen Sie am Tag?	0–10	0
	1–20	1
	21–30	2
	31 und mehr	3
Rauchen Sie stärker in den ersten Stunden nach dem Aufstehen als während des übrigen Tages?	Ja	1
	Nein	0
Rauchen Sie auch, wenn Sie so krank sind, dass Sie im Bett liegen müssen?	Ja	1
	Nein	0
	Gesamtpunktzahl:	
Bewertung		
	Schwache Abhängigkeit	< 2
	Mittel bis starke Abhängigkeit	3–6
	Sehr starke Abhängigkeit	> 7

Behandlungsindikation und Behandlungsziele

Suchtprophylaxe: möglichst bei Kindern und Jugendlichen durch Vorbilder, Aufklärung über Gesundheitsrisiken, Angebot von sinnvollen Freizeitaktivitäten, Stärkung des Selbstbewusstseins.

Behandlungsindikation: Raucherentwöhnung möglichst frühzeitig. Entwöhnung zu jeder Zeit von Nutzen: Aufgabe des Rauchens in mittleren Jahren kann die raucherbedingten Gesundheitsrisiken zu 90 % zurückdrängen.

Diagnosestellung erfolgt durch:

▨ Anamnese-Erhebung: Fagerström-Test (s. Tab. 56.1), Entwöhnungswilligkeit, BMI, Erfahrung mit Entwöhnungsmethoden, zusätzlich bestehende Herz-Kreislauf- oder Lungenerkrankungen, psychische Erkrankungen.
▨ Messung des CO-Gehalts der Ausatemluft, Messung mit einem CO-Handgerät, auch zur Therapiekontrolle geeignet.
▨ Berechnung des Teer-Expositionswerts (TEW): korreliert mit einem Risiko eines Bronchialkarzinoms, hängt ab von der Anzahl der Raucherjahre, der täglichen Zigarettenmenge, dem Teergehalt der Zigarettensorte (< 15 mg, 15–24 mg oder > 24 mg Kondensat).

Therapieziele:

▨ Senkung der tabakinduzierten Morbidität und Letalität.
▨ Behandlung und Besserung von Erkrankungen, die mit dem Rauchen assoziiert sind: chronisch obstruktive Lungenerkrankung (COPD), Ulcus ventriculi, Hypertonie, koronare Herzkrankheit, psychiatrische Erkrankungen, Hypercholesterinämie, Diabetes mellitus, Arteriosklerose, etc., auch in der Rehabilitation von Herzinfarkt, Schlaganfall, Amputation einer Extremität.
▨ Schutz der Nichtraucher.

Ergebnisse nach Rauchverzicht (nach der letzten Zigarette):

▨ 20 Minuten danach: Blutdruck fällt wieder auf normale Werte, Temperatur der Hände und Füße steigt auf Normalwerte an.
▨ 8 Stunden danach: Der Kohlenmonoxidgehalt fällt auf einen Normalwert.
▨ 24 Stunden danach: Das Herzinfarktrisiko beginnt zu sinken.
▨ 2 Wochen bis 3 Monate danach: Die Durchblutung verbessert sich; die Lungenkapazität erhöht sich um bis zu 30 %.
▨ 1–9 Monate danach: Husten, Müdigkeit und Kurzatmigkeit verringern sich; das Flimmerepithel der Lunge regeneriert sich.
▨ 1 Jahr danach: Das Risiko von Erkrankungen der Herzkranzgefäße ist nur noch halb so groß wie das von Rauchern.
▨ 5 Jahre danach: Das Schlaganfallrisiko sinkt nach 5–16 Jahren auf das Niveau eines Nichtrauchers.
▨ 10 Jahre danach: Unter Ex-Rauchern finden sich nur etwa halb so viele Lungenkrebstodesfälle wie unter weiterhin Rauchenden; das Risiko von

Krebserkrankungen im Mund, Halsbereich, Speiseröhre, Blase, Niere und Bauchspeicheldrüse verringert sich.
- 15 Jahre danach: Das Risiko von Erkrankungen der Herzkranzgefäße entspricht dem eines Nichtrauchers.

Basistherapie

Psychologische Unterstützung der Raucherentwöhnung durch:

- Informationsmaterial über Schäden des Rauchens und Möglichkeiten der Raucherentwöhnung.
- Selbstbeobachtung: Anzahl Zigaretten pro Tag, Gelegenheiten, Gründe für eine Zigarette; Führen eines Tagebuchs.
- Selbsthilfegruppen: Unterstützung durch Patienten mit ähnlichen Abhängigkeitserfahrungen, nützlich und hilfreich bei sachgerechter Information von erfahrenen Gruppenmitgliedern.
- Ärztlicher Rat: persönliches Gespräch über Diagnosestellung, Motivation zur Raucherentwöhnung, Hilfsangebot und Nachbetreuung. Vor allem Nachbetreuung entscheidet über Wirksamkeit.
- Verhaltenstherapie: Einsatz von Belohnung bzw. Bestrafung für gewünschte bzw. unerwünschte Verhaltensweisen in Form von Gruppensitzungen unter der Leitung von einer medizinischen Fachkraft. Wirkung vor allem gegen schlechte Gewohnheiten. Bedeutender Personal-, Zeit- und Kostenaufwand. Kurzkontakte unter Zuhilfenahme von schriftlichem Motivationsmaterial können ähnliche Erfolge erzielen. Einsatz meist in Kombination mit einer Nikotinsubstitution.

Nicht geeignet sind:

- Aversionsbehandlung: Rasches Rauchen einer größeren Menge an Zigaretten, Stromstöße, geschmacksvergällende Zusätze wie Silberacetat sollen eine Aversion gegen das Rauchen induzieren. Methoden werden wegen Gefahren für den Patienten nicht mehr empfohlen.
- Hypnose: unsichere Datenlage, mangelnde Evidenz, um diese Methode empfehlen zu können.
- Akupunktur: Wirksamkeit der Akupunktur konnte nicht nachgewiesen werden, Methode nicht empfehlenswert.

Arzneitherapie

Nikotin

Unterstützung der Raucherentwöhnung durch Linderung der Nikotinentzugssymptome.

NW: Übelkeit, Schlaflosigkeit, Schwindel, Kopfschmerz, Herzklopfen.

KI: Frischer Herzinfarkt oder Schlaganfall, schwere Herzrhythmusstörungen, instabile oder stabile Angina pectoris, Herzinsuffizienz, Hyperthyreoidismus, insulinabhängiger Diabetes, akute Magen-Darm-Geschwüre. Vorsicht: Kinder und Nichtraucher! Vorsicht bei gleichzeitigem Zigarettenrauchen, Gefahr der Überdosierung!

WW: Bei Rauchstopp, Nikotinentzug: erforderliche Dosiserhöhung bei β-Sympathomimetika (Abnahme zirkulierender Katecholamine); erforderliche Dosiserniedrigung bei Insulin (Anstieg des subkutan resorbierten Insulins), β-Blockern (Abnahme der zirkulierenden Katecholamine), Theophyllin, Imipramin, Fluvoxamin, Dextropropoxyphen, Pentazocin, Benzodiazepinen, Phenylbutazon, Tacrin, Clomipramin, Coffein (verminderte Enzyminduktion).

Pflaster

Mit ausreichend hoher Dosierung beginnen, evtl. in den ersten Wochen Kombination mit Kaugummis bei akut auftretendem Rauchverlangen. Nach 3–4 Wochen Dosisreduktion möglich. Ausreichende Therapiedauer 8 Wochen, im Anschluss Nikotinkaugummis zur Verfügung halten, um akutes Rauchverlangen zu befriedigen.

NW: Speziell bei Anwendung von Nikotinpflastern: lokale Hautreaktionen.

KI: Für Membranpflaster: generalisierte Hauterkrankungen wie z. B. Psoriasis, Neurodermitis.

P: Nikotinpflaster (Nicorette® Membranpflaster, nikofrenon®, Nicotinell® TTS, Niquitin®).

Nikotinkaugummis

Bis zu 16 Kaugummis à 4 mg täglich. Langsam über 30 Minuten anwenden: 1–2-mal im Backenzahnbereich darauf herumkauen, danach 30 Sekunden warten, anschließend auf der anderen Wangenseite Vorgang wiederholen. Bei zu schnellem und ausgiebigen Kauen starker Speichelfluss, Würgreiz, Übelkeit und Sodbrennen durch Nikotinüberdosierung.

NW: Lokale Reizungen der Mundschleimhaut, Zahnfleischbluten.

KI: Problem bei Gebissträgern.

P: Nikotinkaugummi (Nicotinell® Kaugummi, Nicorette® Kaugummi).

Bupropion

Antidepressivum mit anxiolytischem Effekt. Wiederaufnahmehemmer für Noradrenalin, Serotonin und Dopamin, Erhöhung der Neurotransmitterkonzentration. Nikotin führt zu einer Erhöhung des Dopaminspiegels, bei Nikotinentzug kommt durch Abfall der Dopamin- und Noradrenalin-Konzentration zum Craving (Suchtverhalten, großes Rauchverlangen).

Therapiebeginn mit niedrigerer Dosis, für die zweite Woche wird der Tag des Rauchstopps festgesetzt. Behandlungsdauer auf 7 Wochen begrenzt.

NW: Gelegentlich Mundtrockenheit, Magen-Darm-Beschwerden; Schlaflosigkeit, Zittern, Kopfschmerzen, Schwindel. Sehr selten, aber schwerwiegend Krampfanfälle, Blutdruckerhöhung, Überempfindlichkeitsreaktionen bis hin zu anaphylaktischem Schock.

KI: Patienten mit Krampfleiden, Bulimie, Depressionen, Leberfunktionsstörungen. Gleichzeitige Einnahme von MAO-Hemmern, Antipsychotika, Antidepressiva, Theophyllin, systemisch verabreichten Glucocorticoiden. Schwangerschaft, Stillzeit.

WW: Zur Einnahme von MAO-Hemmern 14 Tage Abstand einhalten. Bei Arzneimitteln, die die Krampfschwelle herabsetzen (Antipsychotika, Antidepressiva, Antimalariamittel, Tramadol, Theophyllin) kann es zu einer erhöhten Krampfneigung kommen.

Bei der gleichzeitigen Einnahme von Levodopa kommt es zu einer höheren Inzidenz der NW (Übelkeit, Erbrechen, Ruhelosigkeit).

Bei Rauchstopp, Nikotinentzug: Erforderliche Dosiserhöhung bei β-Sympathomimetika (Abnahme zirkulierender Katecholamine); erforderliche Dosiserniedrigung bei Insulin (Anstieg des subkutan resorbierten Insulins), β-Blockern (Abnahme der zirkulierenden Katecholamine, wöchentliche Blutdruckmessung erforderlich), Theophyllin, Imipramin, Fluvoxamin, Dextropropoxyphen, Pentazocin, Benzodiazepinen, Phenylbutazon, Tacrin, Clomipramin, Coffein (verminderte Enzyminduktion).

P: * Bupropion (Zyban®): 1 × 150 mg/Tag während der ersten Woche, 2 × 150 mg/Tag im Anschluss.

Häufige therapiebezogene Probleme

- Häufige Rückfälle nach 6–12 Monaten.
- Mangelnde psychologische Betreuung.
- Gewichtszunahme in den ersten Monaten des Rauchverzichts führt häufig zum Rückfall; Lösung: Umstellung auf gesunde Ernährung, kalorienarme Knabbereien zwischendurch, statt fetthaltige Süßigkeiten.
- Zur Unterstützung Selbstbeobachtung, Selbstkontrolle, um Situationen aufzudecken, die zum Rauchen verleiten, Orte, an denen viel geraucht wird, meiden. Freizeit bewusst gestalten.
- Veränderte Metabolisierung anderer Arzneistoffe durch Rauchen durch Enzyminduktion. Bei Rauchstopp, Dosisreduktion erforderlich bei Theophyllin, Imipramin, Fluvoxamin, Dextropropoxyphen, Pentazocin, Benzodiazepinen, Phenylbutazon, Tacrin, Clomipramin, Clozapin, Coffein (verminderte Enzyminduktion). Erforderliche Dosiserhöhung bei β-Sympathomimetika (Abnahme zirkulierender Katecholamine); erforderliche Dosiserniedrigung bei Insulin (Anstieg des subkutan resorbierten Insulins), β-Blockern (Abnahme der zirkulierenden Katecholamine).

Literatur

Arzneimittelkommission der deutschen Ärzteschaft (Hrsg.): Arzneiverordnung in der Praxis. Therapieempfehlungen der Arzneimittelkommission der deutschen Ärzteschaft: Tabakabhängigkeit. 2001.

Berthold, H. (Hrsg.): Klinikleitfaden Arzneimitteltherapie. Urban und Fischer, München 1999.

Gesenhues, St., Ziesché, R. (Hrsg.): Praxisleitfaden Allgemeinmedizin. 3. Aufl. Urban und Fischer, München 2001.

Mutschler, E.: Arzneimittelwirkungen. 8. Aufl. Wissenschaftliche Verlagsgesellschaft, Stuttgart 2001.

Pschyrembel – Klinisches Wörterbuch. 259. Aufl. De Gruyter, Berlin 2001.

Pschyrembel – Therapeutisches Wörterbuch. 2. Aufl. De Gruyter, Berlin 2001.

Rote Liste. Editio Cantor Verlag, Aulendorf 2001.

Internetadressen

www.akdae.de/Homepage/THERAPIE/Aktuell/Tabak.pdf

Therapieschema Raucherentwöhung

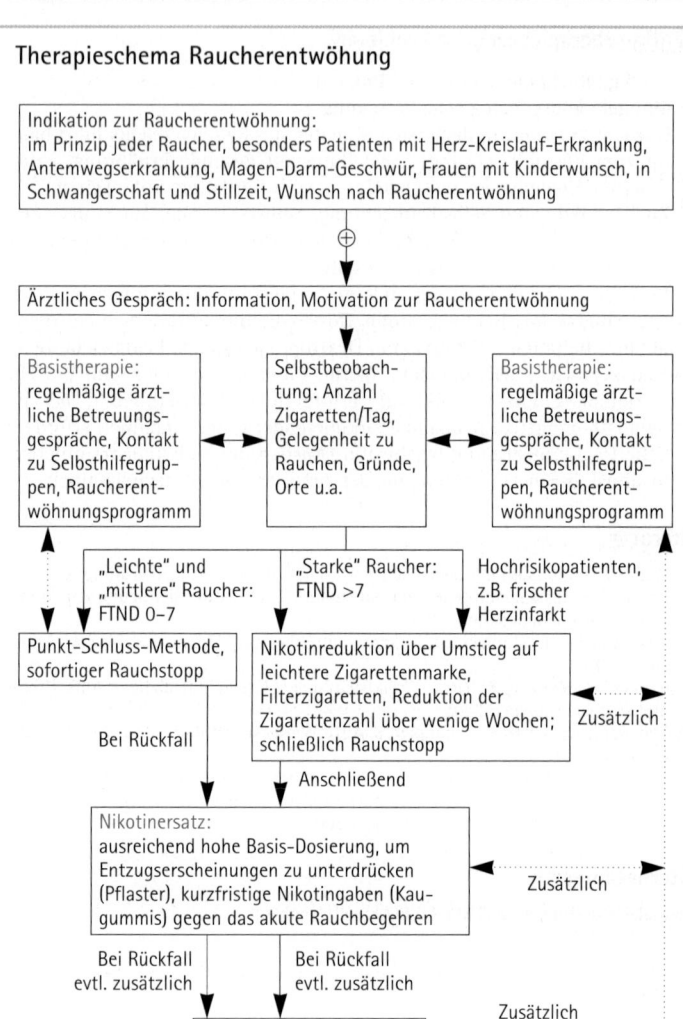

Indikation zur Raucherentwöhnung:
im Prinzip jeder Raucher, besonders Patienten mit Herz-Kreislauf-Erkrankung, Antemwegserkrankung, Magen-Darm-Geschwür, Frauen mit Kinderwunsch, in Schwangerschaft und Stillzeit, Wunsch nach Raucherentwöhnung

⊕

Ärztliches Gespräch: Information, Motivation zur Raucherentwöhnung

Basistherapie: regelmäßige ärztliche Betreuungsgespräche, Kontakt zu Selbsthilfegruppen, Raucherentwöhnungsprogramm

Selbstbeobachtung: Anzahl Zigaretten/Tag, Gelegenheit zu Rauchen, Gründe, Orte u.a.

Basistherapie: regelmäßige ärztliche Betreuungsgespräche, Kontakt zu Selbsthilfegruppen, Raucherentwöhnungsprogramm

„Leichte" und „mittlere" Raucher: FTND 0–7

„Starke" Raucher: FTND >7

Hochrisikopatienten, z.B. frischer Herzinfarkt

Punkt-Schluss-Methode, sofortiger Rauchstopp

Nikotinreduktion über Umstieg auf leichtere Zigarettenmarke, Filterzigaretten, Reduktion der Zigarettenzahl über wenige Wochen; schließlich Rauchstopp

Zusätzlich

Bei Rückfall

Anschließend

Nikotinersatz: ausreichend hohe Basis-Dosierung, um Entzugserscheinungen zu unterdrücken (Pflaster), kurzfristige Nikotingaben (Kaugummis) gegen das akute Rauchbegehren

Zusätzlich

Bei Rückfall evtl. zusätzlich

Bei Rückfall evtl. zusätzlich

Zusätzlich

Bupropion

Refluxkrankheit

Symptome

Gehäuft und in Schüben auftretender Rückfluss von saurem Mageninhalt in die Speiseröhre (Sodbrennen), Dysphagie, Oberbauchschmerzen. Häufigkeit in der Bevölkerung: 5–10 %.

Folgen der unbehandelten Krankheit: Refluxösophagitis (Schleimhautläsionen), Ulcus gastroduodenales, Verdauungsverengung, Zylinderzellmetaplasie (Barrett-Syndrom), Ösophaguskarzinom.

Ursachen

Primär: Herabgesetzter Tonus des Ösophagussphinkters, spontane vorübergehende Relaxation des Magenfundus, verminderte propulsive Peristaltik der Speiseröhre.

Sekundär: Intraabdominelle Druckerhöhung (z. B. Aszites, Adipositas, Schwangerschaft), Magenausgangsverengung, Alkohol, Nikotin, Anticholinergika, Zollinger-Ellison-Syndrom (Gastrinom), Zwerchfellbruch, galliger Reflux nach operativer Entfernung des Magens (selten).

Behandlungsindikation und Behandlungsziele

Diagnosestellung: Anamnese, Tastuntersuchung, evtl. Ösophagoskopie mit Gewebeprobe.

Ausschluss anderer Erkrankungen wie z. B. funktionelle Dyspepsie, Gastritis, Ulcus gastroduodenales, Zollinger-Ellison-Syndrom (Gastrinom) durch Ultraschalldiagnostik, Endosonographie, Messung der Gastrinkonzentrationen basal und nach Stimulation, 24-h-pH-Metrie, Somatostatinrezeptor-Szintigraphie.

Behandlungsindikation: Je nach Beschwerden und Risiko für Spätfolgen und Chronifizierung.

Operative Therapie bei Versagen der konservativen Therapie über mindestens 6 Monate.

Bei Therapieversagen immer Kontrollgastroskopie mit Gewebeproben zum Ausschluss maligner Veränderungen.

Verlaufskontrolle: Je nach Ausprägung endoskopische Kontrolle nach 4–8-wöchiger Therapie.

Therapieziel: Vermeidung von Komplikationen, Risikoreduktion maligner Erkrankungen.

Basistherapie

- Gewichtsnormalisierung,
- nächtliche Hochlagerung des Kopfendes um 10–20 cm,
- Vermeidung fetter, scharfer, sehr kalter oder sehr heißer Speisen,
- Vermeidung hektischer Mahlzeiten,
- Vermeidung opulenter Mahlzeiten,
- möglichst Vermeidung von Anticholinergika, Benzodiazepinen, β_2-Mimetika, Calciumantagonisten, Nitraten, Theophyllin.

Arzneitherapie

Antazida

Symptomatische Therapie durch Abpuffern der Salzsäure und Schleimhautschutzeffekte, Verhinderung der Aktivierung von Pepsinogen, Bindung von Gallensäuren beim duodenogastralen Reflux.

Schwache Basen aus anionischer Komponente (Hydroxide, Carbonate, Silikate) und einem Kation (Aluminium, Magnesium, Calcium). Aluminiumhydroxid weist einen späteren Wirkungseintritt bei längerer Wirkdauer auf. Calciumcarbonat wirkt besonders schnell. Kombinationen sind daher sinnvoll. Magaldrat (Al-Mg-Schichtgitter), Algeldrat (Mg/Al-Hydroxid), Hydrotalcit (Mg/Al-Hydroxid-Carbonat). Die Verwendung von Natriumcarbonat ist obsolet wegen der Gefahr einer systemischen Alkalose, einer bei Herzinsuffizienz und Hypertonie unerwünschten Natriumbelastung und einem ausgeprägten Rebound-Phänomen. Magnesiumhaltige Antazida sind Mittel der Wahl in der Schwangerschaft. Kombination mit Alginsäure soll Reflux verhindern.

Arzneiformen: Suspensionen, Lutsch- und Kautabletten, Kapseln und Pulver. Einnahme ca. 90 Min. nach den Mahlzeiten und vor dem Schlafengehen.

NW: Obstipation (Al-Hydroxid), Diarrhoe (Mg-Hydroxid), bei dialysepflichtigen Patienten selten Enzephalopathie (Al), Nierenschäden und Osteoporose (mangelnde Phosphatresorption) bei chronischer Anwendung (Ca, Al), Hypercalcämie bei chronischer Niereninsuffizienz.

KI: Stark eingeschränkte Nierenfunktion, Hypophosphatämie (Ca, Al), Obstipation (Al), Dickdarmstenosen (Al), Nierensteine (Ca).

WW: Veränderte Resorptionsbedingungen für Medikamente, deren Aufnahme mit dem Magen-pH korreliert. Auch die renale Elimination kann beeinflusst sein. Außerdem Adsorption oder Bindung von Arzneistoffen an das Antazidum (Tetracycline, Gyrasehemmer). Im Hinblick auf solche Wechselwirkungen sollte generell ein Abstand von 1–2 Stunden zwischen den einzelnen Einnahmen eingehalten werden.

P: Magaldrat (Riopan®): 3–4 × 800 mg; Algeldrat (Maaloxan®): 3–4 × 600 mg MgOH, 900 mg AlOH; Hydrotalcit (Talcid®): 3–4 × 1000 mg; Al-Mg-Silicathydrat (Gelusil®): 3–4 × 500–1000 mg; Al-hydroxid + Alginsäure (Gaviscon®): 3–4 × 200 mg AlOH+700 mg Alginsäure.

Prokinetika

Motilitätsförderung durch cholinerge (nur Metoclopramid) und antidopaminerge Wirkung mit Steigerung der Peristaltik und Tonuserhöhung im Magen und Erschlaffung des Pylorussphinkters. Antiemese durch direkte zentrale Effekte am Brechzentrum (nur Metoclopramid).
    Einnahme ca. 30 Min. vor den Mahlzeiten.

NW: Diarrhoe, Sedierung, extrapyramidale Effekte (Dyskinesien) bei hohen Dosierungen (bei Domperidon selten), Hyperprolaktinämie, Gynäkomastie, Galaktorrhoe, Zyklusstörungen nach langfristiger Einnahme.

KI: Kinder < 14 Jahren, Niereninsuffizienz, Stillzeit, strenge Indikationsstellung in der Schwangerschaft.

WW: Wirkungsabschwächung durch anticholinerg wirkende Substanzen, Sedierung bei Kombination mit zentral dämpfenden Pharmaka und Alkohol, Verstärkung der extrapyramidalen Nebenwirkungen durch Neuroleptika, trizyklische Antidepressiva und MAO-Hemmer. Evtl. Verminderung der Aufnahme von Digoxin aus dem Darm, Beschleunigung der Aufnahme von Paracetamol und versch. Antibiotika sowie von Alkohol.

P: * Metoclopramid (Gastrosil®): 3 × 10 mg; * Domperidon (Motilium®): 3 × 10–40 mg.

Sucralfat

Schwer lösliches Salz aus Saccharosesulfat und Aluminiumhydroxid mit gelartiger Konsistenz im sauren und leicht basischen Milieu, bildet einen protektiven Oberflächenbelag auf der Mukosa durch Bindung an Proteine,

Glykoproteine und Peptide, besonders auf ulzerösen Läsionen. Somit Senkung der Pepsinaktivität und der Adsorption von Gallensäuren.

Arzneiformen: Suspensionen, Granulate, Lutsch- und Kautabletten, Kapseln. Einnahme ca. 90 Min. nach den Mahlzeiten und vor dem Schlafengehen.

NW: Gelegentlich Obstipation, bei chronischer Anwendung Osteoporosegefahr (Phosphatmangel). Bei eingeschränkter Nierenfunktion kann es zu erhöhten Aluminium-Blutspiegeln kommen (siehe NW Antazida).

KI: Schwere Niereninsuffizienz.

WW: Evtl. Adsorption von Arzneistoffen. Wie bei Antazida sollte generell ein Abstand von 1–2 Stunden zwischen der Einnahme von Sucralfat und anderen Arzneimitteln eingehalten werden. Auf die Einnahme von Antazida sollte aufgrund der höheren Aluminiumbelastung verzichtet werden. Sucralfat wirkt nur im sauren pH-Bereich, also keine Kombination mit Protonenpumpenhemmern oder H_2-Antihistaminika.

P: Sucralfat (Ulcogant®): 4 × 1 g.

Protonenpumpenhemmer

Hemmung der H^+/K^+-ATPase der Parietalzellen des Magens, Hemmung der basalen und stimulierten Säuresekretion.

Magensaftresistente Kapseln, Protonierung der Prodrugs in den Belegzellen führt zur Wirkform. Wirkdauer bis 72 Stunden.

Einnahme jeweils abends über 2–8 Wochen, um das nächtliche Säuremaximum abzufangen.

NW: Kopfschmerzen, gastrointestinale Beschwerden (Übelkeit, Erbrechen, Obstipation, Durchfälle), Müdigkeit, Schwindel, Hautausschläge, Überempfindlichkeit, Leber- und Nierenfunktionsstörungen, selten Blutbildungsstörungen, Muskelschmerzen, Angstzustände, Sehstörungen, Geschmacksstörungen, Hörstörungen, Schleimhautentzündungen, Erythema multiforme, angioneurotisches Ödem.

KI: Kinder und Jugendliche < 16 Jahren (mangelnde Erfahrung), Überempfindlichkeit gegen den Wirkstoff, Schwangerschaft und Stillzeit nur unter strenger Indikationsstellung, Leberfunktionsstörungen (nur Lansoprazol).

WW: Blockade von Cytochrom-P450-abhängigen Enzymen führt zu einer verlängerten Ausscheidung von Phenytoin, Benzodiazepinen, Warfarin.

Substanzen, die pH-abhängig im sauren Milieu resorbiert werden, werden unter Umständen nicht ausreichend aufgenommen (z. B. Azol-Antimykotika, Vitamin B_{12}). Bei gleichzeitiger Gabe von Omeprazol und Clarithromycin sind die Plasmakonzentrationen beider Arzneimittel erhöht. Eventuell Beeinträchtigung der empfängnisverhütenden Wirkung von hormonalen Kontrazeptiva.

P: * Omeprazol (Antra®): 1×20–40 mg, Rezidivprophylaxe: 1×10 mg oder 1×20 mg $3 \times$ pro Woche über 2 Jahre, post-operativ initial 80 mg i.v., dann 2×40 mg; * Lansoprazol (Agopton®): 1×30–60 mg; * Pantoprazol (Rifun®): 1×40–80 mg.

H_2-Antihistaminika

Symptomatische Therapie durch Blockade der Histamin-H_2-Rezeptoren der Belegzellen des Magens und somit Hemmung der Magensäuresekretion (schwächer als Protonenpumpenhemmer, deshalb Mittel der 2. Wahl). Wirkdauer bis zu 24 h.

Einnahme jeweils abends über 6–12 Wochen, um das nächtliche Säuremaximum abzufangen.

NW: Kopfschmerzen, Abgeschlagenheit, gastrointestinale Beschwerden (Diarrhoe), Muskel- und Gelenkschmerzen, zentralnervöse Störungen wie Schwindel, Verwirrtheit, Depressionen, Agitiertheit, Halluzinationen (besonders bei älteren Patienten sowie bei Leber- oder Niereninsuffizienz), Ödeme, selten Überempfindlichkeitsreaktionen, kardiovaskuläre Nebenwirkungen, Gynäkomastie, Libidoverlust, in Einzelfällen Blutbildungsstörungen.

KI: Dosisreduktion bei Leber- und Niereninsuffizienz, strenge Indikationsstellung bei Schwangeren und in der Stillzeit.

WW: Verzögerter Abbau anderer Arzneistoffe (Theophyllin). Substanzen, die pH-abhängig im sauren Milieu resorbiert werden, werden unter Umständen nicht ausreichend aufgenommen (z. B. Azol-Antimykotika, Vitamin B_{12}). Erhöhung von Alkohol-Blutspiegeln.

P: * Ranitidin (Zantic®, Sostril®): 1×300 mg, bei Nichtansprechen 2×300 mg weitere 2–3 Wochen, Rezidivprophylaxe: 1×150 mg, 2 Jahre; * Famotidin (Pepdul®): 1–2×40 mg.

Operative Methoden

- Fundoplicatio nach Nissen: manschettenförmige Faltung und Fixierung des Magenfundus um den unteren Speiseröhrenabschnitt,
- endoskopische Wiederherstellung des gastroösophagalen Verschlusses,
- Resektion des unteren Speiseröhrenabschnitts (bei erhöhtem Krebsrisiko oder -verdacht).

Häufige therapiebezogene Probleme

- Non-Compliance bezüglich der Verhaltensmaßnahmen/nicht-medikamentösen Therapie.
- Die symptomatische Therapie (H_2-Blocker, Protonenpumpenhemmer) kann Beschwerden, die durch andere, schwerwiegendere Magenerkrankungen hervorgerufen werden, maskieren. Deshalb sind regelmäßige ärztliche Kontrollen empfehlenswert.

Literatur

Arzneimittelkursbuch 99/2000. AVI Arzneimittel-VerlagsGmbH 2000.
Berthold, H. (Hrsg.): Klinikleitfaden Arzneimitteltherapie. Urban und Fischer, München 1999.
Frölich, J. C., Kirch, W.: Praktische Arzneitherapie. 2. Aufl. Springer, Berlin 2000.
Gesenhues, St., Ziesché, R. (Hrsg.): Praxisleitfaden Allgemeinmedizin. 3. Aufl. Urban und Fischer, München 2001.
Pschyrembel – Therapeutisches Wörterbuch. 2. Aufl. De Gruyter, Berlin 2001.
Rote Liste. Editio Cantor Verlag, Aulendorf 2002.
Schölmerich, J.: Memomed Innere Medizin. Urban & Schwarzenberg, München 1999.

Internetadressen

www.medknowledge.de/abstract/med/med2002/07-2002-6h-pylordi-da.htm
www.netdoktor.at/krankheiten/Fakta/sauresaufstossen.htm
www.uni-duesseldorf.de/WWW/AWMF/II/iverd001.htm

Therapieschema Refluxkrankheit

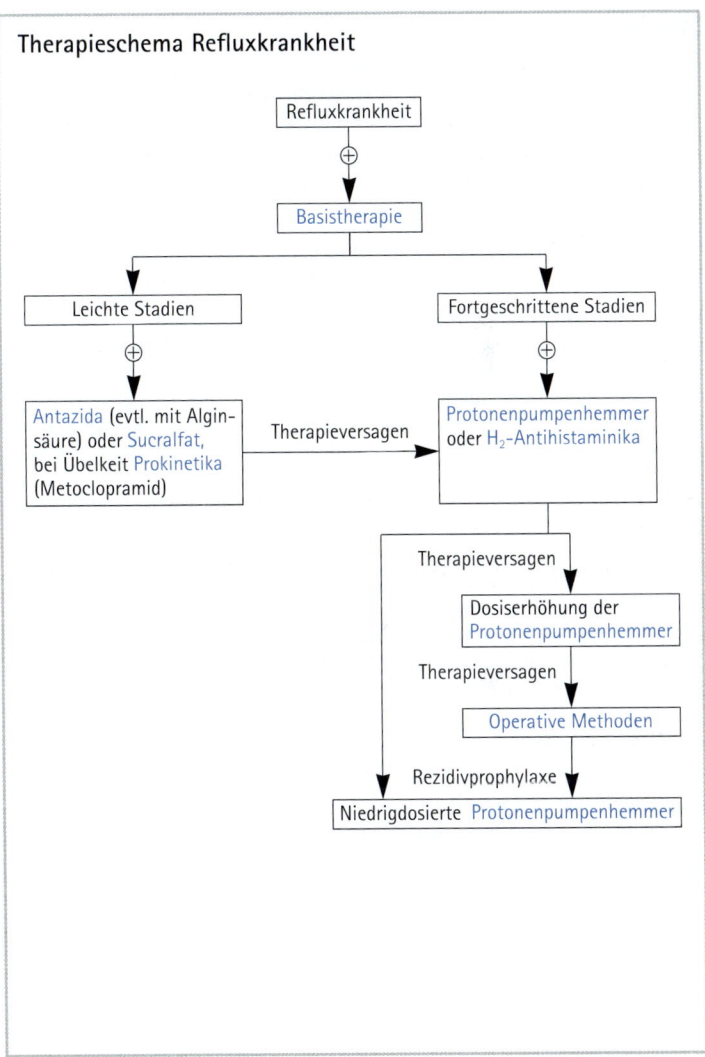

Symptome

Rheuma. Oberbegriff für eine Vielzahl verschiedener Erkrankungen des Stütz- und Bindegewebes des Bewegungsapparats.

Vielfältige und wenig spezifische klinische Symptomatik:

- fließende, reißende, ziehende Schmerzen am Bewegungsapparat,
- Funktionsbehinderung, Gelenksteifigkeit, Deformierung,
- systemische Organmanifestation.

Einteilung und Unterscheidung der rheumatischen Erkrankungen (s. auch Tab. 58.1):

- nach Ursachen: z. B. infektiös, metabolisch, auto-immun.
- nach pathologisch-anatomischen Merkmalen: entzündlich (z. B. Arthritis), degenerativ (z. B. Arthrose s. S. 57), funktionell.
- nach Lokalisation: rheumatische Erkrankungen der Gelenke, Wirbelsäule, Knochen (Arthritis, Arthrose) oder Bänder, Sehnen, Muskeln, Faszien (Weichteilrheumatismus), Bindegewebe (Kollagenosen), Gefäße (Vaskulitiden).
- nach Anzahl der befallenen Gelenke: Monoarthritis, Oligo- oder Polyarthritis.

Differenzialdiagnose häufiger Arthritiden nach der Zahl der betroffenen Gelenke:

- Monoarthritis (1 Gelenk): z. B. Gicht, aktivierte Arthrose, posttraumatischer Reizzustand, Spondylarthropathien, bakterielle Arthritis.
- Oligoarthritis (2–4 Gelenke): z. B. Spondylarthropathien, Kollagenosen, beginnende rheumatoide Arthritis, Vaskulitiden.
- Polyarthritis (5 und mehr Gelenke): rheumatoide Arthritis, flüchtige virale Arthritiden, Kollagenosen, Spondylarthopathien.

Folgen der unbehandelten Krankheit: Destruierende Gelenkveränderung mit anschließendem Stabilitätsverlust, Bewegungseinschränkung, Verkrümmung, Deformierung, Achsenabweichung.

Ursachen

Zu den Ursachen rheumatischer Erkrankungen siehe Tabelle 58.2.

Tab. 58.1: Einteilung der rheumatischen Erkrankungen

Klinische Systematik	Beispiele
Entzündliche Erkrankungen	
Chronische Arthritiden	Chronische Polyarthritis (rheumatoide Arthritis) (s. S. 541), juvenile chronische Arthritis
Spondarthritiden	Spondylitis ankylosans (Morbus Bechterew, Entzündung der Wirbelgelenke), Arthritis psoriatica (Psoriasis-Arthropathie s. Psoriasis S. 563), enterohepatische Arthritiden (M. Crohn S. 460, Colitis ulcerosa S. 105)
Infektiöse (akute) Arthritiden	Gelenkempyem (Synovialitis), septische (Mono-)-Arthritis
Parainfektiöse („reaktive") Arthritiden	Nach Infektion mit Röteln, Parvovirus, Hepatitis, Borreliose (Lyme-Arthritis)
Kristall-induzierte oder metabolische Arthritiden	Arthritis urica (Gicht s. S. 206), Chondrocalcinose (Calciumablagerungen im Knorpel), Ochronose (Pigmenteinlagerung in Bindegewebe und Knorpel), etc.
Kollagenosen	Systemischer Lupus erythematodes (SLE, Schmetterlingsflechte), progressive systemische Sklerose (Sklerodermie, Verhärtung)
Vaskulitiden	Polymyalgia rheumatica (Arteriitis temporalis, M. Horton)
Degenerative/Nicht-entzündliche Erkrankungen	
	Arthrosis deformans (s. Arthrose S. 57); degenerative Veränderungen der Wirbelsäule, Chondrosen (Osteochondrose, Spondylose, Spondylarthrose)
Weichteilrheumatische Erkrankungen (Tendomyopathien)	
Lokale Syndrome	Muskelrheumatismus, Sehnen- und Sehnenscheidenentzündung (Tendinitis, Tendovaginitis), Schleimbeutelentzündung (Bursitis), Myogelosen (lokale, knotenartige Muskelverhärtung mit Druck- und Spontanschmerz), Pannikulitis (Entzündungen des Unterhautfettgewebes)
Generalisierte Syndrome	Fibromyalgie-Syndrom

Tab. 58.2: Ursachen rheumatischer Erkrankungen

Rheumatische Erkrankung	Ursache
Infektiöse Arthritiden, z. B. Gelenkempyem, septische (Mono-)Arthritis, akutes rheumatisches Fieber (Streptokokkenrheumatismus)	Penetrierende Verletzung oder endogen (hämatogen), Infektion mit Staphylococcus aureus (> 90 %), Strepto-, Pneumo-, Meningokokken, Escherichia coli, Haemophilus influenza (bei Kleinkindern), Mycobacterium tuberculosis, Gonokokken, Salmonella u. a.
Parainfektiöse (reaktive) Arthritiden, z. B. Lyme-Arthritis	Autoimmunreaktion nach viralen (z. B. Röteln, Mumps, Hepatitis B, Herpes, HIV) oder bakteriellen Infekten (z. B. durch Yersinien, Shigellen, Salmonellen, hämolysierende Streptokokken), Borreliose
Arthritis urica (Gichtarthritis), Chondrocalcinose, Hydroxylapatit-Ablagerungskrankheit	Metabolische Prozesse, s. auch Gicht S. 206
Andere entzündlich-rheumatische Erkrankungen, z. B. chronische Polyarthritis, Spondylitis ankylosans (M. Bechterew), systemischer Lupus erythematodes (SLE)	Unklare Genese, Autoimmunerkrankungen
Arthrose, Spondylose	Missverhältnis durch Belastung und Belastbarkeit der Gelenke Primär: genetische Prädisposition, Überbelastung, Fehlbelastungen Sekundär: nach Gelenkerkrankungen oder Traumata, bei angeborenen Fehlstellungen, wie z. B. Achsenfehler der Extremitäten, Beinlängendifferenz, Hüftdysplasie
Lokale Tendomyopathien, z. B. Epicondylitis, Karpal-Tunnel-Syndrom, Schleimbeutelentzündung	Missverhältnis von Belastung und Belastbarkeit der Muskeln, Bänder und Sehnen

Behandlungsindikation und Behandlungsziele

Wann immer möglich, ist eine ursächliche Behandlung anzustreben.

Behandlungsindikation: Bei akuten Arthritiden ist eine Schmerzbehandlung je nach Ausmaß der Schmerzen und Belastbarkeit des Patienten indiziert. Bei chronischen Arthritiden ist eine antiphlogistische und analgetische Behandlung frühzeitig notwendig. Jede klinisch aktive, chronische, entzündlich-rheumatische Erkrankung bedarf einer Langzeittherapie, um Schübe zu verhindern und langfristig Gelenk- und Organschäden entgegen zu wirken. Basistherapeutika sind z.B. bei chronischer Polyarthritis, Spondarthritiden, reaktive Arthritiden, Vaskulitiden und Kollagenosen indiziert.

Diagnosestellung und Beurteilung des Behandlungsverlaufs:

- Anamnese: Morgensteifigkeit, Gelenkschwellung, Anzahl und Verteilung der geschwollenen Gelenke.
- Laborparameter: Rheumafaktoren als Zeichen einer chronischen Entzündung, Blutkörperchensenkungsgeschwindigkeit (BSG) und C-Reaktives Protein (CRP).
- Bildgebende Verfahren: (Röntgen, Arthrosonographie): Abnutzungs-, Degenerationserscheinungen an Gelenken, Knorpel und Knochen, Gelenkspaltverschmälerung, Randzacken.

Therapieziele:

- Schmerzen lindern.
- Gelenksteifigkeit lindern oder beseitigen.
- Rückbildung der Entzündungszeichen.
- Gelenkfunktion erhalten.
- Gelenkzerstörung, Knorpel- und Knochenschäden verhindern oder aufhalten.
- Befall von inneren Organen erkennen und therapieren.
- Arzneimittelnebenwirkungen erkennen und minimieren.

Physikalische Therapie

Zur Beeinflussung, Kompensation und Korrektur von Schäden, Funktionsschwächen und Funktionsverlusten.

- Physiotherapie, Heilgymnastik, Krankengymnastik: planmäßiger abgestufter Einsatz von passiven Maßnahmen (z.B. Massage, Dehnübungen) und aktiven körperlichen Bewegungsübungen (z.B. Gymnastik unter Anleitung eines Physiotherapeuten).

▪ Ergotherapie: Beschäftigungs- und Arbeitstherapie, durch sinnvolle Beschäftigung (malen, basteln, handwerken) Förderung der Feinmotorik, der Konzentrationsfähigkeit, der geistigen und körperlichen Beweglichkeit.

▪ Thermotherapie: Wärmeanwendung zum Lösen von Muskelspannungen und Verkrampfungen.

▪ Kryotherapie: Kälteanwendung oder Ganzkörperkältebehandlung zur Hemmung von entzündlichen Prozessen, Hämatombildung, zur Schmerzbehandlung.

▪ Hydrotherapie: medizinische Bäder oder Wasseranwendungen zum Lösen von Muskelverspannungen, Anregung der Durchblutung, Förderung der Beweglichkeit.

▪ Elektrotherapie: therapeutische Anwendung des elektrischen Stroms, Neurostimulation, Hemmung der Schmerzleitung durch Nervenstimulation mittels elektrischen Stroms in Form von Elektroakupunktur oder transkutaner Nervenstimulation (TENS), bei schwersten Schmerzzuständen ggf. Rückenmarks- und Hirnstimulation.

Der Erfolg ist nur dann anhaltend, wenn Patienten die Therapie selbständig anwenden.

Orthopädische Techniken

▪ Anpassung des Schuhwerks durch gepufferte Absätze oder Fußbettungen z.B. bei Arthritis im Bereich der unteren Extremitäten,
▪ Verwendung eines Gehstocks zur Entlastung eines schmerzhaften Gelenks,
▪ Bandagen zur Gelenkstabilisierung, Orthesen.

Operative Methoden

Entscheidung für eine Operation nach Art und Ausmaß der Gelenkerkrankung, Funktionszustand benachbarter Gelenke, zu erwartender Progression der Erkrankung, Alter, Leidensdruck und Motivation des Patienten, unter Berücksichtigung des allgemeinen Operationsrisikos. Gelenkerhaltende, gelenkersetzende und gelenkversteifende Operationen möglich (Bsp: Cox- und Gonarthrose). Minimalinvasive Chirurgie (z.B. am Meniskus) zur Knorpelglättung, Knochenanbohrung und Spülung des Gelenks.

Arzneimitteltherapie

Individuelle Therapie je nach Krankheitsbild und Ansprechen des Patienten auf die Therapie (z.B. Antibiotika bei infektiver Arthritis, s. auch Gicht S. 206, als Beispiel für entzündliche rheumatische Erkrankungen chronische Polyarthritis S. 541, als Beispiel für degenerative Erkrankungen Arthrose S. 57). Durchführung der Therapie bei chronischen Formen möglichst bei Rheumatologen und/oder in spezialisierten Kliniken.

Akuttherapie

Effektive Schmerzbehandlung nach Stufenschema (s. auch Schmerzerkrankungen S. 626, chronische Polyarthritis S. 541, Arthrose S. 57) zur Verhinderung einer Chronifizierung der Schmerzen und Bildung eines Schmerzgedächtnisses. Behandlung mit nicht-opioiden Analgetika, vor allem nichtsteroidalen Antirheumatika, Glucocorticoiden und opioiden Analgetika bis zum Erreichen eines wenn möglich schmerzfreien Zustands, zumindest eines Zustands mit erträglichen Schmerzen.

Basistherapie

Bei schubweise progredienten Erkrankungen Basistherapie (s. chronische Polyarthritis S. 541).

Häufige therapiebezogene Probleme

- Nicht alle Schmerzen lassen sich auf ein erträgliches Niveau senken, vor allem Schmerzen, die durch psychische Variablen, wie Gefühle von Hilflosigkeit, Angst, Depression, beeinflusst werden.
- Unterschätzung der Schmerzintensität: zu niedrige Dosierung oder Wahl eines zu schwachen Analgetikums.
- Zu zögerliche Verschreibung von Opioidanalgetika aus Vorurteilen, Angst vor Gewöhnung, Abhängigkeit, wegen Verunsicherung durch Betäubungsmittelverschreibungsverordnung (BtMVVO).
- Wert der begleitenden nicht-medikamentösen Therapie wird unterschätzt.
- Dosierung erfolgt nach Bedarf, statt „vor" Bedarf: Nicht-Einhalten des Einnahmezeitplans, statt Schmerzvorbeugung nur Schmerzreduktion.
- Fehlende fachärztliche Behandlung: Unterlassung der angemessenen Begleittherapie mit nicht-analgetischen Arzneimitteln.

- Fehlende Basistherapie wegen mangelnder Bereitschaft zur Mitarbeit, z. B. bei chronischen Rückenschmerzen fehlendes Muskelaufbautraining, Ergotherapie.
- Fehlende Begleittherapie zur Beeinflussung der Nebenwirkungen: z. B. Magen-Schleimhautschutz bei chronischer Therapie mit NSAR, Laxantien bei chronischer Opioid-Therapie.

Literatur

Berthold, H. (Hrsg.): Klinikleitfaden Arzneimitteltherapie. Urban und Fischer, München 1999.

Mutschler, E.: Arzneimittelwirkungen. 8. Aufl. Wissenschaftliche Verlagsgesellschaft, Stuttgart 2001.

Pschyrembel – Klinisches Wörterbuch. 259. Aufl. De Gruyter, Berlin 2001.

Pschyrembel – Therapeutisches Wörterbuch. 2. Aufl. De Gruyter, Berlin 2001.

Rote Liste. Editio Cantor Verlag, Aulendorf 2002.

Zenz, M., Jurna, I.: Lehrbuch der Schmerztherapie. Wissenschaftliche Verlagsgesellschaft, Stuttgart 2001.

Internetadressen

www.akdae.de/Homepage/THERAPIE/Aktuell/Degenerative_Gelenk.pdf: Arzneimittelkommission der deutschen Ärzteschaft: Arzneiverordnung in der Praxis. Therapieleitlinien zur Behandlung von degenerativen Gelenkerkrankungen.

www.dsl-ev.de: Deutsche Schmerzliga e.V.

www.medi-info.de/SHGrp/Aktive-Schmerzhilfe/ash.htm: Aktive Schmerzhilfe e.V.

www.rheuma-liga.de: Deutsche Rheuma-Liga.

www.rheumanet.org: Kompetenznet Rheuma.

www.schmerzselbsthilfe.de/schmerzhilfe/index.htm: Deutsche Schmerzhilfe e.V.

Schizophrenie Grasmäder

Symptome

Lebenszeitprävalenz: 1%, Beginn meist zwischen dem 20. und 35. Lebensjahr, Männer erkranken durchschnittlich 4 Jahre früher als Frauen. Die Erkrankung findet sich wegen des Verlusts sozialer Kompetenz im Krankheitsverlauf häufiger in unteren sozialen Schichten.

Der Gesamtverlauf kann stetig progredient oder wellenförmig sein. Bei wellenförmigem Verlauf wird zwischen der Akutphase mit ausgeprägter Positivsymptomatik, der postakuten Stabilisierungsphase mit vorherrschender Negativsymptomatik und erhöhter Rückfallgefahr und der Remissionsphase mit bestmöglich stabilem psychischem Zustand unterschieden.

Aufgrund der vorherrschenden Symptomatik werden vor allem 4 klinische Subtypen unterschieden (s. Tab. 59.2). Weiterhin zum schizophrenen Formenkreis zählen schizoaffektive, schizotpye und anhaltende wahnhafte Störungen, Schizophrenia simplex und die postschizophrene Depression.

Ursachen

Es werden verschiedene Ursachen der Schizophrenie diskutiert, die multifaktoriell im Rahmen eines Vulnerabilitäts-Stress-Modells zur Krankheitsentstehung beitragen: genetische Prädisposition, perinatale Schädigungen, psychosoziale Faktoren bedingen die Vulnerabilität, psychosoziale Überstimulation wirkt als Stressfaktor. Biologisch ist die Erkrankung durch Überaktivität zentraler dopaminerger Strukturen und anatomischer Veränderungen des Gehirns gekennzeichnet.

Behandlungsindikation und Behandlungsziele

Diagnosestellung: Zur Diagnosestellung müssen mindestens 2 typische Symptome seit mindestens einem Monat bestehen. Die Diagnose erfolgt aufgrund o.g. Symptome (s. Tab. 59.1). Differentialdiagnostisch abzugrenzen sind andere psychiatrische Erkrankungen und organische Ursachen: Untersuchung auf metabolische oder hormonelle Störungen, Epilepsie, Infektionen des ZNS, Abhängigkeitserkrankungen, zerebrale Traumata oder Tumoren, zerebrovaskuläre oder neurodegenerative Erkrankungen erfolgt durch körperliche und neurologische Untersuchung, Blutbild, TSH, CRP, Leber- und Nierenwerte und Medikamentenanamnese. Fakultativ: Tests auf Infektionskrankheiten, Liquordiagnostik, CT, MRT, EEG, EKG, Röntgen-Thorax, Drogenscreening, neuropsychologische Testung.

Tab. 59.1: Symptome der Schizophrenie

Allgemeine Symptome	Konzentrationsstörungen	Verminderte Aufmerksamkeit und Denkfähigkeit
Positivsymptomatik	Störungen der Ichfunktion	Verwischen der Grenze zwischen Ich und Umwelt wird als Fremdbeeinflussung bis hin zur Depersonalisierung oder Derealisation erlebt
	Störung der Wahrnehmung	Halluzinationen, z. B. akustisch (Stimmen, Gedankenlautwerden), oder sensorisch (stechende oder brennende Körperteile)
	Störung des formalen Denkens	Wahn, oft mit bizarrem Inhalt, prinzipiell aber auf Grundlage unterschiedlichster Lebensumstände möglich, z. B. Verfolgungswahn, Größenwahn, Liebeswahn, Vergiftungswahn. Zu Beginn fluktuierend, später Ausbau eines Wahnsystems
Negativsymptomatik	Antriebsstörungen	Mangel an Interesse und Energie, sozialer Rückzug
	Affektstörungen	Situationsunadäquate Stimmung, Gefühle vermindert oder stark schwankend
Katatone Symptomatik	Katatoner Stupor	Bewegungsloses Verharren in bestimmter Position bei voll erhaltenem Bewusstsein und Sprachlosigkeit
	Katatone Erregung	Starke motorische Unruhe (Schreien, Herumwälzen, ziellose Aggressivität); Bewegungen, Worte oder Sätze werden stereotyp wiederholt, Befehle automatisch im richtigen oder genau entgegengesetzten Sinn befolgt

Behandlungsindikation: Besteht so früh wie möglich, um einer Chronifizierung der Erkrankung entgegenzuwirken.

Therapieziele: Die Behandlungsziele sind, abhängig von der Prognose, individuell verschieden. Prognostisch günstig sind weibliches Geschlecht, gutes prämorbides Funktionsniveau, Intelligenz, stabile Partnerschaft, akuter Krankheitsbeginn, seltene Episoden, vorherrschende Positivsymptomatik, gutes Therapieansprechen.

Ziel ist die Stabilisierung im bestmöglichen sozialen Funktionsniveau, im Optimalfall mit vollständiger Remission der Krankheitssymptome und Fähigkeit zum eigenverantwortlichen und selbstbestimmten Leben.

Tab. 59.2: Subtypen der Schizophrenie

Paranoid-halluzi-natorischer Typ	Wahn und Halluzinationen stehen im Vordergrund. Häufigeres Auftreten im 4. Lebensjahrzehnt. Alle Verlaufstypen möglich, meist jedoch phasisches Auftreten
Hebephrener Typ	Störungen des Affekts und des formalen Denkens stehen im Vordergrund. Gehäuftes Auftreten im Jugendalter. Oft chronischer Verlauf mit ungünstiger Prognose
Katatoner Typ	Katatone Symptomatik vorherrschend. Eher günstige Prognose. Lebensbedrohlich: perniziöse Katatonie mit Stupor, Hyperthermie und vegetativer Entgleisung
Residualtyp	Persönlichkeitsveränderung mit Antriebs- und Affektmangel, sozialem Rückzug, körperlicher Vernachlässigung und Interesselosigkeit. Auftreten oft nach akut psychotischer Phase oder bei zunehmender Chronifizierung der Erkrankung. Gefahr einer suizidalen Krise

Basistherapie

Aufbau einer Arzt-Patienten-Beziehung und Erstellung eines Behandlungsplans, der individuell auf die Situation und Bedürfnisse des Patienten angepasst wird und phasenspezifisch unterschiedliche Therapieoptionen miteinander verbindet:

- Akutphase: Suppression oder Remission der Positivsymptomatik durch Neuroleptika, Verhütung von Eigen- oder Fremdgefährdung, Vorbereitung der postakuten Stabilisierungsphase.
- Stabilisierungsphase: Behandlung der Negativsymptomatik, kognitiver und sozialer Defizite durch Fortführen der Pharmakotherapie und Ausbau der Psychotherapie; Wahnkorrektur; Förderung der Krankheitseinsicht und Compliance durch Aufklärung, auch der Angehörigen; Stabilisierung des sozialen Umfelds und Organisation rehabilitativer Maßnahmen.
- Remissionsphase: Aufrechterhalten der therapeutischen Beziehung und Therapiemotivation; Rezidivprophylaxe, frühzeitige Intervention bei Rezidiven.

Psychotherapie

Psychotherapeutische Basistherapie ist die Psychoedukation: Information über Krankheit und Behandlungsmöglichkeiten, Rückfallprophylaxe, Beratung über sozialtherapeutische Möglichkeiten, Training sozialer Kompetenz.

Nach individueller Analyse potentieller Stressoren und protektiver Faktoren erfolgt die Auswahl weiterer therapeutischer Maßnahmen:

- Kognitives Training: Förderung und Rehabilitation der Konzentration und der adäquaten Verarbeitung äußerer und innerer Wahrnehmungen, besonders wichtig während der Akutphase der Erkrankung auch zur Vorbereitung weitergehender Therapiemaßnahmen.
- Coping-Skills-Training: Erkennen und Ausbau von patienteneigenen Bewältigungsstrategien zur Kontrolle von Krankheitssymptomen oder zur Kompensation von Behinderungen.
- Training sozialer Fertigkeiten: Zum Knüpfen und zum Erhalt sozialer Beziehungen bei Defiziten sozialer Kompetenz.
- Familieninterventionen: Verbesserung und Ausbau der Kommunikation und Verhaltensweisen innerhalb der Familie zur Stabilisierung des sozialen Umfelds des Patienten bei interfamiliären Problemen oder einer high-expressed-emotions-Familie, die als Risikofaktor für einen Rückfall bekannt ist.
- Integriertes psychologisches Therapieprogramm als psychotherapeutisches Gesamtkonzept: Verbindet kognitive und soziale Therapieansätze und behandelt die Themen kognitive Differenzierung, soziale Wahrnehmung, verbale Kommunikation, soziale Fertigkeiten und interpersonelles Problemlösen.

Elektrokrampftherapie

Durch Anwendung von elektrischem Strom werden in Narkose und unter Muskelrelaxation generalisierte Krampfanfälle erzeugt. Serie von 6–12 Einzelbehandlungen in Abständen von 2–3 Tagen. Anwendung bei schwerer, lebensbedrohlicher Katatonie (katatoner Stupor), Therapieresistenz oder Kontraindikationen zur Pharmakotherapie, vor allem bei Krankheitsbildern mit depressiver oder manischer Symptomatik.

Arzneitherapie

Allgemeines

Die antipsychotische Wirkung von Neuroleptika tritt innerhalb von ca. einer Woche ein und wird vermittelt über die Blockade von Dopaminrezeptoren v. a. im mesolimbischen System und im präfrontalen Cortex. Die Blockade dopaminerger Neurone des nigrostriatalen Systems führt zu extrapyramidal-motorischen Nebenwirkungen (EPS), die Hyperprolaktinämie ist bedingt durch die Blockade von Dopaminrezeptoren des tubero-infundibulären Systems.

Die klassische Einteilung der Neuroleptika erfolgt nach neuroleptischer Potenz (s. Schema 59.3):

- Hochpotente Neuroleptika dienen v. a. der Behandlung der Positivsymptomatik in der Akutphase,
- mittelpotente Neuroleptika werden zur Langzeittherapie eingesetzt,
- niederpotente Neuroleptika dienen vorzugsweise der Sedierung.

Mit zunehmender Potenz steigt in der Regel das Risiko für EPS und sinkt die Häufigkeit vegetativer Nebenwirkungen.

Atypische Neuroleptika zeichnen sich aus durch verbesserte Wirksamkeit bei Negativsymptomatik und ein geringeres Risiko für EPS. Hauptvertreter ist das Clozapin, des Weiteren werden die neueren Substanzen Amisulprid, Olanzapin, Quetiapin, Risperidon, Ziprasidon und Zotepin zu dieser Gruppe hinzugezählt.

Schema 59.3: Einteilung der Neuroleptika

Hoch-potent	Benperidol Bromperidol Flupentixol Fluphenazin Fluspirilen Haloperidol Perphenazin Pimozid	Antipsychotische Wirkung zur Behandlung der Positivsymtomatik	Hohes Risiko extrapyramidal-motorischer Nebenwirkungen
Mittel-potent	Perazin Sulpirid Zuclopentixol		
Nieder-potent	Clorprothixen Levomepromazin Melperon Pipamperon Promazin Promethazin Prothipendyl Thioridazin	Initial dämpfende und schlafanstoßende Wirkung zur Behandlung psychomotorischer Erregungszustände	Vegetative Nebenwirkungen durch Blockade von cholinerg, serotonerg und histaminerg wirksamen Rezeptoren

Neuroleptika werden vorzugsweise in Monotherapie in der niedrigsten wirksamen Dosis eingesetzt. Besonders vorsichtige Dosierung bei älteren Patienten. Die Dosis kann zur Prophylaxe nach erfolgreicher Akuttherapie schrittweise alle 2–4 Wochen auf ca. 1/3 der Akutdosis reduziert werden. Die Erhaltungstherapie sollte bei Erstmanifestation mindestens 12–24 Monate, bei über 2 Rezidiven in der Anamnese mindestens 4–5 Jahre fortgeführt werden. Das Absetzen der Neuroleptika erfolgt ausschleichend wegen erhöhtem Risiko für EPS.

Zur Rezidivprophylaxe bei potentieller Non-Compliance bieten sich Depotneuroleptika an, die im Abstand von 1–4 Wochen intramuskulär appliziert werden. Der Retardeffekt wird durch Veresterung herkömmlicher Neuroleptika mit mittelkettigen Fettsäuren erreicht. Zur Akutbehandlung sind Depotneuroleptika wegen der schlechten Steuerbarkeit der Dosierung nicht zu empfehlen. Die intramuskuläre Applikation sollte nach Verschieben der Haut mit einer 5–8 cm langen Nadel erfolgen, um Substanzverluste bis zu 1/3 der Dosis durch den Stichkanal zu vermeiden.

Unter Therapie mit Neuroleptika sollte im Abstand von 3–6 Monaten Blutbild, Leber, Niere und EKG kontrolliert werden. Die Behandlung mit Clozapin ist an spezielle Auflagen geknüpft (s. dort).

NW: Besonders zu beachten sind die extrapyramidal-motorischen Nebenwirkungen (EPS) sowie das maligne neuroleptische Syndrom (s. Tab. 59.4). Weitere allgemeine NW: Beeinflussung der Reaktionsfähigkeit und Konzentration; anticholinerge Nebenwirkungen (Mundtrockenheit, Obstipation, Harnverhalt, Akkomodationsstörungen, Schwitzen); Arrhythmie, Hyperprolaktinämie mit Zyklusstörungen, Galaktorrhoe, Gynäkomastie, Libidoverlust; Blutbildveränderungen; Leberfunktionsstörungen und Cholestase; allergische Reaktionen; mutagenes und teratogenes Potential, pharmakogene Depression unter Langzeitmedikation, Senkung der Krampfschwelle.

Allgemeine KI: Intoxikationen, Delir, schwere Leber- und Nierenfunktionsstörungen, schwere kardiale Vorschädigung, Engwinkelglaukom, Pylorusstenose, Prostatahyperplasie, schwere Störungen des hämatopoetischen Systems, malignes neuroleptisches Syndrom in der Anamnese, prolaktinabhängige Tumoren, schwere Hypotonie, hirnorganische Erkrankungen, Epilepsie, Schwangerschaft.

Allgemeine WW: Wirkverstärkung mit zentral dämpfenden Medikamenten, Antikoagulantien, Lithium, Antidepressiva; Verstärkung der Nebenwirkungen oraler Kontrazeptiva; je nach Rezeptorbindungsprofil additive Effekte

Tab. 59.4: Nebenwirkungen der Neuroleptikatherapie: extrapyramidal-
motorische Nebenwirkungen und malignes neuroleptisches Syndrom

Bezeichnung/ Häufigkeit	Symptome	Behandlung
Frühdyskinesie 2–17%	Bewegungsanomalien der Zunge, Schlund, Gesicht, Hals, oberer Extremitäten bei Ein-dosierung oder Dosiserhöhung	1–2-malige Gabe von 2,5–5 mg Biperiden (Akatinol®) i.v. oder i.m.
Parkinsonoid 15–20%	Rigor, Hypokinese, Tremor, Salbengesicht, Auftreten nach 1–10 Wochen	Dosisreduktion, Präparate-wechsel oder Dauertherapie mit Biperiden (Akatinol®)
Akathisie ca. 20%	Unruhegefühl in den Beinen im Sitzen oder in Bewegung, Auftreten nach 1–7 Wochen	Dosisreduktion, Präparate-wechsel auf Atypika oder Dauertherapie mit Propranolol (z. B. Dociton®) oder Benzo-diazepinen (z. B. Tavor®)
Spätdyskinesie 15–20%	Unwillkürliche Bewegungen der Zunge, Mund- und Gesichts-muskulatur nach längerer Neuroleptikagabe, irreversibel; Verstärkung der Symptomatik bei Dosisreduktion oder Abset-zen, Auftreten nach 3 Monaten bis 3 Jahren	Langsame Dosisreduktion, Präparatewechsel auf Atypika
Malignes neuroleptisches Syndrom 0,02–0,5%	Lebensbedrohlicher Zustand mit hohem Fieber, Rigor, Stupor, Tachykardie, Hyperventilation, CK-Erhöhung, Myoglobinämie	Neuroleptika absetzen, Flüssig-keitszufuhr, intensivmedizini-sche Überwachung, Hyper-thermie: Dantrolen i.v., 2,5 mg/ kgKG

mit anticholinerger Medikation, mögliches Delir in Kombination mit anti-cholinerg wirksamen Antidepressiva oder Antiparkinsonmitteln; Wir-kungsabschwächung von Dopaminantagonisten oder L-Dopa; Beeinflus-sung der Wirkung von Antihypertensiva oder Antidiabetika; Blutdrucksen-kung in Kombination mit Adrenalin; abgeschwächte Wirkung in Kombina-tion mit Carbamazepin.

Trizyklische Neuroleptika

Phenothiazine

Antipsychotische Wirkung durch Blockade von D_2-Rezeptoren, Sedierung und vegetative Effekte vermittelt durch H_1-, $\alpha_{1,2}$-, 5-HT- und $M_{1/4}$-Rezeptorblockade. Die einzelnen Wirkstoffe sind, mit Ausnahme des hochpotenten Fluphenazins, niederpotent, vegetative Effekte sind besonders zu Therapiebeginn ausgeprägt. Chemisch werden Phenothiazine mit aliphatischer, Piperidyl- oder Piperazinylseitenkette unterschieden.

Anwendung vor allem bei ängstlich-angespannten Patienten. Die Dosierung erfolgt einschleichend zur Verminderung vegetativer NW bis zur minimal effektiven Dosis. Hauptdosis abends, Dosisschema individuell anpassen.

Spezielle NW: Müdigkeit, Orthostase und anticholinerge Nebenwirkungen im Vordergrund, allergische Hautreaktionen, Transaminasenanstieg, EKG-Veränderungen und Arrythmie (v. a. Thioridazin), Blutbildveränderungen, Thrombophlebitis nach i.v.-Applikation, EPS-Risiko analog neuroleptischer Potenz.

Spezielle KI: Engwinkelglaukom, Harnverhalt, Pylorusstenose, Überleitungsstörungen im EKG, Delir, schwere Blutzell- oder Knochenmarksschäden, Kreislaufschock, Hypotonie.

Relative KI: Prostatahypertrophie, schwere Leber- und Nierenschäden, kardiale Vorschädigungen der Erregungsleitung, Epilepsie.

Spezielle WW: Gegenseitige Wirkverstärkung mit Anticholinergika, Lithium, Antihistaminika, Antihypertensiva und Antiarrhythmika; erhöhte Plasmaspiegel der bei Gabe von Cimetidin, SSRI, trizyklischen Antidepressiva, oralen Kontrazeptiva, verminderte Plasmaspiegel bei Kombination mit Carbamazepin, Phenytoin, Rifampicin.

P: Aliphatische Seitenkette: * Levomepromazin (Neurocil®): 3 × 25–50 mg (stat. bis 600 mg/d). **Piperidylseitenkette:** * Thioridazin (Melleril®): 3–4 × 25–50 mg (stat. bis 600 mg/d). **Piperazinylseitenkette:** * Fluphenazin (Dapotum®): 2 × 1–3 mg (stat. bis 40 mg/d); * Fluphenazindecanoat (Dapotum-D®): 6,25–25 mg i.m. alle 2 Wochen; * Perazin (Taxilan®): 2–3 × 25–200 mg (stat. bis 1000 mg/d); * Perphenazin (Decentan®): 2–3 × 4 mg (stat. bis 24 mg/d); * Perphenazinenanthat (Decentan-Depot®): 50–200 mg i.m. alle 2–4 Wochen.

Thioxanthene

Mittelstarke bis starke Blockade von D_2-Rezeptoren vermittelt antipsychotische Wirkung und EPS, vegetative Effekte und Sedierung mäßig ausgeprägt. Zur neuroleptischen Potenz der einzelnen Wirkstoffe s. Allgemeines S. 604. Zuclopenthixol ist das pharmakologisch aktive cis-Isomer von Clopentixol. Flupenthixol auch zur Phasenprophylaxe schizo-affektiver Psychosen bei Therapieresistenz gegenüber Lithium oder Carbamazepin. Unter i. m.-Gabe von Flupenthixoldecanoat ist bei Therapiebeginn ein schneller Plasmaspiegelanstieg mit erhöhtem Akathisie-Risiko zu beachten.

Die Dosierung erfolgt einschleichend bis zur minimal effektiven Dosis, Hauptdosis abends, Dosisschema individuell anpassen.

Spezielle NW: Orthostase und anticholinerge Nebenwirkungen zu Therapiebeginn, Thrombophlebitis nach i.v.-Applikation, EPS-Risiko analog neuroleptischer Potenz mittel bis stark.

Spezielle KI: Schwere Blutzell- oder Knochenmarksschäden, Kreislaufschock, Epilepsie.

Spezielle WW: S. Arzneitherapie, allgemein S. 604.

P: * Chlorprothixen (Truxal®): 2–4 × 50 mg (stat. bis 500 mg/d); * Flupenthixol (Fluanxol®): 1–3 × 2–5 mg (stat. bis 60 mg/d); * Flupenthixoldecanoat (Fluanxol Depot®): 20–60 mg i. m. alle 2–3 Wochen; * Clopenthixol (Ciatyl®): 1–3 × 25–50 mg (stat. bis 300 mg/d); * Zuclopenthixol (Ciatyl-Z®): 1–2 × 20–40 mg (stat. bis 150 mg/d); * Zuclopenthixoldecanoat (Ciatyl-Z Depot®): 200–400 mg/d i.m. alle 2–3 Wochen; * Zuclopenthixolacetat (Ciatyl-Z Acuphase®): 1 × 50–100 mg i.m.akut zur Initialbehandlung.

Butyrophenone

Starke bis sehr starke Blockade von D_2-Rezeptoren vermittelt die ausgeprägte antipsychotische Wirkung und EPS, vegetative Effekte sind schwach ausgeprägt. Darstellung der neuroleptischen Potenz der einzelnen Wirkstoffe s. Allgemeines S. 604. Behandlung akuter psychotischer Zustände. Melperon und Pipamperon sind mittel-niederpotent, sedierend mit geringeren vegetativen Nebenwirkungen als trizyklische Neuroleptika bei vergleichbarem EPS-Risiko.

Dosierung oral meist in 2–4 Einzeldosen, Hauptdosis zur Nacht. Parenterale Dosierung der hochpotenten Butyrophenone im Akutfall:

▪ Benperidol, 0,5–4 mg i.v. oder i.m., bis zu 3 × täglich,
▪ Haloperidol, 5–10 mg i.v. oder i.m., bis zu 50 mg i.v.

Spezielle NW: Dosisabhängig EPS, allergische Reaktionen, Sedierung, Hyperprolaktinämie bei hochpotenten Substanzen, gelegentlich Hypotonie, Transaminasenanstieg, Leukopenie, Gewichtszunahme.

Spezielle KI: Morbus Parkinson, Leukopenie, bekannte Überempfindlichkeit auf Butyrophenone.

Relative KI: Prolaktinabhängige Tumoren, Epilepsie.

Spezielle WW: Hochpotente Butyrophenone: Erhöhte Plasmakonzentrationen bei Kombination mit SSRI, Alprazolam, Buspiron, Nefazodon; erniedrigte Plasmakonzentrationen bei Antiepileptikagabe und Rauchen (Haloperidol); Arrhythmien mit Terfenadin, Astemizol, Propranolol erhöht.

P: * Benperidol (Glianimon®): 2–4 × 1–5 mg (Erhaltungsdosis 1,5–6 mg/d); * Bromperidol (Impromen®): 1–2 × 5–10 mg (Erhaltungsdosis 2–10 mg/d); * Haloperidol (Haldol-Janssen®): 1–3 × 5 mg (stat. bis 40 mg); * Haloperidoldecanoat (Haldol Decanoat®): 25–150 mg i.m. alle 4 Wochen (Erhaltungsdosis); * Melperon (Eunerpan®): 1–2 × 50–100 mg (stat. bis 600 mg/d); * Pipamperon (Dipiperon®): 2–3 × 20–120 mg.

Diphenylbutylpiperidine

Starke Blockade von D_2-Rezeptoren vermittelt die ausgeprägte antipsychotische Wirkung und EPS, vegetative Effekte sind schwach ausgeprägt. Zur Behandlung akuter oder chronischer psychotischer Zustände; Einsatz zur Langzeitbehandlung ängstlich-depressiver Symtomatik: sorgfältige Abwägung des Nutzen-Risiko-Verhältnisses (EPS) nötig. Fluspirilen im Gegensatz zu Pimozid sedierend und als Depot anzuwenden.

Die Dosierung von Pimozid erfolgt einschleichend bis zur minimal effektiven Dosis, Dosisschema individuell anpassen.

Spezielle NW: Dosisabhängig EPS, v. a. Akathisie; Sedierung (Fluspirilen), QTc-Verlängerung im EKG (Pimozid), gelegentlich Hypotonie, Transaminasenanstieg, Leukopenie, Gewichtszunahme.

Spezielle KI: Morbus Parkinson, vorbestehende Herz-Kreislauf-Erkrankungen (Pimozid).

Relative KI: Prolaktinabhängige Tumoren, Epilepsie.

Spezielle WW: Arrhythmien in Kombination mit Terfenadin oder Astemizol.

P: * Fluspirilen (Imap®): 1,5–6 mg i.m. alle 7 Tage (stat. bis 12 mg); * Pimozid (Orap®): 2 × 1–4 mg p.o. (stat. bis 16 mg/d).

Atypische Neuroleptika

Kennzeichnend für atypische Neuroleptika ist die bessere Wirksamkeit bei Negativsymptomatik und ein geringeres Risiko für EPS im Vergleich zu Haloperidol. Leitsubstanz ist das Dibenzodiazepin Clozapin.

Clozapin

Angriff mit hoher Affinität an H_1-, α_1-, 5-$HT_{2A/2C}$-, $M_{1/4}$- und D_4-Rezeptoren und mit niedriger Affinität zu D_2-Rezeptoren vermittelt die antipsychotische Wirkung bei initial dämpfendem Effekt und ohne Risiko für EPS. Einsatz zur Langzeittherapie bei Therapieresistenz unter anderen Neuroleptika (mind. zwei Behandlungsversuche mit typischen Neuroleptika in adäquater Dosierung über 6–8 Wochen) oder nicht tolerablen EPS. Die Anwendung erfolgt wegen des Risikos einer Agranulozytose in 1–2 % unter kontrollierten Bedingungen: Direktbelieferung der Apotheken durch den Hersteller unter Kenntnis des verschreibenden Arztes und des Patienten. Der Arzt hat sich zuvor durch Unterschrift gegenüber dem Hersteller einverstanden erklärt, eigenverantwortlich nach folgendem Schema Kontrollen durchzuführen:

- Blutbild zu Therapiebeginn, in den ersten 18 Wochen wöchentlich, danach monatlich: Leukozyten > 3500/µL.
- Differentialblutbild zweimal wöchentlich, wenn Leukozyten um 3000/µL zwischen 2 Messungen oder innerhalb von 3 Wochen absinken oder auf 3500–3000/µL fallen.
- Absetzen, wenn Leukozyten < 3000/µL oder neutrophile Granulozyten < 1500/µL.
  Absetzen empfohlen, wenn Eosinophile < 300/µL oder Thrombozyten < 50 000/µL.

Dosierung einschleichend mit einer Testdosis von 12,5 mg, dann Steigerung in Schritten von 50 mg bis zur wirksamen Dosis, wenn möglich mit Bestimmung des Plasmaspiegels (therapeutische Plasmakonzentration: 350–600 ng/mL). Hauptdosis abends, Dosisschema individuell anpassen.

Spezielle NW: Orthostase und Sedierung v. a. bei Aufdosierung, Delir oder Krampfanfälle bei zu schnellem Aufdosieren möglich, Blutbildveränderungen bis zur Agranulozytose (gehäuft in der 6.–14. Woche), Senkung der Krampfschwelle, deutliche Gewichtszunahme, vorübergehender Temperaturanstieg.

Spezielle KI: Kombination mit Carbamazepin (Agranulozytoserisiko), trizyklischen Neuroleptika oder zentralen Sedativa (Atemdepression), Delir, schwere Blutzell- oder Knochenmarksschäden, Kreislaufschock, Hypotonie.

Spezielle WW: Erhöhtes Krampfrisiko bei gleichzeitiger Gabe von Lithium, Wirkverstärkung von Antihistaminika; Verdrängung von Antikoagulantien und anderen Neuroleptika aus der Plasmaeiweißbindung; erhöhte Plasmaspiegel bei Gabe von Cimetidin, Fluvoxamin, Fluoxetin; verminderte Plasmaspiegel bei Kombination mit Phenytoin, Rifampicin oder Rauchen.

P: * Clozapin (Leponex®): 2–3 × 100–150 mg/d (stat. bis 600 mg).

Weitere Dibenzodiazepinderivate

Angriff mit hoher Affinität an H_1-, $\alpha_{1,2}$-, 5-$HT_{2/3}$- und D_{1-5}-Rezeptoren, Olanzapin greift auch an M_1-Rezeptoren an. Einzatz bei akuter und chronischer Schizophrenie, wobei Olanzapin hochpotent, Quetiapin und Zotepin mittelpotent einzustufen sind. Die Wahrscheinlichkeit für EPS ist deutlich geringer als bei Haloperidol, die Wirksamkeit bei Therapieresistenz ist noch nicht abschließend geklärt. Olanzapin scheint einen Vorteil zur Behandlung der Negativsymptomatik zu haben.

Therapiekontrolle s. Allgemeines S. 604. Bei Olanzapin im Abstand von 4 Wochen Blutbildkontrollen wegen wahrscheinlich erhöhtem Risiko für Blutbildveränderungen.

Die Dosierung erfolgt einschleichend bis zur minimal effektiven Dosis. Hauptdosis abends, Dosisschema individuell anpassen.

Spezielle NW: V.a. zu Behandlungsbeginn Müdigkeit, Orthostase und gelegentlich anticholinerge Nebenwirkungen, wie Harnverhalt, Obstipation, Schwitzen, verstopfte Nase, Akkomodationsstörungen. Veränderungen des metabolischen Systems, Gewichtszunahme und Blutbildveränderungen (v.a. Olanzapin), geringeres EPS-Risiko dosisabhängig. Zotepin: Senkung der Krampfschwelle.

Spezielle KI: S. Allgemeines S. 604.

Spezielle WW: Olanzapin: Plasmaspiegel erhöht bei Gabe von Fluvoxamin, erniedrigt bei Rauchen oder Carbamazepin. Quetiapin, Zotepin: Plasmaspiegel erhöht bei Gabe von Substraten oder Hemmstoffen des Cytochrom-P-450-Isoenzyms 3A4, wie z.B. Ketoconazol, Ritonavir, Nefazodon oder Grapefruitsaft, Zotepin auch Lithium, Trizyklika oder Propranolol. Verminderte Plasmaspiegel bei Kombination mit Carbamazepin, Phenytoin oder Barbituraten. Zotepin: Wirkverlust mit Coffein.

P: ∗ Olanzapin (Zyprexa®): 1–2 × 2,5–20 mg; ∗ Quetiapin (Seroquel®): 2–3× 150 mg (stat. bis 750 mg); ∗ Zotepin (Nipolept®): 2–3 × 25–100 mg (stat. bis 450 mg).

Benzisoxazolderivate

Bisher einziger in Deutschland zugelassener, hochpotenter Wirkstoff war Risperidon mit hoher Affinität zu $5-HT_{2A/7}$-, $\alpha_{1,2}$- und D_2-Rezeptoren. Ziprasidon (Zeldox®), ein weiteres Benzisoxazolderivat, ist seit Juni 2002 auf dem Markt. Einsatz bei akuter und chronischer Schizophrenie. EPS sind in niedrigen Dosierungen selten, das Risiko steigt mit zunehmender Dosis. Die Dosierung erfolgt einschleichend über eine Woche bis zur minimal effektiven Dosis, bei älteren Patienten vorsichtiger dosieren wegen anfänglicher Orthostase. Dosisschema individuell anpassen.

Spezielle NW: Orthostase zu Therapiebeginn, Hyperprolaktinämie, im Einzelfall Priapismus, EPS dosisabhängig; Zisapridon: QT-Zeit-Verlängerung.

Spezielle KI: S. Allgemeines S. 604.

Spezielle WW: Abbau über Cytochrom-P-450 Isoenzyme 2D6 und 3A4, daher Anstieg der Plasmaspiegel durch gleichzeitige Gabe von trizyklischen Neuroleptika und Antidepressiva, selektiven Serotoninwiederaufnahmehemmern und einigen β-Rezeptorantagonisten.

P: ∗ Risperidon (Risperdal®): 1–2 × 2–6 mg; ∗ Zisapridon (Zeldox®): 2 × 20–80 mg.

Benzamide

Angriff an D_{2-4}-Rezeptoren mit Anreicherung im mesolimbischen (antipsychotische Wirkung) und tuberoinfundibulären (Hyperprolaktinämie) System. In niedriger Dosierung überwiegt die Blockade präsynaptischer Dopaminrezeptoren. Dadurch Erhöhung der dopaminergen Transmission mit resultierender antidepressiver Wirkung (Sulpirid) oder Wirkung auf Negativsymptomatik (Amisulprid). In höheren Dosierungen überwiegt die Blockade postsynaptischer Dopaminrezeptoren mit Wirksamkeit auf die Positivsymptomatik, für Sulpirid mit niedriger, für Amisulprid mit mittlerstarker neuroleptischer Potenz. Die Dosierung erfolgt einschleichend und sollte bei Niereninsuffizienz angepasst werden. Sulpirid in niedriger Dosierung wegen möglicher Schlaflosigkeit nicht in der 2. Tageshälfte geben. Unter Benzamiden keine Hepato- oder Kardiotoxizität.

Spezielle NW: Deutliche Hyperprolaktinämie, geringere EPS < 300–400 mg/ Tag.

Spezielle KI: S. Allgemeines S. 604.

Spezielle WW: S. Allgemeines S. 604. Keine Interaktion durch Leberenzyme zu erwarten, da Benzamide hauptsächlich renal eliminiert werden.

P: * Amisulprid (Solian®): 2 × 50–100 mg bei Negativsymptomatik; : 2 × 200–400 mg bei Positivsymptomatik; * Sulpirid (Dogmatil®): 2 × 100–400 mg.

Lithium

Additiver Einsatz in niedriger Dosierung zur sog. Augmentierung bei therapieresistenter Schizophrenie.

Wirkmechanismus nicht eindeutig geklärt, u. a. Beeinflussung der Signaltransduktion (Inositolphosphatasen, Adenylatcyclasen, G-Proteine) und Neurotransmission. Phasenprophylaxe und antimanischer Effekt gut belegt; verlangsamt zirkadiane Rhythmen, serotonerge Wirkkomponente.

Dosierung nach Blutspiegel wegen enger therapeutischer Breite: Augmentierung: 0,3–0,6 mmol/L, Intoxikationen ab ca. 1,6 mmol/L (Referenzbereiche beziehen sich auf den Blutspiegel im Fließgleichgewicht, 12 h nach der letzten Medikamenteneinnahme). Die Hauptdosis sollte abends gegeben werden (Verschlafen von NW), Retardpräparate sind zu bevorzugen. Nebenwirkungen treten vor allem zu Behandlungsbeginn auf.

Während der Behandlung nach Dosiseinstellung alle 3 Monate Kontrolle des Blutspiegels, Kreatinin, Halsumfang; jährlich Schilddrüsendiagnostik, EKG, EEG, Elektrolyte, Nierenfunktion. Auf ausreichende und konstante Flüssigkeits- und Elektrolytzufuhr achten.

NW: Häufig: Tremor, kognitive Störungen, Polyurie, Durst, Gewichtszunahme, Übelkeit, Diarrhoe, Struma, TSH-Anstieg, Leukozytosen. Selten: Müdigkeit, Muskelschwäche, Nierenfunktionsstörungen, Ödeme, Hypothyreose, EKG-Veränderungen.

KI: Absolut: Schwere Nierenfunktionsstörungen, schwere Herz-Kreislauf-Erkrankungen, Störungen des Natriumhaushaltes. Relativ: Hypothyreose, Psoriasis, Morbus Parkinson, Myastenia gravis, Krampfleiden, Arrhythmie, myeloische Leukämie, Krankheiten, die zu Nierenfunktionsstörungen führen können.

WW: Zu erhöhten Lithiumblutspiegeln führt die Kombination mit ACE-Hemmern, Diuretika, NSAR (außer ASS), starkes Schwitzen, Salz- und Flüssigkeitsverlust, Fieber, nephrotoxische Substanzen. Erhöhte Neurotoxizität in Kombination mit Neuroleptika, Carbamazepin, Phenytoin, Calciumanta-gonisten vom Diltiazem- oder Verapamiltyp. Wirkverstärkung von Thyreo-statika, Muskelrelaxantien, Herzglykosiden. Wirkverlust von Sympathomi-metika und Clonidin. Erhöhtes Risiko serotonerger NW bei Kombination mit serotonergen Substanzen.

P: * Lithiumcarbonat (Quilonum retard®): 1–3 × 225–450 mg (Blutspiegel-kontrolle).

Benzodiazepine

Positive allosterische Modulation für γ-Aminobuttersäure (GABA) durch Angriff am Benzodiazepinrezeptor zentraler Chloridkanäle führt durch Hy-perpolarisation zu einer verminderten Erregbarkeit des ZNS. Wirkungen sind je nach den eingesetzten Substanzen unterschiedlich stark ausgeprägt: anxiolytisch, sedierend, antikonvulsiv, muskelrelaxierend. Der Einsatz der Benzodiazepine wird weiterhin durch deren Pharmakokinetik festgelegt (s. Schlafstörungen S. 618).

Zur Kupierung von Panikattacken oder ausgeprägten Unruhezuständen. Gute Verträglichkeit und große therapeutische Breite. Das Abhängigkeits-potential begrenzt den Einsatz auf einen Zeitraum von 4–6 Wochen. Tole-ranzentwicklungen sind für alle Wirkqualitäten außer der anxiolytischen beschrieben. Paradoxe Benzodiazepinwirkungen treten vor allem bei älte-ren Patienten auf mit Erregung, Euphorie und Schlaflosigkeit. Wegen Ab-setzphänomenen (Rebound mit vermehrter Unruhe, Tremor, Schwitzen, Angst, Schlaflosigkeit, Derealisation, Delir, Krampfanfällen) müssen Ben-zodiazepine sehr langsam über Wochen ausgeschlichen werden. Antidot bei Intoxikationen: Flumazenil (Anexate®).

NW: Müdigkeit, Beinträchtigung des Reaktionsvermögens, Ataxie mit Sturzgefahr, Gedächtnis- und Sprachstörungen, bei intravenöser Gabe Atemdepression und Blutdruckabfall.

KI: Akute Alkohol-, Schlafmittel-, Analgetika- und Psychopharmakainto-xikationen, Myasthenia gravis, Ataxie, Schwangerschaft, Stillzeit, akutes Engwinkelglaukom. Relativ bei ambulanter Verschreibung und vorbekann-ter Abhängigkeit, Leber- oder Niereninsuffizienz, chronischer Atemwegser-krankung, Schlaf-Apnoe-Syndrom.

WW: Erhöhte Benzodiazepinspiegel bei Kombination mit Antidepressiva (v. a. Fluoxetin, Fluvoxamin, Nefazodon), Valproat, Allopurinol, Cimetidin, Dexamethason, Disulfiram, Erythromycin, Isoniazid, Azole, Omeprazol, Östrogene, Verapamil, Diltiazem. Erniedrigte Spiegel durch Carbamazepin, Rifampicin, Antazida. Wirkverstärkung mit Neuroleptika, v.a. Clozapin.

P: * Lorazepam (Tavor®): $2-4 \times 0,25-2,5$ mg (stat. bis 10 mg/d); * Alprazolam (Tafil®): $2-4 \times 0,25-1$ mg, (längere Verschreibung von > 4 mg/d nur durch Psychiater); * Oxazepam (Adumbran®): $2-4 \times 5-15$ mg (stat. bis 150 mg/d); * Diazepam (Valium®): $2-4 \times 1-5$ mg (stat. bis 60 mg/d); * Bromazepam (Lexotanil®): $2-4 \times 1,5$ mg (stat. bis 24 mg/d); * Clobazam (Frisium®): $2-4 \times 10$ mg (stat. bis 60 mg/d); * Nordazepam (Tranxilium N®): $1 \times 2,5-15$ mg (abends).

Häufige therapiebezogene Probleme

▨ Non-Compliance wegen fehlender Krankheitseinsicht in der Akutphase.

▨ Absetzen der Medikamente oder Dosisreduktion aus Angst vor Nebenwirkungen während der Erhaltungstherapie oder Rezidivprophylaxe führt zum Rückfall.

▨ Mögliche akute Eigen- oder Fremdgefährdung in der Akutphase oder zunehmende Verwahrlosung macht rechtliche Schritte nach landesspezifischem Unterbringungsrecht oder Betreuungsrecht notwendig.

▨ Einsatz von Psychopharmakakombinationen führt zu erhöhtem Risiko für Wechselwirkungen.

Literatur

Benkert, O., Hippius, H.: Kompendium der Psychiatrischen Pharmakotherapie. 2. Aufl. Springer, Berlin Heidelberg 2000.
BPI: FachInfo. Fachinformationsverzeichnis Deutschland (einschließlich EU-Zulassungen) CD-Version. Satz-Rechen-Zentrum Berlin, 2001/4.
Deutsche Gesellschaft für Psychiatrie, Psychotherapie und Nervenheilkunde (DGPPN): Behandlungsleitlinie Schizophrenie. 1. Aufl. Steinkopff Verlag, Darmstadt 1998.
Möller, H.-J., Laux, G., Deister, A.: Psychiatrie (Duale Reihe). Hippokrates-Verlag, Stuttgart 1996.

Internetadressen

www.bpe.berlinet.de
www.dgppn.de
www.kompetenznetz-schizophrenie.de
www.psychiatrie.de/diagnose/schizo.htm

Therapieschema Schizophrenie

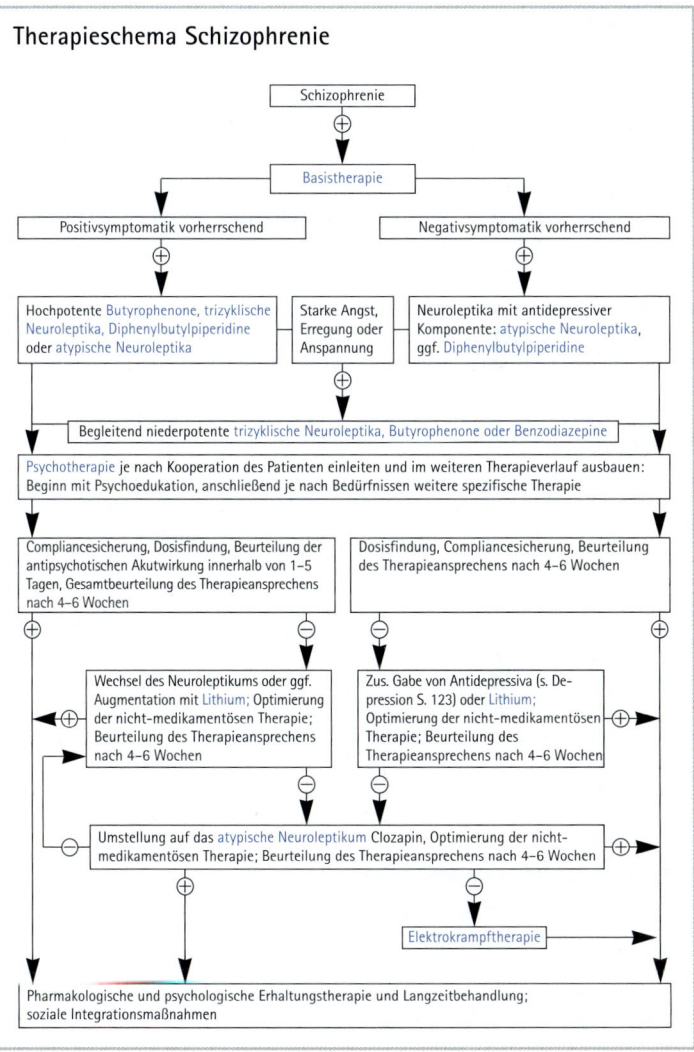

Schlafstörungen

Symptome

Insomnie unterteilt sich in:

- Einschlafstörungen: Einschlafzeit > 30 Minuten,
- Durchschlafstörungen: vorzeitiges Aufwachen nach einer Schlafzeit < 6 Stunden,

an > 3 Tagen pro Woche.

Geschätzte Häufigkeit: 30–50% der Bevölkerung, betroffen sind Patienten aller Altersgruppen, vor allem Senioren, aber auch 25% aller 16–19-Jährigen. Meist chronische Beschwerden.

Folgen der unbehandelten Erkrankung: Beeinträchtigung der Leistungsfähigkeit, des Allgemeinbefindens, der Denkfähigkeit und der körperlichen Kräfte, Tagesschläfrigkeit, Stimmungsschwankungen, Frieren, Kopfschmerzen, Erhöhung der Unfallgefahr.

Ursachen

Primäre Schlafstörungen werden von akuten oder chronischen psychosozialen Belastungssituationen verursacht. Häufig chronifizieren die Beschwerden, auch wenn die Ursachen längst behoben wurden.

Sekundäre Schlafstörungen haben andere Grunderkrankungen oder äußere Faktoren zur Ursache, z.B.:

- psychiatrische Erkrankungen: Depressionen, Demenz, Sucht, Angsterkrankungen, Psychosen.
- organische Erkrankungen: chronische Schmerzen, Hyperthyreose, Herz- und Lungenerkrankungen, Niereninsuffizienz, Schlaf-Apnoe, Restlesslegs-Syndrom, zerebrale Durchblutungsstörungen, nächtliche Hypoglykämien.
- externe Ursachen: Schichtarbeit, Jetlag, Lärm, Kälte, Wärme, unbequemes Bett, falsche Bettgewohnheiten (Fernsehen, Lesen, etc.).

Behandlungsindikation und Behandlungsziele

Von den primären und sekundären Schlafstörungen kann ein verändertes Schlafmuster im Alter abgegrenzt werden.

Ein physiologisch verändertes Schlafmuster im Alter wird häufig als Schlafstörung empfunden. Die absolute Schlafzeit ist im Alter reduziert. Der Schlaf wird oberflächlicher, häufigere Aufwachphasen sind die Regel. Es ist wichtig, diese Veränderungen des Schlaferlebens nicht als pathologisch zu empfinden, sondern sich an den neuen Schlafrhythmus zu gewöhnen.

Diagnosestellung: Diagnose nach gründlicher Anamnese, Ausschlussdiagnostik organischer und psychiatrischer Erkrankungen. Bei therapieresistenten Schlafstörungen und Einschlafneigung am Tage Einweisung ins Schlaflabor.

Behandlungsindikation: Besteht bei eingeschränkter Lebensqualität und ausgeprägtem Leidensdruck des Patienten.

Therapieziel:

- Erreichen eines erholsamen Schlafes,
- Erhalt oder Wiedererlangen der Leistungsfähigkeit und Konzentrationsfähigkeit im Alltag.

Basistherapie

Schlafhygiene

Regeln zur Schlafenszeit:

- Jeden Morgen zur gleichen Zeit aufstehen, unabhängig von der Dauer oder Qualität des Schlafs, auch am Wochenende oder im Urlaub.
- Tagsüber kein Nickerchen machen, die verschlafene Zeit muss von der zu erwartenden Schlafdauer abgezogen werden.
- Den Tag ruhig ausklingen lassen, vor dem Schlafengehen keine anstrengenden geistigen oder körperlichen Tätigkeiten ausführen.
- Realistische Erwartungen an die Schlafdauer: Jeder Mensch besitzt ein individuelles Schlafbedürfnis; niemand kann mehr als 8 Stunden Schlaf erwarten (z. B. von 22 Uhr bis 6 Uhr), viele (vor allem ältere) Menschen kommen evtl. mit 5–7 Stunden Schlaf aus (z. B. von 23 Uhr bis 5 Uhr).
- Regelmäßig zu gleicher Zeit ins Bett gehen.
- Beim nächtlichen Aufwachen Ruhe bewahren, evtl. für kurze Zeit liegen bleiben, um wieder einzuschlafen. Bei innerer Unruhe oder ausbleibender Müdigkeit aufstehen und mit leichter Beschäftigung (kein Fernsehen!) Ablenkung suchen, bis Schläfrigkeit wieder einsetzt.

Regeln zur Schlafumgebung:

- Schlafumgebung schlaffördernd gestalten (angenehm kühles Raumklima, 18–19 °C, wenig Licht und Lärm, bei schnarchendem Partner getrennte Schlafzimmer bevorzugen).

- Das Schlafengehen mit einem Ritual verbinden (z. B. einem Abendspaziergang, einer heißen Tasse Tee, Musik hören, Entspannungstraining).
- Schlafzimmer und Bett möglichst nur zum Schlafen nutzen, keinesfalls im Bett lesen oder arbeiten.
- Nur im eigenen Bett schlafen.
- Nachts nicht auf die Uhr sehen, evtl. Wecker unter einem Tuch verstecken.

Regeln zu Essen, Trinken, Rauchen:

- Weder mit vollem noch mit leerem Magen ins Bett gehen, nie nachts essen.
- Nachmittags coffeinhaltige Getränke (Kaffee, Tee, Cola) meiden.
- Alkohol in den letzten vier Stunden vor dem Zubettgehen meiden.
- Einige Stunden vor dem Schlafengehen nicht mehr rauchen.

Entspannungstechniken

Autogenes Training oder Biofeedback-Methoden können angewandt werden, um gezielt aus der alltäglichen Anspannung, die „einen nicht zur Ruhe kommen" lässt, in einen Zustand der Entspannung zu kommen. Die Methoden werden in Gruppen gelernt und zu Hause selbstständig geübt und angewendet.

Arzneitherapie

Benzodiazepine (Tranquilizer)

Verstärkung der erregungsdämpfenden GABA-Wirkung. Durch eine agonistische Wirkung der Benzodiazepine am $GABA_A$-Rezeptor wird die Affinität von GABA zu deren Bindungsstellen am GABA-Rezeptor erhöht. Durch die Bindung von GABA an seinen Rezeptor wird die Öffnungswahrscheinlichkeit für Chloridkanäle erhöht; durch den vermehrten Chlorideinstrom wird eine Zelle hyperpolarisiert. Dadurch sinkt ihre Erregbarkeit. Verkürzung der REM-Phasen, Benzodiazepine erzeugen also keinen natürlichen Schlaf.

Über diesen Wirkmechanismus wirken sie nicht nur schlafanstoßend, sondern haben gleichfalls angstlösende, antikonvulsive und muskelrelaxierende Wirkungen. Benzodiazepinderivate unterscheiden sich außer im Wirkprofil auch in der Wirkstärke und Pharmakokinetik.

Aus dem Wirkspektrum ergeben sich gleichzeitig die wichtigsten Nebenwirkungen der Benzodiazepine. Bei Patienten mit kombinierten Angst- und

Tab. 60.1: Übersicht über Benzodiazepine, ihre Indikationen und ihre Halbwertszeiten

Indikation	Wirkstoffe	Halbwertszeiten
Ein- und Durchschlafmittel, Tranquillanzien	Brotizolam (Lendormin®)	4,8 h
	Flurazepam (Dalmadorm®)	3,1 h
	Triazolam (Halcion®)	1,5–4,5 h
	Oxazepam (Adumbran®)	5–16 h
Anxiolytika	Alprazolam (Tafil®)	12–15 h
	Bromazepam (Lexotanil®)	15–28 h
	Lorazepam (Tavor®)	12–16 h
Antikonvulsiva	Nitrazepam (Mogadan®)	25–30 h
	Diazepam (Valium®)	20–50 h
	Clonazepam (Rivotril®)	30–40 h
Muskelrelaxantien	Tetrazepam (Musaril®)	13–44 h

Schlafstörungen wirken die als Anxiolytika verwendeten Benzodiazepine gleichzeitig als Tranquillantien (z.B. Alprazolam, Bromazepam, Lorazepam).

Vor der Anwendung ist eine sorgfältige Indikationsstellung (s. Tab. 60.1) und Abklärung der Kontraindikationen notwendig (Abhängigkeitspotential?). Das Therapieregime ist exakt festzulegen in Hinblick auf Arzneimittel, Dosis und Therapiedauer. Die Therapiedauer ist zunächst auf zwei Wochen zu beschränken (s. Therapieschema). Die Einnahme erfolgt ½ bis 1 Stunde vor dem Schlafengehen. Bei nächtlichem Aufwachen ist eine Einnahme zu vermeiden, um einen Hang-Over zu verhindern. Stattdessen sollte ein länger wirksames Tranquillans eingesetzt werden oder die abendliche Dosis zur nächsten Nacht erhöht werden.

Aufgrund der anxiolytischen Wirkung kann es innerhalb von Tagen zu einer psychischen Abhängigkeit kommen. Nach längerer Einnahme besteht die Gefahr einer physischen Abhängigkeit manchmal mit notwendigen Dosissteigerungen, manchmal auch unter konstanten Dosen (low-dose-dependency).

Bei älteren Patienten kann es zu so genannten paradoxen Reaktionen mit Erregung, Euphorie und Schlaflosigkeit kommen.

Zur Vermeidung einer Entzugssymptomatik (Rebound-Phänomen) wird die Dosierung langsam ausgeschlichen, nach evtl. monatelanger Anwendung über mehrere Wochen. Bei plötzlichem Absetzen unter low-dose-dependency kann es innerhalb einer Woche zu Entzugserscheinungen wie

Angst, starke innere Unruhe, Schlaflosigkeit, Alpträume, Schwitzen, Tachykardie, Depressionen, Muskelschmerzen, Tremor, Übelkeit, Appetitstörungen, Kopfschmerzen, Krampfanfällen und Halluzinationen kommen.

NW: Besonders zu Therapiebeginn Schwindel, Blutdruckabfall, Koordinationsstörungen, eingeschränkte Fahrtauglichkeit; Übelkeit, Appetitsteigerungen; Hautreizungen, Mundtrockenheit; Muskelschwäche, Gangstörungen; bei i.v.-Anwendung und Überdosierung Atemdepression. Abhängigkeitspotential, Entzugssymptome beim Absetzen.

KI: Abhängigkeitsanamnese, Myasthenia gravis, akute Alkohol-, Opiat- und Schlafmittelintoxikationen.

WW: In Kombination mit Alkohol, anderen zentral wirksamen Arzneimitteln (H_1-Antihistaminika, Antitussiva, Analgetika oder Muskelrelaxantien) kommt es zu einer Wirkungs- und vor allem einer Nebenwirkungsverstärkung.

P: Einschlafstörungen: * Brotizolam (Lendormin®): 0,125–0,25 mg; * Flurazepam (Dalmadorm®): 15–30 mg; * Loprazolam (Sonin®): 0,5–1 mg; * Temazepam (Remestan®): 10–20 mg; * Triazolam (Halcion®): 0,125–0,25 mg. **Durchschlafstörungen:** * Lormetazepam (Noctamid®): 1–2 mg; * Oxazepam (Adumbran®): 10–15 mg.

Neuere Tranquilizer (Benzodiazepin-Analoga)

Trotz anderer chemischer Struktur gleicher Wirkmechanismus wie Benzodiazepine. Gleiches Wirkungs- und Nebenwirkungsprofil. Diskutiert werden ein geringeres Abhängigkeitspotential, eine geringere muskelrelaxierende Wirkung, weniger Entzugssymptome. HWZ Zopiclon ca. 5 Stunden, Zolpidem ca. 2,5 Stunden.

NW: Besonders zu Therapiebeginn Schwindel, Blutdruckabfall, Koordinationsstörungen, eingeschränkte Fahrtauglichkeit; Übelkeit, Appetitsteigerungen; Hautreizungen, Mundtrockenheit; Muskelschwäche, Gangstörungen; bei i.v.-Anwendung und Überdosierung Atemdepression. Evtl. Abhängigkeitspotential. Zopiclon zusätzlich: gelegentlich bitterer bis metallischer Geschmack, Depressionen, in hoher Dosierung anterograde Gedächtnisstörungen. Zolpidem zusätzlich: Kopfschmerzen, Depression, in hoher Dosierung anterograde Gedächtnisstörungen. Zaleplon: Schläfrigkeit, Schwäche, Schwindel.

KI: S. Benzodiazepine. Myasthenia gravis, schwere Ateminsuffizienz, schwere Leberinsuffizienz, schweres Apnoe-Syndrom, Kinder.

WW: In Kombination mit Alkohol, anderen zentral wirksamen Arzneimitteln (H_1-Antihistaminika, Antitussiva, Analgetika oder Muskelrelaxanzien) kommt es zu einer Wirkungs- und vor allem einer Nebenwirkungsverstärkung.

P: * Zopiclon (Ximovan®): 7,5 mg; * Zolpidem (Stilnox®, Bikalm®): 10 mg; * Zaleplon (Sonata®): 5–10 mg.

Unterstützung in der Selbstmedikation

Pflanzliche Sedativa

Bei Schlafstörungen sind folgende pflanzliche Pharmaka positiv monographiert: Baldrianwurzel, Hopfenzapfen, Melissenblätter, Passionsblumenkraut. Gegen nervöse Unruhe und Schlafstörungen in Verbindung mit Depressionen kommt Johanniskraut in Frage (s. Depressionen S. 123).

In vivo zeigen sich eine sedierende, spasmolytische und muskelrelaxierende Wirkung. Bei Baldrian ist in vitro ein Angriff am GABA-Benzodiazepin-Rezeptor gezeigt worden. Die Wirkung zeigt sich nach regelmäßiger Einnahme über mehrere Tage, sie verstärkt sich innerhalb der ersten vier Wochen.

P: Baldrianwurzel (Valdispert®): nativer Extrakt, mind. Äquivalent von 2–3 g Droge/d, z.B. 600 mg Baldrianextrakt LI 156; Melissenblätter (in Euvegal-Tropfen®): mehrmals täglich 1,5–4,5 g Droge/d; Hopfenzapfen (in Luvased®): mehrmals täglich 0,5 g Droge/d; Passionsblumenkraut (Passiflora Curarina®): 3 × 1 g Droge/d.

H_1-Antihistaminika

Sedierende, schlafanstoßende und durchschlaffördernde Wirkung. Rechtzeitige Einnahme ca. 8 Std. vor dem geplanten Wiederaufstehen, sonst Hang-Over mit Einschränkung der Aufmerksamkeit und Beeinträchtigung der Verkehrstüchtigkeit. Einnahmezeit begrenzen, nicht länger als 1 Woche, Auslassversuche festsetzen.

NW: Obstipation, Miktionsstörungen, in Einzelfällen Auslösen von Psychosen.

KI: Prostatahyperplasie, Engwinkelglaukom, Schwangerschaft und Stillzeit, Epilepsie. Vorsicht bei Leberfunktionsstörungen, Magen-Darm-Ulzera.

WW: Nicht zusammen mit Alkohol einnehmen. Kombinationen mit pflanzlichen Sedativa/Hypnotika nicht sinnvoll.

P: Diphenhydramin (Halbmond® Tabletten, Dolestan®): 1 × 50 mg abends, Doxylamin (Gittalun® Trinktabletten, Hoggar® N): 1 × 25–50 mg abends.

Häufige therapiebezogene Probleme

▨ Fehldiagnosen und ausbleibende Therapie führen zur Chronifizierung der Schlafstörungen.

▨ Alleinige Pharmakotherapie ohne Feststellung und Beseitigung möglicher Ursachen der Schlafstörungen.

▨ Obsolete Therapie: Barbiturate (Abhängigkeitspotential, Entwicklung eines Psychosyndroms), Chloralhydrat (Abhängigkeitspotential, geringe therapeutische Breite), Antihistaminika in der Selbstmedikation (indikationsfremd, in Einzelfällen Auslösung von Psychosen).

▨ Andauernde Therapie mit Benzodiazepinen führt zu Abhängigkeit und Chronifizierung der Beschwerden. Ca. 30–40 % aller Menschen über 60 Jahre erhalten Langzeitverordnungen von Benzodiazepinen.

▨ Falsche Einstellung zum Schlaf und zur Schlafdauer.

Literatur

Berthold, H. (Hrsg.): Klinikleitfaden Arzneimitteltherapie. Urban und Fischer, München 1999.

Gesenhues, St., Ziesché, R. (Hrsg.): Praxisleitfaden Allgemeinmedizin. 3. Aufl. Urban und Fischer, München 2001.

Klingelhöfer, J., Spranger, M.: Klinikleitfaden Neurologie-Psychiatrie. Urban und Fischer, Stuttgart 1997.

Mutschler, E.: Arzneimittelwirkungen. 8. Aufl. Wissenschaftliche Verlagsgesellschaft, Stuttgart 2001.

Pschyrembel – Klinisches Wörterbuch. 259. Aufl. De Gruyter, Berlin 2001.

Pschyrembel – Therapeutisches Wörterbuch. 2. Aufl. De Gruyter, Berlin 2001.

Rote Liste. Editio Cantor Verlag, Aulendorf 2002.

Internetadressen

www.akdae.de: Arzneimittelkommission der deutschen Ärzteschaft: Arzneiverordnung in der Praxis.

www.awmf-online.de

www.sleep.de: Deutsche Gesellschaft für Schlafmedizin (DGSM)

Therapieschema Schlafstörungen

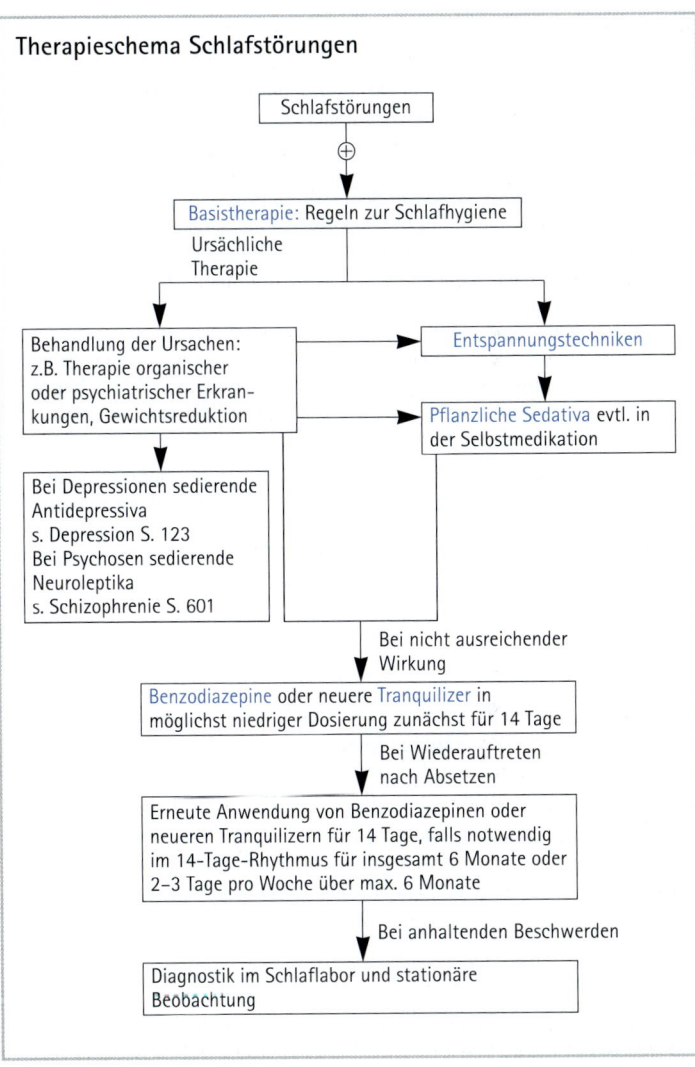

Schmerzerkrankungen

Symptome

Schmerzen sind unangenehme Sinnes- und Gefühlsempfindungen, die nach Ursache, Charakter, Intensität, Zeitverlauf, Ort und Dauer variieren. Einteilung je nach Ursache in nozizeptive Schmerzen (Schmerz nach Gewebeschädigung) und neuropathische Schmerzen (Störung der Schmerzwahrnehmung); Einteilung nach Dauer in akute und chronische (> 6 Monate) Schmerzen (s. a. Tab. 61.1). Akute Schmerzsyndrome lassen sich in der Regel auf eine Gewebeschädigung zurückführen; die Schmerzstärke korreliert mit dem Ausmaß der Schädigung. Nach Beseitigung der Ursache klingen die Schmerzen in der Regel bald ab, z.B. bei einer Fraktur oder einer offenen Verletzung. Als chronische Schmerzen gelten die Tumorschmerzen (s. Krebserkrankungen S. 367), chronische Rückenschmerzen, Rheuma (s. Rheumatische Erkrankungen S. 594) aber auch immer wiederkehrende Schmerzen wie Migräne (s. Kopf- und Gesichtsschmerzen S. 331, Migräne S. 451). Sie sind eigenständige Krankheitsbilder, der Schmerz hat sich hier verselbständigt und seine Warnfunktion verloren.

Folgen der unbehandelten Krankheit: Chronifizierung der Schmerzen durch Bildung eines Schmerzgedächtnisses in der neuronalen Schmerzverarbeitung (Schmerzempfindung ohne bestehenden Schmerzreiz), psychische und soziale Beeinflussung des Patienten bis hin zu Depression und sozialer Isolation.

Ursachen

Bei nozizeptiven Schmerzen sind schmerzauslösende Reize:

- mechanische Reize: Druck, Schlag, Schnitt, Riss, Quetschung, Prellung,
- thermische Reize: Verbrühung, Verbrennung,
- chemische Reize: Säuren, Laugen, Entzündungsreaktionen im Gewebe,
- elektrische Reize: Strom.

Traumen, Bakterien, ionisierende Strahlen oder infiltrativ wachsende Zellverbände setzen durch Gewebsmediatoren einen Entzündungsprozess in Gang, bei dem in erhöhtem Umfang Bradykinin, Histamin, Serotonin, Neuropeptide und auch Prostaglandine gebildet werden. Prostaglandine bewirken eine erhöhte Erregbarkeit der Nozizeptoren, eine Kapillarerweiterung und eine Einwanderung von Blutzellen in das entzündlich veränderte Gewebe.

Nach Reizung der Schmerzrezeptoren wird der Schmerzreiz ins Zentralnervensystem weitergeleitet. Im Rückenmark können bei akuten Reizen Re-

Tab. 61.1: Einteilung der Schmerzerkrankungen

	Akute Schmerzen	Chronische Schmerzen	
Merkmale	Schmerz als Symptom einer Gewebeschädigung	Schmerz als eigenständige Schmerzkrankheit	
	Nozizeptorschmerzen	Nozizeptorschmerzen nach Gewebetraumen	Neuropathische Schmerzen
Beispiele	Posttraumatische, postoperative Schmerzen ohne Nervenläsionen; akute Infektionsschmerzen; Lumboischialgie (Lumbalgie, Ischiassyndrom); Gallenkolik; Nierenkolik; Herzinfarkt; Ischämieschmerz u. a.	Chronische Entzündungsschmerzen (Rheuma); viszerale Schmerzen (Herz, Gastrointestinaltrakt); chronische Rückenschmerzen; Osteoporose; Tumorschmerzen; Kopfschmerzen (Spannungs- oder zervikogener Kopfschmerz, Migräne)	Schmerzen nach Nervenläsionen; Schmerzen nach metabolischen Läsionen (z. B. sensorische Neuropathien); Schmerzen nach Virusinfektionen (z. B. Zosterneuralgie); Schmerzen mit kausaler Beteiligung des sympathischen Nervensystems; Phantomschmerzen (nach Amputationen); Schmerzen nach zentralen Läsionen (z. B. bei Querschnittslähmungen)

flexe ausgelöst werden, die den Körper vor dem weiteren Einwirken der Schmerzreize schützen. Im Gehirn erfolgt schließlich die Schmerzwahrnehmung und -bewertung.

Neben diesen nozizeptiven gibt es noch neuropathische Schmerzen, die auf einer Störung der Schmerzleitung oder -wahrnehmung beruhen. Psychosomatische Schmerzen haben kein physiologisches Korrelat; hier handelt es sich um Störungen der Schmerzwahrnehmung (s. a. Tab. 61.2).

Tumorschmerzen sind das Ergebnis verschiedener Ursachen, die sowohl einzeln als auch in Kombination auftreten. Beispiele für Schmerzursachen und deren Häufigkeit sind:

■ tumorbedingt (zu 60–90 %): z. B. Knochen-, Weichteilinfiltration; Kompression und Infiltration von Nerven-, Blut- und Lymphgefäßen; Tumornekrose an Schleimhäuten mit Ulzeration und Perforation; Ausbildung eines Hirnödems.

Tab. 61.2: Übersicht über die unterschiedlichen Schmerzerkrankungen

Klassifikation	Ursache	Charakter
Nozizeptive Schmerzen	Schmerzen durch Gewebeschädigung	
Somatischer Schmerz: Oberflächenschmerz	Direkte Reizung von Nozizeptoren auf der Haut durch mechanische, thermische oder chemische Reize	Heller Charakter, gut lokalisierbar, scharf begrenzt, nach Verschwinden des Reizes schnell wieder abklingend
Somatischer Schmerz: Tiefenschmerz	Direkte Reizung von Nozizeptoren der Muskeln, des Bindegewebes, der Gelenke und der Knochen	Dumpfer, brennender Charakter, schlecht lokalisierbar, ausstrahlend, häufig begleitet von Reaktionen des autonomen Nervensystems (Schweißausbrüche, Übelkeit)
Viszeraler Schmerz	Direkte Reizung von Nozizeptoren in den inneren Organen (Thorax-, Bauch-, Beckenbereich)	Schlecht lokalisierbar, drückend, ziehend, teilweise auf Dermatome (Hautbezirke) übertragen
Neuropathischer Schmerz	Störungen der Schmerzwahrnehmung	
Neuralgie	Anhaltende Reizung der schmerzleitenden Fasern	Einschneidend, stechend, attackenartig auftretend
Kausalgie	Nervenverletzung	Brennend, bohrend, begleitet von Dys- und Hyperästhesie
Deafferenzierungsschmerz, Phantomschmerz	Überaktivität von Nervenbahnen, die keine Regulation mehr vom fehlenden Körperteil erhalten	Brennend, bohrend, begleitet von Dys- und Hyperästhesie
Psychosomatischer Schmerz	Psychische Gründe ohne organische Ursachen	Andauernd, schwer, quälend

- tumorassoziiert (5–20%): z.B. paraneoplastisches Syndrom; Zosterneuralgie; Pilzinfektion; Venenthrombose; Dekubitus.
- therapiebedingt (10–25%): z.B. Operation (Nervenläsion, Vernarbung, Ödem, Muskelverspannung); Radiatio (Fibrose, Neuropathie, Strahlenosteomyelitis, Mukositis); Chemotherapie (Entzündung, Paravasat, Mukositis, Neuropathie).

■ tumorunabhängig (3–10%): z.B. Migräne; Spannungskopfschmerz, Arthritis.

Tumorbedingter Schmerz enthält sowohl Anteile von somatischem und viszeralem Schmerz als auch Anteile von neuropathischem Schmerz.

Behandlungsindikation und Behandlungsziele

Behandlungsindikation: Ist je nach individueller Belastbarkeit des Patienten bei allen Schmerzen gegeben.

Diagnosestellung: Durch Schmerzanamnese (International Association for the Study of Pain (1986), Classification of Chronic Pain, Pain, Supplement III): Aufnahme von Aktualität, Schmerzintensität, Schmerzcharakter, Schmerzdauer, zeitlichem Schmerzmuster, Schmerzlokalisation, -ausstrahlung, Begleitbeschwerden. Abklärung der Ursache durch an die Verdachtsdiagnose angepasste Maßnahmen, wie z.B. Röntgen bei möglicher Fraktur, klinische Untersuchung und Sonographie bei Verdacht auf gastrointestinale Obstruktion, Computertomogramm des Gehirns bei starkem Hirndruck und unklaren Kopfschmerzen.

Therapiekontrolle: Beurteilung des Behandlungsverlaufs durch Führen von Schmerztagebüchern zur Objektivierung der individuellen Empfindungen und wiederholte Neubewertung des Schmerzes nach den Kriterien der Schmerzanamnese.

Therapieziel:

■ Bei akuten Schmerzen rasche Schmerzfreiheit,
■ stufenweise Schmerzverringerung, Schmerzfreiheit bei chronischen starken Schmerzen oft unerreichbar.

Physikalische Therapie

Anwendung von Lagerungstechniken, Krankengymnastik, Massage, Thermo-, Hydro- und Kryotherapie, Elektrotherapie zur Beeinflussung, Kompensation und Korrektur von Schäden, Funktionsschwächen und Funktionsverlusten, die aus Krankheiten und Verletzungen resultieren.

Der Erfolg ist nur dann anhaltend, wenn Patienten die Therapie selbständig anwenden.

▪ Ablative Methoden (Läsionsverfahren): destruierende Eingriffe zur Unterbrechung der Schmerzauslösung und -weiterleitung. Anwendung z. B. bei Malignomschmerzen bei kurzer Lebenserwartung des Patienten, schmerzhafter Tic bei typischer Trigeminusneuralgie. Begrenzte Erfolgsrate, weil Schmerzgedächtnis unbeeinflussbar ist. Hohe Rezidivrate.

▪ Elektrostimulation: Schmerzreduktion durch Aktivierung schmerzhemmender Strukturen im Rückenmark. Anwendung z. B: Phantom- oder Stumpfschmerzen, Ruheschmerz bei einer arteriellen Verschlusskrankheit. Gute Initialerfolge, nachlassende Wirkung nach 2–4 Jahren.

▪ Intraventrikuläre oder intraspinale Opioidapplikation: Anwendung bei akuter und postzosterischer Neuralgie, atypischem Gesichtsschmerz (s. Kopf- und Gesichtsschmerzen S. 331).

Arzneitherapie

Nicht-opioide Analgetika

Acetylsalicylsäure (ASS)

Hemmung der Prostaglandin- und Thromboxansynthese durch Hemmung der Cyclooxygenase-Reaktion, Unterbrechung der Entzündungsreaktion im Gewebe. Nebenwirkungen durch Anreicherung der sauren Wirkstoffe in Eiweißbindungen im Extrazellularraum und in Geweben mit saurem pH-Wert (Magen, Niere). Hemmung der Thrombozytenaggregation und damit Verlängerung der Blutungszeit.

Anwendung als Analgetikum bei leichten bis mittleren Schmerzzuständen, Neuralgien, Tumorschmerzen, Migräne, als Antiphlogistikum und Antipyretikum bei Infektions- und Erkältungskrankheiten (s. a. Tab. 61.3). Anwendung als Thrombozytenaggregationshemmer in niedrigen Dosierungen (1 × tägl. 100 mg). 5–7 Tage vor operativen Eingriffen absetzen. Einnahme zu oder nach den Mahlzeiten, um NW Magenbeschwerden vorzubeugen.

NW: Magen-Darm-Beschwerden (Gastritis), bei längerfristiger Anwendung Magen-Duodenal-Ulzera möglich, Bronchospasmus als asthmatische Überempfindlichkeitsreaktion, Erytheme, Ekzem, Angioödem, Kopfschmerzen. Tinnitus und Schwindel bei Überdosierung.

KI: Hämorrhagische Diathese, Gastro-Intestinal-Ulzera, schwere Niereninsuffizienz, Therapie mit oralen Antikoagulantien, Kinder < 12 J. (Reye-Syndrom), strenge Indikationsstellung in der Schwangerschaft (im 3. Trimenon vorzeitiger Verschluss des Ductus botalli, verzögerte, verlängerte Geburt). Relative KI: Analgetikaintoleranz, anamnestisch gastrointestinale Ulzera, Asthma bronchiale, Neigung zu Allergien, Nieren- und Leberfunktionsstörungen, schwere Herzinsuffizienz.

WW: Wirkungsverstärkung von Antikoagulantien und Sulfonylharnstoffen (bei Dosen > 1,5 g/Tag), Steigerung der Toxizität von Methotrexat, Erhöhung der ulzerogenen Wirkung von Corticosteroiden und NSAR; Wirkungsminderung von Furosemid, Sulfinpyrazon, Spironolacton.

P: ASS (Aspirin®): 1–3 × 500–1000 mg.

Andere saure antiphlogistische und antipyretische Analgetika

Synonym nicht-steroidale Antirheumatika (NSAR). Hemmung der Prostaglandin- und Thromboxansynthese, antiphlogistische, antipyretische und analgetische Wirkung.

Anwendung bei schmerzhaften Schwellungen oder Entzündungen nach Verletzungen oder Operationen, bei rheumatologischen Erkrankungen (s. a. Tab. 61.3). Anwendung von Ibuprofen auch bei Kopf- und Zahnschmerzen, Dysmenorrhoe. Einnahme nach dem Essen, um der NW Magenbeschwerden vorzubeugen.

NW: Häufig Magen-Darm-Beschwerden, wie Übelkeit, Diarrhoe, okkulte Blutungen, gelegentlich GIT-Ulkus, Kopfschmerzen, Schwindel, Erregbarkeit oder Müdigkeit, selten Überempfindlichkeitsreaktionen wie Exanthem, Asthma.

KI: Hämorrhagische Diathese, Analgetikaintoleranz, Gastro-Intestinal-Ulzera, schwere Niereninsuffizienz, Therapie mit oralen Antikoagulantien, letztes Trimenon der Schwangerschaft. Strenge Indikationsstellung in der gesamten Schwangerschaft (vorzeitiger Verschluss des Ductus botalli, verzögerte, verlängerte Geburt). Relative KI: anamnestisch gastrointestinale Ulzera, Asthma bronchiale, Neigung zu Allergien, Nieren- und Leberfunktionsstörungen.

WW: Wirkungsverstärkung von Digoxin, Lithium, Phenytoin, Steroiden, anderen NSAR, Probenecid, Methotrexat. Wirkungsabschwächung von Diuretika, Antihypertensiva. Mögliche WW mit Antikoagulantien (regelmäßige Quick-Kontrollen).

P: (*) Ibuprofen (Imbun®, Anco®): 3–4 × 200–500 mg, 2–3 × 800 mg retard/d; * Diclofenac (Voltaren®, Allvoran®): 1–3 × 50–100 mg/d; * Indometacin (Amuno®): 2 × 50 mg/d; (*) Naproxen (Proxen®): 3 × 250 mg/d; * Piroxicam (Felden®): 1–2 × 20 mg/d.

Paracetamol

Gute analgetische und antipyretische Wirkung, keine antiphlogistische Wirkung. Wirkungsmechanismus bislang ungewiss, überwiegend zentrale Hemmung der Prostaglandinsynthese, ohne Wirkung auf Opiatrezeptoren.

Anwendung als Analgetikum bei leichten bis mittleren Schmerzzuständen, erste Wahl im Säuglings- und Kleinkindalter, in Schwangerschaft und Stillzeit, bei KI gegenüber Acetylsalicylsäure.

NW: Selten Überempfindlichkeitsreaktionen und Blutbildveränderungen. Bei akuter Überdosierung und chronischer Einnahme hoher Dosen hepatotoxisch, kritische Dosis > 6–10 g als Einzeldosis (Antidot Acetylcystein).

KI: Schwere Niereninsuffizienz, Leberinsuffizienz.

WW: Steigerung der Hepatotoxizität durch chronischen Alkoholgebrauch, Phenobarbital, Phenytoin, Carbamazepin, Rifampicin. Bei Dauergabe hoher Dosen Wirkungsverstärkung von Antikoagulantien (Quick-Kontrolle).

P: Paracetamol (Ben-u-ron®): 3–4 × 500–1000 mg.

Metamizol

Analgetische, antipyretische und spasmolytische Wirksamkeit, keine antiphlogistische Wirkung. Zentrale Hemmung der Prostaglandinsynthese durch Hemmung der Cyclooxygenase.

Anwendung bei schweren akuten und chronischen Schmerzzuständen nach Verletzungen, Operationen, bei Tumorschmerzen, Koliken. Indiziert, wenn andere Maßnahmen kontraindiziert sind oder nicht ansprechen.

NW: Allergische Reaktionen, anaphylaktischer Schock bei rascher parenteraler Gabe. Selten Agranulozytose, dosisunabhängig.

KI: Pyrazolonallergie, Analgetikaintoleranz, Säuglinge < 3 Monate bzw. 5 kg, letzte 6 Wochen der Schwangerschaft, instabile Kreislaufsituation, systolischer Blutdruck < 100 mmHg.

WW: Hypothermie bei gleichzeitiger Gabe von Chlorpromazin, Verminderung der Plasmakonzentration von Ciclosporin, wechselseitige Beeinflussung mit Alkohol.

P: * Novaminsulfon (Novalgin®): 4–5 × 500–1000 mg.

Flupirtin

Wirkmechanismus unklar, vermutlich Verstärkung der absteigenden anti-nozizeptiven Bahnen, Angriff über absteigendes noradrenerges System. Spinal und zentral wirksames Analgetikum, keine Wirkung auf Opiatrezeptoren. Durch Hemmung von Reflexen und GABA-vermittelte Mechanismen muskelrelaxierende Wirkung, zu Beginn der Therapie sedierende Wirkung.

Anwendung gegen Neuralgien, Neuritiden, Tumorschmerzen, Schmerzen nach OP, Dysmenorrhoe.

NW: Müdigkeit, Schwindel, Magen-Darm-Beschwerden, Mundtrockenheit, Hautreaktionen, Grünfärbung des Urins bei höheren Dosierungen.

KI: Lebererkrankungen, Myasthenia gravis, Kinder < 6 J.; Relative KI: Leber- und Niereninsuffizienz, Schwangerschaft und Stillzeit, Dosisreduktion bei Niereninsuffizienz und Patienten über 65 J.

WW: Wirkverstärkung zentral wirksamer Arzneimittel (Sedativa, Muskelrelaxantien).

P: ∗ Flupirtin (Katadolon®, Trancopal Dolo®): 3–4 × 100–200 mg, max. 600 mg/d.

Nefopam

Wirkmechanismus unklar, vermutlich Verstärkung der absteigenden anti-nozizeptiven Bahnen, Angriff über absteigendes noradrenerges System. Spinal und zentral wirksames Analgetikum, keine Wirkung auf Opiatrezeptoren. Durch Hemmung von Reflexen und GABA-vermittelte Mechanismen muskelrelaxierende Wirkung.

NW: Herzfrequenz- und Blutdruckanstieg, manchmal Blutdruckabfall. Schweißausbrüche, Hautveränderungen. Harnverhalten, Konfusionen und Halluzinationen bei älteren Patienten.

KI: Lebererkrankungen, Myasthenia gravis, Kinder < 6 J.; Relative KI: Leber- und Niereninsuffizienz, Schwangerschaft und Stillzeit, Dosisreduktion bei Niereninsuffizienz und Patienten über 65 J.

WW: Anticholinerge Wirkstoffe verstärken das Harnverhalten.

P: ∗ Nefopam (Ajan®): 3 × 30–90 mg/d.

Tab. 61.3: Einsatz nicht–opioider Analgetika

Indikationen für nicht-opioide Analgetika	Wirkstoff	Dosierung
Erkrankungen des rheumatischen Formenkreises (chronische Polyarthritis, Morbus Bechterew), akute Gicht (Gichtanfall), Schmerzen bei Knochenmetastasen	Indometacin Diclofenac Ibuprofen Piroxicam	3×50 mg 3×50 mg 3×800 mg $1-2 \times 20$ mg
Akute schmerzhaft-entzündliche Schübe bei degenerativen Gelenkerkrankungen (aktivierte Arthrose), Weichteilrheumatismus	Indometacin Diclofenac Ibuprofen Piroxicam	2×50 mg 3×50 mg 3×600 mg $1-2 \times 20$ mg
Posttraumatische Schmerzen, Schwellungen (Sportverletzungen, Frakturen), postoperative Schmerzen, Schwellungen (chirurgische, orthopädische Operationen, zahnärztliche Eingriffe)	Indometacin Diclofenac Ibuprofen	2×50 mg 2×50 mg 3×400 mg
Dysmenorrhoe	Ibuprofen Ketoprofen Naproxen	3×400 mg 3×50 mg 3×250 mg
Kopfschmerzen, Migräne, Zahnschmerzen, Fieber und Gelenkschmerzen bei Erkältungskrankheiten	Ibuprofen Acetylsalicylsäure Paracetamol	3×400 mg $3-4 \times 500-1000$ mg 3×1000 mg
Spastische Schmerzen (Gallenkolik, Harnwegskolik, Darmkrämpfe)	Metamizol	2×2500 mg
Schwere Fieberzustände, akute und chronische Schmerzen (falls andere Stoffe kontraindiziert sind)	Metamizol	4×1000 mg
Tumorschmerzen	Metamizol Flupirtin	4×1000 mg 3×200 mg
Neuropathische Schmerzen	Flupirtin	3×100 mg

Opioide Analgetika

Analgetische Wirkung durch Bindung an zentrale Opiatrezeptoren. Wirkung wie körpereigene inhibitorische Transmitter, Herabsetzung des Schmerzempfindens. Antitussive Wirkung durch Hemmung des Hustenreflexes in der Medulla oblongata.

Anwendung gegen starke und stärkste akute und chronische Schmerzzustände. Morphin Mittel der Wahl beim akuten Herzinfarkt. Dosierung nach Bedarf, Dosierintervall nach Wirkstoff und Arzneiform.

NW: Obstipation, Sedierung, Verwirrtheit, Halluzinationen, Übelkeit, Erbrechen, Atemdepression, Sucht, Euphorie, Blutdrucksenkung, vielfältige Wirkung auf den Gastrointestinal-Trakt: Hemmung der Magenentleerung, Tonussteigerung der Ringmuskulatur im Dünn- und Dickdarm, spastische Kontraktion des Harnblasensphinkters.

KI: In Abhängigkeit von der Indikation Hirndruck, Bewusstseinsstörungen, eingeschränkte Atemfunktion (Asthma, COPD), Gallenwegserkrankungen, Pankreatitis, Ureterkoliken, benigne Prostatahyperplasie, Ileus, Anfallsleiden, Hypothyreose, Hypotonie; Schwangerschaft und Stillzeit.

WW: Erhöhte Krampfbereitschaft bei gleichzeitiger Einnahme von Antidepressiva, selektiven Serotoninwiederaufnahmehemmern, MAO-Hemmern, Neuroleptika. Sedativa, Alkohol: verstärkte Sedierung; Carbamazepin: verringerte Analgesie; Muskelrelaxantien: Wirkungsverstärkung.

P: Mittelstark wirksame Opioide (nicht BtMVV-pflichtig): * Dihydrocodein (DHC 60, 90, 120®): 2–3 × 60–120 mg; Tramadol (Tramal®): 2–3 × 100–300 mg; * Tilidin (plusNaloxon) (Valoron®): 2–3 × 100–200 mg (bez. auf Tilidin).
Stark wirksame Opioide (BtMVV-pflichtig): * Morphin retard; (MST 10, 30, 60, 100, 200 Mundipharm®): 3 × 10–400 mg (alle 8 Std.); (MST Continus®): 1 × 20–500 mg (alle 24 Std.); (MST® Retard-Granulat): 2 × 20–200 mg (alle 12 Std.); * Buprenorphin retard (Temgesic®): 3–4 × 0,2–1,2 mg (alle 6–8 Std.); * Buprenorphin transdermal (Transtec®): 20–40 mg (alle 3 Tage); * Fentanyl transdermal (Durogesic®): 0,6–12 mg transdermal (alle 3 Tage); * Oxycodon retard (Oxygesic 10, 20, 40®): 2–3 × 10–400 mg (alle 8–12 Std.); * Hydromorphon ret. (Palladon 4, 8, 16, 24®): 2–3 × 4–24 mg (alle 8–12 Std.).

Adjuvantien zur Opioidtherapie: Laxantien und Antiemetika (s. Krebserkrankungen, supportive Therapie S. 385).

Lokalanästhetika

Unterbrechung der Nervenleitfähigkeit durch Hemmung des Natriumeinstroms bei der Reizweiterleitung. Schmerztherapeutische Nervenblockaden werden durchgeführt als:

- diagnostische und prognostische Blockaden: zur Feststellung der Schmerzursache oder des Ortes der Schmerzentstehung.
- prophylaktische Blockaden: Vorbeugung vor der Ausbildung chronischer Schmerzen, z. B. kontinuierliche Leitungsanästhesie zur Prophylaxe des Phantomschmerzes.
- therapeutische Blockaden: kausale oder symptomatische Schmerztherapie; vorübergehend unter Anwendung von Lokalanästhetika, dauerhaft mit der Anwendung von Neurolytika (Phenol oder Alkohol).

Anwendung von therapeutischen Blockaden z. B. bei Lumbago als paravertebrale Injektion, Epiduralanästhesie oder Wirbelgelenkinfiltration mit Lokalanästhetika (oder Glucocorticoiden). Bei mittellang wirksamen Anästhetika (Mepivacain, Prilocain) Analgesie für 2–3 Std., bei lang wirksamen Anästhetika (Bupivacain) 6–8 Std.

Individuelle Dosierung je nach Anwendungsgebiet. Wirkung abhängig vom pH-Wert des Gewebes. Im sauren Milieu (in entzündetem Gewebe) erfolgt Protonierung der Wirkstoffe und mangelnde Membrangängigkeit, dadurch verringerte Wirkung.

NW: Bei zu starker Anflutung und Überdosierung Schwindel, Erbrechen, Benommenheit, Krämpfe; Bradykardie, Herzrhythmusstörungen, Schock. Allergische Hautreaktionen; anaphylaktischer Schock.

KI: Schwere Überleitungsstörungen, akut dekompensierte Herzinsuffizienz.

WW: Mit Pharmaka, die eine Enzyminduktion auslösen, Vasokonstringentien, Plasmaersatzmitteln, Sulfonamide (Wirkung der Sulfonamide vermindert).

P: Procain (Novocain®); Prilocain (Xylonest®); Mepivacain (Scandicain®); Lidocain (Lidoject®).

Antidepressiva

Trizyklische Antidepressiva (nicht-selektive Monoamin-Wiederaufnahme-Inhibitoren) haben neben der (meist ebenfalls erwünschten) stimmungsaufhellenden Wirkung einen zusätzlichen analgetischen Effekt. Analgetische Wirkung tritt 3–7 Tage nach kontinuierlicher Einnahme auf, zusätzlich antidepressiver Effekt nach 21 Tagen. Analgetische Dosis in vielen Fällen niedriger als antidepressive Dosis. Dosierung einschleichend. Siehe auch Depression S. 123.

Wirksamkeit belegt für tumorbedingte und nicht-tumorbedingte chronische Schmerzen. Anwendung bei Deafferenzierungsschmerz, diabetogenem, postherpetischem Schmerz, Kreuzschmerzen, Migräne- und Spannungskopfschmerz, Tumorschmerzen.

NW: Sedierung, anticholinerge Wirkungen wie Mundtrockenheit, Akkomodationsstörungen, Tachyarrhythmien, orthostatische Dysregulation, Senkung der Krampfschwelle, Gewichtszunahme.

KI: Engwinkel-Glaukom, Prostatahypertrophie, Delir, Überleitungsstörungen im EKG, Pylorusstenose, Epilepsie.

WW: Wirkungsverstärkung von Sympathomimetika, MAO-Hemmern, Verstärkung der anticholinergen Wirkung von Atropin, Antihistaminika, Neuroleptika, Parkinsontherapeutika, Verstärkung der sedierenden Wirkung von Alkohol und anderen sedierenden Arzneimitteln, z. B. Benzodiazepinen.

P: * Amitriptylin (Saroten®): 10–25 mg zur Nacht bis 100 mg/d; * Doxepin (Aponal®): 10–25 mg zur Nacht bis 150 mg/d; * Clomipramin (Anafranil®): 2 × 10 mg bis zu 150 mg/d; * Imipramin (Tofranil®): 2 × 10 mg bis zu 150 mg/d.

Antikonvulsiva

Bei neuropathischen Schmerzen mit einschießendem Charakter, bei anderen Schmerzen wenn Antidepressiva keine ausreichende Wirksamkeit erreichen. Carbamazepin und Phenytoin unterdrücken eine gesteigerte synaptische Impulsübertragung und steigern hemmende Einflüsse auf Neuronenaktivität in verschiedenen Gebieten des ZNS. Phenytoin wirkt auf erregbare Zellen membranstabilisierend. Einschleichende Dosierung unter Blutspiegelkontrolle (TDM), siehe auch Epilepsie S. 170.

NW: Sedierung, Schläfrigkeit, Ataxie, Verwirrung, Appetitlosigkeit, Blutbildveränderungen, Leberfunktionsstörungen; bei Phenytoin, Carbamazepin: Herzrhythmusstörungen.

KI: Carbamazepin, Phenytoin: Herzrhythmusstörungen, schwere Leberinsuffizienz, Knochenmarksinsuffizienz, gleichzeitige Therapie mit MAO-Hemmern; Clonazepam: Myasthenia gravis; Gabapentin: Pankreatitis.

WW: Wirkungsverstärkung mit sedierenden Wirkstoffen, Carbamazepin und Phenytoin enzyminduzierend, deshalb beschleunigter Abbau von oralen Kontrazeptiva, anderen Steroiden, Phenytoin, Valproat, Barbituraten, Theophyllin, Ciclosporin, Tacrolimus, Antikoagulantien, Digitoxin.

P: ∗ Carbamazepin (Tegretal®): 2 × 100 mg/d; ∗ Phenytoin (Zentropil®): 1–2 × 100 mg/d; ∗ Clonazepam (Rivotril®): 0,5–1 mg zur Nacht; ∗ Gabapentin (Neurontin®): 3 × 100–300 mg/d.

Neuroleptika

Einsatz niederpotenter Neuroleptika zur Sedierung und Distanzierung vom Schmerzerlebnis sowie zur Unterdrückung des durch Opioidanalgetika ausgelösten Erbrechens.

NW: Agranulozytose, orthostatische Dysregulation, Frühdyskinesien bei Medikationsbeginn, Parkinsonsymptome, Akathisie, Spätdyskinesien, Hyperprolaktinämie, Blutbildveränderungen, dermatologische Störungen, anticholinerge NW (Akkomodationsstörungen, Mundtrockenheit, Miktionsstörungen, Obstipation), Erregungsleitungsstörungen im EKG.

KI: Engwinkelglaukom, Harnverhalt, Erkrankungen des hämatopoetischen Systems, Delir, Pylorusstenose, Überleitungsstörungen im EKG.

WW: Mit anderen Anticholinergika Zunahme der NW; zentrale Dämpfung mit anderen ZNS-aktiven Stoffen; Beeinflussung der Wirkung von Antihypertensiva, Antidiabetika, Antikoagulantien, Antidepressiva.

P: ∗ Fluphenazin (Dapotum®): 2 × 1–4 mg/d; ∗ Levomepromazin (Neurocil®): 45 mg/d, größte Dosis zur Nacht; ∗ Thioridazin (Melleril®): 100 mg/d, größte Dosis nachts; ∗ Triflupromazin (Psyquil®): 3 × 10 mg bis zu 100 mg/d.

Glucocorticoide

Unterdrückung des entzündlichen Prozesses, Abschwellung von entzündetem Gewebe. Bei Schmerzen durch Nervenkompression und chronischen Entzündungen. Anwendung bei Arthritis, Tendovaginitis, Lumbalgie, Nerven- und Hirnwurzelkompression, Tumoren, erhöhtem intrakraniellen Druck. Zusätzlich stimmungsaufhellende und appetitanregende Wirkung bei hohen Dosen.

NW: Bei hohen Dosen Schlaflosigkeit, Angst- und Spannungszustände, Depressionen, Psychosen, Erhöhung der Krampfbereitschaft. Bei einer Langzeittherapie: Entstehung oder Verschlimmerung eines Ulcus ventriculi, eines Cushing-Syndroms, einer Osteoporose, eines Diabetes mellitus, von Thrombosen und von verminderter Infektabwehr.

KI: In Abhängigkeit von der Indikation, relative KI: Infekte, Glaukom, Katarakt, Ulzera im Magen-Darm-Trakt, Diabetes, Osteoporose, Hypertonie.

WW: Verstärkung der Corticoidwirkung durch östrogenhaltige Kontrazeptiva. Mit Herzglykosiden verstärkte Glykosidwirkung durch Kaliummangel (Mineralocorticoidwirkung); zusätzliche Kaliumausscheidung, Gefahr der Hypokaliämie mit Saluretika und Schleifendiuretika; verminderte Blutzuckersenkung von Antidiabetika; verminderte Wirkung von Antikoagulantien; Enzyminduktoren für Cytochrom-P-450 (Rifampicin, Phenytoin, Barbiturate, Primidon) vermindern die Glucocorticoidwirkung; erhöhte Ulkusrate bei gleichzeitiger Einnahme von NSAR und Salicylaten; erhöhtes Risiko für Blutbildveränderungen bei Einnahme von ACE-Hemmern; erhöhtes Risiko für Kardiomyopathien zusammen mit Antimalariamitteln.

P: * Dexamethason (Fortecortin®): 4–8 mg/d, Anfangsdosen von 100 mg möglich.

Muskelrelaxantien

Senkung des durch Schmerzen erhöhten Muskeltonus und Muskelverspannungen. Wirkmechanismen und Eigenschaften unterschiedlich: Benzodiazepine (Tetrazepam) verstärken über Benzodiazepin-Bindungsstellen am GABA-Rezeptor die inhibitorische Wirkung von GABA. Baclofen: GABA-Derivat; Stimulation der GABA-Rezeptoren als aktiver Agonist. Memantin: Wirkung über Modulation von glutamatergen Neuronen.

NW: Sedierung; eingeschränkte Fahrtauglichkeit, Muskelschwäche, Fallneigung.

KI: Myasthenia gravis.

WW: Verstärkung der sedierenden Wirkung anderer zentral wirksamer Pharmaka, wie z. B. Alkohol, Barbiturate, Analgetika.

P: * Tetrazepam (Musaril®); * Tolperison (Mydocalm®); * Tizanidin (Sirdalud®); * Baclofen (Lioresal®).

Häufige therapiebezogene Probleme

■ Nicht alle Schmerzen lassen sich auf ein erträgliches Niveau senken, vor allem neuropathische Schmerzen und Schmerzen, die durch psychische Variablen, wie Gefühle von Hilflosigkeit, Angst, Depression, beeinflusst werden.

▪ Unterschätzung der Schmerzintensität: zu niedrige Dosierung oder Wahl eines zu schwachen Analgetikums.

▪ Zu zögerliche Verschreibung von Opioidanalgetika aus Vorurteilen, Angst vor Gewöhnung, Abhängigkeit, wegen Verunsicherung durch Betäubungsmittelverschreibungsverordnung (BtMVVO).

▪ Dosierung erfolgt nach Bedarf, statt „vor" Bedarf: Nicht-Einhalten des Einnahmezeitplans, statt Schmerzvorbeugung nur Schmerzreduktion.

▪ Fehlende fachärztliche Behandlung: Unterlassung der angemessenen Begleittherapie mit nicht-analgetischen Arzneimitteln.

▪ Fehlende Basistherapie wegen mangelnder Bereitschaft zur Mitarbeit, z. B. bei chronischen Rückenschmerzen fehlendes Muskelaufbautraining.

▪ Fehlende Begleittherapie zur Beeinflussung der Nebenwirkungen: z. B. Magen-Schleimhautschutz bei chronischer Therapie mit NSAR, Laxantien bei chronischer Opioid-Therapie.

Literatur

Berthold, H. (Hrsg.): Klinikleitfaden Arzneimitteltherapie. Urban und Fischer Verlag, München 1999.

Mutschler, E.: Arzneimittelwirkungen. 8. Aufl. Wissenschaftliche Verlagsgesellschaft, Stuttgart 2001.

Pschyrembel – Klinisches Wörterbuch. 259. Aufl. De Gruyter, Berlin 2001.

Pschyrembel – Therapeutisches Wörterbuch. 2. Aufl. De Gruyter, Berlin 2001.

Rote Liste. Editio Cantor Verlag, Aulendorf 2002.

Zenz, M., Jurna, I.: Lehrbuch der Schmerztherapie. Wissenschaftliche Verlagsgesellschaft, Stuttgart 2001.

Internetadressen

www.akdae.de/Homepage/THERAPIE/Aktuell/KopfGesicht.pdf: Arzneimittelkommission der deutschen Ärzteschaft: Therapieleitlinien zur Behandlung chronischer Kopf- und Gesichtsschmerzen.

www.akdae.de/Homepage/THERAPIE/Aktuell/Kreuzschmerzen_2_Auflage_Juni_2000.pdf: Arzneimittelkommission der deutschen Ärzteschaft: Therapieleitlinien zur Behandlung von Kreuzschmerzen.

www.akdae.de/Homepage/THERAPIE/Aktuell/Tumor.pdf: Arzneimittelkommission der deutschen Ärzteschaft: Arzneiverordnung in der Praxis. Therapieleitlinien zur Behandlung von Tumorschmerzen.

www.dsl-ev.de: Deutsche Schmerzliga e.V.

www.medi-info.de/SHGrp/Aktive-Schmerzhilfe/ash.htm: Aktive Schmerzhilfe e.V.

www.schmerzselbsthilfe.de/schmerzhilfe/index.htm: Deutsche Schmerzhilfe e.V.

Therapieschema akute Schmerzerkrankungen

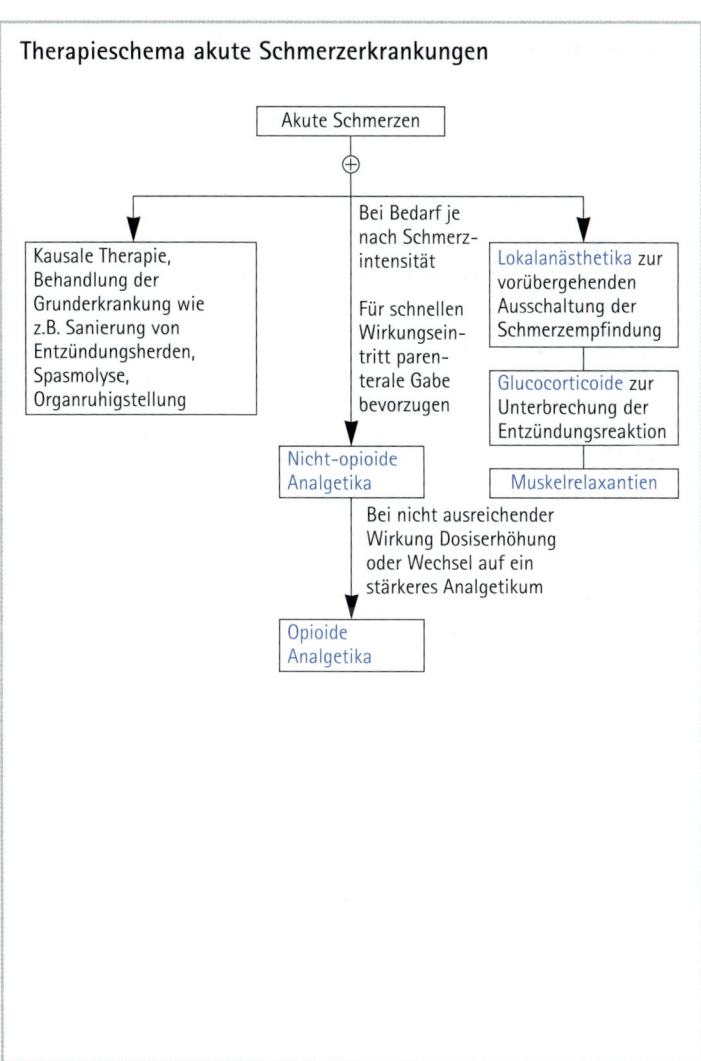

Akute Schmerzen

⊕

Bei Bedarf je nach Schmerzintensität

Für schnellen Wirkungseintritt parenterale Gabe bevorzugen

Kausale Therapie, Behandlung der Grunderkrankung wie z.B. Sanierung von Entzündungsherden, Spasmolyse, Organruhigstellung

Lokalanästhetika zur vorübergehenden Ausschaltung der Schmerzempfindung

Glucocorticoide zur Unterbrechung der Entzündungsreaktion

Muskelrelaxantien

Nicht-opioide Analgetika

Bei nicht ausreichender Wirkung Dosiserhöhung oder Wechsel auf ein stärkeres Analgetikum

Opioide Analgetika

Therapieschema chronische Schmerzerkrankungen

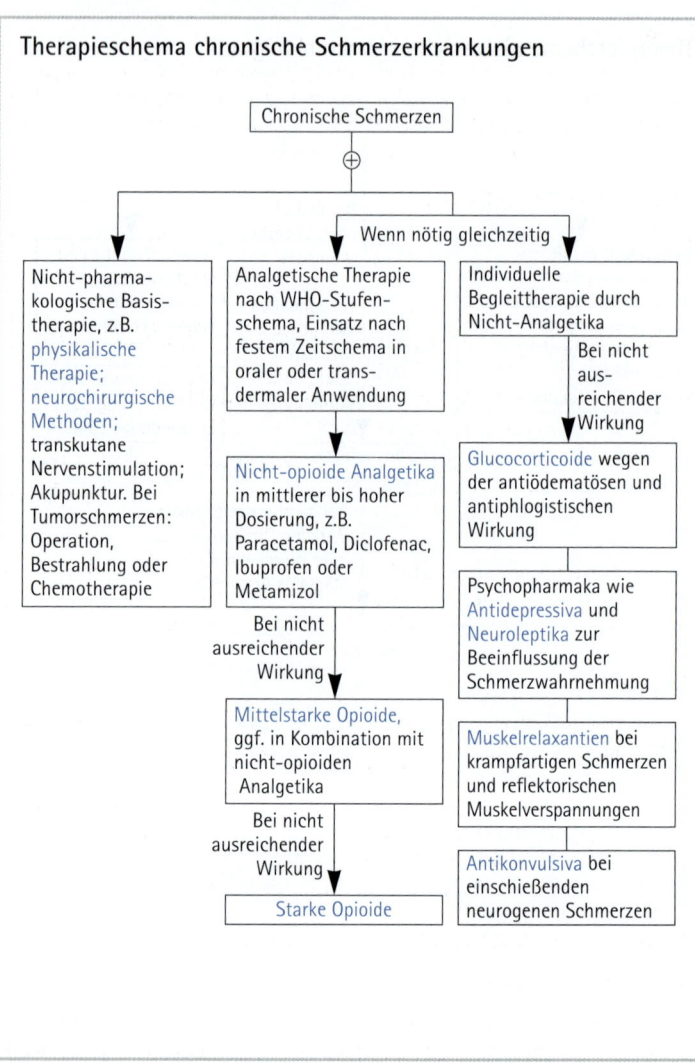

Chronische Schmerzen

⊕

Wenn nötig gleichzeitig

Nicht-pharmakologische Basistherapie, z.B. physikalische Therapie; neurochirurgische Methoden; transkutane Nervenstimulation; Akupunktur. Bei Tumorschmerzen: Operation, Bestrahlung oder Chemotherapie

Analgetische Therapie nach WHO-Stufenschema, Einsatz nach festem Zeitschema in oraler oder transdermaler Anwendung

Nicht-opioide Analgetika in mittlerer bis hoher Dosierung, z.B. Paracetamol, Diclofenac, Ibuprofen oder Metamizol

Bei nicht ausreichender Wirkung

Mittelstarke Opioide, ggf. in Kombination mit nicht-opioiden Analgetika

Bei nicht ausreichender Wirkung

Starke Opioide

Individuelle Begleittherapie durch Nicht-Analgetika

Bei nicht ausreichender Wirkung

Glucocorticoide wegen der antiödematösen und antiphlogistischen Wirkung

Psychopharmaka wie Antidepressiva und Neuroleptika zur Beeinflussung der Schmerzwahrnehmung

Muskelrelaxantien bei krampfartigen Schmerzen und reflektorischen Muskelverspannungen

Antikonvulsiva bei einschießenden neurogenen Schmerzen

Struma Lennecke

Symptome

Kropf, sichtbare, tastbare und/oder sonographisch messbare Vergrößerung der Schilddrüse (s. Tab. 62.1). Zu Beginn keine oder nur minimale Beschwerden wie Engegefühl im unteren Halsbereich. Später Schluckbeschwerden, Atembeschwerden, Atemnot möglich.

Tab. 62.1: Größenklassifizierung nach WHO

Stadium	Größe
0	Keine Struma
I	Tastbare Struma
Ia	Tastbar, auch bei Zurückbeugen des Kopfes nicht sichtbare Struma oder kleiner Strumaknoten
Ib	Tastbare, nur bei Zurückbeugen des Kopfes sichtbare Struma
II	Auch ohne Zurückbeugen des Kopfes sichtbare Struma
III	Sehr große Struma, bereits aus größerer Entfernung sichtbar, mit lokalen Komplikationen (Behinderung der Blutzirkulation und Atmung) oder Strumaanteilen im Bereich hinter dem Brustbein

Folgen der unbehandelten Erkrankung: Ständige Strumavergrößerung, Knotenbildung, Autonomie: verminderte Ansprechbarkeit des Schilddrüsenparenchyms auf die hypophysäre TSH-Kontrolle (s. Hyperthyreose S. 279).

Ursachen

- Endemische Iodmangelstruma (95 %): Kompensatorisch bei Iodmangel. In Deutschland endemisches Vorkommen bei bis zu 15 % der Bevölkerung, bei Frauen häufiger als bei Männern.
- Autoimmunerkrankungen: z. B. Morbus Basedow (s. Hyperthyreose S. 279) und Hashimoto-Thyreoditis.
- Maligne Schilddrüsentumoren, funktionelle Autonomie, Hypothyreose und strumigene Medikation (Lithium, Hydantoin).

Behandlungsindikation und Behandlungsziele

Behandlungsindikation: Jede Struma soll behandelt werden.

Therapiekontrolle: Durch regelmäßige (meist halbjährliche oder jährliche) Schilddrüsensonographie. Szintigraphie bei sonographisch nachgewiesenen Parenchymveränderungen, spürbaren Knoten, Hyperthyreose. Feinnadelpunktion bei hohem Risiko für Schilddrüsenkarzinom, erhöhtes Karzinomrisiko bei:

- jüngeren männlichen Patienten,
- solitären Knoten,
- raschem Knotenwachstum,
- sonographischen Auffälligkeiten: echoarm, unscharfe Randbegrenzung,
- szintigraphischen Auffälligkeiten: „kalte" Knoten (Knoten ohne Einlagerung von Radioiod),
- Zeit nach Bestrahlung der Halsregion (Strahlentherapie bei Krebs),
- andauernder Heiserkeit u. a.

Laboruntersuchung TSH-Spiegel-Bestimmung (TSH, thyreoidea stimulating hormone):

- 0,4–4,0 mU/L: Euthyreose,
- > 10 mU/L: Hypothyreose,
- < 0,1 mU/L: Hyperthyreose.

In den Grenzbereichen ist ein Stimulationstest mit TRH (thyreotropine releasing hormone) indiziert.

Therapieziele:

- Gewebeverkleinerung,
- Vorbeugung gegen Knotenbildung,
- Vorbeugung einer Autonomie (s. Hyperthyreose S. 279).

Therapie

Iodid

Spurenelement. Bedarf 180–200 µg, Zufuhr mit der Nahrung nicht immer ausreichend, tatsächliche Aufnahme im Mangelgebiet Deutschland 50–100 µg. Notwendig zur Synthese von Schilddrüsenhormonen. Anwendung zur Prävention der Iodmangelstruma und zur Behandlung einer euthyreoten Struma, Hemmung der Hyperplasie (Gewebevergrößerung durch Vermehrung der Zellzahl bei unveränderter Zellgröße, numerische Hypertrophie).

NW: Allergische Reaktionen, hyperthyreote Stoffwechselentgleisung bei nicht-diagnostizierter Autonomie.

KI: Hyperthyreose! Schilddrüsenautonomie, M. Basedow, bekannte Iodallergie, Dermatitis herpetiformis Duhring.

WW: Lithium hemmt die Iodaufnahme. Bei Einnahme höherer Dosen Hyperkaliämie bei gleichzeitiger Gabe von kaliumsparenden Diuretika.

P: Kaliumiodid (Jodid® 100/200/300): Struma-Prophylaxe: 100–200 µg/d in der Schwangerschaft: 200–300 µg/d, Strumatherapie: 200–500 µg/d.

Schilddrüsenhormone

Steigerung des Grundumsatzes, Wärmeproduktion und Sauerstoffverbrauch, Steigerung des Wachstums, Hemmung von Protein- und Glykogensynthese, Stimulation von Calcium- und Phosphatumsatz.

Anwendung von L-Thyroxin zur Substitution von Schilddrüsenhormonen bei Hypothyreose oder nach Strumektomie, bei Struma zur Hemmung der Hypertrophie (Gewebevergrößerung durch Zunahme des Zellvolumens bei gleichbleibender Zellzahl). Einnahme einmal morgens. Einschleichende Dosierung beginnend mit 25–50 µg, stufenweise Steigerung auf die volle Dosis nach 4 Wochen.

Anwendung von Triiodthyronin zur Substitution möglich, aber entbehrlich.

NW: Klinische Symptome der Überdosierung, Symptome der Hyperthyreose: Nervosität, Schlaflosigkeit, Tachykardie, Durchfälle, Gewichtsverlust.

KI: Frischer Herzinfarkt, Myokarditis, Nebennierenrindeninsuffizienz. Relative KI: Angina pectoris, tachykarde Herzrhythmusstörungen, Zeit nach Herzinfarkt, Herzinsuffizienz.

WW: Verminderung der Glucosetoleranz; Verstärkung der Wirkung von Antikoagulantien; Colestyramin hemmt die Resorption von L-Thyroxin; Erhöhung der L-Thyroxinspiegel durch Phenytoin, Salicylate, Clofibrat, Dicoumarol, hohe Dosen Furosemid.

P: * Levothyroxin (T_4, L-Thyroxin Henning®): Substitution: 100–200 µg/d, Strumatherapie: 50–150 µg/d, Rezidivprophylaxe: 50–150 µg; * Triiodthyronin (T_3, Thybon® Henning): Substitution: 50–75 µg/d.

Strumektomie

Strumaresektion. Entfernung von Schilddrüsengewebe bei Struma, meist als subtotale Resektion unter beidseitiger Belassung eines daumengliedgroßen Rests und der Nebenschilddrüsen.

Radioiodtherapie

Zufuhr von radioaktivem Iod-131 mit dem Ziel der Zerstörung von Schilddrüsengewebe.

Anwendung bei Struma Stadium III und nicht-operierbaren Patienten mit schweren Herz-Kreislauf-Störungen, bei rezidivierenden Strumen. Zusätzlich bei bestimmten Formen des Schilddrüsenkarzinoms nach Primäroperation, Hyperthyreose mit diffuser Iodspeicherung, dekompensiertem autonomem Adenom der Schilddrüse.

Unterstützung in der Selbstmedikation

Iodsalzprophylaxe

Im Haushalt Verwendung von iodiertem Speisesalz, Zufuhr von iodhaltiger Nahrung, insbesondere Meeresfische. Aufnahmemenge ist im Alltag jedoch begrenzt, nur unterstützende Maßnahme. Zur Prophylaxe besser zusätzlich medikamentöse Prophylaxe mit Iodid.

Häufige therapiebezogene Probleme

- Complianceprobleme bei regelmäßiger täglicher Einnahme ohne sichtbare oder spürbare Beschwerden,
- Unterdosierung von L-Thyroxin.

Literatur

Berthold, H. (Hrsg.): Klinikleitfaden Arzneimitteltherapie. Urban und Fischer, München 1999.

Gesenhues, St., Ziesché, R. (Hrsg.): Praxisleitfaden Allgemeinmedizin. 3. Aufl. Urban und Fischer, München 2001.

Mutschler, E.: Arzneimittelwirkungen. 8. Aufl. Wissenschaftliche Verlagsgesellschaft, Stuttgart 2001.

Pschyrembel – Klinisches Wörterbuch. 259. Aufl. De Gruyter, Berlin 2001.

Pschyrembel – Therapeutisches Wörterbuch. 2. Aufl. De Gruyter, Berlin 2001.

Rote Liste. Editio Cantor Verlag, Aulendorf 2002.

Internetadressen

www.akdae.de: Arzneimittelkommission der deutschen Ärzteschaft: Arzneiverordnung in der Praxis.

www.awmf-online.de

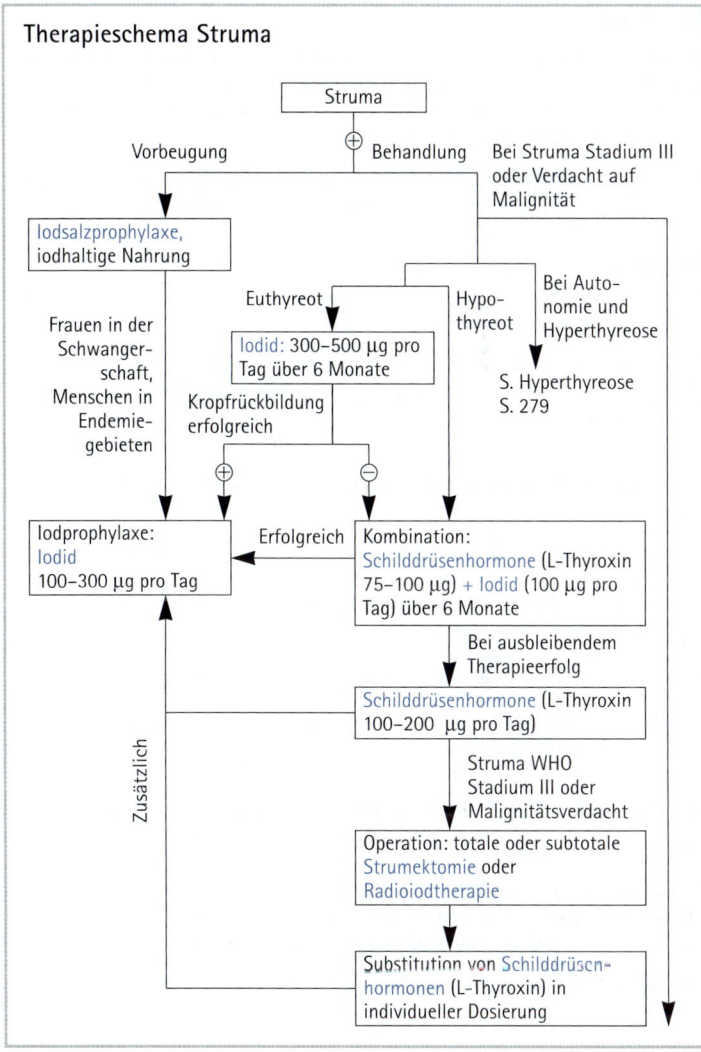

Therapieschema Struma

Struma

Vorbeugung — ⊕ Behandlung — Bei Struma Stadium III oder Verdacht auf Malignität

Iodsalzprophylaxe, iodhaltige Nahrung

Frauen in der Schwangerschaft, Menschen in Endemiegebieten

Euthyreot — Hypothyreot — Bei Autonomie und Hyperthyreose

Iodid: 300–500 µg pro Tag über 6 Monate

S. Hyperthyreose S. 279

Kropfrückbildung erfolgreich

⊕ ⊖

Iodprophylaxe: Iodid 100–300 µg pro Tag

Erfolgreich ← Kombination: Schilddrüsenhormone (L-Thyroxin 75–100 µg) + Iodid (100 µg pro Tag) über 6 Monate

Bei ausbleibendem Therapieerfolg

Schilddrüsenhormone (L-Thyroxin 100–200 µg pro Tag)

Zusätzlich

Struma WHO Stadium III oder Malignitätsverdacht

Operation: totale oder subtotale Strumektomie oder Radioiodtherapie

Substitution von Schilddrüsenhormonen (L-Thyroxin) in individueller Dosierung

Trigeminusneuralgie

Symptome

Einseitige, schwere, einschießende Schmerzen, Dauer: Sekunden bis max. 2 Minuten. Betroffen ist das Innervationsgebiet des Nervus trigeminus. Triggerfaktoren: Kälte, Berührung, Kauen, Sprechen, Schlucken.
Erstmanifestation häufig > 50. Lebensjahr.

Folgen der unbehandelten Krankheit: Starke Einschränkung der Lebensqualität, psychische Belastung, Chronifizierung der Schmerzen.

Ursachen

Für die **idiopathische (primäre) Trigeminusneuralgie** sind die Ursachen unbekannt, diskutiert werden:

- zentral nervöse Störungen, Störungen der Reizweiterleitung,
- Störungen des Gefäß-Nerven-Kontakts, mikrovaskuläre Kompression der Trigeminuswurzel,
- Erkrankung im trigemino-vaskulären System.

Die **symptomatische (sekundäre) Trigeminusneuralgie** wird verursacht durch:

- Multiple Sklerose, bei Erstmanifestation < 30. Lebensjahr häufigste Ursache,
- Tumoren im Bereich des Hirnstammes, Kleinhirnbrückenwinkels,
- Veränderungen von Hirngefäßen, Aneurysma,
- nach Schädelbasisfraktur,
- knöcherne Veränderung der Schädelbasis (nach M. Paget).

Auslöser: Berührung oder Muskelbewegung im Innervationsgebiet (z. B. Kauen, Schlucken).

Behandlungsindikation und Behandlungsziele

Behandlungsindikation: Besteht immer.

Diagnosestellung: Anamnese, Auswertung eines Schmerztagebuchs mit Informationen über Schmerzmitteleinnahme, Kopfschmerzhäufigkeit, -dauer, -lokalisation, -qualität und -intensität, Begleitsymptome, Triggerfaktoren.

Therapieziel: Schmerzreduktion, Reduktion der Attackenfrequenz.

Therapiekontrolle: Führen eines Kopfschmerztagebuchs zur Dokumentation von Art, Dauer und Frequenz der Kopfschmerzen, Auslöser, diätetische Faktoren, Behandlung evtl. in der Selbstmedikation.

Arzneitherapie

Carbamazepin

Antiepileptikum (s. a. Epilepsie S. 170). Angriff an Natriumkanälen und spannungsabhängigen Calciumkanälen, dadurch Erhöhung der Krampf-schwelle und Senkung der Erregungsleitung, Verringerung der Anfallshäu-figkeit. Niedrige Anfangsdosierung, langsame Dosissteigerung. Regelmä-ßige Einnahme erforderlich. Regelmäßige Überprüfung der Blutspiegel erforderlich, denn Carbamazepin beschleunigt seinen eigenen Abbau.

NW: Initial Müdigkeit, Appetitlosigkeit, Brechreiz, Übelkeit, Schwindel, Kopfschmerzen. Selten allergische Reaktionen, Blutbildveränderungen.

KI: Leberfunktionsstörungen, AV-Block. Behandlung mit MAO-Hemmern.

WW: Erhöhung der Lebertoxizität von Paracetamol, Abschwächung der Wirkung von oralen Kontrazeptiva, oralen Antikoagulantien durch Enzym-minduktion. Wirkung von Carbamazepin erhöht bei gleichzeitiger Ein-nahme von Erythromycin, Verapamil, Diltiazem, Cimetidin, Fluoxetin.

P: * Carbamazepin (Tegretal® ret., Timonil® ret.): 600–1500 mg/d.

Phenytoin

Antiepileptikum (s. auch Epilepsie S. 170). Angriff an Natriumkanälen und spannungsabhängigen Calciumkanälen, dadurch Erhöhung der Krampf-schwelle. Niedrige Anfangsdosierung, langsame Dosissteigerung über Wo-chen. Regelmäßige Einnahme erforderlich. Regelmäßige Überprüfung der Blutspiegel erforderlich, denn Phenytoin beschleunigt seinen eigenen Ab-bau.

NW: Häufig Zahnfleischwucherungen, Hypertrichose, allergische Hautre-aktionen, Osteoporose, Osteomalazie. Bei Überdosierung Erregungszu-stände, Schwindel, verwaschene Sprache, Gangunsicherheit.

KI: Leukopenie, Erregungsüberleitungsstörungen (AV-Block II. und III. Gra-des)

WW: Enzyminduktion! Erhöhte Phenytoinspiegel durch gleichzeitige Anwendung von oralen Antikoagulantien, Cimetidin, Chloramphenicol, Isoniazid, Valproinsäure u.a. Phenytoin verstärkt die Toxizität von Methotrexat.

P: * Phenytoin (Zentropil®): 300–400 mg/d.

Gabapentin

Antiepileptikum. Genauer Wirkungsmechanismus unbekannt, wahrscheinlich Hemmung der glutamatergen Erregungsleitung. Regelmäßige Einnahme erforderlich.

NW: Zentral nervöse Störungen (Müdigkeit, Schwindel, Ataxie), Übelkeit, Erbrechen, Gewichtszunahme, Ödeme.

KI: Akute Pankreatitis.

WW: Einnahme von Magnesium- oder Aluminium-haltigen Antazida verringert die Resorption.

P: * Gabapentin (Neurontin®): 900–2400 mg/d.

Baclofen

Zentrales Muskelrelaxans. Stimulation von $GABA_B$-Rezeptoren. Regelmäßige Einnahme erforderlich.

NW: Häufig Schwindel, Kopfschmerzen, Mundtrockenheit, Magen-Darm-Beschweren, Obstipation, Hypotonie.

KI: Morbus Parkinson, Epilepsie, Psychosen, schwere Nierenfunktionsstörungen, Magen-Darm-Ulzera.

WW: Alkohol und zentral wirksame Arzneimittel verstärken die Wirkung von Baclofen.

P: * Baclofen (Lioresal®): 30–75 mg/d.

Neurochirurgische Verfahren

Mikrovaskuläre Dekompression nach Janetta

Anwendung bei Patienten < 60 Jahren. Schädelöffnung, Freilegen des Kleinhirnbrückenwinkels und Abpräparieren der kleinen Arterie oder Vene, die mit dem Nervus trigeminus verwachsen ist und diesen komprimiert; Abpolstern des Nervs mit einem Muskelstück oder einem Kunststoffschwämmchen. Letalität < 1 %, Morbidität 3 % (Hörverlust, periphere Fazialislähmung), Erfolgsquote 80 % nach 2 Jahren.

Thermokoagulation des Ganglion trigeminale

Anwendung bei älteren Patienten (> 60 Jahren) oder bei Patienten mit erhöhtem Narkoserisiko. Perkutane Thermokoagulation (Elektrokoagulation) des Ganglion trigeminale in Kurznarkose. Rezidivrate 15–25% innerhalb von 7 Jahren, selten Entwicklung einer therapeutisch kaum zu beeinflussenden Anaesthesia dolorosa (Schmerzempfindung trotz vollständigen Ausfalls der Oberflächensensibilität).

Offene operative Durchtrennung des betreffenden Trigeminus-Asts wird wegen hoher Komplikationsraten (u. a. Anaesthesia dolorosa) nicht mehr durchgeführt.

Häufige therapiebezogene Probleme

- Verschleppung der angemessenen Therapie wegen zu langer Selbstmedikation,
- unklare Diagnose,
- mangelnde Bereitschaft zur prophylaktischen Therapie mit indikationsfremden Wirkstoffen.

Literatur

Berthold, H. (Hrsg.): Klinikleitfaden Arzneimitteltherapie. Urban und Fischer, München 1999.

Diener, H.-Chr.: Migräne. Informationen und Ratschläge. Chapman und Hall, Weinheim 1998.

Diener, H.-Chr.: Kopf- und Gesichtsschmerz: Diagnose und Behandlung in der Praxis. Thieme, Stuttgart 1997.

Mutschler, E.: Arzneimittelwirkungen. 8. Aufl. Wissenschaftliche Verlagsgesellschaft, Stuttgart 2001.

Pschyrembel – Therapeutisches Wörterbuch. 2. Aufl. De Gruyter, Berlin 2001.

Zenz, M., Jurna, I.: Lehrbuch der Schmerztherapie. Wissenschaftliche Verlagsgesellschaft, Stuttgart 2001.

Internetadressen

www.akdae.de: Arzneimittelkommission der deutschen Ärzteschaft: Arzneiverordnung in der Praxis. Therapieleitlinien zur Behandlung von Tumorschmerzen.

www.akdae.de: Arzneimittelkommission der deutschen Ärzteschaft: Arzneiverordnung in der Praxis. Empfehlungen zur Therapie von chronischen Kopf- und Gesichtsschmerzen.

www.dsl-ev.de: Deutsche Schmerzliga e.V.

www.medi-info.de/SHGrp/Aktive-Schmerzhilfe/ash.htm: Aktive Schmerzhilfe e.V.

www.schmerzselbsthilfe.de/schmerzhilfe/index.htm: Deutsche Schmerzhilfe e.V.

Therapieschema Trigeminusneuralgie

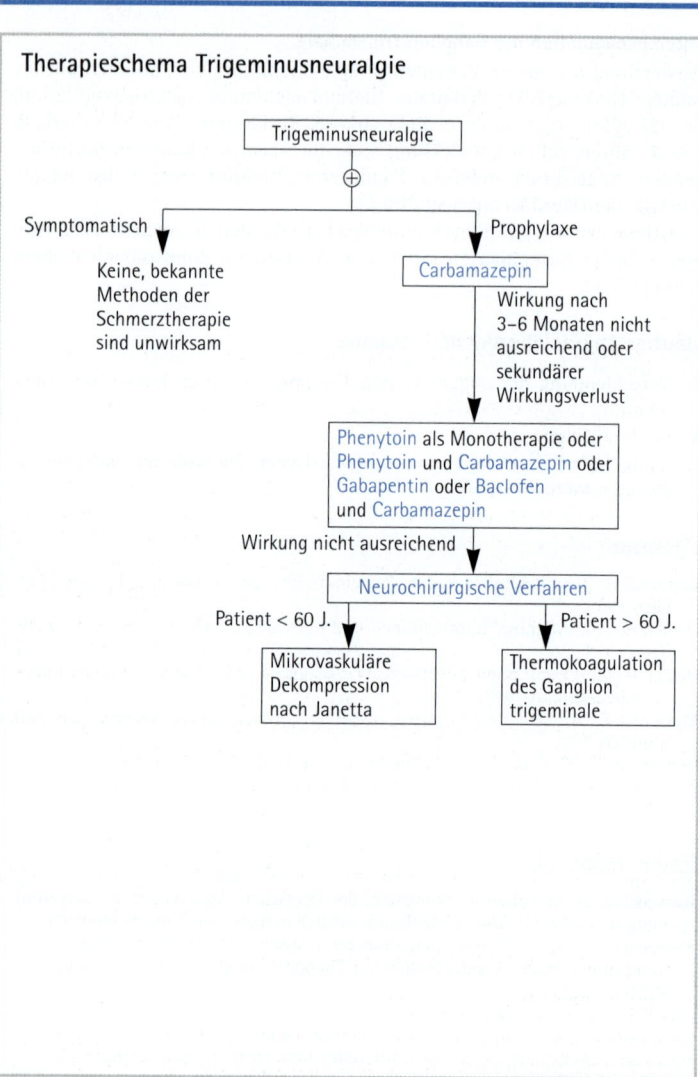

Symptome

Synonyme der Tuberkulose sind: Schwindsucht, Morbus Koch (Abkürzungen: Tb, Tbc). Bakterielle Infektionskrankheit, weltweite Verbreitung. Meldepflicht bei aktiver Tb und Tod!

Unterscheidung der Tuberkulose je nach befallenen Organen in:

- Lungentuberkulose (am häufigsten),
- Lymphknotentuberkulose,
- Urogenitaltuberkulose,
- Hauttuberkulose,
- Knochentuberkulose.

Im Folgenden wird die am häufigsten vorkommende Lungentuberkulose behandelt.

Inkubationszeit: 4–12 Wochen (vom Eindringen der Erreger bis zur Tuberkulinkonversion).

Verlauf der Tb kann sehr unterschiedlich sein.

Leitsymptome: Unspezifisch, Husten mit oder ohne Auswurf, Auswurf manchmal mit Blutbeimengungen, Allgemeinsymptome wie abendlicher Temperaturanstieg, Nachtschweiß, Schwäche, Gewichtsverlust.

Es wird unterschieden zwischen offener und geschlossener Tuberkulose.

Bei der **offenen Tuberkulose** sind Erreger des M. tuberculosis-Komplexes im Sputum, Blut, Urin (mikroskopisch oder in der Kultur) nachweisbar. Ansteckungsgefahr ist vorhanden, Umgebungsuntersuchung ist notwendig

Bei der **geschlossenen Tuberkulose** ist kein kultureller oder mikroskopischer Nachweis von Mykobakterien möglich, trotz Infektion, Extrapulmonale Tuberkulosen werden zu den geschlossenen gezählt. In der Regel keine Übertragung möglich, keine Untersuchung der Umgebung nötig.

Ursachen

Erreger sind Mykobakterien, in der Regel Mycobacterium tuberculosis. Übertragung durch Tröpfcheninfektion von Mensch zu Mensch. Zu den Formen der Tuberkulose s. Tab. 64.1.

Behandlungsindikation und Behandlungsziele

Behandlungsindikation: Jede Tuberkulose muss behandelt werden.

Diagnosestellung: Durch Anamnese und körperliche Untersuchung, Blutbild, BSG, Röntgenbild und Durchleuchtung, ggf. Computertomografie.

Tab. 64.1: Formen der Tuberkulose

Primärtuberkulose, Primärperiode	Erreger gelangt mittels Tröpfcheninfektion in Bronchien und Lunge, dort Bildung des Primärinfiltrates (röntgenologisch zu erkennen). Das Primärinfiltrat bildet sich durch eine lokale entzündliche Reaktion: die Makrophagen versuchen, die Mykobakterien aufzufressen, die Mykobakterien können wegen ihrer besonderen Zellwand jedoch überleben. Nach dem Zerfall der Makrophagen entsteht ein Entzündungsherd. Anschwellung der regionalen Lymphknoten. (Primärkomplex= Primärinfiltrat und Lymphknotenschwellung). Infiltrat bildet sich meist nach Wochen zurück, Lymphknotenschwellungen verbleiben monatelang. Oft Bildung eines Residuums (Rest eines verkalkten Primärherdes). Verlauf ist symptomarm, schwach fieberhafte Temperaturen, allgemeine Schwäche, Schwitzen, Appetitverlust. Häufigste Form im Kindesalter, meist Lungentuberkulose; meist vollständige Ausheilung, Therapie nur in Ausnahmefällen notwendig. Menschen mit verminderter Immunabwehr können eine progrediente Primärtuberkulose mit schwerer Symptomatik erleiden (z. B. HIV-Infizierte, Kleinkinder).
Postprimäre Tuberkulose, Postprimärperiode (Reaktivierungskrankheit)	Entstehung durch Streuung von Tuberkelbakterien, häufig durch endogene oder auch exogene Reinfektion, in unseren Breiten fast nur im Erwachsenenalter. Die exogene Reinfektion verursacht nur bei Infektion mit sehr hoher Keimzahl oder bei geschwächter Immunabwehr eine manifeste Tuberkulose. Symptome sind bei einer manifesten Tbc immer vorhanden: Fieber, Nachtschweiß, Schwäche. Keine spontane Ausheilung, immer behandlungsbedürftig.
Tuberkulöse Spät-Erstinfektion	Ab dem 20. Lebensjahr Erstinfektion, dann ist der Primärkomplex nicht zu sehen. Radiologisch: Pleuraerguss als Zeichen.

Tuberkulintest (Hautreaktion nach Applikation von Tuberkulinen, Spätreaktion, Typ IV nach 48–72 Stunden): positive Reaktion ist tastbare Infiltration, meist mit Rötung.

Nachweisbar ist die Immunreaktion ca. 5–8 Wochen nach der Infektion.

Nach Mendel-Mantoux: intrakutan (Tuberkulin GT Trockensubstanz mit Lösungsmittel zur streng i.c. Injektion). In der Regel werden 10 Tuberkulineinheiten in die Beugeseite des Unterarms injiziert. Test ist sensitiver und spezifischer als Stempeltests.

Nach Moro: perkutan (Stempeltest Tubergen®-Test Tuberkulin-Testkörper mit gereinigtem Tuberkulin). Positive Stempelreaktionen müssen mit der Mendel-Mantoux-Methode verifiziert werden.

Erst nach positivem Testergebnis wird eine Röntgen-Thorax-Untersuchung durchgeführt. Infiltration der Lungenspitze ist Anzeichen für eine Postprimär-Tbc. Sicherung der Diagnose über mikrobiologische Untersuchungen (z. B. Sputum, Bronchialsekret, Punktionsmaterial). Nachweis von M. tuberculosis über eine Bakterienkultur dauert ca. 4–6 Wochen.

Therapieziel: Heilung.

Prophylaxe: Schutz vor Ansteckung durch Tröpfcheninfektion bei Kranken mit offener Tb durch Tragen eines Mundschutzes, gute Durchlüftung der Krankenzimmer, Abstand halten. Mit Beginn der antituberkulösen Therapie sinkt die Ansteckungsgefahr.

Infektionsprophylaxe

BCG-Impfung

Bacille Calmette-Guèrin ist ein abgeschwächter Mycobacterium-bovis-Stamm. Aktive Immunisierung gegen Tuberkulose von exponierten, Tuberkulin-negativen Personen außer Neugeborenen. Streng intrakutane Injektion! BCG-Impfung ist in Deutschland von der STIKO zur Prävention nicht mehr empfohlen wegen der ungünstigen Nutzen-Risiko-Relation. BCG-Impfung bewirkt einen falsch positiven Tuberkulintest für mind. 5–10 Jahre.

Regelmäßige Tuberkulintestungen für Kinder sind sinnvoller.

NW: Lokale Rötungen und Schwellungen, Kopfschmerzen, allgemeines Krankheitsgefühl.

KI: Tuberkulose, Immundefekte, 14 Tage vor Operationen bis 2 Wochen nach Genesung.

P: * Tuberkulose-Impfstoff: BCG-Lebend-Impfstoff (BCG-Vaccine Behring Trockensubstanz und Lösungsmittel z. streng i.c.-Injektion): $1 \times 0,1$ mL intracutan.

Chemoprophylaxe mit Isoniazid

Wird eine offene Tb im engeren sozialen Umfeld entdeckt bzw. bei Infektion, so ist für Menschen mit Immundefiziten (z. B. HIV-infizierte) die Chemoprophylaxe anzuwenden. Für tuberkulinnegative Kinder gilt: Isoniazid für drei Monate, anschließend Tuberkulintestung. Bei positivem Ausfall und röntgenologischem Ausschluss einer Tb nochmals drei bis sechs Monate Isoniazid-Einnahme. Bei Erwachsenen gilt eine Dauer von 6–12 Monaten als sinnvoll. Gesunde Erwachsene werden nicht prophylaktisch behandelt, es findet in der Regel eine Überwachung durch das Gesundheitsamt statt.

Besteht eine positive Tuberkulinreaktion schon länger, so ist ein Schutz nach Kontakt mit Infizierten zu erwarten. Allerdings kann man sich auf einen Impfschutz durch die BCG-Impfung nicht voll verlassen.

INH (Isoniazid, Isonicotinsäurehydrazid) wirkt stark bakterizid. Wirkmechanismus: Hemmung der Synthese wasserstoffübertragender Coenzyme (NAD) sowie Störungen des Zellwandaufbaus.

Einsatz als Monopräparat zur Chemoprophylaxe, Mittel der Wahl zur Therapie in Kombination mit anderen Antituberkulotika, da als Monopräparat rasche Resistenzentwicklung.

NW: Hautreaktionen, Kopfschmerzen, Schwindel, psychische Störungen, epilepsieartige Krämpfe.

KI: Akute Lebererkrankungen, Psychosen, Epilepsie.

WW: Alkohol (verminderte Alkoholtoleranz).

P: * Isoniazid (Isozid® Tabletten): 5 mg/kgKG auf mehrere Dosen verteilt.

Basistherapie

- Auf ausreichende Flüssigkeitszufuhr ist zu achten, vor allem bei Kindern und bei Fieber.
- Bettruhe, Frischluft.
- Wadenwickel bei Fieber, wenn die Gliedmaßen warm sind.
- Wichtig ist die Behandlung von immunschwächenden Begleiterkrankungen.
- Alkohol- und Rauchverbot.
- Die Ansteckungsgefahr ist zu beachten!!
- Rehabilitation im Anschluss an die Krankheit.

Symptomatische Arzneitherapie

Antipyretika/Analgetika

Zur Fiebersenkung/Schmerzstillung bei Bedarf. Siehe auch Schmerzerkrankungen S. 626.

Paracetamol

Hemmung der Prostaglandinfreisetzung in Gehirn und Rückenmark.

NW: Hepatotoxische Wirkung bei Überdosierung; Einnahmemengen genau beachten!! Antidot: Acetylcystein. Analgetikainduziertes Asthma.

KI: Leberfunktionsstörungen.

WW: Leberenzyminduzierende Pharmaka, Alkohol.

P: Paracetamol (Ben-u-ron®): 3–4 × 500–1000 mg.

Acetylsalicylsäure

Cyclooxygenasehemmung.

NW: Analgetika-induziertes Asthma, gastrointestinale Beschwerden.

KI: Kinder < 6 Jahren (Reye-Syndrom).

WW: Antikoagulantien, Antidiabetika, Alkohol.

P: Acetylsalicylsäure (Aspirin®): 1–6 × 500 mg.

Metamizol

NW: Rotfärbung des Urins ist möglich, Agranulozytose, Analgetika-induziertes Asthma.

KI: Säuglinge < 3 Monaten.

P: * Metamizol (Novalgin®): 4 × 500–1000 mg.

Antitussiva

Unterdrückung des Hustenreflexes durch Blockade des Hustenzentrums im Stammhirn und/oder durch Dämpfung der Hustenrezeptoren im Bronchialtrakt.

Bei trockenem, quälendem Husten. Bei Tuberkulose zur Linderung des Symptoms Hustenreiz, wenn der Reiz sehr stark ist. Nicht in Kombination mit Sekretolytika, da Gefahr des Schleimstaus. Sekretolytika evtl. morgens und mittags, abends bzw. zur Nacht ein Antitussivum.

Codein, Dihydrocodein

NW: Übelkeit, Obstipation, Sedierung.

KI: Kinder < 1 Jahr, Asthmatiker wegen der Dämpfung des Atemzentrums.

WW: Analgetika, Alkohol, zentral dämpfende Arzneimittel.

P: * Codein (Bronchicum® mono Codein, Codipront® mono): max. 210 mg/Tag; * Dihydrocodein (Paracodin®): 1–3 × tgl. 10–40 mg.

Clobutinol

NW: Schwindel, Schlafstörungen, Magen-Darm-Störungen.

KI: Eingeschränkte Nierenfunktion, Schwangerschaft, Stillzeit.

WW: Zentral dämpfende Arzneimittel: Wirkungsverstärkung.

P: Clobutinol (Silomat®): 3 × 40–80 mg.

Pentoxyverin

NW: Müdigkeit, Magen-Darm-Störungen.

KI: Schwangerschaft, Stillzeit.

WW: Zentral dämpfende Arzneimittel: Wirkungsverstärkung.

P: Pentoxyverin (Sedotussin®): 3–4 × 50 mg.

Antituberkulotika der 1. Wahl

Mykobakterien besitzen eine sehr widerstandsfähige Zellwand mit einem hohen Lipidgehalt. Das Wachstum ist wesentlich langsamer als bei den meisten anderen Bakterien. Die Generationszeit beträgt 15–20 Stunden im Vergleich zu 15–20 Minuten bei den anderen Erregern. Zusätzlich mutieren die Mykobakterien sehr schnell und es entstehen dadurch resistente Keime. Aus diesem Grund ist eine gezielte antibiotische Therapie notwendig, um Mykobakterien abzutöten. Es werden in der Regel mehrere spezifische Antituberkulotika in einer Kombinationstherapie eingesetzt. Je nach Wirksamkeit und Nebenwirkungen wird zwischen Antituberkulotika der 1. Wahl und der 2. Wahl unterschieden. In der Regel werden Mittel der 1. Wahl eingesetzt. Werden diese nicht vertragen oder liegen Resistenzen dagegen vor, dann greift man zu den Mitteln der 2. Wahl.

Antituberkulotika der 1. Wahl:

- Isoniazid,
- Rifampicin,
- Ethambutol,
- Pyrazinamid,
- Streptomycin.

Richtlinien der Tuberkulosebehandlung

Die Tuberkulosebehandlung wird immer mit Arzneistoffkombinationen über einen langen Zeitraum mit spezifisch wirkenden Antituberkulotika behandelt.

Primärinfektion: Gesamtdauer der Therapie in der Regel 6 bzw. 9 Monate, Siehe Tabelle 64.2. Wenn Isoniazid oder Rifampicin nicht über den gesamten Zeitraum eingenommen werden, beträgt die Behandlungsdauer mindestens 12 Monate.

Bei Rezidiven: Viererkombination, jedoch zwei Pharmaka, die noch nicht angewendet wurden (siehe auch Mittel der 2. Wahl). Die Behandlungsdauer beträgt mindestens 18 Monate.

Multiresistente Tuberkulose: Die Behandlungsdauer beträgt mindestens 18 Monate. Da Resistenzen gegen viele Antibiotika vorliegen, muss im Einzelfall geprüft werden, auf welche Antibiotika der Keim reagiert (oft Mittel der 2. Wahl).

Isoniazid

INH (Isoniazid, Isonicotinsäurehydrazid) wirkt stark bakterizid. Wirkungsmechanismus: s. o.

Mittel der Wahl zur Therapie in Kombination mit anderen Antituberkulotika, da als Monopräparat rasche Resistenzentwicklung.

NW: Hautreaktionen, Kopfschmerzen, Schwindel, psychische Störungen, epilepsieartige Krämpfe.

KI: Akute Lebererkrankungen, Psychosen, Epilepsie.

WW: Alkohol (verminderte Alkoholtoleranz).

P: * Isoniazid (Isozid® Tabletten): 5 mg/kgKG auf mehrere Dosen verteilt.

Tab. 64.2: Behandlung einer manifesten Tuberkulose

Behandlungsphase	Behandlungsdauer Gesamtdauer: in der Regel 6 Monate = Kurzzeittherapie Gesamtdauer bei komplizierten Verläufen in der Regel 9 Monate	Eingesetzte Antituberkulotika-kombination
Initialphase	2–3 Monate	Bei unkomplizierten Verläufen: Isoniazid, Rifampicin und Pyrazinamid 4er-Standardkombination: Isoniazid, Rifampicin, Ethambutol und Pyrazinamid oder Isoniazid, Rifampicin, Streptomycin und Pyrazinamid
Stabilisierungsphase	Weitere 3 Monate, bei komplizierten Verläufen bis zu 7 Monate	Isoniazid und Rifampicin

Rifampicin

RMP (Rifampicin, Ansamycin-Antibiotikum) wirkt stark bakterizid auf die Mykobakterien durch Hemmung der RNA-Synthese und der Proteinsynthese der Bakterienzelle. Es besitzt ein gutes Diffusionsvermögen in Entzündungsherde und Tuberkulome.

Mittel der Wahl zur Therapie in Kombination mit anderen Antituberkulotika.

Ein neuerer Vertreter der Ansamycine ist Rifabutin.

NW: Gastrointestinale Störungen, Leberfunktionsstörungen, asymptomatischer Anstieg der Leberenzyme, ZNS-Störungen, Hinweis: weiche Kontaktlinsen können dauerhaft orangegelb verfärbt werden.

KI: Allergie gegen Rifampicin, schwere Leberfunktionsstörungen, Früh- und Neugeborene.

WW: Starker Enzyminduktor des Cytochrom-P-450-Systems, Beschleunigung des Stoffwechsels von z.B. Antikoagulantien, hormonellen Kontrazeptiva, Corticosteroiden.

P: * Rifampicin (Rifa®): 1 × 10 mg/kgKG morgens (Richtdosis 600 mg); * Rifabutin (Mycobutin®): 1 × 150 mg.

Ethambutol

EMB (Ethambutol) wirkt tuberkulostatisch auf Mykobakterien. Der Wirkungsmechanismus ist nicht geklärt. Synergistische Wirkung zusammen mit INH und RMP.

NW: Schädigungen des Sehnervs, regelmäßige Augenkontrollen.

KI: Vorschädigung des Sehnervs.

P: * Ethambutol (EMB-Hefa): 1 × 25 mg/kgKG morgens, in Kombination mit INH und RMP auch 20 mg/kgKG ausreichend.

Pyrazinamid

PZA (Pyrazinamid) wirkt ausschließlich auf Mycobacterium tuberculosis, wahrscheinlich durch Wirkung auf den Nicotinamidstoffwechsel, ähnlich wie bei INH. Besonderheit: Effektivität gegen intrazelluläre Keime und Keime in tuberkulösen Nekrosen hoch, Senkung der Rezidivrate, da solche Keime auch abgetötet werden. Rasche Resistenzentwicklung, Einsatz immer in Kombination mit anderen Antituberkulotika.

NW: Gastrointestinale Störungen, Leberfunktionsstörungen, Photosensibilisierung, Hyperurikämie.

KI: Schwere Leberfunktionsstörungen, Früh- und Neugeborene.

WW: Gichtmittel: die Harnsäureausscheidung wird vermindert; verstärkte Blutzuckersenkung bei Antidiabetika.

P: * Pyrazinamid (Pyrafat®) 1 × 25–35 mg/kgKG.

Streptomycin

SM (Streptomycin, Aminoglykosidantibiotikum) wirkt bakterizid auf Mykobakterien durch Verursachung von Fehlsteuerungen der bakteriellen Proteinbiosynthese (Erzeugung von nonsense-Proteinen). Durch Kombination mit anderen Antituberkulotika (INH und RMP) Verzögerung der Resistenzentwicklung möglich. Geringe therapeutische Breite. Schädigung des Hörnervs möglich, daraus folgen Gleichgewichts- und Hörstorungen.

NW: Ototoxizität, Nephrotoxizität (Überprüfung der Nierenfunktion und des Hörens vor, während und nach der Behandlung).

KI: Vorschädigung des Vestibular- oder Cochlearorgans, terminale Niereninsuffizienz.

WW: Cephalosporine verstärken die Nephrotoxizität; durch andere oto-, nephrotoxische Medikamente (z.B. Amphotericin B, Ciclosporin, Schleifendiuretika) ebenso Verstärkung.

P: ∗ Streptomycin (Streptomycin „Grünenthal"): Durchschnittl. Tagesdosis 1 g pro Tag, Dauertropf.

Antituberkulotika der 2. Wahl

Die Reservestoffe zur Tuberkulosetherapie sind:

- Protionamid,
- Terizidon.

Diese Stoffe werden in der Tuberkulosebehandlung nur eingesetzt, wenn Resistenzen oder Unverträglichkeiten gegen die Antituberkulotika der 1. Wahl vorliegen. Sie werden vornehmlich zur Leprabekämpfung eingesetzt. Die Wirkung der Reservestoffe bei Tuberkulose ist schwächer, die Nebenwirkungen sind stärker als bei den Mitteln der 1. Wahl.

Bei multiresistenter Tuberkulose finden unter anderem auch Gyrasehemmer Anwendung.

Protionamid

PTH (Protionamid, chemisch dem INH verwandt) hat einen ähnlichen Wirkungsmechanismus wie INH. PTH ist bei Tuberkulose und Lepra in Kombination mit anderen Antibiotika indiziert.

NW: Magen-Darm-Beschwerden, Leberfunktionsstörungen, Schwindel, Kopfschmerzen, psychische Störungen.

KI: Zerebrale Anfallsleiden, Leberfunktionsstörungen, Psychosen.

WW: Andere Antituberkulotika verstärken die hepatotoxische Wirkung, Antidiabetika: Verstärkung der Hypoglykämie.

P: ∗ Protionamid (ektebin®, Peteha): 0,75–1,0 g nach dem Frühstück.

Terizidon

Terizidon ist Kondensationsprodukt von dem in Deutschland nicht mehr geführten Cycloserin. Es hat eine mäßige antituberkulotische Wirkung, aber eine hohe Nebenwirkungsrate. Anwendung nur in Ausnahmefällen. Einschleichende Dosierung.

NW: Zentral nervöse Störungen, gastrointestinale Beschwerden, epileptoide Krampfanfälle.

KI: Vorsichtige Dosierung z.B. bei psychischen Störungen, Krampfanfällen, Neugeborenen, stark eingeschränkter Nierenfunktion.

WW: Isoniazid: erhöhte Krampfbereitschaft.

P: * Terizidon (Terizidon®): 3–4 × 250 mg bis 1 g/d.

Gyrasehemmer

Bakterizide Wirkung durch Hemmung der bakteriellen DNA-Gyrase. Die auch Fluorchinolone genannten Gyrasehemmer Ciprofloxacin, Ofloxacin, Levofloxacin werden gegen hochresistente, atypische Mykobakterien (z.B. bei AIDS-Patienten) eingesetzt, meist in Kombination mit anderen Antibiotika.

NW: Allergische Reaktionen, Magen-Darm-Beschwerden, selten: zentral nervöse Störungen (Schwindel, Kopfschmerzen; Erregungszustände), Sehnenentzündungen.

KI: Zerebrale Anfallsleiden, Schwangerschaft, Stillzeit, Kinder und Jugendliche.

WW: Resorptionsverminderung bei gleichzeitiger Gabe von Antazida, ebenso bei Genuss größerer Mengen an Milchprodukten, erhöhte Krampfbereitschaft durch die Gabe von NSAR (außer ASS).

P: * Ciprofloxacin (Ciprobay®) individuell; * Ofloxacin (Tarivid®) individuell; * Levofloxacin (Tavanic®) individuell.

Unterstützung in der Selbstmedikation

- Vitamin C zur Verbesserung des Allgemeinbefindens,
- Multivitamine zur Stärkung und zur Rekonvaleszenz,
- Lutschpastillen gegen den Hustenreiz, z.B. mit Salzen (Emser® Pastillen), Primelwurzelextrakt (Ipalat®), Isländisch Moos (Isla Moos®).

Häufige therapiebezogene Probleme

- Zu kurze Einnahme der Antibiotika. WHO empfiehlt Einnahme der Medikamente bis zur Gesundung unter ständiger Überwachung. (Strategie DOTS: Directly Observed Treatment Short Course). Schwierig einzuhalten, vor allem in Ländern mit fehlenden Infrastrukturen etc.
- Resistenzen der Keime auf die eingesetzten Antibiotika. Häufige Resistenz gegen Isoniazid.
- Zu wenig Ruhe und Schonung seitens des Patienten.
- Thrombosegefahr bei zu langer Bettruhe.

Literatur

Berthold, H. (Hrsg.): Klinikleitfaden Arzneimitteltherapie. Urban und Fischer, München 1999.

Forth, Henschler, Rummel, Starke: Allgemeine und spezielle Pharmakologie und Toxikologie, 7. Aufl. Spektrum Akademischer Verlag, Heidelberg, Berlin, Oxford 1996.

Framm, J.: Arzneimittelprofile für die Kitteltasche. 2. Aufl. Deutscher Apotheker Verlag, Stuttgart 2001.

Mutschler, E.: Arzneimittelwirkungen. 8. Aufl. Wissenschaftliche Verlagsgesellschaft, Stuttgart 2001.

Pschyrembel – Klinisches Wörterbuch. 259. Aufl. De Gruyter, Berlin 2001.

Pschyrembel – Therapeutisches Wörterbuch. 2. Aufl. De Gruyter, Berlin 2001.

Rote Liste. Editio Cantor Verlag, Aulendorf 2002.

Thews, G., Mutschler, E., Vaupel, P.: Anatomie, Physiologie, Pathophysiologie des Menschen, 5. Aufl. Deutscher Apotheker Verlag, Stuttgart 1999.

Internetadressen

www.awmf-online.de: Leitlinie der Gesellschaft für pädiatrische Pneumologie: Tuberkulose.

www.medicine-worldwide.de: Tuberkulose.

www.thieme.de: Innere Medizin, 7 Pneumologie, 7.5 Erregerbedingte Erkrankungen des Respirationstraktes.

Therapieschema Tuberkulose

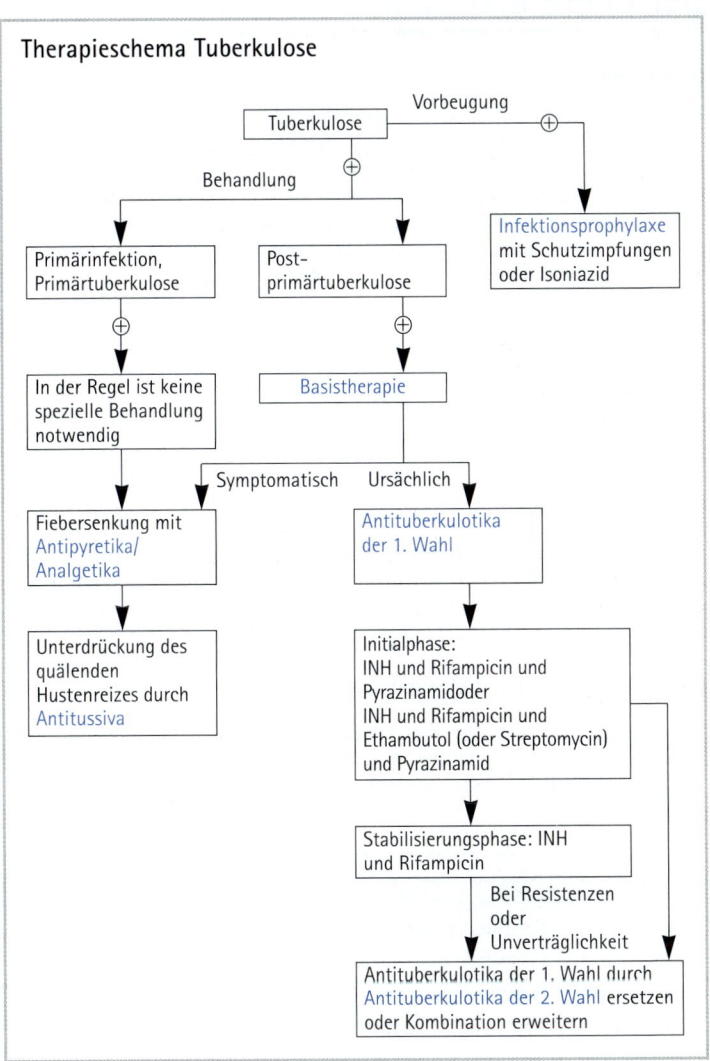

Verschlusskrankheit, periphere arterielle

Lennecke

Symptome

Bei der peripheren arteriellen Verschlusskrankheit (pAVK) liegen Durchblutungsstörungen in peripheren Extremitäten vor. Einteilung in Stadien I–IV (s. Tab. 65.1). Typisches Symptom: Schmerzen bei Bewegung, die zum Stehenbleiben zwingen und sich unmittelbar nach dem Stehenbleiben wieder zurückbilden (Claudicatio intermittens, Schaufensterkrankheit). Die schmerzfreie Gehstrecke und Dauer der Erholung können als Maß für die Schwere der Durchblutungsstörung gewertet werden.

Häufigkeit der Verschlusslokalisation:

Untere Extremität: 90 %

- Becken 35 %
- Oberschenkel 50 %
- Peripher 15 %

Obere Extremität 10 %

Ursachen

Stenosierende bzw. obliterierende Veränderungen an den Arterien durch Arteriosklerose (zu 95 %), Angiopathien oder Angioneuropathien (z. B. durch Diabetes mellitus) führen zu einer Durchblutungsstörung mit Ischämie im versorgungsabhängigen Gewebe oder Organ.

Behandlungsindikation und Behandlungsziele

Behandlungsindikation: Die Behandlung ist ab dem Stadium II indiziert, d. h. wenn die Gehleistung des Patienten so vermindert ist, dass der Aktionsradius und die Lebensqualität des Patienten erheblich reduziert sind,

Tab. 65.1: Einteilung der peripheren arteriellen Verschlusskrankheit

Stadieneinteilung nach Fontaine	
Stadium I	Beschwerdefreiheit
Stadium II	Claudicatio intermittens
Stadium III	Ruheschmerz
Stadium IV	Trophische Störungen: Nekrosen, Ulzeration, Gangrän

Ruheschmerzen vorliegen, ein Ulkus bzw. eine Gangrän entsteht und eine Amputation droht.

Diagnosestellung: Zur Diagnosestellung stehen Fühlbarkeit des Pulses, Erfassen von Gefäßgeräuschen und eine Reihe von apparativen angiologischen Untersuchungen zur Verfügung.

Therapieziele:

- Verringerung der Arterioskleroseprogredienz,
- Verhütung von Gefäßstenosen und -verschlüssen,
- Verbesserung der schmerzfreien Gehstrecke,
- Verbesserung der absoluten Gehstrecke,
- Schmerzverlust,
- Abheilung von Nekrosen/Gangrän,
- Verhinderung von Amputationen.

Basistherapie

Beeinflussung der Risikofaktoren für Arteriosklerose durch:

- Rauchverbot,
- Gewichtsnormalisierung,
- körperliche Aktivität,
- lipid- und blutzuckersenkende Ernährung: fettreduzierte, kalorienreduzierte Kost, ballaststoffreiche Nahrung, mindestens 55 % Kohlenhydrate, Mono- und Disaccharide meiden, gesättigte Fette meiden, ungesättigte Fettsäuren bevorzugen,
- Verzicht auf Alkohol,
- Behandlung von Grunderkrankungen mit Einfluss auf das Gefäßsystem (Hypertonie, Fettstoffwechselstörungen, Diabetes mellitus).

Die Basistherapie ist neben der Behandlung der einzelnen Grunderkrankungen in der Regel lebenslang durchzuführen.

Gehtraining

Regelmäßige körperliche Bewegung, zügiges Gehen bis zu 75 % der schmerzfreien Gehstrecke, wenige Minuten pausieren, wiederholen. Konsequentes Training notwendig zur Förderung der Kollateralenbildung. Geeignet für pAVK Stadium I und II.

KI: Stadium III und IV!

Arzneitherapie

Vasoaktive Substanzen

Gefäßerweiterung soll Verbesserung der Durchblutung des ischämischen Gebietes erreichen, Wirkung umstritten: allgemeine Vasodilatation führt zu einem Blutdruckabfall und einer verschlechterten Durchblutung der gefährdeten Areale. Zusätzlich Verbesserung der Fließeigenschaften des Blutes: Erniedrigung der Blutviskosität und thrombozytenaggregationshemmende Effekte. Der klinische Stellenwert dieser Ergebnisse auf z.B. die Verbesserung der schmerzfreien Gehstrecke ist erheblich umstritten. Anwendung nur, wenn Gehtraining nicht durchgeführt wird oder werden kann und gefäßlumeneröffnende Maßnahmen nicht durchzuführen sind.

Pentoxifyllin

NW: Magen-Darm-Beschwerden, Flush, Herzrhythmusstörungen. In Einzelfällen Leberfunktionsstörungen, Schlafstörungen, Unruhe.

KI: Frischer Herzinfarkt, Massenblutungen. Einschleichende Dosierung bei Hypotonie und Kreislauflabilität. Sorgfältige Überwachung bei Niereninsuffizienz.

P: * Pentoxifyllin (Trental®): 2 × 600 mg retard/d.

Naftidrofuryl

NW: Gelegentlich Ösophagitis, Erhöhung des Blutzuckerspiegels, Parästhesien, in Einzelfällen Angina-pectoris-Anfälle, zerebrale Krampfanfälle, Herzrhythmusstörungen.

KI: Herzinsuffizienz, Herzinfarkt, schwere Überleitungsstörungen. Neigung zu Krampfanfällen, Patienten mit Diabetes mellitus.

P: * Naftidrofuryl (Dusodril®): 3 × 100–200 mg retard/d (umstritten).

Buflomedil

NW: Magen-Darm-Störungen, Kopfschmerzen, Hauterscheinungen, orthostatische Regulationsstörungen, krampfartige Anfälle bei hohen Dosen.

KI: Herzinsuffizienz, akuter Herzinfarkt, Hypotonie.

P: * Buflomedil (Bufedil®): 2 × 300 mg/d (umstritten).

Thrombozytenaggregationshemmer

Zur Prophylaxe von Koronarthrombosen. Mittel der ersten Wahl: Acetylsalicylsäure (ASS). Wirkung durch Acetylierung der Cyclooxygenase, Hemmung der Prostaglandin- und damit der Thromboxansynthese; Prostaglandin ist Mediator der Thrombozytenaggregation.

NW: Blutungen des Gastrointestinaltrakts (dosisabhängig, in ca. 5% der Fälle).

KI: Asthma, akute Magen-Darm-Ulzera.

WW: Wirkungsverstärkung und erhöhte Blutungsgefahr mit anderen Antikoagulantien und Thrombolytika.

P: Acetylsalicylsäure (Aspirin® 100): 1 × 100–325 mg.

Bei KI oder Unverträglichkeiten gegenüber ASS: Ticlopidin oder Clopidogrel. Hemmung der thrombozytären Rezeptoren, die für die Aggregation notwendig sind.

NW: Bei Ticlopidin Diarrhoe, Hautausschlag, Leukopenie häufig. Bei Clopidogrel seltener.

WW: Verminderung der Plasmakonzentration durch Antazida, Erhöhung durch Cimetidin. Mit anderen Antikoagulantien und Thrombolytika gegenseitige Wirkstärkung.

P: * Ticlopidin (Tiklyd®): 1 × 250 mg; * Clopidogrel (Iscover®, Plavix®): 1 × 75 mg.

Prostaglandine

Gefäßerweiterung soll Verbesserung der Durchblutung des ischämischen Gebietes erreichen, Wirkung umstritten: allgemeine Vasodilatation führt zu einem Blutdruckabfall und einer verschlechterten Durchblutung der gefährdeten Areale. Intraarterielle oder i.v.-Injektion von Prostaglandinen hat sich bei Stadium III und IV bewährt: Vasodilatation, Thrombozytenaggregationshemmung und zusätzlich Hemmung der Proliferation glatter Muskelzellen.

NW: Ödem, Brennen, Übelkeit, Kopfschmerzen.

KI: Dekompensierte Herzinsuffizienz (toxisches Lungenödem durch Steigerung der Zellmembranpermeabilität). Schwere KHK, Herzrhythmusstörungen, Asthma bronchiale.

P: * Alprostadil (Prostavasin®): 2–3 × 10–20 µg in 50 ml physiologischer NaCl-Lösung über 2 h i.v. oder i.a.; * Iloprost (Ilomedin®): 0,5–2 ng/kgKG/Min über 6 Stunden i.v.

Analgetika und Anästhetika

Gegen die akuten Schmerzen (ischämischer Ruheschmerz, diabetische Polyneuropathie, Entzündungsschmerzen, Wundschmerzen) adäquate Schmerztherapie nach den Richtlinien zur Behandlung chronischer Schmerzen (s. Schmerzerkrankungen S. 626).

Bei nicht ausreichender Therapie mit Analgetika evtl. Periduralanästhesie (z.B. mit Bupivacain).

Hämodilution

Senkung des Hämatokritwerts, um die Mikrozirkulation in den ischämischen Gewebebereichen zu verbessern. Tägliche Infusion von Hydroxyethylstärke (HAES) 10% über 2–3 Wochen (hypervolämische Hämodilution); evtl. in Kombination mit einem Aderlass à 250 mL (isovolämische Hämodiluation). Hämatokritabfall etwa 3–5% pro Sitzung, insgesamt auf etwa 35–40%.

NW: Kopfschmerzen, Schwindel, Linksherzkompensation.

KI: Herzinsuffizienz, schwere KHK, Exsikkose, Thrombozytose.

P: * Hydroxyethylstärke (HAES-steril®, Haemofusin® 10%).

Rekanalisierende Therapieverfahren

Perkutane transluminale Angioplastie: bei kurzstreckigen, wenig verkalkten Stenosen im Bereich konkreter Arterien. Evtl. Stent-Implantation.

Operation: Bypass für größere Eingriffe im Becken- und Leistenbereich.

Relative Bettruhe

Bettruhe, um die periphere Hautdurchblutung nicht weiter zu vermindern. Lagerung der betroffenen Extremität, dass das Gewicht gleichmäßig verteilt und dadurch die Ferse entlastet wird. Fußende um 20–30° nach unten neigen, Kopfteil erhöht.

Häufige therapiebezogene Probleme

- Mangelnde Bereitschaft zur Basistherapie der Risikofaktoren für Arteriosklerose,
- mangelnde Bereitschaft zum konsequenten Gehtraining,
- zu zögerlicher Einsatz der rekanalisierenden Therapieverfahren,
- inadäquate Schmerztherapie.

Literatur

Arzneimittelkommision der deutschen Ärzteschaft (Hrsg.): Empfehlungen zur Therapie von Fettstoffwechselstörungen, Arzneiverordnung in der Praxis. 2. Aufl. 1999.
Berthold, H. (Hrsg.): Klinikleitfaden Arzneimitteltherapie. Urban und Fischer, München 1999.
Gesenhues, St., Ziesché, R. (Hrsg.): Praxisleitfaden Allgemeinmedizin. 3. Aufl. Urban und Fischer, München 2001.
Mutschler, E.: Arzneimittelwirkungen. 8. Aufl. Wissenschaftliche Verlagsgesellschaft, Stuttgart 2001.
Pschyrembel – Klinisches Wörterbuch. 259. Aufl. De Gruyter, Berlin 2001.
Pschyrembel – Therapeutisches Wörterbuch. 2. Aufl. De Gruyter, Berlin 2001.
Rote Liste. Editio Cantor Verlag, Aulendorf 2002.

Internetadressen

www.akdae.de/Homepage/THERAPIE/Aktuell/Park.pdf: Arzneiverordnung in der Praxis: Empfehlungen zur Therapie der pAVK, 1997.

Therapieschema periphere arterielle Verschlusskrankheit

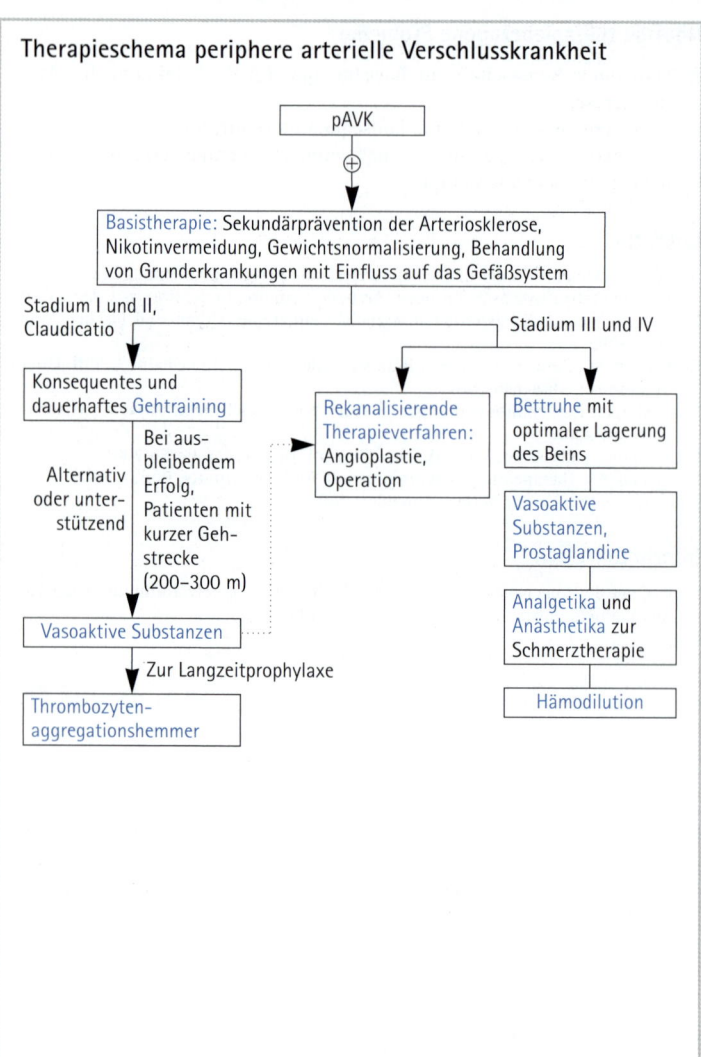

Zwangserkrankungen

Symptome

Wiederkehrende Zwangsgedanken, d.h. quälende Vorstellungen oder Impulse und/oder Zwangshandlungen, d.h. sinnlose, sich ständig wiederholende, unangenehme Stereotypien, oft mit dem Hintergrund der Vorbeugung eines unwahrscheinlichen Ereignisses. Der Patient versucht erfolglos gegen die Zwänge anzugehen.

Zwänge treten meist im Alter von 25–35 Jahren auf, sind zeitraubend, beeinträchtigen das Leben in Alltag, Beruf und sozialen Kontakten und führen zu sozialer Isolation und ggf. körperlichen Schäden (z.B. bei Waschzwang). Sie können als so quälend erlebt werden, dass sie zu Suizidalität führen.

Ursachen

Man nimmt an, dass sowohl organische, genetische, als auch psychologische Faktoren an der Krankheitsentstehung beteiligt sind. Neurobiologisch wird eine Veränderung im Serotoninstoffwechsel der Basalganglien, des limbischen Systems und des Frontalhirns festgestellt. Psychodynamisch, d.h. ausgehend von tiefenpsychologisch beschriebenen Persönlichkeitsstrukturen, wird eine Fixierung auf die anale Phase diskutiert, die im Gegensatz zu einer strengen Moralauffassung und starker Betonung des Über-Ichs steht. Dieser innere Konflikt soll durch die Zwangssymptomatik überbrückt werden. Lerntheoretisch geht man davon aus, dass Zwänge durch Verknüpfung eines angstauslösenden Stimulus mit einem bis dahin neutralen Gedanken entstehen. Die Zwangssymptomatik tritt im Folgenden an die Stelle der Angst.

Behandlungsindikation und Behandlungsziele

Diagnosestellung: Die Diagnose und Therapie der Zwangsstörung sollte immer von einem Facharzt durchgeführt werden, da sie von Angsterkrankungen (s. S. 43), Depression (s. S. 123) oder wahnhaften Störungen (s. Schizophrenie S. 601), sowie Ess- oder Abhängigkeitsstörungen abgegrenzt werden muss.

Behandlungsindikation: Die Indikation zur Therapie besteht, wenn die psychosoziale Funktionalität eines Patienten nicht mehr gegeben ist, d.h. wenn die Handlungs- und Bewegungsfreiheit stark eingeschränkt ist oder die Zwangserkrankung zu Alkoholmissbrauch, sozialen Problemen oder Depressionen führt.

Therapieziel: Das Ziel der Behandlung ist das Wiedererlangen der Kontroll-fähigkeit über die Zwangsphänomene, eine Symptomreduktion um ca. 30–60 % und damit eine Verbesserung der Lebenssituation.

Basistherapie

Kontinuierliche Motivierung und Unterstützung des Patienten während der Therapie unter Einbeziehung des sozialen Umfelds der Patienten. Patien-tenspezifische Auswahl von Psycho- und Pharmakotherapie, deren Einsatz kombiniert erfolgen sollte, da sich eine bessere Effektivität als bei deren al-leiniger Anwendung zeigt.

Psychotherapie

Verhaltenstherapie

Analyse der Zwangsphänomene und deren Auftreten in bestimmten Situa-tionen, ausgehend vom lerntheoretischen Ansatz. Nach Aufdeckung der zugrunde liegenden Angst kann eine schrittweise Konfrontation mit gleichzeitiger Verhinderung der Zwangssymptomatik erfolgen. Zusätzlich Einsatz von Entspannungstechniken.

Kognitive Therapie

Identifizierung von Zwangssymptomen im Alltag und Modifikation der Einstellung zu den Zwängen mit dem Ziel der Distanzierung. Erlernen mentaler Kontrollstrategien. Mit diesem Hintergrund wird das Verhalten in normalen Alltagssituationen besprochen und in Rollenspielen sowie vor Ort geübt.

Arzneitherapie

Clomipramin

Trizyklisches Antidepressivum mit ausgeprägter serotonerger Wirkkompo-nente bei Wiederaufnahmehemmung von Serotonin und Noradrenalin aus dem synaptischen Spalt. Die Wirkung setzt im Gegensatz zum Einsatz bei Depression erst nach 6–12 Wochen ein. Einschleichende Dosierung zur Verminderung initialer Nebenwirkungen. Die Einnahme erfolgt wegen An-triebssteigerung in der ersten Tageshälfte, aufgeteilt auf 2–3 Einzeldosen. Regelmäßige Kontrolle von EKG, Leber, Blutdruck.

NW: Anticholinerge Nebenwirkungen, wie Mundtrockenheit, Obstipation, Schwindel, Orthostase, Harnverhalt, Akkomodationsstörungen. Gewichtszunahme, EKG-Veränderungen, Beeinflussung des Glucosestoffwechsels möglich.

KI: Akute Intoxikationen mit Alkohol, Psychopharmaka, Analgetika oder Hypnotika, Engwinkelglaukom, Harnverhalt, Kombination mit MAOI oder Tryptophan. Relative KI: Prostatahypertrophie, schwere Leber- und Nierenschäden, kardiale Vorschädigungen der Erregungsleitung, Epilepsie, Suizidalität.

WW: Gegenseitige Wirkverstärkung mit zentral dämpfenden, anticholinerg oder serotonerg wirksamen Pharmaka, Antikoagulantien, Antihypertensiva oder Antiarrhythmika; erhöhte Plasmaspiegel bei Gabe von Cimetidin, SSRI, Neuroleptika, Morphinanaloga oder Valproat möglich.

P: * Clomipramin (Anafranil ®): 75–300 mg.

Selektive Serotoninwiederaufnahmehemmer (SSRI)

Selektive Erhöhung der freien Konzentration von Serotonin im Gehirn durch Wiederaufnahmehemmung aus dem synaptischen Spalt. Die Wirkung setzt im Gegensatz zum Einsatz bei Depression erst nach 6–12 Wochen ein. Steady-state Plasmaspiegel nach 1 Woche erreicht, bei Fluoxetin wegen langer Halbwertszeit erst nach ca. 5 Wochen. Im Vergleich zu Clomipramin sicherer bei Überdosierung und mit günstigerem Nebenwirkungsprofil. Nachteil von Paroxetin, Fluoxetin und Fluvoxamin ist ihr Interaktionspotential durch Inhibition arzneistoffmetabolisierender Enzyme des Cytochrom-P450-Systems.

Einmalige Gabe morgens wegen Antriebssteigerung, kein langsames Aufdosieren. Regelmäßige Kontrolle von EKG, Leber, Blutdruck.

NW: Übelkeit und Erbrechen v. a. zu Therapiebeginn. Tremor, (innere) Unruhe, Schwindel, Schlafstörungen, Kopfschmerzen, Durchfall, Schwitzen, Ejakulationsverzögerungen.

KI: Behandlung mit Tranylcypromin in den letzen 5 Wochen oder aktuell mit Moclobemid oder Tryptophan, akute Intoxikationen mit Alkohol, Psychopharmaka, Analgetika oder Hypnotika. Relative KI: Suizidalität, schwere Leber- und Nierenschäden, erhöhte Krampfbereitschaft.

WW: Erhöhte Gefahr serotonerger NW bis hin zum Serotoninsyndrom bei Kombination mit MAOI, Tryptophan, Triptanen, Fenfluramin oder Lithium.

Verstärkte Blutzuckersenkung von oralen Antidiabetika. Durch Enzymhemmung Anstieg der Blutspiegel mit verstärkter Wirkung bestimmter Benzodiazepine und Valproat (Fluoxetin), trizyklischer Antidepressiva, Neuroleptika und Antiarrythmika (Paroxetin, Fluoxetin), Clozapin, Theophyllin und Antikoagulantien (Fluvoxamin). Paroxetinspiegel erhöht bei Kombination mit Cimetidin, Metoprolol, Cisaprid.

P: * Fluoxetin (Fluctin®): 1 × 20–80 mg; * Fluvoxamin (Fevarin®): 1 × 100–300 mg; * Paroxetin (Seroxat®): 1 × 50–60 mg; * Sertralin (Zoloft®): 1 × 50–200 mg.

Lithium

Additiver Einsatz in niedriger Dosierung zur sog. Augmentierung bei Therapieresistenz.

Wirkmechanismus nicht eindeutig geklärt, u.a. Beeinflussung der Signaltransduktion (Inositolphosphatasen, Adenylatcyclasen, G-Proteine) und Neurotransmission. Phasenprophylaxe und antimanischer Effekt gut belegt; verlangsamt zirkadiane Rhythmen, serotonerge Wirkkomponente.

Dosierung nach Blutspiegel wegen enger therapeutischer Breite: Augmentierung: 0,4–0,6 mmol/L, Intoxikationen ab ca. 1,6 mmol/L (Referenzbereiche beziehen sich auf den Blutspiegel im Fließgleichgewicht, 12 h nach der letzten Medikamentengabe). Die Hauptdosis sollte abends gegeben werden (Verschlafen von NW), Retardpräparate sind zu bevorzugen. Nebenwirkungen treten vor allem zu Behandlungsbeginn auf.

Während der Behandlung nach Dosiseinstellung alle 3 Monate Kontrolle des Blutspiegels, Kreatinin, Halsumfang; jährlich Schilddrüsendiagnostik, EKG, EEG, Elektrolyte, Nierenfunktion. Auf ausreichende und konstante Flüssigkeits- und Elektrolytzufuhr achten.

NW: Häufig: Tremor, kognitive Störungen, Polyurie, Durst, Gewichtszunahme, Übelkeit, Diarrhoe, Struma, TSH-Anstieg, Leukozytosen. Selten: Müdigkeit, Muskelschwäche, Nierenfunktionsstörungen, Ödeme, Hypothyreose, EKG-Veränderungen.

KI: Absolut: Schwere Nierenfunktionsstörungen, schwere Herz-Kreislauf-Erkrankungen, Störungen des Natriumhaushaltes. Relativ: Hypothyreose, Psoriasis, Morbus Parkinson, Myastenia gravis, Krampfleiden, Arrhythmie, myelotische Leukämie, Krankheiten, die zu Nierenfunktionsstörungen führen können.

WW: Zu erhöhten Lithiumblutspiegeln führt die Kombination mit ACE-Hemmern, Diuretika, NSAR (außer ASS), starkes Schwitzen, Salz- und Flüssigkeitsverlust, Fieber, nephrotoxische Substanzen. Erhöhte Neurotoxizität in Kombination mit Neuroleptika, Carbamazepin, Phenytoin, Calcium-Antagonisten vom Diltiazem- oder Verapamiltyp. Wirkverstärkung von Thyreostatika, Muskelrelaxantien, Herzglykosiden. Wirkverlust von Sympathomimetika und Clonidin. Erhöhtes Risiko serotonerger NW bei Kombination mit serotonergen Substanzen.

P: * Lithiumcarbonat (Quilonum retard®): 1–3 × 225–450 mg (Blutspiegelkontrolle).

Benzodiazepine

Positive allosterische Modulation für γ-Aminobuttersäure (GABA) durch Angriff am Benzodiazepinrezeptor zentraler Chloridkanäle führt durch Hyperpolarisation zu einer verminderten Erregbarkeit des ZNS. Wirkungen sind je nach den eingesetzten Substanzen unterschiedlich stark ausgeprägt: anxiolytisch, sedierend, antikonvulsiv, muskelrelaxierend. Ein weiterer Unterschied mit Einfluss auf die Einsatzgebiete der einzelnen Benzodiazepine liegt in der Pharmakokinetik (s. Schlafstörungen S. 618).

Zur Kupierung von Panikattacken oder ausgeprägten Unruhezuständen. Gute Verträglichkeit und große therapeutische Breite. Das Abhängigkeitspotential begrenzt den Einsatz auf einen Zeitraum von 4–6 Wochen. Toleranzentwicklungen sind für alle Wirkqualitäten außer der anxiolytischen beschrieben. Paradoxe Benzodiazepinwirkungen treten vor allem bei älteren Patienten auf mit Erregung, Euphorie und Schlaflosigkeit. Wegen Absetzphänomenen (Rebound mit vermehrter Unruhe, Tremor, Schwitzen, Angst, Schlaflosigkeit, Derealisation, Delir, Krampfanfällen) müssen Benzodiazepine sehr langsam über Wochen ausgeschlichen werden. Antidot bei Intoxikationen: Flumazenil (Anexate®).

NW: Müdigkeit, Beeinträchtigung des Reaktionsvermögens, Ataxie mit Sturzgefahr, Gedächtnis- und Sprachstörungen, bei intravenöser Gabe Atemdepression und Blutdruckabfall.

KI: Akute Alkohol-, Schlafmittel-, Analgetika- und Psychopharmakaintoxikationen, Myasthenia gravis, Ataxie, Schwangerschaft, Stillzeit, akutes Engwinkelglaukom. Relativ bei ambulanter Verschreibung und vorbekannter Abhängigkeit, Leber- oder Niereninsuffizienz, chronischer Atemwegserkrankung, Schlaf-Apnoe-Syndrom.

WW: Erhöhte Benzodiazepinspiegel bei Kombination mit Antidepressiva (v. a. Fluoxetin, Fluvoxamin, Nefazodon), Valproat, Allopurinol, Cimetidin, Dexamethason, Disulfiram, Erythromycin, Isoniazid, Azole, Omeprazol, Östrogene, Verapamil, Diltiazem. Erniedrigte Spiegel durch Carbamazepin, Rifampicin, Antazida. Wirkverstärkung mit Neuroleptika, v. a. Clozapin.

P: * Lorazepam (Tavor®): 2–4 × 0,25–2,5 mg (stat. bis 10 mg/d); * Alprazolam (Tafil®): 2–4 × 0,25–1 mg (längere Verschreibung von > 4 mg/d nur durch Psychiater); * Oxazepam (Adumbran®): 2–4 × 5–15 mg (stat. bis 150 mg/d); * Diazepam (Valium®): 2–4 × 1–5 mg (stat. bis 60 mg/d); * Bromazepam (Lexotanil®): 2–4 × 1,5 mg (stat. bis 24 mg/d); * Clobazam (Frisium®): 2–4 × 10 mg (stat. bis 60 mg/d); * Nordazepam (Tranxilium N®): 1 × 2,5–15 mg (abends).

Häufige therapiebezogene Probleme

▦ Verzögerter Wirkungseintritt der Antidepressiva (8–12 Wochen im Gegensatz zur Wirklatenz des antidepressiven Effekts von 2–6 Wochen) erfordert viel Unterstützung gerade in den ersten Behandlungswochen.

▦ Zu hohe Erwartung an die Medikation: eine Symptomreduktion bei zusätzlich begleitender Psychotherapie ist bereits ein deutlicher Therapieerfolg.

▦ Regelmäßige Einnahme oft über Jahre erforderlich.

▦ Soziales Umfeld trägt nicht zur Stabilisierung des Patienten bei (z. B. durch vorausgegangene Isolation des Patienten durch seine Erkrankung, Unverständnis seitens der Angehörigen oder im beruflichen Alltag).

Literatur

Arzneimittelkommission der deutschen Ärzteschaft (Hrsg.): Arzneiverordnung in der Praxis. Empfehlungen zur Therapie von Angst- und Zwangsstörungen. 1. Aufl. 1999.

Benkert, O., Hippius, H.: Kompendium der Psychiatrischen Pharmakotherapie. 2. Aufl. Springer, Berlin, Heidelberg 2000.

BPI: FachInfo. Fachinformationsverzeichnis Deutschland (einschließlich EU-Zulassungen) CD-Version. Satz-Rechen-Zentrum Berlin, 2001/4.

Dilling, H., Mombour, W., Schmidt, M.H. (Hrsg.): Internationale Klassifikation psychischer Störungen. 1. Aufl. Verlag Hans Huber, Bern, Göttingen, Toronto 1991.

Möller, H.-J., Laux, G., Deister, A.: Psychiatrie (Duale Reihe). Hippokrates-Verlag, Stuttgart 1996.

Internetadressen

www.akdae.de/Homepage/THERAPIE/Aktuell/Te_angst.pdf
www.bpe.berlinet.de
www.dgppn.de
www.psychiatrie.de

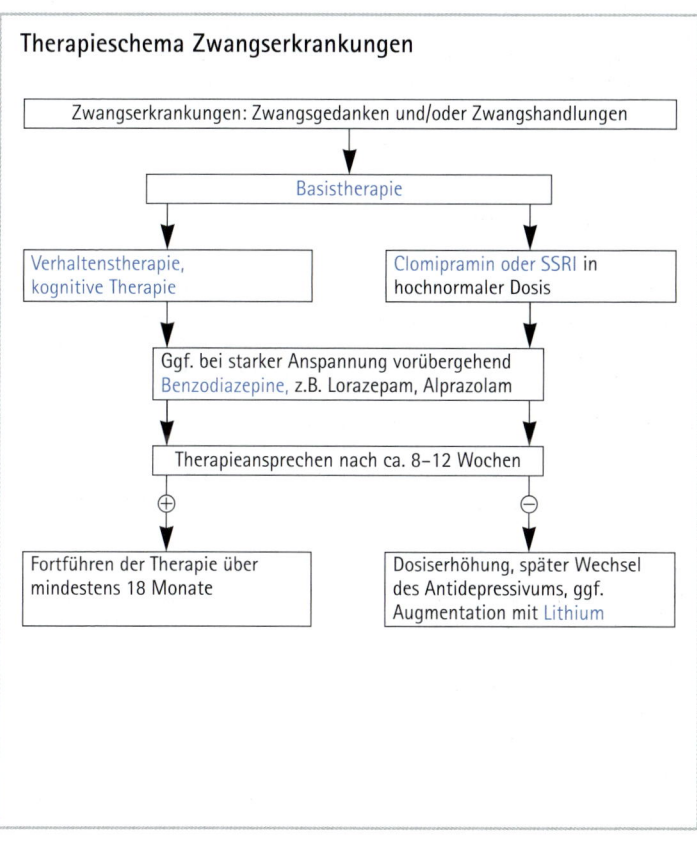

Therapieschema Zwangserkrankungen

Zwangserkrankungen: Zwangsgedanken und/oder Zwangshandlungen

Basistherapie

Verhaltenstherapie, kognitive Therapie

Clomipramin oder SSRI in hochnormaler Dosis

Ggf. bei starker Anspannung vorübergehend Benzodiazepine, z.B. Lorazepam, Alprazolam

Therapieansprechen nach ca. 8–12 Wochen

⊕ Fortführen der Therapie über mindestens 18 Monate

⊖ Dosiserhöhung, später Wechsel des Antidepressivums, ggf. Augmentation mit Lithium

Sachregister

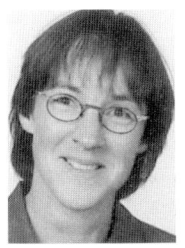

Dr. Kirsten Lennecke

Studium der Pharmazie an der FU-Berlin, 1993 Promotion im Fach Pharmazeutische Chemie zu einem Thema der Neurobiologie. Seit 1992 Angestellte der Rosen-Apotheke, Sprockhövel.

Seit 1999 Dozentin im Fachbereich Klinische Pharmazie der Universität Bonn zum Thema „Pharmazeutische Betreuung", seit 2000 Dozentin im Dritten Abschnitt der Apothekerausbildung für die Fächer „Patientenberatung in der Apotheke" bzw. „Kommunikation" in Niedersachsen und Westfalen Lippe. Referentin zahlreicher Vorträge und Seminare im Rahmen der Fortbildung für Apotheker und PTA's.

Autorin der Bücher „Das Kundengespräch in Apotheken" und „Zusatzempfehlung – Zusatzverkauf", Autorin von Buchbeiträgen z.B. im „Lehrbuch der Klinischen Pharmazie" und „Pharmazeutische Praxis", Mitautorin des Buches „Selbstmedikation für die Kitteltasche".

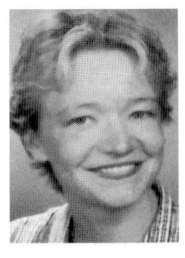

Silke Lengeling

Studium der Pharmazie an der Johann-Wolfgang-von-Goethe-Universität in Frankfurt und der Westfälischen-Wilhelms-Universität Münster. Approbation Januar 1999.

USA-Praktikum, wissenschaftliche Mitarbeiterin im Arbeitskreis Klinische Pharmazie der Rheinischen Friedrich-Wilhelms-Universität Bonn. Weiterbildungskurse in Arzneimittelinformation. Mitautorin von „Angewandte Arzneitherapie".

Seit 2001 im medizinischen Call-Center des medizinischen Dienstleistungsunternehmens Gesundheitscout24 beschäftigt. Regelmäßige Vertretungstätigkeit in der öffentlichen Apotheke. Seit April 2002 berufsbegleitendes Fernstudium „Angewandte Gesundheitswissenschaften" an der Universität Bielefeld.

Kirsten Hagel

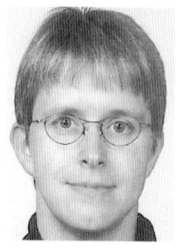

Ausbildung zur medizinisch-technischen Laboratoriumsassistentin an der Lehranstalt für technische Assistenten in der Medizin der Universität Tübingen. Studium der Pharmazie an der Eberhard Karls Universität Tübingen.

Weiterbildung zur Fachapothekerin für Offizinpharmazie. Angestellt als Apothekerin in der Grimmelshausen-Apotheke in Gelnhausen-Hailer.

Seit 1998 Arbeit als externe Lektorin für den Deutschen Apotheker Verlag. Mitautorin des Buches „Selbstmedikation für die Kitteltasche".

Katja Grasmäder

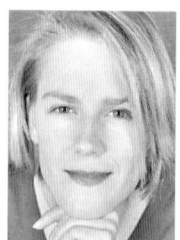

Studium der Pharmazie in Marburg von 1994 bis 1998 mit Auslandssemester an der Universität Paris XI, Frankreich. Werksstudentin in der galensichen Entwicklung der Bayer AG, Leverkusen.

Praktisches Jahr in der Abteilung Regulatory Affairs International der Bayer AG, Wuppertal, und der Langenberg Apotheke, Baunatal.

Seit 2000 Promotion im Neurochemischen Labor der Klinik für Psychiatrie der Universität Bonn über Therapeutisches Drug Monitoring von Psychopharmaka, daneben Vertretungstätigkeiten in öffentlichen Apotheken.

Andrea Liekweg

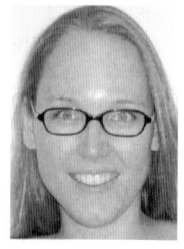

Studium der Pharmazie an der Westfälischen Wilhelms-Universität Münster.

Seit 1999 Doktorandin am Pharmazeutischen Institut in Klinischer Pharmazie an der Rheinischen Friedrich-Wilhelms-Universität, Bonn und Weiterbildung zur Fachapothekerin für Arzneimittelinformation. Referentin für die Weiterbildung „Onkologische Pharmazie", Hamburg und für den Workshop „Arzneimittelinformation" an der Universität Bonn und bei verschiedenen Veranstaltungen im Bereich Klinische Pharmazie.

Mitarbeit an dem Buch „Angewandte Arzneimitteltherapie", Hrsg. H. Schneemann, Springer Verlag.